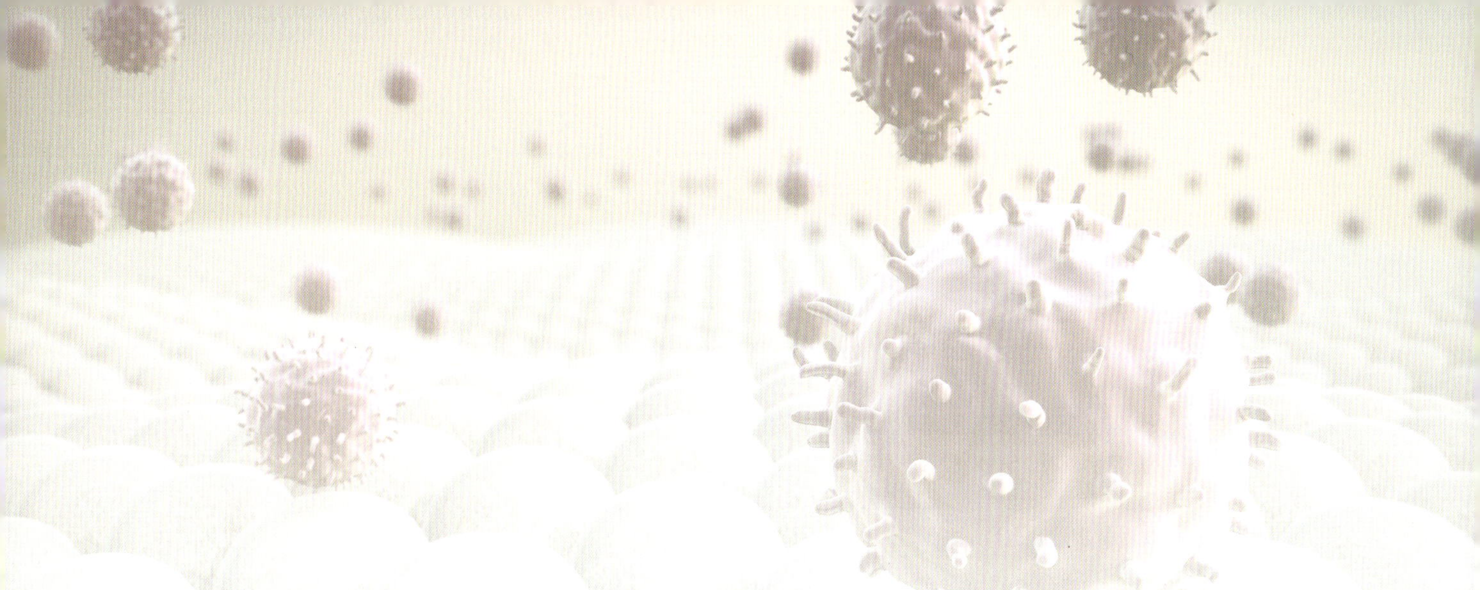

Macrophage Targeted Delivery Systems

Basic Concepts and Therapeutic Applications

巨噬细胞靶向递送系统：

基本概念与治疗应用

主编：［印］斯瓦特·古普拉（Swati Gupta）

［美］亚什万特·V. 帕塔克（Yashwant V. Pathak）

主审：查振刚　鞠振宇

主译：张还添　张灵敏

南方传媒

广东科技出版社

全国优秀出版社

·广州·

图书在版编目（CIP）数据

巨噬细胞靶向递送系统 ：基本概念与治疗应用 /（印）斯瓦特·古普拉（Swati Gupta），（美）亚什万特·V. 帕塔克（Yashwant V. Pathak）主编 ；张还添，张灵敏主译. — 广州 ：广东科技出版社，2024.12

ISBN 978-7-5359-8285-8

Ⅰ. ①巨… Ⅱ. ①斯… ②亚… ③张… ④张… Ⅲ. ①巨噬细胞—投药法 Ⅳ. ① R331.2 ② R452

中国国家版本馆 CIP 数据核字（2024）第 021354 号

巨噬细胞靶向递送系统：基本概念与治疗应用

Jushi Xibao Baxiang Disong Xitong : Jiben Gainian yu Zhiliao Yingyong

---

出 版 人：严奉强
责任编辑：马霄行
装帧设计：友间文化
责任校对：邵凌霞　杨　乐
责任印制：彭海波　林记松
出版发行：广东科技出版社
（广州市环市东路水荫路11号　邮政编码：510075）
销售热线：020-37607413
https://www.gdstp.com.cn
E-mail：gdkjbw@nfcb.com.cn
经　　销：广东新华发行集团股份有限公司
排　　版：广州市友间文化传播有限公司
印　　刷：广州市彩源印刷有限公司
（广州市黄埔区百合三路8号）
规　　格：889 mm × 1 194 mm　1/16　印张37.5　　字数870千
版　　次：2024年12月第1版
2024年12月第1次印刷
定　　价：220.00元

译 者 名 单

List of Translators

主　审： 查振刚（暨南大学附属第一医院　教授、主任医师）
鞠振宇（暨南大学再生医学教育部重点实验室　研究员）

主　译： 张还添（暨南大学附属第一医院　教授、主任医师）
张灵敏（广州医科大学药学院　教授）

副主译： 魏秋实（广州中医药大学第三附属医院　主任医师）
梁　璐（广州医科大学药学院　副教授）

译者（按姓氏音序排列）：

曹佳会（广州中医药大学基础医学院　副教授）
陈　盛（暨南大学生命科学技术学院　博士）
高学娟（暨南大学生命科学技术学院　副研究员）
何敏聪（广州中医药大学第三附属医院　主治医师）
黎贞燕（暨南大学附属第一医院　实验师）
李松沛（广州医科大学药学院　副研究员）
李晓云（华南理工大学轻工科学与工程学院　副教授）
李雨航（中山大学附属第三医院　助理研究员）
刘建强（广东医科大学药学院　教授）
刘　俊（暨南大学基础医学与公共卫生学院　副教授）
彭　睿（暨南大学附属第一医院　助理研究员）
覃宇燕（广州医科大学药学院　讲师）
苏健芬（广州医科大学附属番禺中心医院　主任药师）
王　乐（江西中医药大学院士工作站　教授）
韦敏燕（广州医科大学药学院　副教授）
徐贵升（广东省第二人民医院　副主任医师）
徐兴全（南京大学医学院附属鼓楼医院　副主任医师、副教授）
许一迪（暨南大学附属第一医院　助理研究员）
杨　杰（山东大学齐鲁医院　主治医师）
于丽娜（广州医科大学附属口腔医院　副教授）
曾　明（中山大学附属第六医院　副主任医师）
曾　戎（暨南大学化学与材料学院　研究员）
张　羽（广州医科大学药学院　副研究员）
赵潇艺（中山大学附属第一医院　副主任医师）
邹斌华（南方医科大学南方医院　助理研究员）

主审简介

Introduction to the Chief Judge

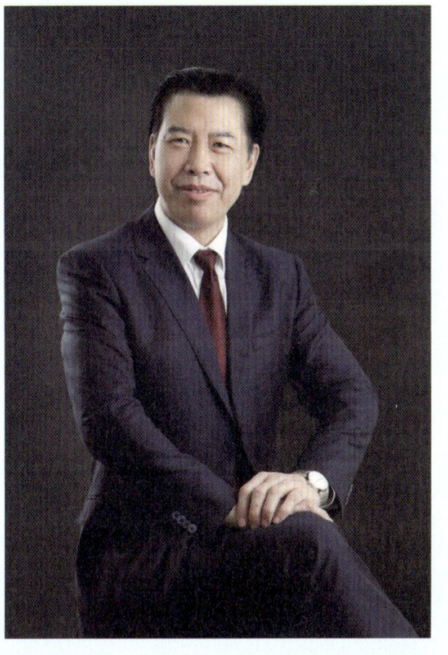

查振刚，二级教授，主任医师，博士研究生导师，国务院特殊津贴专家，暨南大学临床医学研究院院长、骨科学科带头人，粤港澳大湾区骨科医师联盟主席，粤港澳大湾区骨关节疾病研究中心主任，广东省医学会理事，吴阶平医学基金会骨科学专家委员会全国工作委员会副主任委员，中国医师协会骨科医师分会第五届委员会骨关节炎学组委员，暨南大学骨科疾病研究所所长。

从医40载，是国内最早开展膝关节镜微创治疗关节疾病的专家之一，在骨关节疾病的诊治、人工关节置换等方面居于国内领先水平，研究项目“膝关节骨软骨退变机制及规范化治疗的系列研究与应用”获广东医学科技奖二等奖，“骨关节炎的病因与序贯治疗系列研究”获广东省科学技术奖科技进步奖三等奖。已开展同期双侧人工髋、膝关节置换术，严重畸形关节重建术，复杂畸形的髋、膝关节置换术，人工肩、肘关节置换术等，在广东省内最先开展髋关节表面置换术治疗股骨头坏死、人工关节治疗成人髋关节发育不良（DDH）的临床研究，并取得了良好的临床疗效。因医术精湛、医德优良，获“中国医师奖”殊荣，被授予“中国优秀科普院长”“全国卫生计生系统先进工作者”“白求恩式好医生”“广东省高校附属医院系统医德标兵”等荣誉。

近年从事骨关节炎阶梯治疗及其发病机制的研究。主持国家863计划、国际合作交流项目、国家自然科学基金项目、国家中医药管理局重大疑难疾病中西医临床协作试点项目、国家虚拟仿真实验教学项目及省部级科研攻关项目20余项，参与国家重点研发计划“老年病中医早期识别、干预及综合服务技术的示范”项目，在国内外核心刊物上发表论文100多篇（其中SCI收录60多篇），获关节修复及再生、骨关节炎治疗相关发明及实用新型专利10多项，主编教材及著作10多部。学术成果赢得了国内外骨科同仁的一致认可。

鞠振宇，研究员，博士研究生导师，暨南大学“国华杰出学者”，暨南大学衰老与再生医学研究院院长、再生医学教育部重点实验室（暨南大学-香港中文大学）主任，暨南大学生命科学技术学院发育与再生生物学系主任。国家杰出青年获得者（2015年），国家优秀青年获得者（2012年）。毕业于德国汉诺威医学院，获博士学位。现任中国细胞生物学学会衰老细胞生物学分会副会长，世界中医药学会联合会抗衰老专业委员会副会长，中国生理协会衰老与健康专业委员会副主任委员，中国营养学会精准营养产业分会副主任委员，中国老年保健医学研究会老年健康科技创新分会常务委员，国际心脏研究会（ISHR）中国转化医学工作委员会常务委员，中国老年学和老年医学学会老年病学分会衰老基础医学专业委员会常务委员，中国老年学和老年医学学会抗衰老分会常务委员，中国老年医学学会基础与转化医学分会常务委员，中国神经科学学会麻醉与脑功能分会常务委员，中国生理学会血液生理专业委员会委员，国际创新与转化医学学会心血管共病专家委员会委员，中国病理生理学会生物活性小分子专业委员会委员。

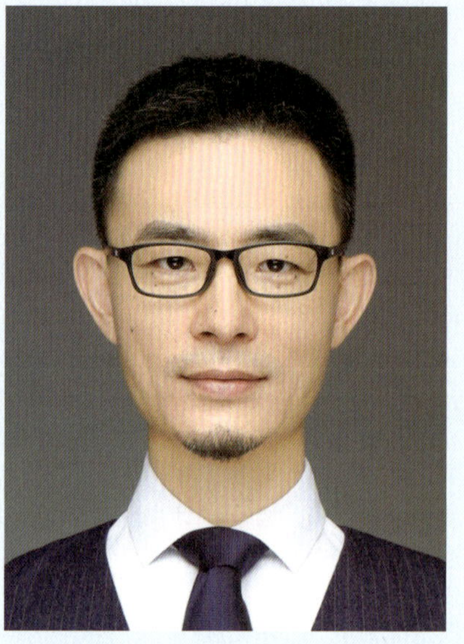

研究工作聚焦于干细胞衰老的分子机制及其对组织器官功能和寿命的影响，主要贡献发表在*Cell*、*Nature genetics*、*Nature Medicine*、*Cell Stem Cell*、*Cell Research*、*Blood*等杂志上，总计发表SCI论文170多篇，论文被引用6700余次，H指数为47。荣获2021年国家自然科学奖二等奖，2023年华夏医学科技奖二等奖。获得多个国家级重点或重大项目，包括国家自然科学基金重点项目3项、重大研究计划重点支持项目1项、重大研究计划集成项目1项、重点国际（地区）合作研究项目1项及国家重点研发计划项目3项等。

主译简介

Introduction to the main translator

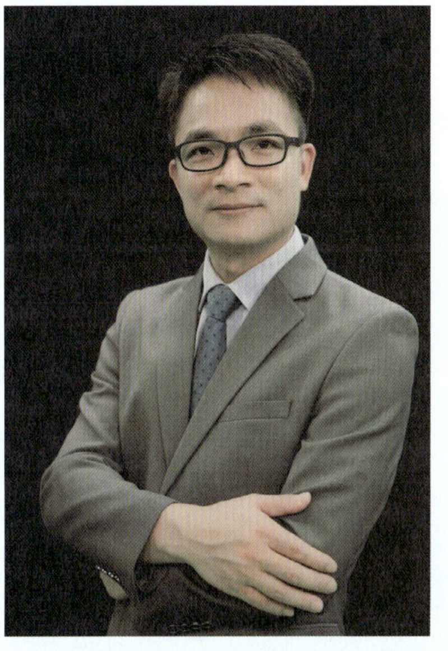

张还添，暨南大学附属第一医院骨科（国家临床重点专科）副主任兼骨关节科副主任、中心实验室主任，教授，主任医师，博士研究生导师，博士后合作导师，再生医学教育部重点实验室（暨南大学-香港中文大学）骨科方向特聘教授。曾获国家留学基金管理委员会（CSC）支持，先后在美国普渡大学（Purdue University）、拉什大学医学中心（Rush University Medical Center）研修3年，并在英国牛津大学（University of Oxford）短期进修学习。获广东省杰出青年、广东省医学杰出青年、广东省100位博士博士后创新人物、羊城青年好医生、广州市优秀科技志愿者、人民好医生2019年度科普红人等称号，入选广州市“青年科技人才托举工程”及暨南大学王宽诚青年学者项目等人才项目。目前担任国家自然科学基金面上项目及多个省市级项目评审专家，广东省医学会关节外科学分会、老年医学分会青年委员会副主任委员，中国医师协会骨科医师分会青年委员会膝关节学组委员，中国研究型医院学会骨科创新与转化专业委员会委员等。

擅长膝、髋关节疾病及运动损伤的保守及阶梯治疗，尤其擅长膝、髋关节疾病人工智能及机器人辅助手术的个性化、微创化及精准化治疗。主要研究方向为关节屏障失衡与骨关节炎的机制研究。近年主持国家自然科学基金项目2项，广东省杰出青年项目、澳门科技创新提升计划项目、广州市科技菁英“领航”计划项目等10多项，为国家自然科学基金联合基金集成项目子课题负责人，在*Bone Research*、*Advanced Science*、*Biomaterials*等顶级期刊上发表SCI论文36篇，其中10篇论文的影响因子（IF）大于10，部分论文成为威利（Wiley）出版社的高下载论文（top downloaded article）和高阅读量论文（top viewed article），入选基本科学指标（ESI）热点论文、ESI高引论文等。研究成果获2025年国际骨关节炎研究学会世界大会旅游奖、广东医学科技奖二等奖。获授权专利9项，主编及参编著作6部。组建的“医心为民”科技志愿服务队被评为中国科学技术协会科技志愿服务先进典型。

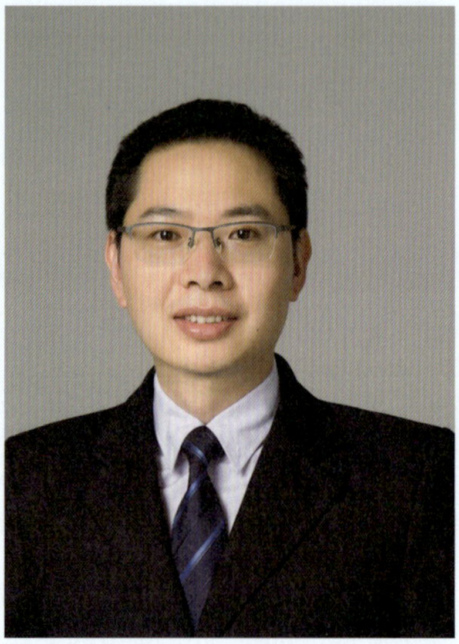

张灵敏，广州医科大学药学院教授、博士研究生导师，长期从事药物载体的整合研究，围绕重大慢性病开展药物新机制、新靶点、新技术、新应用等的原创性探索工作。已发表SCI署名文章80篇，H指数23（源于科学网络数据库）。近五年来，以第一/通讯作者身份在*Angewandte Chemie International Edition*、*ACS Nano*、*Advanced Science*、*Molecular Cancer*等期刊上发表论文30余篇（于中国科学院1区期刊发表25篇，单篇最高影响因子27），SCI他引超2100次，单篇最高引用达386次。研究成果已获15项国内外授权专利，并获中国发明协会2021年发明创业奖创新奖二等奖、2023年华夏医学科技奖三等奖、第48届日内瓦国际发明展金奖和2023年中国产学研合作创新成果优秀奖。为广州市高层次引进人才，主持国家自然科学基金面上项目与青年科学基金项目、广东省教育厅重点项目、广东省自然科学基金面上项目等多个科研项目，担任呼吸疾病全国重点实验室主要研究者（PI）、中国药理学会心血管药理专业委员会第二届青年委员会副主委、中国药理学会首届千人新苗青年委员、广东省精准医学应用学会细胞外囊泡分会委员和*Asian Journal of Pharmaceutical Sciences*、*Interdisciplinary Medicine*青年编委。

序

Foreword

在过去的十年中，随着人们对巨噬细胞（Mϕ）这一专门的宿主防御和稳态系统认知的迅速增长，巨噬细胞已成为治疗干预的有吸引力的靶点。从遗传决定的溶酶体贮积症到急性败血症、慢性炎症及其修复、组织损伤和细胞死亡，巨噬细胞在众多疾病过程中发挥着核心作用。当巨噬细胞清除不足或过度反应时，其免疫效应的功能和对代谢异常的反应会导致常见疾病如自身免疫性疾病、动脉粥样硬化、过敏、阿尔茨海默病以及包括艾滋病和结核病在内的重大感染的发生。

本书名为“巨噬细胞靶向递送系统：基本概念和治疗应用”，着重强调靶向递送系统在巨噬细胞相关疾病中的应用。本书内容的系统性及高度专业性离不开主编及每个章节编著者的毅力、勤奋及通力合作。本书汇集了巨噬细胞靶向递送分子基础研究领域的精华，展现了精益求精的探索精神。本书的主编Swati Gupta博士和Yashwant V. Pathak博士精心挑选了由药物递送和靶向领域的主要学者及科学家撰写的24篇各具特色的作品，涉及纳米颗粒的表面修饰及其作为巨噬细胞靶向递送系统的应用，以及用于特定部位功能化脂质纳米颗粒的递送系统等。

本书的内容专门针对巨噬细胞相关疾病，包括癌症、自身免疫性疾病、心血管疾病、炎症性疾病、呼吸系统疾病及眼部疾病。本书对纳米医学产生了深远影响，严谨地展示了巨噬细胞相关的药物/核酸靶向、治疗诊断、慢性疾病和临床研究。

作为21世纪的主要制药和用药工具，纳米技术为药物的发现、递送和研究开拓了一个新的领域。这一概念带来了一种先进的治疗选择——纳米药物，其更有针对性、更具成本效益、对患者的毒性更小，有望为疾病管理带来更好的结果。本书为纳米技术和纳米医学奠定了坚实的基础，广泛汇聚了该领域顶尖科学家、医学研究人员和教育工作者的看法及观点。书中提及各种应用前景，并强调了纳米生物医学的重要性。我鼓励读者去探索汇集在这本文献里的研究作品中的观点、方法和趋势。我相信本书对制药行业和学术界、医学和药学专业人员、本科生和研究生、研究学者、在医学和药学领域工作的博士生和博士后都有益。我要祝贺Swati Gupta教授和Yashwant V. Pathak教授成功地完成了这本有意义的和及时的著作，我相信它将受到全世界科学界的欢迎。

享受发现之旅吧！

Founding Dean, School of Pharmacy
Professor of Pharmacology, School of Medicine
University of Texas Rio Grande Valley
Edinburg, TX, USA Hieu T. Tran

前言
Preface

巨噬细胞是参与非特异性免疫反应的主要细胞，其长期存在于机体各组织中，参与宿主的防御、免疫、生理、体内平衡等，因而在各种疾病的治疗中发挥着重要作用。它们对机体除了有保护作用外，也有不利之处，如它们在几乎所有疾病包括呼吸系统疾病、癌症、眼部疾病、代谢综合征、心血管疾病、败血症、过敏、免疫缺陷和自身免疫性疾病等的进程中起着核心作用。基于这些发现，巨噬细胞及免疫系统中的相关细胞被认为是免疫相关性疾病前期的治疗靶点。在过去的20年里，惊人的研究进展使我们能深入认识巨噬细胞的起源、解剖、生理、功能、极化状态及其在体内各种疾病中的作用和演变规律。

病原入侵和免疫反应发生时，机体产生各种抗体是吞噬作用的核心环节，在此基础上可开发可调节理化特性的胶质载体以特异性地靶向巨噬细胞。多种模式识别受体如清道夫受体、Fc受体和补体受体，以及参与巨噬细胞吞噬清除的蛋白受体和甘露糖受体，为纳米载体系统（如高分子纳米颗粒和微粒、脂质体、纳米胶囊和高分子胶束）的开发和功能化提供了一种可行的靶向巨噬细胞相关疾病的靶标。除了具有在机体环境中对抗调理素的作用外，这些纳米载体的表面标记还可以很容易地被巨噬细胞/单核细胞受体特异性配体识别。值得肯定的是，各式各样的纳米递送系统已被研发出来，并用于各种组织/细胞特异性巨噬细胞的药物递送和诊断标记，以对抗顽固感染，同步化巨噬细胞辅助功能，治疗巨噬细胞相关遗传疾病，驱动巨噬细胞的杀伤作用，并揭示局部发病机制（如癌症）。将药物/核酸小分子负载到纳米载体中，可以保护其在巨噬细胞胞外环境中不被降解，从而减少其产生药理学作用所需的治疗剂量，并且可以有效地减少与载体封装的药物相关的不良反应。然而，在利用纳米载体进行部位特异性巨噬细胞靶向递送的同时，也必须考虑载体自身可能存在的毒性/不良反应。本书对上述方面包括各种递送系统在巨噬细胞相关疾病治疗中的应用也进行了批判性的讨论。

本书的第一部分从巨噬细胞相关疾病的病理生理及药物递送的角度，深入阐述了巨噬细胞的解剖学、生理学和药理学，当前治疗的瓶颈以及新的巨噬细胞靶向递送系统的各种实现方法及路径。第二部分聚焦高分子纳米颗粒的表面修饰和治疗作用，及其在巨噬细胞靶向药物和基因递送中的治疗应用。第三部分重点介绍了脂质纳米颗粒，主要是基于药物及基因的靶向巨噬细胞的递送系统如脂质体和固体脂质纳米颗粒等，尤其是决定其体内命运的巨噬细胞靶向纳米颗粒以及基于纳米颗粒的诊疗学。第四部分介绍了巨噬细胞在各种疾病的病理进程中的作用及其靶向巨噬细胞对各种疾病（包括癌症、自身免疫性疾病、心血管疾病、炎症性疾病、结核病和除结核病以外的呼吸系统疾病、眼部疾病和艾滋病）的疗效。第五部分概述了若干特殊治疗方案，包括纳米微球和微球干粉吸入系统、靶向巨噬细胞的siRNA递送系统、促创面愈合的巨噬细胞免疫疗法、真菌毒素对巨噬细胞的影响以及巨噬细胞靶向递送在临床试验中的应用等。

总的来说，我们期望本书能成为学者、行业专家，尤其是关注纳米医学研究的学生的优质参考资料。本书也可以用作课堂上研究生讨论纳米技术应用的教学资源。

本书凝聚了许多科学家和编者的汗水，出于对本书中研究领域的热爱，他们在有限的时间内完成了高质量的工作，使我们可以在很短的时间内出版这本书。我们衷心感谢所有为本书作出贡献的人。

这项工作在某种程度上占用了我们的大部分时间，牺牲了我们陪伴家人尤其是孩子们的时光，但他们一直对我们的研究和学术活动表示理解。没有家人的支持，这一切都是不可能实现的。

我们还要感谢Carolyn Spence、Kate Lazaro、Jeffrey Newton、Radha Lakshmanan和Springer Nature出版社的所有编辑人员的鼎力协助。

Swati Gupta
Department of Pharmaceutics
Amity Institute of Pharmacy
Amity University Uttar Pradesh
Noida, India

Yashwant V. Pathak
University of South Florida
Taneja College of Pharmacy
Tampa, FL, USA
Adjunct Professor University of Airlangga
Surabaya, Indonesia

编著者名单

List of Authors

Bahareh Asadi Aghbolagh California Northstate University College of Pharmacy, Elk Grove, CA, USA

Mansoor M. Amiji Department of Pharmaceutical Sciences, School of Pharmacy, Northeastern University, Boston, MA, USA

Nagendra Bhuwane University Institute of Pharmacy, Pt. Ravishankar Shukla University, Raipur, Chhattisgarh, India

Papiya Bigoniya DSKM College of Pharmacy, RKDF University, Bhopal,MP, India

Largee Biswas Nanobiotech Lab, Department of Zoology, Kirori Mal College, University of Delhi, Delhi, India

Amisha Chauhan Department of Pharmaceutics, Amity Institute of Pharmacy, Amity University Uttar Pradesh, Noida, India

Ishwari Choudhary University Institute of Pharmacy, Pt. Ravishankar Shukla University, Raipur, Chhattisgarh, India

David Cleary Sullivan University, College of Pharmacy and Health Sciences,Louisville, Kentucky, USA

Thanh Ba Duong Department of Pharmaceutical & Biomedical Sciences,College of Pharmacy, California Northstate University, Elk Grove, CA, USA

Laxmikant Gautam Drug Delivery Research Laboratory, Department of Pharmaceutical Sciences, Dr. Harisingh Gour Vishwavidyalaya, Sagar, MP,India

Mahima Gupta Department of Pharmaceutics, Amity Institute of Pharmacy,Amity University Uttar Pradesh, Noida, India

Swati Gupta Department of Pharmaceutics, Amity Institute of Pharmacy,Amity University Uttar Pradesh, Noida, India

Narayan Hemnani University Institute of Pharmacy, Pt. Ravishankar Shukla University, Raipur, Chhattisgarh, India

Linh Ho Department of Pharmaceutical & Biomedical Sciences, College of Pharmacy, California Northstate Univcrsity, Elk Grove, CA, USA

Zhuqiu Jin Department of Pharmaceutical & Biomedical Sciences, College of Pharmacy, California Northstate University, Elk Grove, CA, USA

Srinivas Reddy Jitta Department of Pharmaceutics, Manipal College of Pharmaceutical

Sciences, Manipal Academy of Higher Education, Udupi,Karnataka, India

Divya Kaushal The University of South Florida, Judy Genshaft Honors College, Tampa, FL, USA

Seema Kohli Department of Pharmaceutical Sciences, Kalaniketan Polytechnic College, Jabalpur, MP, India

Lalit Kumar Department of Pharmaceutics, Manipal College of Pharmaceutical Sciences, Manipal Academy of Higher Education, Udupi,Karnataka, India

Uyen Le Department of Pharmaceutical & Biomedical Sciences, California Northstate University College of Pharmacy, Elk Grove, CA, USA

Yubin Li Department of Dermatology, Perelman School of Medicine,University of Pennsylvania, Philadelphia, PA, USA

Corporal Michael J. Crescenz VA Medical Center, Philadelphia, PA, USA

Department of Neurology, Xinqiao Hospital, Third Military Medical University, Chongqing, the People's Republic of China

Asiya Mahtab Department of Pharmaceutics, School of Pharmaceutical Education and Research, Jamia Hamdard, New Delhi, India

Ashim Malhotra California Northstate University College of Pharmacy,Elk Grove, CA, USA

Priyanka Maurya Department of Pharmaceutical Sciences, Babasaheb Bhimrao Ambedkar University, Vidyavihar, Lucknow, Uttar Pradesh, India

Nidhi Mishra Department of Pharmaceutical Sciences, Babasaheb Bhimrao Ambedkar University, Vidyavihar, Lucknow, Uttar Pradesh, India

Sakshi Nainwani Department of Pharmaceutics, Amity Institute of Pharmacy, Amity University Uttar Pradesh, Noida, India

Ashley Oake Morsani College of Medicine, Tampa, FL, USA

Dhaval Oza Department of Pharmaceutical Sciences, School of Pharmacy, Northeastern University, Boston, MA, USA

Alnylam Pharmaceuticals, Inc., Cambridge, MA, USA

Ravi Raj Pal Department of Pharmaceutical Sciences, Babasaheb Bhimrao Ambedkar University, Vidyavihar, Lucknow, Uttar Pradesh, India

Poonam Parashar Department of Pharmaceutical Sciences, Babasaheb Bhimrao Ambedkar University, Vidyavihar, Lucknow, Uttar Pradesh, India

Atul Pathak BioMedica Diagnostics Inc., London, Ontario, Canada

Yashwant V. Pathak University of South Florida, Taneja College of Pharmacy, Tampa, FL, USA

Adjunct Professor University of Airlangga, Surabaya, Indonesia

Madhulika Pradhan Rungta College of

Pharmaceutical Sciences and Research, Bhilai, Chhattisgarh, India

Syed Arman Rabbani Department of Clinical Pharmacy and Pharmacology,RAK College of Pharmaceutical Sciences, RAK Medical and Health Sciences University, Ras Al Khaimah, UAE

Shweta Ramkar University Institute of Pharmacy, Pt. Ravishankar Shukla University, Raipur, Chhattisgarh, India

Abhishek K. Sah Department of Pharmacy, Shri Govindram Seksaria Institute of Technology & Science (SGSITS), Indore, MP, India

Fitsum Feleke Sahle Department of Pharmaceutical and Biomedical Sciences, College of Pharmacy, California Northstate University, Elk Grove,CA, USA

GlaxoSmithKline, Richmond, VA, USA

Shubhini A. Saraf Department of Pharmaceutical Sciences, Babasaheb Bhimrao Ambedkar University, Vidyavihar, Lucknow, Uttar Pradesh, India

Priya Shrivastava Drug Delivery Research Laboratory, Department of Pharmaceutical Sciences, Dr. Harisingh Gour Vishwavidyalaya, Sagar, MP,India

Lubna Siddiqui Department of Pharmaceutics, School of Pharmaceutical Education and Research, Jamia Hamdard, New Delhi, India

Deependra Singh University Institute of Pharmacy, Pt. Ravishankar Shukla University, Raipur, Chhattisgarh, India

Manju Rawat Singh University Institute of Pharmacy, Pt. Ravishankar Shukla University, Raipur, Chhattisgarh, India

Neelu Singh Department of Pharmaceutical Sciences, Babasaheb Bhimrao Ambedkar University, Vidyavihar, Lucknow, Uttar Pradesh, India

Priya Singh Department of Pharmaceutical Sciences, Babasaheb Bhimrao Ambedkar University, Vidyavihar, Lucknow, Uttar Pradesh, India

Priyanka Singh Nanobiotech Lab, Department of Zoology, Kirori Mal College, University of Delhi, Delhi, India

Samipta Singh Department of Pharmaceutical Sciences, Babasaheb Bhimrao Ambedkar University, Vidyavihar, Lucknow, Uttar Pradesh, India

Alka Sonkar Department of Pharmaceutical Sciences, Babasaheb Bhimrao Ambedkar University, Vidyavihar, Lucknow, Uttar Pradesh, India

Preeti K. Suresh University Institute of Pharmacy, Pt. Ravishankar Shukla University, Raipur, Chhattisgarh, India

Sushma Talegaonkar Department of Pharmaceutics, Delhi Pharmaceutical Sciences and Research University, New Delhi, India

Anushka Tyagi Department of Pharmaceutics, Amity Institute of Pharmacy, Amity University Uttar Pradesh, Noida, India

Anita Kamra Verma Nanobiotech Lab,

Department of Zoology, Kirori Mal College, University of Delhi, Delhi, India

Sonal Vyas Director, Sampoorna Path Care Labs, Sagar, MP, India

Suresh P. Vyas Drug Delivery Research Laboratory, Department of Pharmaceutical Sciences, Dr. Harisingh Gour Vishwavidyalaya, Sagar, MP, India

Hongbin Wang Department of Pharmaceutical and Biomedical Sciences College of Pharmacy; Master of Pharmaceutical Sciences College of Graduate Studies; Department of Basic Science College of Medicine, California Northstate University, Elk Grove, CA, USA

Shaofei Wang Department of Cellular and Genetic Medicine, School of Basic Medical Sciences, Fudan University, Shanghai, the People's Republic of China

Krishna Yadav University Institute of Pharmacy, Pt. Ravishankar Shukla University, Raipur, Chhattisgarh, India

Monika Yadav Nanobiotech Lab, Department of Zoology, Kirori Mal College, University of Delhi, Delhi, India

Xian Zeng Department of Biological Medicine & Shanghai Engineering Research Center of Immunotherapeutics, School of Pharmacy, Fudan University, Shanghai, the People's Republic of China

Xuyao Zhang Department of Biological Medicine & Shanghai Engineering Research Center of Immunotherapeutics, School of Pharmacy, Fudan University, Shanghai, the People's Republic of China

目录

CONTENTS

第一部分

巨噬细胞的解剖学、生理学和药理学

第二部分

用于巨噬细胞靶向的聚合物纳米颗粒

第三部分

用于巨噬细胞靶向的脂质纳米颗粒

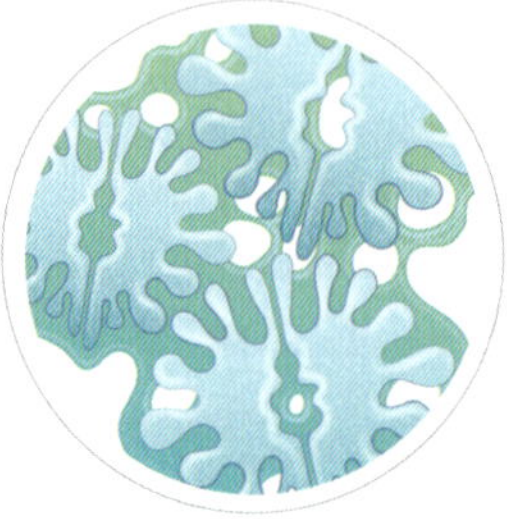

第四部分
靶向巨噬细胞治疗多种疾病

第五部分
靶向巨噬细胞递送的特异性治疗和临床试验

第一部分

巨噬细胞的解剖学、生理学和药理学

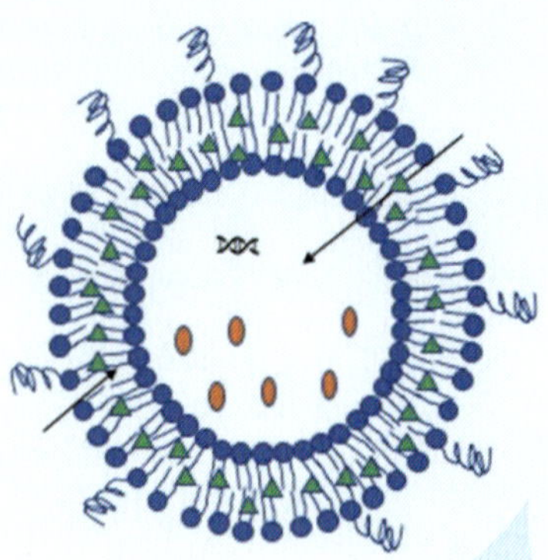

药物递送相关巨噬细胞药理学

Mahima Gupta, Atul Pathak, Yashwant V. Pathak, and Swati Gupta

【摘要】巨噬细胞是先天性免疫系统的一个组成部分，在宿主防御和稳态中至关重要。它们通过诱导炎症、杀菌、杀瘤的特性来调控获得性免疫的激活，以减轻炎症、促进组织修复、帮助宿主构建防御体系，同时对发育过程中器官/组织（如大脑、乳腺、骨骼）的营养起重要作用。根据需要执行的功能，巨噬细胞可以转换极化的功能表型，并对组织微环境信号作出有效反应。因此，多方面的功能可塑性和多样性是巨噬细胞的主要属性。

巨噬细胞在几乎所有重大疾病包括癌症、免疫缺陷、过敏、败血症、代谢紊乱、动脉粥样硬化（atherosclerosis，AS）、炎症性疾病等的发病机制中都发挥着重要作用，这意味着巨噬细胞也有损害机体的作用。而作为动态平衡、宿主防御和疾病进展的关键角色，巨噬细胞也可以成为治疗的靶点。开发靶向单核巨噬细胞谱系的新策略可以为一系列疾病的新型治疗铺平道路。

在过去的15年里，大量的研究让我们对巨噬细胞有了更加深入的认识，包括巨噬细胞的起源、营养功能、稳态的作用，巨噬细胞与新出现的粒-单核细胞亚群的关系，单核细胞和巨噬细胞的体内研究（包括命运图谱和新的转基因模型），巨噬细胞极化的定义、概念和调控（包括转录和转录后的调控网络）以及不同疾病条件下巨噬细胞的体内分布及其在疾病进展中的作用。

这些发现要求我们重新思考巨噬细胞。为了提高体内药物的治疗潜力，选择性地将药物分布到巨噬细胞似乎是一个可行的想法。因此，为了选择性地分布药物，需要对巨噬细胞进行调控。纳米载体可以穿过感染部位的各种膜屏障，释放其中的药物。本文讨论了巨噬细胞的药理调节作用及其在各种疾病中的免疫调节作用。

【关键词】巨噬细胞；激活；主动靶向；被动靶向

1 引言

1882年，Elie Metchnikoff在刺入橘树刺的海星幼虫体内发现了巨噬细胞。作为免疫细胞，它主要负责吞噬感染了真菌孢子的大型水蚤或普通水蚤体内的异物颗粒。

1908年，Elie Metchnikoff 因发现和揭示巨噬细胞的吞噬机制而获得诺贝尔奖（生理学或医学奖）。130多年过去了，研究人员根据巨噬细胞的不同亚型及其作为先天性免疫细胞的功能进行了分类（Kumar，2020）。

传统上，免疫意味着抵御疾病，更准确地说，是抵御传染病。免疫系统由负责免疫的细胞（图1-1）和分子等组成，它们对外来物质的有序协作反应称为免疫反应。针对感染性微生物的防御是免疫系统的生理特征，但非感染性外来物质也可以引发免疫反应。此外，在某些情况下，使人们免受感染和清除异物的大多数过程也会导致组织损伤和疾病的发生。因此，无论其生理或病理结果如何，对微生物成分、蛋白质和多糖等大分子以及被识别为外来小分子化学物质的反应等全都属于免疫反应。免疫学是在更广泛的范围研究免疫反应的，包括微生物和其他外来大分子入侵生物体后的细胞和分子反应，它是一门基于实验发现及其结论来阐述免疫学理论的实验科学。在环境影响下人体免疫系统的调节作用一直是免疫学作为一门实验学科发展的基础（Abbas et al.，2007）。

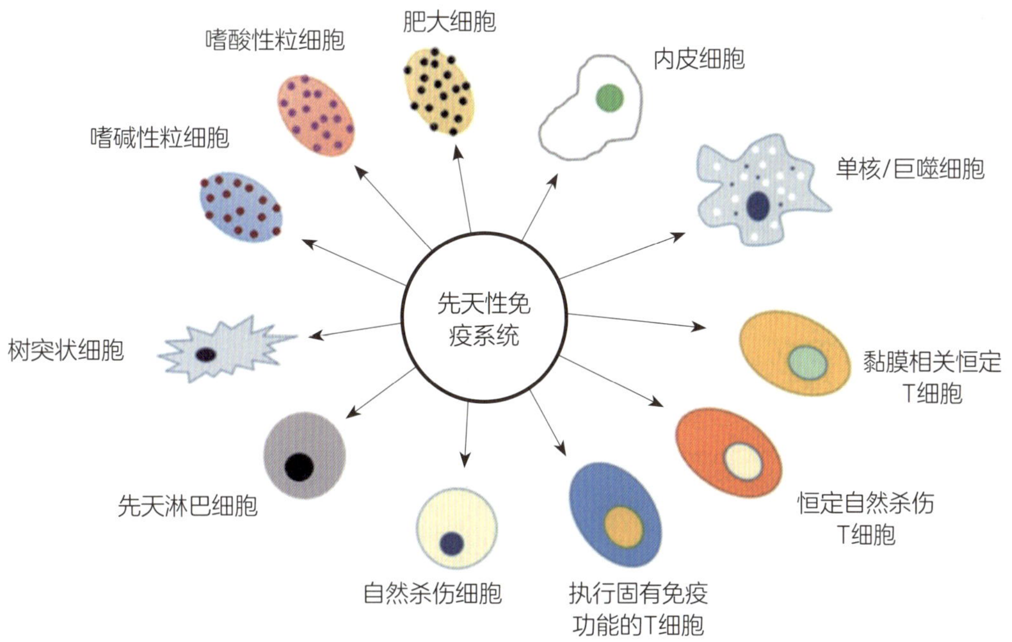

图1-1　先天性免疫系统细胞成分的示意图

2　什么是巨噬细胞

在表型和功能上，组织巨噬细胞是源自循环单核细胞的异常异质的细胞集合。在外观上，组织巨噬细胞与树突状小神经胶质细胞和发育不全的库普弗（Kupffer）细胞不同。幸运的是，人类有一种细胞内膜标志物，其中大多数巨噬细胞可标记为巨噬唾液酸蛋白（CD68）。长期以来，巨噬细胞一直被认为是先天性免疫反应的重要组成部分，但越来越多的研究发现它们还参与组织稳态、造血控制、全身炎症、动脉粥样硬化、伤口愈合和组织重塑以及杀死入侵的微生物的过程。

虽然巨噬细胞的功能在一定程度上取决于其位置、发育状态和体外培养条件，但迄今为止观察到的几乎所有的巨噬细胞群都保留了一些组织属性（表1-1）。巨噬细胞最显著的特征之一是通过吞噬作用消化病原体。巨噬细胞通过多种编码的模式识别受体［包括凝集素、Toll样受体（TLR）和含N-甲酰甲硫氨酸的肽受体］识别病原体和非感染性因子。巨噬细胞积极参与凋亡细胞的健康排出，并通过吞噬作用消除少量的潜在有害微生物，而不会引起强烈的促炎反应。如果巨噬细胞感知到的风险不明显，就会引发急性炎症反应，导致细胞因子、趋化因子和抗菌因子的分泌。通过细胞因子与细胞因子受体结合或分泌趋化因子募集参与适应性免疫反应的巨噬细胞，巨噬细胞可实现自分泌激活。巨噬细胞也可利用酶促降解、发酵、营养限制和抗微生物肽等一系列抗微生物效应途径，杀死入侵的微生物。巨噬细胞在吸收和内化病原体后，将外源抗原呈递给T淋巴细胞，从而增强获得性免疫反应。当巨噬细胞的清除无效时，可能会发生长期或慢性炎症。一系列慢性感染和炎症性疾病［包括动脉粥样硬化斑块的形成和类风湿关节炎（rheumatoid arthritis，RA）等病症］都与巨噬细胞密切相关（Taylor et al.，2005）。

表1-1　巨噬细胞的起源

解剖位置	细胞名称
脂肪组织	脂肪组织巨噬细胞
结缔组织	组织细胞
骨髓/血液	单核细胞
骨	破骨细胞
肝脏	库普弗细胞
淋巴结	窦组织细胞
肺泡	肺泡巨噬细胞
中枢神经系统	小胶质细胞
胎盘	霍夫鲍尔细胞
肾脏	肾小球内系膜细胞
肉芽肿	上皮样细胞
脾脏	红髓巨噬细胞
腹膜	腹膜巨噬细胞

以上简述了巨噬细胞的起源、巨噬细胞表型的变化、依赖巨噬细胞的杀伤机制，以及细胞内病原体对这种杀伤机制的破坏。

骨髓细胞是由骨髓中的前体细胞发育形成的，这个观点虽已很明确，但关于骨髓细胞发育途径的机制还没有完全清楚，这是因为虽然研究小鼠体内白细胞的生长更方便，但人类和小鼠白细胞的发育存在差异。分化簇（cluster of differentiation，CD）34$^+$（CD34$^+$）前体细胞可以分化为单核细胞、粒细胞、红细胞和血小板。骨髓单核细胞是能特异表达CD34和巨噬细胞集落刺激因子（macrophage colony-stimulating factor，M-CSF）受体的细胞（Blaschke et al.，2003）。血液中含有循环的CD34$^+$单核细胞，正是这些循环的单核细胞产生了组织巨噬细胞。人外周血中有四个以上的单核细胞亚群，不同亚型的区别在于它们的CD64（FcγRⅠ）、CD14和CD16（FcγRⅢ）的表达水平。这些单核细胞响应刺激而产生终末分化细胞，包括巨噬细胞和树突状细胞（DC）（图1-2）。

在健康人中，高表达的CD14、CD64和极低表达的CD16（CD14$^+$/CD64$^+$/CD16$^+$）单核细胞占循环单核细胞群的80%以上。此类单核细胞被细菌成分激活时会提升促炎细胞因子水平。多种趋化因子的体外反应是感染和炎症期间外周组织迁移的重要因素，这些趋化因子可以诱导分化出具有特殊抗菌活性的巨噬细胞，并可能与B淋巴细胞和T淋巴细胞结合（Ancuta et al.，2003）。

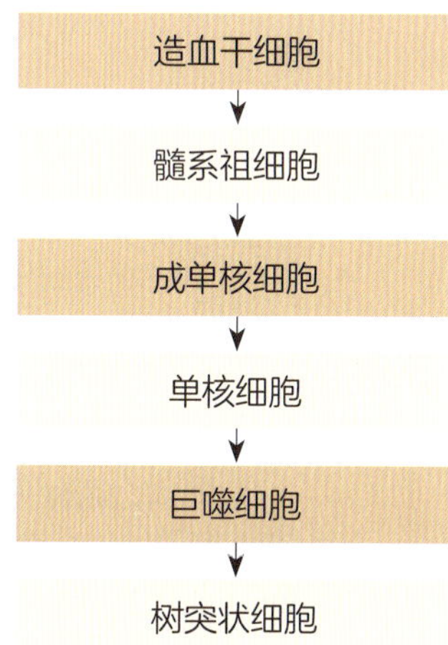

图1-2　细胞的分化

人体循环单核细胞中只有不到10%是表达CD16、CD64和CD14（CD14$^+$/CD64$^+$/CD16$^+$）的单核细胞，它们能产生大量的促炎细胞因子、少量的白介素-10（interleukin-10，IL-10），具有非常强的吞噬能力，并参与依赖抗体的细胞毒性（antibody-dependent cell-mediated cytotoxicity，ADCC）作用。人们推测它们是常驻巨噬细胞前体（Smythies et al.，2005）。在细胞因子体外培养时，CD14$^+$/CD64$^+$/CD16$^+$表达细胞可分化为巨噬细胞或树突状细胞，其特异的DC1表型在川崎病和流感患者中增加，在类风湿关节炎患者中减少（Gordon and Taylor，2005；Calder et al.，2005）。

不到10%的循环单核细胞是不表达CD64的，但它们具有中等至适度的CD14表达水平和高CD16表达水平（CD14^{dim}/CD64$^-$/CD16$^+$或CD14^{low}/CD64^{low}/CD16$^+$）。这些单核细胞能增加CD45的表达并具有共刺激功能，其含有极少的Ⅰ型干扰素或其他促炎细胞因子，同时显示出较弱的吞噬反应和ADCC作用，但与T淋巴细胞或B淋巴细胞结合的能力有所提高，并且与对应的CD14$^+$/CD16$^+$细胞相比，具有更高的趋化活性，尤其是对重组人膜结合型趋化因子及内皮细胞锚定趋化因子的反应。由于CX3CL1的表达，这些单核细胞倾向于对不表达重组人膜结合型趋化因子的CD16细胞作出反应，这提示组织巨噬细胞可能是其前体。这些单核细胞分化为髓系抗原呈递细胞，并在体内与辅助性T细胞1（helper T cell 1，Th1）发生反应（Plata et al.，1987）。在人类免疫缺陷病毒（human immunodeficiency virus，HIV）感染患者、类风湿性全身性血管炎和败血症患者中，循环单核细胞数量升高（Baszler et al.，1999）。尽管这些特征揭示了单核/巨噬细胞的普遍分化过程和生物功能，但是各种单核细胞/巨噬细胞的亚群很难分类。例如，肠黏膜巨噬细胞具有不同的受体表达谱（不包括CD14、补体受体或Fc受体）（Schofield et al.，1987），这就意味着目前仍没有普遍适用于巨噬细胞亚群的检测和分类的方法。

3 巨噬细胞的激活状态

巨噬细胞激活状态的未知机制阻碍了巨噬细胞生物学的研究进展。巨噬细胞具有多种稳态功能，包括吞噬凋亡细胞、清除红细胞以及在没有炎症或传染性刺激时促进组织再生。巨噬细胞对感染的反应是适应微生物威胁的必然结果，多数体外研究已经揭示了微生物或炎症刺激能够促进不同功能的巨噬细胞的发育。迄今为止，免疫获得性巨噬细胞的激活主要分为经典型、替代型等（表1-2）（Classen et al.，2009）。

表1-2 巨噬细胞激活状态

项目	M1（经典型）	M2（替代型）		
亚型	M1	M2a	M2b	M2c
刺激因素	γ干扰素+脂多糖/肿瘤坏死因子-α	白介素-4或白介素-13	Toll样受体+免疫复合物	白介素-10
功能	促炎	促进伤口愈合	免疫调节	免疫抑制
	促炎，清除凋亡细胞和细胞碎片，杀菌	抗炎，促进细胞增殖、迁移，清除凋亡细胞	促进细胞成熟、组织稳定、血管生成、细胞外基质合成	促进组织修复、炎症消退、细胞外基质合成
病理	慢性炎症，组织损伤，自身免疫	癌症，纤维化，上皮增生		

3.1 经典激活

用细菌成分和γ干扰素（IFN-γ，interferon-γ）处理的巨噬细胞产生了更好的杀死各种病原体的能力，这一发现是巨噬细胞活化的开端。IFN-γ是由$CD4^+$和$CD8^+$ T淋巴细胞、自然杀伤细胞（NK细胞），以及可能是受感染的巨噬细胞本身分泌的。巨噬细胞杀死病原体的能力是由IFN-γ赋予的，同时，它也会激活巨噬细胞。脂多糖（lipopolysaccharide，LPS）是细菌的组成成分，通常是第二信号。虽然还没有进行充分的剖析，但一些研究表明，第二信号并不由LPS本身提供，而是肿瘤坏死因子-α（tumor necrosis factor-α，TNF-α）诱导的细菌刺激所产生的。由于主要组织相容性复合体（major histocompatibility complex，MHC）Ⅱ类以及CD80/CD86（B7.1/ B7.2）表达的增强和一氧化氮合酶表达水平的提升，经典活性巨噬细胞呈递抗原的能力增强。同时，由于呼吸爆发的增强，它们杀死细胞内病原体的能力增强，并可通过分泌一些细胞因子来调节宿主的多种炎症作用。

体内试验发现，感染小鼠体内抗体介导的IFN-γ中和可导致小鼠加速死亡，也增加了小鼠感染寄生虫的风险，这进一步证明了IFN-γ在寄生虫感染中的重要性（Skurkovich and Skurkovich，2006）。随后从对缺乏IFN-γ或其受体表达的小鼠的研究中发现，它们更容易受到细胞内细菌或其他病原体的多重感染（Daugherty et al.，2005）。IFN-γ引起的巨噬细胞激活是类风湿关节炎疾病、迟发型超敏反应发生的危险因素，并可能导致动脉粥样硬化的发生。

巨噬细胞的经典激活需要两个阶段，即暴露于IFN-γ和细菌化合物之下，后经诱导发生表型和功能特性的改变。最新研究已证明巨噬细胞单独经细菌化合物如LPS或CpG（5'-C-phosphate-G-3'）诱导，可发生表型和功能特性的改变。例如，经LPS或CpG处理的巨噬细胞在二次暴露于LPS时，由于胶原结构巨噬细胞受体（macrophage receptor with collagenous structure，MARCO）的表达，巨噬细胞产生IL-12的能力有所提高。MARCO的TLR激动剂诱导的表达也与巨噬细胞结合和清除奈瑟菌的能力增强有关（Mukhopadhyay et al.，2006）。

3.2 替代激活

从线虫感染的小鼠模型（存在Th2细胞因子的环境）中提取的抗原呈递细胞能够在不引起T淋巴细胞增殖的情况下处理和呈递抗原。随后，当抗原呈递细胞暴露于Th2相关细胞因子IL-13和IL-4时，巨噬细胞甘露糖受体和MHC Ⅱ类表达增强，而这并不能诱导T淋巴细胞增殖。内吞作用和抗原呈递同时伴随着甘露糖受体表达的增强，可能不如经典激活的巨噬细胞有效。同时，内化颗粒和配体向溶酶体的流入也在增加。另外，激活的巨噬细胞对清除寄生虫和细胞外病原体至关重要，但它们不像经典激活的巨噬细胞那样显示出增强的活性氧爆发，因此在杀死细胞内病原体方面没有那么有效（Gordon，2003）。

众所周知，替代激活的巨噬细胞在对抗寄生虫和原生动物感染中起重要作用。曼氏血吸虫（*Schistosoma mansoni Sambon*）、克氏锥虫（*Trypanosoma cruzi*）和利什曼原虫（*Leishmania spp*）体内感染模型表明，细胞因子Th1和Th2的形成与巨噬细胞亚群的形成之间存在复杂的相互作用。为了调节克氏锥虫、布氏锥虫（*Trypanosoma brucei*）和曼氏血吸虫感染的初始阶段，以IFN-γ和IL-12水平升高为特征的初始Th1反应是必要的，然而在疾病发生过程中，细胞因子平衡会转变为Th2反应。人们普遍认为这种倾向于Th2的改变对于清除和控制感染非常重要，并已证实缺乏Th2细胞因子生长的动物无法存活，因此替代激活的巨噬细胞也无法存活。也有证据表明，Th2介导的反应变化可能有助于宿主对抗某些原生动物病原体的传播（Gordon and Martinez，2010）。

此外，激活的巨噬细胞由于其精氨酸酶（一种抵消一氧化氮破坏作用的酶）的诱导，可避免产生大量的一氧化氮。精氨酸酶可促进多胺与脯氨酸的生物合成，促进细胞增殖、胶原蛋白的产生和组织重塑。这种巨噬细胞的亚类在促进伤口愈合、血管生成、纤维生成、细胞外基质合成和肉芽肿的进展中起主要作用。同时，激活的巨噬细胞也具有抗炎作用，它们可以减少T淋巴细胞的增殖，并产生抗炎细胞因子IL-1受体拮抗剂和IL-10。与经典激活的巨噬细胞相比，替代激活的巨噬细胞在脂多糖诱导的呼吸爆发和细胞因子产生方面有小幅减弱，这与本研究结论一致。替代激活的巨噬细胞在Th2介导的疾病（如哮喘、过敏），以及在传染病和寄生虫感染等的治疗中是必不可少的（Merad et al.，2002）。

3.3 失活

激活的巨噬细胞具有强大的生物学功能，这对宿主的感染响应非常重要。然而，阻止促炎反应对感染愈合更为重要。“失活”表型可能是暴露于各种抗炎分子之下而造成的，如细胞因子［如IL-10、转化生长因子-α（transforming growth factor-α，TGF-α）］、偶联受体（如CD200-CD200受体）、类固醇或凋亡细胞摄取。这些细胞以CD163（Town et al.，2005）表达增加、MHC Ⅱ类表达减少、呼吸爆发减弱和促炎细胞因子产生减少、抗炎细胞因子产生增加为特征。

4 巨噬细胞的类型

巨噬细胞的亚群可以以多种方式区分。宿主体内不同部位的巨噬细胞（图1-3）之间以及常驻巨噬细胞和招募巨噬细胞之间存在表型和功能差异。由于在体内分离这两组巨噬细胞较为困难，因此常驻巨噬细胞和招募巨噬细胞之间的区别尤为模糊。关于新招募的单核细胞分化为常驻细胞的说法依然存在争议——长期以来，学术界一直认为循环单核细胞会迁移到组织中变成巨噬细胞。组织巨噬细胞最初被认为仅仅来源于循环单核细胞，但小鼠和人类的移植实验表明，常驻巨噬细胞对于供体巨噬细胞的补充速度极其缓慢。这可能是由于循环单核细胞的招募和补充水平极低或者受体型的组织巨噬细胞具有自我更新的能力。从朗格汉斯细胞（Langerhans cell）研究中也发现了相同的结果。因此，人们认为，在胎儿或胚胎发育的早期，组织中充满了来自循环单核细胞中的细胞。这些细胞发育成常驻巨噬细胞，在稳态条件下循环单核细胞的补充水平很低。常驻巨噬细胞能够通过必要的趋化刺激（感染或炎症触发）到达引流淋巴结，并转移到B淋巴细胞和T淋巴细胞区域以呈现病原体。在这种情况下，循环单核细胞进入组织激活并补充巨噬细胞，成为被招募的巨噬细胞。在感染或炎症部位的循环单核细胞可能与稳态条件下补充常驻细胞的循环单核细胞不同。

一般来说，组织巨噬细胞具有星状形态和较高的内吞能力（包括非特异性颗粒摄取和Fc受体介导的摄取）。虽然组织巨噬细胞会增殖，但它们由于有活跃的核糖核酸（RNA）和蛋白质合成，因此吞食速度非常慢。常驻组织巨噬细胞和透明蛋白聚集物（如蛋白酶抑制剂复合物）、生化分子（如溶酶体水解酶）、变性分子（如修饰脂蛋白）和凋亡细胞具有重要的稳态作用（免疫沉默或免疫耐受）。这些细胞也是清除攻击它们的微生物的主要“哨兵”。

考虑到巨噬细胞的异质性且不同亚群之间有明显的功能区别，根据位置来描述巨噬细胞亚群是有极大帮助的。这里简要总结了最常见的与寄生虫感染相关的巨噬细胞亚群的属性。尽管未对肝脏、大脑和骨骼的巨噬细胞亚群进行讨论，但巨噬细胞仍被证明在原生动物寄生虫的宿主严重感染的情况下会导致组织病理改变（Gordon et al.，2017）。

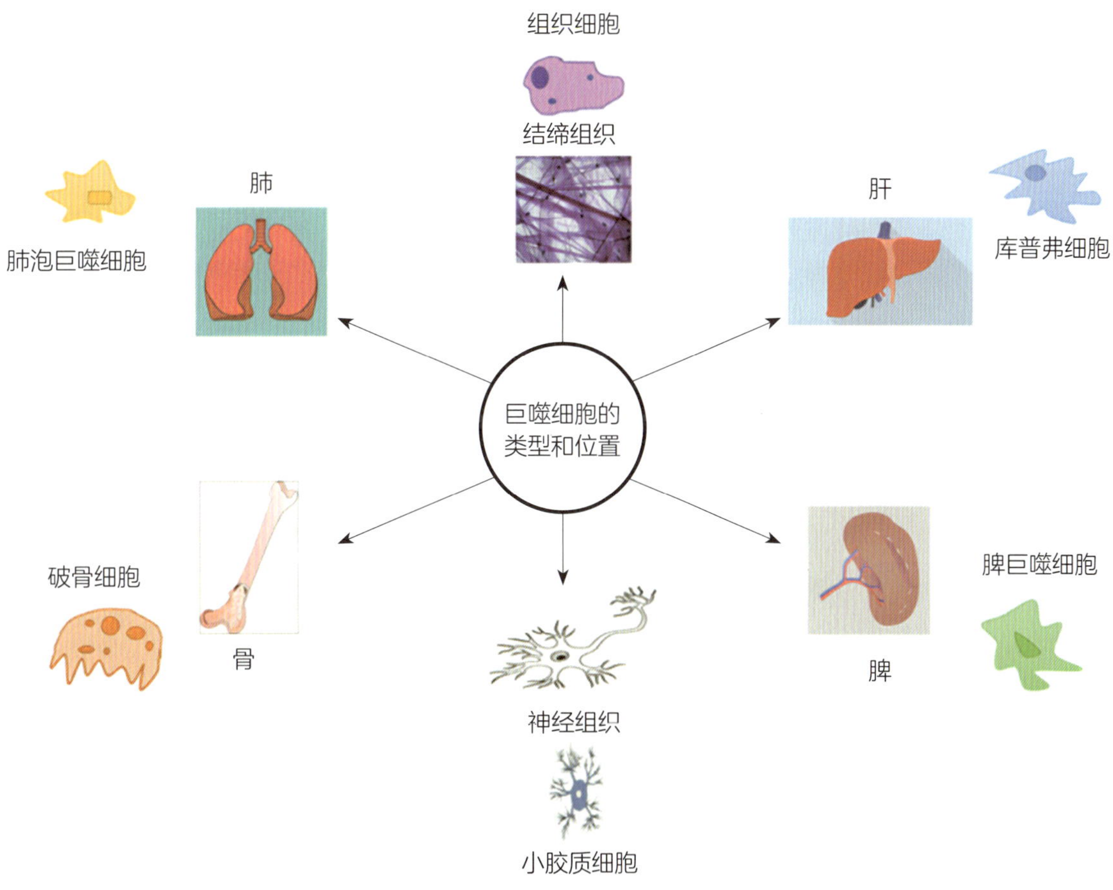

图1-3　不同类型的巨噬细胞及其位置

4.1　库普弗细胞

库普弗细胞被认为是肝脏的常驻巨噬细胞。肝脏是先天性免疫反应中不可或缺的活跃器官。在肝外部位被感染后，局部巨噬细胞产生细胞因子IL-1、TNF-α 和IL-6。IL-6的识别会诱导肝细胞在急性过程中产生多种蛋白质，这些蛋白质有主导全身性炎症的作用，并可增强调理吞噬和激活补体的作用。库普弗细胞能感知肝外细胞因子，被激活后具有更好的抗菌能力。而常驻库普弗细胞呼吸爆发能力较弱，因此在清除这类病原体方面不如其他表型的巨噬细胞有效（Dixon，et al.，2013；Bordon，2019）。

库普弗细胞可表达高水平的吞噬受体，包括Fc受体［通过它可以排出可溶性免疫球蛋白G（IgG）复合物和抗体包裹的颗粒或微生物］和补体受体（通过补体包裹的细菌、红细胞、清道夫受体和TLR可以把细菌和内毒素从血液中清除）。它们对红细胞的清除有助于铁在库普弗细胞中显著沉积。

根据库普弗细胞在肝脏中的位置，可将其进一步细分为门静脉周围区的细胞、中间区的细胞和肝窦周围区的细胞。巨噬细胞在不同部位分泌TNF-α、前列腺素E、一氧化氮和白介素-1的能力不同。门静脉周围区域的库普弗细胞具有最强的吞噬活性和最高的溶酶体酶活性，可能因为这是血液进入肝脏的入口，所以被认为是库普弗细胞与血液携带的任何病原体的第一个接触点。库普弗细胞已被证实是多种原生动物病原体的宿主，参与病原体的清除和转移过程。

例如，库普弗细胞在恶性疟原虫（*Plasmodium falciparum*）的系统传播中可能特别重要。由于至少有两种蛋白质（环子孢子蛋白和与血栓调节蛋白相关黏附蛋白）能被识别，因此孢子体通过血液流经肝脏时，最终会被库普弗细胞吞噬。在巨噬细胞液泡中，孢子体往往能够存活并在最后的时间点离开巨噬细胞。在此阶段，疟原虫可进入邻近的肝细胞并导致其死亡，从而引发许多疟疾症状（Frevert，2004）。

4.2 脾巨噬细胞

脾脏是一个特殊的淋巴器官，它需要从血液中清除被感染和衰老的红细胞，并进行抗原呈递和适应性免疫应答的激活。一般来说，脾巨噬细胞是按位置细分的，但我们对脾巨噬细胞的大部分认识是基于对小鼠的研究，而小鼠脾脏和人类脾脏的结构非常不同。在少数已进行的对照研究中，受体的分布和各种巨噬细胞的活性在人和小鼠之间似乎是不同的（Mebius and Kraal，2005）。然而，在人和小鼠中，脾脏既是血源性细菌的清除场所，也是抗原呈递细胞与B淋巴细胞和T淋巴细胞之间相互作用的场所。下面的描述主要基于小鼠实验的发现。

白髓是含有B淋巴细胞和T淋巴细胞聚集的特殊区域。白髓与红髓的边缘区是主要的红细胞清除区。边缘区内有B区边缘的淋巴细胞、树突状细胞以及两组巨噬细胞（一组是红髓边缘区巨噬细胞，另一组是白髓边缘区嗜金属巨噬细胞）。边缘区的巨噬细胞主要负责清除凋亡细胞、微生物以及保存B淋巴细胞。这些巨噬细胞同库普弗细胞一样，参与红细胞的更新和铁循环。在边缘区的嗜金属巨噬细胞的作用虽尚不清楚，但它们可产生高水平的IFN-α来响应病毒的入侵是已知的。

在清除血源性感染，包括利什曼原虫和恶性疟原虫感染时，脾巨噬细胞的模式识别受体有多种重要作用。任何被肝脏巨噬细胞从循环中迅速清除的病原体都具有毒力因子，不能轻易从脾脏中清除。例如，在内脏利什曼病的实验室模型中，感染的肝脏部分是自限性的（可能是由于肉芽肿的形成）；无鞭毛体在脾脏的生长不受控制，且会导致组织的缺损。虽然边缘区巨噬细胞的主要作用是吞噬，但无法清除寄生虫是否应归因于肝巨噬细胞和脾巨噬细胞之间的差异尚不清楚，如病原体进入过程的差异及其抑制细胞因子发育能力的差异或任何其他未知的机制。

脾切除患者发生严重细菌感染的风险极高，他们可能会预防性地服用抗生素，因此脾脏在宿主对抗感染的反应中具有显著意义。相比之下，接受脾切除术的患者死于疟疾和血液寄生虫疾病的概率更高（Henry et al.，2020；Liu and Uzonna，2012）。在宿主对抗细菌和寄生虫感染的保护机制中，脾巨噬细胞是必不可少的。

4.3 树突状细胞

巨噬细胞的近亲是树突状细胞。巨噬细胞和树突状细胞都可吸收并呈递非抗原，而自身抗原也存在于树突状细胞中，并与耐受性诱导有关。树突状细胞在遇到抗原刺激之前被称为未成熟的树突状细胞（immature dendritic cell，iDC）。树突状细胞位于非淋巴组织中，像巨噬细胞一样具有很强的吞噬性，这一特性可通过参与抗原摄取运动、长期的树突状活化得到增强。未成熟的树突状细胞可以在缺乏外来或炎症因素的情况下摄取和处理抗原，但它们表面不表达大量的MHCⅡ类或共刺激分子，所以不与T淋巴细胞相互作用。如果树突状细胞收到了“危险”信号（如病原体相关分子或促炎细胞因子），就能通过激活机制，增强MHCⅡ类刺激分子（CD80和CD86）的共表达，并选择结合趋化因子受体，使其能够迁移到抗原出现的淋巴结，那么这些树突状细胞被称为成熟的树突状细胞（mature dendritic cell，mDC）。与巨噬细胞不同，树突状细胞能够同时为初始的和激活的T淋巴细胞呈递抗原。树突状细胞通过向T淋巴细胞呈递抗原和释放各种细胞因子、趋化因子来激活适应性免疫反应。树突状细胞产生的细胞因子远多于巨噬细胞，可促进T淋巴细胞的募集和产生更强的激活作用。

虽然至今已发现多达五种类型的树突状细胞，但这里仅对最有可能参与原生动物感染反应的树突状细胞类别进行讨论（Germic et al.，2019；Ghislat and Lawrence，2018）。

浆细胞样树突状细胞（plasmacytoid dendritic cell，pDC），即CD64/CD16，是目前最新发现的循环前体细胞。这些细胞在整个循环种群中所占的比例相对较小，但它们在宿主对病毒的响应中十分重要。从脾脏获得浆细胞样细胞也是必不可少的。TLR7、TLR9和TLR11在小鼠中表达，并且不对TLR2和TLR4的激动剂（如脂多糖和肽聚糖）免疫。pDC可产生高浓度的IFN-α，但没有IL-6或TNF-α。pDC相对于其他树突状细胞亚群具有最弱的吞噬能力，不参与ADCC作用且很少与B淋巴细胞或T淋巴细胞接触。从遗传学角度来看，虽然已经证明被疟原虫感染的红细胞裂解可以促进CD86的表达增加并在体外刺激IFN-α的pDC发育，但未证实它们可在宿主对原生动物病原体的防御中发挥作用。

在循环中可以观察到以CD13、CD11c和CD33等标志物的表达为特征的髓系树突状细胞。这些细胞在受到与病原体相关的微生物配体TLR1、TLR2、TLR5和TLR8刺激后，不会产生IFN-α或IFN-β，而是产生促炎细胞因子IL-6和TNF-α。在对原生动物病原体的响应中，髓系树突状细胞以TLR依赖和受体不依赖的形式表达高水平的IL-12。与pDC相比，髓系树突状细胞主要产生稳态趋化因子，并具有更强的迁移能力，如在原生动物感染期间产生的单核细胞趋化蛋白-1（MCP-

1）、T细胞激活性低分泌因子（RANTES）和γ干扰素诱导蛋白-10（IP-10）等趋化因子（Penna et al.，2002）。故推测，在适当条件下循环的髓系树突状细胞将迁移到组织中，并分化为组织树突状细胞。

皮肤和肠道的巨噬细胞和树突状细胞在对抗寄生虫感染方面尤为重要。由于巨噬细胞和树突状细胞在这些位置的相互作用，它们的免疫反应取决于它们在感染反应中的位置。

4.4 皮肤的巨噬细胞和树突状细胞

表皮的常驻细胞在清除由昆虫叮咬或其他皮肤破损传播的感染时是必不可少的。皮肤中有两种树突状细胞群，即以CD207（Langerin）特异表达的朗格汉斯细胞和以CD2088特异表达的真皮树突状细胞（DC-SIGN）。皮肤在接触无鞭毛体利什曼原虫和曼氏血吸虫卵抗原时，树突状细胞立即作出反应。真皮树突状细胞位于毛细血管和网状真皮中，而朗格汉斯细胞位于表皮的基底层和基底上层中（Murray et al.，2005）。这两种细胞的长突触特别适合捕获受C型凝集素和Fc受体表达调控的抗原基因。对MHC Ⅰ和MHC Ⅱ类而言，这些树突状细胞均呈递抗原。组织巨噬细胞和皮肤树突状细胞具有不同的颗粒物和病原体吞噬能力。巨噬细胞吞噬较大的颗粒（>3.5 μm），而朗格汉斯细胞则吞噬0.5~1 μm的微粒。皮肤树突状细胞和巨噬细胞的不同亚群优先吞噬不同类型的病原体。

在抗寄生虫感染的过程中，组织巨噬细胞和树突状细胞之间会发生复杂的相互作用。当皮肤被利什曼原虫感染，吞入的前鞭毛体侵入皮肤时，常驻的巨噬细胞一般通过活性氧和活性氮分子将其消灭。体外试验表明，巨噬细胞一般不会被不同的表面标志物激活或导致其表达增加。皮肤树突状细胞呈递抗原和清除感染时，必须通过摄取无鞭毛体连续激活皮肤树突状细胞。$CD4^{+}$T淋巴细胞必须参与促Th1的细胞因子IL-12、IFN-γ和TNF-α的表达（Von Stebut and Tenzer，2018）。

4.5 肠道的巨噬细胞和树突状细胞

像派尔集合淋巴结、黏膜淋巴样滤泡和固有层一样，肠道由几个不同的免疫生态位组成。在这些区域中抗原呈递细胞都可以被识别。为了应对肠道强烈的抗原反应和细菌入侵，黏膜和肠道的巨噬细胞进行了特殊修饰。虽然这些巨噬细胞来源于循环表达CD14的单核细胞，但它们不表达CD14或其他细菌识别的受体，因此对细菌刺激基本无反应。它们无法通过产生细胞因子（如IL-1、IL-6、IL-10、IL-12、RANTES、TGF-β和TNF-α）对细菌刺激作出反应，这表明它们可使循环中的单核细胞产生“无反应性炎症”。我们怀疑，当暴露于局部细胞因子如TGF-β中时，募集的表达$CD14^{+}$的单核细胞会进化出这种表型，这是一种重要的适应，以应对肠道主要共生菌的重负荷。值得一提的是，这些巨噬细胞并不缺乏吞噬或杀死细菌的能力。其他多种表面标志物［包括补体受体3（CR3）和淋巴细胞功能相关抗原-1（LFA-1）以及IgA、IgG受体］未被表达，但MHC Ⅱ类分子和人类白细胞抗原（HLA）-DR则被高水平表达，这表明它们具有抗原呈递的潜力。巨噬细胞存在于肠道中，往往在固有层分布最广（Smith et al.，2005；Makala et al.，2004）。

肠道中的树突状细胞也是重要的抗原呈递细胞。除了抗原呈递功能外，这些细胞在稳态条件下诱导调节性T淋巴细胞的分化中尤其重要。在派尔集合淋巴结和固有椎板中均有未成熟的树突状细胞。人们怀疑病原体和寄生虫是通过微皱褶细胞（M细胞）被运输到派尔集合淋巴结的树突状细胞，而固有层树突状细胞可以利用长树突从上皮细胞的紧密连接处延伸到肠道腔内，因此对病原体进行采样，可知树突状细胞在感染后形成成熟的表型（它们可以表达MHCⅡ类、CD40、CD80等）。由于这些细胞具有迁移的能力，因此猜测它们参与了感染向体内偏远部位的扩散（Kelsall and Leon，2005）。几种原生动物病原体能够通过摄入进入宿主。研究表明，蓝氏贾第鞭毛虫（*Giardia lamblia*）、小隐孢子虫（*Cryptosporidium parvum*）、刚地弓形虫（*Toxoplasma gondii*）和溶组织内阿米巴（*Entamoeba histolytica*）都在肠道内繁殖。病原体与肠上皮层结合，并在某些情况下跨越上皮边界，在此阶段它们可被肠巨噬细胞和树突状细胞识别（Barragan and Sibley，2002；Lacroix-Lamande et al.，2002；Salata et al.，1985）。除非上皮细胞膜的完整性被破坏或识别出促炎细胞因子或趋化因子，否则不会发生巨噬细胞和树突状细胞介导的免疫反应。上皮细胞、常驻白细胞的趋化因子和细胞因子的分泌对巨噬细胞与树突状细胞的动员及激活具有重要作用。巨噬细胞、中性粒细胞和树突状细胞一旦被动员，就会产生IL-12并激活Th1反应。IL-12的表达对保护肠道免受原生动物病原体的侵害很重要，因为它可抑制IFN-γ的产生并激活巨噬细胞。IFN-γ诱导的巨噬细胞活化是有效的，对于宿主防御至关重要，它减少或消除巨噬细胞分化的能力是原生动物病原体毒力不可或缺的决定因素（Gazzinelli et al.，1994）。

5 巨噬细胞的识别和破坏以及病原体的颠覆

尽管巨噬细胞对细胞内细菌和寄生虫产生的破坏有着强烈的适应能力，但这种感染的进展，尤其在发达国家仍是令人担忧的。疟疾（疟原虫）、恰加斯病（克氏锥虫）、利什曼病（利什曼原虫）和弓形虫病（刚地弓形虫）被世界卫生组织（World Health Organization，WHO）界定为发达国家的重大健康威胁。了解是什么使这些病原体如此猖獗，对于巨噬细胞识别、摄取和降解病原体的过程的研究至关重要。巨噬细胞具有检测、吞噬和杀死病原体的能力，就微生物而言，导致吞噬作用的原始结合和识别机制各不相同。调理素依赖性吞噬和自主吞噬的结果存在差异。无论是出于构成性的还是作为对感染的反应，宿主释放调理素的量都彰显了调理吞噬作用的重要性。调理素如C反应蛋白对于增强许多细胞内寄生虫（如利什曼原虫）的吞噬作用是必不可少的。然而，补体激活介导的吞噬作用并不会导致巨噬细胞大量氧爆发，因此某些病原体利用了这一摄取过程。例如，利什曼原虫在其表面的脂多糖表达延长，促进了补体激活介导的吸收。这些脂多糖不能抑制补体的激活，但由于被激活的补体隔离了细胞膜，因而寄生虫不会被溶解。除此之外，调理素允许利什曼原虫的前鞭毛体通过补体途径进入巨噬细胞，从而阻止正常的吞噬体-溶酶体融合（Olivier et al.，2012）。

一般来说，由Fc受体介导的吞噬作用可导致吞噬体发育为酸性的水解活性区室，从而将病原体杀死。有多种传统技术可以用来破坏常规的Fc受体介导的细胞内病原体摄取。弓形虫、疟原虫和艾美虫具有一种被称为“zoetis”的侵入性运动过程，在这种运动过程中，它们使用一种基于放线菌球蛋白的运动机制来逃避宿主细胞的吞噬、破坏补体和Fc受体介导的吞噬作用。弓形虫使用这种方法产生空泡，这些空泡独立于正常的吞噬溶酶体途径，使弓形虫不会暴露在吞噬溶酶体的破坏性环境中（Lodge and Descoteaux，2005）。

在Fc介导的吞噬作用后，吞噬液泡的成熟经历了不同的步骤，随后吞噬体膜蛋白的组成被持续重塑。通过检测不同表面标志物的聚集情况，我们可了解吞噬体依次与早期核内体、晚期核内体和溶酶体融合，并且可以监测吞噬体的成熟过程。吞噬体与早期核内体融合后，pH值略有下降（6.2），这导致受体-配体解偶联，受体循环由Rab蛋白（Rab4和Rab11）调节（Scianimanico et al.，1999）。吞噬体的膜积累耐酸磷脂，与晚期核内体融合后，能通过表达溶酶体相关膜蛋白（Lamp1和Lamp2）来加以区分。随后与溶酶体的融合导致pH值降低（4.7~5.2），从而激活其中所含的蛋白水解酶，如组织蛋白酶。这些酶对微生物降解和合成MHC分子并产生抗原很重要。在吞噬细胞被激活后，氧自由基等氧化物质迅速产生。在与细胞质膜密切相关并涉及细胞骨架组成和蛋白质磷酸化的机制中，NADPH氧化酶是催化不同氧化化合物（包括超氧化物、过氧化氢和卤代氧分子）所必需的。一氧化氮类物质参与了抗生素介导的凋亡过程，并且对各种细胞内寄生虫的破坏也很重要。由L-精氨酸合成的一氧化氮合成酶和分子氧催化生成一氧化氮。过氧化氢与髓过氧化物酶、减少的铁或一氧化氮的关联有助于产生额外的有毒中间产物，如次氯酸根阴离子、羟基自由基、过氧亚硝酸盐和二氧化氮。

病原体被吞噬后有三种命运。一是它可能在溶酶体内环境中存活，并进化出应对其中的酸性水解环境的途径；二是它存在于吞噬液泡中，并抑制正常成熟过程的发生，从而免受巨噬细胞的微生物杀伤特性的影响；三是任何病原体都能从吞噬液泡中完全逃逸，并在细胞质较为宽松的环境中生存。

吞噬溶酶体的成熟能被大多数细胞内病原体破坏。病原体可以避免酸化（如荚膜组织胞浆菌、溶组织内阿米巴），将吞噬体转化为更适宜的环境（如沙门氏菌），或在更早或破坏性更小的时期阻止吞噬体的形成［如杜氏利什曼原虫（*Leishmania donovani*）和结核分枝杆菌］。已经形成溶酶体途径以应对生存的病原体包括利什曼原虫和柯克斯体。利什曼原虫细胞表面具有抗脂聚糖，可防止水解并通过控制抗原肽的表达和可及性来抵抗抗原呈递（Lodge and Descoteaux，2005）。

在细胞内的寄生虫，包括克氏锥虫、李斯特菌属（*Listeria*）、志贺氏（杆）菌（*Shigella*）和立克次体（*Rickettsia*）等，从吞噬液泡中逃逸是它们共同的生存主题。病原体从吞噬体膜逃逸的途径多种多样，如通过气孔（李斯特菌属）、裂解（福氏志贺菌）以及一些未知的机制（立克次体）。它们可以在更加适宜的细胞质环境中不断地复制直到成功逃逸。

巨噬细胞内有复杂的机制，如铁和氨基酸能剥夺病原体赖以生存的重要成分。巨噬细胞以失活状态表达转铁蛋白受体，通过转铁蛋白受体与细胞外铁离子结合进行内化。当被IFN-γ激活时，它们会降低转铁蛋白受体水平，从而减少细胞内的铁储备。吲哚胺2,3-双加氧酶也会被IFN-γ介导的活化激活，它能催化L-色氨酸的降解，从而限制这种氨基酸向细胞内的供应。在吞噬体中生存是细胞内寄生虫最迫切关注的问题，但在消除掉被消灭的危险后，寄生虫必须获得足够的营养以防止被免疫系统识别。贝纳柯克斯体（Coxiella burnetii）能在酸性和非中性pH值环境下通过常见的亚型从恶劣的环境中主动吸收营养物质。细胞因子的释放和参与对巨噬细胞的杀伤能力有多种层级的作用。IFN-γ除了对巨噬细胞活化很重要外，还具有多种间接作用，可以增加抗菌功能。IFN-γ可刺激产生多种趋化因子，如IP-10/CXCL10和CXCL11，这有助于提高更多白细胞的抗菌活性，抗菌活性的增强也可导致趋化因子的产生。RANTES、巨噬细胞炎症蛋白1α（macrophage inflammatory protein 1α，MIP-1α）和巨噬细胞炎症蛋白1β（macrophage inflammatory protein 1β，MIP-1β）增加摄取，并通过引发一氧化氮的产生，诱导巨噬细胞对细胞内的椎体鞭毛虫和立克次体进行破坏。

细胞内寄生虫经常通过抑制或放大巨噬细胞信号破坏宿主的功能。这干扰了宿主细胞的自然生理过程，如细胞凋亡（如弓形虫）和促炎细胞因子的产生（如弓形虫）（Butcher et al.，2001）。仅干扰促炎细胞因子的产生对保证细胞内寄生虫的自身安全是不够的，某些寄生虫还可通过改变细胞信号传递的方式，改变Th1和Th2之间的平衡，从而抑制宿主的先天抗寄生虫反应（Yun et al.，2001）。这可以通过阻断或降解主要信号成分或更直接地特异性降解IL-12等关键细胞因子从而修改信号通路来实现（Cameron et al.，2004）。

6 药物向巨噬细胞的递送

向巨噬细胞递送药物有望成为提高封闭药物治疗效果的有效策略。因此，巨噬细胞可能被当作治疗过程中的“特洛伊木马”。纳米载体可以跨越多个膜屏障，并在感染部位释放其装载的药物（Jain et al.，2013）。为了治疗细胞内感染，如结核病、沙门氏菌病和布鲁氏菌病，抗生素被递送到巨噬细胞。宿主细胞中的细菌通过复制、留存和破坏引起宿主感染。巨噬细胞作为这些细胞内病原体的存储库，提供了一个免疫豁免微环境。致命的细胞内原生动物杜氏利什曼原虫也在巨噬细胞内感染和增殖，并导致内脏利什曼病。抗生素通常用于治疗这些病原体引起的感染，但由于抗生素对巨噬细胞中的病原体呈递不足，因此临床效果有限。靶向巨噬细胞的药物传递系统有望将抗生素和细胞内病原体更好地共定位，以增强治疗效果。巨噬细胞是HIV-1的休眠储存库，可以承受病毒的细胞病变效应，是HIV-1感染治疗的有效靶点。巨噬细胞也被作为戈谢病（Gaucher disease）的潜在治疗靶点开展研究。戈谢病是一种以缺乏溶酶体酶活性为特征的遗传疾病。由于这种酶的缺乏主要发生在巨噬细胞中，因此研究人员一直致力于将替代酶或酶激活剂递送到这些细胞中。此外，巨噬细胞在类风湿关节炎中至关重要，它们在发炎的滑膜中过量聚集会导致急、慢性关节破坏。因此，在RA治疗领域，可以直接灭活或破坏关节巨噬细胞的药物递送系统这一观点引起了人们的兴趣。传统观点认为巨噬细胞是癌症治疗中不能及时清除药物传递系统的不利机制，但随着人们对肿瘤相关巨噬细胞（tumor-associated macrophage，TAM）在肿瘤进展中复杂作用的了解日益深入，巨噬细胞被重新视为癌症治疗的可能靶点。巨噬细胞和单核细胞由于其缺氧敏感性以及其迁移和穿越肿瘤的能力，被作为抗癌药物和显像剂的潜在载体研究。在阿尔茨海默病和帕金森病患者中，巨噬细胞也可以穿过血脑屏障进入炎症脑组织。可将药物装载到纳米颗粒（nanoparticle，NP）中——纳米颗粒可以增强药物的释放，然后通过非共价吸附、配体-受体相互作用或共价偶联或内化到巨噬细胞中，并与巨噬细胞结合（Pei and Yeo，2016）。

通过结合纳米医学和细胞调节作用，巨噬细胞介导的药物递送方法更能贴合“药物递送”这个概念。巨噬细胞是高度可移动的细胞，可以将适当的“货物”（如阿霉素等化疗药物或高效抗菌剂）装载到宿主巨噬细胞中，潜在地利用其固有的归巢能力进入削弱的、病变的或恶性的组织，只治疗受影响的细胞区域（图1-4）。这种方法将最大限度地减少可用药物的总量，同时进一步降低甚至消除药物相关副作用（Gupta and Kumar，2012）。

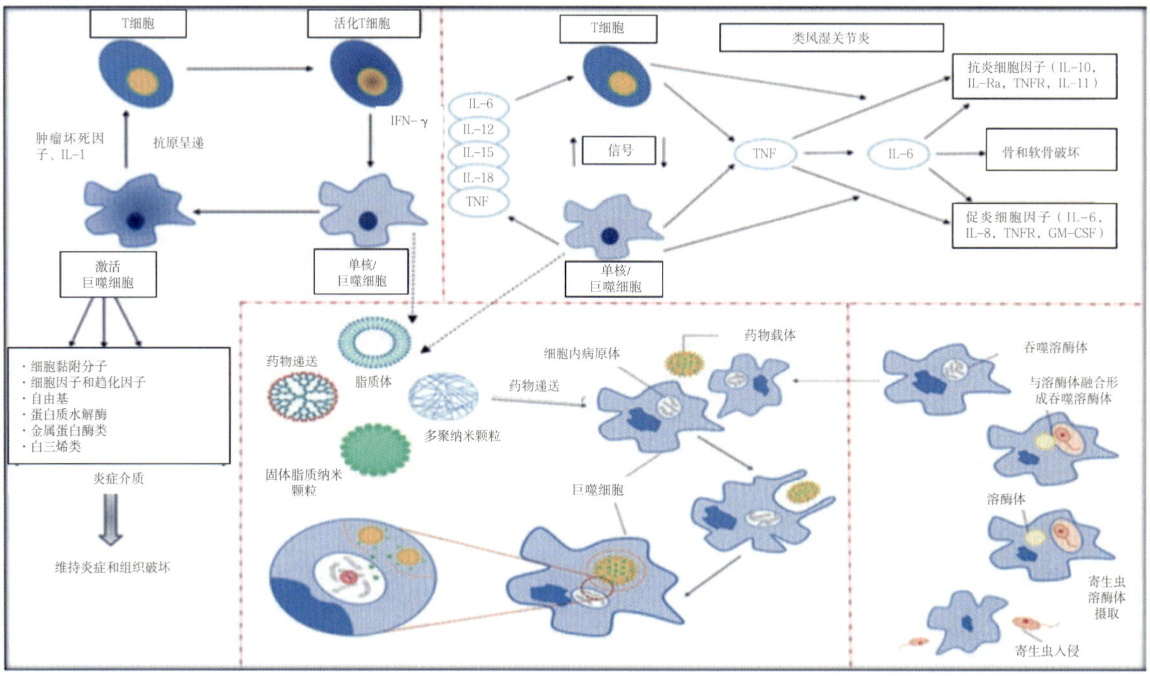

图1-4　巨噬细胞递送药物的示意图

6.1　巨噬细胞的主动和被动靶向

目前有几种可用的靶向病理性巨噬细胞的方法。在基于纳米技术的领域，巨噬细胞的消耗和再训练操作是一个难题。由于具备多功能的胞内潜力，巨噬细胞已成为各种基于纳米颗粒的治疗的靶点。此靶点可以通过两种方式实现：主动和被动（表1-3和表1-4）。

将纳米颗粒与配体直接结合到过表达的表面细胞受体上是主动纳米颗粒靶向方法之一。目前有广泛的靶向配体可用，包括单克隆抗体、多肽、低聚物、抗体和小分子物质如甘露糖和天冬酰胺内肽酶。作为配体-受体相互作用的结果，治疗药物将被释放到特定的感兴趣区。因此，主动靶向可利用强配体－受体相互作用和减少非特异性识别，防止"货物"被运送到非目标组织（Gaspar et al.，2019）。

炎症组织中血管的渗漏是被动靶向控制的。这种独一无二的现象基于增强渗透和滞留（enhanced permeability and retention，EPR）效应，是大多数基于纳米颗粒的被动疗法的基础。因为肿瘤部位的血管存在渗漏和引流受损，纳米颗粒（尺寸50～100 nm）可被动地渗入血管，并积聚在靶区。然而，由于肿瘤进展、血管分布和肿瘤内血流量的变化，EPR效应在患者中似乎是绝不可预测和高异质性的。尤其是使用纳米载体时，这一问题始终影响着纳米颗粒在肿瘤中的分布。肿瘤相关的M2巨噬细胞被用作纳米颗粒药物储存器，因为它们表现出良好的吸收纳米颗粒的能力且能够随着时间的推移向周围组织释放抗肿瘤药物。

表1-3 主动靶向巨噬细胞的工程纳米系统

纳米系统类型（主动）	药物	理化特征	使用的靶向巨噬细胞/细胞系	调控途径	参考文献
1. 结核病（结核分枝杆菌）					
低比例硬脂胺/甘露糖固体脂质纳米颗粒	异烟肼（isoniazid）	尺寸≈500 nm Zeta电位（电动电位）：+27～+39 mV	肺泡巨噬细胞/NIC-H441	减少对上皮细胞和巨噬细胞的内在毒性	Costa et al.（2018）
2. 利什曼原虫属（利什曼原虫）					
甘露糖基硫代壳聚糖-聚乙烯亚胺纳米颗粒	锑酸葡胺（glucantim）	尺寸≈300 nm Zeta电位：+23 mV	感染利什曼原虫的人巨噬细胞	抑制锥虫谷胱甘肽（GSH）还原酶和P-糖蛋白外排泵	Sarwar et al.（2019）
包裹有甘露糖的聚乳酸-羟基乙酸（PLGA）纳米颗粒	伊曲康唑（itraconazole，ICZ）	尺寸≈250 nm Zeta电位：-1.1 mV	J774细胞	将ICZ封装在PLGA纳米颗粒内，无论是否添加甘露糖，都能降低J774小鼠巨噬细胞的细胞毒性（15%～20%）。甘露糖的存在可保护人单核细胞白血病细胞（THP-1）和J774细胞免受毒害	Biswaro et al.（2019）

续表

纳米系统类型（主动）	药物	理化特征	使用的靶向巨噬细胞/细胞系	调控途径	参考文献
3. 动脉粥样硬化					
甘露糖基聚酰胺树枝状聚合物	抗炎肝x受体配体（Anti-inflammatory liver-x-receptor ligands）	尺寸≈7 nm Zeta电位：≈+7 mV	动脉粥样硬化斑块巨噬细胞	斑块进展、坏死受抑制以及炎症的减轻	He et al.（2018）
纳米颗粒	透明质酸（hyaluronic acid，HA）	尺寸≈237～424 nm	L/Stab2、小鼠单核巨噬细胞白血病细胞（RAW 264.7细胞）和人T淋巴细胞白血病细胞（Jurkat细胞）	通过使用主动靶向机制，HA纳米颗粒选择性地积累到动脉粥样硬化病变中，这意味着它们可以被用作动脉粥样硬化诊断和治疗的纳米载体	Lee et al.（2015）
4. 癌症					
磷脂基和聚乙二醇化纳米颗粒	抗集落刺激因子-1受体siRNA［anti-colony stimulating factor-1 receptor（CSF-1R）small interfering（si）-RNA］	尺寸≈30 nm	肿瘤相关巨噬细胞	抑制免疫抑制性因子IL-10和TGF-β的产生，增强免疫刺激性细胞因子IL-12和IFN-γ的产生，以及抗肿瘤的$CD8^+$T淋巴细胞的浸润	Qian et al.（2017）
TLR7/8-激动剂装载的纳米颗粒	β-环糊精（β-cyclodextrin）	尺寸≈30 nm Zeta电位：-9.87 mV	RAW 264.7细胞/C57BL/6小鼠细胞	肿瘤免疫微环境向M1表型的功能方向改变，导致肿瘤生长受到控制，并保护动物免受肿瘤的二次攻击	Rodell et al.（2018）
5. HIV					
明胶纳米颗粒包裹的脂质体	司他夫定（stavudine）	尺寸≈200 nm	RAW 264.7细胞	毒性呈剂量依赖性，半抑制浓度值为59.21 μg/mL，而游离药物半抑制浓度值为79.71 μg/mL。缓释	Nayak et al.（2017）

续表

纳米系统类型（主动）	药物	理化特征	使用的靶向巨噬细胞/细胞系	调控途径	参考文献
包封葡聚糖颗粒	镓（gallium）	尺寸≈3～5 μm	人原代巨噬细胞/293 T/17细胞	受体介导的向巨噬细胞的靶向递送和镓剂量的减少；一个阻断体内巨噬细胞感染的潜在递送系统	Soto et al.（2016）
6. 帕金森病					
纳米酶	过氧化氢酶（catalase）	—	C57BL/6小鼠骨髓源性巨噬细胞	与无细胞过氧化氢酶纳米制剂相比，提高了主要器官的生物利用度；与游离药物相比，改善了血脑屏障通透性，增加了细胞结合纳米酶的脑/血浆比率	Zhao et al.（2011）

表1-4　被动靶向巨噬细胞的工程纳米系统

纳米系统类型（被动）	药物	理化特征	使用的靶向巨噬细胞/细胞系	调控途径	参考文献
1. 乌分枝杆菌复合群（*Mycobacterium avium* complex，MAC）感染					
脂质体	利福平（rifampicin）	尺寸≈100 nm	肺泡巨噬细胞/J774细胞	脂质体抑制感染巨噬细胞中MAC的生长，并可到达大鼠的下呼吸道	Zaru et al.（2009）
2. 利什曼原虫					
壳聚糖微粒	阿霉素（doxorubicin，DOX）	尺寸≈1.049 μm	J744.1细胞	装载DOX的壳聚糖微粒递送系统使用巨噬细胞被动靶向药物递送方法来抗轻链是有效的	Kunjachan et al.（2011），Kumar et al.（2010）
白蛋白微球	巴龙霉素（paromomycin）	尺寸≈3 μm	RAW 264.7细胞	此药物递送系统被发现适合于体外靶向巨噬细胞，并可作为靶向利什曼原虫寄生的巨噬细胞的最佳载体	Khan and Kumar（2011）

续表

纳米系统类型（被动）	药物	理化特征	使用的靶向巨噬细胞/细胞系	调控途径	参考文献
3.癌症					
长循环脂质体	辛伐他汀（simvastatin，SIM）	尺寸≈100 nm	TAM/B16.F10小鼠黑色素瘤细胞	脂质体SIM在体内的抗肿瘤活性是源于TAM介导的肿瘤氧化应激的强烈抑制和缺氧诱导因子-1α（HIF-1α）在肿瘤内的强烈抑制	Qi et al.（2010）
聚乙二醇化脂质体	阿仑膦酸钠（alendronate sodium）和阿霉素（DOX）	尺寸≈60～130 nm	雌性BALB/c小鼠和Sabra大鼠细胞	铂类化合物是一种有效的细胞毒性药物，具有长期循环特性，可以用于被动靶向肿瘤	Alupei et al.（2015）

6.2 寄生虫传染病

巨噬细胞是许多导致致命疾病暴发的寄生虫和细菌的宿主细胞，因此巨噬细胞特异性的传递机制特别重要。除了经典药物载体，已有研究将靶向巨噬细胞的高分子纳米颗粒用于实验室传染性疾病。例如，利什曼原虫（一种可导致多种传染病的寄生虫）感染的症状在许多研究中都有报道，它可以扩散到内脏器官，如肝脏和脾脏，导致内脏利什曼病，也可以扩散到口腔和鼻腔的黏膜。如果不予治疗，这些疾病会导致极高的死亡率（Gupta et al.，2016；Sharma and Gupta，2017a；Sharma and Gupta，2017b）。这种寄生虫位于网状内皮巨噬细胞溶酶体空泡内，限制了抗利什曼原虫药物的药效和生物利用度，这促使许多研究小组设计纳米载体，用于承载针对巨噬细胞的抗利什曼原虫药物，以提高其生物利用度。此外，为了消除其副作用，需要对抗利什曼病药物进行包封（Gupta et al.，2013；Gupta et al.，2010）。例如，Lowery和Greenberger深入研究了使用两性霉素B（AmB）可能产生的影响（Lowery and Greenberger，2003），它们在募集人类和小鼠单核细胞的炎症介质（如IL-1和TNF-α）中发挥了重要作用。该药物与泊洛沙姆188（poloxamer188）稳定的聚己内酯（PCL）纳米颗粒联合使用，不仅增加了疗效，而且抑制了小鼠腹膜巨噬细胞中IL-1和TNF-α细胞因子的产生（Espuelas et al.，2002）。纳米包封的槲皮素已证实可以降低脾脏的寄生虫损害，降低肝毒性和肾毒性（Sarkar et al.，2002）。

庆大霉素是另一种众所周知的具有显著副作用的抗生素，它与聚氰基丙烯酸丁酯结合在一起，可以产生能在细胞内传输并到达小鼠腹腔内巨噬细胞的纳米颗粒。氚标记的庆大霉素可以对进入细胞内的药物进行放射性定量，孵育30分钟后，细胞内的放射性会升高6.34倍（Zhang et al.，

1996）。聚（D, L-乳酸）（PDLLA）纳米颗粒与伯氨喹一同装载后，也能抑制利什曼原虫的活动。这种药物与纳米颗粒相互作用产生的功效是游离形式的3.3倍，并且可降低药物毒性。以600 mg/kg的聚乳酸（PLA）纳米颗粒装载30 mg伯氨喹后对BALB/c小鼠进行静脉注射，结果未发现全身毒性，但据报道，相同剂量的药物载体可导致该动物体重减少15%（Gaspar et al.，1992）。伯氨喹体外靶向巨噬细胞也使用了聚异己基氰基丙烯酰酸酯（polyisohexylcyanoacrylate，PIHCA）纳米颗粒。在这种情况下，由纳米颗粒装载的抗利什曼病药物的半数有效量（median effective dose，ED50）提高了21倍（Skidan et al.，2003）。

针对感染肺泡巨噬细胞的金黄色葡萄球菌和鸟分枝杆菌，人们使用了装载利福平的聚氰基丙烯酸丁酯纳米颗粒。与游离药物相比，利福平装载至纳米颗粒上孵育后，细胞中的药物水平增加了2～3倍。这种药物与纳米颗粒的结合物在体内也显示出一定的治疗效果，利福平纳米颗粒单次给药可使80%患沙门氏菌病小鼠存活，而双倍游离利福平浓度的给药仅能使10%的患沙门氏菌病小鼠存活。利福平与纳米颗粒结合后具有较强的抑菌作用，这可能是利福平成功进入巨噬细胞的原因。

为了在体外将氨苄西林传递给小鼠巨噬细胞，PIHCA纳米颗粒也派上了用场。在鼠伤寒沙门氏菌感染的腹膜和J774小鼠巨噬细胞中，用氚标记后可以在细胞内发现装载氨苄西林的PIHCA纳米颗粒。据观察，纳米颗粒能使药物的渗透力和杀菌活性提高，并能使细菌的降解在2～4小时的时间间隔内开始。携带氨苄西林的纳米颗粒与细菌的吞噬体或吞噬溶酶体在细胞内水平上的密切相互作用可以表明氨苄西林结合后的有效性，否则它会在非常低的水平上被细胞吸收（Balland et al.，1996）。

J744巨噬细胞对聚烷基氰丙烯酸酯（PACA）纳米颗粒的吞噬作用可引发呼吸爆发，从而增强抗利什曼原虫作用。当用甲基丙烯酸酯纳米球给人巨噬细胞系U 937注入喷他脒时，该结合物的效力是游离形式的25倍。综上所述，在细菌感染时，纳米靶向药物在巨噬细胞中的效力可能是因为在受感染的单核/巨噬细胞系统中维持了较高的药物水平。

作为一种新的巨噬细胞靶向静脉给药机制，AmB是在大豆磷脂酰胆碱稳定的三叶草苷基纳米脂粒（乳脂体）中制备的。已经提出的基于乳脂体的系统显示出靶向细胞内巨噬细胞的巨大潜力。这些制备过程有可能大幅改变AmB的药代动力学，使其能以相对低的药物剂量提供持续的作用，同时减少毒性问题，如肾毒性和心律失常（Kumar et al.，2016；Pal et al.，2012；Gupta and Vyas，2007）。

6.3 病毒性传染病：艾滋病治疗

巨噬细胞构成的网状内皮系统（reticulo-endothelial system，RES）细胞群在疾病的免疫发病机制中起着重要作用，可能是艾滋病（AIDS）治疗的靶点。装载核苷类似物齐多夫定（zidovudine，AZT）、扎西他滨（zalcitabine，ddC）的人血清白蛋白（human serum albumin，HSA）和多己基氰基丙烯酸正丁酯（polyhexylcyanoacrylate，PHCA）的纳米颗粒已表现出它们在献血者的单核/巨噬细胞培养物中抵抗HIV感染的基本能力。在大鼠模型中，通过胶体^{14}C标记观察发现，经静脉注射到RES器官的AZT纳米颗粒的浓度是未结合的AZT的18倍。因此，在巨噬细胞丰富的特定位置增加药物浓度可能会减少剂量需求，从而降低全身毒性。同样地，当口服给药时，装载AZT的纳米颗粒表现出更有效的分布——它们可以更好地分布到富含巨噬细胞的器官中，并且提高血液中药物的浓度和丰度。

对不同形式的装载AZT的纳米颗粒（PACA、PHCA、聚甲基丙烯酸甲酯和HSA）进行放射性标记，并对HIV感染的巨噬细胞吞噬这些纳米颗粒的能力进行评估，结果显示纳米颗粒的结构和尺寸会对纳米颗粒结合物产生影响。据观察，当使用直径约200 nm的PHCA和HSA纳米颗粒时，抗病毒药物的效果更显著（Lobenberg et al.，1998）。

在另一项被感染的原代人单核/巨噬细胞的体外研究中发现，装载蛋白酶抑制剂沙奎那韦（Ro 31-8959）和核苷类似物扎西他滨（2',3'-二脱氧胞苷）的PHCA纳米颗粒会被攻击。这两种装配方式都显示出它们的抗病毒有效性呈剂量依赖性提高，这是由HIV-1抗原生成减少造成的，且装载沙奎那韦的纳米颗粒取得了更好的疗效。虽然沙奎那韦水溶液在10 nM时的抗病毒作用较弱，但载药纳米颗粒在1 nM时的抗病毒作用非常强。即使在较低的浓度（0.1 nM）下，抗原减少水平仍然很重要：0.39 nM的纳米颗粒结合物能产生50%的抑制作用，而游离药物则需要达到4.23 nM才能产生类似的抑制作用（Bender et al.，1996）。有迹象表明，抗病毒药物向单核吞噬细胞网络的传递的增加，最终可以解决体内药代动力学问题，并提高抗HIV感染和艾滋病药物的疗效。

6.4 炎症性疾病

使用巨噬细胞靶向治疗的原因是巨噬细胞直接或间接参与了各种疾病，特别是炎症性疾病。事实上，在导致组织死亡的炎症的起始和维持过程中，巨噬细胞起着至关重要的作用。下面将讨论各种通过纳米载体靶向巨噬细胞的治疗的炎症性疾病。

6.4.1 动脉粥样硬化与再狭窄

动脉壁的炎症修饰在动脉粥样硬化的发展中起着核心作用。动脉粥样硬化以血管壁吸收单核/巨噬细胞的持续炎症机制为特征。事实上，在动物和人类动脉粥样硬化病变中，单核/巨噬细胞约占白细胞的80%。动脉粥样硬化病变和斑块易感性是由单核/巨噬细胞的激活、特定细胞黏附分子（cell adhesion molecule，CAM）的表达和促炎细胞因子、趋化因子、基质金属蛋白酶（matrix metalloproteinase，MMP）的分泌促进的。这些活动由黏附和触发事件的多步序列控制。

为了启动这些反应，循环中的白细胞必须在多个CAMs的合作下，通过剪切力黏附在血管壁上。最初的反应即白细胞在炎症内皮上减速滚动，主要依赖CAM选择素家族（Gistera and Hansson，2017）。这些反应通过整合素家族来诱导白细胞的激活和牢固黏附，随后白细胞移行到内皮细胞下区域。巨噬细胞吞噬纳米颗粒可能导致特定CAM的激活、调节、黏附，这也可对每个不同阶段产生实质性的影响，因此，可能有助于巨噬细胞在组织中的聚集。然而，这个问题仍尚未被探明，需要进一步的研究来充分回答。尽管如此，许多科学家都参与设计了关于炎症调控过程的治疗方法。在这些方法中，基因治疗已被用于通过调节炎症细胞因子来抑制动脉粥样硬化（Ito and Ikeda，2003）。Egashira等人在体内测试了基因疗法抑制MCP-1的功能（Egashira et al.，2000）。此外，据报道，单核细胞募集发生在自由基氧化低密度脂蛋白（low density lipoprotein，LDL）后。这种氧化通过以下方式增加血管功能障碍：①对内皮细胞产生直接的细胞毒性作用；②增强单核细胞的趋化特性，从而促进巨噬细胞的增殖和向泡沫细胞的转化；③增加平滑肌细胞的增殖。有人提出了一种基于纳米颗粒的治疗策略，以保护LDL免受氧化并靶向巨噬细胞。这种治疗策略用到了具有抗动脉粥样硬化作用的辅酶Q10（CoQ10）。分析表明，与未装载CoQ10的纳米颗粒相比，J774细胞对装载了CoQ10的纳米颗粒具有更高的吸收率。据报道，还有另一种策略是通过对小鼠静脉注射载脂蛋白A1基因到腺病毒载体，使高密度脂蛋白（high density lipoprotein，HDL）血清浓度暂时上升，以此来降低脂质率和巨噬细胞数量，从而稳定脆弱斑块。由于HDL浓度的升高，巨噬细胞的数量和活性水平下降，同时斑块破裂的可能性也潜在下降。或许，编码溶栓蛋白或生长促进剂的基因有恢复内皮细胞抗血栓形成的作用，从而能够抑制动脉血栓形成（Abdolmaleki et al.，2019）。

经皮冠状动脉手术（血管成形术或支架植入）后再狭窄是临床心脏病学关注的问题之一，纳米颗粒技术因可以递送抗增殖和抗重塑药物到损伤部位而被视为在这一领域具备很好前景的解决方法。基于这一观点，已经开发出以核壳纳米颗粒聚乙二醇（PEG）为基础的嵌段共聚物封装阿霉素，其已被证明可通过在血管病变中的积累而改善血管通透性。白蛋白纳米颗粒也可用于装载紫杉醇（一种有效的抗肿瘤药物），在对家兔全身给药后，可以观察到血管内膜生长呈剂量依赖性下降（Uwatoku et al.，2003）。

6.4.2 类风湿关节炎

TNF-α是在RA炎症过程中起核心作用的主要细胞因子之一。RA以慢性关节滑膜炎症为特征，其中巨噬细胞受到刺激后可异常增殖，从而促进促炎细胞因子和基质金属蛋白酶的形成。最终，这些变化会导致破骨细胞的生成和启动，这对骨骼和软骨有毁灭性的影响。此外，这种影响也适用于单核巨噬细胞系统，而单核细胞谱系细胞的激活并不局限于关节。选择性抑制巨噬细胞激活或许是一种减少炎症和防止永久性关节损伤的有效策略（Mishra and Gupta，2021）。

任何病理、生理效应都可以在一定程度上通过巨噬细胞凋亡不足来阐明。诱导巨噬细胞凋亡也可能被视为一个治疗RA的有趣的选择（Siouti and Andreakos，2019）。抑制促炎细胞因子如TNF-α是治疗RA的有效途径（Massey et al.，2018），该因子在级联反应早期释放，并诱导多种细胞事件，因此在许多炎症模型中抑制促炎细胞因子可以避免其有害影响。体外试验已经证实，对于各种细胞系和人外周血单核细胞，反义TNF的合成会被抑制。为了直接改变细胞基因表达，可以使用反义寡脱氧核苷酸（oligodeoxynucleotide，ODN）；ODN一旦与目标RNA结合，会诱导其降解或直接使其失效。随着超过20种反义药物的临床开发，多种疾病的临床治疗似乎也变得重要；最新临床证据表明，反义ODN可用于治疗感染（病毒和细菌）、炎症和肿瘤。已经证明存在独特的ODN结合细胞表面受体，并且这些受体可以有效地通过质膜运输（Crooke，2004）。

为了防止未修饰的磷酸二酯ODN被广泛存在于血清和细胞内的核酸酶降解，硫代磷酸酯（phosphorothioate，PO）等各种衍生物应运而生。然而，已有研究证明在富核酸酶介质中使用其他技术增强细胞的摄取和稳定性也很重要。用亲脂性分子取代ODN与脂质体或聚阳离子结合是方法之一。具有不饱和烃链的阳离子脂质，如磷脂酰乙醇胺（PE），可有效促进ODN转染，并可形成带正电荷的脂质体。ODN与脂类结合后，由于静电的相互作用，可随机形成致密而坚固的络合物结构。脂质体在内吞后会干扰内体膜，导致ODN融合并迁移到细胞质中。在注射后24小时，可在实验体内血流中发现低聚脂质体复合物。

纳米颗粒上的ODN吸附被认为是由核酸链上带负电荷的磷酸基和疏水阳离子之间的离子对形成介导的。可以观察到，纳米颗粒的吸附效率与ODN的链长、氰丙烯酸单体的性质、用作离子对试剂的阳离子的疏水性以及介质的离子浓度有很大的关系。ODN吸附在PACA纳米颗粒上后与细胞的结合似乎得到了改善，这导致多个细胞系对其酶解和细胞吸收的抑制显著增强。一项关于ODN-纳米颗粒相互作用的药代动力学研究也显示，对小鼠静脉注射ODN基纳米颗粒后，ODN的稳定性增强。有研究者基于聚氰基丙烯酸异丁酯和聚乳酸纳米颗粒开发了其他用于ODN封装的装配方式。

聚乙烯亚胺（polyethylenimine，PEI）衍生物在ODN的其他聚合物载体中具有良好的抗酶降解性。有人合成了聚（D, L-乳酸）纳米颗粒，并采用乳化扩散法对反义ODN的递送进行了测试。通过装载2.5%~10%的ODN，可以制备粒径接近300 nm的纳米颗粒。然而，旨在去除残留溶剂的纯化步骤会导致ODN纳米颗粒的尺寸略有增加，并且随着ODN负载的增加，这一现象会越发明显。在另一项分析中，Arnedo等人研究了使用白蛋白纳米颗粒将磷酸二酯（PO）-ODN吸附在表面或卡在基质中的概率。对于这两种机制，研究者对磷酸二酯酶存在下的酶稳定性进行了分析，结果显示：当PO-ODN吸附在白蛋白纳米颗粒表面时，它们的降解速度比吸附在基质上的降解速度快（Morishita et al.，1994）。

6.5 神经炎症性疾病

纳米颗粒在巨噬细胞介导的神经炎症性疾病中也可以发挥作用。循环巨噬细胞有进入中枢神经系统（central nervous system，CNS）的潜力，因此可以作为治疗性载药纳米颗粒的载体，这也为靶向治疗神经疾病提供了很好的前景。

多发性硬化症（multiple sclerosis，MS）是一种中枢神经系统炎症性疾病，巨噬细胞已被确定能在MS的发病中发挥作用。一些刺激（BBB）会导致大量一氧化氮分泌，一氧化氮含量升高后具有神经毒性作用，并与血脑屏障的渗透性有关（Hammer et al.，2017）。Brosnan等人在对实验性过敏性脑脊髓炎（encephalomyelitis，EAE）研究的回顾中发现，Lewis大鼠模型中的巨噬细胞耗竭可以将疾病的严重程度降到最低，EAE是MS的动物模型（Brosnan et al.，1981）。随后，使用含有二氯亚甲基二膦酸（Cl_2MDP）的脂质体来去除同一动物模型中的巨噬细胞，其结果完全避免了EAE的临床症状。五年后，该研究小组发现，Cl_2MDP脂质体成功地去除了浸润的巨噬细胞而未清除常驻的实质小胶质细胞，这一结果表明，虽然小胶质细胞在EAE的发病过程中发挥了重要作用，但其原理可能是通过炎症介质的释放实现的，而巨噬细胞的浸润才是其激活所必需的。

在MS发病期间，由于血脑屏障的通透性增强，纳米颗粒的运动可能不受限制。为了评估纳米颗粒进入中枢神经系统的能力，研究者将PACA纳米颗粒纳入了EAE的研究。结果发现它们在中枢神经系统，特别是白质中的浓度增加，血脑屏障通透性改善的病理状态与这一发现一致。在浓度高于非聚乙二醇化的PACA纳米颗粒的环境中，研究者在中枢神经系统中发现了具有PEG部分并长期存在于循环中的PACA纳米颗粒。对于RA，TNF-α在炎症性疾病发展和维持中的重要作用是毫无疑问的。例如，TNF-α在中枢神经系统中的含量，在EAE疾病的高发期增加，而在缓解期减少（Chu et al.，2018）。

7 结论

巨噬细胞在预防宿主感染疾病方面起着至关重要的作用。在深入了解巨噬细胞感染疾病反应的细微之处方面，仍需开展更多研究。首先，必须描述巨噬细胞的变异性及其亚型和激活状态之间功能变化的复杂性；其次，必须探查不同人体之间巨噬细胞活性和敏感性的细微差异。越来越多的研究表明，基因变异（包括巨噬细胞受体编码基因、效应分子、信号通路的微妙多态性）或许会增加宿主对传染病的易感性。这些信息对将体外研究结果转化为对发病机制的体内解析来说是必不可少的。关于原生动物感染研究的最新进展呈现了这些病原体是如何破坏宿主防御的相关发现，并表明根除这些病原体的关键是巨噬细胞。开发新型巨噬细胞疗法需要更好地理解这些通路。

（何敏聪　译）

（魏秋实　审校）

药物递送相关巨噬细胞的组织学和生理学

Thanh Ba Duong and Linh Ho

【摘要】作为一种髓系免疫细胞，巨噬细胞存在于哺乳动物的大多数组织中，几乎在生物学的每个方面发挥着多种功能。探讨巨噬细胞在生理功能紊乱和疾病状态中的不同起源和作用，是目前针对巨噬细胞治疗研究领域的热点。了解巨噬细胞的结构学、生理学作用以及对治疗药物的有效靶向和递送的要求，对于开发针对巨噬细胞的药物递送系统至关重要。为此，本文概述了巨噬细胞的生物学作用和针对巨噬细胞的各种表型调节策略。

【关键词】巨噬细胞；巨噬细胞起源；巨噬细胞生理学；M1巨噬细胞；M2巨噬细胞；红细胞生成；靶向巨噬细胞；药物递送；肿瘤相关巨噬细胞

1 引言

巨噬细胞广泛存于生物体内，在发育、组织稳态、组织修复和免疫中发挥着作用（Wynn et al.，2013）。巨噬细胞通过不同细胞表型应对体内微环境的变化以维持稳态。巨噬细胞表型的失调会导致多种疾病的发生，如细胞内感染、自身免疫性疾病和肿瘤（Martinez and Gordon，2014）。因此，巨噬细胞已成为许多疾病治疗的切入点。由于巨噬细胞是慢性传染病中细胞内病原体的重要宿主，因此可以针对它们进行抗生素的细胞内递送。巨噬细胞是人类免疫缺陷病毒1型（HIV-1）的潜在储存库，因此，HIV-1感染的长期治疗需要采取有效策略来防止HIV-1进入并持续存在于巨噬细胞中。此外，巨噬细胞的复杂作用及其在肿瘤微环境中的亚群差异使得研究者们重新审视了靶向巨噬细胞治疗肿瘤的作用。对巨噬细胞异质性、特性和作用的深入了解，对于开发靶向巨噬细胞的疾病治疗策略至关重要。

巨噬细胞的发展由不同阶段组成。单核细胞起源于骨髓中的造血干细胞（hematopoietic stem cell，HSC）：造血干细胞分化为骨髓祖细胞，在集落刺激因子（colony stimulating factor，CSF）的存在下，骨髓祖细胞继续分裂并分化成原始单核细胞、前单核细胞，最后成为单核细胞。这些单核细胞离开骨髓进入血液（Mosser and Edwards，2008），循环中的单核细胞被招募到不同的组织，并根据环境刺激分化成组织特定的巨噬细胞，例如骨骼、中枢神经系统、结缔组织和肝脏中的巨噬细胞分别被称为破骨细胞、小胶质细胞、组织细胞和库普弗细胞（Mosser and Edwards，2008）。简而言之，不同解剖位置的组织内巨噬细胞具有不同的功能。

被激活的巨噬细胞包括经典激活的M1和替代激活的M2两种表型。M1巨噬细胞是促炎性的，可分泌促炎性细胞因子，如干扰素（IFN）-1β、白介素（IL）-12、IL-23和肿瘤坏死因子（TNF）-α，以及活性氮中间物和活性氧（reactive oxygen species，ROS），它们可以破坏和杀死病原体（Arora et al.，2018）。相反，M2巨噬细胞是抗炎的，具有组织重塑和促进愈合的功能。根据微环境刺激的不同，M2巨噬细胞可分化为M2a、M2b、M2c和M2d亚型；M2a亚型由IL-4和IL-13激活，M2b亚型由免疫复合物和脂多糖（LPS）激活，IL-10、转化生长因子（TGF）-β和糖皮质激素可激活M2c亚型，肿瘤相关因素可激活M2d亚型（Arora et al.，2018）。

2 巨噬细胞的组织学和生理学

2.1 组织巨噬细胞的起源

巨噬细胞出现于哺乳动物胚胎发育中期，对整个生命周期的生理稳态具有维持作用（Gordon and Martinez-Pomares，2017）。巨噬细胞在胚胎发育过程中源自卵黄囊和肝脏祖细胞，并作为自我更新、分化的细胞群常驻于多种组织中，一直持续到成年（Gordon and Martinez-Pomares，2017；Ginhoux and Jung，2014）。循环单核细胞在人出生后被招募到各种组织，并接受环境刺激分化为巨噬细胞，以应对炎症、感染和代谢紊乱（Gordon and Martinez-Pomares，2017；Ginhoux and Jung，2014）。根据被招募的具体解剖位置，巨噬细胞有不同的名称和功能，如肺部的肺泡巨噬细胞、中枢神经系统（CNS）的小胶质细胞和肝脏组织的库普弗细胞（Gordon and Martinez-Pomares，2017）。位于肝脏的库普弗细胞主要调节肝细胞的脂肪酸氧化和废物代谢，如清除血液中的微生物和细胞残余物（Gordon and Martinez-Pomares，2017；Davies et al.，2013）。肺部的肺泡巨噬细胞介导表面活性剂的脂质代谢，并且是吸入性病原体的第一线防御者（Davies et al.，2013；Maus et al.，2002）；脾脏中的红髓巨噬细胞负责铁代谢和清除衰老的红细胞（Maus et al.，2002）。除了网状内皮系统，其他组织也具有功能独特的常驻巨噬细胞，如骨骼破骨细胞（矿物代谢）、骨髓巨噬细胞（红细胞生成）、大脑小胶质细胞（免疫监视）、肠道巨噬细胞（维持肠道平衡）、眼巨噬细胞（保护眼睛免受感染并调节损伤的愈合过程），以及皮肤朗格汉斯细胞（与T淋巴细胞相互作用）（Ginhoux and Jung，2014）。（图1-5）

2.2 巨噬细胞的M1和M2表型

巨噬细胞群来自不同的组织和微环境，因此它们对刺激的反应和功能迥异（Wynne et al.，

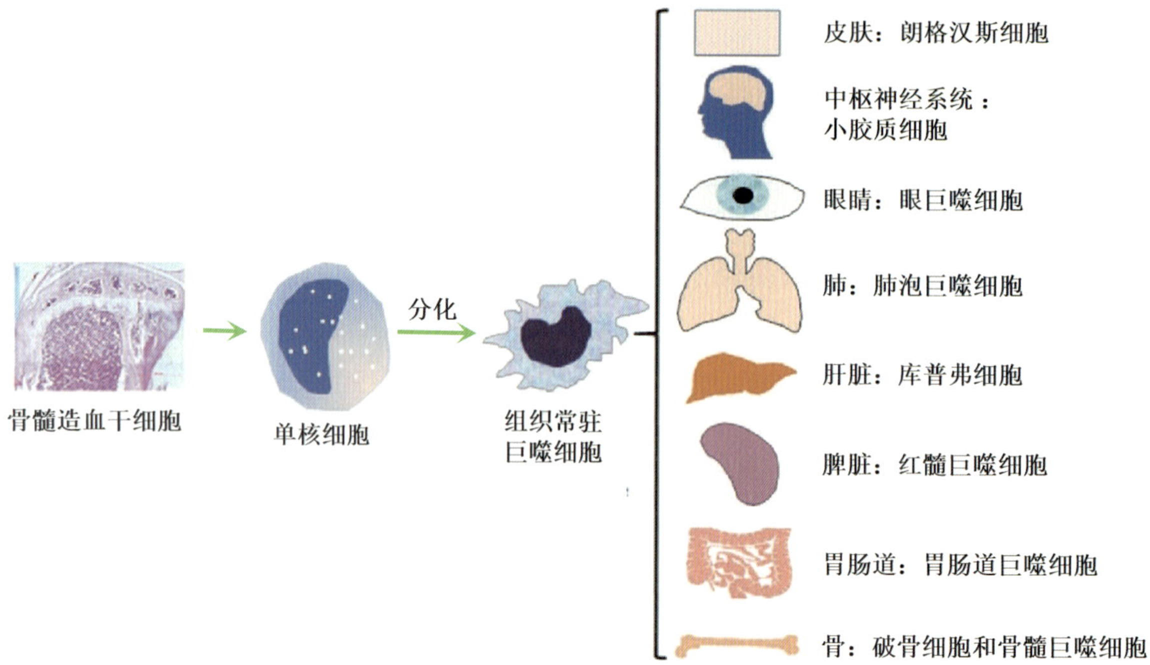

图1-5 组织常驻巨噬细胞

注：在胚胎发育过程中，巨噬细胞来自卵黄囊和肝脏祖细胞，并作为分化的、自我更新的细胞群常驻于多种器官组织中直至成年。人出生后，骨髓中的造血干细胞产生单核细胞。单核细胞被动员到血液循环中，并通过细胞信号通路到达组织，在那里它们成为常驻巨噬细胞，根据组织的不同而具有不同的特点和名称。

2013）。根据巨噬细胞的功能，它们可以被分为经典激活的巨噬细胞和替代激活的巨噬细胞（Gordon，2003）。经典激活的巨噬细胞依赖IFN-γ、TNF-α和Toll样受体4（TLR4）来激活辅助性T细胞1（Th1）型反应，并被当作细胞介导的免疫反应来抵抗细胞内病原体的感染，如结核分枝杆菌和HIV（Gordon，2003）。替代激活的巨噬细胞则由Th2型细胞因子IL-4和IL-13激活，参与体液免疫和组织修复过程（Gordon，2003）。根据激活状态，这两类巨噬细胞可被归纳为M1巨噬细胞（经典激活的巨噬细胞）和M2巨噬细胞（替代激活的巨噬细胞）（Mosser and Edwards，2008；Mills，2012）。M1巨噬细胞通常是在巨噬细胞集落刺激因子（M-CSF，也称为CSF-1）的作用下从骨髓祖细胞中分化而来，而M2巨噬细胞是通过IL-4或IL-13处理的成熟M1巨噬细胞产生的（Mosser and Edwards，2008；Chavez-Galan et al.，2015）。巨噬细胞M1表型的激活需要细胞内刺激或外源性刺激，如IFN-γ、TNF和LPS（Mosser and Edwards，2008；Ho and Sly，2009）。通常TLR配体以MyD88依赖的方式或IFN-β依赖的途径对TNF的转录发出信号，然后TNF可以分别与IFN-γ或IFN-β协作，以自分泌的方式激活这个巨噬细胞群体（Mosser and Edwards，2008；Yamamoto et al.，2003）。巨噬细胞M1表型的活性是抑制细胞增殖并导致组织损伤，而M2表型的活性是刺激细胞增殖和组织修复的（Mills，2012）。M1或"杀手"巨噬细胞产生促炎细胞因子，如TNF-α、IL-15、IL-23、IL-1β、低水平的IL-10，以及高水平的IL-12、氮自由基和活性氧离子，以应对应激反应或消除外来生物和肿瘤细胞（Mosser and Edwards，2008；Ho and Sly，2009）（图1-6）。事实上，经典激活的巨噬细胞是多种自身免疫性疾病免疫病理机制的主要调节者，包括类风湿关节炎（Szekanecz and Koch，2007）和炎症性肠病（IBD）（Zhang and Mosser，2008）。另外，M2表型的极化与IL-4、IL-13和TGF-β的刺激有关，并可诱导免疫抑制性细胞因子IL-10的产生（Chavez-Galan et al.，2015）。M2巨噬细胞可分泌大量的IL-10，但是分泌IL-12和IL-23的水平较低（Arora et al.，2018）。根据细胞基因表达谱，M2巨噬细胞被鉴定分为M2a、M2b、M2c和M2d四个亚群（Martinez and Gordon，2014；Wang et al.，2010）。M2a巨噬细胞亚群的激活有赖于肥大细胞、Th2和嗜碱性粒细胞生成IL-4和IL-13（Torocsik et al.，2005）。M2b巨噬细胞亚群的激活依赖免疫复合物和LPS（或IL-1β）的刺激（Anderson and Mosser，2002），其特点是IL-12表达水平下调和IL-10表达水平上调，参与调节炎症、免疫反应以及Th2的激活（Anderson and Mosser，2002）。M2c巨噬细胞亚群是由糖皮质激素、TGF-β或IL-10诱导激活的，它们可增强M1巨噬细胞对细胞碎片的吞噬作用、抑制促炎中间产物的表达，并在组织重塑和细胞间基质生成中发挥作用（Martinez and Gordon，2014）。巨噬细胞的M2d亚群可被IL-6、腺苷、肿瘤相关因子激活，其特征是IL-12生成减少和IL-10分泌增加，并具有组织相关巨噬细胞特征，可促进血管生成和肿瘤的发生及进展（Wang et al.，2010；Qian and Pollard，2010；Zhukova et al.，2020）（图1-6）。另外，激活的M2或“治疗者”巨噬细胞通过参与细胞碎片清除、伤口愈合和血管生成的过程，而对抑制炎症反应起非常重要的作用（Mosser and Edwards，2008；Chavez-Galan et al.，2015；Ho and Sly，2009）。有研究表明，M2巨噬细胞也在慢性感染、肿瘤形成和肿瘤转移中发挥关键作用（Chavez-Galan et al.，2015；Ho

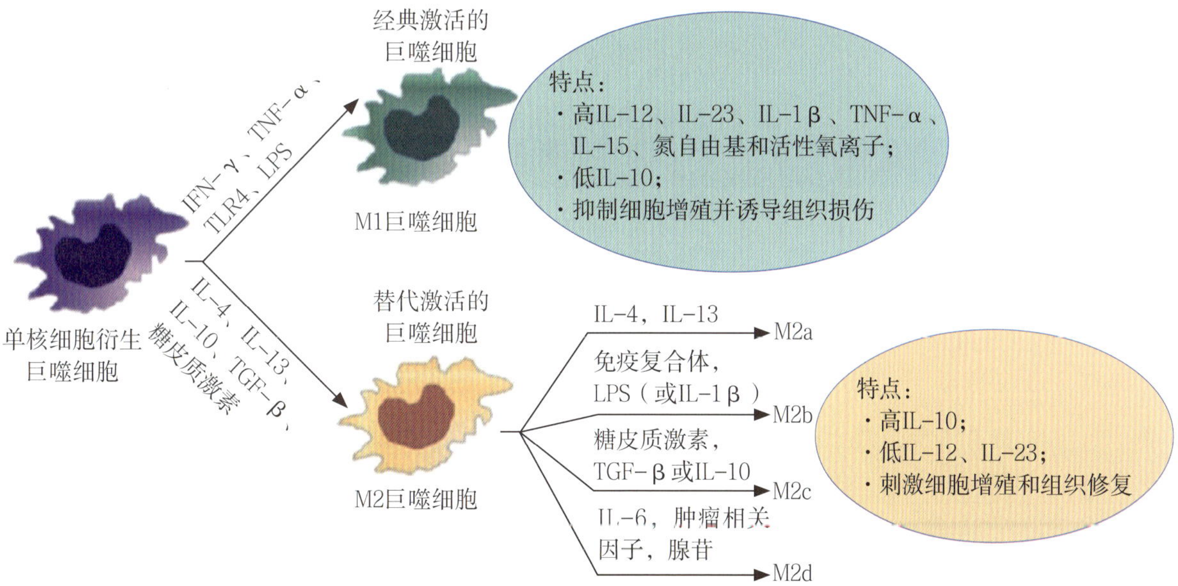

图1-6　经典激活和替代激活的巨噬细胞

注：基于不同的微环境信号和刺激，巨噬细胞极化为M1或M2表型。经典激活的巨噬细胞依赖于IFN-γ、TNF-α和TLR4的激活，由Th1型反应作为细胞介导的免疫反应来对抗细胞内感染。替代性激活的巨噬细胞被Th2型细胞因子IL-4和IL-13激活，参与体液免疫和组织修复过程。

and Sly，2009）。综上所述，明确这些巨噬细胞亚群在分子水平上的特征及其在多种疾病（如肿瘤，类风湿关节炎及结核病、艾滋病等传染病）中的作用，有助于设计针对巨噬细胞的疾病联合疗法等治疗策略。

2.3 巨噬细胞在发育中的作用

2.3.1 巨噬细胞在红细胞生成中的作用

巨噬细胞在骨髓中红细胞（RBC）的发育、成熟以及被清除过程中具有重要作用（de Back et al.，2014；Chasis and Mohandas，2008）（表1-5）。在稳定状态下的造血过程中，人类的幼红细胞岛每小时产生大约10个红细胞（de Back et al.，2014）。成熟的红细胞在血液循环中停留约120天，并在其生命周期结束时被脾脏和肝脏常驻的巨噬细胞清除（de Back et al.，2014）。巨噬细胞和不同阶段红细胞的相互联系对各种条件下的有效红细胞生成至关重要，包括维持红细胞的平衡，以及确保正确清除衰老或受损的红细胞（de Back et al.，2014；Chasis and Mohandas，2008）。红细胞生成是在骨髓中形成红细胞的过程，特别是在由围绕中央巨噬细胞的红细胞前体（成红细胞）组成的幼红细胞岛中（Chasis and Mohandas，2008）。通过与成红细胞相互作用，中心巨噬细胞可影响红细胞的增殖和分化，并可将红细胞固定在幼红细胞岛的壁龛内（Chasis and Mohandas，2008）。成红细胞和巨噬细胞之间相互联系的分子包括成红细胞巨噬细胞蛋白（erythroblast macrophage protein，Emp）、血红蛋白-结合珠蛋白受体CD163、成红细胞上的迟现抗原-4（VLA-4）和巨噬细胞上的血管细胞黏附分子-1（VCAM-1）、成红细胞上的细胞间黏附分子-4（ICAM-4）和巨噬细胞上的整合素αv，巨噬细胞膜蛋白Ephrin-2与红细胞受体EphB4结合，c-kit配体与红细胞上的c-kit相互作用可促进红细胞的增殖（de Back et al.，2014；Chasis and Mohandas，2014）。

表1-5 巨噬细胞的生理作用和多样性

组织来源	巨噬细胞类型	组织特异性转录因子	功能
骨	骨髓巨噬细胞	—	骨髓中红细胞的生成和清除
脑	小胶质细胞	Cx3crl，CSF1R，CD33，高速泳动族蛋白B1（HMG protein B1），α突触核蛋白（α-synuclein）	大脑发育和保护，维持神经元网络，损伤修复，突触修剪
肺	已知的肺泡巨噬细胞：Ⅰ型肺泡上皮细胞	过氧化物酶体增殖物受体（PPAR）γ	清除凋亡细胞和细胞碎片，肺部健康和疾病条件下的免疫反应，表面活性物质脂质代谢
肝脏	库普弗细胞	PPARδ	热量摄入时的肝细胞代谢适应，调节肝细胞的脂肪酸氧化
脂肪	脂肪相关巨噬细胞	PPARγ	胰岛素敏感性和适应性产热
脾脏	红髓巨噬细胞	肝X受体（LXR）α	红细胞的清除和铁代谢

研究表明，巨噬细胞通过直接将铁转移到红系祖细胞来刺激红细胞的形成（de Back et al.，2014；Bessis，1958）。巨噬细胞释放的铁蛋白（一种储存铁的细胞内蛋白），通过内吞作用被红细胞吸收（de Back et al.，2014）。然后，经过酸化和蛋白分解，铁蛋白中的铁被递送到红系祖细胞中进行血红素的合成（de Back et al.，2014；Leimberg et al.，2008）。

巨噬细胞还与成红细胞相互作用，直接促进红细胞的增殖和生存，其机制与红细胞生成素导致细胞周期G0/G1期的转运时间缩短有关（Rhodes et al.，2008）。视网膜母细胞瘤肿瘤抑制因子（retinoblastoma tumor suppressor，Rb）蛋白是一种核因子，可以阻止细胞在分裂周期中从G1期向S期发展，对巨噬细胞的分化至关重要。在动物模型中，Rb蛋白的缺失可导致红细胞无法成核，进而诱发胚胎死亡（Iavarone et al.，2004）。

研究表明，肌动蛋白细胞骨架相关蛋白Paladin能刺激肌动蛋白细胞骨架的动力学和细胞与细胞外基质的相互连接，在红细胞生成和幼红细胞岛形成中起关键作用，而上述作用依赖胎儿肝脏中巨噬细胞的正常功能（Liu et al.，2007）。靶向破坏编码Paladin的基因*Palld*（-/-），可诱导实验动物胚胎肝脏产生的原始红细胞急剧减少，但卵黄囊产生的原始红细胞数量却没有显著的变化，其机制为红细胞与巨噬细胞的有效相互作用受到抑制（Liu et al.，2007）。此外，c-Maf转录因子已被确认为胎儿肝脏红细胞生成缺陷的一个重要因子，在病理和生理情况下其都参与了细胞的增殖和分化（Kusakabe et al.，2011）。c-Maf的缺失可导致严重的胚胎性贫血，这与幼红细胞岛的显著减少有关：c-Maf缺失的巨噬细胞减少了VCAM-1的表达，抑制了幼红细胞岛的维持进而导致胚胎性贫血（Kusakabe et al.，2011）。

成红细胞和巨噬细胞分泌的各种因子可以调节红细胞的生成。成红细胞产生的生长停滞特异性蛋白6（growth-arrest-specifc protein 6，Gas6）通过磷脂酰肌醇3激酶（phosphoinositide 3-kinase，PI3K）和Akt激酶的激活上调红细胞生成素受体来刺激红细胞生成（Angelillo-Scherrer et al.，2008）。此外，红细胞生成素可以促进人类骨髓或小鼠脾脏的红系祖细胞的生成和成熟（Angelillo-Scherrer et al.，2008）。

相反，与慢性炎症和肿瘤进展有关的IL-6、TGF-β、TNF-α和INF-γ可抑制红细胞生成（Gordon and Martinez-Pomares，2017）。巨噬细胞分泌的TNF-α通过胱天蛋白酶（caspase）介导的GATA-1的裂解抑制红细胞生成，GATA-1是红细胞发育的重要转录调节因子（de Back et al.，2014）。TGF-β1可以减少进入细胞周期的早期祖细胞，减少中期和晚期红系祖细胞的增殖，并刺激它们跳过细胞分裂向有核红细胞分化，从而抑制红细胞生成（Zermati et al.，2000）。

在红细胞生成的最后阶段，巨噬细胞会吞噬从成红细胞中挤出的细胞核，使其成熟为网状红细胞。这一过程依赖于巨噬细胞和成红细胞（或网状红细胞）之间通过黏附分子（如Emp和整合素β1）的相互作用以及膜包裹的细胞核表面磷脂酰丝氨酸的暴露（de Back et al.，2014）。

巨噬细胞在红细胞的生成、维持和被清除方面具有关键作用。巨噬细胞和红细胞之间的相互作用在这些过程中非常重要。了解这些相互作用的分子机制和调节，可能有助于开发有效的治疗策略，以防止疾病、输血、药物引起的溶血性贫血对红细胞的不必要的破坏。

2.3.2 巨噬细胞在大脑发育中的作用

小胶质细胞是大脑和脊髓中的巨噬细胞，是帮助和保护大脑发育、维持神经元网络、进行损伤修复和突触修剪的免疫哨兵（Bachiller et al.，2018）（表1-5）。小胶质细胞来源于卵黄囊，并在胚胎发育过程中进入CNS（Bachiller et al.，2018）。小胶质细胞已被确认可主动吞噬突触物质，并在大脑发育过程的突触修剪中发挥主要作用（Paolicelli et al.，2011）。研究人员发现小胶质细胞在被描述为“小胶质细胞病”的大脑病理生理学中具有新的作用：编码*CSF1R*的基因突变可导致伴球状体遗传性弥漫性球状白质脑病（hereditary diffuse leukoencephalopathy with spheroids，HDLS），表面受体TREM-2的缺陷与晚发型阿尔茨海默病（Alzheimer’s disease，AD）的高风险有关（Amit et al.，2016；Yuan et al.，2016）。小胶质细胞通过包裹β-淀粉样蛋白（amyloid β-protein，Aβ）构成保护屏障，可防止斑块向外扩张以减少神经元萎缩（Conde et al.，2015）。小胶质细胞和AD之间另一个有趣的联系是小胶质细胞趋化因子受体（Cx3cr1）的缺陷导致小胶质细胞的激活、tau蛋白的病理进展和记忆障碍（Maphis et al.，2015）。Cx3cr1参与小胶质细胞迁移、神经元及小胶质细胞活动的调节（Sheridan and Murphy，2013）。此外，分化簇33（CD33）是一种大脑小胶质细胞表达的跨膜受体，可调节先天免疫反应。CD33的表达上调会抑制小胶质细胞的吞噬作用和Aβ的清除，导致斑块沉积增加，进而增加AD风险（Griciuc et al.，2013）。

小胶质细胞的激活已被证实涉及额颞叶痴呆（frontotemporal dementia，FTD）或AD早期阶段的蛋白质聚集和神经炎症（Bachiller et al.，2018）。丙种球蛋白由小胶质细胞组成性表达和分泌，参与细胞生长、损伤修复和大脑中的炎症反应。丙种球蛋白的丧失与FTD小胶质细胞中溶酶体和先天免疫基因的年龄依赖性、渐进性上调有关，可诱导补体产生增加和突触修剪增强（Lui et al.，2016）。此外，在FTD患者中，小胶质细胞的激活和高速泳动族蛋白B1（high mobility group protein B1，HMG protein B1）已被证明可与tau寡聚体共同定位，启动小胶质细胞的炎症反应，导致神经元损伤和炎症发生（Nilson et al.，2017）。

此外，小胶质细胞的激活及其对炎症的反应在帕金森病（Parkinson’s disease，PD）中具有重要作用（Bachiller et al.，2018）。主要组织相容性复合物Ⅱ（MHCⅡ）是与帕金森病小胶质细胞激活相关的最重要因子之一：小胶质细胞MHCⅡ的表达与α-突触核蛋白阳性路易（Lewy）突起、酪氨酸羟化酶16（TH-16）阳性多巴胺能、WH-3阳性血清素能神经（Imamura et al.，2003）以及2型腺相关病毒（AAV2）突触核蛋白神经元（Harms et al.，2013）相关。

小胶质细胞样巨噬细胞在大脑发育、稳态和病理学中十分重要。有新的证据能揭示小胶质细胞的激活和反应以及先天性免疫系统在神经退行性疾病（包括AD、PD和FTLD）的发病机制和进展中的作用。了解小胶质细胞在脑疾病中的激活、反应和调节的复杂相互作用，有望推进靶向小胶质细胞的神经退行性疾病的治疗。

2.3.3 巨噬细胞在肺部稳态中的作用

肺泡巨噬细胞存在于肺泡中，被称为Ⅰ型肺泡上皮细胞（Lopez-Rodriguez et al.，2017；Bhattacharya and Westphalen，2016）（表1-5）。与Ⅰ型肺泡上皮细胞相比，Ⅱ型肺泡上皮细胞在肺泡中的含量较少，负责生成、分泌和回收肺表面活性物质，其通过降低表面张力防止在呼吸通气过程出现肺泡塌陷（Lopez-Rodriguez et al.，2017）。肺泡巨噬细胞在清除凋亡细胞和细胞碎片的过程里、健康和疾病状况下肺部的免疫反应中发挥着关键作用（Hussell and Bell，2014）。呼吸道上皮是粒细胞-巨噬细胞集落刺激因子（granulocyte-macrophage colony-stimulating factor，GM-CSF）的主要来源，GM-CSF是胎儿单核细胞分化为肺泡巨噬细胞所必需的（Hussell and Bell，2014）。肺泡巨噬细胞调节表面活性物质的脂质代谢，这是GM-CSF缺陷小鼠和ABC转运体（ABC-A1、ABCG1或PPARγ）缺陷小鼠在肺泡蛋白病发展中表面活性物质分解不充分的原因（Lopez-Rodriguez et al.，2017）。肺泡巨噬细胞信号调节蛋白质α（signal regulatory protein α，SIRPα）和CD200是肺部微环境中抑制性的相互作用蛋白。CD200的缺失会导致肺泡巨噬细胞激活且数量增加（Hussell and Bell，2014）。具有M2样表型的肺泡巨噬细胞参与了肺部炎症的修复过程，但也通过增加TGF-β、趋化素配体（CCL）18、类抵抗素分泌蛋白、类抵抗素-α和甲壳素分泌凝集素YM1的表达而促进了肺的纤维化（Hussell and Bell，2014）。哮喘和进行性肺纤维化可使肺泡巨噬细胞的活动增强。这些巨噬细胞可表达大量的炎症细胞因子，包括IL-13和基质金属蛋白酶（matrix metalloproteinase，MMP）1和12，诱发炎症和肺组织的损害（Gibbons et al.，2011；Magnan et al.，1998）。肺泡巨噬细胞在肺部免疫平衡和疾病的病理机制中具有重要作用，了解它们在肺部微环境中的相互作用和调节，特别是如何在清除细胞碎片和应对致病性炎症事件之间转换的功能，可提供改善吸入疫苗效力和气道状况的治疗策略。

2.4 代谢中的巨噬细胞

2.4.1 巨噬细胞在代谢综合征中的作用

脊椎动物的组织巨噬细胞功能多样，其通过吞噬微生物、颗粒和细胞碎片成为对抗病原体的第一道防线（McNelis and Olefsky，2014；Verdeguer and Aouadi，2017）。除了免疫保护外，巨噬细胞还参与基本的组织代谢的平衡、发展和异常情况（Verdeguer and Aouadi，2017）。在脂肪、肝脏和肌肉等代谢组织中经典激活的巨噬细胞中的促炎巨噬细胞（M1巨噬细胞）和替代激活的巨噬细胞中的抗炎巨噬细胞（M2巨噬细胞）之间表型的转换和数量的变化，揭示了巨噬细胞与代谢稳态的关联（McNelis and Olefsky，2014；Olefsky and Glass，2010）。由促炎巨噬细胞的激活引起的炎症已被证实是肥胖和胰岛素抵抗之间的联系之一。在正常情况下，脂肪组织的胰岛素敏感性由常驻巨噬细胞分泌的抗炎细胞因子IL-10胰岛素增敏剂调节（Gordon and Martinez-Pomares，2017）。

巨噬细胞特异性过氧化物酶体增殖物激活受体（peroxisome proliferator activator receptor gamma，PPARγ）是巨噬细胞维持线粒体功能和脂肪酸氧化的关键转录调节因子，可以增强IL-4和IL-13驱动的巨噬细胞替代性激活，改善胰岛素抵抗（Odegaard et al.，2007；Kratz et al.，2014）。干扰骨髓细胞PPARγ会抑制巨噬细胞的替代性激活（Kratz et al.，2014）。肥胖中巨噬细胞介导的促炎症细胞因子、TNF-α和IL-1β的增加，可通过干扰邻近胰岛素靶细胞的胰岛素信号传导途径，抑制胰岛素敏感性，干扰葡萄糖摄取、糖代谢（合成糖原）和脂质代谢（合成脂质）等过程（Verdeguer and Aouadi，2017）。已有研究表明，参与炎症反应的转录因子可调节胰岛素敏感性。因此，肝脏核因子κB抑制物激酶β（nuclear factor kappa-B kinase subunit beta，IKK-β）和核因子κB（nuclear factor kappa-B，NF-κB）的激活可诱导炎症细胞因子的产生和胰岛素抵抗的上调；与之相符的是，抑制肝细胞和骨髓细胞中的IKK-β可以改善肥胖诱发的胰岛素抵抗（Arkan et al.，2005）。值得注意的是，巨噬细胞可以在脂肪组织内自我更新并增殖，导致肥胖患者体内替代激活的巨噬细胞的积累（Wynn et al.，2013；Verdeguer and Aouadi，2017）。

嗜酸性粒细胞作为脂肪细胞中IL-4的来源，已被证明可以维持脂肪中与葡萄糖稳态有关的替代激活的巨噬细胞数量（Wu et al.，2011）。嗜酸性粒细胞的缺乏与脂肪组织巨噬细胞的激活和肥胖患者胰岛素抵抗的易感性有关（Wu et al.，2011）。脂肪细胞中巨噬细胞表型的转变可诱导分泌趋化因子CCL2、CCL5和CCL8，这些趋化因子会招募血液中的Ly6Chi炎症单核细胞进入脂肪，以应对热量摄入的长期升高（Wynn et al.，2013）。这些炎症单核细胞会分化成经典激活的巨噬细胞，吞噬死亡的脂肪细胞，并表达炎症细胞因子TNF-α和IL-6，促进局部和全身的胰岛素抵抗（Lumeng et al.，2007）。

库普弗细胞是肝脏的常驻巨噬细胞，可在热量摄入增加时调节肝细胞的代谢稳态（Wynn et al.，2013；Samuel and Shulman，2012）。库普弗细胞直接参与调节肝细胞的脂肪酸氧化，而肥胖患者广泛存在脂肪酸氧化异常的问题（Wynn et al.，2013；Samuel and Shulman，2012）。研究表明，PPARδ的缺失会损害库普弗细胞的替代激活，导致肝脏脂肪变性和胰岛素抵抗（Huang and Metlakunta，2010）。此外，肥胖引起的白色脂肪炎症可诱导CCL2和CCL1等趋化因子的表达，导致炎症性巨噬细胞渗入胰腺的胰岛中（Ehses et al.，2007；Eguchi et al.，2012）；这些促炎巨噬细胞可分泌IL-1β和TNF-α，导致β细胞的胰岛素分泌功能损伤（Ehses et al.，2007；Eguchi et al.，2012）。

除了对抗病原体的保护功能外，巨噬细胞还能对遗传和代谢的改变作出反应，适应其常驻组织。这些改变会触发巨噬细胞促炎和抗炎作用表型之间的转化。鉴别这些中间状态的分子相互作用和调节的进程可能对识别治疗免疫代谢异常的分子靶点具有价值。

2.4.2 巨噬细胞在铁循环中的作用

脾脏和肝脏的常驻巨噬细胞在吞噬降解衰老、受损的红细胞以回收铁的过程中至关重要，回收的铁主要用于红细胞中血红蛋白的生成，也用于其他需要铁的载体和酶的生成（Ganz，2012）。血红素在被摄取后通过血红素加氧酶（heme oxygenase，HO；主要是HO-1）催化降解，使铁游离到细胞质中，然后通过质膜输出铁蛋白（Ganz，2012；Haldar and Murphy，2014）。巨噬细胞向血浆中释放铁的过程受到铁调素与其受体相互作用的调节（Ganz，2012）。对于人类，与从饮食中获得和肝脏储存的铁相比，从巨噬细胞中回收的铁才是主要的应用来源（Ganz，2012）。有意思的是，脾红髓巨噬细胞可通过转录因子Spi-C的诱导，以F4/80hiCD68$^+$CD11blo/-、VCAMhi脾细胞的形式特异性吞噬红细胞（Kohyama et al.，2009；Delaby et al.，2008）。红髓巨噬细胞还可表达天然抗性相关巨噬蛋白（Nramp1）、HO、铁蛋白和结合珠蛋白-血红蛋白受体（haptoglobin-hemoglobin receptor）CD163，促进血红蛋白的摄取、血红素的分解和铁的释放，这进一步揭示了巨噬细胞在全身铁循环中的关键作用（Ganz，2012）。衰老的红细胞可以被巨噬细胞识别的标志包括最丰富的红细胞膜蛋白带3（Band 3）的修饰、质膜外小叶上磷脂酰丝氨酸的存在、膜刚性的增加、唾液酸和CD47表达的剥夺（de Back et al.，2014；Pantaleo et al.，2008；Lee et al.，2011；Bosman et al.，2005）。经过修饰和聚集的Band 3蛋白可被调理素天然抗体和补体识别，触发常规抗体和补体介导的吞噬作用（Pantaleo et al.，2008）。CD47表达缺失，意味着CD47-SIRPα相互作用缺乏对吞噬作用和CD47构象变化的抑制信号，使得CD47和血小板反应蛋白-1之间的信号传导诱导红髓巨噬细胞摄取增加（de Back et al.，2014）。脾脏的常驻巨噬细胞在清除红细胞包涵体方面也发挥着显著作用，可使红细胞免于损伤。这些细胞包涵体可能是氧化损伤、核染色质残留或吞噬体摄入过量铁导致的变性血红蛋白（de Back et al.，2014）。

巨噬细胞对铁的摄取和回收对于生成红细胞和维持红细胞的正常功能至关重要。了解吞噬体铁剥夺的分子机制和对宿主防御病原体机制的调控，对设计相关疾病的治疗策略很有价值。

3 靶向巨噬细胞的药物递送系统

3.1 靶向巨噬细胞的细胞内病原体治疗

靶向巨噬细胞一直是细胞内病原体治疗的一个重要目标。尽管巨噬细胞在保护机体免受外来病原体侵害方面发挥着重要作用，但许多传染性疾病是由巨噬细胞的失调引起的。对于一些传染病，如结核病、沙门氏菌病和布鲁氏菌病，相关病原体找到了它们在巨噬细胞内存在的方式，适应了宿主的细胞内环境，从而得以生存、复制，进而损害宿主（Monack et al.，2004）。一种名为利什曼病的寄生虫病是由利什曼原虫引起的，它与各种宿主细胞相互作用并将其感染，而被感染的巨噬细胞被认为是导致感染的源头。利什曼原虫能够在吞噬体环境中生存，并操纵宿主细胞以利于其复制和传播（Liu and Uzonna，2012）。抗生素用于治疗细胞内病原体时（Monack et al.，2004），由于必须采用高剂量才能穿透巨噬细胞，故疗效不理想且副作用大（Imbuluzqueta et al.，2010）。因此，针对受感染的巨噬细胞，开发一种加载抗生素的药物递送系统（drug delivery system，DDS），有望成为治疗细胞内感染的一个有效解决方案。

脂质DDS由于其持续的药物释放效果、最小的毒性和更高的疗效，已被研究用作递送抗生素的载体。此外，纳入的药物因受到DDS的保护，而免受免疫系统和酶的攻击（Prior et al.，2002）。脂质体是球形的囊泡，通常由磷脂和胆固醇（cholesterol，Ch）组成。由于脂质体的结构与生物膜相似，使用脂质体作为药物载体可以潜在地减小毒性，减轻免疫反应（Imbuluzqueta et al.，2010）。使用这种脂质DDS的另一个优点是，脂质体可以将亲水性和疏水性的药物递送到目标细胞中。亲水性药物包裹在亲水空间，而疏水性药物包裹在脂质膜中（Imbuluzqueta et al.，2010）。然而，采用脂质体作为DDS也有一定的局限：静脉注射后，脂质体会被脂蛋白渗透而失去稳定性，进而丢失磷脂，脂质膜也会被破坏（Kirby and Gregoriadis，1981），因而结合的药物在巨噬细胞吞噬之前就会被释放出来；脂质体对低pH值很敏感，遇到酸性环境时可能会失去稳定性，脂质体通过吞噬作用进入细胞后，由内体运送到溶酶体，但内体的微酸性环境会破坏脂质体的稳定性，导致其在到达溶酶体之前释放药物（Kirby and Gregoriadis，1981）。研究发现，二羟基磷脂酰乙醇胺和弱酸性两亲试剂在被包裹到脂质膜后可以保护脂质体免受酸性环境的影响（Chu et al.，1990）。已经有很多使用脂质体治疗巨噬细胞感染的药物。例如，由磷脂酰胆碱（phosphatidylcholine，PC）、磷脂酰甘油、Ch和α-生育酚组成的脂质体用于向巨噬细胞递送庆大霉素治疗都柏林沙门氏菌感染的研究结果表明：与相同剂量的游离庆大霉素相比，负载庆大霉素的脂质体显示出更高的疗效，并显著降低了死亡率（Fierer et al.，1990）。由PC、Ch、磷脂与甲基化牛血清白蛋白（methylated bovine serum albumin，MBSA）或O-硬脂酰直链淀粉组成的利福平脂质体气溶胶用于靶向肺泡巨噬细胞的研究结果表明，与相同剂量的游离利福平相比，利福平脂质体在大鼠肺部的分布更广（Vyas et al.，2004）。

3.2 靶向巨噬细胞治疗HIV-1感染

作为一种髓系免疫细胞，巨噬细胞在清除病原体、死亡细胞、细胞碎片和外来物质以及调节炎症过程中发挥着关键作用（Klimpel，1996）。巨噬细胞通过吞噬或破坏病毒感染的细胞，或通过产生作用于这些细胞的可溶性因子（干扰素）来抑制病毒在邻近细胞中的繁殖，进而对抗病毒感染（Klimpel，1996）。如果病毒在巨噬细胞中复制，受感染的巨噬细胞可能帮助病毒传播到其他细胞。巨噬细胞作为抗原呈递细胞，通过MHCⅡ途径向$CD4^+$T淋巴细胞呈递经过处理的病原体抗原肽（Ackerman and Cresswell，2004；Koppensteiner et al.，2012）。巨噬细胞和$CD4^+$T淋巴细胞之间的这种信息交流在HIV-1从巨噬细胞到$CD4^+$T淋巴细胞的传播中也有重要作用（Crowe et al.，1990，1992；Groot et al.，2008）。此外，感染HIV的巨噬细胞能释放可溶性细胞毒性因子，促进旁细胞的凋亡，如$CD4^+$和$CD8^+$T细胞（Badley et al.，1997；Herbein et al.，1998）。

HIV-1感染导致T淋巴细胞（$CD4^+$和$CD8^+$）的裂解和枯竭，这是HIV-1发病的标志机制之一。相反，巨噬细胞对病毒的细胞病理作用相对不那么敏感（Gendelman et al.，1988；Carter and Ehrlich，2008）。因此，HIV-1感染的巨噬细胞在感染者体内可长期存在，成为病毒的来源（Kelly et al.，2008）。此外，巨噬细胞几乎分布在每个器官系统（尽管名称不同），故能将HIV-1传播到感染者的全身，包括大脑（Gavegnano and Schinazi，2009）。

巨噬细胞在HIV-1感染的不同阶段都起着至关重要的作用，是HIV-1的病毒潜伏库（Koppensteiner et al.，2012；Kumar and Herbein，2014），也是清除感染者病毒的一个重要障碍（Gavegnano and Schinazi，2009）。巨噬细胞允许HIV-1通过CD4蛋白进入细胞，CD4蛋白与病毒的包膜糖蛋白gp120相互作用（Crowe et al.，1990；Kumar and Herbein，2014）。由于宿主细胞限制因子SamHD1的存在，巨噬细胞可以抵抗HIV-1的细胞病变效应，并将病毒传播到感染者的全身；因此，成功治疗长期HIV-1感染需要强有力的策略来防止HIV-1进入巨噬细胞并持续存活（Koppensteiner et al.，2012；Kumar and Herbein，2014）。

3.3 靶向巨噬细胞治疗类风湿关节炎

由于复杂的发病机制及成功的抗风湿治疗反应，巨噬细胞对类风湿关节炎（RA）炎症过程的病理生理学至关重要（McInnes and O'Dell，2010；Davignon et al.，2013）。巨噬细胞在RA中被激活（Liote et al.，1996；Torsteinsdottir et al.，1999），显著存在于炎症部位和滑膜组织，并在RA中产生TNF-α（Davignon et al.，2013；Kinne et al.，2007）。除了在炎症中的主要作用外，单核细胞/巨噬细胞还可因过度分化为破骨细胞（osteoclast，OC）而导致骨吸收增加，从而诱发骨侵蚀的病理过程（Takayanagi，2007）。这种分化由两种主要细胞因子介导，即M-CSF和核因子-κB受体活化因子配体（receptor activator of nuclear factor-kappaB ligand，RANKL）。在RA中，骨破坏是由OC活性增强引起的，其主要依赖产生IL-17的辅助性T细胞（Nakashima and Takayanagi，2008）。因此，对于病理性骨稳态以及RA等受单核细胞/巨噬细胞所参与的炎症和免疫因素调节的疾病，单核细胞/巨噬细胞是治疗的理想靶点。可以特异性灭活或耗竭关节中巨噬细胞的药物递送系统已用于RA治疗中（Rollett et al.，2013；Bilthariya et al.，2015；Duan et al.，2014）。

RA是一种由巨噬细胞在滑膜组织中聚集而引起的自身免疫性疾病（Sack et al.，1994）。由于RA中巨噬细胞的极化更倾向于M1而不是M2，所以会诱导更多的IL-1、IL-6、IL-12和TNR-α的分泌，从而引起软骨的破坏和骨侵蚀（Crowe et al.，1990）。RA治疗的标准药物方案是甲氨蝶呤、类固醇和非甾体抗炎药（nonsteroidal anti-inflammatory drug，NSAID）。然而，这些药物并不干扰巨噬细胞。相反，它们通过拮抗巨噬细胞的促炎作用而发挥作用，这可能有助于控制和缓解症状（Scott et al.，2010）。

由于巨噬细胞被认为在RA的发病机制中起主要作用，消除滑膜炎症性巨噬细胞及其介质，如IL-1、IL-6、IL-12和TNR-α，可能是RA的潜在治疗方法。研究表明，氯膦酸盐脂质体的应用可诱导滑膜巨噬细胞的消耗，同时改善RA炎症症状（Van Lent et al.，1998）。氯膦酸盐是一种缺乏氮的双膦酸盐，它被代谢为腺苷三磷酸（ATP）的β－γ－亚甲基（APPCp型）类似物，这涉及腺苷二磷酸（ADP）/ATP转座酶的竞争性抑制，可导致OC凋亡（Lehenkari et al.，2002）。另一种消耗巨噬细胞的药物是抑制SIRT1表达的抗miR-449a（Opperman et al.，2019）。已知SIRT1通过调节细胞周期中的G1/S转换而诱导巨噬细胞产生自我更新的能力。在髓系巨噬细胞分化过程中，SIRT1的过表达会促进巨噬细胞的增殖；相反，当SIRT1表达减少时，巨噬细胞的自我更新能力受到限制（Imperatore et al.，2017）。除了抗miR-449a药物，针对Fcγ受体（CD64）的免疫治疗药物，即抗CD64-Ricin A，也显示出消耗巨噬细胞的显著效果。研究表明，抗CD64-Ricin A可选择性地诱导激活的促炎巨噬细胞发生凋亡，且具有高度的特异性（Akinrinmade et al.，2017）。还有治疗RA的策略是将M1巨噬细胞复极化为M2巨噬细胞。毒胡萝卜素（Thapsigargin）是一种Notch抑制剂，可以诱导巨噬细胞M1到M2极化。Notch抑制剂降低了Notch相关基因和M1效应基因（CCL5）的表达水平，增加了M2效应基因的表达（IL-4，Arg-1）（Sun et al.，2017）。此外，Thapsigargin也被用作内质网应激诱导剂，在巨噬细胞分化中起着关键作用（Sun et al.，2017）。

RA的替代治疗方法是阻断细胞因子和其他促炎症因子的表达。抗TNR-α药如英利昔单抗（infiximab）、阿达木单克隆抗体（adalimumab）、赛妥珠单克隆抗体（certolizumab）和戈利木单克隆抗体（golimumab）已被用于RA治疗（Ma and Xu，2013）。TNR-α是诱发RA中炎症、骨侵蚀和软骨破坏的关键细胞因子之一。因此，通过使用这些单克隆抗体阻断TNR-α的表达可以有效治疗慢性RA（Ma and Xu，2013）。托法替尼（tofacitinib）通过抑制Janus激酶的活性，间接削弱了促炎症因子的作用，而Janus激酶涉及激活炎症所需的某些基因的表达。tofacitinib在2012年被美国食品药品监督管理局（FDA）批准用于治疗RA（Ma and Xu，2013）。

3.4 靶向巨噬细胞治疗肿瘤

3.4.1 肿瘤相关巨噬细胞在肿瘤发展中的作用

尽管巨噬细胞有助于抵抗外来病原体和预防疾病，但肿瘤的发展与巨噬细胞的招募和分化高度相关。肿瘤相关巨噬细胞（TAM）的研究已得到广泛开展，以揭示巨噬细胞在肿瘤发展中的作用，并寻找适当的疗法来治愈或延长肿瘤患者的生命。许多临床和实验证据表明，巨噬细胞有可能促进肿瘤的发生和恶性发展。研究表明，巨噬细胞对肿瘤发展的贡献率可达50%，并能导致患者预后不良（Qian and Pollard，2010）。此外，巨噬细胞可以降低某些免疫疗法对实体瘤的疗效（Pascual-Garcia et al.，2019）。因此，靶向TAM可能是抗击肿瘤的有效治疗方法。

尽管详细机制仍待阐释，但许多肿瘤都被证实与慢性炎症有关（Qian and Pollard，2010）。慢性炎症会促进和激活关键转录因子的表达，如NF-κB、STAT3和HIF1α，这有利于M1巨噬细胞的激活。促炎M1巨噬细胞分泌介质，既为周围的细胞提供诱变的微环境，又可招募更多的髓系细胞，如单核细胞，这些细胞到达后会分化为巨噬细胞（Qian and Pollard，2010）。普遍认为，TAM参与了肿瘤的各个阶段，如促进肿瘤的发生、增殖和转移（Joyce and Pollard，2009）。在小鼠肿瘤模型中，巨噬细胞可以刺激血管生成，促进肿瘤细胞迁移、侵袭和外渗。此外，巨噬细胞还可以抑制抗肿瘤免疫（Cassetta and Pollard，2018）。在转移部位，巨噬细胞为肿瘤细胞的侵袭准备靶组织，然后不同的巨噬细胞亚群会促进肿瘤细胞外渗、存活和随后的生长（Qian and Pollard，2010）。因此，特异的巨噬细胞亚群是抗肿瘤治疗的靶点。

尽管M1和M2巨噬细胞极化的作用得到极大关注，但在复杂的肿瘤微环境中，M1/M2巨噬细胞极化可能并不是肿瘤发展的原因，因为TAM激活的多种表型参与了肿瘤的不同生物功能（Qian and Pollard，2010）。事实上，在大规模转录组分析中，巨噬细胞具有混合表型，同时表达M1和M2标记，这表明巨噬细胞亚群的不同表型与不同的肿瘤类型有关（Qian and Pollard，2010）。因此，耗竭特定的TAM亚群，如TIE2$^+$或转移相关巨噬细胞（metastasis-associated macrophage，MAM）可以抑制血管生成或转移性播散（Qian and Pollard，2010）。如何识别和抑制特定的巨噬细胞表型及其免疫抑制活动，并增强有利于抗肿瘤表型的激活，仍然是靶向巨噬细胞抗肿瘤治疗的一个挑战（Qian and Pollard，2010；Ostuni et al.，2015）。

3.4.2 肿瘤相关巨噬细胞的起源

传统上对于成人组织常驻巨噬细胞仅来源于骨髓（bone marrow，BM）的描述是不充分的，因为巨噬细胞在本体发育过程中有多个来源，人在成年后这些不同来源的巨噬细胞表现出丰富的多样性（Gautier et al.，2012）。参与病原体反应的巨噬细胞被认为是来自循环系统的骨髓单核细胞（Wynn et al.，2013）。这些不同的胚胎起源对抗巨噬细胞疗法有不同的反应，其中招募的TAM能够像预期的那样对CSF-1受体抑制剂作出反应而存活，因为巨噬细胞的分化和生存依赖CSF-1（Pyonteck et al.，2013）。最新的研究表明，不同的TAM亚群来自植入（移植）肿瘤（Movahedi et al.，2010）、原发性小鼠乳腺肿瘤（Franklin et al.，2014）和肺转移肿瘤（Qian et al.，2011）中的Ly6C$^+$单核细胞。骨髓和髓外造血，特别是脾脏，可以成为这些单核细胞的储存库（Cortez-Retamozo et al.，2012）。然而，脾脏对于单核细胞来源的贡献很小，骨髓是单核细胞的主要来源（Shand et al.，2014）。

3.4.3 肿瘤的治疗方案

抑制单核细胞向实体瘤渗透是治疗肿瘤的方案之一。TAM不仅产生于组织的常驻巨噬细胞，而且还起源于骨髓祖细胞，如循环单核细胞（Wynn et al.，2013）。单核细胞被几种CC趋化因子招募到肿瘤细胞中，特别是CCL2和CCL5，它们由肿瘤细胞、成纤维细胞、内皮细胞和TAM本身产生（Murdoch et al.，2004）。此外，CCL2和CCL5还会刺激单核细胞产生有助于单核细胞迁移的蛋白质，促进肿瘤的发展。例如，CCL5刺激单核细胞产生CCL2、CCL3、CCL4、CXCL8和趋化因子受体CCR1，从而招募更多的循环单核细胞到受创组织或肿瘤细胞（Locati et al.，2002）。此外，CCL2

和CCL5会诱导单核细胞系、循环单核细胞和小胶质细胞分泌MMP-9、MMP-19和尿激酶型纤维酶原激活物受体（urokinase-type plasminogen activator receptor，u-PAR），从而破坏基底膜，允许白细胞迁移到组织中，导致肿瘤细胞扩散（Coussens and Werb，1996）。因此，阻断CCL2/CCR2和CCL5/CCR5作用的策略已在肿瘤治疗中得到广泛研究。有几种针对CCL2/CCR2的药物目前正在进行临床阶段研究，其中之一就是卡芦单抗（carlumab）。carlumab是一种能够结合并阻断CCL2与CCR2结合的抗体。它有望抑制或减少单核细胞对肿瘤微环境的渗透，抑制癌症的发展（He et al.，2020）。一些研究表明，carlumab可以促进前列腺癌的消退。此外，一项研究表明，在小鼠中抑制CCL2促进了对转移性乳腺癌的抑制（Bonapace et al.，2014）。尽管抗CCL2药物具有潜在的抗肿瘤价值，但仍需进一步的研究和试验测试其的有效性和安全性。

还有一种抗肿瘤的治疗策略是将TAM复极化为M1表型的巨噬细胞。恢复巨噬细胞的促炎症表型可以帮助触发抗肿瘤反应（Wynn et al.，2013）。有多种方案可以将TAM复极化为M1巨噬细胞，其中之一是阻断CD47免疫球蛋白的表达。CD47免疫球蛋白在许多类型的肿瘤细胞表面过表达，并与患者的预后不良有关（Zhang et al.，2020）。CD47与巨噬细胞上的SIRPα结合，引发“别吃我”信号。换句话说，CD47和SIRPα的结合使肿瘤细胞逃过了巨噬细胞介导的吞噬作用（Zhang et al.，2020）。因此，阻断CD47-SIRPα信号通路可以刺激巨噬细胞对肿瘤细胞的吞噬。一些研究表明，除了增强巨噬细胞的吞噬功能外，抗CD47抗体可以通过多种机制促进肿瘤的消除（Chao et al.，2012），其中之一是诱导树突状细胞吞噬摄取肿瘤细胞，进而通过抗原呈递作用激活$CD4^+$和$CD8^+$ T淋巴细胞；此外，抗CD47抗体可以激活自然杀伤细胞介导的抗体依赖性和补体依赖性细胞毒性来杀死肿瘤细胞；最后，抗CD47抗体可以通过不依赖胱天蛋白酶（caspase）的途径刺激肿瘤细胞的凋亡（Chao et al.，2012）。

应用激动性CD40单克隆抗体也是一种消除肿瘤细胞的治疗方案。CD40是一种肿瘤坏死因子受体，广泛表达于抗原呈递细胞，包括树突状细胞、B细胞和单核细胞（Vonderheide and Glennie，2013）。当CD40受体与辅助性T细胞上的配体结合时，可激活抗原呈递细胞，从而诱导适应性免疫（Vonderheide and Glennie，2013）。在这种情况下，激动型CD40单克隆抗体可促进树突状细胞或巨噬细胞处理肿瘤细胞并将肿瘤相关的抗原呈递给细胞毒性T细胞（Vonderheide and Glennie，2013）。因此，开发激动性CD40单克隆抗体是一种潜在的肿瘤治疗方法。

如前所述，TAM在肿瘤的发生和发展中具有重要作用，包括血管生成、免疫抑制、肿瘤的侵袭和转移。越来越多的证据表明，TAM可能会影响细胞毒性化疗、肿瘤细胞靶向抗体和免疫治疗剂的抗肿瘤效果（De Palma and Lewis，2013）。M1巨噬细胞从骨髓祖细胞中分化出来依赖于M-CSF/CSF-1，因此与单独的紫杉醇治疗相比，阻断M-CSF/CSF-1或其受体与紫杉醇的结合可以减少TAM的存在，促进晚期乳腺癌的Th1细胞反应（DeNardo et al.，2011）。CSF-1应答标志基因（Beck et al.，2009）和M2巨噬细胞的增殖可作为不良临床结果，用于预测复发风险和生存率（Campbell et al.，2011），以及作为对乳腺癌化疗的反应标志（DeNardo et al.，2011）。成熟的M1巨噬细胞可以通过IL-4或IL-13治疗变成M2巨噬细胞。拮抗剂αIL-4治疗性抗体可将乳腺癌中的M2巨噬细胞、单核细胞和其他Th2细胞重编程为Th1表型细胞（DeNardo et al.，2009）。

早期的研究表明，阿霉素（doxorubicin）（一种以前被称为adriamycin的蒽环类药物）增强了巨噬细胞在体内的抗肿瘤活性。相反，柔红霉素（daunorubicin）（原名daunomycin）在体内作为肿瘤化疗剂的效果不如doxorubicin，原因是daunorubicin对巨噬细胞的清除作用更大，从而减少了宿主免疫对抗肿瘤作用的贡献（Mantovani，1977；Mantovani et al.，1979）。这些结果表明，doxorubicin能够增强TAM的抗肿瘤活性。

肿瘤免疫治疗还有一个策略是促进TAM分化为不再具有免疫抑制活性的表型（Kodumudi et al.，2010）。相关报道有，多西他赛（docetaxel）可调节免疫抑制性（M2巨噬细胞）TAM的消融，同时促进4只T1 Neu荷瘤小鼠的抗肿瘤（M1巨噬细胞）单核细胞/骨髓来源抑制细胞（MSCs）的增加（Kodumudi et al.，2010）。docetaxel在体外增强了单核细胞/髓系衍生抑制免疫细胞（MDSCs）的肿瘤特异性、细胞毒性T细胞反应（Kodumudi et al.，2010）。此外，TAM的耗竭是一些细胞毒性药物产生抗肿瘤功效的主要原因。曲贝替定（trabectedin）是一种DNA破坏剂，在软组织肉瘤患者中可引起循环单核细胞和TAM的选择性耗竭，同时减少血管生成（Gnanadhas et al.，2013）。从机制上来说，trabectedin通过肿瘤坏死因子相关凋亡诱导配体-R2（TRAIL-R2）选择性地激活了单核细胞/巨噬细胞的caspase-8依赖性凋亡，而TRAIL-R2是一种其他白细胞不表达的死亡受体（Gnanadhas et al.，2013）。这些发现为巨噬细胞靶向治疗中TAM重编程或TAM消融的理论提供了强有力的证据，其目的是增强化疗药物的抗肿瘤效果（Kodumudi et al.，2010；Germano et al.，2013）。另外，TAM也可以限制化疗的疗效（De Palma and Lewis，2013）。

对巨噬细胞解剖学和生理学的深入研究一直在不断发展，包括其多样的起源和特征、转录的复杂性和调控、维持稳态所需的表型极化以及对环境刺激的反应。对巨噬细胞亚群的功能和调控的精确鉴别，为靶向巨噬细胞调控以治疗各种疾病的新机制提供了理论基础。

（任建华　张文辉　王哲　译）

（李雨航　张还添　审校）

巨噬细胞递送的机制和途径

Ashley Oake, Swati Gupta, Yashwant V. Pathak

【摘要】巨噬细胞是固有免疫系统的重要组成部分，其通过吞噬外来细菌和病毒来维持机体稳态。巨噬细胞可以极化为M1促炎表型和M2抑炎表型。吞噬作用是指巨噬细胞通过溶酶体降解并破坏外来病原体的能力。巨噬细胞通过在靶物质周围形成吞噬体，释放物质以启动降解过程。该过程由非调理素受体和调理素受体介导，它们与相应的配体结合以激活信号级联通路进而启动吞噬。巨噬细胞通过形成吞噬杯吞入外来物质，同时细胞骨架（肌动蛋白/微管）与肌球蛋白重组，使吞噬体闭合并成熟。巨噬细胞还可以作为抗原呈递细胞激活记忆T淋巴细胞或其他适应性免疫细胞。另外，利用巨噬细胞优良的移动性和装载能力递送抗肿瘤药物或其他药物是目前的研究热点。

【关键词】巨噬细胞；药物递送；吞噬；免疫系统；巨噬细胞极化

1 引言

巨噬细胞最初由Elie Metchnikoff于1882年发现，它是一种特殊的白细胞，通过吞噬和破坏入侵机体的外来细菌、微生物和细胞碎片来调节并维持机体稳态（Italiani and Boraschi，2014；Haldar and Murphy，2014）。固有免疫系统是抵抗病原体的首道防线，包括髓系细胞来源的中性粒细胞、巨噬细胞和树突状细胞，可触发适应性免疫系统产生特异性的反应，包括T淋巴细胞和B淋巴细胞（Hirayama et al.，2018）。体内迁移的单核细胞在进入特定组织时会分化为各种类型的巨噬细胞，特定组织环境决定了巨噬细胞的结构、目标病原体，以及启动破坏释放的炎性细胞因子（Italiani and Boraschi，2014）。这些单核细胞包括骨髓造血干细胞来源的单核细胞、胚胎卵黄囊（yolk sacs，YS）和胎肝（fetal liver, FL）来源的组织驻留巨噬细胞，后者在组织中具有自我更新能力（Hirayama et al.，2018）。

这种自我更新的过程包括自我增殖以及在稳态条件下由生长因子和巨噬细胞集落刺激因子（M-CSF）等细胞因子所调节的子代发育（Hirayama et al.，2018）。在肠道、皮肤和子宫中$Ly6C^{+}$单核细胞能发育为组织巨噬细胞并发挥着抵御损伤、感染的作用（Italiani and Boraschi，2014）。集落刺激因子（CSF）-1R表达下降会导致Ly6C$^+$单核细胞增加，这说明其参与单核细胞的成熟过程（Italiani and Boraschi，2014）。Ly6C$^-$单核细胞在人体中的作用目前尚不清楚，但研究发现CSF-1能促进Ly6C$^-$单核细胞增加（Italiani and Boraschi，2014）。当巨噬细胞突然数量减少或由稳态转向促炎状态时，单核细胞增殖速度会增加（Italiani and Boraschi，2014）。

胚胎造血可分为不涉及单核细胞前体的早期造血（不依赖myb）以及造血干细胞和YS来源造血祖细胞参与的晚期造血（依赖myb）（Haldar and Murphy，2014）。随着YS来源红细胞髓系祖细胞的发现及其对FL来源巨噬细胞贡献的确定，有人提出了FL来源巨噬细胞起源于YS的理论（Haldar and Murphy，2014）。在胚胎发育过程中，FL是组织巨噬细胞最主要的来源，但在人出生后骨髓及血液的单核细胞前体则主导了巨噬细胞的产生（Haldar and Murphy，2014）。中枢神经系统中清除死亡细胞、控制整体免疫的小胶质细胞以及肠道巨噬细胞均起源于胚胎YS。小胶质细胞主要通过增殖维持自我更新，而肠道巨噬细胞主要通过造血干细胞的补充维持更新（Hirayama et al.，2018）。

巨噬细胞所处的微环境决定其极化方向，被经典途径激活的为M1炎症促进型，被替代途径激活的为M2炎症抑制型（Martinez and Gordon，2014）。干扰素（IFN）-γ是由*IFNG*基因编码，经辅助性T细胞（Th1细胞）生产的细胞因子，其能通过促进巨噬细胞的M1型极化来增强Ⅰ型干扰素的抗病毒作用（Martinez and Gordon，2014）。M1巨噬细胞与正向免疫应答反应以及细胞因子介导的炎症反应密切相关（Martinez and Gordon，2014）。M2巨噬细胞由白介素（IL）-4激活，负责体内的抑炎反应，介导细胞增殖和组织修复（Martinez and Gordon，2014）。在肿瘤的生长或抑制方面，M1巨噬细胞能激活淋巴细胞且产生肿瘤坏死因子（TNF）、IL-1和干扰素来抑制肿瘤细胞生长，M2巨噬细胞则释放转化生长因子（TGF）促进肿瘤细胞生长且杀死周围细胞以促进肿瘤细胞增殖（Martinez and Gordon，2014）。组织常驻巨噬细胞在其所处环境中通常向M2巨噬细胞极化（Italiani and Boraschi，2015）。

Ralph Van Furth介绍了单核吞噬细胞系统的理论，他认为所有巨噬细胞均来源于血液单核细胞并且是终末分化的；但自那20年后Diesselhoff-den Dulk的研究否定了这一理论，他证明了巨噬细胞在组织中的持续存在（Italiani and Boraschi，2015）。巨噬细胞按所处的组织部位分为库普弗细胞、脾巨噬细胞、朗格汉斯细胞、破骨细胞、肾小球内系膜细胞和淋巴窦组织细胞（Italiani and Boraschi，2015）。所有巨噬细胞都表现出相似的维持内环境稳定和促进炎症反应的能力，但是它们也可根据所处的组织而获得额外的能力。肺泡巨噬细胞位于肺部，可协助清除从空气中吸入的病原体，同时还负责清除肺泡内表面活性物质（Italiani and Boraschi，2015）。肺表面活性物质通过降低肺泡表面张力防止肺泡塌陷，但当表面张力很低时便会被清除；若清除不足，它的淤积会导致肺泡蛋白沉积症的发生（Italiani and Boraschi，2015）。小胶质细胞位于脑部，除了能防止血脑屏障受到有害毒素的破坏，还能参与大脑的发育和神经突触的重塑，并在年龄增长过程中起到抑制神经退行性变的作用（Italiani and Boraschi，2014）。根据所处位置、极化状态和作用的不同，巨噬细胞具有不同的特征性表面标记（Italiani and Boraschi，2014）。常见的M1巨噬细胞标记有CD80、CD86、CD64和CD32，而M2巨噬细胞标记包括CD163、CD206和CD68（Haldar and Murphy，2014）。

在骨骼系统中，破骨细胞主要参与多余骨组织的分解并协助造血（Italiani and Boraschi，2014）。破骨细胞是由单核巨噬细胞系统在特定的前体和核因子刺激下分化而来的。这些细胞在氢离子的帮助下溶解骨质，在人体内不断地吸收和重塑骨骼（Italiani and Boraschi，2014）。随着多余的骨质被分解，成骨细胞会在该位置重塑新骨。当破骨细胞功能欠缺时，可导致骨密度过高、石骨症的发生，而其功能过剩则可导致骨质疏松（Italiani and Boraschi，2014）。骨髓也是干细胞发育成红细胞或免疫细胞的部位（Italiani and Boraschi，2014）。

2 巨噬细胞形成

在不同组织中，组织特异性信号被发送给前体细胞，以诱导它们分化为组织特异性的巨噬细胞（Italiani and Boraschi，2014）。在脾脏红髓和骨髓中含有红细胞代谢物——血红素，其被F4/80^{high}VCAM^{high}巨噬细胞破坏后，可再循环为铁（Italiani and Boraschi，2014）。血红素通过蛋白酶体依赖机制清除Bach1抑制因子，诱导转录因子Spic表达，促进单核细胞分化为F4/80^{high}VCAM^{high}巨噬细胞（Italiani and Boraschi，2014）。而巨噬细胞的过度增加会抑制转录因子Spic表达，进而减少血红素的分解，使两者达到动态平衡（Italiani and Boraschi，2014）。缺乏Spic的骨髓无法产生脾脏红髓巨噬细胞和骨髓巨噬细胞，这将导致铁循环中断、稳态破坏（Italiani and Boraschi，2014）。调节Ly6C^{low}巨噬细胞分化的转录因子NR4A1受到抑制将直接导致骨髓巨噬细胞死亡（Italiani and Boraschi，2014）。

腹腔是一个充满液体的空间，可以保护里面的器官。大腹膜巨噬细胞（large peritoneal macrophages, LPMs）表达的GATA6，对其定位和增殖至关重要（Italiani and Boraschi，2014）。LPMs的GATA6由大网膜产生的视黄酸诱导，定位在结肠，其缺乏会导致腹腔中LPMs缺失。小腹膜巨噬细胞在感染期间占据主导地位，但其缺乏GATA6的表达（Italiani and Boraschi，2014）。骨内破骨细胞的活性受到多种因素的调节，包括PU.1、M-CSF和C-fos，当上述因子受到干扰时，会导致破骨细胞活性降低。在肺部，Bach2的缺失会破坏粒细胞-巨噬细胞集落刺激因子（GM-CSF）信号通路而引起肺表面活性物质过量堆积。

3 信号通路

众多因子参与巨噬细胞激活过程的协调，决定巨噬细胞的功能和极化状态（Cheon et al.，2011）。Th1细胞产生的IFN-γ是一种促炎细胞因子，能与受体结合激活Janus激酶家族的酪氨酸激酶（JAK1、JAK2）（Cheon et al.，2011）。酪氨酸激酶的激活可促进信号转导及转录激活因子1

（signal transducers and activators of transcription 1，STAT1）发生磷酸化。磷酸化的STAT1会与干扰素刺激因子3（ISGF3）复合物以及干扰素调节因子（IRF）-9形成二聚体进入细胞核。IRF可通过相关基因的转录调节控制Th细胞发育。IFN-γ亦能激活主要组织相容性复合物Ⅱ，向$CD4^{+}$T淋巴细胞呈递抗原（Cheon et al.，2011）。IL-12是一种异源二聚体，可以刺激IFN-γ的产生和调控T淋巴细胞的生成，而细胞因子信号抑制蛋白（suppressor of cytokine signaling，SOCS）则抑制IFN-γ的产生（Cheon et al.，2011）。

IFN-γ联合脂多糖（LPS）可激活Toll样受体（TLR）启动巨噬细胞经典激活途径，当该途径被激活时，会产生两条截然不同的信号通路调节细胞因子和其他促炎分子（Cheon et al.，2011）。TIR结构域诱导β干扰素的接头蛋白（TIR-domain-containing adapter-inducing interferon-β，TRIF）可被激活并诱导产生激酶和IRF3，控制Ⅰ型干扰素的产生。当Ⅰ型干扰素被识别并与干扰素α/β受体结合后可激活STAT1（Cheon et al.，2011）。髓样分化因子88（MyD88）通路能激活M1极化相关的核因子-κB（nuclear kappa-B，NF-κB）和激活蛋白1（active protein-1，Ap-1）（Cheon et al.，2011）。M2巨噬细胞的刺激物包括IL-4和IL-13，两者通过结合IL-4受体激活STAT6（Cheon et al.，2011）。游离脂肪酸可结合过氧化物酶体增殖物激活受体（PPARγ），动员其参与M2巨噬细胞基因的调节（Martinez and Gordon，2014）。糖皮质激素与其受体形成的复合物可结合DNA产生IL-10。IL-10不仅具有抗炎作用，还可影响其他转录因子。IL-10与其受体结合可激活STAT3，促进SOCS的表达，进而减轻炎症反应（Italiani and Boraschi，2014）。

4 影响巨噬细胞活化的通路

Notch通路是一条高度保守的信号通路，对个体发育和稳态维持非常重要（Kopan，2012）。人类共有四种Notch受体，分别命名为Notch1、Notch2、Notch3、Notch4，它们对应两种配体，分别是Jagged配体家族（JAG）和DLL家族（Kopan，2012）。在细胞间信号相互作用下，Notch受体胞外结构域与另一个细胞上活化的配体（即已完成翻译后修饰的DLL）结合，可释放Notch胞内结构域与CSL-DNA结合蛋白结合（Kopan，2012）。这一活化的复合体招募MAML（Model-Agnostic Meta-Learning）后进一步招募p300乙酰转移酶（p300-HAT）靶向M1型基因，完成Notch1通路的激活，进行免疫反应调节（Kopan，2012）。IRF5也与巨噬细胞的M1型活化相关，该蛋白的硝化会抑制M1表型相关基因的活性（Kopan，2012）。

JAK-STAT信号通路负责巨噬细胞的基因转录以及细胞因子释放的相关信号传导。参与该通路的受体有糖蛋白（gp）130、IFNR1和IFNR2，相关的配体有GM-CSF、促红细胞生成素（EPO）、催乳素、促血小板生成素、瘦素、白细胞介素和干扰素（Rawlings et al.，2004）。组成JAK家族的蛋白有JAK1、JAK2、JAK3和TYK2，它们各自含有两个结构域，分别是与磷酸酪氨酸结合的SH2结构域以及与受体结合或其他蛋白相互作用的FERM结构域（F代表4.1蛋白，E代表ezrin蛋白，R代表radixin蛋白，M代表moesin蛋白）（Seif et al.，2017）。

当相应受体与配体结合时，存在受体上的JAK酪氨酸激酶启动自体磷酸化级联反应，使得Akt通路和Ras-Raf通路激活（Rawlings et al.，2004）。STAT在细胞质中以非磷酸化状态存在，但JAK被磷酸化时，它会募集STAT，使其磷酸化激活并与另一个STAT结合（Rawlings et al.，2004）。当然，STAT也可以被其他激酶激活。STAT包括七个编码基因（1、2、3、4、5a、5b、6），且均为转录因子，这就产生了同源二聚体或异源二聚体，并可在核蛋白交互因子的帮助下，通过Ran途径进入细胞核，与γ-激活序列元件结合协调基因转录进而控制细胞的活性、生存、分化和免疫。配体IFN-γ和IFN-α/IFN-β介导的信号通路也参与巨噬细胞的极化并影响炎症水平（Rawlings et al.，2004）。

磷脂酰肌醇3激酶（PI3K）通路负责调节细胞周期，在巨噬细胞极化和状态维持方面发挥重要作用。与JAK-STAT通路一样，PI3K通路通过蛋白酪氨酸激酶的激活使自身磷酸化，从而影响其他细胞内通路（Fruman et al.，2017）。生长因子受体上的磷酸酪氨酸残基招募PI3K分子，使之变构并激活催化亚基产生3, 4, 5-三磷酸磷脂酰肌醇（PIP3）（Fruman et al.，2017）。信号蛋白PDK1和Akt随后被PIP3的普列克底物蛋白（pleckstrin）同源结构域招募。PI3K激活Akt1和Akt2参与M1或M2巨噬细胞的极化（Fruman et al.，2017）（表1-6）。

PI3K通路的突变等会导致包括癌症和糖尿病在内的严重并发症。由于该通路被证明有助于肿瘤的发生，因此也被作为许多试验性肿瘤药物的治疗靶点。随着Akt水平的升高和生长因子的增加，*MDM2*进入细胞核抑制抗增殖信号，同时促凋亡因子B淋巴细胞瘤-2基因相关启动子（BAD）和胱天蛋白酶原（procaspase）-9受到抑制（Fruman et al.，2017）。这也标志着p21Cip/Waf1和p27Kip的细胞质定位以及IκB激酶（IKK）增殖时和抗凋亡因子的激活（Fruman et al.，2017）。在糖尿病患者中，餐后释放的胰岛素与胰岛素受体底物1/2结合可使PI3K-Akt信号通路激活。机体对葡萄糖的利用及胰岛素的释放会随游离脂肪酸循环而增加，而随PI3K-Akt信号通路的激活而减少。在游离脂肪酸过剩的情况下，葡萄糖转运减少，胰岛β细胞功能破坏，肝脏葡萄糖生成增加，从而抑制PI3K-Akt信号。当该通路受损时，将导致胰岛素抵抗和肥胖（Fruman et al.，2017）。

表1-6　M1和M2巨噬细胞的极化

项目	M1	M2
激活途径	经典途径	替代途径
细胞因子产生	产生正向免疫反应，释放促炎细胞因子	产生抗炎反应
受活化信号	IFN-γ	IL-4
参与反应	抵抗细菌和病毒	伤口愈合和组织修复

来源：Martinez and Gordon（2014）。

5 炎症反应

常驻巨噬细胞具有增加炎症反应效应细胞数量的能力，包括促进自我增殖和招募外周血单核细胞，使之分化为炎性巨噬细胞（Italiani and Boraschi，2014）。Steven Jenkins及其同事研究了2型炎症下巨噬细胞原位增殖的能力（Jenkins et al.，2011）。他们将小鼠暴露于啮齿类线虫如棉鼠丝虫（*Litomosoides sigmodontis*）或在小鼠胸腔内注射巯基乙酸盐，以产生经典的炎症反应，进而比较两者在巨噬细胞募集方面的差异。结果表明巯基乙酸盐可招募大量单核细胞并分化成F4/80巨噬细胞，而*Litomosoides sigmodontis*感染则会产生大量类似于组织常驻巨噬细胞的F4/80巨噬细胞（Jenkins et al.，2011）。在缺乏骨髓祖细胞的胸腔和腹腔中，细胞因子IL-4可以诱导产生上述巨噬细胞并招募其他炎性细胞（Jenkins et al.，2011）。

进一步的研究表明，IL-4可促进巨噬细胞增殖，IL-4缺乏会抑制细胞向M2表型极化（Jenkins et al.，2011）。在2型炎症发生过程中，注射重组IL-4和小鼠体内IL-4抗体后，F4/80巨噬细胞增多，但没有募集中性粒细胞（Jenkins et al.，2011）。经典炎症或1型炎症招募的巨噬细胞通常表达较低水平的F4/80，但是该反应明显比2型炎症更迅速并且需要消耗更多能量和资源。2型炎症反应主要涉及巨噬细胞的增殖同时可加快组织修复，但不会募集额外的细胞（Jenkins et al.，2011）。这种炎症反应进程可能较慢，但避免了潜在的组织损伤。然而，M2巨噬细胞并不局限于某一类前体，因此在Th2细胞所处的环境中，组织常驻巨噬细胞和募集的巨噬细胞都能被激活且获得增殖能力（Jenkins et al.，2011）。

通过迁移、组织黏附、氯膦酸盐脂质体、辐射、细胞死亡等处理能明显减少具有自我更新能力的组织常驻巨噬细胞（Italiani and Boraschi，2015）。骨髓移植可实现长期的巨噬细胞重建以及单核细胞的募集和分化。在巨噬细胞耗竭的环境中，被募集到脾脏的单核细胞能自动分化为红髓巨噬细胞以维持机体稳态（Italiani and Boraschi，2015）。

6 吞噬作用

巨噬细胞是公认的具有吞噬活性的细胞，能摄取和破坏细菌、外来物质以及凋亡细胞（Uribe-Querol and Rosales，2020）。具有这一功能的细胞还包括中性粒细胞、树突状细胞和破骨细胞。它们利用特定的细胞表面受体，通过物理接触识别大于0.5 μm的颗粒并启动破坏，并且在遇到任何类似物质时都会向机体发出预警（Uribe-Querol and Rosales，2020）。细胞因子会介导上述细胞，通过趋化作用到达病毒或细菌的位置。该过程中最常见的受体是调理素、清道夫受体、Toll样受体和抗体，它们向由肌动蛋白细胞骨架和脂质膜形成的伪足发出信号，使其包围外来物质并形成袋状将其吞噬（Uribe-Querol and Rosales，2020）。这种袋状的空间封闭起来形成一个吞噬体，可防止细胞的质膜被破坏。它与溶酶体融合形成吞噬溶酶体，通过降低pH值形成酸性内环境来启动内容物的分解（Uribe-Querol and Rosales，2020）。氧自由基、一氧化氮以及抗菌蛋白可用于溶解吞噬体内的病毒或细菌。防御素、蛋白酶和溶菌酶等抗菌蛋白和多肽通过攻击细菌的细胞壁、细胞膜和蛋白质来破坏细菌。结合蛋白通过与特定蛋白结合来阻止细菌物质进一步复制，从根本上破坏细菌。细胞还可释放氧自由基或一氧化氮，引起氧化应激或超氧化物反应，靶向破坏特定细胞结构。最后，外来物质被破坏转化成废物被细胞排出（Uribe-Querol and Rosales，2020）。

7 非调理素受体

巨噬细胞利用结合在其质膜上的调理素或非调理素受体来检测体内的外来物质。清道夫受体、C型凝集素和凝集素样识别分子构成了识别外来分子的非调理素受体模式（Uribe-Querol and Rosales，2020）。C型凝集素受体（Mincle）能利用碳水化合物识别结构域高亲和性地结合碳水化合物配体。Dectin-1为C型凝集素受体，可与其他吞噬受体共同识别酵母多糖和真菌β-葡聚糖（Bermejo-Jambrina et al.，2018）。海藻糖二霉菌酸酯（TDM），又称索状因子，是分枝杆菌中的糖脂，为巨噬细胞诱导的C型凝集素受体和巨噬细胞C型凝集素Dectin-3（MCL）受体的靶点，TDM可与凝集素形成异源二聚体从而增强活性（Bermejo-Jambrina et al.，2018）。MCL也能识别α-甘露聚糖（一种酵母细胞壁而非细菌的组分）。树突状细胞特异性ICAM-3抓取非整合素受体（dendritic cell-specifc ICAM-3-grabbing non-integrin，DC-SIGN），通过识别甘露糖和果糖聚糖与病原体结合（Bermejo-Jambrina et al.，2018）。该受体与吞噬细胞中的gp120相互作用，内化HIV-1病毒并将其递送至溶酶体进行降解，但研究表明HIV-1病毒可能具有逃避该通路进行转导的能力（Bermejo-Jambrina et al.，2018）。甘露糖受体（mannose receptor，MR）能识别并结合病毒或细菌表面成分，包括甘露糖、N-乙酰葡糖胺和岩藻糖并将其内化。与DC-SIGN类似，HIV和登革病毒（DENV）能逃避甘露糖受体的识别而不被内化，从而感染并影响其他细胞（Bermejo-Jambrina et al.，2018）。参与辅助而不会单独启动吞噬过程的受体包括识别细菌的胶原结构巨噬细胞受体（MARCO）、识别革兰氏阴性菌的脂多糖结合蛋白的CD14和SR-A，以及Toll样受体（Bermejo-Jambrina et al.，2018）。

固有免疫细胞含有特异性的模式识别受体（PRR），能够识别应激原和病原体产生的病原体相关分子模式（PAMP），从而启动正确的免疫应答（Hirayama et al.，2018）。在针对黑腹果蝇的研究中，Toll样受体（TLR）被发现并被认为可参与识别细菌和病毒中的脂多肽和核酸等成分。Toll样受体可以识别非调理素受体模式并与之结合，其主要作用是为细胞吞噬作准备而不是发起吞噬（Uribe-Querol and Rosales，2020）。一旦这些成分被识别，适配器分子如Toll/白细胞介素-1受体（TIR）就会向转录因子发送信号并诱导基因表达（Weiss and Schaible，2015）。虽然Toll样受体位于细胞膜，但也有模式识别受体位于细胞质中。炎症小体（inflammasome）由NOD样受体（NLR）、凋亡相关斑点样蛋白质（ASC）和caspase-1组成，负责将IL-1β前体转化为成熟的IL-1β，清除感染、活化细胞死亡等体内反应带来的压力所诱导的炎症。当暴露于病毒的RNA时，RIG-1样受体（视黄酸诱导基因Ⅰ样受体，RLRs）与IFN-β启动子刺激物结合，通过产生Ⅰ型干扰素和炎性细胞因子来介导抗病毒免疫反应（Weiss and Schaible，2015）。清道夫受体通过结合细菌的细胞外基质蛋白进行识别，因为这些蛋白并不在真核细胞中表达（Uribe-Querol and Rosales，2020）。

8 调理素受体

免疫细胞产生抗体帮助识别体内需要清除的物质。调理素受体会识别与免疫球蛋白G抗体结合的物质，并标记它们，进行破坏（Uribe-Querol and Rosales，2020）。Fcγ受体（包括FcγRⅠ、FcγRⅡ和FcγRⅢ）负责识别抗原并与免疫球蛋白（Ig）G抗体的Fc部分结合。受体含有的Ig样结构域越多，其对免疫球蛋白分子的亲和力越高（Uribe-Querol and Rosales，2020）。FcγRⅠ有三个结构域，可与多聚体免疫复合物结合，而FcγRⅢ只有两个结构域。抗原-抗体复合物形成后，FcγRⅠ能与FcRγ链的酪氨酸残基结合产生吞噬信号（Uribe-Querol and Rosales，2020）。随着FcRs受到的刺激增加，细胞质中含有免疫受体酪氨酸激活模体（ITAM）的酪氨酸会被磷酸化。FcγRⅡ仅以FcγRⅡa的形式存在于吞噬细胞中，具有ITAM，但不含FcRγ链（Uribe-Querol and Rosales，2020）。FcγRⅡ的第二种形式FcγRⅡb仅存在于B淋巴细胞中，负责负调控吞噬过程。FcγRⅢa是巨噬细胞中唯一含有Fc Rγ链的亚型，而其另一种亚型FcγRⅢb存在于中性粒细胞内（Uribe-Querol and Rosales，2020）。

与Fcγ受体一样，补体受体分为三种，其中CR1和CR3定位于巨噬细胞表面（Law，1988）。CR1由短的重复元件构成，每个重复元件由60～65个氨基酸组成，可识别C3b、C4b、C1q和甘露聚糖结合凝集素（Law，1988）。CR3属于β2整合素家族，包含一个α亚基和一个β亚基，能与iC3b结合，是iC3b亲和力最高的受体（Law，1988）。补体受体之间可以相互协作以增强其能力（Uribe-Querol and Rosales，2020）。大多数吞噬型受体的体积较大，但即使其体积比其他跨膜糖蛋白小，也难以介导自由扩散和跨膜运动。整合素具有清除较大蛋白质的能力，它们能与IgG分子相互作用而启动吞噬，因此不需要吞噬受体在胞膜上移动。它们可以被来自吞噬受体的由内向外的信号激活，从而导致扩散屏障的产生。这也可以引起多个分子的运动并产生微团簇来增加受体和异物之间的黏附力（Uribe-Querol and Rosales，2020）。

9 凋亡细胞

为了维持内环境稳定和组织重塑，超过生存期的细胞会通过凋亡的方式被清除，并且细胞在凋亡时通过其膜上的分子而被吞噬细胞识别。在细胞凋亡过程中，质膜双分子层的脂质重组，磷脂酰丝氨酸相关配体将暴露在膜表面，与TIM-1、TIM-4、稳定蛋白-2和BAI-1等信号受体结合启动吞噬（Gordon and Plüddemann，2018）。为了防止膜上含有磷脂酰丝氨酸的正常细胞被破坏，正常细胞表面的CD47可被信号调节蛋白α受体识别，从而避免细胞受到破坏。被激活的B淋巴细胞和T淋巴细胞就含有该配体。识别细胞凋亡的受体还包括与MFG-E8结合的乳黏素和整合素αvβ3、与氧化脂质结合的CD36、可能识别磷脂酰丝氨酸的CD14以及识别凋亡细胞中其他成分的整合素αvβ5（Gordon and Plüddemann，2018）。（表1-7）

表1-7 吞噬细胞受体和配体

受体	配体	参考文献
非调理素受体		
Dectin-1	真菌β-葡聚糖和酵母多糖	Bermejo-Jambrina et al.（2018）
DC-SIGN	甘露糖和果糖聚糖	Bermejo-Jambrina et al.（2018）
巨噬细胞诱导型C型凝集素受体（Mincle）	海藻糖二霉菌酸酯	Bermejo-Jambrina et al.（2018）
巨噬细胞C型凝集素Dectin-3（MCL）	海藻糖二霉菌酸酯及α-甘露聚糖	Bermejo-Jambrina et al.（2018）
甘露糖受体	甘露糖，N-乙酰葡糖胺，岩藻糖	Bermejo-Jambrina et al.（2018）
调理素受体		
FcγRⅠ	IgG1，IgG3，IgG4	Uribe-Querol and Rosales（2020）
FcγRⅡ	IgG3，IgG1，IgG	Uribe-Querol and Rosales（2020）
FcγRⅢ	IgG	Uribe-Querol and Rosales（2020）
CR1	C3b，C4b，iC3b	Law（1988）
CR2	C3d，C3dg，iC3b	Law（1988）
CR3	iC3b，C3dg，C3d，ICAM-1，ICAM-2，LPS，纤维粘连蛋白	Law（1988）
CR4	iC3b，C3dg，C3d	Law（1988）

续表

受体	配体	参考文献
凋亡细胞		
TIM-1	磷脂酰丝氨酸	Gordon and Plüddemann（2018）
TIM-4	磷脂酰丝氨酸	Gordon and Plüddemann（2018）
稳定蛋白-2	磷脂酰丝氨酸	Gordon and Plüddemann（2018）
BAI-1	磷脂酰丝氨酸	Gordon and Plüddemann（2018）
整合素αvβ3	磷脂酰丝氨酸	Gordon and Plüddemann（2018）
CD14	磷脂酰丝氨酸 脂多糖结合蛋白	Gordon and Plüddemann（2018）

10 吞噬体信号

当配体与抗原呈递细胞表面受体结合后，可激活多条不同的信号通路以启动吞噬作用，维持体内的稳态（Lee et al.，2020）。吞噬体通过重组肌动蛋白细胞骨架和脂质成分吞入异物并将其包裹起来进行破坏。调理素受体包括Fcγ受体和补体受体的信号通路已得到广泛研究（Lee et al.，2020）。Fcγ受体通过自磷酸化参与T淋巴细胞激活，如脾酪氨酸激酶能招募包括Grb2相关结合蛋白2在内的关键适配分子来调节生长和分化过程。若该关键分子缺失，Akt的活性将显著降低，这表明它在增强PI3K信号中发挥了作用（Lee et al.，2020）。

PI3K具有促进伪足伸展的作用，并且能将4,5-二磷酸磷脂酰肌醇磷酸化为3,4,5-PIP3，以调节肌球蛋白和肌动蛋白等收缩蛋白。GTPase Rac在伪足延伸中至关重要，其可控制肌动蛋白聚合并诱导转录因子如NF-κB和应激活化蛋白激酶（JNK）的激活，也受到PIP3和鸟嘌呤核苷酸交换因子Vav的调控。Fcγ受体还参与激活磷脂酶Cγ（PLCγ），PLCγ释放第二信使并激活蛋白激酶C和细胞外信号调节激酶（Gu et al.，2003）。三磷酸肌醇（IP3）即为上述第二信使，其通过增加胞浆内Ca^{2+}的水平来调节肌动蛋白重构，通过激活细胞因子来控制炎症和免疫系统（Lee et al.，2020）。

伪足是指由肌动蛋白-F聚合和解聚而形成的环绕病毒周围的指状突起结构，可构成吞噬体（Lee et al.，2020）。磷酸肌醇可通过控制去分支蛋白的活性来解构肌动蛋白微丝，如冠蛋白。虽然在人类中发现了六种冠蛋白异构体，但只有冠蛋白-1参与伪足的形成。冠蛋白-1具有两个肌动蛋白结合位点（Yan et al.，2005）。在完成去分支后，切丝蛋白和凝溶胶蛋白进一步分解肌动蛋白微丝，而Arp2/3蛋白复合体控制新微丝的形成（Lee et al.，2020）。在Fcγ介导的吞噬作用中，威斯科特-奥尔德里奇综合征蛋白（WASP）和N-WASP控制上述复合体的激活，而在CR3介导的吞噬作用中则由Rho激酶和肌球蛋白Ⅱ控制。随着肌动蛋白从吞噬杯中被清除，伪足延伸并汇聚，然后将颗粒吞入、包裹（Lee et al.，2020）。PI3K产生的3,4,5-PIP3能激活GTP酶激活蛋白阻止肌动蛋白的聚合，将4,5-PIP2从吞噬杯中移除能促使伪足延伸、吞噬体闭合（Lee et al.，2020）。

在吞噬体形成的不同阶段，不同肌球蛋白的活性会增加。当吞噬杯形成时，Ⅱ类和Ⅸb类肌球蛋白在吞噬体形成并包裹周围异物之前便已经到位，它们主要协助细胞骨架重组。当伪足延伸启动、吞噬体开始闭合时，肌球蛋白Ⅰc定位在远端并由肌球蛋白轻链激酶介导形成肌动蛋白环（Swanson et al.，1999）。肌球蛋白Ⅹ负责伪足的延伸和扩展。当吞噬体完全形成并闭合时，肌球蛋白Ⅴ出现并参与吞噬体的运动（Swanson et al.，1999）。

CR3介导的吞噬作用可能不同于Fcγ介导的吞噬作用，因为它不涉及伪足，但仍然产生了具有微管细胞骨架的吞噬体（Dustin，2016）。它不依赖于GTPase Rac的激活，而是涉及GTPase Rho的活化，从而使肌动蛋白-F聚合，激活Rho激酶活化依赖的肌球蛋白Ⅱ（Dustin，2016）。Arp2/3复合体被肌球蛋白Ⅱ激活后，肌球蛋白被组装在吞噬杯中，产生3,4,5-PIP3。哺乳动物细胞骨架调节蛋白透明相关蛋白 1与CLIP-170结合，刺激线性肌动蛋白聚合，从而与微管骨架产生连接。脾酪氨酸激酶在Fcγ介导和CR3介导的吞噬途径均被发现，但在CR3介导的途径中出现得更早，并且是其通路完成所必需的（Dustin，2016）。

11 吞噬体的成熟

从吞噬体发展到吞噬溶酶体的过程被称为吞噬体成熟，其涉及与细胞膜的分离（Weiss and Schaible，2015）。吞噬体的成熟包括三个阶段：早期吞噬体、晚期吞噬体和吞噬溶酶体。GTPase Rab5在早期内涵体抗原1的帮助下启动膜融合，并加入分选酶（Pauwels et al.，2017）。此时，环境呈弱酸性，Rab7被招募并向晚期吞噬体转化。在晚期吞噬体中，V-ATP酶分子将质子泵移入吞噬体中形成酸性的内部环境，并招募溶酶体相关膜蛋白以进入下一个阶段（Pauwels et al.，2017）。吞噬溶酶体是由晚期吞噬体和溶酶体融合产生的，可降解微生物。在充分完成转化后，NADPH氧化酶复合体产生的活性氧进入吞噬溶酶体产生过氧化氢（H_2O_2）。在髓过氧化物酶的协助下H_2O_2与Cl^-反应并产生次氯酸来破坏微生物。酸性环境中还含有抗菌肽、糖苷酶、蛋白酶、溶菌酶和脂肪酶等，可协助清除外来细菌和病毒（Pauwels et al.，2017）。

在外来物质被吞噬和中和后，抗原呈递细胞将抗原递送给T淋巴细胞，产生特异性细胞免疫，使特异性T淋巴细胞能够在下一次免疫接触中识别这种外来物质（Hughes et al.，2016）。巨噬细胞可参与$CD8^+$T淋巴细胞的激活，并且在暴露于特定蛋白时能产生炎性细胞因子。中和分解后的病原体通过内质网-高尔基体分泌途径或溶酶体胞吐作用释放到细胞外基质中，并被回收利用（Hughes et al.，2016）。

12 药物递送

由于巨噬细胞和纳米颗粒具有良好的移动性，近年来它们在药物递送方面的应用得到了广泛的研究。抗菌药可以附着于巨噬细胞上，当其向某个组织或病原体靶向移动时能实现药物的高效递送（Visser et al.，2019）。目前正在研究的方案都期望能降低治疗所需药物剂量、减少药物副作用，但是溶酶体带来的药物降解风险可能会阻碍上述方案的实现。有研究发现微粒包装技术可以保护和维持药物的功效（Visser et al.，2019）。一项针对pH敏感型乙酰β-环糊精纳米颗粒与微泡协同递送抗肿瘤药物的研究显示，包裹在微泡中的纳米颗粒可以更有效地抑制肿瘤，这也表明使用微泡包裹能防止pH敏感型药物的降解（Lv et al.，2016）。

13 总结

固有免疫系统由中性粒细胞、巨噬细胞和树突状细胞组成，它们是通过吞噬外来细菌和病毒来维持机体内环境稳定的，是机体的第一道防线。单核细胞最初起源于造血干细胞、胚胎卵黄囊或胎肝，当它们进入特定组织时分化成巨噬细胞，这些组织决定了巨噬细胞的分化方向、所针对的病原体以及炎性细胞因子或一氧化氮的释放。巨噬细胞可以被IFN-γ激活而向M1极化，通过积极的免疫作用促进炎症反应；或者被IL-4激活而向M2极化，通过抗炎作用抑制炎症反应。众多因素和通路都会影响巨噬细胞的极化方向，如Notch通路、JAK-STAT信号通路、PI3K通路。

吞噬作用是细胞通过其溶酶体消化和破坏细菌或其他外来物质的能力。其过程是细胞在靶物质周围形成吞噬体将其包裹并吞入，从而保护细胞膜，同时释放蛋白质和启动分解活性氧。该过程通过两类受体介导，分别是非调理素受体（如清道夫受体、C型凝集素和凝集素样识别分子）和调理素受体（包括Fcγ受体和补体受体）。这些受体能相互协同作用，从而加速吞噬分解过程。凋亡细胞一旦发生程序性细胞死亡，也会被吞噬细胞识别并摄取，进而被从体内清除。

一旦受体与配体结合，就会发生信号级联反应，启动吞噬过程。Fcγ介导途径和CR3介导途径是最常见的两种方式，前者涉及伪足形成，后者涉及更多的内吞方式。吞噬杯的形成可吞入外来物质，肌动蛋白/微管细胞骨架发生重组可产生伪足或允许质膜包裹外来颗粒。肌球蛋白有助于启动吞噬体的延伸和闭合。吞噬体成熟是将吞噬体转化为吞噬溶酶体以破坏、中和病毒和细菌的过程。巨噬细胞将来也可能作为抗原呈递细胞激活适应性免疫系统，以便于识别类似的外来病原体。

14 未来趋势展望

多个研究组织聚焦于研发基于巨噬细胞的纳米药物递送系统来治疗肿瘤或帕金森病。这些巨噬细胞能靶向肿瘤内部，通过吞噬作用传递药物实现更高效的治疗（Nguyen et al.，2020）。V. D. Nguyen及其团队进行的一项使用微小的金纳米棒和含抗癌成分的纳米脂质体治疗实体瘤的研究显示，使用巨噬细胞能提升药物对肿瘤的穿透能力，更有效地靶向肿瘤，实现更高效的治疗（Nguyen et al.，2020）。另有研究聚焦于巨噬细胞极化与吞噬体成熟相关通路之间的联系。这些通路会受到细胞因子、PAMP、吞噬细胞以及各种因素的影响。对于吞噬体的形成、成熟以及破坏病原体的信号通路的解析还需要更深入的研究。

（黄睿　张嘉扬　译）

（赵潇艺　审校）

巨噬细胞相关疾病：病理生理学、治疗挑战和潜在治疗方案

Krishna Yadav, Madhulika Pradhan, Deependra Singh, and Manju Rawat Singh

【摘要】免疫相关疾病是一种以自我防御机制对自身进行攻击为特征的疾病，可影响机体的多种组织和器官。缺乏对疾病病理生理学的认识、治疗分子对目标细胞的靶向不精准是免疫系统疾病治疗效果不理想的常见原因。激活的巨噬细胞在免疫反应中起主要作用，可保护机体免受外来入侵。无论是获得性免疫疾病还是先天性免疫疾病，都与巨噬细胞存在着普遍联系。近年来，随着对巨噬细胞结构和功能深入的了解，研究人员在分子层面和治疗靶点之间开创了一个“新门户”。从靶向的角度来看，这些技术无疑彻底改变了自身免疫疾病的治疗模式。尽管巨噬细胞即将用于治疗免疫疾病，但其靶向方法的相关细节仍未完善。本文将总结巨噬细胞相关疾病的关键点、病理生理学、治疗中的挑战，以及在各种免疫疾病中潜在的安全且有前景的治疗靶点的方案。

【关键词】巨噬细胞靶向；纳米颗粒；表面修饰；自身免疫性疾病

1 引言

巨噬细胞（MPs）是由单核细胞分化而来的单核吞噬细胞，其特征为在一个较大细胞内拥有更多的细胞器。巨噬细胞可实现多种功能，包括感知病原体，吞噬、消化细胞碎片，以及通过释放细胞因子（随后激活其他细胞）启动炎症反应（Williams et al.，2018）。单核细胞存在于循环血液中，而微粒存在于组织中。它们具有较长的寿命，可产生多种表面受体，分泌多种产物，参与各种炎症和抗炎反应过程。它们很容易适应环境中的任何变化，并维持局部和全身的稳态（Guilliams et al.，2014；Wynn and Vannella，2016）。

在炎症反应过程中，活化的辅助性T细胞（Th细胞）释放的细胞因子和其他炎症介质可增强巨噬细胞的激活，而激活的巨噬细胞对清除病原体至关重要。激活后的巨噬细胞可表现出更强的吞噬活性，分泌更多的炎性物质，表达更高水平的主要组织相容性复合体（MHC）Ⅱ类分子，其可将抗原分子呈递给Th细胞。另外，如果巨噬细胞不能对感染性或损伤性刺激作出充分反应，则会启动慢性

炎症过程，这可能导致组织的持续性损伤或其他有害疾病（Perdiguero and Geissmann，2016；Jakubzick et al.，2017）。

1.1 巨噬细胞的极化

免疫系统由许多特异细胞组成，这些细胞遇到外来病原体或炎症激活物时会立即作出反应（Juhas et al.，2015）。巨噬细胞是维持炎症反应和促进损伤后组织稳态更新的关键细胞之一（Mantovani et al.，2013；Mills，2012）。巨噬细胞极化是巨噬细胞在微环境刺激作用下转化为不同功能表型的事件（Li and Barres，2018）。巨噬细胞可转化为M1型（经典激活）和M2型（替代激活）（Zhu et al.，2015）。M1和M2巨噬细胞分别遵循两种精氨酸代谢拮抗通路，即诱生型一氧化氮合酶（iNOS）通路（由精氨酸产生瓜氨酸和一氧化氮）和精氨酸酶通路（由精氨酸产生鸟氨酸和尿素）（Gordon and Martinez，2010；Wang et al.，2014；Vergadi et al.，2017）。

1.1.1 促炎性M1巨噬细胞

巨噬细胞在内毒素和Th1细胞因子（如IFN-γ和TNF-α）激活下可向M1型极化。极化的M1巨噬细胞的特征是细胞表面存在CD80、CD86、TLR-2、TLR-4、iNOS和MHCⅡ表型（Zhu et al.，2015）。这些细胞通过产生TNF-α、IL-1α、IL-1β、IL-6、IL-12、CXCL9和CXCL10等多种免疫介质，对非极化巨噬细胞产生正反馈作用（Chylikova et al.，2018）。随后，这些介质诱导非极化巨噬细胞向M1状态转化。M1基因的表达受到关键免疫介质的调控，如STAT1、STAT5、NF-κB、IRF3和IRF5，其中NF-κB和STAT1是参与M1巨噬细胞极化的首要路径（Yunna et al.，2020；Shapouri-Moghaddam et al.，2018）。

1.1.2 抗炎性M2巨噬细胞

巨噬细胞在IL-10、IL-13、IL-33、TGF-β等信号分子的作用下可向M2巨噬细胞极化。值得注意的是，只有IL-4和IL-13可以直接触发和激活M2巨噬细胞，而IL-33和IL-25等信号介质则通过释放Th2信号分子来增强M2巨噬细胞的激活（Chistiakov et al.，2018）。M2巨噬细胞可通过甘露醇受体、CD206、CD163和CD209等表面标志物的存在来判别。CCL22、TGF-β、CCL1、CCL18、CCL24和CCL17的过度产生也会刺激非极化巨噬细胞转化为M2巨噬细胞。此外，STAT6通路也被报道为激活M2巨噬细胞的关键通路（Juhas et al.，2015; Arora et al.，2018）。巨噬细胞在预防感染、组织修复、新生血管形成、免疫调节等方面发挥着作用。M2巨噬细胞可进一步细分为M2a、M2b、M2c和M2d。这些巨噬细胞在细胞表面标志物、生物学功能和释放的免疫介质方面各不相同（Yunna et al.，2020）。M2巨噬细胞的亚型及其特征可见表1-8。

表1-8　M2巨噬细胞的亚型及其特征

M2巨噬细胞亚型	激活因子	特征	功能	参考文献
M2a	IL-4或IL-13	上调IL-10、TGF-β、CCL17、CCL18、CCL22的表达	增强细胞内吞活性，清除组织碎片，促进细胞生长和组织修复	Arora et al.（2018） Murray et al.（2014）
M2b	TLR配体和IL-1β	上调TNF-α、IL-1β、IL-6、IL-10等细胞因子的表达	调节免疫反应和炎症反应的广度和深度	Wang et al.（2019c） Mulder et al.（2014）
M2c	糖皮质激素、IL-10和TGF-β	上调IL-10、TGF-β、CCL18、CCL16的表达	在凋亡细胞的吞噬过程中发挥重要作用	Gordon and Plüddemann（2017） Murray et al.（2014）
M2d	TLR拮抗剂	上调IL-10和血管内皮生长因子（VEGF）的表达	诱导血管生成并促进肿瘤进展	Orecchioni et al.（2019）

1.2　巨噬细胞的功能

在整个炎症过程中，存在着各种免疫细胞产生的炎性细胞因子和趋化因子。免疫细胞与其炎性分泌物之间的交流可能刺激特定巨噬细胞表型的发展和激活，进而使其功能改变。巨噬细胞的功能如下：

- 吞噬作用：炎症发生后，单核细胞转化为巨噬细胞，吞噬外来细胞/颗粒。随后，巨噬细胞内的细胞酶通过吞噬过程破坏被吞噬的细胞/颗粒（Hirayama et al.，2018）。
- 免疫功能：巨噬细胞作为抗原呈递细胞（antigen presenting cell，APC）可以激活B淋巴细胞和T淋巴细胞，对实现固有免疫和适应性免疫至关重要。它们还具有促炎和抗炎功能（Gordon and Martinez，2010）。
- 巨噬细胞积极参与死亡细胞的清除。局部细胞死亡可能由自噬、凋亡、兴奋性毒性、坏死性凋亡以及caspase介导的凋亡引起（Gordon and Plüddemann，2017）。
- 调节功能：巨噬细胞通过释放IL-10发挥免疫系统的调节功能。当IL-10大量产生时，免疫反应受到抑制，从而调节和限制炎症。
- 红细胞生成：红细胞生成是指骨髓中红细胞形成的过程。巨噬细胞通过产生铁蛋白促进红细胞生成，铁蛋白随后被待生成的红细胞吞噬（通过内吞作用）。此外，幼红细胞内铁蛋白的酸化和分解将铁从铁蛋白中释放出来，随后铁蛋白被用于血红素的产生（Jacobsen et al.，2015）。
- 伤口愈合：巨噬细胞在伤口愈合中发挥了关键作用。在任何组织损伤后，身体释放的细胞因子IL-4会刺激巨噬细胞的产生，这些巨噬细胞参与精氨酸向鸟氨酸的转化的过程。此外，鸟氨酸介导的胶原蛋白和多胺是参与伤口愈合过程的关键成分（Krzyszczyk et al.，2018）。

除了上述功能外，巨噬细胞还有助于骨重塑、突触修剪和组织修复。

2 巨噬细胞在疾病中的作用机制

巨噬细胞是机体抵御外来入侵者的主要防御者，参与几乎所有自身免疫性疾病及其他一些疾病的进展（图1-7）。巨噬细胞是疾病分子治疗中的新途径，研究人员最近正在探索其性质及其在各种免疫相关疾病中的作用。以下将介绍巨噬细胞在疾病发病机制中的作用。

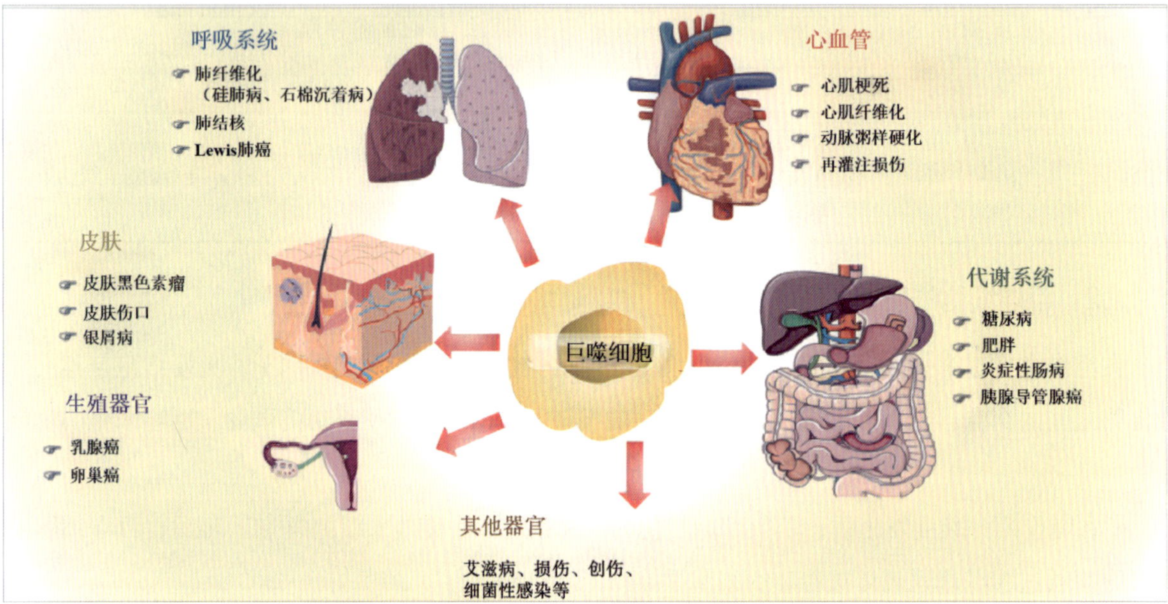

图1-7 巨噬细胞在各种器官中参与的相关疾病

2.1 巨噬细胞在急性/慢性炎症发病机制中的作用

2.1.1 1型糖尿病

1型糖尿病（type 1 diabetes，TIDM）发病机制为胰腺内的β细胞缺失，导致胰岛素生成缺乏，最终血糖水平升高。在早期研究中，阐明巨噬细胞在T1DM发病机制中的作用的研究较少（Carrero et al.，2016）。肥胖会导致肌肉、脂肪和肝组织出现胰岛素抵抗，从而增加1型/2型糖尿病的发生风险。肥胖患者发生胰岛素抵抗的原因是胰岛素靶细胞功能障碍和分泌促炎信号分子的巨噬细胞聚集（Rehman and Akash，2016）。目前认为，在STAT6、PPAR、NF-κB和其他信号依赖转录因子的影响下，巨噬细胞由M2型向M1型极化，从而促进了胰岛素抵抗（Chen et al.，2015）。

2.1.2 炎症性肠病

炎症性肠病（inflammatory bowel disease，IBD）是指胃肠道内的炎症。$CD68^{+}$巨噬细胞水平在

克罗恩病和溃疡性结肠炎（ulcerative colitis，UC）中明显升高，而$CD163^+$巨噬细胞水平在克罗恩病中也明显升高（Na et al.，2019；Skytthe et al.，2020）。克罗恩病中巨噬细胞表现出视黄酸生成减少和细胞因子溶酶体异常快速降解，而克罗恩病和溃疡性结肠炎中巨噬细胞有CM-CSF受体表达下降和功能不足的表现（Magnusson et al.，2016；Goldstein et al.，2011）。在此背景下，有研究者通过IBD的动物模型，指出失调的巨噬细胞参与了疾病发病机制（Kamada et al.，2010；Danese，2011）。小鼠结肠炎模型显示，单核细胞和未发育的巨噬细胞向肠道黏膜募集，并在炎症期间持续分化，同时还释放了大量促炎分子，如一氧化氮、TNF和IL-6（Meroni et al.，2019）。这些结果表明巨噬细胞促进了肠道炎症的发展。

2.1.3 类风湿关节炎

类风湿节炎（RA）会引起慢性关节炎症，导致软骨和骨破坏，并因积累滑膜组织巨噬细胞而致病（Sack et al.，1994）。滑膜巨噬细胞的浸润增加，会诱导高水平的IL-6和TNF-α释放，随之而来的是关节肿胀和被破坏（Paoletti et al.，2019；Udalova et al.，2016）。目前已经观察到在RA患者和动物模型中，M1巨噬细胞比M2巨噬细胞更常见（You et al.，2014；Yang et al.，2020）。RA滑膜含有多种细胞浸润物，包括巨噬细胞，这些细胞释放的趋化因子和细胞因子与其他细胞相互作用，促进了RA的发生。巨噬细胞通过释放IL-1β和TNF刺激成纤维样滑膜细胞（fibroblast-like synoviocytes，FLS）的活化和增殖。此外，活化的FLS释放核因子-κB配体和M-CSF，促进巨噬细胞分泌IL-1β、IL-6和TNF，并在其影响下诱导破骨细胞的形成和活化。巨噬细胞还通过释放IL-1β和TNF促进RA滑膜中单核细胞的募集。T淋巴细胞的分化过程受巨噬细胞分泌的IL-1β、IL-6、TNF以及IL-23、IL-12的影响，并最终参与RA的发生（Udalova et al.，2016；Culemann et al.，2019；van der Vorst et al.，2017）。

高M1/M2比值，结合促炎M1极化过多和M2极化减少，有利于RA中巨噬细胞的极化（Fukui et al.，2017）。相比之下，CD50和CD36的表达增加，会伴随着CD163和CD209的表达减少（Soler Palacios et al.，2015）。极化对M1的影响是增加了TNF-α、IL-1、IL-6和IL-12水平。据推测，在该疾病的进展过程中，巨噬细胞功能的主要影响因素包括活性巨噬细胞释放的IL-1、IL-6、IL-12和TNF-α，这些物质参与了全身和局部的炎症水平和软骨降解进展（Soler Palacios et al.，2015；Pope and Shahrara，2013；Semerano et al.，2014；Yamanaka，2015）。滑膜中常驻巨噬细胞和来自单核细胞的巨噬细胞在RA中具有不同的功能，如何基于此特性设计相关靶向治疗是一个重要问题（Sehnert et al.，2020；Menarim et al.，2020）。

2.1.4 系统性红斑狼疮

在系统性红斑狼疮（systemic lupus erythematosus，SLE）中，结缔组织的广泛炎症无法被根治（Gatto et al.，2019）。SLE中存在不同的巨噬细胞吞噬阈值，这使得凋亡细胞和免疫结构的清除受到抑制（Kavai and Szegedi，2007；Baumann et al.，2002）。SLE中的巨噬细胞同样具有更强的抗原呈递能力，并且可通过改善触发自身反应性B淋巴细胞和T淋巴细胞的功能来调节获得性免疫（Lee et al.，2020a）。SLE具有广泛的临床适应证。T淋巴细胞和自身反应性B细胞与固有免疫系统相关，主要参与SLE的发生（Miron et al.，2013）。在SLE中，M1/M2状态受到干扰，可导致TNF-α、IL-6、IL-10和Ⅰ型IFN等信号分子过度释放（Liu et al.，2013）。考虑巨噬细胞的炎症功能，SLE中的单核细胞和巨噬细胞是向自身反应性T细胞递送自身抗原，而不是与凋亡细胞组成相关的免疫沉默呈递（Jiang et al.，2014）。过表达细胞间黏附分子（ICAM）-1同样可以促进受损的巨噬细胞活化（Orme and Mohan，2012）。SLE巨噬细胞还过表达CD40、CD86和Siglec-1（Blanco et al.，2001；Decker et al.，2006；Katsiari et al.，2002；Biesen et al.，2008）。

2.1.5 多发性硬化症

多发性硬化症（multiple sclerosis，MS）是中枢神经系统（CNS）的一种多层面、免疫应答相关和脱髓鞘状态，伴随神经退行性改变和髓鞘组织损伤的疾病，其巨噬细胞活跃度升高，可激活T淋巴细胞和B淋巴细胞的促炎反应（van Langelaar et al.，2020）。MS的研究表明，与单核细胞和小胶质细胞组织引起的巨噬细胞一样，总单核吞噬细胞功能同样加强（Lee et al.，2020a；Mallucci et al.，2015；Bramow et al.，2010）。在对单核吞噬细胞研究中也有组织损伤和小胶质细胞增强的报道（van der Valk and De Groot，2000；Moll et al.，2011）。在初始阶段，外周巨噬细胞侵犯CNS，协同局部的小胶质细胞导致MS的发生和发展（Sestak et al.，2011）；小胶质细胞/巨噬细胞短时间内被极化为M1巨噬细胞，产生促炎介质并破坏CNS组织。到了后期，CNS炎症细胞则以M2巨噬细胞为主，可释放抗炎细胞因子。CNS中M1巨噬细胞和M2巨噬细胞之间的数量平衡对MS的进展至关重要（Byrne et al.，2012）。

在小鼠模型中，单核吞噬细胞扩散的程度与神经元局限、再生反应降低和脑衰退病变相关（Moll et al.，2011；He et al.，2019；Planche et al.，2017；Tambalo et al.，2015）。$CD68^+$巨噬细胞的出现增加了MS损伤的组织（van der Valk and De Groot，2000）。而CD68、人类白细胞抗原（HLA）、CD86和iNOS的进一步释放不仅影响未激活的巨噬细胞，也影响从氧化到糖酵解代谢的改变（Tannahill et al.，2013；Zrzavy et al.，2017）。这些因素的累积导致抗原穿透阈值升高、髓鞘破坏修复减弱和神经毒性减弱（Zrzavy et al.，2017；Kigerl et al.，2009）。在复杂MS损伤中，巨噬细胞的极化暴露出CD40和MR等瞬时表达因子，并同时产生M1和M2标志物（He et al.，2019；Peferoen et al.，2015）。核苷酸结合结构域富含亮氨酸重复序列和含热蛋白结构域受体3（NLRP3）是巨噬细胞在疾病进展中最重要的介质，它可促进自身反应性T细胞的迁移和IL-1β、IL-6和IL-23的释放，进而促进Th17细胞的形成和存活（Wang et al.，2018；Holz et al.，2018；Zhang et al.，2017；Inoue et al.，2012）。TNF-β、IL-1β、IL-6、IL-12和活性氧（ROS）会介导炎症反应，而B淋巴细胞刺激因子（BAFF）和IL-6则影响B淋巴细胞的分化和存活（Giacomini et al.，2013）。

2.2 巨噬细胞在心血管疾病发病机制中的作用

巨噬细胞诱发的炎症几乎与所有心血管疾病（cardiovascular disease，CVD）相关，包括动脉粥样硬化（atherosclerosis，AS）、心肌炎、肺动脉高压（pulmonary hypertension，PH）和其他心脏疾病。因此，靶向转化的巨噬细胞是一种有望用于治疗心血管疾病的技术。以下重点介绍可以靶向血管巨噬细胞治疗各种心血管疾病的进展。

2.2.1 心肌纤维化

心肌纤维化（myocardial fibrosis，MF）是指心肌瘢痕形成导致的心肌功能异常。细胞外基质（ECM）蛋白（如层粘连蛋白、胶原、纤维连接蛋白和弹性蛋白）的异常聚集可将MF诱导为心血管疾病（Afratis et al.，2018）。虽然ECM的持续沉积会导致组织功能异常（Hinderer and Schenke-Layland，2019），但ECM的沉积其实是一种屏蔽机制，可能有助于组织再生。此外，巨噬细胞的选择性心脏浸润会导致巨噬细胞特异性尿激酶型纤溶酶原激活物（urokinase-type plasminogen activator，uPA）过表达，并增强心肌uPA活性，导致心肌纤维化，这可能是基质代谢不平衡导致的（Moriwaki et al.，2004）。MF可以分为间质反应性纤维化、间质浸润和替代性纤维化（Hinderer and Schenke-Layland，2019）。当与胶原交联时，两种蛋白酶基质金属蛋白酶（MMP）和赖氨酰氧化酶（lysyl oxidase，LOX）对纤维化的产生至关重要，而MMP在心肌梗死诱发的MF中是过表达的（Afratis et al.，2018）。

2.2.2 心肌梗死

心肌梗死（myocardial infarction，MI）是最常见的可导致发作性死亡冠状动脉疾病。发生MI后，巨噬细胞聚集在局部，可导致严重的炎症和心血管重塑与衰竭（Duncan et al.，2020）。心脏ECM的主要成分是纤维连接蛋白、糖胺聚糖和蛋白聚糖，它们为心脏提供机械强度（Okuda et al.，2016）。发生MI后，增强的炎症对蛋白酶、MMP-2和MMP-9等酶产生不利影响，导致ECM分解，随后心脏组织机械强度减弱，心脏功能也受到影响（Dick et al.，2019）。单核细胞和巨噬细胞是发生MI后心血管组织再生的障碍，可作为关键的治疗切入点（Fujiwara et al.，2019）。

2.3 巨噬细胞在癌症发病机制中的作用

最常见的被募集到肿瘤中的炎性巨噬细胞被称为肿瘤相关巨噬细胞（TAM）。它们存在于肿瘤发生和发展的各个阶段，刺激新生血管生成，促进肿瘤细胞的侵袭。TAM主要表现为M1表型，因持续存在于肿瘤富集的环境中，而有利于其向M2表型转化，最终增强现有肿瘤的耐受性，并直接促进肿瘤的发展。本部分内容阐述了TAM在恶性肿瘤进展中的意义。

2.3.1 巨噬细胞与肿瘤细胞活化

大量研究表明，巨噬细胞与胶质瘤细胞及乳腺癌、结直肠癌、肝癌等多种癌细胞共培养可促进其增殖（Noy and Pollard，2014）。巨噬细胞释放肝素结合表皮生长因子（heparin-binding epidermal growth factor-like growth factor，HB-EGF）和STAT3，如抑瘤素M（oncostatin M）、IL-6和IL-10。STAT3和NF-κB信号在癌症干细胞（CSC，cancer stem cell）的存活中发挥着非常重要的功能。此外，NF-κB的激活是由STAT3维持的，因此，巨噬细胞介导的STAT3激活可能是肿瘤发生和发展的关键环节（Saito et al.，2014；West et al.，2018）。此外，一些研究已经证实，TAM和肿瘤细胞之间通过ICAM-1和肝配蛋白（ephrin）的直接相互作用，对细胞-细胞的直接相互作用至关重要，它们之间的细胞-细胞相互作用会促进肿瘤的发生、复发或产生癌症治疗的耐药性（Malftano et al.，2020）。

2.3.2 巨噬细胞与免疫抑制

TAM表型极化导致的内环境抗肿瘤免疫应答延迟，仍然是肿瘤发展的复发阶段的主要问题。TAM通过产生IL-10和IL-6导致B7-H4过表达，从而抑制宿主抗肿瘤免疫（Costa et al.，2013；Kuang et al.，2009）。此外，肿瘤相关的M2亚型巨噬细胞能够通过增加IL-10和TGF-β的产生来干扰抗原呈递和细胞免疫。IL-10可减少GM-CSF的合成以减少T淋巴细胞的产生，从而可能产生抗肿瘤的免疫反应。此外，IL-10与TNF-α共同参与程序性细胞死亡1（programmed cell death 1，PCD1）的免疫介质的产生，对细胞毒性T细胞的产生和功能有负面影响（Kuang et al.，2009）。

2.3.3 巨噬细胞与血管生成

血管生成是由原有的血管生成新的毛细血管的过程。肿瘤血管生成为快速生长的恶性组织提供了必需的营养和至关重要的氧。血管生成转换允许肿瘤存活和促进肿瘤转移进展，被癌细胞募集和重定向的巨噬细胞是增强血管生成转移的关键角色（Zhu et al.，2017a）。巨噬细胞可以感知肿瘤无血管区域的缺氧，从而产生VEGF-A等血管生成因子来引起内皮细胞（endothelial cell，EC）和巨噬细胞的化学诱导运动。另一个促进肿瘤血管生成的关键因素是MMP，它可以分解维持现有内皮血管ECM所必需的蛋白质。这种蛋白质的分解可使单个EC穿透肿瘤间质，并与细胞表达的VEGF-A结合，产生新的毛细血管。由于TAM有助于MMP（MMP-1、MMP-7和MMP-9）的表达，因此它们对血管生成和肿瘤生长的作用非常明显（Hwang et al.，2020；Singh et al.，2017）。由TAM释放的其他促血管生成介质包括碱性成纤维细胞生长因子（basic fibroblast growth factor，bFGF）、胸腺嘧啶磷酸化酶（thymidine phosphorylase，TP）、uPA和肾上腺髓质素（adrenomedullin，ADM）（Riabov et al.，2014）。

2.3.4 巨噬细胞与肿瘤侵袭和转移

巨噬细胞能使肿瘤细胞参与促进肿瘤细胞迁移的自分泌循环，从而促进肿瘤部位的侵袭和转移。这一信号传导刺激包括巨噬细胞在内的癌细胞产生CSF-1，从而产生表皮生长因长（EGF）。肿瘤细胞在EGF的帮助下，跟随巨噬细胞向肿瘤血管移动，巨噬细胞来源的VEGF-A可促进癌细胞进入血管（Nielsen and Schmid，2017；Lin et al.，2019）。此外，ECM是肿瘤细胞迁移的屏障，而

ECM的降解是肿瘤转移的重要过程。众所周知，TAM主要释放各种酶，如组织蛋白酶、巨噬细胞和丝氨酸蛋白酶，这些酶是促进ECM降解的关键因素（Wu et al.，2020）。

3 巨噬细胞相关疗法及面临的挑战

3.1 巨噬细胞的现状

对环境、背景或现状的了解不足是分析巨噬细胞相关疗法的一个巨大障碍。在某些情况下，M1巨噬细胞会抑制修复，但在其他情况下M1巨噬细胞却会促进组织修复（Spiller and Koh，2017；Kumar et al.，2020）。人们已明确知道，M2巨噬细胞可促进组织再生和纤维化。在组织生物材料重建方面，包括M1和M2型的所有巨噬细胞都自主地与血管或纤维相关的再生相关联（Spiller and Koh，2017）。对这些具有争议的结果，目前学术界建议按照巨噬细胞激活类型来识别，但标准M1到M2分类的差异却又会造成混淆。这些研究结果矛盾的背后可能存在另一个潜在问题：巨噬细胞的表型鉴定并没有一致的分类，特别是在体内分布的巨噬细胞，这可能导致完全不同的表型的错误鉴别（Murray et al.，2014）。例如，在任何一种情况下，考虑到巨噬细胞表现出不同的表型，会对血管生成、纤维化和组织修复产生不同的影响，因此通常将体外IL-4高表达的巨噬细胞和IL-10高表达的巨噬细胞均称为M2巨噬细胞（Spiller et al.，2016；Lurier et al.，2017；Lolmede et al.，2009；Lu et al.，2013）。

此外，人们普遍认为，“M1和M2”的表达是一种错误的描述，并且巨噬细胞通常会作为混合的表型出现，就像体外研究中描述的与M1和M2巨噬细胞没有直接相似之处的表型一样（Murray et al.，2014）。总之，对M2标志物的评估更多地依赖于使用了哪些抗体，而不是使用某种普遍达成共识的标志物。M1和M2的标记是随着激活动态变化的，即M1和M2标志物在一定程度上会同时上调或下调，而不是以一种类似开关的形式存在，因此，对M1和M2标志物的评估是非常棘手的难题；而且在激活时，两种标志物的表达均不会发生类似改变，因此，仅对重点染色一种或几种标志物的细胞进行计数，可能会导致对巨噬细胞的分类错误（Spiller and Koh，2017）。

为了便于我们理解体内巨噬细胞从属成分的意义，对它们的表型表征的解释必须尽可能详细，并且在解读每次检测的细节时，用于生成这些定义的技术必须经过仔细考虑并得到明确无误的解释。例如，一项经验性研究利用全基因组表达特征，将从小鼠受损脊髓中提取的巨噬细胞的特征与目前可利用的19个不同刺激极化的巨噬细胞信息指数进行了比较（Zhu et al.，2017b），可观察到脊髓的巨噬细胞更接近动脉粥样硬化小鼠中的泡沫细胞，随后的研究报告了沉默泡沫细胞的结构提高了脊髓损伤后的再生能力（Zhu et al.，2017b）。虽然这种巨噬细胞表型分型方法非常详细，但在许多方案中，这或许是不可能实现的，从经济上也是如此。M1和M2表型的各种标志物在任何情况下都可以参考。此外，虽然多种检测方法可测定组织匀浆中的表型标志物或组织分离细胞的表型标志物，但使用可确定单个细胞上的各种标志物的检测方法来确定M1和M2的表型标志物（如流式细胞术、单细胞基因组学/蛋白质组学）可以为巨噬细胞在生理和病理环境中的体内异质性提供重要证据。

3.2 临床前模型亟须关注的问题

人类和动物模型之间的差异一直是科学研究结果偏差的第一障碍，因此免疫系统疗法要解决小鼠与人之间的差异这一问题非常具有挑战性。小鼠和人类炎症对损伤和感染的反应存在显著差异性（Seok et al.，2013）。对巨噬细胞及其表型的研究表明，其对小鼠和人类的变化特别敏感，因为小鼠和人类巨噬细胞中的某些主要基因在正常刺激下受到不同的控制，包括脂多糖（LPS）（M1刺激）和IL-4（M2刺激）（Spiller et al.，2016；Raes et al.，2005；Schroder et al.，2012；Martinez et al.，2013）。小鼠M1和M2巨噬细胞的正常标志物iNOS和ARG-1完全不表达。例如，在小鼠和人的M1、M2巨噬细胞中，人巨噬细胞必要的抗炎因子TGF-β1和IL-10在体外的作用与小鼠完全相反（Raes et al.，2005；Scheib and Höke，2016；Murray and Wynn，2011）。另外，年龄和性别也是需要考虑的基本变量。与年轻大鼠相比，老年大鼠周围神经移植后的轴突停止再生，并与侵袭、吞噬作用以及前抗炎细胞因子、抗炎细胞因子释放减少相关（Scheib and Höke，2016）。而另一项研究表明，老年小鼠的巨噬细胞比年轻小鼠的巨噬细胞小，而年轻小鼠的巨噬细胞可引导损伤恢复（Swift et al.，1999）。此外，限制M-CSF受体激酶的活性降低了巨噬细胞计数，并可导致老年小鼠的骨生长模型延长（Slade Shantz et al.，2014）。这一研究表明，巨噬细胞的能力可以随着时间的推移而变化，在制备巨噬细胞时，必须考虑年龄和其他相关因素。此外，巨噬细胞在组织恢复过程中可能有与性别相关的差异，但这些性别差异尚未被全面研究（Banerjee et al.，2013）。

3.3 质量控制问题

巨噬细胞的用途广、独特性强，使得靶向它们的药物极易受到质量控制问题的影响。例如，并不明确外源性激活的巨噬细胞在体内给药后是否能保持其原有属性。有趣的是，Cao及其同事发现，体外极化的脾巨噬细胞具有M2样特征，并且可使肾损伤模型小鼠在给药后相当长一段时间内免受损伤（Cao et al.，2014）。两个不同来源的巨噬细胞的治疗效果存在显著差异的原因是骨髓确定的巨噬细胞具有在体内复制的能力，而相对成熟和分化的脾巨噬细胞则相反。Lavin及其同事在另一份报告中提出，腹膜巨噬细胞也是中度成熟的巨噬细胞，将腹膜巨噬细胞移植到肺内后，尽管它们具有腹膜巨噬细胞的特征，但仍可获得肺巨噬细胞常见的表观遗传和基因表达模式（Lavin et al.，2014）。相应地，在巨噬细胞相关的细胞疗法应用于临床之前，如果没有其他方法可以预测给药后可能发生的表型变化，则有必要制订一套保证其体内功能一致性的系统。给药剂量和给药频率将是基于生物材料的操作的主要质量控制问题。Jiang及其同事证明，从获取SLE胰腺细胞的合成系统中持续释放地塞米松（抗炎糖皮质激素）10～30天后，通过细胞移植治疗糖尿病，即可获得长期效果（Jiang et al.，2017）。另外，在此研究中，将地塞米松从递送系统中释放出来是在体外进行的，这可能与体内条件不完全相同（Jiang et al.，2017；Sundararaj et al.，2016）。药物递送导入物的剂量也将是一个简单的质量控制问题。在SLE移植样本中，小剂量地塞米松可提升移植物的持久性，而大剂量地塞米松可不适当地抑制巨噬细胞的侵袭，从而破坏血管化和移植物融合，并降低SLE细胞的持久性（Jiang et al.，2017）。为了更好地平衡巨噬细胞活性，过低的剂量将无法通过测试。这些发现体现了谨慎分析体内释放特性，并使其适合于当前应用的重要性。

3.4 其他问题

根据患者的特定临床记录，患者的免疫细胞可以对炎症刺激作出独特的反应，这说明对巨噬细胞相关治疗的差异性也可能是由人群间的异质性造成的。在骨髓祖细胞存在的所有区域，慢性促炎条件将在很大程度上通过表观遗传显著影响巨噬细胞的表型。在一项长期的研究中，与非糖尿病小鼠相比，糖尿病db/db小鼠创面巨噬细胞可在受伤后4天或7天内表现出M1样特征（Bannon et al.，2013）。在相似的培养环境中，糖尿病db/db小鼠骨髓来源的巨噬细胞比非糖尿病对照小鼠的巨噬细胞表现出更多的M1样特征（Bannon et al.，2013）。在糖尿病前期高脂肪饮食（HFD）小鼠中观察到相关结果，包括伤口MPs，在损伤后第3天和第7天表现出更多的M1样特征，这种区别通过将HFD小鼠的骨髓移植到受捐助者小鼠中而得到证实（Gallagher et al.，2015）。

糖尿病巨噬细胞的先天基因编程能阐明表观遗传学方面的影响，即降低骨髓祖细胞IL-12启动子的抑制性组蛋白甲基化，可导致巨噬细胞中IL-12的扩增（Gallagher et al.，2015）。一些检查再次表明，不论持续性炎症性疾病患者的炎症活动水平是否较高，其巨噬细胞对炎症刺激的感受性都可能较低。例如，Malaponte及其合作者的研究表明，与健康志愿者的单核细胞相比，透析患者的单核细胞释放出的促炎细胞因子浓度更高，但当受到内毒素刺激时，单核细胞释放出的促炎细胞因子浓度低于健康志愿者（Malaponte et al.，2002）。此外，内毒素的瞬时炎症反应与透析患者的透析时间成正比，这说明透析疼痛可引起持续的炎症反应，从而导致剂量-反应性单核细胞抵抗。在另一项研究中，克罗恩病患者释放的可引起严重内部损伤或细菌损伤的炎性细胞因子较健康对照组减少，这表明克罗恩病患者对急性刺激产生了剧烈的炎症反应（Marks et al.，2006）。如果巨噬细胞的行为控制是其反应的组成部分，那么治疗后巨噬细胞的活性状态就对生物材料的构建特别关键，这些生物材料可改变巨噬细胞表型，并对组织修复产生影响（Brown et al.，2009）。

目前，在一些稳定和非特异构建的动物模型中，生物材料的炎症反应是特异的（Oliva et al.，2015）。更好地理解环境是如何平衡巨噬细胞表型而影响疾病进展的，不仅有利于治疗，而且可为控制巨噬细胞功能（包括表观遗传）提供目标策略，这是对巨噬细胞外源性表型在体外刺激和治疗后在各种疾病条件下调节过程的探索。增殖、细胞死亡和移入/移出靶组织对巨噬细胞增生和表型的总体影响是还未探索的领域。大多数再生医学研究认为，巨噬细胞的聚集主要是对血源性单核细胞的持续驱动，但细胞增殖的作用以及组织原位性巨噬细胞，在目前的学术界得到了最好的研究（Spiller and Koh，2017）。此外，巨噬细胞在靶组织中发挥功能后，其命运尚不清楚，可能会对局部和全身炎症反应产生重要影响，而全身炎症可能是其通过与淋巴结相互作用，甚至向骨髓反向迁移而产生的（Spiller and Koh，2017）。在转化再生药物技术中，研究人员对这些周期的进一步理解可能会使巨噬细胞效应的靶向性更好。

4 治疗巨噬细胞相关疾病的潜在方案

多种免疫系统疾病都表现为巨噬细胞浸润水平的升高（Poltavets et al.，2020）。在其病理学中，只要巨噬细胞的募集和激活遵循一般的途径，则免疫系统的每一个问题都相互关联（Lee et al.，2016）。巨噬细胞影响下的不同细胞因子、趋化因子和转录水平可能会影响免疫系统疾病的反应，从而导致树突状细胞或调节性T细胞的异常互调（Udalova et al.，2016；He et al.，2019）。因此，靶向这种由巨噬细胞诱发的疾病可能是治疗的突破口。在本部分中，我们讨论了不同疾病中巨噬细胞的靶向方向，以便在这种不理想的情况下实现更高效和更精确的目标。

4.1 聚焦巨噬细胞的急性/慢性炎症

4.1.1 1型糖尿病治疗

研究表明，非肥胖型糖尿病（non-obese diabetic，NOD）小鼠的巨噬细胞的吞噬功能有缺陷，可导致凋亡细胞的一致性受到阻碍（He et al.，2019）。此外，NOD小鼠的巨噬细胞还异常地通过细胞溶解作用和ROS的生成介导SLE β 细胞的变性（Calderon et al.，2006；Thayer et al.，2011）。此外，巨噬细胞与适应性免疫系统中的细胞相互作用，并通过1型IFN信号传导与$CD4^+$和$CD8^+$T淋巴细胞的功能关联（Marro et al.，2019；Vomund et al.，2015）。T1DM中巨噬细胞的极化支持促炎活性，这与高水平的分解代谢物阻遏蛋白（CRP）、IFN-γ、CXCL10和CCL2相关（Ma et al.，2019），可导致更显著的IL-6、IL-1β和TNF-α的释放。提高IL-1和IL-6水平可产生Th17细胞（Ma et al.，2019）。与其他疾病一样，T1DM患者中单核细胞诱导的巨噬细胞和胰腺内的巨噬细胞具有多种活性，这是实现巨噬细胞靶向治疗的重要途径（Carrero et al.，2016；Albiero et al.，2015；Ferris et al.，2017）。

T1DM的最初治疗策略集中在消除巨噬细胞或使其复极上。氯膦酸盐脂质体（Clodrolip liposomes）靶向减少巨噬细胞似乎可以消除NOD小鼠的糖尿病，但炎症仍在持续（Calderon et al.，2006）。为了限制巨噬细胞诱导的TNF-α，TNF-α抑制剂已显示出临床活性。此方案还有一点值得怀疑：不同的病例显示血糖控制的影响未达到理想效果（Tack et al.，2009；Mastrandrea et al.，2009）。抑制M2巨噬细胞转变为M1巨噬细胞，可降低NOD小鼠的T1DM发病率，并可在体外降低高血糖、肾损伤和胰岛炎的发病率（Parsa et al., 2012; Cao et al., 2013）。在进一步的分析中，研究人员试图通过构建TNF-β基因间充质干细胞以发挥其免疫调节作用。研究发现，在小鼠模型中，间充质干细胞可恢复拮抗免疫应答控制和另一个T1DM特征（Daneshmandi et al., 2017）。用CSF-1单克隆抗体治疗NOD小鼠可降低糖尿病发病率，并调节免疫系统的进程（Carrero et al., 2017）。此外，地塞米松（一种抗炎治疗药物）的支架释放可使M2巨噬细胞表型持续转变，并加速SLE移植物的植入（Jiang et al., 2017）。然而，这些药物仍处于临床前试验阶段，聚焦巨噬细胞治疗T1DM的研究仍处于初级水平，综合治疗还存在空白。

4.1.2 炎症性肠病治疗

多数IBD的基本治疗方法都是通过抑制炎症通路或刺激活化巨噬细胞的极化来调节巨噬细胞的。克罗恩病中巨噬细胞表达的TNF-α可增强其他促炎细胞因子的释放，并将其他免疫细胞迁移到邻近组织的微环境中，从而促进肉芽肿的产生（Na et al., 2019）。IBD中巨噬细胞的极化是复杂的，克罗恩病中巨噬细胞倾向于M2极化，表现为IL-13和CD163的水平上升（Demetter et al., 2005; Bailey et al., 2012）。相反，在UC中，M1巨噬细胞可释放出更高水平的IL-23、TNF-α和较低水平的IL-10，而M2巨噬细胞可释放出更多的CD163和CD206。IL-1β、IL-6、IL-23、TNF-α和TNF样蛋白1A是根据巨噬细胞判断疾病进展，并促进Th1和Th17 细胞反应的关键因子（Demetter et al., 2005; Bouma and Strober, 2003; Zhou et al., 2015; Cosín-Roger et al., 2013）。减小促炎的M1表型活性和/或启动组织修复以及减小抗炎的M2表型活性可减轻炎症性肠炎的症状。M2a巨噬细胞的移植、五环三萜类化合物羽扇豆醇的口服给药以及TNF-α刺激蛋白6（TNF-α-simulated gene 6 protein, TSG-6）、IL-33和作为益生菌的丁酸梭菌（*C. butyricum*）的使用已经证明了这一点。在结肠炎实验中，腹膜细胞的移植可能同样可以控制调节性B细胞和巨噬细胞（He et al., 2019）。

4.1.3 类风湿关节炎的治疗

RA的一般治疗是应用改善病情的抗风湿药物，包括激素、甲氨蝶呤和非甾体抗炎药（NSAID）。然而，这些药物并非单纯作用于巨噬细胞，而是缓解与巨噬细胞激活相关的某些炎症症状（Scott et al., 2010）。针对炎性滑膜巨噬细胞的治疗是巨噬细胞相关的RA治疗策略之一。RA滑膜炎症恢复的措施包括：①输注氯膦酸盐脂质体，其作用主要是引流局部巨噬细胞（Van Lent et al., 1998）；②应用沉寂信息调节因子1（SIRT1）阻碍单核细胞向巨噬细胞分化；③应用CD64调节的免疫毒素（van Vuuren et al., 2006; van Roon et al., 2003）。将巨噬细胞复极为抗炎表型是治疗RA的另一种方法。在对关节炎的研究中，IL-10可使M1的活性降低，而启动SIRT1/AMPK信号通路和给予THAP刺激剂（Notch抑制剂）可减轻膝关节炎症。将具有免疫调节作用的MSCs通过类似的静脉全身给药至胶原诱导的关节炎小鼠，可逆转疾病的严重程度（He et al., 2019; Lopez-Pedrera et al., 2020）。一组研究人员开发了一种透明质酸-胆红素纳米药物（hyaluronic acid-bilirubin nanomedicine, HABN），即一种针对口服给药后发炎的结肠上皮和促炎巨噬细胞的两亲性特征。与其他普通的IBD疗法相比，HABN的应用可以增加CD11b⁺Ly6G-MHCⅡ⁺组织原位抗炎巨噬细胞对右旋糖酐硫酸酯钠结肠炎小鼠固有层的干预，并可更有效地减轻结肠炎的症状（Lee et al.，2020b）。在代谢性疾病的小鼠模型中，另一项研究开发了一种纳米凝胶装置，该装置可改善肠道微生物群失调而用于免疫接种，对应用纳米材料治疗肠道菌群相关问题的免疫调节具有潜在作用（Mosquera et al.，2019）。

4.1.4 系统性红斑狼疮治疗

SLE中存在大量促炎巨噬细胞，可使IL-1β、IFN-γ、CXCL10、CCL2和GM-CSF的表达上调。这种M1优势状态往往与M2水平下降相关，通常还表现为高水平的IL-10（He et al.，2019）。IL-10具有强大的抗炎能力，然而，在SLE中，IL-10却表现出促炎特征，这是1型IFN引起的（Sharif et al.，2004）。具体而言，IL-1β、IL-6、TNF-α和IL-10是SLE进展的主要细胞因子，会导致全身和局部炎症的发生（Sharif et al.，2004；Yang et al.，2015）。有趣的是，在具有红斑狼疮倾向的小鼠体内，单核细胞来源的巨噬细胞比肾巨噬细胞更容易受到细胞因子的诱导（Sahu et al.，2014）。

在SLE小鼠模型中，IL-4诱导的M2a巨噬细胞的转换通常可以减轻SLE的活动（Li et al.，2015）。在接受吡格列酮治疗的患者中，M2极化的刺激相应地抑制了复燃细胞因子的形成（Mohammadi et al.，2017）。研究者的一项检查表明，HDAC抑制剂丙戊酸钠可在体外激活巨噬细胞，并在体外减轻M1炎症富集，这表明表观遗传变化可在巨噬细胞极化过程中发挥重要作用（Mohammadi et al.，2018a）。同样，芳烃受体（AhR）以类似的方式干预PPARγ的信号和表达，其有助于SLE患者单核细胞相关的巨噬细胞释放抗炎细胞因子和M2极化标志物（Mohammadi et al.，2017，2018b）。

4.1.5 多发性硬化症的治疗

巨噬细胞会减少实验性变态反应性脑脊髓炎（experimental allergic encephalomyelitis，EAE）患者的髓鞘外T细胞的生成，从而使CNS损伤加重（He et al.，2019）。虽然巨噬细胞耗竭（特别是单核细胞来源的巨噬细胞）可以阻止疾病进展，但还不足以促进疾病恢复（Moreno et al.，2016）。因此，有一种更理想的方法是（特别是在少突胶质细胞分化需要M2巨噬细胞的情况下）利用M2特性促进抗炎（Miron et al.，2013；Kigerl et al.，2009）。利用琥珀酸释放的阻碍剂法舒地尔（选择性Rho激酶阻滞剂）及所有存在潜在的抗炎M2特征，使IL-33来源的巨噬细胞转变而促进EAE（Liu et al.，2013；Peruzzotti-Jametti et al.，2018；Jiang et al.，2012）。醋酸格拉替雷（glatiramer acetate）作为MS的治疗药物可加强M2表型，并引发IL-1受体竞争性结合，而T淋巴细胞IL-1β则会被人单核细胞和MS清除。glatiramer acetate的衍生物如那他珠单克隆抗体（natalizumab）、富马酸二甲酯（dimethyl fumarate）和芬戈莫德（fingolimod）也可用在促进M2极化的其他临床用药中。同样，研究显示，在麻痹小胶质细胞、抑制CXCR7、应用18β-甘草次酸和羟氯喹（一种抗疟药）的疗法中，刺激小胶质细胞可抑制炎症反应（Weber et al.，2007；Burger et al.，2009）。*Nr4a1*（孤儿核受体的加密基因）治疗MS的原理是，*Nr4a1*不仅可激活巨噬细胞中的M2形态，而且是Th1/Th17细胞分化的关键抑制剂（Wang et al.，2018）。在临床前筛选中，几乎没有任何化合物能影响巨噬细胞和小胶质细胞的功能（Wang et al.，2019a）。丙酮酸乙酯可能通过抑制CNS内部巨噬细胞和小胶质细胞的形成来预防EAE（Djedovi et al.，2017）。佛司可林（forskolin）通过涂抹CD86巨噬细胞和上调精氨酸酶1（ARG-1）巨噬细胞的表达来干预EAE（Veremeyko et al.，2018）。苔藓抑素1（bryostatin-1）通过抑制IL-12、IL-6和ARG-1的表达，促进向Th2细胞的转化，来抑制小鼠EAE症状的加重，从而对巨噬细胞产生快速而强大的抗炎效应（Kornberg et al.，2018）。此外，PADRE-Kv1. 3疫苗证明了CNS中的M2巨噬细胞存在治疗性中和作用和穿透作用，可用于治疗EAE（Fan et al.，2018）。另一个可能的靶点是巨噬细胞的盐皮质激素受体，因为在激素受体明显缺陷的小鼠中，EAE的临床表现较少（Montes-Cobos et al.，2017a）。糖皮质激素是目前治疗MS的基本药物，它在无机-有机混合纳米颗粒中形成，特别容易被巨噬细胞吞噬，因此对EAE模型的治疗可行性优于其他模型（Montes-Cobos et al.，2017b）。

4.2 靶向巨噬细胞心血管疾病的治疗方法

4.2.1 心肌纤维化治疗

研究发现，对于心肌梗死患者受累的心肌，使用可降解MMP水凝胶将重组金属蛋白酶组织抑制剂（TIMP-3）定向递送至梗死区域可影响心肌纤维化（myocardial fibrosis，MF）（Purcell et al.，2014）。在MF中从单核细胞分化而来的心肌巨噬细胞聚集在一起，与成纤维细胞相互作用，可导致基质细胞蛋白释放富含半胱氨酸的酸性分泌蛋白（secreted protein acidic and rich in cysteine，SPARC）（Falkenham et al.，2015；McDonald et al.，2018）。M1巨噬细胞介导的炎症会损伤组织，在替代性纤维化中会引起心脏损伤并增强纤维化反应；对于不同形式的MF，M2巨噬细胞均会释放抗炎和促炎纤维化因子，包括IL-10、TGF-β、结缔组织生长因子（CTGF）和血小板源性生长因子（PDGF），这些因子会促进成纤维细胞的增殖和ECM的形成（Heymann et al.，2009）。一个研究小组开发了细胞毒性脂质体，可拮抗进入心肌区域并导致MF的循环单核细胞。静脉输注脂质体后，可明显减少血管紧张素Ⅱ注射小鼠的单核细胞侵袭（Falkenham et al.，2015）。静脉输注梗死巨噬细胞后，应用靶向磷脂酰丝氨酸（phosphatidylserine，PS）呈递脂质体可促进组织内巨噬细胞的抗炎极化，其证据是CD206表达升高，且可辅助血管生成，并阻止心室的扩张和重构（Harel-Adar et al.，2011）。进一步的研究表明，在主动脉缩窄的大鼠斜形模型中，TNF-α通过心肌药物运输rhASB，可减少巨噬细胞的释放，减轻炎症和MF（Zhao et al.，2018）。相比之下，使用纳米颗粒将抗氧化剂递送到巨噬细胞，对纤维减少有类似的效果（Jin et al.，2020）。治疗MF的另一种方法是使用水凝胶恢复心脏组织（He et al.，2019）。最新的治疗表明，通过注射具有抗炎特性的载荷巨噬细胞透明质酸，可以减少ECM沉积、限制心肌壁薄并增强左心室功能（Le et al.，2018；

Wang et al.，2019b）。与MI的治疗一样，通过局部注射控制性药物产生安全的抗纤维化反应有利于MF的治疗。

4.2.2 心肌梗死的治疗

患者发生MI后，IL-1β血清水平通常明显升高（Chen et al.，2020）。给予基于IL-1β的抗体可使血液和心肌梗死区的中性粒细胞和单核细胞减少，左心室重塑减少，特别是在AS的MI小鼠模型中（Sager et al.，2015）。一例超敏C反应蛋白（hsCRP）较高的MI史患者应用卡纳单抗（FDA批准的IL-1β抗体）治疗可明显拮抗心脏活动（Crossman and Rothman，2017）。另一项研究发现，以聚乳酸-羟基乙酸共聚物（PLGA）为基础的TAK-242纳米颗粒传递可避免Ly-6C过高的单核细胞在心血管中聚集。此外，发生MI后，高速泳动族蛋白B1（HMG protein B1）循环、心脏内NF-κB活化以及IL-6和MCP-1的表达都明显减少（Fujiwara et al.，2019）。促进表型再生传递是一种在发生MI后促进心肌重构的方法（He et al.，2019）。巨噬细胞中的miR-155在心脏炎症、肥大或对压力负荷反应失败后表达（Heymans et al.，2013）。miR-155的抑制可通过减少M1极化和细胞因子信号通路1（SOCS1）/NF-κB来抑制神经生长因子（NGF）的产生（Hu et al.，2019）。miR-21是一种能够修饰巨噬细胞极化的核酸。发生MI后，纳米颗粒装载miR-21向心脏巨噬细胞的递送，表现为左心室重塑减少，凋亡细胞数量减少（Bejerano et al.，2018）。同样，通过使用PLGA微粒，也可以看到抗原神经调节蛋白-1向再生表型（$CD206^+$）的转变，通过补助性极化也可以促进心血管再生（Garbayo et al.，2016；Pascual-Gil et al.，2019）。相反，应用地塞米松可抑制巨噬细胞释放一氧化氮和其他促炎成分，从而促进心脏修复（Feiner et al.，2018）。还有一项研究表明，载荷小檗碱的脂质体可以有效地聚集在梗死区域，并被巨噬细胞摄取，从而极大地控制IL-6的分泌、改善心室射血分数（Allijn et al.，2017）。可控药物释放局部给药系统可在发生MI后促进心脏组织的修复，特别是可改善M1巨噬细胞向修复性表型的转变（He et al.，2019）。一组研究人员已经建立了一种可以抵抗MI中上调的MMP的纳米颗粒，且该纳米颗粒在注射28天后仍可保留在发生MI后的梗死区中（Nguyen et al.，2015）。同样，Carlini及其同事也研究了促进药物在梗死区中的增殖的酶反应水凝胶及其安全性。总体而言，不同给药机制都是将生物药物转移到巨噬细胞中以治疗MI（Carlini et al.，2019）。具体而言，卡纳单抗可促进MI患者的心血管修复，但需持续给药。为了充分提高治疗效果，可以采用交错的给药剂量和延长药物释放的局部给药机制。

4.3 靶向巨噬细胞在癌症治疗的应用

与巨噬细胞归巢和极化相比，恶性肿瘤的发展更为顽固。各种证据表明，TAM可促进实体瘤（solid tumor，ST）的产生，在某些条件下TAM可占肿瘤质量的一半以上（Cassetta and Pollard，2018；Liu and Wang，2020）。超过80%的探索表明，TAM密度较大的ST与患者的预测生存结果负相关（Qian and Pollard，2010）。尽管如此，仍存在一些罕见病例，如结直肠和胰腺肿瘤（Qian and

Pollard，2010；Edin et al.，2012，2013）。此外，TAM的发生率似乎影响了ST免疫治疗的有效性（Pascual-García et al.，2019）。炎症与各种破坏性条件下的疾病发展密切相关（Qian and Pollard，2010）。虽然尚不清楚更为深入的机制，但持续的炎症反应可触发关键转录因子（如STAT3、NF-κB和HIF-1α），这些转录因子通过调控巨噬细胞进一步调控炎症反应，并释放与诱导微环境相关的正性促炎因子（Cassetta and Pollard，2018；Balkwill and Mantovani，2012）。IBD等疾病的原发性炎症细胞被认为是具有更高的癌变风险背后的根本原因（Ponzoni et al.，2018）：在慢性炎症过程中，这些诱导因子负责迁移大量的髓系细胞（如单核细胞），当单核细胞出现时则会转变为巨噬细胞（Cassetta and Pollard，2018）。当TAM感知周围环境时，会获得抗炎活性，并包绕周围的细胞和组织。这种现象可推动肿瘤进化（de Visser et al.，2006）。同样，TAM可通过CCL2或正性输入CSF等途径，或通过介导VEGF的表达促进血管生成，通过程序性死亡受体配体1（Programmed death-Ligand1，PD-L1）或B7-H4等发挥免疫抑制作用，促进肿瘤的发生、肿瘤细胞的发展、免疫细胞的侵袭和转移，从而促进肿瘤的发展（He et al.，2019）。确切地说，TAM与所有转移的发生相关，其通过推动肿瘤细胞外逸、定植和确保转移病灶的进展，为转移细胞种植建立理想区域做好准备（Qian and Pollard，2010；Ruffell and Coussens，2015）。TAM通过给予耐药因素或可能对癌细胞的凋亡程序产生抑制作用，从而引起化疗抵抗。由于巨噬细胞在恶性生长的起始和发展中具有永久的功能，因此它已成为疾病治疗的重要靶点。

4.3.1 靶向实体瘤的巨噬细胞

目前制定针对各种疾病的临床治疗方法，目的均为产生多种免疫反应（Liu and Wang，2020；Zhang and Chen，2018）。鉴于巨噬细胞和单核细胞在恶性增殖中的能力，通过靶向该免疫细胞来治疗疾病仍然是最佳方法。目前来说，有三种方法用于靶向巨噬细胞进行疾病治疗：第一种方法是抑制单核细胞浸润ST；第二种方法是复极化TAM以阻断ST；第三种是清除肿瘤环境中的TAM（Cassetta and Pollard，2018）。本部分将探讨巨噬细胞和单核细胞靶向治疗肿瘤药物转运体的关键改进、不足之处和应用前景。

4.3.1.1 抑制单核细胞浸润

大量证据表明，组织原位巨噬细胞（tissue-resident macrophage，TRM）来自胎儿肝脏或卵黄囊（Hoeffel，2015；Schulz et al.，2012）。此外，研究人员已经建立了邻近组织原位的巨噬细胞，即特定肿瘤的TAM。这些巨噬细胞是由像外周循环单核细胞一样渗透的骨髓浆细胞（bone marrow plasma cell，BMPC）分化而来的（Cassetta and Pollard，2018；Guerriero，2018）。因此，阻碍单核细胞进入活跃的肿瘤组织的通道是治疗肿瘤和抑制转移状态进展的一种有前景的方法。TAM通过释放CSF-1、VEGF、CCL2-5、CCL8和M-CSF来募集单核细胞到ST（Murdoch et al.，2004；Lewis and Pollard，2006）。$CCR2^+$单核细胞是M2极化TAM的炎症前体，因此CCL2是一种活性的趋化剂，为髓系细胞募集的重要作用因子（Madsen et al.，2017）。通过这种方式，抑制CCR2/CCL2趋化轴的方法是许多治疗方法的基础（Peña et al.，2015；Sanford et al.，2013）。截至目前，两种抑制CCR2/CCL2趋化轴的药物正在进行临床试验，分别是PF-04136309和CNTO888（carlumab）。PF-04136309是CCR2的阻滞剂，目前研究正处于与FOLFIRINOX疗法结合的Ⅰb期临床试验阶段，FOLFIRINOX疗法是一种多种治疗药物混合的疗法，包括伊利替康、奥沙利铂、氟尿嘧啶和亚叶酸钙（Nywening et al.，2016）。临床研究发现，与单独FOLFIRINOX疗法相比，合并治疗是无毒且有益的。carlumab是一种与CCL2复合的免疫剂，静脉输注时，carlumab可能通过减少单核细胞和巨噬细胞向肿瘤微环境的渗透，逆转前列腺癌的增殖（Loberg et al.，2007a、b）。carlumab的Ⅰ期和Ⅱ期临床初步试验目前已经完成，然而，CCL2亚群是一过性的，暂未发现有相关的治疗价值（Pienta et al.，2013）。一项检查证实，CCL2通过血管生成实现了乳腺癌的强转移（Bonapace et al.，2014），因此，我们需要开展相关辅助工作来研究CCL2阻滞剂单药治疗的安全性和可行性。尽管如此，在联合治疗中使用CCL2阻滞剂仍是具有前景的研究方向。在小鼠卵巢癌模型中，对CCL2的阻断可能提高了紫杉醇和卡铂化疗的有效性（Moisan et al.，2014）。抑制单核细胞进入的另一个潜在靶点可能是通过阻碍单核细胞上的血管蛋白受体TIE2。另一项检查发现，体内释放TIE2的敲除细胞在人胶质瘤异体种植瘤中明显减少了血管生成，并发生广泛的肿瘤消退（De Palma et al.，2005）。不管这些研究的进展如何，在本类治疗方法取得最大治疗效果之前，对原发性或转移性肿瘤募集单核细胞的扩展生物学感知的研究是至关重要的（He et al.，2019）。

4.3.1.2　复极化TAM

TAM促炎特性的恢复是肿瘤治疗中遏制巨噬细胞增长见效最快的方法（Wynn et al.，2013）。该方法是利用原位细胞产生强烈的抗肿瘤反应，与增加T淋巴细胞渗透的药物（如免疫检查点抑制剂）协同作用（Barclay and Van den Berg，2014）。CD47抗体是调控巨噬细胞特性的重要位点，在维持稳态的过程中，CD47的功能是通过与巨噬细胞和树突状细胞等吞噬性髓系细胞中存在的血小板反应蛋白1和信号调节蛋白质（SIRP）-α建立网络，预防吞噬作用（Barclay and Van den Berg，2014）。另外，CD47通常在ST中过表达，向邻近环境发出“不要吞噬我”的信号。抗CD47抗体通过激活TAM的吞噬途径，在异种种植瘤小鼠模型中取得了重要的进展（He et al.，2019；Edris et al.，2012）。目前，学术界已经建立了一些用于传递抗CD47的新型药物递送系统。一项研究探索了一种脂质体样颗粒实用性，该颗粒不仅可通过阻断CSF-1R抑制M-CSF-CSF-1R信号通路，同时可通过SIRPα阻断抗体抑制CD47-SPIRα信号通路（Kulkarni et al.，2018）。在乳腺和黑色素瘤小鼠模型中，与重极化TAM相结合的治疗向M1极化，以提高抗转移和抗肿瘤作用。正对一种TLR9配体（IMO-2055）和两种小颗粒TLR7配体（852A和咪喹莫特）进行临床检查（He et al.，2019）。Zhang及其同事通过一种特别方法，开发了可注射的甘露糖基PLGA纳米颗粒，该纳米颗粒可将M1极化的mRNA转录编码整合到TAM中（Zhang et al.，2019）。他们发现，纳米颗粒输入可将TAM的免疫抑制、肿瘤辅助状态转化为黑色素瘤、卵巢癌和胶质母细胞瘤等恶性肿瘤模型中程序化的抗肿瘤免疫表型，以激活抗肿瘤免疫并抑制肿瘤的发展（Zhang et al.，2019）。另一项研究表明，在巨噬细胞中条件性去除miR消化酶Dicer可促进M1样TAM的编程，而M1样TAM本质上是细胞毒性肿瘤募集和与抗PD-1或CD40激动剂融合时抑制肿瘤发展的来源（Baer et al.，2016）。目前已经在临床前试验中对不同的材料结构进行了试验，以促进TAM向M1特征的转变（He et al.，2019；Ovais et al.，2019）。另一种可能使TAM复极的方法是多段式放疗。传统消融型放疗是一种广泛应用于肿瘤组织处理的方法，但其在较小剂量下增强抗肿瘤作用仍有待明确。以10 Gy单次部分消融后，促纤维化因子和炎症细胞因子可触发固有免疫系统，募集具有组织修复特征的巨噬细胞，促进肿瘤发展（Barker et al.，2015）。在进行实际临床分析之前，尚需要付出更多努力来评估这一方法的有效性和可行性。相比之下，小剂量化疗可能加强了免疫疗法的作用，使免疫系统重新定向，从而获得抗肿瘤特性（Pusuluri et al.，2019）。一般来说，虽然巨噬细胞的表型多功能性意味着它们是恶性肿瘤治疗的可行靶点，但也使构建可靠的治疗介质成为一个关键挑战。巨噬细胞不断地适应着它们周围的组织微环境并发生极化。因此，递送曲线上稍纵即逝的递送载体产生的效力通常可以忽略不计。因此，研究受控递送的制备材料将变得越来越重要（He et al.，2019）。

4.3.1.3　清除TAM

清除TAM是在肿瘤位置清除巨噬细胞的一种方法，这些位置本来应该与促进肿瘤发生和发展的信号组织相拮抗（Ponzoni et al.，2018）。实现TAM清除最普遍的常规方法是使用耗竭性抗体或含有氯磷酸二钠的脂质体。CSF-1R信号通路可推动TAM向肿瘤迁移，并促进其针对肿瘤特征的分化。CSF-1R是Ⅲ类跨膜酪氨酸激酶受体，是大多数巨噬细胞存在所必需的，它与CSF-1和IL-34这两种配体相关，并且在人类和小鼠中可诱导巨噬细胞的存活、分化和扩增（Cassetta and Pollard，2018）。因此，针对这一机制的屏障是预防TAM活化和促进巨噬细胞耗竭的重点关注领域。PLX3397（pexidartinib，培西达替尼）可抑制胶质瘤形成、抑制肿瘤细胞扩增并降低肿瘤分级（Yan et al.，2017）。

在胶质母细胞瘤的临床前试验模型中，PLX3397抑制CSF-1R使肿瘤细胞更容易受到酪氨酸激酶受体抑制。PLX3397在临床初步进行了Ⅰ期和Ⅱ期测试，结果显示52%的患者表现出单药抗肿瘤疗效（Tap et al.，2015）。其他抑制CSF-1R的小分子相关研究，包括可能与酪氨酸激酶（TRKs）相互作用的PLX7486和ARRY-382，这两种小分子均需进行临床试验（Cannarile et al.，2017）。针对CSF-1R，在相关抗体阻断模型中的研究取得了一定成果。CSF-1R与RG7155［依米妥珠单抗（emactuzumab）］相关，并抑制其二聚化。临床前研究表明，在ST中，RG7155可引起$CD8^+$/$CD4^+$T淋巴细胞比例增加，从而减少CSF-1R$^+$ CD163$^+$巨噬细胞（Ries et al.，2014）。在晚期和转移性肿瘤患者的Ⅰ期临床初步试验中，这种抗肿瘤药物临床试验未达到理想效果（Cassier et al.，2015）。IMC-CS4和FPA008［卡比利珠单抗（cabiralizumab）］都是CSF-1R抗体，目前正在经历三组自主初步临床试验（Cannarile et al.，2017；Qiu et al.，2018）。同样，AMG820已进入临床前研究，但其抗肿瘤活性不足（Papadopoulos et al.，2017）。总体而言，CSF-1R抑制剂是一种令人满意的清除TAM的药品。然而，初步的研究结果显示，其可同时清除健康组织中的巨噬细胞从而产生毒性问题，所以其剂量的增加受到了限制。因此，本研究设想CSF-1R阻遏因子与不同药物的融合是有应用前景的。

成功清除TAM的方法是使用双膦酸盐类药物（如阿仑膦酸盐、氯膦酸盐），由于其与单核细胞的特殊相互作用，因此可以对抗巨噬细胞。纳米技术的发展使其成为规划和传递双膦酸盐（通常为脂质体）的一种理想材料（He et al.，2019）。脂质体的特征性结局是被巨噬细胞所吞噬，且脂质体是特异性触发巨噬细胞吞噬所必需的，因此，溶酶体磷脂酶会破坏脂质双分子层。然而，氯膦酸盐不易离开细胞，也不会进入新的吞噬细胞（Van Rooijen and Sanders，1994）。研究发现，与未治疗的对照组相比，含氯膦酸盐的脂质体阻碍了55%的肿瘤发展，同时保持了对循环单核细胞的化学药效（Banciu et al.，2008）。

最近发现，浸润性血管生成是新单核细胞有限的化学触发机制（Zeisberger et al.，2006）。1,2-二油酰基-3-三甲基丙烷铵（DOTAP）是一种正电荷表面活性物质构建的脂质体，可广泛用于构建阳离子脂质体。该脂质体以剂量和时间依赖的方式抑制巨噬细胞的增殖和促进其凋亡，可导致小鼠黑色素瘤模型的肿瘤体积缩小（Piaggio et al.，2016）。另一项研究表明，氯膦酸盐可通过形成游离的ALN（一种对甘露糖受体具有高亲和力的多糖）提高氯膦酸盐与巨噬细胞的亲和性，以有效消耗TAM（Zhan et al.，2014）。含氯膦酸盐的脂质体可用于治疗肺癌、结肠恶性肿瘤、T细胞淋巴瘤、胰腺疾病和不同的骨髓瘤等（He et al.，2019）。

大多数用于清除TAM的药物（包括含氯膦酸盐的脂质体和不同的双膦酸盐类药物）已被证明可在小鼠中发挥作用。尽管如此，从已经进行的一小部分临床初步试验中却得到了相互矛盾的结果，这提示我们需要简化分子结构和组织（Van Acker et al.，2016）。研究人员正在使用不同的试验方法探索如何将氯膦酸盐用于新型辅助治疗，以及其与激素治疗和化疗药物联合使用的效果（Cassetta and Pollard，2018）。另一种相对较少被考虑用于消耗TAM的方法是通过曲贝替定（trabectedin，一种小分子化疗药物）靶向肿瘤细胞，并促进单核细胞和巨噬细胞的凋亡（Germano et al.，2013）。trabectedin通过TRAIL启动caspase-8，从而耗尽TAM（Liguori et al.，2016）。同样，trabectedin也可阻止病情加重，从而抑制肿瘤发展。促炎因子CCL2和IL-6能募集单核细胞到肿瘤部位并促进肿瘤发展，而trabectedin能逆转CCL2和IL-6的分泌，从而抑制肿瘤发展（Allavena et al.，2005；Germano et al.，2010）。

总的来说，虽然在许多临床前研究和临床研究取得了令人满意的结果，但令人担忧的是，目前清除TAM的技术会破坏巨噬细胞的屏障结构，这可能会扩大疾病的影响范围（Purnama et al.，2014）。因此，我们必须谨慎对待药物递送的方法和剂量，以提高靶向性并减少副作用。总之，靶向TAM是一种治疗恶性肿瘤的有效方法。

在上述所有靶向技术中，因为TAM占肿瘤负荷的很大一部分，所以清除TAM通常是对抗肿瘤的直接方法。与此相关的各种生物药物和药物递送系统（DDS）在正在进行的临床分析中展现出一定的治疗潜力。然而，由于疾病的风险可能增加，因此没有任何药物被批准用于临床，而携带多重内容物的DDS可能也属于这种情况。为了使TAM复极化，需要长期引入增强剂来激活顽固的免疫应答。一段时间后适当地持续给药的DDS对于TAM复极是一种十分合理的方法。

5 纳米医学：一种作为靶向巨噬细胞原型的肿瘤治疗新方法

在分子靶向领域，纳米技术的应用提供了广泛的、旨在推动将药物传递到巨噬细胞的纳米结构（Liu et al.，2020）。免疫调节药物尽管在提高患者生存能力和降低毒性作用方面具备巨大潜力，但对患者耐受性的提升仍有限。多样的纳米结构已被用来评估药理学活性，使其能够解决补偿能力和稳定性的常规问题，减少药物的副作用，扩大其循环半衰期，有时还可使其被可控地递送至目标细胞（Andón et al.，2017）。

5.1 巨噬细胞捕获纳米药物：用于肿瘤治疗的新活细胞介导药物递送系统

药物递送技术的一项进步，即所谓的新活细胞介导药物递送系统（live cell-intervened drug delivery systems，LCDDS），包括利用患者的宿主细胞（如干细胞、MPs或单核细胞）（Su et al.，2015）进行一般的递送，或利用这些细胞的选定基本片段（如外细胞层）（Andón et al.，2017），就像堆积着药物的“特洛伊木马”。此外，必须利用活细胞（如白细胞）短暂的预期寿命作为转运、治疗活动和生理处理“载体”的适宜时期。对肿瘤微环境的细胞成分进行鉴定的最新检查显示，TAM主要起源于循环单核细胞，而循环单核细胞是指对广泛的分子信号（如来自肿瘤细胞的CCL2/MCP-1）作出应答而产生的外周血细胞（Qian et al.，2011）。值得关注的是，临床研究中使用的大部分化疗药物只能到达血管区域，而单核细胞/巨噬细胞具有很强的深度浸润肿瘤组织的能力，可直接进入缺氧区域（Andón et al.，2017）。令人兴奋的是，骨髓细胞具有这种能力，即使它们被堆积在治疗负荷下，也能够侵入患病组织，并渗透到测试性生物障碍中，且这种能力已经开始被研究。

此外，已经证明单核细胞/MPs的吞噬行为在体外基本是有价值的，因为它们能与包裹药物的纳米结构进行简单堆积（Andón et al.，2017）。例如，Qin及其同事研究了THP-1单核细胞与载荷抗抑郁大分子药物（trefoil factor 3）的环肽RGD（cRGD）修饰脂质体的胞外堆积。在相关小鼠模型中，这些“负载细胞”的静脉给药产生了可接受的跨血脑屏障效果，并提升了治疗效果（Qin et al.，2015）。在另一种方法中，Yuan及其同事试图通过葡聚糖修饰的聚苯乙烯纳米颗粒（dextran-modified polysyrene nanoparticles，DEX-PS-NPs）靶向M1和M2巨噬细胞治疗急性腹膜炎和4T1乳腺肿瘤（图1-8），实现了靶向肿瘤特定区域的纳米颗粒的体外和体内关联（Yuan et al.，2020）。通过追踪负载的尼罗红荧光染料的强度，可评估静脉给药后纳米颗粒在肿瘤部位的靶向和分布。在体外试验中，研究者可观察到纳米颗粒对M2巨噬细胞的靶向作用，但在体内试验中却无法区分不同亚型的巨噬细胞。总之，该方法似乎可以有效地追踪TAM，从而靶向急性腹膜炎和肿瘤。另外一种试验策略是将体内靶向单核细胞与纳米结构堆叠在循环系统中，使其到达肿瘤的位置。为此，Smith等人开发了名为单壁碳纳米管（singlewalled carbon nanotubes，SWCNT）的RGD（Arg-Gly-Asp）肽，SWCNT被血液中的Ly-6C高单核细胞吞噬，因此被输送到肿瘤中，这表明其具有关键的肿瘤递送能力（Smith et al.，2014）。尽管这些RGD-SWCNTs 没有任何药物的载荷，但该结果为今后的研究提供了方向。与单核细胞相关的另一种用于模式识别Dectin-1受体的配体可能是β-葡聚糖（Wu et al.，2010）。

尽管人们关注的是想象中的靶点，但纳米技术的应用提供了将LCDDS与各种药物负载在一起的可行性，并在这些药物到达肿瘤部位之前将其安全地限制了起来。当LCDDS到达具有治疗活性的适当区域（如肿瘤的关键部位）时，则必须给药。为此，使用纳米技术在物理或化学刺激下迅速释放药物是一种选择。此外，选择合适的纳米载体碎片可能实现药物在目标组织上的被动释放，当LCDDS到达目标组织时，这些纳米载体碎片基本上具有良好的生物降解特性。例如，具有良好临床特性的显著的生物可降解聚合物聚乳酸（PLA）是可被获取的，并且对它的生物降解特性已经进行了相当深入的研究（Xie et al.，2014；Makadia and Siegel，2011）。当然，要实现药物的主动释放，还需要进一步发展纳米技术，挖掘纳米载体，促使药物在所需的时间内及时释放。为此，可以使用外部刺激，如磁场、温度、光或超声方法（Su et al.，2015）。通过外部刺激这种方式的一项研究显示，用于治疗淋巴细胞白血病的药物的二硫键（左旋门冬酰胺酶）与细胞穿透肽（CCP）相关。红细胞可捕获这种复合物，当该复合物到达细胞质时，谷胱甘肽引起的二硫键减少会导致药物与肽解离、药物释放并产生治疗活性（He et al.，2014）。

从根本上说，在单核细胞/巨噬细胞到达肿瘤之前，将它们与纳米药物负载在一起仍处于试验的初始阶段，难以在临床中应用。到目前为止，这一程序利用了载体细胞的生理特性，限制了毒性问题，并且凭借它们在任何条件下都能进入肿瘤微环境的先天能力，从而到达肿瘤关键部位中最棘手的区域——缺氧区域。

5.2 巨噬细胞成像的纳米颗粒：用于癌症的预后和鉴定

巨噬细胞和单核细胞在恶性肿瘤和不同病理（包括关节炎、心血管疾病、结核病和T1DM）中的局部效用已经得到阐述（Jin et al.，2020；Andón et al.，2017）。对巨噬细胞和单核细胞的明确靶向和感知预示着监测和阻断这些疾病的进展有特殊的前景。各种有症状的成像工作与纳米颗粒造影剂和靶向探针相结合被用于成像技术，如磁共振成像（MRI）、计算机断层扫描（CT）、正电子

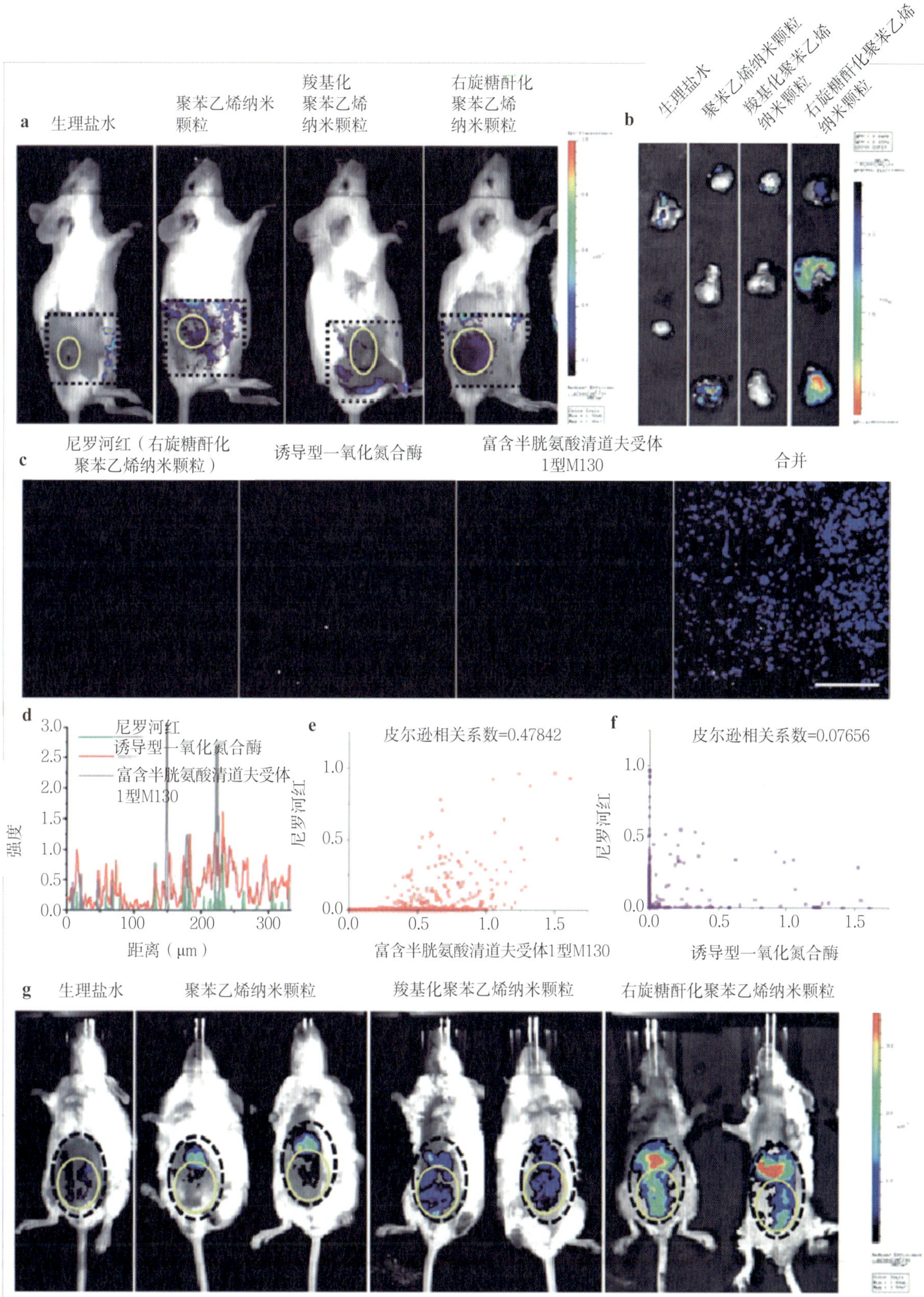

（a）尼罗河红在小鼠肿瘤模型中发出的荧光信号（体内）；（b）尼罗河红在小鼠分离肿瘤中发出的荧光信号（体外）；（c）肿瘤中NP分布的激光扫描共聚焦显微镜（CLSM）解释；（d）使用CD163和iNOS进行NP的定位评估；（e）CD163和NP的皮尔逊相关评估；（f）iNOS和NP的皮尔逊相关评估；（g）急性腹膜炎中尼罗河红发出的荧光信号（体内）。黑色虚点表示疾病，而实黄线表示感兴趣的区域。（插图来自Yuan et al.，2020）

图1-8　DEX-PS-NPs对急性腹膜炎和肿瘤的体内靶向潜力

发射断层成像（PET）和单光子发射计算机断层扫描（SPECT）（Andón et al.，2017）。

如今，与动物基础检查的典型临床成像程序相比，光学成像（OI）是一种合适且直接的选择，其在动物基础检查中，对更深层组织浸润的需求减少（Weissleder and Ntziachristos，2003）。此外，不同荧光纳米材料（如量子点）的进展使得目前临床前光学成像方法得以升级（Cormode et al.，2008）。巨噬细胞靶向成像逐渐被用于恶性肿瘤检查（Andón et al.，2017）。ST中巨噬细胞侵袭的影像学检查提供了适用的预测性数据，可以区分肿瘤边缘，有时也可以显示抗肿瘤治疗的有效性（Weissleder et al.，2014）。例如，MRI可以在包括乳腺癌在内的各种肿瘤中显示TAM（Daldrup-Link and Coussens，2012）。超顺磁性氧化铁纳米颗粒（superparamagnetic iron oxide NPs，SPIONPs）是一种有益的MRI造影剂，可通过适当的改良，使其具有合适的分子表面和大小特性，从而被各种组织中的巨噬细胞吞噬。虽然75 ~ 145 nm的SPIONPs会迅速被单核吞噬细胞系统（MPS）（如肝和脾）的巨噬细胞摄取，但相反，粒径较小（<50 nm）的超小SPIONPs（USPIONPs）在MPS-巨噬细胞中的滞留时间较短，在血液循环中停留的时间较长，并且会在肿瘤部位和炎症组织中聚集，到达TAM和组织巨噬细胞（Rosenblum et al.，2010；Corot et al.，2006）。Ferumoxytol®是一种USPIONPs，已被有效地用于MRI测量肿瘤中的巨噬细胞侵袭。Ferumoxytol®也被用于预测递送系统的浸润活性，并能很好地预测乳腺癌患者的临床结果，以及在临床实践中观察TAM靶向治疗。TAM靶向右旋糖聚糖纳米颗粒（一种荧光交联形式的Ferumoxytol®）已被用于肺癌的3D器官成像原型中，可描绘TAM的浸润情况（Cuccarese et al.，2017）。

嗜淋巴性SPIONPs可被巨噬细胞吞噬，与高分辨率MRI结合使用，能以非侵入性的方式识别前列腺癌淋巴结转移（Harisinghani et al.，2003）。另一种方法是通过放射性标记，用^{89}Zr形成右旋糖酐纳米颗粒（被识别在巨噬细胞内聚集），该方法已用于在同基因结肠癌小鼠模型中测定TAM的浸润（Keliher et al.，2011）。此外，^{89}Zr放射标记的重建高密度脂蛋白（rHDL）已被用于PET成像，用于观察乳腺癌小鼠模型的非显著性TAM（Pérez-Medina et al.，2015）。在另一项检查中，我们将荧光断层成像（FMT）与MRI相结合，以使患肉瘤小鼠中的巨噬细胞成像（Leimgruber et al.，2009）。在这项研究中，TAM被表面调谐磁荧光纳米颗粒特异性标记，允许MRI和FMT在肿瘤微环境中实现跟踪。

Movahedi及其同事报告了另一种在肿瘤中识别促血管生成TAM的方法。他们创建了^{99}mTc标记的巨噬细胞甘露糖受体靶向纳米体（来自骆驼科重链抗体的单域抗原结合片段），这些纳米体具有良好的SPECT成像特征，可在肿瘤间质中显示甘露糖受体的巨噬细胞（Movahedi et al.，2012）。总的来说，这些影像学方法（有时有适当的改变）与巨噬细胞对ST的侵袭有关，更重要的是，与评估其明确的定位（如中央或周围）、表型和能力有关。这种对TAM的详尽研究可以利用新型纳米技术成像方法完成，可以提示对抗肿瘤治疗应答的更好的预期，实现对恶性肿瘤的更好的评估和评价。随着疾病免疫疗法（如免疫检查点拮抗剂）的不断普及，这些识别和预后试验的重要性也日益增加。

在目前对TAM的临床实践中，疾病免疫疗法将被广泛用于对抗TAM中肿瘤微环境的免疫抑制（Allen et al.，2017；Gordon et al.，2017）。

6 未来展望

巨噬细胞在每一种免疫应答中都具有复杂性，在几乎所有自身免疫性疾病中都能构建先天性免疫和获得性免疫之间的桥梁。巨噬细胞进一步的表型变异及其随后的极化是加重组织损伤或其他有害病变的关键方面。巨噬细胞已成为免疫紊乱迫在眉睫的靶点，但目前仍在探索中。本文重点介绍了巨噬细胞相关疾病、病理生理学、复极障碍以及各种免疫疾病临床聚焦的潜在替代方案和纳米技术靶向方法。虽然人们已经为靶向和修饰巨噬细胞的功能做出了巨大的努力，但它们在体外和体内的相关性、它们的临床前模型以及不同患者之间的疾病差异性仍有待研究。上述研究成果将为进一步探索和靶向巨噬细胞奠定基础，以通过结合纳米技术方法实现最有效的治疗。

（何敏聪　译）

（魏秋实　审校）

巨噬细胞相关疾病及纳米药物递送系统的应用

Papiya Bigoniya

【摘要】巨噬细胞表型与多种慢性炎症性疾病的发病机制相关，如动脉粥样硬化、肥胖、糖尿病、癌症、皮肤病、慢性创面和神经变性疾病。巨噬细胞在组织修复、免疫和癌症中扮演着至关重要的角色。它们通过清除死亡、坏死或凋亡细胞，摧毁入侵的病原体，并提供免疫支持。巨噬细胞可分化为经典激活（M1）杀伤型巨噬细胞和替代激活（M2）调节型巨噬细胞。深入认识巨噬细胞生物学及其激活状态与不同疾病进展的相关性，对治疗癌症、关节炎、肥胖和糖尿病等疾病的纳米药物递送系统的设计至关重要。许多研究者致力于开发巨噬细胞相关的药物递送系统以针对肿瘤治疗，如肿瘤相关巨噬细胞的招募抑制、再训练和直接杀死。研究者设计了一种名为活细胞介导药物递送系统的靶向肿瘤巨噬细胞的纳米治疗工具，用于在肿瘤组织中输送药物。肿瘤巨噬细胞相关的纳米药物递送系统面临的主要难题有缺乏选择性、抗肿瘤反应不足以及实体瘤组织对药物的摄取有限。通过探索巨噬细胞多样性，并依据解剖位置和功能调节作用确定靶细胞，可以发展有效的纳米药物递送疗法。

【关键词】关节炎；癌症；慢性炎症；糖尿病；巨噬细胞；纳米载体；纳米药物递送；表型

1 引言

巨噬细胞在以慢性炎症为主要病变的疾病，如动脉粥样硬化、肥胖、糖尿病、癌症、皮肤病、慢性创面和神经退变性疾病中扮演关键角色，它们在组织修复、免疫、慢性炎症性疾病和癌症中具有重要功能。巨噬细胞是由循环系统外的单核细胞分化而成的大型吞噬细胞，根据其常驻的组织，可命名为：朗格汉斯细胞（皮肤）、库普弗细胞（肝脏）、小胶质细胞（脑）、肺泡巨噬细胞（肺）、腹膜巨噬细胞（腹膜）和破骨细胞（骨）。炎症发生后，单核细胞离开血管，经历一系列变化转变为巨噬细胞。学界认为巨噬细胞可以来源于胚胎祖细胞（这些祖细胞群在人成年后不受血液前体细胞的影响），也可以来源于造血干细胞衍生的单核细胞。在健康组织中，巨噬细胞通过清除老化细胞和调节组织代谢来维持体内稳态。

巨噬细胞可发现、吞噬和消灭病原体及凋亡细胞，保护机体组织并检测不显示适当蛋白质表面标志的细胞类别。一些巨噬细胞充当清道夫，清除机体中坏死或凋亡的细胞，而另一些巨噬细胞通过吞噬入侵的微生物提供宿主免疫。巨噬细胞可以存活数月，并在死亡前杀死数百种不同的微生物，提供非特异性或先天性免疫。巨噬细胞摧毁入侵病原体的能力是宿主防御的关键组成部分。巨噬细胞通过吞噬作用吞噬入侵者，并在提醒免疫系统存在入侵者方面发挥关键作用。吞噬微生物后，巨噬细胞在其表面表达一种称为抗原的特异性蛋白，该蛋白向相应的辅助性T细胞发出抗原存在的信号。在识别抗原之后，辅助性T细胞激活免疫系统的细胞毒性T细胞，攻击感染的B淋巴细胞产生抗体。此“标签”抗原被抗体记忆，其可以直接靶向将来所有显示该抗原的细胞，该过程称为适应性或获得性免疫。

巨噬细胞是宿主防御细菌感染的重要的第一反应者，长时间的炎症反应对宿主有害。巨噬细胞可以分化为经典激活的巨噬细胞（M1）或替代激活的巨噬细胞（M2）。M1被认为是杀伤型巨噬细胞，呈现促炎宿主防御表型，可在感染过程中杀死外来入侵者。M1巨噬细胞通过将精氨酸代谢为一氧化氮来实现这一功能，一氧化氮对入侵细胞具有细胞毒性。M2巨噬细胞具有促进创伤愈合和调节表型的功能，因此被认为是组织修复型巨噬细胞。在感染过程中，M2巨噬细胞可促进周围组织的新生并修复感染的损伤。M2巨噬细胞通过将精氨酸代谢为鸟氨酸来完成这一细胞修复任务，鸟氨酸对调节细胞增殖至关重要。疾病从亚临床阶段发展为临床阶段源于巨噬细胞表型从M1宿主防御型极化转变为调节性M2表型。巨噬细胞表型通过分泌的细胞因子及细胞表面标志和受体来区分。M1型宿主防御巨噬细胞表达促炎细胞因子，如IFN-γ、IL-1β、IL-12、IL-23和TNF-α。相反，抗炎/调节和修复M2巨噬细胞表达表面标志物甘露糖受体或CD206、CD163，分泌细胞因子IL-1Ra和IL-10，以及TGF-β。

2 巨噬细胞在疾病病理学中的作用

巨噬细胞极化是可塑的和可逆的。巨噬细胞表型之间的极化是一个动态过程，主要由具有表型依赖性的刺激及其持续性决定。巨噬细胞表型的可塑性发生在存在异质群体的感染过程中。M1极化发生在炎症反应的初始阶段，而M2极化在炎症消退期间占主导地位。M1和M2极化的连续发生对于损伤后炎症反应的适当终止并启动充分的组织修复反应至关重要。巨噬细胞极化状态之间转换过程的变化可导致慢性炎症病理学变化、自身免疫性疾病，甚至代谢紊乱。巨噬细胞极化在生理和病理条件下都可发生。宿主中巨噬细胞极化状态是疾病发展和/或消退的决定因素。巨噬细胞极化取决于其代谢状况。M1巨噬细胞的代谢特征包括糖酵解增强、磷酸戊糖途径（PPP）异常以及由三羧酸循环功能减弱而导致的琥珀酸和柠檬酸盐的积累。

相反，M2巨噬细胞的代谢特征是氧化磷酸化、脂肪酸氧化增强，糖酵解降低，PPP活性下降。

在感染过程中，巨噬细胞利用模式识别受体识别病原体上的丝裂原激活蛋白（MAP）。MAP可通过多种方法扰乱巨噬细胞的功能和响应性，包括阻止巨噬细胞激活、阻断吞噬体成熟、阻止巨噬细胞酸化和延迟巨噬细胞凋亡。了解巨噬细胞的生物学及其在不同疾病条件下的激活状态有助于设计治疗方案。

2.1 动脉粥样硬化

动脉粥样硬化是由于胆固醇在血管壁周围堆积，使动脉变窄和增厚进而导致的动脉持续性慢性炎症。动脉粥样硬化源于脂质代谢失衡和免疫反应失调。脂质在大中型动脉中的积聚会导致斑块沉积，从而阻碍血液流动。低密度脂蛋白（LDL）胆固醇升高、高血压、肥胖以及2型和1型糖尿病都与动脉粥样硬化的发展相关。LDL胆固醇的积聚可促进单核细胞的募集，而氧化LDL的摄取可诱导单核细胞向巨噬细胞分化，从而导致泡沫细胞的形成和平滑肌细胞的增殖。氧化磷脂、氧化LDL、饱和脂肪酸和脂蛋白a可以诱导应激巨噬细胞的凋亡。促炎性巨噬细胞涉及从斑块起始到进行性沉积的所有致病阶段，而抗炎性巨噬细胞参与斑块的稳定。据报道，M1和M2巨噬细胞亚型均可在动脉粥样硬化斑块中出现。

在动脉粥样硬化微环境中，由于动脉粥样硬化过程早期胆固醇晶体的积聚，巨噬细胞表型特异性转录程序被激活。胆固醇晶体可以促进caspase-1激活炎症小体生成，这会导致IL-1作为M1极化刺激物的裂解和分泌。促炎M1表型也可以通过抑制转录克吕佩尔（Krüppel）样因子2或刺激Toll样受体4（TLR4）介导的途径来促进，进而导致NF-κB的激活。相比之下，抗炎M2表型可被9-氧代壬酰基胆固醇激活，9-氧代壬酰基胆固醇是一种重要的胆固醇酯氧化产物，可增强TGF-β的分泌。目前在动脉粥样硬化中发现了第三种巨噬细胞表型，称为Mox，代表暴露于氧化磷脂的巨噬细胞。在晚期动脉粥样硬化病变中，Mox巨噬细胞约占巨噬细胞总数的30%。与M1和M2巨噬细胞相比，Mox巨噬细胞的吞噬和趋化能力降低。在氧化磷脂作用下，Mox巨噬细胞的IL-1β和环氧合酶-2的表达增加。

巨噬细胞极化也与动脉粥样硬化的临床过程密切相关。在有症状和无症状斑块中均可观察到巨噬细胞亚群之间显著的差异。M1巨噬细胞在形成的有症状斑块的脂质核中含量丰富，但在斑块的内膜区域中很少出现，而M2巨噬细胞在无症状动脉粥样硬化斑块中含量较高，这提示M2巨噬细胞有潜在保护作用。在退化斑块中，巨噬细胞数量逐渐减少，在某些情况下可观察到其表型转变增强，M2表型增加。

2.2 哮喘

过敏性哮喘是一种慢性炎症性肺部疾病，其特征包括气道炎症、阻塞、高反应性和病理性肺重塑。炎症反应的标志是肺淋巴细胞、肥大细胞、嗜酸性粒细胞和巨噬细胞的活化以及过敏原特异性IgE的表达升高。细胞因子介导的慢性气道炎症是过敏性哮喘的典型特征，其与气道腔中巨噬细胞群的持续存在相关。肺巨噬细胞可产生各种因子，直接刺激气道平滑肌收缩并导致病理性气道重塑。气道巨噬细胞释放的细胞因子，如IL-4、IL-13和IL-33，也参与了慢性哮喘的发病机制。这些巨噬细胞还可促进肺CD4 T淋巴细胞（辅助性T细胞）产生2型细胞因子，并产生各种其他细胞因子和趋化因子，调节嗜酸性粒细胞和嗜碱性粒细胞向肺迁移。巨噬细胞也增加了过敏原诱发疾病的严重程度。

2.3 肥胖与糖尿病

2型糖尿病（T2DM）的特征是由于外周对胰岛素作用的抵抗及β细胞不能充分补偿而导致的高血糖。巨噬细胞极化在T2DM的发病机制中起关键作用。组织破坏性（M1）/组织修复性（M2）巨噬细胞的极化对β细胞的增殖有重要影响。有研究表明，M1巨噬细胞可导致炎症、肥胖和胰岛素抵抗的加重，而M2巨噬细胞可减轻肥胖及胰岛素抵抗。M1和M2脂肪巨噬细胞比例的失衡与胰岛素抵抗的发展直接相关。M2巨噬细胞也为前脂肪细胞提供了一个适宜的微环境，以保持其数量和质量，从而保持胰岛素的敏感性。M2巨噬细胞通过释放多种营养因子（如TGF-β1）来调节β细胞的增殖。M1巨噬细胞分泌的IL-1β可强烈抑制胰岛素的分泌，进而导致胰岛受损，使用IL-1R拮抗剂和抗IL-1β中和抗体可以消除其对胰岛的影响。

过氧化物酶体增殖物激活受体γ（PPARγ）在M2巨噬细胞的极化中起重要作用，并具有抗炎功能，且与代谢功能障碍相关。PPARγ是调节巨噬细胞极化的一个靶基因，其在巨噬细胞极化的调节中与NF-κB相互作用。在调节巨噬细胞极化中发挥作用的PPARγ的活化可以阻断NF-κB的促炎途径，并抑制相关因子如TNF-α的表达。最近的研究表明，单磷酸腺苷白细胞介素β1在保护巨噬细胞免受炎症影响中发挥了重要作用，并可在高脂暴露下调节肥胖诱导的胰岛素抵抗。抑制促炎细胞因子和趋化因子，如TNF-α、IL-1β、IL-6和CCL2的产生，可减少脂肪组织炎症和胰岛素抵抗。

肥胖与内脏脂肪组织中促炎细胞的积累密切相关。脂肪组织炎症是胰岛素抵抗和向T2DM发展的重要深层原因。肥胖可通过在局部脂肪组织中诱导慢性低度炎症而增加患T2DM的风险。组织巨噬细胞在炎症状况中起重要作用，而相关炎症状况包括肥胖相关代谢疾病、胰岛素抵抗和T2DM。研究证明，肥胖诱导的脂肪细胞肥大可导致应激标志物的表面表达上调。据报道，脂肪细胞肥大会形成缺氧区域并激活缺氧诱导因子1。缺氧可诱导炎性细胞因子产生，并抑制前脂肪细胞相关血管生成，从而导致胰岛素抵抗。巨噬细胞和其他免疫细胞几乎占正常脂肪组织的10%，在维持体内平衡方面起着至关重要的作用。饮食诱导的肥胖会破坏这种稳态，导致巨噬细胞浸润增强，使其在脂肪组织中的数量增加50%。脂肪组织炎症可分泌TNF-α进一步增加脂肪分解，导致游离脂肪酸的产生加剧，形成恶性循环。了解肥胖导致内脏脂肪组织炎症的潜在机制对预防糖尿病具有重要意义。

脂肪组织巨噬细胞从M2到M1样促炎态的极化可导致胰岛素抵抗的发生。针对肥胖患者的炎性

M1/M2极化过程可能是未来预防糖尿病发展的鼓舞人心的策略。研究发现，敲除CCR2的小鼠脂肪组织中的巨噬细胞会极化为M2型，即使在肥胖状态下也是如此。同时，CCR2敲除的小鼠可减轻饮食诱导的胰岛素抵抗。抑制M2巨噬细胞分泌IL-10可增强胰岛素信号缺陷，这表明其在T2DM中起保护作用。

2.4 癌症

肿瘤含有大量的巨噬细胞，其最初被认为是抗肿瘤组织反应的一部分，但数据表明巨噬细胞可促进肿瘤的发生、发展和转移。作为对持续感染或慢性刺激的反应，巨噬细胞合成炎性细胞因子IFN-γ、TNF-α和IL-6，这些细胞因子作用于其他免疫细胞，也似乎是肿瘤发生和发展的原因。癌症中表现为非经典耐受状态、浸润肿瘤区域的巨噬细胞，通常被称为肿瘤相关巨噬细胞（TAM）。在已形成的肿瘤中，TAM刺激肿瘤细胞发生迁移、侵袭，进入血管内，并促进血管生成，满足肿瘤生长所需。TAM还通过增强蛋白酶，如基质金属蛋白酶、组织蛋白酶和包括赖氨酰氧化酶在内的基质重塑酶的表达重塑肿瘤微环境。

一旦肿瘤形成，TAM就表现为不同于初始免疫活性状态的促进肿瘤向恶性发展的营养免疫抑制表型。巨噬细胞在肿瘤血管生成中起重要作用，可调节向恶性状态转变所需的血管生成“开关”。一类特异的巨噬细胞群可促进二次肿瘤的发展，被称为转移相关巨噬细胞（MAM），其与TAM的起源不同。癌细胞从原发性肿瘤向周围组织的扩散称为转移，这导致了约90%的癌症相关死亡。TAM参与了原发性肿瘤经多步骤发展至肿瘤转移的全过程。TAM可激活肿瘤生长，启动血管生成，促进肿瘤细胞迁移和侵袭，并分泌一系列特异的标志物。最先参与原发性肿瘤的常驻巨噬细胞生成TAM，而转移部位的炎性巨噬细胞生成MAM。炎症性单核细胞和MAM通过血管内皮生长因子（VEGF）的表达促进肿瘤细胞外渗，VEGF可增加局部血管通透性。MAM可促进转移细胞的后续生长，并在转移后将其消融，抑制转移生长。

癌细胞具有抑制M1巨噬细胞同时支持M2巨噬细胞生长的能力。M1巨噬细胞的缺乏可导致免疫系统破坏癌细胞的能力降低，而丰富的M2巨噬细胞则促进了肿瘤不受限地生长和增殖。癌症患者的M1巨噬细胞比例大多比M2更高。对癌细胞增殖的研究表明，M1巨噬细胞比例较高的小鼠比M1巨噬细胞比例较低小鼠的癌细胞增殖速度慢得多。癌症免疫治疗可能是一个有希望成功的和有效的可提高M1/M2巨噬细胞比率的方法。引入γ干扰素，可以刺激巨噬细胞群分化为M1巨噬细胞。然而，由于具有广泛的生理学作用，大量的γ干扰素会产生许多不必要的副作用。

简而言之，将γ干扰素靶向肿瘤部位通过巨噬细胞的分化，可避免γ干扰素对全身的广泛影响。细胞毒性T细胞具有直接杀死肿瘤细胞和产生γ干扰素的能力，这促进了M1巨噬细胞的分化，从而产生抗肿瘤免疫应答。通过增强T淋巴细胞的功能，可以实现直接的以及巨噬细胞介导的细胞杀伤，其有望成为潜在的理想肿瘤免疫疗法。

2.5 慢性伤口

巨噬细胞参与组织稳态，可促进炎症反应、组织损伤以及组织修复。炎症和代谢应激与癌症、T2DM、慢性感染和败血症相关。烧伤患者的脂肪组织和肝脏中有大量的游离脂肪酸和M2极化巨噬细胞，这会阻碍伤口愈合并导致不良发展。巨噬细胞会因脂多糖（LPS）——一种与革兰氏阴性菌感染相关的“危险信号”而被以不同的方式重编程。巨噬细胞对LPS表现出典型的促炎（M1极化）反应，但对慢性棕榈酸的暴露则表现出抑制性抗炎（M2极化）反应，这些反应都与特定的转录程序和信号通路活动相关。

2.6 类风湿关节炎

巨噬细胞在多种自身免疫性疾病（包括多发性硬化症、类风湿关节炎和炎症性肠病）的发病机制中发挥着重要作用。它是许多重要炎症细胞因子的来源，这些细胞因子，即IL-12、IL-18、IL-23和TNF-α是自身免疫炎症的重要驱动因素。关节炎是一种慢性炎症性自身免疫性疾病，可影响滑膜关节并破坏关节。关节炎是一种无法完全治愈的慢性炎症性自身免疫性疾病，目前可用的治疗方法主要是降低症状的严重程度和延缓疾病的进展。巨噬细胞是关节炎滑膜中可见的数量最多的免疫衍生细胞，其在关节炎的发病机制和疾病进展中具有意义。在关节炎滑膜中，巨噬细胞主要产生促炎细胞因子（TNF-α、IL-1β和IL-6）、趋化因子（CCL2和IL-8）和基质金属蛋白酶（MMP-3和MMP-12）。滑膜中巨噬细胞亚群数量的增加可作为风湿性疾病发作的早期标志。滑膜中巨噬细胞浸润的程度与关节侵蚀密切相关。巨噬细胞有可能成为关节炎治疗干预的关键靶点。在骨关节炎中，巨噬细胞直接产生TNF-α和IL-1β或同时激活滑膜成纤维细胞，使其间接作用于滑膜炎症。

2.7 神经退行性疾病

中枢神经系统（CNS）是一个“免疫豁免”器官，存在大量髓细胞。脑脊膜、血管周隙和脉络丛等防御屏障保护着CNS。CNS内有小胶质细胞、脑膜巨噬细胞、血管周围（血脑屏障）巨噬细胞和脉络丛（血脑脊液屏障）巨噬细胞。这些细胞优先参与神经炎症过程的进展和消退并维持稳态。毒素、感染、创伤和缺血样刺激可通过释放炎症介质快速激活CNS，导致急性神经炎症的发生。发生炎症后，循环的单核细胞会被募集并进入CNS。这些细胞群在CNS相关的自身免疫性疾病（多发性硬化症）和退行性疾病（肌萎缩侧索硬化和阿尔茨海默病）中起关键作用。在病情失控的情况下，它们会引起慢性神经炎症，从而导致神经变性和神经紊乱。小胶质细胞同时具有神经保护和神经毒性作用。小胶质细胞可产生促炎细胞因子，如IL-1β、TNF-α、IL-6、超氧化物、一氧化氮和兴奋性氨基酸，以及神经保护因子，如神经营养素、脑源性神经营养因子、胶质细胞衍生神经营养因子和神经生长因子。

阿尔茨海默病是痴呆症最常见的病因，具有β-淀粉样蛋白积聚、神经原纤维缠结、突触丢失和神经变性等病理特征。阿尔茨海默病中的炎症成分与细胞因子和趋化因子等补体系统激活的小胶质细胞和星形胶质细胞神经炎症有关。阿尔茨海默病患者的小胶质细胞和骨髓衍生的单核吞噬细胞聚集在老年斑块周围。小胶质细胞对β-淀粉样肽作出反应，通过释放细胞毒性因子促进其被清除，并进一步促进对β-淀粉样肽的吞噬。

肌萎缩侧索硬化是一种运动神经元的神经退行性疾病，其特征是中度的进行性功能障碍和运动神经元丢失。神经元损伤发生在运动神经元和小胶质细胞中，相关的病理标志物包括超氧化物歧化酶（SOD）、肉瘤融合蛋白，或运动神经元和少突胶质细胞中的TAR DNA结合蛋白。肌萎缩侧索硬化的神经炎症涉及小胶质细胞的活化和增殖，以及T淋巴细胞向大脑和脊髓的浸润。肌萎缩侧索硬化中小胶质细胞的激活态是神经保护性M2和神经毒性M1表型巨噬细胞之间的一个连接谱。脊髓中炎症性单核细胞的募集在肌萎缩侧索硬化中也具有病理意义。

多发性硬化症是一种CNS脱髓鞘性自身免疫性疾病，其特征是少突胶质细胞丢失和神经变性导致的进行性轴突损伤。血脑屏障受损后，外周免疫细胞（T淋巴细胞、单核细胞和树突状细胞）侵入CNS并激活先天性免疫系统。辅助性T细胞、细胞毒性T细胞、B淋巴细胞、巨噬细胞和小胶质细胞分泌的细胞因子涉及对髓磷脂抗原免疫反应下调的启动和进展，以及随后的免疫介导脱髓鞘。在多发性硬化症中，小胶质细胞被激活后表现出神经炎性和神经保护特性，可导致大量免疫细胞浸润和髓鞘脱失发生。小胶质细胞在髓鞘形成和修复中起主导作用。炎症过程中会产生多种促炎细胞因子，如TNF-α、γ干扰素、IL-1β、IL-6和诱导型iNOS，它们能激活小胶质细胞。活化的小胶质细胞也是炎症CNS中干扰素的主要来源，能增强对髓磷脂碎片的吞噬作用。

3 纳米药物递送系统靶向巨噬细胞

鉴于巨噬细胞广泛参与多种疾病的发病机制，它们被认为是相关疾病的治疗靶点。已有几种通过操纵巨噬细胞功能进行治疗的策略在试验应用。靶向特定病变组织中的巨噬细胞，从清除到重编程/再极化，一直是焦点。巨噬细胞再训练和消除被认为是最重要的方法。在靶向巨噬细胞的不同方法中，最具革命性的方法是清除巨噬细胞，这通常通过应用含有氯膦酸盐的脂质体制剂和/或清除抗体来实现。巨噬细胞的大量清除伴随着免疫抑制、感染机会增加和伤口愈合延迟。最新一代基于巨噬细胞的治疗侧重于使巨噬细胞再极化，而不是消除它们，就像TAM的靶向治疗一样。其策略旨在抑制巨噬细胞效应器功能或巨噬细胞的重编程，实现抗肿瘤表型分化。基于纳米技术的系统，即脂质体、树枝状大分子、金纳米颗粒和聚合物纳米颗粒，已经引起了关注。其优点在于可根据靶向疾病部位进行优化改良，使其副作用较常规递送系统更小，同时获得更佳的疗效。基于纳米技术的治疗策略已在临床前动物模型中显示出显著效果。

4 靶向癌症

肿瘤具有复杂的微环境，表现为物理化学和细胞的异质性，存在异常的肿瘤间质和TAM样免疫抑制细胞。实现促进肿瘤生长的免疫抑制系统向抗血管生成适应性免疫反应的有效转换对于杀死肿瘤细胞至关重要。由于髓系细胞的高渗透能力，加载纳米药物的血液单核细胞/巨噬细胞能够进入肿瘤内部释放药物。TAM靶向成像纳米结构也可用于研究实体瘤中巨噬细胞的含量，有助于改善肿瘤的诊断和预后，已有一系列纳米结构设计来促进药物化合物在癌细胞内的递送。包载活性药物化合物的纳米结构对药物具有改善溶解度和稳定性、减少副作用、延长半衰期和到靶细胞控制释放等诸多优点。随之而来的一大挑战是巨噬细胞将纳米药物递送至竞争器官（肝、肺或脾）的不良情况的发生。另一个挑战是由于间质瘤中存在过量的细胞外基质和异常血管系统，纳米药物难以穿透实体瘤。下面举例概述目前活细胞介导药物递送系统（LCDDS）将纳米药物运输到肿瘤内部，实现靶向肿瘤巨噬细胞的治疗或诊断的研究。

4.1 靶向肿瘤相关巨噬细胞

肿瘤浸润的TAM支持肿瘤的生长、血管生成、侵袭和转移。高密度的TAM与肿瘤生长进程和对治疗的耐受性发展相关，这使其成为新型抗肿瘤治疗策略的良好靶点。以下是几种针对TAM的新型抗肿瘤治疗策略：

- 抑制TAM的招募。
- 再教育肿瘤TAM。
- 直接杀伤肿瘤TAM。

4.1.1 抑制TAM的招募

为了应对肿瘤诱导的免疫反应，单核细胞从循环血液中被招募到肿瘤部位并浸润，后转化为巨噬细胞。通过靶向血液、骨髓或淋巴中的单核细胞，可以诱导受损的TAM生成。小干扰RNA（siRNA），也称为短干扰RNA或沉默RNA，是一类具有20～27个碱基对的双链非编码RNA分子，它与小分子RMA（miRNA）在RNA干扰途径中扮演着相似的角色。在慢性肝损伤和肝癌发生过程中，趋化因子在单核细胞募集及与纤维化和血管生成相关的TAM表型成熟中起重要作用。在趋化因子这一广泛的家族中，CCL2是在肝细胞受到应激和损伤时分泌的。CCR2受体在单核细胞和肝巨噬细胞中均有表达。CCL2/CCR2信号的增强可促进肝脏炎症、纤维化和病理性血管的生成。将基于RNA适配体的CCL2抑制剂（CCL2i）应用于肝纤维化和肝癌发生的小鼠模型（给予二乙基亚硝胺和CCl_4）中，结果发现CCL2i可导致M1巨噬细胞的肝浸润、致病性血管生成和组织纤维化减少，并显著抑制肿瘤进展。负载siRNA的脂质纳米颗粒通过靶向CCR2受体可以减少肿瘤募集单核细胞所必需的趋化因子的表达。在两种异种移植肿瘤模型中，静脉注射的上述脂质纳米颗粒积聚在脾脏和骨髓中，可将相关的siRNA输送到高Ly6C单核细胞（TAM前体）中，从而抑制肿瘤生长。类似的方法也适用于CCL5-CCR5轴，其可通过骨髓靶向可生物降解介孔硅纳米颗粒（MSV）加载脂质体CCL5 siRNA来实现，该纳米颗粒表面标记了靶向骨髓内皮表达的E-选择素的适配体。静脉注射这些负载CCL5-siRNA的MSV到小鼠体内时，可重编程骨髓中的免疫抑制髓细胞，显著抑制肿瘤生长，增加$CD8^+$T淋巴细胞（细胞毒性T细胞）的浸润。当负载CCL5-siRNA的MSV与CCR5抑制剂马拉韦罗联用时，抗肿瘤免疫应答获得增强。为了抑制TAM募集，另一个潜在靶点是集落刺激因子受体（CSF-1R）。对几种CSF-1R抑制剂进行的研究表明，其在不同的小鼠肿瘤模型中具有令人鼓舞的抗肿瘤作用，并已发展到临床试验水平。运用纳米颗粒靶向CSF-1R则还需要进一步的探索。

4.1.2 再教育肿瘤TAM

TAM的再教育旨在将具有M2样原瘤特性的巨噬细胞重编程为M1样抗肿瘤表型。M1表型可以直接杀死肿瘤细胞但会引发血管损伤和组织破坏。一些药理分子具有将巨噬细胞的极化从M2免疫抑制型转变为M1细胞毒性型的能力，已有使用IFN-γ、免疫调节富组氨酸糖蛋白（HRG）、CD40激动剂抗体、抗CD47抗体、磷脂酰肌醇3激酶（PI3K）-γ或布鲁顿酪氨酸激酶（BTK）抑制剂的研究报道。也可采用维生素D结合蛋白（EF-022）修饰体激活TAM的抗肿瘤活性。γ干扰素是一种典型的可以诱导M1巨噬细胞极化杀死癌细胞的诱导剂，但同时需要避免其引发全身巨噬细胞活化所带来的问题，应采用腹腔内注射的给药方式以增强临床反应。CD40抗体激动剂对晚期胰腺癌患者的治疗，以及BLZ945（CSF-1R的高选择性小分子抑制剂）对多形性胶质母细胞瘤患者的治疗，均可导致TAM的功能性再极化，从而显著提高患者的生存率。

纳米技术方法可以实现对TAM功能的长期再教育。负载IκBα siRNA的甘露糖修饰聚合物纳米胶囊可靶向甘露糖受体以恢复经典的NF-κB活性，实现TAM再教育。甘露聚糖偶联二氧化锰（MnO_2）和低分子量透明质酸纳米颗粒可在乳腺癌模型中诱导巨噬细胞的促炎信号。该制剂增强了肿瘤氧合，调节了pH，并下调了肿瘤微环境中缺氧诱导因子1-α（HIF-1α）和VEGF。该纳米系统在肿瘤成像和检测方面也表现出令人感兴趣的性能，并在与多柔比星联用时显示出增强的抗肿瘤活性。半乳糖基化阳离子葡聚糖纳米复合物可靶向半乳糖型凝集素受体，递送抗IL寡脱氧核苷酸至TAM。该纳米复合物由pH敏感的聚乙二醇（PEG）化组氨酸修饰的藻酸盐制成，可隐藏纳米载体来避免巨噬细胞的摄取，而一旦到达肿瘤的酸性微环境，可释放纳米复合物，与TAM特异性结合。在同种异体肝癌小鼠模型上静脉注射这些纳米复合物可抑制小鼠体内TAM原致癌功能，激发小鼠体内巨噬细胞的抗肿瘤活性。

信号转导及转录激活因子（STAT3）是众所周知的影响TAM诱导相关肿瘤发展的因素。已有多个基于PLGA-PEG纳米颗粒和脂质体的纳米技术方法被用于抑制TAM中的STAT3。负载舒尼替尼和肼基姜黄素的PLGA-PEG 纳米颗粒和负载咪唑的天冬酰胺内肽酶（legumain）靶向脂质体，均显示出良好的肿瘤微环境重塑能力。含有IL-12免疫原质粒的PLGA-PEG和DOTAP纳米颗粒抑制了结肠癌小鼠模型中的血管生成和肿瘤生长。纳米脂质体聚合物凝胶联合输送TGF-β抑制剂和IL-2可增强肿瘤免疫治疗效果。包载细胞因子的生物可降解聚合物可输送疏水性TGF-β抑制剂和水溶性IL-2，其在黑色素瘤荷瘤小鼠中显现出显著的抗肿瘤作用。PEG化的金纳米颗粒与脂质/鱼精蛋白/透明质酸可以将生物杂交TGF-β siRNA输送到肿瘤中。这些纳米颗粒具有靶向小鼠肺癌细胞和TAM的能力，显现出对肿瘤微环境的再教育作用，可激活宿主免疫反应。FDA批准用于缺铁症治疗的葡聚糖包被氧化铁纳米颗粒（ferumoxytol）也对转移的早期乳腺癌、肺癌和肝癌有抗肿瘤作用。Ferumoxytol在肿瘤TAM中积累，并通过氧化铁的芬顿反应（Fenton reaction）增加TNF-α和活性氧的生成，诱导生成M1样抗肿瘤巨噬细胞。负载有光热活性染料吲哚菁绿和TLR7激动剂的PLGA纳米颗粒经小鼠静脉注射，随后对肿瘤进行局部近红外光照射。可通过激发抗肿瘤免疫反应促使肿瘤消融，其效果在光热消融原发性肿瘤上显著增强。该联合治疗策略结合实现细胞毒性T细胞相关抗原4（CTLA-4）检查点阻断的抗CTLA-4疗法，可抑制肿瘤转移（图1-9）。

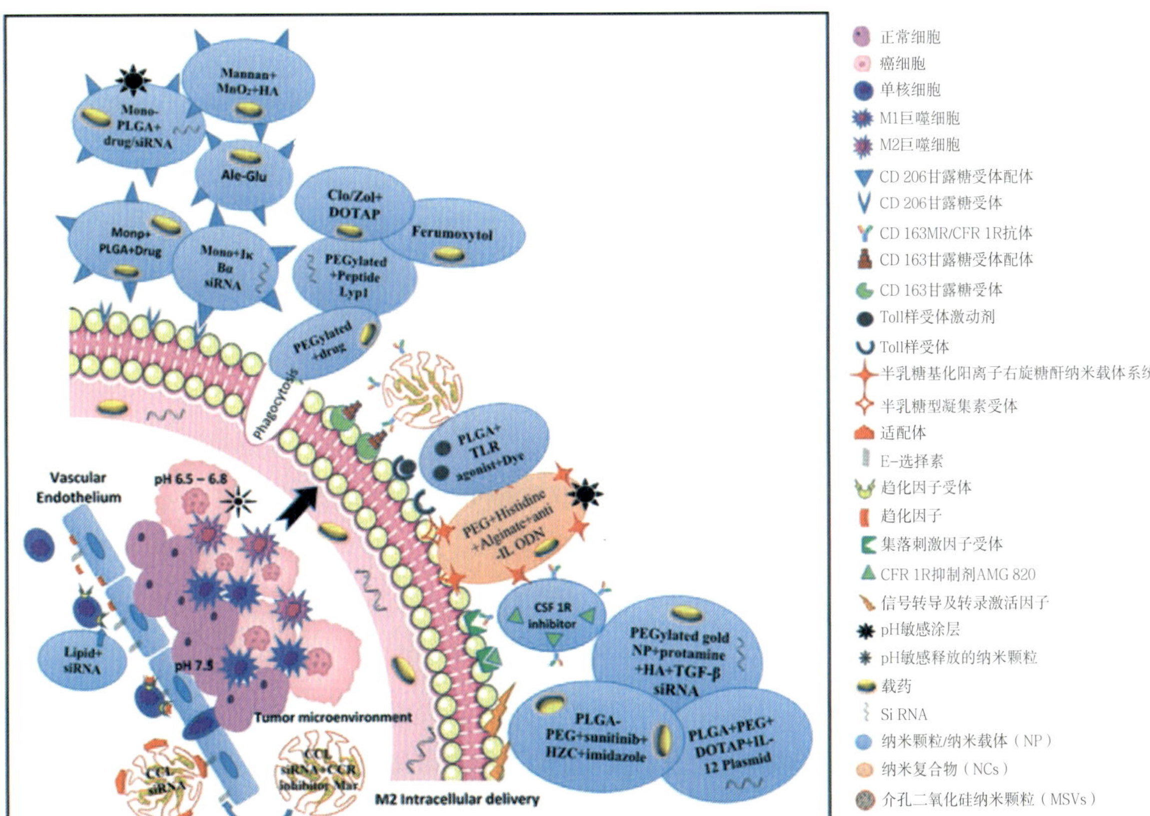

图1-9　靶向肿瘤巨噬细胞的纳米药物递送系统策略

注：Ale 阿仑膦酸盐，CCL 趋化因子配体，CCR 趋化因子受体，Clo 氯膦酸盐，CSF-1R 集落刺激因子受体，DOTAP 1,2-油酰基-3-三甲基铵-丙烷，Drug 多柔比星，Dye 吲哚菁绿，Ferumoxytol 右旋糖酐涂层氧化铁纳米颗粒，Glu 葡甘露聚糖，HA 透明质酸，HZC 肼基姜黄素，Mar 马拉维若，Mono 单酰化的，ODN 寡脱氧核苷酸，PLGA 聚乳酸-乙醇酸，siRNA 小干扰RNA，STAT 信号转导及转录激活因子，TLR Toll样受体，Zol 唑来膦酸盐。

4.1.3 直接杀伤肿瘤TAM

抗癌纳米药物具有直接杀伤肿瘤TAM的能力。TAM表面过表达的几种分子和受体已被用于构建靶向TAM的药物递送纳米载体。早在30年前人们就尝试利用纳米技术靶向肿瘤递送双膦酸盐（氯膦酸盐或唑来膦酸盐），其可通过消除TAM而实现抗肿瘤、削弱血管生成和减少转移。氯膦酸盐通常用于治疗溶骨性疾病和绝经后骨质疏松症，因为它能够抑制破骨细胞的功能。氯膦酸盐脂质体经常在生物医学研究中被用于无差别地清除巨噬细胞。Van Rooijen及其同事在20世纪90年代开发了含有氯膦酸盐的大尺寸多层脂质体，作为诱导巨噬细胞瞬时清除的特定工具。该氯膦酸盐脂质体因尺寸大而可被巨噬细胞快速识别和摄取。被巨噬细胞捕获和摄入后，氯膦酸盐脂质体就会降解，释放药物，通过ATP依赖机制诱导细胞凋亡，该过程被称为“脂质体介导的巨噬细胞自杀”。根据给药途径，氯膦酸盐脂质体可优先而有效地清除组织常驻巨噬细胞，已有一种新的具有隐形功能的氯膦酸盐脂质体制剂（Clo-Lipo-DOTAP）被开发出来，该制剂尺寸小，可为肿瘤提供靶向特性，如长循环时间、更强的渗透性和更长的保留时间。该制剂对巨噬细胞有非常好的特异性，剂量远低于氯膦酸盐常规剂量时仍有效。Clo-Lipo-DOTAP经两种分别类似于早期原发性肿瘤和晚期肺黑色素瘤转移的异种移植小鼠黑色素瘤模型测试，结果十分显著，其可以抑制肿瘤生长、减小肿瘤体积和减少肿瘤血管化。瘤内注射偶联葡甘露聚糖的阿仑磷酸盐可以靶向荷肉瘤小鼠的TAM甘露糖受体，有效清除TAM。负载唑来膦酸的叶酸修饰脂质体可用于靶向肿瘤TAM，但其在人鼻咽癌和小鼠结肠腺癌中均未显示任何降低TAM数量的结果。甘露糖修饰的脂质体和聚乳酸-羟基乙酸（PLGA）纳米颗粒可靶向M2巨噬细胞高表达的甘露糖受体（MR或CD206），特别有利于肿瘤TAM对甘露糖基化纳米药物的摄取，并可防止被其他巨噬细胞摄取。

多柔比星通过清除髓系衍生抑制免疫细胞（MDSCs）和诱导免疫原性细胞的死亡来激活抗肿瘤免疫应答。铂类化合物具有抑制肿瘤形成的效应。多西他赛和吉西他滨也可消除免疫抑制微环境。曲贝替定已注册用于治疗软组织肉瘤和卵巢癌，它是首个对循环和脾脏中的Ly6C单核细胞显示选择性细胞毒性，并可降低肿瘤中TAM的上市药物。许多研究人员探索了将细胞毒性药物装载入纳米载体以递送至肿瘤免疫抑制细胞的途径。PEG化是将PEG聚合物链以共价和非共价方式与药物、治疗蛋白或囊泡连接的过程。脂质体PEG化有助于其安全到达肿瘤部位，避免单核吞噬系统的早期识别。采用pH敏感PEG屏蔽甘露糖基化PLGA纳米颗粒可将多柔比星和siRNA递送到TAM中。

负载多柔比星的LyP-1肽偶联PEG化脂质体可靶向到达癌转移淋巴结TAM，抑制淋巴肿瘤转移。RNA适配体显示出对小鼠和人IL-4受体的亲和力，可优先结合脾脏中的MDSCs和小鼠肿瘤中的TAM。吉西他滨脂质纳米胶囊具有靶向单核MDSCs的能力，可通过激活淋巴瘤和黑色素瘤小鼠的T淋巴细胞，诱导抗肿瘤反应。在小鼠宫颈癌和乳腺癌模型中，高选择性CSF-1R抑制剂可清除TAM，迟滞肿瘤的生长。此外，在宫颈癌和乳腺癌中，巨噬细胞清除伴随着$CD8^+$T淋巴细胞浸润增加。最近，抗CSF-1R人抗体（AMG 820）的首次Ⅰ期临床研究评估了其对晚期实体瘤的安全性、药代动力学、药效学和抗肿瘤性能，证明AMG 820具有良好的耐受性。

目前杀死TAM的新兴方法是使用工程化纳米结构的光动力或光热疗法，该方法于2015年被首次报道。荧光淬灭活性探针（qABPs）是一类受刺激时可发出荧光的小分子，共价修饰的这种活性依赖性可用于杀死TAM，从而显著缩小乳腺癌小鼠模型的肿瘤。甘露糖偶联二氢卟酚纳米缀合物可被用于靶向甘露糖受体的光动力疗法治疗小鼠结肠癌模型。这种与CD206单克隆抗体偶联的酞菁染料显示出对肺转移癌的潜在抗肿瘤活性。静脉注射该制剂治疗索拉非尼耐药的乳腺癌也非常有效。所有这些报告都提供了令人备受鼓舞的证据，表明TAM清除疗法可能有希望用于治疗对当前抗肿瘤疗法耐受的肿瘤。

5 关节炎

20世纪90年代，氯膦酸盐脂质体首次被用于治疗类风湿关节炎样炎症性疾病。对实验性关节炎小鼠模型关节内紧急注射氯膦酸脂质体，可使滑膜巨噬细胞可逆性消除，同时减轻软骨的破坏。对计划进行膝关节置换的类风湿关节炎患者进行关节内氯膦酸盐脂质体注射也获得了类似的结果。2000年对人类志愿者进行的研究发现，该制剂具有良好的耐受性且无毒副作用。

6 肥胖和糖尿病

在高脂饮食动物肥胖模型中，静脉注射氯膦酸脂质体后，可观察到内脏脂肪组织巨噬细胞（VATM）被清除，体重增加受阻，胰岛素抵抗改善。基因表达分析研究表明，VATM的清除与脂肪生成和糖异生基因的下调有关。另一项研究表明，对饮食诱导肥胖（DIO）小鼠腹腔注射氯膦酸脂质体后也有类似效果，它可以减少VATM，改善葡萄糖稳态和胰岛素敏感性。

7 炎症性疾病

子宫外异常部位血管化子宫内膜组织的生长是慢性炎症性疾病子宫内膜异位症的基本指标。慢性盆腔疼痛、痛经和生育能力下降是子宫内膜异位症的常见症状。子宫内膜异位症的发病机制与子宫内膜异位病变中巨噬细胞大量浸润导致的局部腹膜微环境免疫反应改变有关。它们会产生大量促炎细胞因子和趋化因子。在子宫内膜异位症实验小鼠模型中，在不同时间点腹腔注射氯膦酸盐脂质体，会降低腹膜中F4/80和CD11b阳性细胞的百分比，同时显著减轻子宫内膜异位症病灶的重量。

炎症性肺病，如肉芽肿性炎症，是由结核分枝杆菌感染或慢性阻塞性肺病（COPD）引起的。COPD是一种危及生命的肺部炎症性疾病，其特征是慢性气道炎症、黏液分泌过多和气道重塑。在香烟、烟雾诱导的COPD小鼠模型中，巨噬细胞在该病发病机制中起关键作用。氯膦酸盐脂质体鼻内给药可诱导巨噬细胞的消除，减轻烟雾诱导的鼻上皮增厚和抑制肺气肿的发展。在肺结核小鼠模型中，鼻内递送氯膦酸盐脂质体可诱导肺泡巨噬细胞的消除从而保护小鼠免于死亡。研究发现，这与肺和肝中分枝杆菌生长减少，以及肺组织中巨噬细胞极化产生的Ⅰ型细胞因子减少有关。

8 巨噬细胞靶向的主要挑战

靶向和再教育TAM所面临的重大挑战如下：

（1）需要解决的关键问题是制剂在靶向巨噬细胞方面缺乏选择特异性。靶受体蛋白也存在于其他免疫细胞（T淋巴细胞、B淋巴细胞和内皮细胞）及其他位置的巨噬细胞上。配体的特异性是绕过其他巨噬细胞到达肿瘤M2巨噬细胞的一个关键因素。

（2）免疫抑制微环境的恢复。免疫抑制微环境的韧性通常会使免疫系统需要很长时间才能被激活、受到刺激和再教育，从而获得足够持久的抗肿瘤响应能力，使癌症彻底被消除。这一问题可以通过利用生物工程构建新的纳米颗粒来解决，这些纳米颗粒基于配体-受体识别的协同反应可增强对TAM的靶向选择性。另外，通过将独特的治疗性纳米结构与具有杀死TAM能力的药理学活性分子相结合也可解决该问题。

（3）优化纳米颗粒的“药理学”载荷，以有效杀死TAM。由于纳米载体的选择性递送和控制释放特性，纳米颗粒减少了载荷到达肿瘤所需的剂量，并以较低的剂量获得疗效。利用分子组合也是一种长期教育TAM的好策略。这种纳米药物的成功开发可能会使癌症和炎症性疾病免疫的治疗获得突破性进展。

（4）炎症器官或实体肿瘤组织对药物的摄取有限或受限是由于血管通透性降低。这一障碍可以通过使用适当尺寸（即粒径为50～100 nm）、Z电势和表面修饰的纳米载体来克服，其可被炎症组织被动吸收，有助于在目标部位积聚。这种增强的渗透性和保留现象特别有助于载药脂质体在癌症治疗中的应用。通过脂质体的表面修饰，还可避免网状内皮系统（RES）吞噬作用对其的清除。药物递送系统的一大特点就是PEG化外膜修饰可为脂质体提供隐身特性，增加其血液循环时间。

装载在巨噬细胞中的纳米药物

常规给药的化疗药物能够到达血管区域，而巨噬细胞的渗透能力更为强大，即使在缺氧区域也能穿透实体肿瘤组织。载有治疗药物的髓系细胞可以浸润肿瘤组织并穿透生物屏障。单核细胞/巨噬细胞的吞噬性质使其容易装载含药物的纳米结构。THP-1（一种自发永生化的单核细胞样细胞系）单核细胞可体外负载含有抗抑郁大分子（三叶因子3）的cRGD修饰脂质体。在小鼠模型中，静脉注射这种“载药细胞”显示出令人满意的血脑屏障转运作用，可改善抑郁症状。装载纳米药物的单核细胞或巨噬细胞是用于癌症治疗的最新一代LCDDS。它将患者的宿主细胞（即单核细胞、巨噬细胞、红细胞或干细胞）的整体或选定组分（即细胞外膜）作为装载药物的“特洛伊木马”。使用LCDDS作为“特洛伊木马”的首要优点是血液循环时间长、形态灵活、表面配体比例高以及符合生理代谢模式的特点。像白细胞这样寿命短暂的活细胞可用作载体发挥长效递送和治疗作用，并在之后实现生理消除。

尽管纳米结构加载循环单核细胞并进一步用于体内靶向是一种具有挑战性的方法，但血液循环中的高Ly-6C单核细胞可以特异性吞噬精氨酸-甘氨酸-天冬氨酸（RGD）肽标记的单壁碳纳米管（SWCNTs），随后以高穿透能力输送到肿瘤中。另一种有趣的配体β-葡聚糖也可以靶向模式识别受体Dectin-1而到达循环单核细胞。基于纳米技术的应用，LCDDS可以装载不同的药物，一旦其接近发挥治疗作用的适当位置（如肿瘤中心），药物就会释放。通过物理或化学刺激触发主动药物释放的纳米技术策略是实现这一目标的一种潜在方法。而选择合适的具有良好生物降解特性的纳米载体组分，也可以实现药物在靶组织处的被动释放。聚乳酸（PLA）是一种常用的生物可降解聚合物，具有令人满意的治疗效果。需要发展高度先进的纳米技术策略来开拓纳米载体，使其可在选定的时间释放药物，以实现主动药物释放。外部刺激，如温度、光、磁场或超声波，是可用的选项。L-天冬酰胺酶通过二硫键与细胞穿透肽（CCP）偶联，并被包封到红细胞中。这种复合物到达细胞质后，谷胱甘肽可还原二硫键，导致药物与肽分离，释放药物产生治疗反应。活单核细胞/巨噬细胞装载纳米药物的概念仍处于初步研究阶段，在实际应用前还有大量的、艰巨的工作要去完成。“载体”细胞具有优良生理特性、低毒性和穿透肿瘤微环境的先天能力，甚至可接近肿瘤中最顽固的缺氧区域，因此活细胞介导药物递送系统是一个很有前景的概念。

9 结论

靶向巨噬细胞极化带来了多种多样的新型干预策略。巨噬细胞几乎参与了所有疾病，可作为极有吸引力的治疗靶点，通过增强或抑制其反应发挥疗效。尽管巨噬细胞具有高度的可塑性，但研究人员仍然对将其作为潜在的治疗靶点很感兴趣。目前以巨噬细胞为靶点的靶向疗法正在临床前小鼠模型上进行测试，主要是针对癌症治疗。但实现该疗法的临床应用仍然有一些不足需要完善。首先，小鼠巨噬细胞不能完全代表人类巨噬细胞的遗传表型及其在稳态和疾病期间的生理功能。新报道的人类诱导多能干细胞（iPCS）衍生巨噬细胞实验方案可能有助于更好地理解巨噬细胞极化的生理学和病理生理学。在iPCS上测试巨噬细胞靶向纳米颗粒预计可以给出类似于在人体中的反应概况。另外，巨噬细胞再教育疗法的主要局限性是治疗的特异性和持久性。目前仍很难做到靶向特定组织中特定的巨噬细胞亚群，同时避免对辅助器官的副作用。停止再教育疗法会遇到反弹问题。与巨噬细胞募集和再教育疗法相关的关键问题是再极化会促进自身免疫或炎症性疾病的发生。缺乏特异性标志物是识别和区分病理巨噬细胞与正常巨噬细胞的最大障碍。它们经常可以呈现相互重叠的不同表型，这使得对其的治疗干预非常具有挑战性。

然而，为了使这些疗法有效，我们有必要了解巨噬细胞的多样性，并根据其解剖位置和功能，以及小胶质细胞、破骨细胞和库普弗细胞这些特殊巨噬细胞来进行细胞界定。对多种来源巨噬细胞的识别可能实现对上述慢性病招募细胞的选择性靶向，从而在不干扰常驻巨噬细胞的情况下抑制病理状态，维持机体稳态。

（张光林　彭媛姝　译）

（曾戎　张还添　审校）

第二部分

用于巨噬细胞靶向的聚合物纳米颗粒

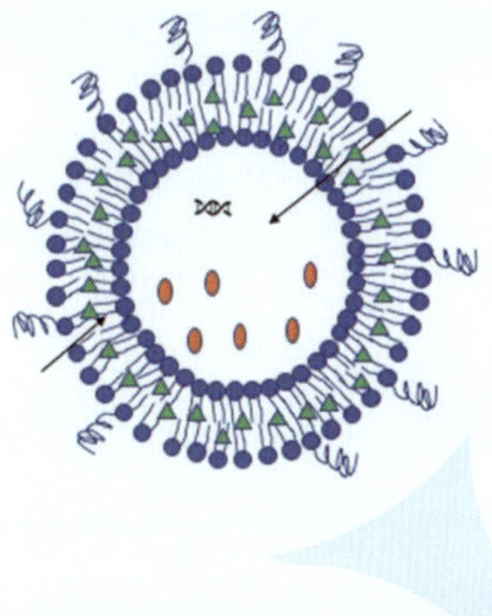

聚合物纳米颗粒辅助巨噬细胞靶向：基本概念和治疗目标

Lubna Siddiqui, Asiya Mahtab, Syed Arman Rabbani, Anita Kamera Verma, and Sushma Talegaonkar

【摘要】巨噬细胞是先天性免疫系统的神奇细胞，不仅能够对抗外来细菌和病毒，近年来，通过深入了解，我们发现它们在炎症性疾病、创伤、癌症、动脉粥样硬化和胰岛素抵抗等代谢性疾病中也起着不可或缺的作用，为找到这些严重疾病的更好治疗方式打开了新的大门。另一个发展迅速并在生物医学应用方面创造奇迹的领域是聚合物纳米颗粒作为药物载体的进步，其被用于靶向特定受体和途径以提高治疗效果。事实证明，将这两个领域结合使用可有效对抗各种严重疾病，包括炎症性疾病和癌症。聚合物纳米颗粒现在被广泛用于将药物靶向至特定的巨噬细胞受体（包括激活素、CD44和Toll样受体）从而实现更好的治疗效果，并且还开发了重新设计（基因改造）和再教育（TAM）的巨噬细胞以满足临床所需。本文不仅汇编了有关巨噬细胞和聚合物纳米颗粒的基础知识，而且着重介绍了这两个领域之间的桥梁，目前已对这两个领域进行了广泛探索，以寻找针对各种疾病的新疗法及其生物医学转化。

【关键词】巨噬细胞；先天性免疫；受体；聚合物纳米颗粒；主动靶向；被动靶向

1 引言

巨噬细胞是先天性免疫的重要组成部分，在抵御病原体的一线防御和调节免疫反应中起着至关重要的作用（Geissmann et al.，2010）。巨噬细胞由不同的混合种群组成，包括肝库普弗细胞和脑小胶质细胞，它们在局部微环境中执行特定功能（Ginhoux et al.，2010）。

存在于免疫系统中的细胞可细分为淋巴细胞、中性粒细胞和单核细胞/巨噬细胞。这些细胞也被称为白细胞。淋巴细胞可进一步分为B细胞和T细胞。B细胞又称B淋巴细胞，是免疫系统的特异性细胞，其主要任务是产生抗体。T细胞也称为T淋巴细胞，是另一种免疫细胞。T细胞直接攻击被病毒感染的细胞，起免疫系统调节剂的作用。

巨噬细胞是常见的吞噬细胞和免疫细胞的成员。它是一种源自单核细胞的位于组织中的白细胞，其特点是具有可塑性和多功能性。巨噬细胞在清除衰老或凋亡细胞、吞噬免疫相关复合物和病原体以及维持体内平衡方面起着至关重要的作用。

根据活化状态，巨噬细胞可分为M1型（经典激活巨噬细胞）和M2型（替代激活巨噬细胞）（Germano et al.，2013）。IFN-γ可使巨噬细胞分化为促进炎症的M1巨噬细胞。与IFN-γ不同，Th2细胞产生的IL-4可以将巨噬细胞转化为抑制炎症的M2巨噬细胞（Abramson and Gallin，1990）。M1巨噬细胞的作用是分泌促炎细胞因子和趋化因子，呈递抗原，从而促进阳性免疫反应并发挥免疫监测作用。它产生的主要促炎细胞因子是IL-6、IL-12和TNF-α。M2巨噬细胞主要分泌精氨酸酶-I、IL-10（Biswas and Mantovani，2010）、TGF-β以及其他具有减少炎症、促进肿瘤发展和免疫抑制功能的抗炎细胞因子（Grohmann et al.，2001），在愈合伤口和修复组织方面起着重要作用。M1巨噬细胞不仅与炎症性疾病和传染病有关，还与动脉粥样硬化和胰岛素抵抗等代谢性疾病有关。M2巨噬细胞也与许多疾病的发展有关（Van Ginderachter et al.，2006）。

2 巨噬细胞在多种炎症中的作用

巨噬细胞在炎症的起始、维持和消退中发挥作用。巨噬细胞在炎症发生过程中既会被激活，也会失活。其激活信号包括细胞因子（IFN-γ、TNF-α和粒细胞单核细胞集落刺激因子）、细胞外基质蛋白、细菌脂多糖（LPS）和各种化学介质。介质和效应细胞的失活或消除会抑制炎症，进一步让宿主修复受损组织（Wynn et al.，2013）。

炎症反应是一系列紧密排列的事件。其发生过程从紧密相邻的细胞释放趋化因子和可溶性介质开始，这些细胞包括血管内皮细胞、巨噬细胞、树突状细胞和间质成纤维细胞。当病原体引发炎症时，巨噬细胞上表达的模式识别受体会刺激常驻巨噬细胞发生先天性免疫反应。炎症和巨噬细胞功能成熟的重要步骤是从无活性巨噬细胞转变为活性巨噬细胞。激活的巨噬细胞杀死肿瘤细胞或微生物的能力会得到增强（Wynn et al.，2013）。

激活的巨噬细胞很大，由更多的伪足和明显的质膜褶皱组成，它们在生物活性产物中会发生很大的变化，如果不加以控制，会导致慢性炎症组织的损伤和纤维化。简而言之，消除激发因子后，巨噬细胞最终会消失。在慢性炎症中，巨噬细胞则会继续积累。巨噬细胞在多种炎症性疾病中发挥重要作用，包括类风湿关节炎、代谢紊乱、肌炎、癌症和肝脏疾病。

巨噬细胞还参与了多种自身免疫性疾病的发生，如多发性硬化症和炎症性肠病。在这些疾病中，巨噬细胞是许多关键炎症细胞因子的主要来源，这些细胞因子已被确定为自身免疫性炎症的重要驱动因素，包括IL-12、IL-18、IL-23和TNF-α（Murray and Wynn，2011）。虽然有相当多的证据支持炎症性巨噬细胞在自身免疫性炎症中具有驱动发病的作用，但许多研究也表明巨噬细胞具有抑制作用。例如，产生活性氧的巨噬细胞可以通过抑制T细胞的激活来保护小鼠免受关节炎的侵害（Gelderman et al.，2007）。由活化的巨噬细胞产生的促炎细胞因子能够通过清除肠道黏膜内层的致病性共生细菌来保护小鼠免患克罗恩病（Smith et al.，2009）。

巨噬细胞似乎在类风湿关节炎中扮演着重要的角色，因为它们在软骨-血管膜交界处和发炎的滑膜中以不同的数量存在。它们表现出明显的激活迹象，包括多种促炎或调节性细胞因子和生长因子的过表达，如IL-1、IL-6、IL-10、IL-13、IL-15、IL-18、TNF-α和粒细胞巨噬细胞集落刺激因子。此外，它们还表现出主要组织相容性复合体Ⅱ类分子、趋化因子和化学引诱物（如IL-8、巨噬细胞炎症蛋白1、单核细胞趋化蛋白1、金属蛋白酶和新蝶呤）的过表达（Kinne et al.，2000）。

滑膜中潜伏的巨噬细胞数量的增长是滑膜炎的最初标志，而大量巨噬细胞是炎症性病变的显著特征。滑膜巨噬细胞渗出的程度与关节侵蚀的程度直接相关，从炎症组织中减少这些巨噬细胞具有深远的治疗益处（Udalova et al.，2016）。

2.1 巨噬细胞在肿瘤中的作用

巨噬细胞是大量存在于实体瘤微环境中的免疫细胞，其存在与大多数肿瘤的低生存率有关。巨噬细胞参与肿瘤发展的各个阶段，包括肿瘤血管的生成、肿瘤细胞的侵袭和肿瘤原发部位血管内皮细胞的生长。在转移部位，巨噬细胞作用于分散的肿瘤细胞并抑制免疫介导的清除，以促进肿瘤细胞外渗和存活，或直接与肿瘤细胞接触以刺激生存信号通路。巨噬细胞还通过在转移部位形成有助于转移的微环境来促进离散肿瘤细胞的发展（Nielsen and Schmid，2017）。2009年，Qian和他的同事提出，巨噬细胞在肿瘤细胞的跨血管转移方面发挥了作用，去除这些巨噬细胞会显著降低肿瘤细胞的转移效率以及后续肿瘤细胞的存活率。

组织中常驻的巨噬细胞在生理条件下扮演着先天性免疫细胞的角色，具有吞噬功能。它们具有巨大的异质性特征和组织特异性功能，因此，在保持组织内稳定和对抗病原体的防御中发挥了作用。肿瘤相关巨噬细胞（TAMs）也是肿瘤微环境的一部分。TAMs可以根据周围微环境的信号调整其表型，还可以杀伤肿瘤细胞或促进肿瘤细胞的生长和转移。在癌症中，TAMs通过促进肿瘤的生长和进展以及对治疗耐药的增强参与了肿瘤的生物学过程。在乳腺癌中，TAMs可以大量存在，TAMs内超过一半的细胞是乳腺癌微环境中具有显著肿瘤促进作用的细胞。乳腺癌肿瘤的进展在临床前研究中被证实是由TAMs刺激导致的，这些TAMs促进了肿瘤细胞的侵袭、转移和生长。在乳腺癌模型中，TAMs被发现能够促进肿瘤细胞对不同类型的治疗产生耐药性。已有多项研究报道，乳腺肿瘤患者TAM水平的升高与患者预后不良直接相关。基于这些结果，巨噬细胞靶向治疗方法已经建立，并正在乳腺癌临床试验中进行评估。这些方法包括：抑制巨噬细胞募集，将TAMs复极化为抗肿瘤表型，以及增强巨噬细胞介导的肿瘤细胞杀伤或吞噬作用（Qiu et al.，2018）。

化疗是乳腺癌最常见的治疗方法之一，它对乳腺癌的进程有很大的影响。在许多例子中，化疗可能会导致由TAM介导的错误定向的组织修复反应。当被细菌产物和细胞因子激活时，TAM还具有破坏肿瘤细胞的能力。然而，有证据表明，TAM是肿瘤发展的驱动因素，可促进癌细胞的增殖和存活、血管生成和淋巴管生成。巨噬细胞可极化为M1和M2表型。M1巨噬细胞可由LPS、TNF-α和INF-γ触发并分泌IL-1、IL-12、CD80、TLR2和其他细胞因子。M2巨噬细胞可被IL-4、IL-10、TGF以及PI3K等一些信号通路触发，并可根据不同的微环境刺激进一步划分。M1巨噬细胞具有巨大的抑菌杀菌、促炎作用和肿瘤细胞毒活性。M2巨噬细胞有助于组织修复、肿瘤血管生成、伤口愈合和肿瘤发展。考虑到TAMs在乳腺癌化疗中的复杂作用，需要进一步研究TAMs在乳腺癌中的作用和机制（Tao et al.，2020）。除了这些功能外，许多研究已经证实，M2巨噬细胞不仅可作为慢性炎症的中介，而且还在胃癌、肺癌、肝癌和乳腺癌恶性发展的不同阶段充当肿瘤支持者的角色（Dhabekar et al.，2011）。

2.2 巨噬细胞在代谢稳态中的作用

胰腺、肝脏和脂肪组织是哺乳动物的代谢器官，它们由实质细胞、基质细胞以及巨噬细胞组成，这些细胞共同维持机体的代谢平衡。细菌感染期间巨噬细胞会被天然激活，导致促炎细胞因子（TNF-α、IL-1β和IL-6）的分泌，它们共同促进外周胰岛素抵抗以减少营养储存（Chawla et al.，2011）。然而，在饮食诱导肥胖的背景下，这种营养物质重新分配的代谢适应方法会逐渐变得不适应，这种状态的特点是有慢性低度巨噬细胞介导的炎症（Olefsky and Glass，2010）。

2.3 巨噬细胞在肝脏疾病中的作用

炎症是几乎所有肝脏疾病的标志，如肝纤维化、肝癌、酒精性肝病、胆管病和非酒精性脂肪性肝炎（NASH）。肝巨噬细胞主要包含肝脏常驻的吞噬细胞、用作肝巨噬细胞替代物的库普弗细胞和骨髓来源的单核细胞。众所周知，肝脏损伤后出现的巨噬细胞是异质的，它们可能有不同的起源，包括肝脏常驻巨噬细胞或库普弗细胞和两个巡逻的骨髓单核细胞衍生的巨噬细胞（MoMFs）群体，以及肝脏被膜下区域的腹膜巨噬细胞（Guillot and Tacke，2019）。

巨噬细胞在肝脏免疫稳态和与非酒精性脂肪性肝病（NAFLD）相关的其他肝病（如酒精性肝病和慢性病毒性肝炎）的发展中起重要作用。在肝病发展的几个阶段，常驻库普弗细胞和新招募的MOMFs在炎症、纤维溶解和纤维生成的调节中发挥着重要作用。巨噬细胞还会导致肝细胞癌（HCC）的发展，这是NAFLD和/或NASH的一种罕见但严重的并发症。TAMs密度增加与HCC进展密切相关。TAM具有M2巨噬细胞特性，主要通过程序性死亡受体配体1（PD-L1）来抑制肿瘤特异性T细胞免疫（Kazankov et al.，2019）。

3 炎症期间巨噬细胞中过表达的各种受体

巨噬细胞在吞噬、去除机体损伤、杀菌、组织发育和修复以及抗原信息传递中起关键作用（Tauber，2003；Wynn et al.，2013）。为了实现保护功能和修复受损组织，巨噬细胞可表达广泛的表面受体、细胞质受体和空泡受体，用于识别、摄取损伤信号和外来颗粒。这些受体能够吞噬、内吞、识别和感知寄生虫、病毒及细菌分子。以下是在炎症信息传播期间巨噬细胞中过表达的受体（Gordon，2016）。

3.1 激活素

激活素A是一种抗炎细胞因子，能在身体的许多生理发育，如细胞迁移和细胞增殖，骨和胚胎发育的重塑中发挥作用（Sugama et al.，2007）。激活素受体相互作用蛋白2（ARIP2）是Smads的上游信号调节蛋白，在多种组织中表达，并能抑制小鼠肝细胞中Ⅳ型胶原的产生（Matsuzaki et al.，2002）。据报道，巨噬细胞通过释放炎症介质如TNF-α、一氧化氮和IL-1β在炎症反应中发挥重要作用。ARIP2过表达可降低IL-1β和TNF-α的产生。如Wu等人所报道的，在RAW 264.7细胞上的体外试验表明，ARIP2的过表达降低了经LPS处理的RAW 264.7细胞中TNF-α和IL-1β的水平。类似地，体内过表达ARIP2也会减少LPS激活的小鼠腹腔巨噬细胞产生的IL-1β和TNF-α。由此可知，在巨噬细胞中过表达的ARIP2通过下调IL-1β和TNF-α的分泌及其吞噬功能而发挥抗炎作用（Wu et al.，2017）。

3.2 Toll样受体

Toll样受体（TLR）属于模式识别受体的一类，它们通过识别病原体初始免疫识别的分子模式来启动天然免疫反应。TLR在巨噬细胞、单核细胞和树突状细胞等多种细胞中过表达，各种TLR配体在受损关节内启动。TLR允许巨噬细胞识别广泛的微生物配体，从而促进炎症的发展（Hoppstädter et al.，2019）。TLR能够成为入侵病原体的关键传感器的原因在于，它们能够识别各种传统的微生物特征，即“病原体相关分子模式”（PAMP）（O’Neill，2006）。TLR配体可导致TLR的激活，这有助于通过巨噬细胞确定促炎细胞因子的表达，从而进一步导致软骨和骨骼的损伤。TLR可以通过识别PAMP触发一系列信号通路，最终导致一系列免疫和感染基因的启动。先天性免疫反应的启动实验表明，TLR可在巨噬细胞的功能中发挥作用，如吞噬、处理抗原以及启动适应性免疫反应。TLR4是在单核细胞和巨噬细胞上强表达的TLR之一。在人巨噬细胞受到LPS刺激时，TLR4的mRNA表达增加，而在小鼠巨噬细胞中，TLR4的mRNA表达也与LPS有关（Rehli，2002）。除TLR4外，小鼠巨噬细胞也表达TLR9。巨噬细胞上表达的TLR超过10个，这证明了TLR受体对于活跃的巨噬细胞的功能是多么重要。TLR不仅对侵入性病原体的先天识别很重要（从而引发炎症反应），而且对吞噬的每个阶段都很重要（McCoy and O'Nell，2008）。

3.3 CD44受体

CD44受体是一种可促进多种生理和病理活动的细胞表面糖蛋白。它的主要作用是通过细胞迁移和细胞信号传递，提供与感染反应相反的防御。CD44受体可与多种配体结合，主要包括透明质酸、硫酸软骨素、纤维连接蛋白、胶原、纤维蛋白原、层粘连蛋白、黏蛋白样血管地址素、骨桥蛋白（OPN）和Ⅱ类主要组织相容性复合体恒定链（li），还有L-选择素和E-选择素。在免疫系统中，CD44主要表达在造血干细胞、巨噬细胞、单核细胞、淋巴细胞、中性粒细胞和嗜酸性粒细胞等细胞上（Pandey et al.，2017）。

CD44受体通过促进信号蛋白的募集和组装，在调节细胞信号通路中发挥重要作用。在先天性免疫环境中，CD44受体可调节Fc-γ并平衡受体3依赖性巨噬细胞吞噬作用（Amash et al.，2016）。CD44受体在类风湿关节炎和骨关节炎滑膜组织以及巨噬细胞、成纤维细胞和衬里细胞中过表达。例如，在佐剂性关节炎大鼠的滑膜淋巴细胞和巨噬细胞上发现了CD44受体的表达增强。此外，类风湿关节炎患者滑液中淋巴细胞的CD44的表达也显著增强。这些不同的发现可归因于CD44受体在巨噬细胞中过表达。因此，CD44是一种广泛分布的受体，它与许多免疫学现象有关，如淋巴细胞归巢、细胞活化、造血和生长因子的呈递，以及关节炎、肿瘤转移和过敏等疾病状况（Qadri et al.，2018）。

3.4 G蛋白偶联受体

G蛋白偶联受体（GPCR）是多种岗哨细胞表面受体之一。GPCR位于细胞表面的跨膜区。它们的主要功能是将细胞外刺激转换为细胞内信号，从而产生细胞反应（Wang et al.，2019）。

总体而言，GPCR充当着守门人的角色，尤其支持调节巨噬细胞对细胞外病原体以及与损伤相关的危险分子的免疫反应（Lattin et al.，2008）。哺乳动物的GPCR在巨噬细胞生物学的更多方面具有显著的调节作用，如可调节巨噬细胞的发育、分化和激活的进程。GPCR是许多生理功能所必需的，其表达和信号的失调可导致多种慢性炎症性疾病（如类风湿关节炎）或具有某些炎症性的疾病（如癌症）的发生。这些都使GPCR成为开发新疗法的重要研究对象（Arakaki et al.，2018）。

A类受体Mas相关的G蛋白偶联受体（MRGPCRsF）和G蛋白偶联受体家族C5A型（GPCRs5A）在巨噬细胞分化后可强烈表达，但这一点尚未得到详细研究。

3.5 甘露糖受体

甘露糖受体是一种1型膜糖蛋白，由一个胞内区（45个氨基酸）和三个胞外区组成。它是一种内吞受体，在与内源性和微生物配体结合时都有广泛的特异性（van Die and Cummings，2017）。甘露糖受体也在细胞激活和信号传递中发挥着重要作用。这种受体在极化的巨噬细胞上表现出高水平的过表达，并且这种过表达被归因于许多传染病和感染性疾病（Hatami et al.，2019）。甘露糖受体主要表达在人和小鼠巨噬细胞和树突状细胞上，但也可在非血管内皮细胞上被观察到。它能够识别各种病原体，并通过促进调理素非依赖性吞噬，在先天性免疫反应中发挥重要作用。甘露糖受体具有促进可溶性糖共轭化合物、病毒以及整个病原体（细菌和真菌）内化的能力，这表明甘露糖受体可能会导致适应性免疫反应中的抗原摄取和处理，以及在先天性免疫反应中介导病原体的直接摄取（Taylor，2001）。有多种甘露糖受体，如MR、CD206和MRC1，主要由大多数组织巨噬细胞、树突状细胞和某些淋巴管或肝脏内皮细胞表达。甘露糖受体通过结合和清除血液循环中不受欢迎的高甘露糖N-连接糖蛋白和脑垂体激素，起到动态平衡受体的作用。由于几种病原微生物被含有甘露糖的结构包裹，巨噬细胞甘露糖受体以模拟宿主分子的形式与这些病原体相互联系（Medzhitov，2007）。

4 聚合物纳米颗粒

纳米颗粒是处于在纳米尺寸范围（最好是<1000 nm）内的固体胶体颗粒，其能够有效地携带和运送药物到目标或所需的作用部位。各种聚合物、金属或半导体材料都被研究人员和制药行业用来制造更多的纳米颗粒。其中一类极受重视、利用程度极高的纳米颗粒是聚合物（Bolhassani et al.，2014）。关于使用聚合物纳米颗粒的最早报道可以追溯到1979年，当时一种抗癌药物（放线菌素）被吸附在聚氰基丙烯酸酯纳米颗粒的表面，研究人员观察到了它们在小牛血清中被内吞和释放药物的过程（Couvreur et al.，1979）。

聚合物纳米颗粒具有许多优点，包括更大的动力学稳定性和刚性的形态，易于操纵的颗粒大小和表面特征，持续可控的药物输送，较高的靶向潜力和易于修饰的器官清除，以及高载药量。因此，这些纳米颗粒成为广泛应用的纳米胶体药物首选的载体（Zielińska et al.，2020）。由于聚合物纳米颗粒具有上述优势，FDA已经批准了许多应用于药品和化妆品中的相关产品（表2-1）。

聚合物纳米颗粒根据形态和组成基本上可分为两大类（图2-1A）：

（1）纳米球，也称为基质系统，具有均匀一致的结构，即3D聚合物基质。药物被包裹在其中或可以被吸附在纳米颗粒的表面。

（2）纳米胶囊，又称储层系统，具有典型的核壳结构（核在自然界中主要是油性的）。药物通常存在于被聚合物膜包围的核心（小的中央空腔）中，因此类似于胶囊。

表2-1 FDA 批准上市的聚合物纳米颗粒

商品名称	药物	公司/制造商	所用聚合物	给药途径	适应证	FDA认证年份
Sublocade®	丁丙诺啡	Indivior	聚乳酸-羟基乙酸共聚物	皮下注射	阿片类药物使用紊乱	2017

续表

商品名称	药物	公司/制造商	所用聚合物	给药途径	适应证	FDA认证年份
Atridox®	盐酸多西环素	Tolmar	聚乳酸	控释凝胶	成人慢性牙周炎	2017
Copaxone®	醋酸格拉替雷	Teva Pharmaceuticals	多肽（四个氨基酸）	皮下注射	多发性硬化症	1996/2014
Opaxio®	紫杉醇	Cell Therapeutics Inc.	聚谷氨酸	静脉注射	胶质细胞瘤	2012
Feridex®	超顺磁氧化铁	AMAG Pharmaceuticals	葡聚糖	静脉注射	肝脏病灶成像剂	2008
Abraxane®	紫杉醇	Abraxis Biosciences	血清白蛋白	静脉注射	乳腺癌、肺癌和胰腺癌	2005
Somavert®	培维索孟	Pfizer	聚乙二醇	皮下注射	肢端肥大症	2003
Eligard®	醋酸亮丙瑞林	Tolmar	聚乳酸–羟基乙酸共聚物	静脉注射悬浮液	前列腺癌、乳腺癌、子宫肌瘤、子宫内膜异位症和早熟	2002
Cosmofer®	右旋糖酐铁	Pharmacosmos UK Limited	葡聚糖	静脉注射和输液	贫血	2001
Genexol®	紫杉醇	Samyang Biopharmaceuticals	聚乙二醇–聚（D,L–丙交酯）	静脉注射	转移性乳腺癌和前列腺癌	2001
Renagel	司维拉姆	Sanofi	交联聚烯丙基胺盐酸盐	口服	高磷酸血症	2000
Lupron® Depot®	醋酸亮丙瑞林	Abbvie endocrine Inc.	聚乳酸–羟基乙酸共聚物	肌内注射悬浮剂	子宫内膜异位症	1989

聚合物纳米颗粒的配制

顾名思义，聚合物纳米颗粒由聚合物组成，这些聚合物应该是无毒的、非抗原性的、生物相容的，并且易于制造和操作。全球范围内，多种聚合物正被广泛地用于配制纳米颗粒，其中可生物降解和环境友好的聚合物正在竞争中占据优势，因为只有它们能够提供良好的组织相容性并减少超敏反应的发生，而且它们可以减少生物负荷并且通常价格低廉（Elsabahy and Wooley，2012；Siddiqui et al.，2020），这就是为什么在纳米颗粒合成中使用聚丙烯酰胺、聚苯乙烯、聚氰基丙烯酸烷基酯等聚合物已成为历史。大量聚合物已被用于合成纳米颗粒，这些聚合物主要根据其来源、生物降解性、溶解度和刺激反应性进行分类（Kumari et al.，2010）。表2-2总结了用于纳米颗粒合成的各种类型的聚合物。

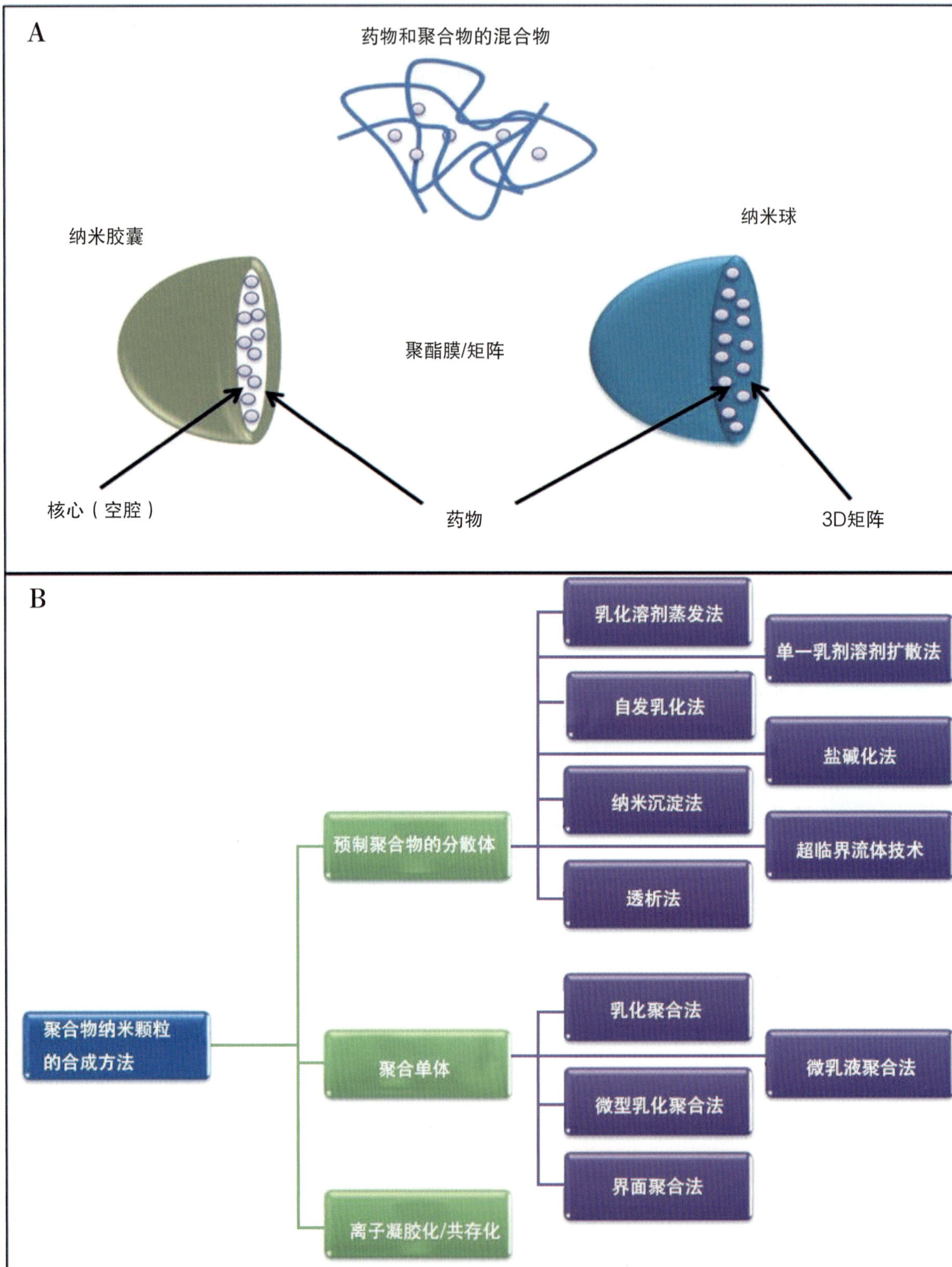

图2-1 聚合物纳米颗粒的类型（A）和聚合物纳米颗粒合成的各种方法（B）

在聚合物之后，下一个最重要的成分是"稳定剂"。顾名思义，它们用于稳定纳米颗粒或使纳米颗粒变硬。稳定剂包括甲醛、戊二醛等化学交联剂和阴离子（月桂基硫酸钠、十二烷基硫酸钠等）、阳离子（苯扎氯铵、西曲溴铵等）、非离子（司盘/吐温、泊洛沙姆等）等表面活性剂（Liu et al.，2008）。

全世界的研究人员已经开发和完善了用于合成纳米颗粒的各种方法（图2-1B），而且这个方向的研究还在进行中。然而，纳米颗粒合成方法的选择受多种因素影响，如聚合物的类型、所需纳米颗粒的形态和粒径、药物和聚合物的溶解度及稳定性、所需的药物释放机制、纳米颗粒的电荷和其他表面特征等（Vauthier and Bouchemal，2009）。

表2-2　用于纳米颗粒合成的聚合物的分类

聚合物来源	天然	明胶、白蛋白、木质素、葡聚糖、壳聚糖、藻酸盐、普鲁兰多糖、果胶和淀粉
	合成	聚糖苷、聚乳酸、聚乳酸糖苷、聚ε-己内酯、聚苯乙烯和聚异丁基氰基丙烯酸酯聚甲基丙烯酸酯
	半合成	预胶化淀粉、硫酸盐化果胶、乙基纤维素、羟丙基甲基纤维素、N,N,N-三甲基壳聚糖氯化物和邻苯二甲酸醋酸纤维素
生物降解性	可生物降解	聚糖苷、聚乳酸、聚乳酸糖苷、聚ε-己内酯、明胶、白蛋白、木质素、葡聚糖、壳聚糖、藻酸盐、普鲁兰多糖、果胶和淀粉
	不可生物降解	聚苯乙烯、丙烯酸酯、乙基纤维素、羟丙基甲基纤维素和醋酸丁酸纤维素
溶解性	亲水性	明胶、白蛋白、葡聚糖、壳聚糖、藻酸盐和普鲁兰多糖
	疏水性	木质素、聚糖苷、聚乳酸、聚乳酸糖苷、聚ε-己内酯、聚苯乙烯、丙烯酸酯、乙基纤维素和羟丙基甲基纤维素
刺激响应性	光敏性	N-异丙基丙烯酰胺共聚物凝胶和交联型透明质酸
	黏附性	壳聚糖、藻酸盐、丙烯酸盐和氰基丙烯酸盐（超级胶水）
	pH敏感性	聚甲基丙烯酸-乙二醇共聚物，丙烯酸的混合物和甲基丙烯酰-胺丙基-三甲基氯化铵
	热敏性	N-烷基丙烯酰胺（N-异丙基丙烯酰胺）
	炎症敏感性	交联型透明质酸

5　聚合物纳米颗粒辅助巨噬细胞靶向

5.1　巨噬细胞的被动靶向

聚合物纳米颗粒辅助的被动药物靶向主要有两种途径：通过单核吞噬细胞系统（MPS）和通过

增强渗透和滞留（EPR）效应（Jawahar and Meyyanathan，2012）。

MPS或网状内皮系统（RES）由肝、脾、肺和吞噬细胞组成，包括中性粒细胞、单核细胞、巨噬细胞和树突状细胞。MPS负责识别、吞噬和破坏血液中的外来颗粒（dos Santos et al.，2017）。颗粒的尺寸、表面电荷和疏水性/亲水性是在巨噬细胞或MPS中摄取聚合物纳米颗粒中起重要作用的主要参数（图2-2A）。当外来颗粒进入血流时，特殊的血液蛋白或调理素会吸附在颗粒表面，MPS会识别这些蛋白质以吞噬外来颗粒。关于纳米颗粒的调理没有明确的规则，但通常情况下，大尺寸的颗粒更容易被MPS吸收，因为有较大的表面积以进行调理作用。同样，中性纳米颗粒与带电的纳米颗粒相比，通常表现出较慢的调理作用。在带电的纳米颗粒中，带负电荷的纳米颗粒通常是长时间循环的，因为它们绕过了吞噬作用。在表面性质方面，即疏水性/亲水性方面，疏水纳米颗粒更容易发生调理作用，因为血液蛋白很容易被疏水纳米颗粒吸附（Owens and Peppas，2006）。MPS辅助的吞噬作用通常被认为是纳米载体药物传递的一个缺点，因为它的血液循环时间较短。但在巨噬细胞靶向时，MPS是实现巨噬细胞和MPS其他成员被动靶向的工具和福音（Storm et al.，1995）。

EPR效应是在肿瘤新生血管时可被观察到的现象，肿瘤组织摄取和滞留的大分子、纳米颗粒、脂质体、药物等的含量比正常组织高（图2-2B）。在肿瘤的发展和转移过程中，肿瘤细胞形成小的聚集体，并在这些聚集体附近形成新的血管，以满足自己的营养需求，这个过程被称为癌症血管生成（Bolkestein et al.，2016）。缓激肽、血管内皮生长因子、前列腺素、肿瘤坏死因子等多种因素参与了新生血管的形成和EPR效应。这些新血管在结构上存在缺陷，并且会因内皮细胞缺陷、管腔宽阔、缺乏平滑肌和有效的淋巴系统而发生管壁泄漏（Golombek et al.，2018）。人们目前还不清楚巨噬细胞在EPR效应中的作用，但各种研究表明，巨噬细胞在肿瘤微环境中的膨胀增加有助于EPR的发生。TAMs是唯一大量存在于肿瘤微环境中的免疫细胞，它们通过分泌前抗原因子在新血管的形成中发挥重要作用，并通过提供基质降解酶和分泌胶原而在肿瘤细胞外基质的重塑中发挥重要作用（Park et al.，2020）。

MacParland等人观察到，库普弗细胞或驻肝巨噬细胞的存在增强了硬纳米颗粒（如金纳米颗粒）的摄取，并且在改变肝脏微环境时，肝脏隔离也可以被修改（macparland et al.，2017）。在另一项研究中，有研究人员观察到炎性巨噬细胞在接触细胞因子后转化为致瘤巨噬细胞，并支持新生血管的形成，进而促进EPR效应。因此，人们努力利用巨噬细胞作为药物载体，并将纳米药物如载药脂质体包裹在基因工程和体外产生的表型可控的巨噬细胞中，然后将这些巨噬细胞引入动物模型，并通过巨噬细胞辅助治疗实现了整体治疗效果的改善（Lee et al.，2016）。TAMs还可用于增强伊立替康脂质体（Onivyde）在肿瘤微环境中的摄取，并将其转化为活性代谢物，结合放射治疗促进肿瘤的消退（Miller et al.，2018）。因此，TAMs可以成为对抗实体瘤的一个有吸引力的被动靶点。

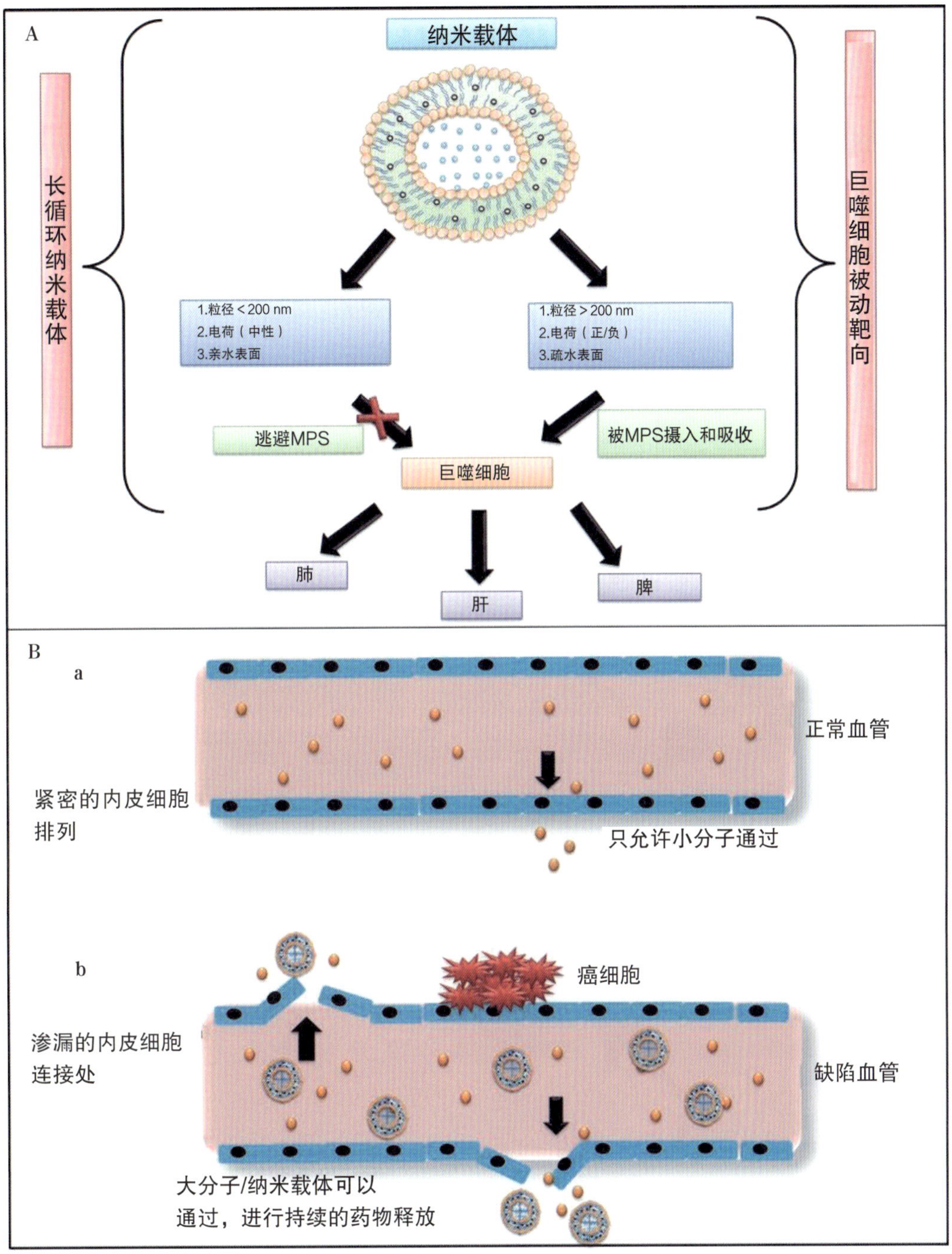

（a）正常血管具有紧密连接的内皮细胞，仅允许小药物分子在短时间内通过；（b）肿瘤的渗漏新血管系统增强了能够持续释放药物的大分子/纳米载体的摄取。

图2–2 巨噬细胞的被动靶向可以通过改变纳米载体的特性（A）来实现；EPR效应（B）

5.2 巨噬细胞的主动靶向

主动靶向巨噬细胞给药系统似乎是提高微囊化药物治疗效率的一种诱人手段。因此，巨噬细胞可以被用作靶向纳米颗粒药物递送的“特洛伊木马”。纳米载体可以跨越多个膜屏障，并在靶点释放药物（Jain et al.，2013）。递送系统的主动靶向方法是在药剂（配体、抗体和肽）的帮助下改变系统的表面，这些药剂具有识别体内特定的细胞类型、组织或器官并与它们互动的能力。通过利用细胞质膜上存在的众多受体和脂质成分可以实现主动靶向。这些受体可能只存在于特定的细胞上，或者与正常细胞相比，它们在病变细胞上显示不同程度的表达（Jain and Amiji，2012）。大量的配体已经被认可并被研究用于实现纳米颗粒的主动靶向（图2-3）（Byrne et al.，2008）。这些配体经常与靶细胞表面的特定受体结合，并以这种方式增加细胞对含药纳米颗粒的吸收，同时提高疗效。与单一配体相比，增加配体的密度有利于通过多价效应促进结合和细胞摄取（Montet et al.，2006）。各种类型的配体（包括蛋白质、多糖、核酸、肽和小分子）已被用于实现这一目的。

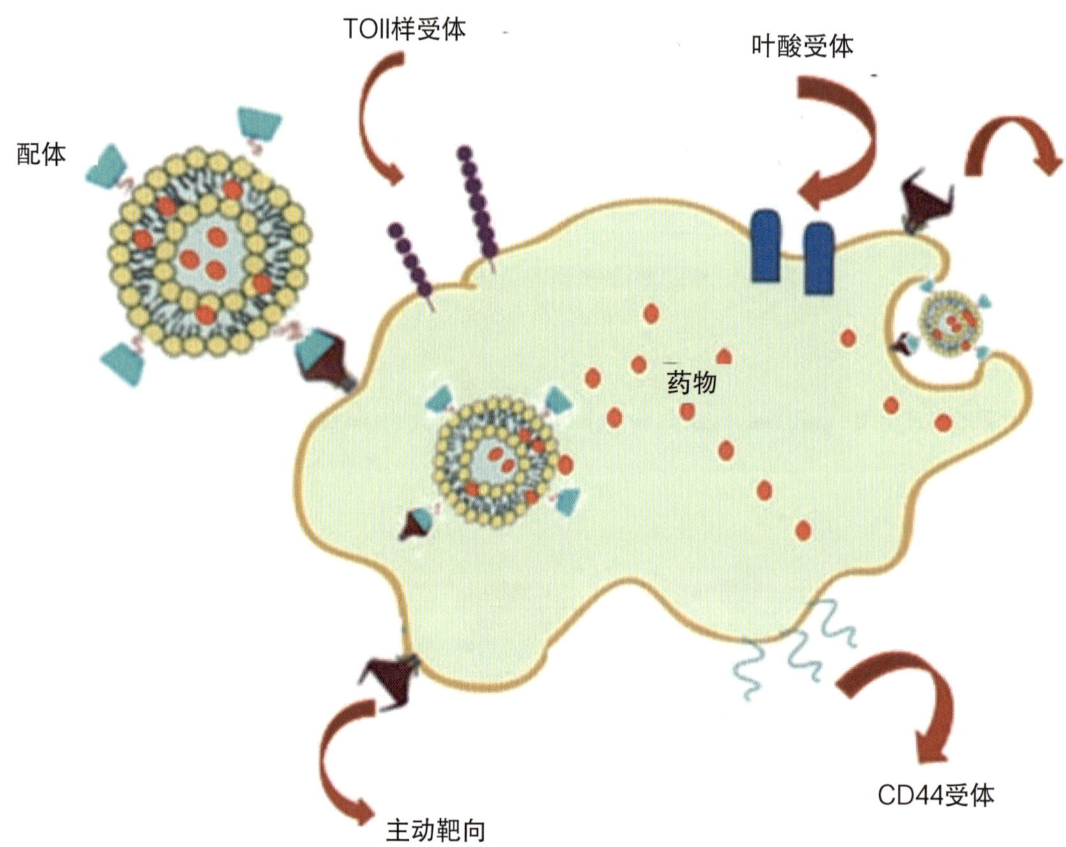

图2-3　表面修饰的纳米颗粒主动靶向巨噬细胞上过表达的受体

5.2.1　透明质酸

透明质酸（HA）是一种由N-乙酰基-D-氨基葡萄糖和D-葡萄糖醛酸组成的阴离子多糖，与胶原蛋白一起代表了主要的细胞外基质成分之一（Yoo et al.，2019）。由于具有生物降解性和生物相容性，HA及其衍生物已被广泛用于生物医学研究。HA是各种细胞表面受体的已知配体，包括透明质酸介导的运动受体（RHAMM）、CD44受体和淋巴管内皮透明质酸受体1（LYVE1）。HA在人体内的分解代谢是通过HA降解酶（透明质酸酶）（包括Hyal1、Hyal2和PH-20）以及氧化应激（OS）（由活性氮和活性氧引起的）实现的。值得注意的是，Hyals、CD44和OS的水平升高与许多炎症性疾病，如动脉粥样硬化、创伤性脑损伤和癌症的发展相关。由于这些功能优势，在过去20年中，HA已被公认为组织工程和靶向药物输送系统配方中最受欢迎的生物材料之一（Rao et al.，2020）。HA可与CD44结合，CD44在癌细胞表面经常过表达，被认为是一种象征性的癌症干细胞标志物（Aruffo et al.，1990）。有趣的是，CD44具有特定的HA结合亲和力，过表达CD44的细胞将有效地摄取基于HA的聚合物纳米颗粒（PNPs）。CD44是人体内主要的HA受体之一，据报道其表达于巨噬细胞。动脉粥样硬化斑块形成过程中巨噬细胞和白细胞的募集可能与HA和CD44的相互作用有关。Kamat等人设计了HA包裹的氧化铁磁性纳米颗粒（HA-DESPIONs），由于CD44对纳米颗粒表面HA的生物识别作用，激活的巨噬细胞对HA具有高效的摄取作用，CD44可在激活的巨噬细胞上表达。在另一项研究中，由胆烷酸酯与胺功能化的低聚HA反应制备的HA-NPs在体外显著地被前炎症巨噬细胞摄取，并显示出与小鼠动脉粥样硬化斑块相关巨噬细胞的结合亲和力提高。由于HA受体（包括CD44）水平在这些巨噬细胞上的表达上调，自组装HA-NPs作为潜在的递送系统选择性地在病理部位靶向活化的巨噬细胞。可以利用此特性通过成像技术可视化病理部位和/或治疗各种炎症性疾病，包括动脉粥样硬化、关节炎和2型糖尿病（T2DM），利用安慰剂HA-NPs本身，或将其作为化学疗法和免疫疗法的递送系统（Rao et al.，2020）。

5.2.2 硫酸软骨素

硫酸软骨素（CS）是一种对CD44受体有很强亲和力的糖胺多糖，其化学结构与HA相同。近年来，CS作为药物载体或靶向部分的药物传递系统引起了人们的极大关注。CS具有良好的生物相容性、生物降解性和较低的免疫原性，这是制备药物载体所必需的。研究人员正致力于设计基于CS的纳米颗粒用于肿瘤靶向治疗。疏水药物的CS偶联物是通过连接物与亲水性CS偶联制得的。CS偶联物的形成需要将低溶解度药物通过化学反应接枝到亲水性CS上。这些偶联物可以自组装成含有药物的胶束纳米颗粒，作为疏水核心，可保护药物不受亲水环境的影响，并在到达肿瘤部位之前避免渗漏，这大大增加了药物的溶解性和安全性（Li et al.，2021）。

CS主要存在于关节周围的滑液或软骨中，其缺失与RA的发生和发展密切相关。在RA中，包括CD44、瘦素和膜联蛋白在内的各种受体已被报道在结缔组织中过表达，并与增强软骨素摄取有关。利用这一过程，CS可以作为靶向配体将载药的纳米颗粒运送到关节。最近，CS已被用作制备乙酰氯芬酸和甲氨蝶呤的靶向纳米颗粒的配体，以有效地治疗RA（Onishi et al.，2013）。CS还被用作基于免疫治疗的靶向纳米颗粒的配体。例如，使用1-氨基十一烷连接物修饰CS衍生物的脂质体，其具有pH响应性且可选择性地向树突状细胞递送。此外，研究人员在肿瘤小鼠模型中通过皮下注射CS脂质体时发现，抗原被选择性地输送到树突状细胞，从而触发细胞因子的产生并启动免疫反应，导致肿瘤抑制（Okubo et al.，2019）。

5.2.3 叶酸

叶酸（FA）已经成为一种重要的配基，用于选择性地将成像/治疗药物输送到感染部位的靶细胞（癌细胞和激活的巨噬细胞）。作为一种靶向配体，FA具有许多优点，如对其靶标叶酸受体（FR）有很强的亲和力，甚至可与诊断/治疗药物结合；易于与不同的成像和治疗药物结合；尽管其受体在癌细胞和激活的巨噬细胞上有高表达，但在正常细胞上的表达非常低或难以追踪（Low et al.，2008）。FA主要通过还原的FA载体进入非致病细胞而影响其功能，而连接FA的偶联剂仅通过FR进入细胞（Yi，2016）。

FR还以其在实体瘤细胞和巨噬细胞中的过表达而闻名，它们因受体介导的内吞作用而成为许多纳米颗粒的靶标。例如，Lv等人开发了用FA修饰的介孔二氧化硅纳米颗粒（MSN），用于主动靶向，并进一步使用大气泡微泡方法来修饰纳米颗粒（Lv et al.，2017）。

FA也被称为维生素B_9。对细胞来说，FA对DNA、RNA和代谢氨基酸的产生至关重要，这些是它们增殖和分裂所必需的。FA通过浓缩的FA载体或FR进入细胞，前者存在于所有类型的细胞中，后者仅在一些细胞中表达。尽管FA可以通过这两个系统进入细胞，但用于诊断和治疗的FA共轭物只能通过FR由FR介导的内吞作用来传递（Yi，2016）。

6 聚合物纳米颗粒在巨噬细胞靶向中的治疗作用

6.1 自身免疫性和自身感染性疾病中的巨噬细胞靶向

巨噬细胞靶向通常旨在加强免疫反应，但在免疫系统开始攻击自身时，免疫抑制或产生免疫耐受性是可行的方法（Serra and Santamaria，2015）。如前所述，巨噬细胞在自身免疫性疾病中起重要作用；而且，用载有免疫抑制剂的靶向纳米颗粒给药已被证明是一种成功的治疗方式。在一项此类研究中发现，当合成载有环孢菌素A的聚丙交酯纳米颗粒通过巨噬细胞和树突状细胞被淋巴结吸收时，宿主体内会发生免疫抑制且T细胞生成减少（Azzi et al.，2010）。在另一项研究中，研究人员合成了修饰有FA配体和包裹甲氨蝶呤的聚酰胺树枝状聚合物纳米颗粒，其可主动靶向巨噬细胞以对抗关节炎。人和小鼠巨噬细胞的体外细胞系研究显示，与游离药物相比，细胞对纳米颗粒的摄取能力更好。大鼠体内研究显示，纳米颗粒给药可使炎症参数降低，包括爪体积增大、脚踝肿胀、骨吸收、软骨损伤和体重下降。可见，聚合物纳米颗粒辅助巨噬细胞靶向是治疗关节炎的更好方法（Thomas et al.，2011）。巨噬细胞从M1到M2亚型的复极化也被作为缓解关节炎的一种手段进行研究。编码细胞因子IL-10的质粒DNA被封装在涂有吞噬肽的藻酸盐纳米颗粒中，以主动靶向巨噬细胞。据观察，与未处理的大鼠相比，在腹膜内施用纳米颗粒后，患关节炎的大鼠爪中M2巨噬细胞数量增加（约66%）。接受治疗的大鼠能够保持活动能力，并且炎症减轻（Jain et al.，2015）。

Getts等人研究了包裹在聚苯乙烯或可生物降解的聚丙交酯-乙交酯共聚物微米/纳米颗粒中的脑

炎源性肽对疾病进展的影响，观察到这些颗粒不仅可以防止自身免疫性脑脊髓炎的发生，而且还可以通过清道夫MARCO受体（具有胶原性结构的巨噬细胞受体）靶向抑制T细胞从而抑制疾病的进展（Getts et al.，2012）。炎症性肠病（IBD）中的结肠巨噬细胞也被作为有趣的药物靶点进行研究。在一项这样的研究中，成功实现了Fab’抗原辅助的封装在聚乳酸-聚乙二醇（PLA-PEG）嵌段共聚物纳米颗粒上的TNF-α 干扰小RNA（siRNA）对结肠巨噬细胞的主动靶向。据观察，与裸露的纳米颗粒相比，带有Fab’的纳米颗粒表现出更好的减轻结肠炎和其他炎症反应（如体重下降和髓过氧化物酶活性增加）的能力（Laroui et al.，2014）。

6.2 癌症中的巨噬细胞靶向

聚合物纳米颗粒的主动和被动靶向已被用于治疗癌症并确保它们作为抗癌药物载体的适用性。Kourtis等人合成了普兰尼克（pluronic）稳定的聚丙硫醚纳米颗粒，并观察到在对荷瘤小鼠的真皮/肌肉内给药时，单核细胞和多形核髓系衍生的抑制细胞在肿瘤间质中广泛摄取了这些纳米颗粒，这表明这些纳米颗粒可以被用作药物载体（kourtis et al.，2013）。Wang等人合成了pH响应型聚合物纳米颗粒，这些纳米颗粒在肿瘤微环境中释放IL-12⊂P1，从而使支持肿瘤的M2巨噬细胞转化为抑制肿瘤的M1巨噬细胞（Wang et al.，2017）。此外，这些纳米颗粒对正常细胞的细胞毒性也可以忽略不计。因此，这就证实了聚合物纳米颗粒作为免疫治疗有效载体的适宜性，其可以在对正常细胞造成轻微损害的情况下击败癌症。

已知TAMs在改变肿瘤微环境中起着至关重要的作用，研究表明将TAMs的表型改变为抗肿瘤的巨噬细胞可以使患者在对抗肿瘤中受益（Mantovani et al.，2017）。在一项研究中，基于嵌段共聚的纳米颗粒包裹了具有甘露糖部分功能的siRNA（负责改变TAMs的表型），以主动靶向TAMs上的甘露糖受体，从而改变TAMs的表型，使其具有免疫原性和抗癌活性。在肺转移的情况下，研究人员观察到了纳米颗粒的摄取增强和治疗的效果（Ortega et al.，2015）。在另一项研究中，研究人员观察到基于siRNA负载葡聚糖（BG34-10）的纳米颗粒通过改变巨噬细胞移动抑制因子（MIF）从而在BALB/c小鼠乳腺肿瘤中发挥促进肿瘤消退的作用，并发现与抗体和基于抗原的靶向相比，聚合物纳米颗粒可以改善对MIF的调节作用（Zhang et al.，2015）。肿瘤区域的缺氧可促进TAMs的侵袭和肿瘤的发展，并产生耐药性。包被HA的二氧化锰纳米颗粒靶向TAMs，可以在肿瘤附近产生氧气，并重编程TAMs作为抗癌剂（Song et al.，2016）。

6.3 巨噬细胞靶向实现代谢动态平衡

常驻在肝脏的巨噬细胞如脂肪组织巨噬细胞（ATMs）和库普弗细胞负责抵御局部感染、维持组织内环境的稳定。因此，常驻巨噬细胞的上调或下调在肥胖相关的并发症、胰岛素抵抗或动脉粥样硬化等各种代谢紊乱中起着至关重要的作用。最近这些常驻巨噬细胞在克服上述代谢障碍的药物靶点研究中越来越受重视（Peterson et al.，2018）。

合成的标记有荧光团和抗炎药物的基于葡聚糖/葡萄糖的纳米颗粒，经腹膜注射给药于瘦小鼠和肥胖小鼠，可了解这些载体在内脏脂肪组织中的生物分布和定位，以确定它们未来在药物输送中的临床用途，从而对抗内脏疾病。这些载体成功地减少了肥胖小鼠内脏脂肪组织中的炎症生物标志物（Ma et al.，2016）。基因疗法是另一种治疗糖尿病的方法。然而，由于会对正常细胞造成威胁，这种方法备受批评。巨噬细胞中的CRISPR/Cas9基因编辑有助于改善T2DM，正如在一项研究中观察到的那样，该研究将负载在阳离子脂质辅助的PEG-b-PLGA嵌段共聚物纳米颗粒中的Cas9质粒施用于小鼠，体外和体内研究都证实巨噬细胞可以被重编程而减轻糖尿病症状（Jawahar and Meyyanathan，2012）。

为了对抗急性心肌梗死，需要防止动脉粥样硬化斑块的破裂和不稳定。巨噬细胞/单核细胞可导致斑块不稳定，因此需要控制血清单核细胞趋化蛋白-1、单核细胞集落刺激因子和基质金属蛋白酶-9，以避免单核细胞在斑块中膨胀。当给高脂饮食的小鼠服用负载匹伐他汀的PLGA纳米颗粒时，与纯药物相比，斑块的不稳定性显著减轻（Katsuki et al.，2014）。聚合物纳米颗粒也可用作代谢性疾病的诊断辅助材料。将包裹去铁胺的葡聚糖纳米颗粒（89Zr-DNP）用于载脂蛋白E基因敲除小鼠，在正电子发射断层扫描/磁共振成像扫描下可以对关节硬化斑块进行更好的非侵入性评估（Majmudar et al.，2013）。

6.4 巨噬细胞靶向在其他疾病中的应用

巨噬细胞靶向对其他疾病，如在脊髓损伤的创伤后的神经变性也有帮助。巨噬细胞/小胶质细胞在脊髓损伤后可引起炎症反应，从而导致持续性疼痛和其他继发性恶变相关的神经损伤。体外和体内研究表明，与纯药物相比，聚甲基丙烯酸甲酯纳米颗粒显示出更好的巨噬细胞摄取效果和更好的治疗效果（Papa et al.，2014）。同样，NASH中巨噬细胞的炎症反应会引起显著的组织损伤；因此，通过合成包裹小分子抑制剂R406的PLGA纳米颗粒来抑制NASH中负责巨噬细胞信号转导和免疫复合物介导的炎症反应的Fc受体（脾酪氨酸激酶途径），可显著减少继发性炎症损伤（Kurniawan et al.，2018）。研究表明，聚烷基氰基丙烯酸酯纳米颗粒可用于递送针对巨噬细胞的抗利什曼药物，因为它们不仅可将药物携带到巨噬细胞，而且还负责巨噬细胞在呼吸道中的强释放，从而抗击利什曼病（Bolkestein et al.，2016）。

7 未来展望与结论

深入了解巨噬细胞在各种疾病发病机制中的作用已被证明具有重要意义。药物既可以主动和被动地靶向巨噬细胞，以改进位点特异性治疗方法，同时也可将对正常细胞和组织的不利影响降至最低。将各种疾病中巨噬细胞浸润时间点的知识与巨噬细胞重塑和重构的新概念相结合，在对抗各种炎症性疾病和癌症方面显示出了意想不到的效果。需要进一步利用这种方法来减少与合成药物分子相关的不良事件。

聚合物纳米颗粒已被证明是合适的纳米载体，可将药物特异性地输送到巨噬细胞。许多聚合物被用来合成纳米颗粒，这些纳米颗粒具有易于制备和表面修饰的优点，并且载药量高。同时，具有巨噬细胞过表达受体配体的聚合物纳米颗粒的功能化是另一个需要探索的领域，以在成本和效益/风险之间取得平衡。因此，未来在聚合物纳米颗粒协助下的巨噬细胞靶向领域将会获得巨大的成就。

（陈盛　译）

（张灵敏　审校）

基于聚合物纳米颗粒的药物和基因靶向巨噬细胞递送

Fitsum Feleke Sahle

【摘要】近年来，向巨噬细胞递送药物和基因的研究引起了极大的关注。研究表明，慢性炎症性疾病、继发性损伤引起的组织变性和癌症与特定巨噬细胞表型的浸润或活性增加有关。因此，不同类型的纳米颗粒被设计用于巨噬细胞靶向药物和基因的递送，其中聚合物纳米颗粒成为最被广泛探索的纳米颗粒之一。通常情况下，继发性损伤引起的慢性炎症和组织变性与M1巨噬细胞向发炎组织的浸润或活性增加有关，并且已有不同的基于聚合物的纳米载体被用来消耗、调节M1巨噬细胞的分泌，或者将促炎M1巨噬细胞复极化/重编程为抗炎M2巨噬细胞。相反地，癌症和免疫抑制与可促进肿瘤的M2巨噬细胞（TAMs）的浸润或活性增强有关，并且已有研究人员设计了聚合物纳米颗粒来耗尽M2巨噬细胞或将它们复极化/重编程到抗肿瘤的M1巨噬细胞中。像HIV和慢病毒这样的逆转录病毒可利用单核细胞和巨噬细胞来复制并可躲避免疫监视系统，聚合物纳米颗粒也被设计用来靶向这些受影响的巨噬细胞。此外，巨噬细胞可渗透到发炎和癌组织中，它们可以用作“特洛伊木马”来装载含有抗炎与抗癌药物和基因的聚合物纳米颗粒。因此，本文系统地回顾了使用常规和刺激响应型聚合物纳米颗粒将药物和基因递送到巨噬细胞的挑战和潜在应用。

【关键词】癌症；耗竭巨噬细胞；炎性障碍；巨噬细胞靶向；聚合纳米颗粒；复极巨噬细胞；特洛伊木马

1 引言

巨噬细胞是存在于不同组织、体腔和黏膜表面的吞噬细胞，其在宿主抵御感染和维持组织内的稳态中发挥着重要作用。它们起源于造血干细胞或血液单核细胞，并且根据细胞外环境的不同而被激活/极化为成熟的促炎M1或抗炎M2巨噬细胞（Reichel et al.，2019；Orecchioni et al.，2019）。M2巨噬细胞进一步被分为基于其基因表达谱的M2a、M2b、M2c和M2d巨噬细胞（Arora et al.，2018）。此外，巨噬细胞的每个类别或其子类都代表了表达和产生不同分子的异质巨噬细胞群（Atri et al.，2018）。通常，M1巨噬细胞会吞噬病原体并促进促炎性细胞因子（如TNF-α、IL-23、IL-1β、

IL-6和IL-12）、活性氧、诱导型一氧化氮合酶（iNOS）、环氧合酶-2和活性氮物种对抗感染和促进组织修复（Zhang et al.，2019；Swart and Troeberg，2019）。然而，免疫系统不受控制的过度激活会导致促炎细胞因子的持续分泌，这可能导致慢性炎症性疾病，包括类风湿关节炎、代谢综合征相关疾病（如2型糖尿病和动脉粥样硬化）、炎症性肠病（如克罗恩病和溃疡性结肠炎）、骨关节炎、哮喘、系统性红斑狼疮、牛皮癣、多发性硬化和阿尔茨海默病的发生（Alvarado-Vazquez et al.，2017；Xiao et al.，2013；Gouveia et al.，2019；He et al.，2020）。M1巨噬细胞也可能引发并促进原发性损伤后的继发性损伤和组织变性。例如，在脊髓损伤后，M1样常驻巨噬细胞（小胶质细胞）、嗜中性粒细胞和淋巴细胞渗入损伤部位可引起继发性损伤和神经变性（Papa et al.，2014）。然而，在肿瘤中，M1巨噬细胞可通过促进和放大Th1-type反应并分泌一系列细胞因子（包括TNFs、生长抑制剂和具有抗肿瘤特性的抗血管生成因子）而表现出抗肿瘤特性（Zhang et al.，2019）。

相反，M2巨噬细胞分泌的细胞因子（如IL-4、IL-10和IL-13）、血管内皮生长因子（VEGF）和TGF-β会引发抗炎反应并促进肿瘤发展、转移和对化疗的抗性（Atri et al.，2018；Zhang et al.，2019）。M2巨噬细胞的典型代表是肿瘤相关巨噬细胞（TAM），其是在离散的癌症中发现的最丰富的非肿瘤细胞类型，并具有免疫抑制和促进肿瘤的功能（Zhang et al.，2019）。它们分泌血管生长因子（包括VEGF-A和胎盘生长因子），可以促进肿瘤内皮细胞的血管形成，增强对癌细胞的营养递送，并增强致密肿瘤内癌细胞的生长（Reichel et al.，2019；Yu et al.，2013）。TAM可分泌酶，如基质金属蛋白酶-9、丝氨酸蛋白酶和组织蛋白酶，这些酶可降解细胞外基质，促进肿瘤侵袭邻近器官，并促进癌细胞转移（Reichel et al.，2019；Yu et al.，2013）。它们还可通过分泌免疫抑制细胞因子（包括促使肿瘤发展不受控制的IL-10和TGF-β）阻止抗肿瘤淋巴细胞浸润到肿瘤中（Yu et al.，2013）。此外，TAM可促进癌症相关干细胞的存活、迁移和化学抗性，进而促进肿瘤在治疗后再生（Reichel et al.，2019）。实际上，在人类的多种癌症中，TAM的浸润与肿瘤的生长、转移、不良预后和较短的肿瘤生存期之间都存在有趣的相关性（Steidl et al.，2010；Zhu et al.，2013；Bingle et al.，2002）。

一些逆转录病毒和慢病毒可利用单核细胞/巨噬细胞复制并可躲避免疫监视系统。例如，位于网状内皮系统（RES）和大脑中的巨噬细胞为HIV的主要储存库，因为它们在HIV感染后可长期存活，并能够将病毒颗粒传播到CD4阳性淋巴细胞中（Kaur et al.，2008）。

一些病毒如HIV、HHV-6和梅迪-维斯纳（Maedi-Visna）病毒可操纵巨噬细胞，并利用它们作为其传播或长期储存的载体（Nikitina et al.，2018）。除了利用巨噬细胞作为储存库之外，一些病毒还可能改变巨噬细胞中细胞因子的产生，并诱导慢性炎症和广泛的组织损伤（Kaur et al.，2008）。因此，靶向巨噬细胞成为治疗慢性炎症性疾病、继发性损伤引起的感染、组织变性和癌症的一种新方法。近年来，各种类型的纳米载体被设计和研究用于将药物和基因传递到巨噬细胞中。

各种类型的纳米载体，包括无机纳米颗粒（Song et al.，2016；Zanganeh et al.，2016；Kanwar et al.，

2012；Zazo et al.，2017）、脂质纳米颗粒（Kharaji et al.，2016；Vieira et al.，2018；Shrivastava et al.，2021）、聚合物纳米颗粒（Papa et al.，2014；Shilakari et al.，2014；Jain et al.，2015）、介孔二氧化硅纳米颗粒（Giménez et al.，2015）、量子点（Chakravarthy et al.，2011）、碳纳米管（Zhang et al.，2021）和杂化纳米颗粒（He et al.，2017a；Bagalkot et al.，2015）均已被研究用于向巨噬细胞靶向药物和基因递送，上述每一种纳米颗粒都有其优点和局限性。聚合物纳米颗粒是研究最广泛的用于巨噬细胞靶向药物和基因递送的纳米颗粒类别之一，这主要是由于最近聚合物科学研究的进展迅速，纳米颗粒的表面和本体性质易于被修饰，从而能够获得更好的药物负载、更长的循环半衰期，实现巨噬细胞靶向和可控的药物输送（Jain et al.，2008）。此外，与脂质纳米载体和许多其他纳米颗粒相比，聚合物纳米颗粒具有更高的药物和基因封装效率，在储存和给药时具有优异的稳定性，并且制备简单、成本低廉（Peres et al.，2017）。

各种类型的天然或合成聚合物都已被用于制备巨噬细胞靶向药物和基因递送的聚合物纳米颗粒。最常见的生物相容性和可生物降解的天然聚合物包括葡聚糖（Ma et al.，2016）、壳聚糖（Shilakari et al.，2014）、藻酸盐（Jain et al.，2015）、明胶（Kaur et al.，2008；Jain et al.，2008）和透明质酸（Tran et al.，2016）。某些多糖如葡聚糖可以通过与巨噬细胞上葡聚糖结合的C型凝集素和清道夫受体相互作用而被巨噬细胞有效地选择性地内化（Ma et al.，2016）。透明质酸纳米颗粒可以特异性结合巨噬细胞上过表达的CD44受体（Tran et al.，2016）。天然聚合物模拟细胞外基质，具有可调节的力学性质，如刺激反应性、降解性、膨胀性和交联能力。然而，天然高分子材料在药物和基因纳米颗粒制备中的应用常因其存在污染物、批间变异性、包封亲脂性药物的低亲水性和药物从基质中快速释放等问题而使其应用受到阻碍（Panyam and Labhasetwar，2003）。相反，合成的聚合物稳定，可重复生产，其亲水性和亲脂性也大大提高，并可控制药物在数天至数周内释放（Panyam and Labhasetwar，2003）。聚乳酸（PLA）、聚羟基乙酸（PGA）及其共聚物聚（乳酸-羟基乙酸共聚物）（PLGA）是目前研究最多的可生物降解和具有生物相容性的合成聚合物（Peres et al.，2017；Kiefer et al.，2020；Pang et al.，2018）。另外，改变PLA和PGA的比例，可以获得具有所需生物降解和药物释放特性的不同等级的PLGA（Peres et al.，2017）。本文还讨论了许多其他新的合成的或天然的聚合物，用于制备载药的常规和刺激响应型聚合物纳米颗粒，以递送巨噬细胞靶向药物。

在基因传递中，聚乙烯亚胺（PEI）代表了被广泛研究的聚合物。它是一种合成的阳离子聚合物，可通过静电作用与核酸凝聚，形成一种稳定的复合物，称为聚合物-核酸复合物。PEI的每三个原子中就有一个可质子化的氮原子，这些氮原子可以在内吞作用后缓冲内切体内的酸化，这可导致内切体氯化物的积累，进而引发内切体的渗透肿胀，最终导致内切体的破裂和多复合物的内切体逃逸，这被描述为“质子海绵效应”。与线型PEI相比，克链PEI更能凝聚核酸并能有效地转染细胞（Kim et al.，2012）。然而，线型和支链PEI作为基因转染剂的体内应用受到PEI细胞毒性

（作为一种带正电荷的纳米载体，它可与细胞膜相互作用并损害其完整性）和RES快速清除的限制（Kim et al.，2012；Tran et al.，2015）。它还干扰少数关键的细胞内过程，包括破坏蛋白激酶的活性（Xiao et al.，2013）。因此，许多研究小组通过不同的方式对PEI进行修饰，以降低其细胞毒性并提高其细胞靶向潜能（Kim et al.，2012）。例如，PEI与聚乙二醇（PEG）共轭，使多聚体具有亲水性和空间稳定性，从而减少了多聚体的聚集，增加了多聚体的循环半衰期，并降低了多聚体的毒性（Kim et al.，2012）。PEI还可与透明质酸结合，以降低其毒性和清除率（Tran et al.，2016；Tran et al.，2015）。其他一些聚合物，如带正电荷的合成聚合物聚β-氨基酯（Zhang et al.，2019）、半合成的聚合物6-氨基-6-脱氧环糊精（Ganbold and Baigude，2018）和天然的聚合物壳聚糖（Shilakari et al.，2014），其基因传递和巨噬细胞靶向潜力也得到了研究。

2 利用聚合物纳米颗粒向巨噬细胞递送药物和基因的挑战

聚合物纳米颗粒已显示出将药物和基因递送到巨噬细胞的巨大潜力（表2-3）。它们可以包封不同的药物、治疗蛋白和基因，并可防止它们降解，增强它们在不同生物膜上的渗透性（Cohen et al.，2000）。例如，基因是带负电荷的并且几乎不能渗透带负电荷的细胞膜，包括巨噬细胞的细胞膜，它们的渗透性只能通过将它们封装在病毒载体或合适的非病毒纳米载体中实现（Kim et al.，2015）。聚合物纳米颗粒还可以延长药物和基因循环半衰期，并且能够对巨噬细胞进行可控和靶向的药物和基因递送（Giménez et al.，2015）。然而，有许多挑战阻碍了聚合物纳米颗粒作为巨噬细胞靶向药物和基因递送系统的临床应用，其中一些机遇与挑战（表2-3）在下文中进行了总结。

表2-3 用于巨噬细胞靶向递送药物和基因的聚合物纳米载体相关的潜力和主要挑战

机遇	主要挑战
提高药物和基因稳定性和通透性	药物的装载与释放
药物和基因的可控释放	表型特异性巨噬细胞的靶向性研究
可生物降解纳米颗粒，防止纳米颗粒在体内蓄积	抑制负载治疗药物的内体和溶酶体降解

2.1 药物和基因的装载与释放

高分子化学的发展使得各种表面和体积性质可调的高分子纳米颗粒的设计成为可能。然而，在聚合物纳米载体中装载和/或释放一些像核酸这样的热试剂仍然是非常具有挑战性的。通常，在常规纳米颗粒上装载负电荷的核酸是很困难的，而带正电荷的聚合物（聚阳离子）如PEI和聚β-氨基酯（Zhang et al.，2019）已经被证明可与核酸静电相互作用并形成多聚体（Kim et al.，2012）。然而，带正电荷的聚合物纳米颗粒往往比带中性或负电荷的聚合物纳米颗粒具有更大的毒性，因为带正电荷的聚合物纳米颗粒可与生物膜相互作用，破坏生物膜的完整性。此外，由于带正电荷的纳米载体和带负电荷的核酸之间存在强静电相互作用，从带正电荷的纳米载体中释放基因可能成为一个问题（Zakeri et al., 2018）。因此，寻找能够充分装载遗传物质并以期望的速率在目标位点释放的新型安全聚合物并对其加强研究。

2.2 聚合物纳米颗粒的内体摄取和巨噬细胞靶向

聚合物纳米颗粒可以显著提高药物、生物制品和基因在包括巨噬细胞在内的不同类型细胞中的通透性。然而，纳米载体的成功运用高度依赖于纳米颗粒在细胞中的命运，以及纳米颗粒将特定分子传递到胞浆、细胞核或另一个特殊的细胞内靶位的能力（Behzadi et al., 2017）。纳米颗粒主要通过内吞作用进入细胞。根据细胞类型和纳米颗粒的物理化学性质，内吞作用可分为吞噬作用、网格蛋白介导的内吞作用、小孔蛋白介导的内吞作用、包链蛋白/小孔非依赖性内吞作用和微胞饮作用。通常，巨噬细胞是专业的吞噬细胞，它们倾向于通过吞噬作用来吸收纳米颗粒（Behzadi et al., 2017）。而后，内吞囊泡中的纳米颗粒与早期内体室融合，成熟为晚期内体，并积累在溶酶体中。在成熟过程中，内体的pH值从7.4开始下降，在早期内体中下降到6.6，在晚期内体中下降到6.0，在溶酶体中下降到5.0。此外，巨噬细胞具有高度可降解的吞噬细胞、内体和溶酶体隔层，可以降解一些纳米颗粒及其负载的治疗剂。因此，对于大多数纳米载体来说，从内吞途径逃逸是成功地将负载的治疗剂递送到巨噬细胞的关键步骤（Yu et al., 2013；Smith et al., 2019），并且研究人员已经研究出了具有特定官能团的聚合物纳米颗粒，如可诱导质子海绵效应的带正电荷基团的聚合物纳米颗粒和可促进封装的治疗剂从内吞途径降解中逃逸的pH敏感部分的聚合物纳米颗粒（Smith et al., 2019）。

2.3 聚合物纳米颗粒靶向表型特异性巨噬细胞的研究

巨噬细胞靶向是将药物和基因传递到巨噬细胞的主要挑战。显然，由于增强渗透和滞留（EPR）效应的增加，纳米颗粒倾向于迁移到发炎的组织中，其中巨噬细胞似乎也可积聚并靶向巨噬细胞（Binnmars-Postma et al., 2017）。然而，聚合物纳米颗粒对巨噬细胞的被动靶向可能无法提供期望的目标水平，并且纳米颗粒的主动靶向可能是必要的，通过使用不同的靶向部分修饰纳米颗粒表面，这些靶向部分可以与巨噬细胞表面过表达的不同受体相互作用，包括甘露糖受体（识别甘露糖末端，N-乙酰氨基葡萄糖和岩藻糖残基）、清道夫受体（高度识别修饰的低密度脂蛋白）、dectin-1受体、促吞噬肽（激活巨噬细胞并增强其吞噬能力的四肽序列Thr-Lys-Pro-Arg）、分化簇CD44受体（透明质酸的独特受体，也可与其他配体相互作用，如骨桥蛋白、胶原和基质金属蛋白酶）、叶酸受体-β（由激活的巨噬细胞特异性表达并显示对叶酸的高亲和力）和磷脂酰丝氨酸受体（He et al., 2017b）。因此，各种纳米颗粒靶向材料得到研究，包括甘露糖、凝集素、纤维连接蛋白、抗体、单糖、多糖和叶酸（Kaur et al., 2008；Ma et al., 2016；He et al., 2017b）。

此外，M1和M2巨噬细胞的存在也增加了巨噬细胞靶向药物和基因传递的复杂性，有效的巨噬细胞靶向治疗可能需要巨噬细胞表型特异性靶向。

2.4 蛋白冠与高分子纳米颗粒的细胞摄取

蛋白冠是另一种在各种纳米治疗药物开发过程中未被充分理解和常被忽视的现象。蛋白冠是指在生物流体中包括蛋白质在内的不同生物分子被吸附在纳米颗粒表面，从而对纳米颗粒表面进行修饰的现象。吸附在纳米颗粒表面的生物分子的类型、数量和方向高度依赖于纳米颗粒的集体理化性质，如尺寸、多分散性、形状、电荷、表面化学、表面疏水性/亲水性，这使得对它的预测变得困难。因此，各种聚合物纳米颗粒与细胞的相互作用是不可预知的，因为蛋白冠为纳米颗粒提供了一个新的身份（Behzadi et al.，2017）。

2.5 高分子纳米颗粒在体内的蓄积

纳米治疗药物进入临床的主要挑战之一是纳米颗粒在体内的蓄积及其相关的急性和慢性毒性。为了解决这些问题，人们设计和研究了各种可生物降解的纳米颗粒。使用可生物降解的聚合物如PLGA和聚β-氨基酯（Zhang et al.，2019），或者将可生物降解的连接剂如聚己内酯和PLA（Andrade et al.，2020）引入聚合物纳米颗粒的主链中可使纳米颗粒生物降解。纳米颗粒在内体和溶酶体中的降解也有利于其负载的活性分子从内体和溶酶体中逃逸。然而，纳米颗粒应该以可受控的方式降解，以防止纳米载体在穿过细胞膜之前过早降解，并实现所需的药物受控释放（Xiao et al.，2013）。为此，多功能纳米颗粒如表面功能化和pH敏感的聚合物纳米颗粒（Zhao et al.，2017）已经被研究和设计。

3 向巨噬细胞传递药物和基因的聚合物纳米颗粒

各种类型的常规和刺激响应型聚合物基纳米载体（图2-4），包括聚合物纳米载体（Jain et al.，2008）、纳米凝胶（Nuhn et al.，2018）、聚合物胶束（Yu et al.，2013）、聚合物囊泡（Gouveia et al.，2019）、树枝状大分子（He et al.，2018）、核壳聚合物纳米颗粒（Wang et al.，2019）均被用来靶向巨噬细胞治疗慢性炎症性疾病、癌症、病毒感染和由继发性损伤导致的组织变性。慢性炎症和组织变性的特点是M1巨噬细胞的浸润和活性增加，聚合物纳米颗粒的设计主要是为了耗尽和/或调节M1巨噬细胞的分泌或将“罪魁祸首”M1巨噬细胞复极化/重编程为M2巨噬细胞。相反，在癌症中，TAM的浸润和活性增加，纳米颗粒主要被设计用于耗尽TAM或将其复极化/复制到M1巨噬细胞中。在某些疾病（如艾滋病）中病毒将巨噬细胞作为它们的避难所，纳米颗粒可以用来靶向感染的巨噬细胞。巨噬细胞也能渗透到发炎组织和肿瘤中，它们可以被招募为“特洛伊木马”，将药物输送到发炎或癌组织中。下文讨论了被设计用于以下目的的不同药物/基因负载聚合物纳米颗粒：①消耗巨噬细胞；②调节巨噬细胞衍生的炎症调节因子的分泌；③使巨噬细胞复极化/重编程；④利用巨噬细胞作为“特洛伊木马”。

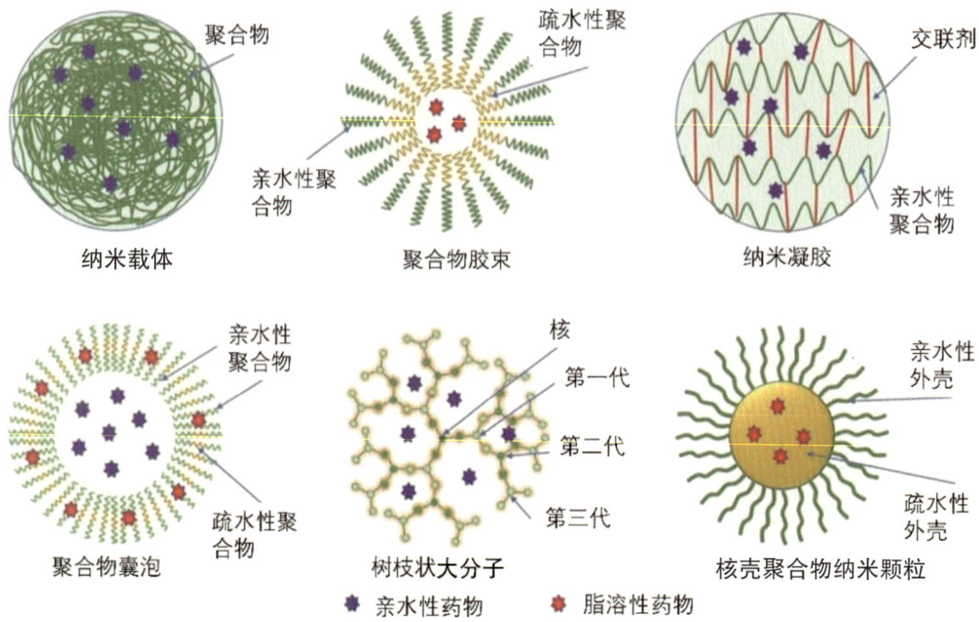

图2-4　靶向巨噬细胞递送药物和基因的不同聚合物基纳米颗粒

3.1　设计用于耗尽巨噬细胞的聚合物纳米颗粒

慢性炎症的特征是单核细胞向发炎组织的浸润增加，单核细胞向促炎M1巨噬细胞的不平衡极化以及诱导组织损伤的各种促炎介质的分泌增加。研究人员已经探索了不同的途径来消耗M1巨噬细胞，其中一种途径是抑制单核—巨噬细胞分化。例如，沉寂信息调节因子（SIRT1）通过抑制PU.1的磷酸化和核易位来抑制单核细胞向巨噬细胞的分化，激活SIRT1的试剂或促进SIRT1分泌的基因（如抗miR-449a）可用于耗尽M1巨噬细胞（Park et al.，2016）。其他通过凋亡来耗尽M1巨噬细胞的药物包括双膦酸盐（如氯膦酸盐）（Kameka et al.，2014；Niebel et al.，2012）、IFN-β（Kumaran Satyanarayanan et al.，2019）、利妥昔单抗（Toubi et al.，2007）、巨噬细胞靶向的免疫毒素（Van Roon et al.，2003），以及少数抗病毒药物（Jain et al.，2008）。然而，生物利用度差、循环半衰期短、组织靶向性缺乏和由此产生的毒性限制了它们的临床应用，因此各种类型的聚核纳米颗粒被设计和研究以递送这些药物和基因靶向巨噬细胞。例如，Papa等人开发了To-Pro3-loaded聚甲基丙烯酸甲酯纳米颗粒以靶向脊髓中的活化的小胶质细胞（巨噬细胞样吞噬细胞），以抵消继发性损伤并防止发生原发性损伤后的创伤后神经变性。从小鼠胚胎的脊髓获得的活化的小胶质细胞有效地吸收了纳米颗粒，但是PEG化减慢了纳米颗粒的细胞摄取过程。在小鼠体内进行实质递送后，纳米颗粒被小胶质细胞选择性吸收（Papa et al.，2014）。在另一项研究中，Niebel等人开发了负载氯膦酸盐的聚甲基丙烯酸酯（Eudragit RL）纳米颗粒用于治疗溃疡性结肠炎。与游离氯膦酸盐不同，纳米颗粒在体外培养的RAW 264.7细胞中显著减少了TNF-α和IL-6的产生，但由于氯膦酸盐缺乏对靶位点的足够靶向，其在体内没有获得令人满意的抗炎作用（Niebel et al.，2012）。

纳米颗粒的表面功能化可以改善其细胞摄取能力，通常，设计用于巨噬细胞靶向药物和基因递送的聚合物纳米颗粒会使用不同的靶向部分（甘露糖、多糖、抗体和叶酸）进行表面功能化（Kaur et al.，2008；Ma et al.，2016；He et al.，2017b），它们可与巨噬细胞表面上过表达的受体相互作用。得到广泛研究的表面功能化纳米颗粒之一是甘露糖功能化（甘露糖基化）聚合物纳米颗粒（表2-4），它可以与甘露糖受体（一种仅在巨噬细胞上表达的C型凝集素家族的175 kDa跨膜蛋白）相互作用。

多糖纳米颗粒是另一类用于巨噬细胞靶向药物递送的纳米颗粒，它们固有地与巨噬细胞表面的多糖受体相互作用。Ma等人设计了葡聚糖纳米颗粒以通过靶向内脏脂肪组织巨噬细胞来改善与肥胖相关的炎症。在健康状态的脂肪组织中，巨噬细胞占总间质细胞群的10%~15%，并且主要是M2巨噬细胞。然而，在肥胖状态下，巨噬细胞占总间质细胞群的40%~50%，并主要极化为M1表型，其分泌促炎细胞因子并在局部和全身诱导病理效应，导致葡萄糖耐受不良、胰岛素抵抗和血管功能障碍（Ma et al.，2016）。葡聚糖纳米颗粒可选择性地与巨噬细胞上的葡聚糖结合C型凝集素和清除剂受体相互作用。在静脉给药后，使用70 kDa和500 kDa葡聚糖制备的放射性标记的葡聚糖纳米颗粒主要分布在瘦的和肥胖的C57BL/6J小鼠模型的肝脏中。腹腔给药后，大部分纳米颗粒分布在肥胖小鼠的内脏脂肪组织中，而肝脏仍然是瘦小鼠的主要分布部位。当葡聚糖纳米颗粒通过PEG化减弱其靶向性时，未观察到肥胖小鼠内脏脂肪组织对纳米颗粒的选择性摄取（Ma et al.，2016）。

叶酸受体-β在活化的巨噬细胞上过表达，因此有人研究了将叶酸功能化的纳米颗粒用于巨噬细胞靶向药物和基因的递送。例如，Thomas等人开发了叶酸-偶联的第5代（G5）聚酰胺基胺树枝状大分子，以靶向炎性关节炎中的巨噬细胞（Thomas et al.，2011）。甲氨蝶呤（一种抑制DNA形成并导致细胞增殖减少和诱导细胞凋亡的药物）也可与树枝状大分子表面结合。

表2-4　用于巨噬细胞靶向药物和基因递送的甘露糖功能化聚合物基纳米颗粒

编号	纳米颗粒	目的	结果	参考文献
1	甘露糖基明胶纳米颗粒	去羟色胺苷对HIV感染巨噬细胞的控制和定位传递	甘露糖基化使肺泡巨噬细胞对纳米颗粒的摄取增加了2.7倍。在白化病大鼠中，它还显著增强了富含巨噬细胞的器官（包括肺、肝和淋巴结）对去羟肌苷的摄取。游离药物很快就从血液中清除了	Jain et al.（2008）

续表

编号	纳米颗粒	目的	结果	参考文献
2	甘露糖基化、PEG化聚酰胺树枝状大分子	靶向输送肝X受体配体至动脉粥样硬化斑块相关巨噬细胞以减轻斑块负担	治疗4周后，甘露糖基树枝状大分子可明显减少小鼠主动脉弓和主动脉根部的动脉粥样硬化斑块大小，减轻斑块炎症。此外，与游离肝X受体配体不同，纳米颗粒不会引起肝脂肪生成	He et al.（2018）
3	甘露聚糖包被明胶纳米颗粒	向HIV感染的巨噬细胞靶向传递去羟肌苷	在向SD大鼠皮下施用甘露聚糖包被的明胶纳米颗粒后，与游离的去羟肌苷相比，在富含巨噬细胞的器官脾、淋巴结和脑中分别获得1.7倍、12.6倍和12.4倍的去羟肌苷浓度	Kaur et al.（2008）
4	甘露糖基化PEG化PEI复合物	向巨噬细胞靶向传递siRNA	该复合体在体外被RAW 264.7细胞（已知表达甘露糖受体的小鼠巨噬细胞系，通常难以转染）有效地内吞并被抑制基因表达。PEG化的多聚体减少了纳米颗粒的毒性，而不影响基因敲除效率	Kim et al.（2012）
5	甘露糖基化6-氨基-6-脱氧凝胶纳米颗粒	向巨噬细胞靶向传递TNF-α-抑制性siRNA	纳米颗粒将siTNF-α传递到小鼠腹膜巨噬细胞、肝脏和肺，并在体内抑制TNF-α的表达	Ganbold and Baigude（2018）
6	甘露糖基壳聚糖纳米颗粒	向巨噬细胞靶向递送反义寡核苷酸	纳米颗粒显著提高了RAW 264.7细胞中的基因转染效率。在中等表达甘露糖受体的RAW 264.7细胞中，转染程度显著高于不表达甘露糖受体的海拉细胞	Shilakari et al.（2014）

体外细胞摄取研究表明，与游离树枝状大分子不同，RAW 264.7细胞以剂量依赖性方式吸收了带有叶酸的树枝状大分子。在雌性Lewis大鼠的胶原蛋白诱导的关节炎模型中，每周静脉注射三次后，表面功能化的树枝状大分子起到了有效的抗炎作用，并减轻了关节炎引起的症状，包括脚踝肿胀、爪子体积增大、软骨损伤、骨吸收和体重减轻。

各种刺激响应型聚合物纳米颗粒也被设计和投资用于巨噬细胞靶向药物释放，这些纳米颗粒可以感知环境并根据周围环境控制药物和基因的释放。pH敏感纳米颗粒是目前研究较多的用于巨噬细胞靶向给药的刺激响应型聚合物纳米颗粒。众所周知，在发炎的组织中，由于炎性细胞的浸润和活化，pH值下降，因此能量和氧气的需求增加，加速了糖酵解过程中的葡萄糖消耗，并增加了乳酸的产量，从而导致机体局部酸中毒（Xie et al.，2020）。此外，内源体的pH值很低，纳米颗粒在内源体中的降解有利于治疗药物的体内逃逸。因此，针对巨噬细胞靶向药物和基因的递送，研究人员设计了不同的pH敏感纳米颗粒。例如，Zhao等人开发了负载甲氨蝶呤的叶酸功能化的pH响应型聚合物纳米颗粒，用于治疗类风湿关节炎。该聚合物纳米颗粒包括由PLGA和pH响应型聚合物聚环己烷-1,4-二基丙酮二亚甲基缩酮组成的亲水核，并由含磷脂酰胆碱和PEG组成的亲水壳包覆。纳米颗粒的体外释药呈pH依赖性，在低pH值（5）环境中释药明显增加（Zhao et al.，2017）。研究人员在体外测定了非功能化和叶酸功能化纳米颗粒负载的游离甲氨蝶呤和甲氨蝶呤对RAW 264.7细胞的细胞毒作用，结果显示功能化纳米颗粒比非功能化纳米颗粒和游离药物有更强的细胞毒作用。

本文还在类风湿关节炎大鼠模型中研究了纳米颗粒的抗炎作用，与非功能化纳米颗粒相比，叶酸功能化纳米颗粒显著抑制了类风湿关节炎的发展。类似地，Yu等人研究了负载地塞米松的透明质酸包被的pH敏感聚合物纳米颗粒，该聚合物纳米颗粒由磷脂酰胆碱、PEI和聚环己烷-1,4-二基丙酮二亚甲基缩酮组成，被用于治疗类风湿关节炎。酸敏感的聚环己烷-1,4-二基丙酮二甲基缩酮使纳米颗粒具有pH响应性，并且当pH值从7.4降低到4.5时，从纳米颗粒释放的地塞米松显著增加。在活化的RAW 264.7细胞系中对透明质酸功能化和非功能化纳米颗粒的细胞摄取进行的体外研究表明，由于透明质酸具有结合在巨噬细胞上过表达的CD44受体的能力，纳米颗粒的表面功能化显著增加了纳米颗粒的细胞摄取。透明质酸涂层还可以使纳米颗粒亲水并延长纳米颗粒的循环时间和在发炎组织中的积累。在佐剂诱导的关节炎大鼠模型中，纳米颗粒减少了踝关节的炎性细胞浸润、骨损伤和软骨损伤，并抑制了类风湿关节炎的发展，这可归因于纳米颗粒的靶向性和酸敏感性。然而，pH响应性对药物释放和纳米颗粒内体逃逸的影响与非pH响应性的对照纳米颗粒相比区别不大（Yu et al.，2019）。

氧化还原反应性纳米颗粒是巨噬细胞靶向药物和基因传递的良好材料，因为在慢性炎症中会产生高水平的反应性氧合物质。例如，Gupta等人使用硫化丙烯和N,N-二甲基丙烯酰胺二嵌段共聚物设计研发了氧化还原性敏感胶束，以靶向炎症组织。对模型药物从胶束中释放的体外研究显示，当胶束暴露于氧化剂（如过氧化氢、3-吗啉基腺嘌呤和过氧亚硝酸盐）时，胶束核心会发生氧化并引发胶束分解和药物释放。此外，激活的RAW 264.7巨噬细胞中药物的释放量显著高于未激活的巨噬细胞，因为激活的巨噬细胞含有高水平的内源性氧化剂（Gupta et al.，2012）。温度响应性纳米颗粒代表了另一类用于巨噬细胞靶向药物和基因递送的智能纳米载体。一般来说，具有最低临界共溶温度（LCST）的热响应聚合物，如聚N-异丙基丙烯酰胺、聚N-乙烯基己内酰胺和聚环氧乙烷-聚环氧丙烷已用于制备热响应纳米颗粒（Xie et al.，2020）。因为有水分子和聚合物官能团之间形成的氢键，所以热响应纳米载体在LCST以下是亲水的。然而，在LCST（通常38.5～43 ℃）以上时，聚合物会经历从亲水到疏水的相变，这会导致聚合物收缩，挤出内部水分子，并释放封装的治疗分子（Xie et al.，2020）。例如，Wang等人设计了简单的热敏和可生物降解的聚合物纳米颗粒，该纳米颗粒含有二嵌段共聚物单甲氧基聚乙二醇-嵌段聚碳酸三甲酯，用于将药物递送至原代破骨细胞前体细胞（骨髓巨噬细胞）。在体外，纳米颗粒被骨髓来源的巨噬细胞安全有效地吸收，显示出体内靶向巨噬细胞的巨大潜力（Wang et al.，2020）。

聚合物纳米颗粒也被设计用于耗尽TAM以治疗癌症。TAM可以通过阻断CSF-1R信号通路而被耗尽，CSF-1R是一种重要的信号通路，它驱动TAM向肿瘤募集，并促进巨噬细胞分化为肿瘤前表型。已经有几种阻断CSF-1R信号通路的药物和抗体被研究用于癌症治疗，如培西达替尼（Yan et al.，2017）、BLZ945（Strachan et al.，2013）、PLX7486（Cannarile et al.，2017）等药物和依米妥珠单抗（emactuzumab）（Ries et al.，2014）、卡比利珠单抗（cabilarizumab）（Qiu et al.，2018）等抗体。还有一些通过肿瘤坏死因子相关凋亡诱导配体（TRAIL）激活caspase-8并耗尽TAM的抗体（如曲贝替定）（Germano et al.，2013）相关的研究。然而，缺乏药物靶向性和相关毒性以及感染风险的增加限制了这些药物和基因的临床应用。因此，研究人员设计了各种聚合物纳米颗粒来将TAM消耗剂靶向传递给TAM，其中最常见的是使用不同的巨噬细胞特异性靶向部分对TAM进行表面功能化以实现TAM靶向。例如，Nuhn等人使用巨噬细胞甘露糖受体1（MRC1）特异性纳米抗体对基于甲氧基甲基丙烯酸三乙二醇和五氟苯基甲基丙烯酸嵌段共聚物的纳米凝胶的表面进行功能化处理，以靶向表达MRC1的TAM用于癌症治疗。MRC1，也称为CD206，是一种Ⅰ型跨膜蛋白，属于C型凝集素家族，由巨噬细胞和树突状细胞表达。纳米抗体是源自骆驼科的仅有重链的抗体的最小可用抗原结合片段，约15 kDa，是常规抗体的1/10。它们缺乏抗体的Fc部分，与抗体功能化纳米颗粒不同，纳米抗体功能化纳米载体可避免Fc介导的与巨噬细胞的特异性结合。抗MRC1纳米抗体功能化纳米凝胶在体外对表达MRC1的TAM有效，在体内对患Lewis肺癌的小鼠有效（Nuhn et al.，2018）。一些其他常见的靶向成分，包括甘露糖（Zhu et al.，2013）、半乳糖（Huang et al.，2012）和叶酸（Meng et al.，2019）也被用于靶向TAM。然而，甘露糖、半乳糖和叶酸也会与其他细胞群结合，包括树突状细胞和上皮细胞（Napoletano et al.，2012；van Dam et al.，2011；Sallusto et al.，1995），使它们在TAM特异性靶向纳米颗粒中的应用成为一个挑战。

除了表面功能化外，TAM靶向的聚合物纳米颗粒可以提供刺激响应以改善巨噬细胞靶向性。例如，Zhu等人设计了甘露糖基化的PLGA纳米颗粒，用于在肿瘤环境中靶向TAM，并通过腙连接体将长柔性PEG2000聚合物连接到PLGA纳米微粒上，使用可弯曲的PEG层屏蔽纳米颗粒。在正常生理条件下，PEG屏蔽层保持完整可阻止巨噬细胞识别甘露糖功能化纳米载体（图2-5）。然而，在酸性肿瘤微环境下，腙连接体被切断，致使纳米颗粒上的PEG层被剥离，并暴露出甘露糖基化表面，影响配体-受体的相互作用和TAM对纳米颗粒的吸收。研究人员在体外小鼠J774A.1细胞中对纳米颗粒的摄取进行了研究，发现甘露糖基化纳米颗粒的PEG化降低了75%的细胞摄取数量。然而，因PEG层在酸性环境下被剥离，在细胞摄取之前将纳米颗粒在pH 6.8的培养基中预孵育后，纳米颗粒被细胞摄取的数量增加了3.1倍。未经不稳定酸交联剂预孵育的PEG化的对照甘露糖基化纳米颗粒对纳米颗粒的细胞摄取没有影响（Zhu et al.，2013）。

此外，在将刺激响应型纳米颗粒尾静脉注射给健康C57BL/6小鼠后，纳米颗粒在主要器官（如肝脏和脾脏）中积聚的量的排序如下：甘露糖基化、非PEG化纳米颗粒>非甘露糖基化、非PEG化纳米颗粒>甘露糖基化和PEG化纳米颗粒，可见PEG化显著减少了纳米颗粒的积聚，这与许多研究结论一致。PEG化降低了巨噬细胞对纳米载体的调理作用，减少了其在肝脏和肾脏中的积聚。甘露糖基化纳米颗粒的积聚高于非甘露糖基化纳米颗粒的原因可能是表达高水平甘露糖受体的肝巨噬细胞和脾巨噬细胞的存在。此外，在向患有B16-F10小鼠黑色素瘤的C57BL/6小鼠注射纳米颗粒12小时后，PEG化纳米颗粒在肿瘤部位的积聚显著高于非PEG化纳米颗粒。这可归因于PEG化纳米颗粒调理作用的降低和循环时间的延长，从而有利于肿瘤的积聚。与含有非酸可裂解PEG屏障的对照组甘露糖基化纳米颗粒相比，含有酸可裂解PEG部分的纳米颗粒能更好地共定位到巨噬细胞中。

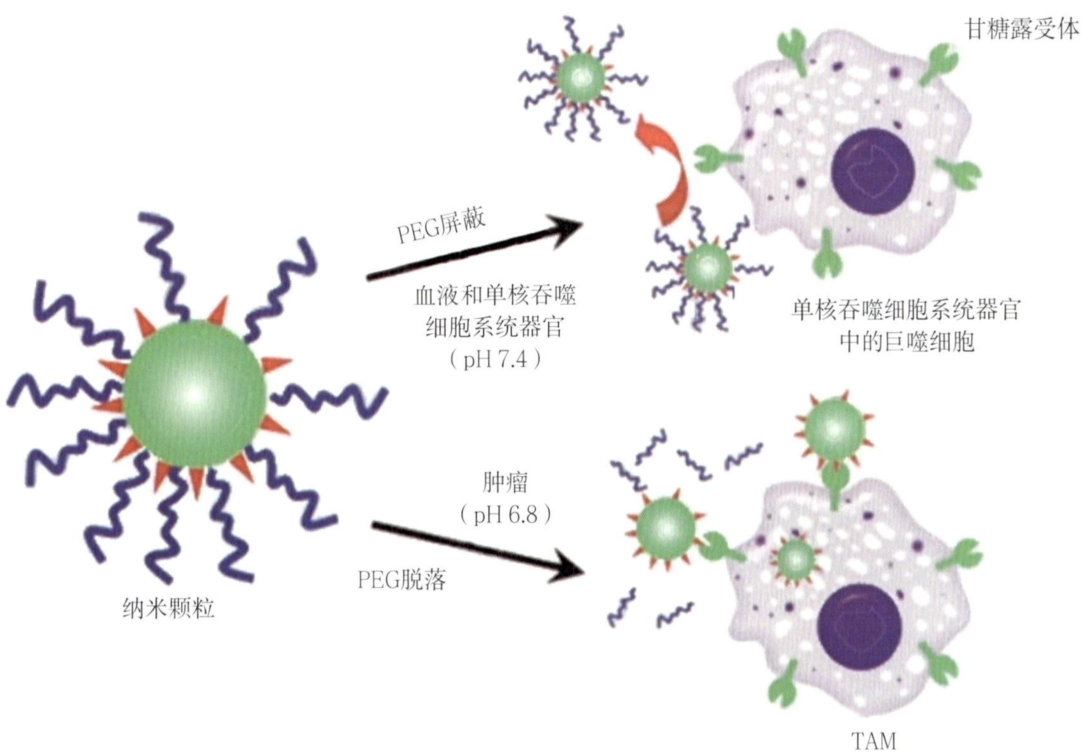

图2-5　PEG与纳米颗粒

注：甘露糖功能化的PEG屏蔽的PLGA纳米颗粒用于将药物靶向输送到TAM。PEG部分通过酸可裂解腙连接体与甘露糖功能化的纳米颗粒结合，其在健康组织中保持完整，但在酸性肿瘤环境中会裂解，从而释放甘露糖功能化的纳米颗粒。

3.2　设计用于调节巨噬细胞衍生炎症介质分泌的聚合物纳米颗粒

炎症刺激可激活巨噬细胞并启动NF-κB通路（几种炎症性疾病中常见的病理机制）、JAK通路和其他通路，释放多种促炎或抗炎介质，包括细胞因子、趋化因子、炎症性酶和生长因子（Gouveia et al.，2019）。大多数情况下，慢性炎症性疾病的发病机制与促炎巨噬细胞衍生介质的过表达有关，已有不同的阻断这些介质的策略被用作治疗慢性炎症性疾病的创新治疗方法。第一种方法是使用单克隆抗体，如阿达木单抗（van Schouwenburg et al.，2013）、英夫利西单抗（van Schouwenburg et al.，2013）、戈利单抗（van Schouwenburg et al.，2013）和托珠单抗（Semerano et al.，2014），以及抗IL-15（Baslund et al.，2005），中和引起疾病的促炎细胞因子及其受体，或受体融合蛋白，如依那西普（van Schouwenburg et al.，2013）。第二种方法是使用抑制剂，如托法替尼（Sandborn et al.，2017）和磷酸二酯酶-4（Mazur et al.，2015）。第三种方法可能是基因传递，以改变各种炎症前调节剂的分泌。上述化合物中的大多数都经过了不同的临床前和临床研究，但由于缺乏足够的巨噬细胞靶向性，未能获得所需产品的稳定性、安全性、生物利用度或疗效。

因此，已有研究人员设计了不同类型的聚合物纳米颗粒来靶向递送调节巨噬细胞衍生炎症介质的药物和基因至巨噬细胞。例如，Gouveia等人使用两亲性二嵌段共聚物聚2-甲基丙烯酰氧乙基磷酰胆碱-聚2-二异丙基氨基甲基丙烯酸乙酯（PMPC-PDPA）设计了pH响应型聚合物，用于靶向递送糖皮质激素（抑制炎症激活信号的试剂）至巨噬细胞以治疗炎症性疾病。共聚物的PMPC片段与巨噬细胞中过表达的B类Ⅰ型清道夫受体结合，用于靶向巨噬细胞。体外研究表明，在pH值6.2以下的环境中，多聚体被分解，以释放内体中的负载药物，并引起细胞质中负载药物分子的内体逃逸（Gouveia et al.，2019）。

Laroui等人合成了PLA-PEG嵌段共聚物纳米颗粒，用于将TNF-α干扰小RNA（siRNA）靶向递送至结肠巨噬细胞，用于治疗炎症性肠病（IBD）。TNF-α是IBD期间巨噬细胞分泌的一种主要促炎细胞因子，TNF-α siRNA可阻止TNF-α的表达。siRNA在被加载到纳米颗粒之前与PEI相结合。在纳米封装过程中，共聚物的亲水部分PEG朝外，疏水部分PLA向内。PEG化纳米颗粒的表面用抗F4/80抗体的Fab’部分修饰（通过胃蛋白酶消化去除Fc部分，以最小化与免疫细胞的相互作用并防止非特异性结合），通过马来酰亚胺/硫醇介导的共价键在口服给药后与结肠巨噬细胞靶向结合。携带Fab’的TNF-α siRNA的PLA-PEG纳米颗粒通过Fab’与RAW 264.7细胞上的F4/80抗原直接相互作用，可加强RAW 264.7小鼠巨噬细胞系中纳米颗粒的体外吞噬作用。此外，与空纳米颗粒、负载干扰siRNA的纳米颗粒或负载TNF-α siRNA纳米颗粒的脂质体不同，负载TNF-α siRNA的PLA-PEG纳米颗粒显著降低了TNF-α的分泌水平。将纳米颗粒分散在藻酸盐/壳聚糖（7：3）水凝胶中（该水凝胶可阻止纳米颗粒在结肠上部的释放，但在pH值为5或6时，纳米颗粒会在结肠中崩塌释放），并通过口服给药于C57BL/6小鼠结肠炎模型后发现，接受载Fab’的TNF-α siRNA纳米颗粒的小鼠平均体重减轻6%，与接受载Fab’的加载siRNA的纳米颗粒和未接枝的加载siRNA纳米颗粒的小鼠体重分别减轻15%和25%相比较，这是很低的。组织学观察显示，载Fab’的TNF-α siRNA纳米颗粒处理后的小鼠结肠组织结构接近正常，结肠上皮细胞和黏膜三维结构完整，与对照组相似。与此相反，用载Fab’的重组siRNA纳米颗粒处理的小鼠表现出多灶性炎症细胞浸润到黏膜下层，表面上皮严重剥脱（糜烂），腺体黏膜衰竭（Laroui et al.，2014）。

在另一项研究中，Xiao等人合成了一种可生物还原的聚阳离子（半胱胺双丙烯酰胺-PEI），并与TNF-α siRNA组成了用于治疗IBD的多聚体。使用PEG间隔物对聚阳离子进行甘露糖基化，并在纳米颗粒形成过程中，添加三聚磷酸钠作为聚阳离子和siRNA之间的离子交联剂，从而产生浓缩稳定的纳米颗粒（图2-6）。三聚磷酸钠具有带五个负电荷的线性结构，可以在水介质中交联质子化的聚阳离子，以增强聚阳离子凝聚的siRNA能力，并提高纳米颗粒介导的基因沉默效率。在体外脂多糖激活的RAW 264.7细胞中研究了纳米颗粒对TNF-α基因的沉默效果，结果显示用负载siRNA的纳米颗粒预处理的细胞分泌的TNF-α明显减少。相反，用干扰siRNA的纳米颗粒处理的细胞对TNF-α基因表达的影响微乎其微。纳米颗粒的基因沉默效果也与含有双倍siRNA浓度的负载siRNA的Oligfectamine™相当。MTT分析表明，与siRNA负载的Oligfectamine™或PEI（25 kDa）纳米颗粒不同，负载siRNA的可还原甘露糖基化纳米颗粒对RAW 264.7巨噬细胞和Caco2-BBE细胞没有毒性。纳米颗粒还有效地抑制了3%（w/v）葡聚糖硫酸钠处理的FVB雄性小鼠结肠炎模型中TNF-α的分泌（Xiao et al.，2013）。

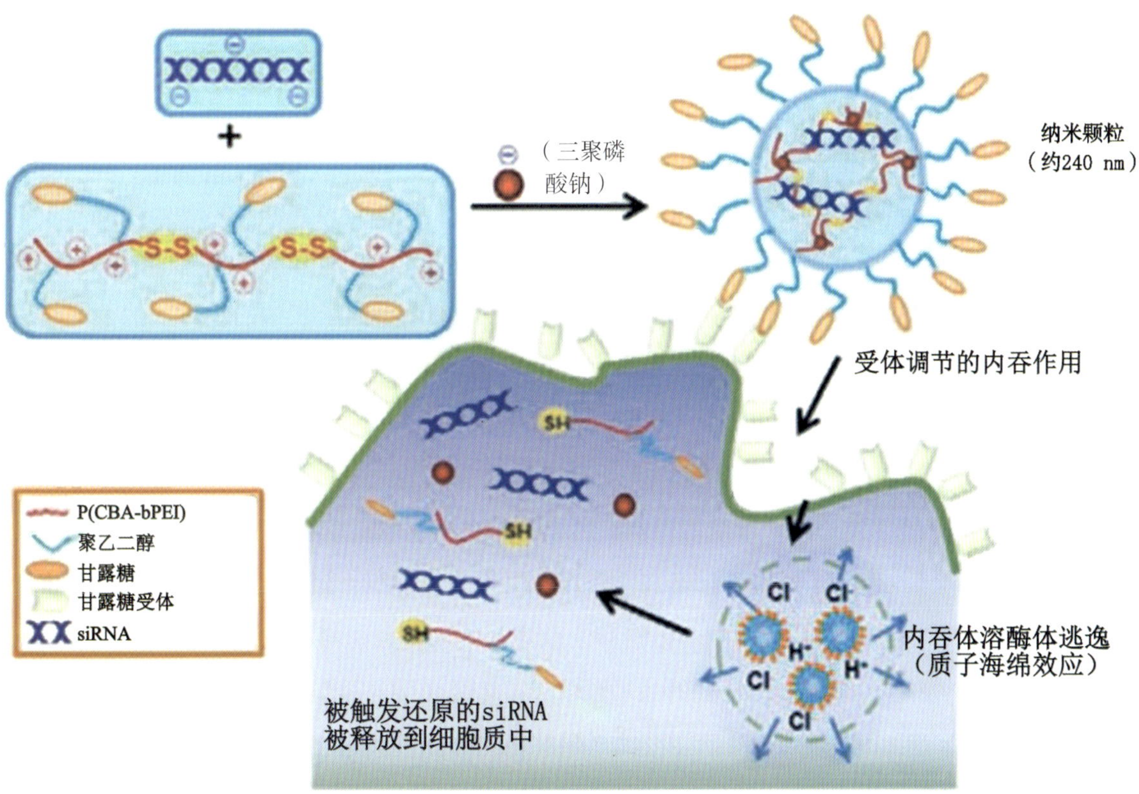

图2-6 巨噬细胞通过对甘露糖基化的可生物还原的聚酰胺基胺阳离子聚合物/siRNA多聚体的细胞特异性摄取、多聚体的内吞体摄取以及通过质子海绵效应将siRNA释放到细胞质中

Tao等人设计了负载siRNA的聚合物纳米颗粒，以抑制巨噬细胞基因*Camk2g*的表达，并改善小鼠动脉粥样硬化斑块的稳定性。*Camk2g*编码一种名为CaMKⅡγ（Ca^{2+}/钙调素依赖性蛋白激酶γ）的钙激活激酶，它可促进相对良性的纤维动脉粥样硬化病变转化为具有薄纤维帽的坏死病变。该

纳米颗粒是通过将siRNA与PEG偶联的阳离子分子络合，并将形成的复合物沉积在PLGA核心纳米颗粒上来制备的。纳米颗粒的表面被S2P肽（CRTLTVRKC）进一步功能化，其可识别巨噬细胞受体stabilin-2并提升巨噬细胞的靶向能力。在对小鼠静脉注射后，S2P肽功能化的负载siCaMKⅡγ的纳米颗粒会抑制动脉粥样硬化病变巨噬细胞中斑块不稳定基因的表达，并提升斑块的稳定性（Tao et al.，2020）。

3.3 设计用于巨噬细胞复极化/重编程的聚合物纳米颗粒

M1/M2巨噬细胞二分体在维持组织稳态中起重要作用。较高的M1/M2比率与慢性炎症条件相关，而较低的M1/M2比率与癌症相关（Zhang et al.，2019）。因此，将M1巨噬细胞重编程/复极化为M2巨噬细胞噬菌体或相反，成为治疗慢性炎症或癌症的新策略。自然地，M1/M2二分法是由组织环境决定的。例如，在伤口愈合环境、恶劣的肿瘤环境中，或者在抗炎细胞因子如IL-4或IL-10存在的情况下，M1巨噬细胞倾向于极化为M2巨噬细胞（Tran et al.，2016；Pang et al.，2018）。另外，脂多糖、IFN-γ、TNF-α、IL-12、Toll样受体激动剂和CD40激动剂可诱导TAM复极化为M1巨噬细胞（Zhang et al.，2019；Alvarado-Vazquez et al.，2017；Tran et al.，2016）。因此，一些免疫调节剂的应用得到研究，如受体激动剂分子咪喹莫特（Chi et al.，2017）、IMO-2055（Smith et al.，2014）和TMP195（Guerriero et al.，2017），融合蛋白TTI-621（Petrova et al.，2017），抗体Hu5F9-G4（Gholamin et al.，2017）、HPA063793（Georgoudaki et al.，2016）、CC-90002（Huang et al.，2017），以及在诱导巨噬细胞表型转变中调节靶免疫调节因子表达的基因。然而，这些化合物和基因的治疗潜力无法实现，主要是因为其生物利用度低、循环半衰期短和细胞靶向性差（Shahbazi et al.，2018）。因此，研究人员设计并研究了不同的基于聚合物的纳米颗粒，用于靶向递送诱导巨噬细胞表型转变的药物和基因。

Shahbazi等人组装了纯透明质酸纳米颗粒，用于靶向递送IL-4或其他可诱导从M1到M2巨噬细胞表型转变的免疫调节细胞因子，以治疗炎症性疾病、再生受损组织，缓解自身免疫性疾病。由于透明质酸对巨噬细胞表面过表达的CD44受体的高亲和力，纳米颗粒能够靶向巨噬细胞，并且根据报告，透明质酸纳米颗粒可单独（无负载的纳米颗粒）在体外诱导J774A.1巨噬细胞从M1到M2巨噬细胞的表型转变。然而，负载IL-4的透明质酸纳米颗粒在诱导巨噬细胞表型转变方面优于无负载的纳米颗粒。研究人员进一步表明，使用高分子量透明质酸组装的纳米颗粒比使用中低分子量透明质酸制备的纳米颗粒更有效（Shahbazi et al.，2018）。

Jain等人提供了一种负载抗炎细胞因子IL-10编码质粒DNA的藻酸盐纳米颗粒，以使M1巨噬细胞复极化为M2巨噬细胞，用于治疗类风湿关节炎。用促吞噬肽（L-苏氨酸-赖氨酸-脯氨酸-精氨酸）修饰负载IL-10编码质粒DNA的藻酸盐纳米颗粒的表面，可实现活性巨噬细胞靶向。腹腔内给药后，与未修饰的纳米颗粒不同，大量促吞噬肽修饰的藻酸盐纳米颗粒聚集在关节炎大鼠发炎的爪子中（Jain et al.，2015）。类似地，负载其他基因的聚合物纳米颗粒被设计用来将M1巨噬细胞重编程为M2巨噬细胞（表2-5）。

表2-5　负载基因聚合物的纳米颗粒被设计用于巨噬细胞的复极化/重编程

编号	纳米颗粒	核酸（复极）	结果	参考资料
1	促吞噬肽功能化藻酸盐纳米颗粒	IL-10质粒DNA（M1向M2极化）	在类风湿关节炎大鼠模型中腹腔注射纳米颗粒后，M2巨噬细胞的百分比从9%增加到62%。纳米颗粒还减少了全身和关节组织促炎细胞因子（TNF-α、IL-1β和IL-6）的表达，并阻止了炎症和关节损伤的进展	Jain et al.（2015）
2	透明质酸-PEI纳米颗粒	miR-223双链体（一种抑制促炎途径并增强抗炎反应的关键巨噬细胞极化调节剂）（M1向M2极化）	C57BL/6小鼠原代腹腔巨噬细胞miR-223表达增加90倍，诱导M1向M2表型转换，通过减少促炎性细胞因子显著抑制腹腔巨噬细胞炎症反应	Tran et al.（2016）
3	透明质酸-PEI纳米颗粒	IL-4和IL-10质粒DNA表达基因（质粒DNA被分别装载和研究）（M1向M2极化）	C57BL/6小鼠腹腔注射IL-4和IL-10纳米颗粒后，IL-4 mRNA和IL-10 mRNA的表达分别增加了400倍和1200倍。此外，表达IL-4和IL-10基因的纳米颗粒均显著降低了小鼠的M1巨噬细胞群	Tran et al.（2016）
4	甘露糖基化阳离子聚（β-氨基酯）纳米颗粒	IRF5-和IKKβ编码mRNA（M2向M1极化）	腹腔给药后，M1巨噬细胞数量增加，M2巨噬细胞数量减少。纳米颗粒还清除了卵巢癌小鼠模型中40%的肿瘤	Zhang et al.（2019）
5	透明质酸-PEI纳米颗粒	miR-125b（M2向M1极化）	在对幼稚非小细胞肺癌C57BL/6小鼠模型腹腔内给药后，纳米颗粒在巨噬细胞切取的肺组织中积累，与对照组相比，M1/M2巨噬细胞比率增加了6倍	Parayath et al.（2018）

不同类型的聚合物纳米颗粒也被设计和研究，以将TAM重新组装/重编程为M1巨噬细胞，用于治疗癌症。例如，Wang等人（2017）合成了pH响应型聚β-氨基酯共聚物基纳米颗粒，用于靶向递送IL-12到TAM（Wang et al.，2017）。通过疏水单体1,6-己二醇二丙烯酸酯的丙烯酸酯基团与亲水端氨基聚乙二醇聚合物的胺基团和pH响应型单体2-（4-咪唑基）乙胺之间的Michael加成反应可合成纳米颗粒，合成的纳米颗粒对pH值敏感（Swart and Troeberg，2019；Alvarado-Vazquez et al.，2017），可在pH值为6.5的介质中膨胀并释放IL-12。对B16-F10细胞移植瘤小鼠尾静脉给药后，与

游离IL-12不同的是，载IL-12的纳米颗粒通过EPR效应在肿瘤部位聚集，并可控地释放白细胞介素。此外，取游离IL-12、卸载IL-12纳米颗粒和载IL-12纳米颗粒的小鼠，用肿瘤噬菌体分离试剂盒分离TAM，用分离的细胞裂解物分析ARG-1（M2巨噬细胞高表达）和iNOS（M1巨噬细胞高表达）的表达，结果显示IL-12纳米颗粒信号转导TAM向M1巨噬细胞转化后，iNOS浓度显著升高，ARG-1浓度显著降低。用实时聚合酶链式反应（PCR）方法对分离的TAM中iNOS的相对表达量进行分析，结果表明，载IL-12纳米颗粒组的iNOS含量是未载纳米颗粒组的3倍，白细胞介素组的iNOS含量是未载纳米颗粒组的2倍。另外，用游离IL-12、空载的纳米颗粒包裹分离的TAM，载IL-12纳米颗粒6小时后，用免疫荧光法检测表型转化。在研究过程中，以CCR7和CD206分别作为M1和M2巨噬细胞生物标志物。结果显示，IL-12纳米颗粒处理组CY5.5-CD206荧光信号相对减少，FITC-CCR7荧光信号相对增加，说明巨噬细胞由M2表型向M1表型转变。

Wang等人设计了负载IMD-0354的核壳纳米颗粒，用于肝癌的肿瘤定位化学免疫治疗。IMD-0354是一种选择性IKKβ抑制剂，可使TAM复极化为M1巨噬细胞。纳米颗粒包含甘露糖基化阳离子脂质基核，并被pH响应性的阴离子天然多糖衍生物O-羧甲基壳聚糖包覆，其在酸性肿瘤微环境中会发生电荷反转。研究人员还设计了类似但非甲基化的核壳纳米颗粒，这些纳米颗粒装载了索拉非尼（一种用于治疗肝细胞癌和其他类型癌症的抗癌剂），以靶向癌细胞。在给荷瘤小鼠施用两种纳米颗粒后，与仅用索拉非尼核壳纳米颗粒治疗的组相比，小鼠体内肿瘤体积减小，M1/M2巨噬细胞的比例增加，M1型TAM分泌的IFN-γ和IL-12免疫原性细胞因子显著增加（Wang et al.，2019）。

Yu等人报道了用pH响应性、内体溶解性聚合物胶束向TAM靶向递送siRNA。胶束是由三嵌段甲基丙烯酸2-叠氮乙基甲基丙烯酸酯、甲基丙烯酸2-二甲基氨基乙酯和甲基丙烯酸2-甲基氨基乙酯-甲基丙烯酸共聚丁酯-丙烯酸-2-丙酯三元共聚物自聚集形成的。在设计中，聚合物的阳离子甲基丙烯酸2-二甲基氨基乙酯片段的作用是缩合阴离子siRNA。胶束与siRNA形成稳定的复合物，并可防止siRNA被核糖核酸酶（RNase）降解。甲基丙烯酸2-叠氮乙基甲基丙烯酸酯片段中的末端叠氮化物基团通过叠氮化物-炔“click”化学作用成为链接炔功能化甘露糖的“锚”。胶束显著增加了人巨噬细胞对SiRNA的摄取，相较于非靶向二嵌段胶束，甘露糖功能化胶束将siRNA输送到巨噬细胞的能力提高了3倍（Yu et al.，2013）。

在另一项研究中，Zhang等人开发了可生物降解的聚合物纳米颗粒，通过带正电荷的聚β-氨基酯聚合物与带负电荷的干扰素调节因子5（IRF5）和编码mRNA的IKKβ（一种磷酸化和可激活IRF5的激酶）结合，将TAM基因重组为抗肿瘤巨噬细胞。对其表型、功能和基因表达的研究表明，IRF5/IKKβ的共表达有利于巨噬细胞向M1表型分化。聚β-氨基酯聚合物在其主链中含有可生物降解的酯键，可通过细胞内水解裂解并释放负载的mRNA。纳米复合物的表面使用聚谷氨酸接头进行甘露糖基化，聚谷氨酸接头被添加到靶巨噬细胞并屏蔽纳米复合物中的正电荷。在加载增强绿色荧光蛋白（EGFP）编码mRNA代替IRF5/IKKβ编码mRNA后，在体外研究了纳米颗粒在小鼠骨髓源性巨噬细胞中的转染效率，在单次应用后，纳米颗粒转染了（31.9 ± 8.5）%的原代巨噬细胞，且不降低其生存能力。而使用聚谷氨酸接头的非甘露糖基化纳米颗粒的转染效率仅为（25 ± 2.1）%。学者通过基因表达分析，还研究了纳米颗粒将M2巨噬细胞重编程为治疗所需的抗癌M1表型的作用。纳米颗粒显著下调了标志性M2巨噬细胞基因，如Serpinb2和Ccl11，并上调了关键M1分化基因，如Ccl5。研究者在卵巢肿瘤C57BL/6小鼠模型中，还研究了IRF5/IKKβ编码纳米颗粒的体内性能。向大鼠腹腔注射纳米颗粒，每周2次，持续3周后，大鼠腹膜中M1巨噬细胞的比例从（0.5 ± 0.2）%增加到（10.2 ± 4.1）%。此外，促炎细胞因子IL-12、IFN-γ和TNF-α的释放分别增加3.4倍、8.4倍、1.5倍，IL-6水平降低到原来的1.03%。此外，注射纳米颗粒后，40%的动物的疾病消退并最终被消除，小鼠的中位生存期为142天，而对照组为60天。腹腔注射含有IRF5/IKKβ的纳米颗粒24小时后，研究人员对其分布进行了研究，发现纳米颗粒优先将其mRNA输送到具有高水平常驻巨噬细胞/吞噬细胞的器官，主要是脾、肝和肺。纳米载体仅导致炎症细胞因子表达水平的适度增加（Zhang et al.，2019）。同样，还有一些其他聚合物纳米颗粒已经被设计用于递送将TAM重编程为M1巨噬细胞的基因（表2-5）。

3.4 设计将巨噬细胞作为“特洛伊木马”的聚合物纳米颗粒

巨噬细胞可以迁移到实体瘤和炎症组织中，并可作为“特洛伊木马”，将载有抗癌和抗炎药物的纳米颗粒转移到靶点。值得一提的是，巨噬细胞是一种不分裂的分化细胞，对细胞毒性的DNA复制抑制剂如阿霉素和柔红霉素（Soto et al.，2012）具有耐药性，并且被研究人员用作许多负载致命剂量抗癌药物的纳米颗粒的“特洛伊木马”。例如，Pang等人制备了负载多柔比星的PLGA纳米颗粒，并通过在细胞培养基中孵育巨噬细胞，将其负载到骨髓来源的M1巨噬细胞中，用于靶向递送多柔比星治疗胶质瘤（胶质瘤是一种发展迅速、预后不良的难治性肿瘤）。M1巨噬细胞比普通巨噬细胞具有更强的内化微粒的能力，纳米颗粒可被有效地负载到巨噬细胞中。然后，将颈缩纳米颗粒和负载纳米颗粒的巨噬细胞（“特洛伊木马”）在裸鼠颅内U87胶质瘤模型中给药，观察纳米颗粒在不同组织中的分布。游离的纳米颗粒主要分布在肝、脾，而载于巨噬细胞的纳米颗粒则进入肝、脾和肺。与使用颈缩纳米颗粒的小鼠组相比，在使用“特洛伊木马”处理的小鼠组的大脑中检测到的纳米颗粒明显更多，这说明巨噬细胞在细胞黏附分子的介导下，能够携带纳米颗粒穿过脑组织的内皮屏障，克服高间质液压力进入胶质瘤核心。此外，纯多柔比星、颈缩纳米颗粒和“特洛伊木马”分别将小鼠的中位生存期延长了21天、26.5天和38.5天（Pang et al.，2018）。

4 结束语和未来展望

一些研究发现自身免疫性疾病、慢性炎症和癌症与不受控制的巨噬细胞浸润、极化和表型转换密切相关。一些药物和基因可以耗尽或对“罪魁祸首”巨噬细胞进行复极化/重编程，或调节其分泌功能。因此，将这些治疗剂靶向递送至特定巨噬细胞群体成为治疗慢性炎症、癌症、继发性损伤和感染引起的神经变性的新的治疗策略。已有多种类型的纳米载体（聚合物纳米颗粒、脂质纳米颗粒和无机纳米颗粒）被设计用于将药物和基因靶向巨噬细胞，而聚合物纳米颗粒则是被研究最多的纳米载体之一，因为聚合物科学的最新进展使得设计具有可调表面和本体特性的聚合物基纳米载体成为可能。与脂质体和其他纳米颗粒相比，通常聚合物纳米颗粒在储存期间和生理条件下相对稳定，具有高的药物包封效率，并且相对容易制备。已有多种类型的天然和合成聚合物被制备成用于靶向递送药物或基因至巨噬细胞的聚合物纳米颗粒，并且大多数纳米颗粒使用其他靶向部分（包括多糖、叶酸、抗体和纳米体）进行甘露糖基化或功能化。有趣的是，多糖（如葡聚糖）可以与葡聚糖结合的C型凝集素相互作用，巨噬细胞表面的清道夫受体和不同的多糖被作为纳米颗粒的组建成分或表面修饰剂进行研究。类似地，透明质酸可与巨噬细胞上过表达的CD44受体特异性相互作用，基于透明质酸的各种纳米颗粒也被研究作为组建成分和靶向剂。靶向巨噬细胞的聚合物纳米颗粒也可以使用其他表面修饰剂（如PEG）进行修饰，以延长纳米颗粒的循环时间并防止其被非特异性纳米颗粒吸收。许多新颖的刺激响应型聚合物纳米颗粒具有更好的药物载量、生物利用度，更长的血浆半衰期和更大的巨噬细胞靶向潜力，也已在体外和动物体内进行了设计和研究，并获得了有希望的结果。然而，研究人员也面临一些挑战，包括需要表型特异性巨噬细胞靶向、包封的治疗剂从内吞途径的低效逃逸、蛋白冠导致的生物系统中纳米颗粒体积和表面性质的改变，以及体内非生物降解纳米颗粒的积累对药物的依赖性等，传统的和刺激响应型靶向巨噬细胞的聚合物纳米颗粒的临床转化都因上述问题而达不到预期效果。为了应对这些挑战，人们已经开始关注具有多反应行为的智能纳米颗粒。此外，由于巨噬细胞可迁移到发炎或肿瘤组织中，最近人们已经注意到可利用它们作为“特洛伊木马”来携带药物和基因的纳米载体。

（于丽娜　译）

（张灵敏　审校）

表面修饰的纳米颗粒用于巨噬细胞靶向的研究

Neelu Singh, Priyanka Maurya, Nidhi Mishra, Samipta Singh, Ravi Raj Pal, Priya Singh, Poonam Parashar, Alka Sonkar, and Shubhini A. Saraf

【摘要】在生物医学领域的各种靶向技术中，巨噬细胞靶向受到了特别的关注。巨噬细胞靶向是通过巨噬细胞来促进的，并被赋予一些特性：例如在所需部位具有更大的有效载荷，最小的非靶标递送和稳定性。巨噬细胞靶向可以通过多种策略实现，如受体介导的吞噬作用、内吞作用下的细胞质传递、内吞受体介导的网格蛋白和小窝蛋白的主动转运。巨噬细胞靶向的所有优点最终证明它是许多生物医学和治疗应用的合适和潜在的靶点。近年来，大量文献表明巨噬细胞靶向在癌症、结核病、黄斑变性和血管生成等各种疾病的治疗中具有重要作用。巨噬细胞靶向是通过许多纳米递送系统实现的，如囊泡、碳纳米管、脂质体和树枝状大分子，研究人员已探索了它们递送药物和治疗的潜力。

此外，这些纳米递送系统经过表面修饰后可用以改善药物的输送和靶向治疗效果。表面修饰剂包括CD163、CD204、血管内皮生长因子（VEGF）、c-Maf、叶酸、甘露糖等。本文描述了几种基于巨噬细胞的靶向策略及其在药物递送和其他治疗应用方面的靶向潜力。

【关键词】巨噬细胞；表面修饰；靶向；肿瘤相关巨噬细胞；配体

1 引言

巨噬细胞是一种吞噬细胞，存在于先天性免疫系统的各种组织和代谢器官中，如肝脏和脂肪组织（Peterson et al., 2018）。巨噬细胞是单核细胞谱系前体细胞的产物，对先天和适应性免疫反应具有重要意义。巨噬细胞具有前所未有的吞噬细胞废物、外来颗粒和应激细胞的能力，所以它们是人体主要的清道夫细胞，可以维持细胞内稳态，进行免疫监测。巨噬细胞通过抗原处理、呈递以及T淋巴细胞启动，也可作为适应性免疫的基本连接体。基于被暴露于某些微生物刺激的类型，如脂多糖和细胞因子（IFN-γ，IL-4和IL-10）的刺激，巨噬细胞可分为两种类型——M1巨噬细胞（经典激活）和M2巨噬细胞（替代激活）。巨噬细胞表型的主要功能是在吞噬现象的帮助下抑制炎症、觅食碎片和促进组织修复。巨噬细胞中存在的各种受体，如调理性受体CD16和甘露糖受体，有助于靶向多种治疗药物（Qie et al.，2016）。

2 巨噬细胞靶向策略

受体介导的吞噬作用是巨噬细胞靶向治疗的重要手段之一。通过对化合物进行表面修饰，可使其能够靶向巨噬细胞上可用的受体。巨噬细胞上表达的受体有F4/80、CD11b、CD68、甘露糖、凝集素、腺苷和叶酸。以受体为中心的方法提供了直接进入巨噬细胞的途径，从而使脱靶效应最小化。

可以通过不同的内化方法实现治疗药物的递送：

第一种方法是在酸性溶酶体区室中激活治疗药物或化合物。这一过程的第一步是将药物与具有破坏性的溶酶体融合，然后其被识别、吞噬并被吞噬体捕获。治疗活性可以通过溶酶体或吞噬体的酸性微环境来启动，但也依赖于纳米颗粒包封方法。溶酶体内的酸性环境可使纳米颗粒胶囊破裂，释放其内容物。

第二种方法是借助内吞作用和溶酶体逃逸的细胞质递送，这有助于避免吞噬细胞的破坏。这些药物粒子可以在被内吞之后、与溶酶体融合之前逃脱吞噬体（Placha and Jampilek，2021）。

第三种方法需要利用巨噬细胞介导的主动转运蛋白（如网格蛋白和小窝蛋白）的内吞受体。当粒子进入细胞内空间时，改变表型/功能的药物可以通过“特洛伊木马”进行递送（Peterson et al.，2018）。

3 通过靶向方法将药物递送至巨噬细胞

靶向药物递送可以通过对治疗药物进行表面修饰来实现。巨噬细胞可以作为“特洛伊木马”，通过靶向方法进行药物递送。纳米载体可以穿越各种膜屏障，并可以在目标感染部位或任何需要靶向的地方释放药物。

基于纳米技术的药物递送系统的各种优点如下：

（1）提高溶解度。

（2）增强生物利用度。

（3）增加药物载荷。

（4）延长药物半衰期 。

（5）增强治疗指数。

（6）实现治疗药物的可控释放。

（7）降低毒性和免疫原性。

在任何给定的组织上，都有多个受体位点，因此，靶向递送是一种非常智能的生物活性物质递送方法，其治疗窗口狭窄或靶向位点的浓度非常低（Jain et al.，2013）。

4 通过表面功能化纳米载体进行巨噬细胞靶向

纳米载体是一种药物递送系统，可以将药物递送到靶点，从而恢复疗效并减少药物的脱靶副作用（Ng et al.，2020）。因此，开发出一种能够调节极化巨噬细胞并靶向这些位点的药物传递平台，将具有治疗意义（He et al.，2020）。（图2-7）

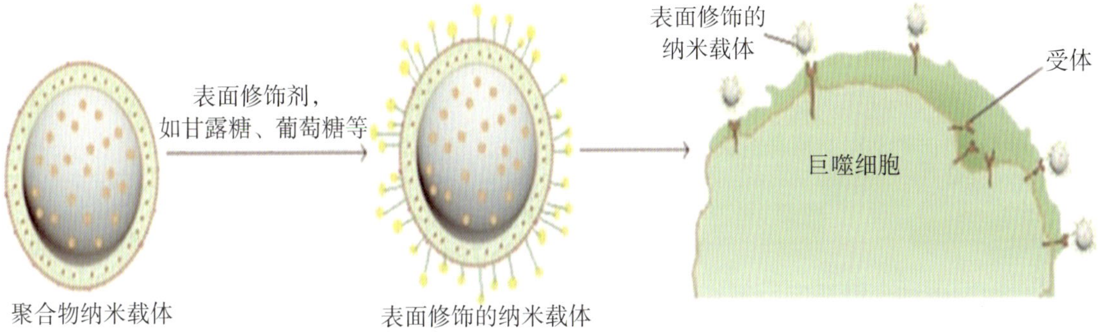

图2-7　纳米载体和表面修饰的纳米载体及可能与巨噬细胞结合的受体

4.1　微粒/微球介导的巨噬细胞靶向

微球是直径在1～1000 μm的球形固体颗粒（Swati et al.，2020）。Rotman等人制备了抗生素微球来治疗骨感染，并将药物靶向递送到受体部位。制备的负载抗生素的聚己内酯（PCL）和聚（D,L-乳酸）（PDLLA）微球在体外试验中显示出对OM微生物和金黄色葡萄球菌具有持续5天的抗菌潜能（Bai et al.，2019）（Rotman et al.，2020）。

4.2　通过脂质体靶向巨噬细胞

由脂质组成的球形囊泡，可以组装成类似细胞膜组成和结构的两亲性双分子层，称为脂质体。脂质体表面性质由其亲水头部决定，而双分子层内部的疏水尾部则决定了脂质体膜的流动性（Wang et al.，2020a）。

Peñate-Medina等制备了α-黑素细胞刺激素（α-MSH）靶向的脂质体纳米颗粒，用于炎症性肠病的成像。用Alexa和脂质体标记的NPD-α MSH得到开发，并随后在肾脏和炎症肠区得到了鉴定，这些区域有大量黑皮素-1受体（MC-1R）（Peñate-Medina et al.，2020）。

4.3 纳米颗粒介导的巨噬细胞靶向

纳米颗粒是直径在10～1000 nm的固体粒子或颗粒分散体。药物可被捕获、溶解、附着或封装在纳米颗粒基质上（Fernando et al.，2018）。

Yang等研制了靶向巨噬细胞的银纳米颗粒，用于治疗类风湿关节炎。他们制备的叶酸功能化银纳米颗粒（FA-AgNPs）可通过协同作用减少M1和M2巨噬细胞的诱导来降低炎症，从而改善类风湿关节炎的治疗效果。通过FA-AgNPs的聚乙二醇（PEG）化可以进一步提高被动聚集的非特异性靶点的稳定性和调理作用（Nemeth et al.，2007；Yang et al.，2020a）。

4.4 通过树枝状大分子靶向巨噬细胞

树枝状大分子是一种新型的三维结构聚合物体系，其特征是超支化结构。表面上存在的众多官能团增强了它们的功能性质，使它们具有生物相容性和多功能性（Sherje et al.，2018）。

Sharma等制备并评估了5,7-二甲基吡唑并[1,5-α]嘧啶-3-乙酰胺（DPA）共轭的树枝状大分子，以靶向线粒体内的肿瘤相关巨噬细胞（TAM）。系统给药的结果最终确定了树枝状大分子可以在胶质母细胞瘤中实现TAM特异性靶向，并且可能更适合于细胞器特异性药物递送（Sharma et al.，2020）。

4.5 通过碳纳米管靶向巨噬细胞

碳纳米管（carbon nanotube，CNTs）是具有巨大长径比的一维碳纳米材料，具有sp2杂化结构，大大优于任何其他碳纳米材料（Wang et al.，2020b）。

Zhang等人制备了单壁碳纳米管（SWNT），通过使用依赖pH释放的药物靶向递送到巨噬细胞来刺激吞噬作用，这表明单壁碳纳米管可以将酪氨酸磷酸酶抑制剂1（TPI1）传递到巨噬细胞内，并可以刺激胞浆吞噬作用；这就证明SWNT可以递送刺激巨噬细胞胞葬作用的TPI1，有望减少或预防动脉粥样硬化性疾病（Zhang et al.，2020）。

4.6 通过尼奥斯体靶向巨噬细胞

尼奥斯体（niosomes）是由非离子型表面活性剂和胆固醇在水溶液中水合而成的自组装纳米级层状囊泡（Singh et al.，2017）。Singh等研制了用于递送异烟肼的niosomes，以有效治疗结核病。载药囊泡的细胞摄取研究显示，巨噬细胞的摄取率为61.8%。制备的niosomes制剂的持续释放时间长达30小时，并且能够在治疗部位保持较长时间（Singh et al.，2011）。

4.7 通过多聚体靶向巨噬细胞

由两亲性共聚物自组装而成的包围水腔的人工囊泡称为多聚体（Zhang and Zhang，2017）。

Gouveia等采用巨噬细胞靶向方法制备了用于糖皮质激素治疗的pH响应型多聚体。研究表明，在聚合体内负载的泼尼松龙磷酸二钠（PDP）处理的炎症巨噬细胞中，炎症激活的NF-B信号通路被固定，导致促炎基因和蛋白的表达减少。pH响应型多聚体可确保对靶细胞的稳定性和选择性，并促进炎症在体外消退（Gouveia et al.，2019；Biswas and Mantovani，2014）。（图2-8，表2-6）

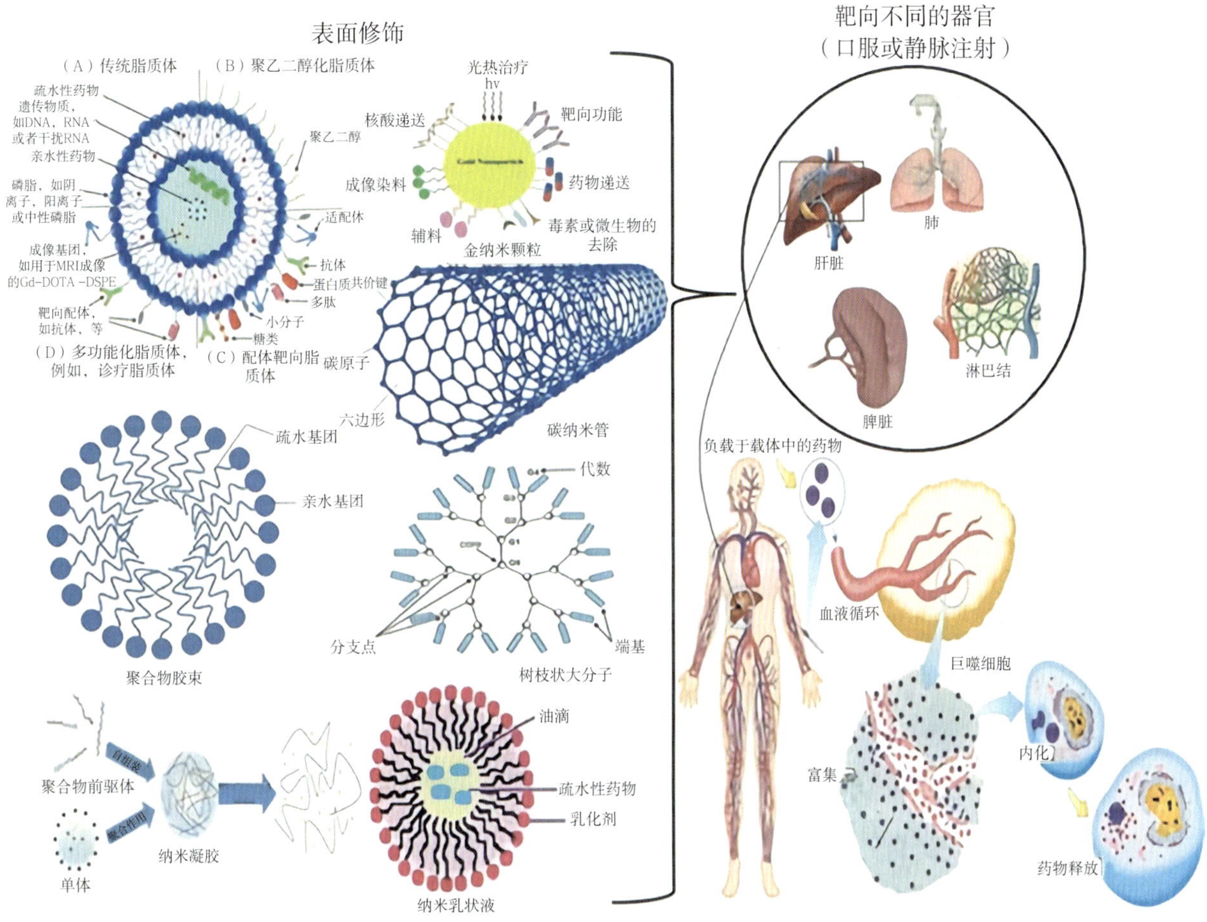

图2-8　治疗型纳米技术图示

注：不同的纳米载体表面改变后可以靶向重要器官，寄生虫穿透人体皮肤并被吸收到血液中，然后通过血管传播。基于纳米技术的给药（口服或静脉注射）可导致微生物膜（鞭毛）破裂，从而释放药物并摧毁微生物。

表2-6　巨噬细胞的靶向部分和靶向技术及其优缺点和应用

靶向部分	用于靶向巨噬细胞的技术	优点	缺点	应用	参考文献
血管内皮生长因子（VEGF）受体	配体通过指数富集的系统进化	可为任何目标开发	生产成本极高	治疗老年性视网膜黄斑变性	Stein and Castanotto（2017）
转铁蛋白受体	抗体介导的靶向	目前在临床试验中	生产成本高	通过治疗药物治疗恶性肿瘤通过受体介导靶向	Luria-Pérez et al.（2016）

续表

靶向部分	用于靶向巨噬细胞的技术	优点	缺点	应用	参考文献
叶酸受体	抗体farletuzumab（抗FR），叶酸偶联物	化学结构简单，分子量低，生产成本低	循环时间减少	叶酸受体α和β亚型的识别	Ledermann et al.（2015）
人表皮生长因子受体2（HER2） 分化簇4（CD 4） CD 4（T4）抗原	抗体药物共轭	亲和力高，结合力强，有治疗潜力	高生产成本、药代动力学、结合位点、屏障效应和潜在的免疫原性	抑制血管生成，并减少由磷脂酰肌醇3-激酶和蛋白激酶介导的由丝裂原激活的下游信号传导	Kagan et al.（2015）and Barginear et al.（2012）
$\alpha_v\beta_3$整合素和氨肽酶N	[^{18}F]Galacto-RGD	亲和力高	循环半衰期减少	为抗血管生成治疗的制备和靶向控制提供了有价值的信息	Gregorc et al.（2009）and Haubner et al.（2005）

4.8 抗癌表面修饰策略

巨噬细胞作为肿瘤间质的主要成分之一（在某些情况下占肿瘤质量的50%），参与肿瘤的排斥、促进和转移过程（Nemeth et al.，2007）。TAM具有促进肿瘤生长的作用。它们促进免疫系统的抑制、血管生成和炎症发展，还影响常规治疗后的肿瘤复发（Poh and Ernst，2018）。TAM可以分化为M1和M2巨噬细胞（图2-9），并且根据肿瘤微环境，相对丰度各不相同（Kim et al.，2020）。M1 TAMs抑制癌症发展，而M2 TAMs促进癌症发展（Zhang et al.，2014）。

TAM过表达的表面受体被开发（或可能被开发）用于经表面修饰的纳米基递送系统，以主动靶向TAM。下文列举了各种此类表面受体（Binnemars-Postma et al.，2017）。

4.8.1 CD63

CD63是一种血红蛋白清除受体（Etzerodt et al.，2012），并被认为是替代激活巨噬细胞的标志物。被激活后，它从巨噬细胞表面裂解，产生可溶性CD163（sCD163）（Matute-Blanch et al.，2018）。据报道，CD163$^+$TAMs的聚集与乳腺癌患者的不良生存相关（Ramos et al.，2020；Ishida et al.，2015）。其也会对其他类型癌症患者的预后或生存产生影响，如口腔鳞状细胞癌（OSCC）（He et al.，2014）和白血病/淋巴瘤（Komohara et al.，2013）。

4.8.2 CD204

A类清道夫受体（SR-A或CD204）可在巨噬细胞上过表达（Miyasato et al.，2017）。除CD163$^+$

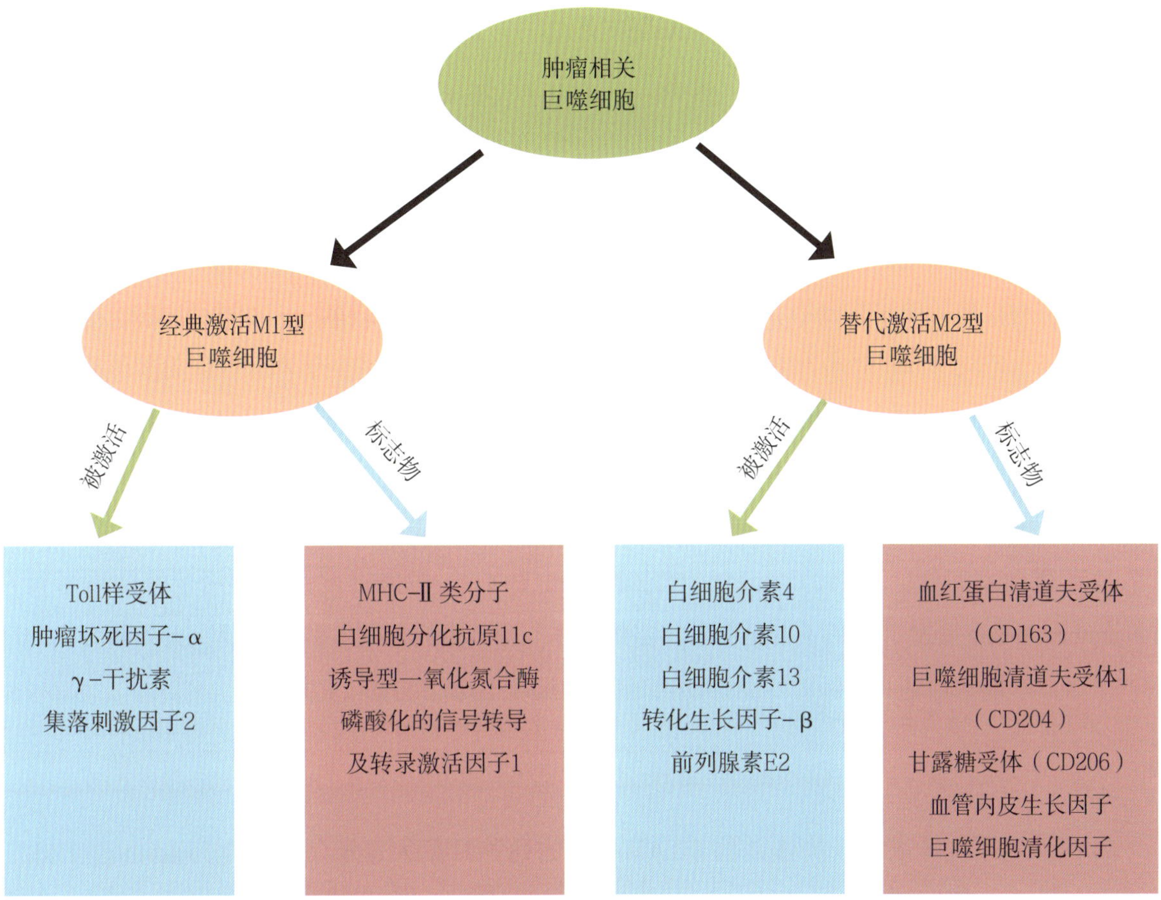

图2-9　区分M1和M2型TAMs以及M1或M2巨噬细胞如何被激活的常见免疫组化标记（Jayasingam et al.，2019）

外，CD204^{+}TAMs在OSCC患者中也通过IL-10促进T淋巴细胞凋亡并引起免疫抑制（Haque et al.，2019），在肺腺癌患者中增加肿瘤的侵袭性（Ohtaki et al.，2010）。

4.8.3　CD206

CD206，又称甘露糖受体，是一种C型凝集素，通常由组织巨噬细胞、特异性淋巴细胞、树突状细胞或内皮细胞表达，在维持免疫稳态中起着至关重要的作用。在OSCC患者肿瘤微环境中可检测到CD206的高表达（Haque et al.，2019）。

4.8.4　VEGF

VEGF-A是TAM释放的一种重要的促血管生成细胞因子。在几种类型的人类癌症中，VEGF-A水平与TAM的密度相关（Kzhyshkowska et al.，2014）。

4.8.5　c-Maf

据报道，c-Maf对巨噬细胞的自我更新至关重要。Liu等证明c-Maf是控制癌症中免疫抑制性巨噬细胞的极化和功能的重要分子检查点。此外，c-Maf在TAM中高表达，并影响TAM的免疫抑制功能。髓系细胞中c-Maf缺失降低了肿瘤负荷，同时增强了抗肿瘤T淋巴细胞的免疫力（Liu et al.，2020）。

4.9 用于纳米颗粒表面修饰的TAM靶向配体

纳米颗粒表面修饰的主动靶向TAM配体包括小分子、低聚物和大分子。

4.9.1 小分子

小分子包括甘露糖、叶酸等。特定的配体-受体相互作用有助于通过特定的小分子修饰的纳米颗粒将药物优先递送到TAM。甘露糖受体（CD206）是常见的靶向受体之一（Zhu et al.，2013）。甘露糖是一种简单的碳水化合物，可以很容易地作为配体与纳米载体结合（Locke et al.，2012）。叶酸受体β（FRβ）mRNA也在TAM中表达，可以通过使用携带叶酸的纳米颗粒作为配体来进行靶向（Ravindra et al.，2018；Hattori et al.，2015）。为了提高FRβ的特异性，可以使用各种反叶酸类似物（Golani et al.，2016）。表2-7简要介绍了其他几个例子。

4.9.2 寡聚物/糖

豆荚蛋白酶底物、多肽、Lyp-1、甘露聚糖和IL-4Rα靶向适配体也被用于修饰纳米颗粒（Ngambenjawong et al.，2017）以靶向其特定的受体。豆荚蛋白对丙氨酸-丙氨酸-天冬酰胺底物序列产生蛋白水解活性是一种针对TAMs和癌细胞的前药/智能DDS方法（Liu et al.，2014）。表2-7简要介绍了其他研究。

4.9.3 大分子

转铁蛋白、抗体或纳米抗体是用于TAM靶向的几种常见大分子（Ngambenjawong et al.，2017）。除了甘露糖，抗CD206抗体也被用于靶向CD206^{+}TAMs（Sun et al.，2015）。用抗FRβ Fv修饰有助于选择性靶向FRβ+TAMs（Nagai et al.，2009）。纳米抗体（15 kDa）是最小的结合抗原的片段，是来自骆驼科动物的重链抗体。高亲和力、稳定性、溶解性和增加的组织渗透性使其适合于靶向肿瘤（Schoonooghe et al.，2012；Movahedi et al.，2012）。二价纳米制剂与常驻巨噬细胞竞争性结合的能力强于一价纳米制剂。然而，由于其体积较大，对肿瘤的渗透性低于一价纳米配方，后者可以扩散到肿瘤中（Ngambenjawong et al.，2017）。表2-7简要介绍了其他几个例子。

表2-7 针对TAM的不同表面修饰配体

TAM靶向基团	纳米颗粒	定向目标点	结果	参考文献
小分子				
甘露糖	聚合胶束（用于传递siRNA）	CD206	肺转移相关巨噬细胞摄取增强	Ortega et al.（2015）
甘露糖	用PEG（2000）掩盖的PLGA［异硫氰酸荧光素（FITC）用于成像］	CD206	先被动靶向肿瘤组织，然后主动靶向（TAM摄取甘露糖）	Zhu et al.（2013）

续表

TAM靶向基团	纳米颗粒	定向目标点	结果	参考文献
甘露三糖	脂质体（^{64}Cu标记，DOTA封装）	CD206	甘露糖基化脂质体在TAM中有堆积，在远端肺区有少量堆积	Locke et al.（2012）
甘露糖	PLGA NPs（药物：阿霉素）	CD206	发现甘露糖基化纳米颗粒在未用唑来膦酸（ZA；用ZA进行预处理，非选择性地消耗巨噬细胞）	Niu et al.（2016）
甘露糖	胶束（药物：siRNA）	CD206	修改信号通路（使用siRNA）增强摄取	Ortega et al.（2016）
甘露糖	聚合物涂层氧化铁NPs	CD206	减少肿瘤的横向松弛时间（由MRI成像确定）	Li et al.（2020）
叶酸	脂质体（负载ZA）	FRβ	对鼻咽癌KB细胞和RAW 264.7细胞（小鼠巨噬细胞）具有高细胞毒性 局限性：ZA脂质体的体内毒性	Hattori et al.（2015）
低聚物/糖类				
Ala-Ala-Asp	脂质体（药物：阿霉素）	豆荚蛋白	阿霉素的杀瘤效果增强，全身不良反应减少	Liu et al.（2014）
nRGD（Ala-Ala-Asp conjugated to iRGD）	脂质体（药物：阿霉素）	豆荚蛋白	提高抗肿瘤疗效，损耗TAM	Song et al.（2016）
RR-11a	脂质体（药物：肼基姜黄素）	豆荚蛋白	使TAM转向M1表型的重编程	Zhang et al.（2013）
肽	金纳米颗粒（药物：siRNA）	M2（通过配体）VEGF（通过iRNA）	免疫调节和肿瘤抑制，减少肺肿瘤组织炎症性TAM	Conde et al.（2015）
β-（1→3）-（1→4）-葡聚糖	葡聚糖基纳米颗粒MIF siRNA	CD11b	TAM重编程小鼠4T1乳腺癌	Zhang and Kim（2012）
寡核苷酸（CpG，抗IL-10和抗IL-10r），半乳糖化右旋糖酐的组合	基于藻酸盐纳米颗粒；寡核苷酸	巨噬细胞半乳糖型凝集素	原体功能抑制，TAM重编程和免疫反应的启动，刺激抗肿瘤活性	Huang et al.（2012）

续表

TAM靶向基团	纳米颗粒	定向目标点	结果	参考文献
大分子				
CD163特异性单克隆抗体	脂质体（荧光标签，阿霉素）	CD163	摄取增加，对$CD163^+$单核细胞有强烈的细胞毒作用	Etzerodt et al.（2012）
CD163 抗体	金/二氧化硅纳米颗粒	CD163	减少M2 TAM和增加M1 TAM	Kim et al.（2020）
白及多糖/甘糖露受体	白及多糖	CD206	小鼠S180肉瘤TAM消除	Zhan et al.（2014）
狂犬病毒糖蛋白	PLGA芯和具有紫杉醇的脂质涂层的混合	烟碱型乙酰胆碱受体	U87胶质瘤移植中TAM缺失	Zhan et al.（2014）

5 靶向巨噬细胞的表面修饰纳米颗粒治疗肺部感染策略

肺内有两种不同的巨噬细胞群，即肺泡巨噬细胞和间质巨噬细胞。肺泡巨噬细胞位于肺泡上皮内，而间质巨噬细胞位于夹在微血管内皮和肺泡上皮之间的实质内（Hu and Christman，2019）。靶向策略包括选择对拟治疗的巨噬细胞群具有特异性的功能化生物相容性制剂。各种功能化剂，如甘露糖、促肽、甘露聚糖、拉布拉菲、透明质酸和PEG被用于稳定和表面功能化制剂，以提高靶向效率（Hu and Christman，2019；Horváti et al.，2018；Leber et al.，2019；Ma et al.，2020；Marcianes et al.，2019；Muppidi et al.，2011；Parashar et al.，2018；Shen et al.，2015；Yu et al.，2010）。

甘露糖基化制剂被发现在表面功能化方面具有最重要的意义，并且可被用于将药物递送到巨噬细胞。Ma等人用6-十八烷基亚氨基-己烷- 1,2,3,4,5 -戊醇对其制剂进行甘露糖基化并且实现了97.2%的摄取，而未修饰的制剂的摄取率为42.4%（Ma et al.，2020）。修饰后的配方提高了药物的细胞内活性，是未修饰的制剂的4倍（Ma et al.，2020）。Leber等在2019年制备了用于癌症的含有siRNA的甘露糖基化纳米凝胶。通过细胞摄取研究，功能化的纳米载体（20 nm）可有效地将siRNA递送到免疫抑制的巨噬细胞。通过研究M2巨噬细胞中基因敲低（CSF-1R）的效果，可对纳米载体的功效进行表征，因为它们足够稳定，可将负载的siRNA递送至靶向巨噬细胞成功实现联合治疗（Leber et al.，2019）。

通过甘露聚糖修饰，可以提高DNA掺入固体脂质纳米颗粒（SLN）的细胞靶向性。在RAW 264.7细胞系上已经评估了甘露聚糖修饰的纳米颗粒的转染能力。在将配方递送至肺部并评估其转染能力后，研究人员检查了其体内活性。与未修饰的配方相比，功能化配方具有较高的基因表达。因此，靶向修饰配方为基因递送奠定了基础（Yu et al.，2010）。Parashar等通过层层组装技术制备的透明质酸修饰的聚己内酯纳米颗粒被用于对制备的纳米颗粒进行功能化修饰。在A549细胞上进行的细胞摄取实验显示细胞摄取增强，随后进行细胞周期分析，显示了更好的细胞毒性和主动靶向性。该制剂有望将抗癌化合物柚皮素递送至肺癌组织，以对抗乌拉坦诱发的癌症（Parashar et al.，2018）。Horvati等将促吞噬肽（一种存在于免疫球蛋白G中的四肽）与普兰尼克（pluronic）F127结合，用于表面功能化PLGA纳米颗粒。pluronic与促吞噬肽的结合是一个单步骤反应，这种修饰有效地增加了制剂的内化，从而增加了它的活性。该策略适合用于靶向结核分枝杆菌。pluronic可作为表面改性剂来防止聚集，并且具有生物相容性（Horváti et al.，2018）。非离子表面活性剂labrafil也被用于提高靶向巨噬细胞的能力。Marcianes等制备了加替沙星包封的PLGA微球，通过制备载荧光素微粒，并利用RAW 264.7细胞研究其摄取情况。研究表明，微粒可在3小时内迅速内化，并在体内停留2天（Marcianes et al.，2019；Ma et al.，2020）。

PEG化是另一种提高纳米颗粒在巨噬细胞内化和循环时间的技术（Shen et al.，2015）。耐甲氧西林金黄色葡萄球菌（MRSA）（Hibbitts and O'Leary，2018）相关肺炎的治疗受到药物穿透性差且药物杀菌能力有限的制约。针对这两个缺点，Muppidi等制备了含万古霉素的PEG化脂质体。PEG化制剂在肺组织中的摄取更好，循环时间更长。改善后的肺靶向性因其有限的肾实质暴露进一步增强。这改善了MRSA相关性肺炎并降低了肾损害的风险（Muppidi et al.，2011）。

6 炎症的表面修饰策略

巨噬细胞是免疫系统不可或缺的组成部分，在清除外来病原体方面发挥着关键作用。活化的巨噬细胞可引发慢性炎症。一般而言，巨噬细胞在各种病理条件下仍处于活化状态，并显露出对改性多糖和脂蛋白有亲和力的广泛表面受体（Singh et al.，2020），如甘露糖受体、Fc γ受体、葡萄糖胺碳水化合物受体、europilin-1受体、N-乙酰氨基葡萄糖受体和模式识别受体。纳米颗粒的表面经常基于这些受体及其调理过程而被修饰。纳米颗粒具有用于负载药物的核心和用于表面修饰的多个结合位点。

纳米颗粒表面修饰用于靶向巨噬细胞，可以在纳米颗粒形成之前或之后使用各种技术（如静电结合、物理吸附和共价耦联）来完成。几种涂覆剂基于它们与巨噬细胞表面受体的结合亲和力而被利用。壳聚糖等材料与葡萄糖胺碳水化合物受体、乳铁蛋白、甘露糖具有结合亲和力，O-棕榈酰甘露聚糖与甘露糖受体具有结合亲和力，海藻酸钠与Fc受体、europilin-1受体具有结合亲和力，凝集素与N-乙酰葡萄糖胺受体具有结合亲和力，促吞噬体与Fc受体具有结合亲和力，脂酰胺与模式识别受体具有结合亲和力（Kumar et al.，2020）。研究人员通过纳米沉淀法制备了针对内脏利什曼病的巨噬细胞靶向的壳聚糖包裹的多柔比星和两性霉素B的PLGA纳米颗粒（Singh et al.，2016）。据报道，1, 2-二酰基-sn-甘油-3-磷酸-丝氨酸（PS）包被的明胶纳米颗粒可靶向巨噬细胞（Khatik et al.，2014），乳铁蛋白包被的纳米颗粒可用于巨噬细胞的特异性递送（Asthana et al.，2015）。

7 为实现药物向巨噬细胞位点的有效递送而进行的纳米制剂的表面修饰

近年来，由于表面修饰纳米制剂能特异性地靶向药物递送位点，表面修饰材料越来越受到世界各国科学家的关注。这些递送系统能够以可控的方式递送亲脂性和亲水性药物。巨噬细胞是炎症性疾病的关键因素。巨噬细胞介导的炎症启动机制可显著影响炎症性疾病的发展和结果。促炎巨噬细胞可引发血管炎症和氧化应激，而活化的巨噬细胞可通过各种促炎介质加速炎症发生过程。巨噬细胞的这一特性使其成为改善巨噬细胞介导的炎症的药物递送的主要靶点（Kalyane et al.，2019）。

目前，纳米技术为将候选药物从组织输送到细胞水平提供了一个强大的平台。活化的巨噬细胞可启动多种炎症状态，因此成为药物递送和成像应用的靶点，已开发了多种专门针对巨噬细胞的纳米制剂，并获得了专利（表2-8）。基于炎症条件，要对纳米颗粒的表面结构进行修饰以实现有效的位点靶向，这在传统配方设计中经常被忽略。

表2-8 靶向巨噬细胞的纳米制剂专利

编号	申报产品和活动	专利号	发明家	参考文献
1	这与由未修饰的右旋糖酐制成的巨噬细胞特异性纳米颗粒有关	（C:\users\G publishing\downloads\86 - _ENREF_86）	—	—
2	本专利相关的检测通过超顺磁性超微氧化铁纳米颗粒激活巨噬细胞	US20140249413A1 美国	Gerald L. Wolf Karl F. Schmidt	Wolf and Schmidt（2013）
3	本专利涉及纳米颗粒向巨噬细胞的成像和靶向药物递送	US10500156B2 美国	Mansoor M. Amiji Mayur Kalariya Shardool Jain Husain Attarwala	Amiji et al.（2019）
4	本发明涉及用于将免疫疗法递送到抗原呈递细胞的表面修饰纳米颗粒的设计	US832696B2 美国	Jeffrey A. Hubbell Conlin P. O’Neil Sai T. Reddy Melody A. Swartz Diana Velluto Andre van Der Vlies Eleonora Simeoni	Hubbell et al.（2012）
5	本专利涉及有机材料、有机金属材料、无机材料的表面修饰纳米颗粒用于药物递送的材料、金属、金属氧化物和组合物	US8642787B2 美国	Kazuki Fukushima James Lupton Hedrick Alshakim Nelson Daniel Paul Sanders	Fukushima et al.（2014）

这些表面修饰的纳米颗粒利用生理微环境特异性地与目标结构结合。在炎症状态下，血管的渗透性增强。这种渗透性强的血管系统有利于纳米颗粒的穿透和在目标结构内的滞留。每种病理状态都与多种炎症介质的过表达或表达不足有关。用于纳米颗粒表面修饰的分子，如叶酸受体，可在几种类型的癌症中过表达。在这种情况下，叶酸包被的纳米颗粒可被用于癌症细胞的特异性递送（Sandeep et al.，2020）。

经表面修饰的纳米颗粒可将药物精确地递送到靶点，此外，它们还可帮助达成包括分子成像在内的诊疗目的。未修饰的葡聚糖纳米级共轭物［WO2017100697A1WIPO（PCT）］和隔室纳米颗粒（US10500156B2美国）已获得巨噬细胞特异性治疗和成像专利。丙烯酰氧乙基磷酸胆碱表面修饰的磁性纳米颗粒（CN102552945A中国）和超顺磁性超微氧化铁纳米颗粒（US20140249413A1美国）分别被报道可以用于检测和杀灭活化的巨噬细胞。一种由甘露糖包被的纳米颗粒组成并装载抗炎药物的缝线已获得专利（KR101925442B1韩国），作为用于巨噬细胞特异性药物递送和手术应用的医疗设备。一项发明（CA2735318C 加拿大）涉及设计经表面修饰的纳米颗粒，其专利被用于将免疫药物递送到抗原呈递细胞。同样，有机材料、有机金属材料、无机材料、金属和金属氧化物的表面修饰纳米颗粒（US8642787B2美国）也被记录在案。多糖微粒专利［WO2016174573A1WIPO（PCT）］是用于肺泡巨噬细胞靶向的。这些表面修饰的纳米颗粒提供了包括药物递送、诊断、监测和炎症性疾病管理在内的各种应用。

8 传染病/利什曼病治疗中的巨噬细胞靶向

巨噬细胞是单核吞噬细胞的重要组成部分，由与骨髓来源（包括血液单核细胞和组织巨噬细胞）密切相关的细胞组成。单核细胞从血液迁移到各种组织，转化为巨噬细胞。巨噬细胞在无数细胞因子和生长因子的产生中起着三个关键作用：抗原呈递、吞噬作用和免疫调节。巨噬细胞在诱导、维持和缓解炎症中发挥着至关重要的作用（Fujiwara and Kobayashi，2005）。目前普遍认为，慢性炎症与一系列疾病相关，如糖尿病、肥胖、动脉粥样硬化、类风湿关节炎和癌症。此外，巨噬细胞被认为是人类大多数疾病中慢性炎症的关键组成部分（Ponzoni et al.，2018）。耐药性和药物毒性是与大多数微生物感染性疾病的治疗密切相关的两大障碍。许多影响生物内脏（如肝和脾）的微生物疾病的发生和发展都受到巨噬细胞的影响。理论上，其内在机制是通过巨噬细胞（或循环单核细胞）干扰和促进各种微生物感染，这些巨噬细胞（或循环单核细胞）通常被称为“清除剂”（因为它能够从体循环中提取外源性物质）。内脏利什曼病（VL）是由杜氏利什曼原虫引起的一种不可治愈的疾病，由于寄生虫的积聚，不仅对脾脏有极强的负面影响，而且可导致淋巴结扩张（Kunjachan et al.，2011）。Zaslona及其同事已经表明，肺泡巨噬细胞在哮喘中发挥作用，肺泡巨噬细胞在过敏性肺部炎症的早期阶段发挥防御作用（Zaslona et al.，2014）。相反，有报道称募集的单核细胞（即肺泡巨噬细胞）可通过哮喘发病机制促进肺部炎症（Organization WH，2013）。

在固有和适应性免疫应答中，巨噬细胞发挥着重要作用，因为这些细胞学会了多种方法来检测任何身体组织中病原体的存在。病原体相关分子模式是一种被设计用于识别Toll样受体的与致病群相关的分子。巨噬细胞和其他免疫细胞中的分子可称为细胞因子。细菌表面的成分可引起固有受体Toll样受体和模式识别受体的应答。这些组件是可以识别的。固有受体允许巨噬细胞发挥杀菌作用，获得对抗病原体的配体（Organization WH，2013）。

药物靶向的关键特征是涉及一种能够选择性地将药物递送至靶点的装置（Dave et al.，2020）。巨噬细胞靶向的药物递送方法可作为克服许多上述问题的技术手段。利什曼原虫位于巨噬细胞吞噬溶酶体内，限制了某些可能有用的抗利什曼原虫药物的生物利用度。对于这些寄生虫，巨噬细胞扮演宿主细胞的角色，可以阻止吞噬体在巨噬细胞内生存和繁殖。然而，要有选择地进入这些相对难以进入的位置是很一种挑战，因此，巨噬细胞特异性的药物递送通常是研究人员需要关注的问题。“魔弹”是一种新的药物靶向范式的概念，其利用表面工程的运载工具进行特定地点的递送，因此实现这一想法成为开发者的当务之急。此外，必须对靶向系统进行配置，以记住药物的最终作用部位，即本例中的巨噬细胞（Rittig and Bogdan，2000）。因此，在这种情况下，载体应该是被动地或主动地被引导到缓冲细胞中（Croft，1986）。

巨噬细胞是许多传染病的炎症调节因子，因为它分离出许多炎症介质，并作为各种物种和人类疾病的潜在药物治疗靶点。虽然某些微生物（如刚地弓形虫、利什曼原虫、结核分枝杆菌和单核细胞增生李斯特菌）已经获得了抵抗这种吞噬作用的能力，但载体可能适合通过在含有病原体的细胞内液泡中提供抗菌剂来清除这种细胞库。这可最大限度地减少给药后产生的副作用和促炎细胞因子的释放，从而降低受感染巨噬细胞液泡中的药物浓度（Février et al.，1999）。因此，使用上述方法构建的纳米系统可以非常有效地靶向利什曼病等疾病中的巨噬细胞。由于传染病导致的血管通透性增加会出现渗漏性血管，这些渗漏性血管可以使直径10~500 nm的颗粒从血管壁移动到肠道区域。这种情况的存在会影响血管的孔隙率，从而调节药物的扩散，进而通过选择合适的载体尺寸使药物从血管中排出，这被称为增强渗透和滞留（EPR）效应（Février et al.，1999）。利什曼原虫的功能造成了药物递送问题，药物需要在不同部位达到抗寄生虫的水平，这取决于受影响的人和感染区域。在对寄生虫进行治疗之前，抗利什曼原虫药物必须穿过不同的膜屏障。纳米颗粒介导的药物递送方法是一种很有前景的克服耐药性的技术，通过细胞膜屏障，药物进入细胞内部区域，主要靶向利什曼原虫感染的巨噬细胞（Shahnaz et al.，2017）。通过这些受体，用表面修饰的纳米载体靶向巨噬细胞，有助于大量药物在寄生虫寄生的巨噬细胞内的同一生态位中的积累。在另一项研究中，1,2-二酰基-sn-甘油-3-磷酸-l-丝氨酸（PS）包被的明胶纳米颗粒（GNP）携带两性霉素B，可增强抗利什曼虫的体内外疗效。1,2-二酰基-sn-甘油-3-磷酸-l-丝氨酸（PS-AmB-GNPs）修饰的纳米载体通过流式细胞术分析表明其更易被J774A巨噬细胞吸收（Shahnaz et al.，2018）。

9 动脉粥样硬化和类风湿关节炎中的巨噬细胞靶向

在过去的20年中，巨噬细胞及其血栓并发症被确定为导致动脉粥样硬化形成的关键因素。最近关于巨噬细胞代谢的研究也增强了人们对动脉粥样硬化的免疫代谢和新的临床治疗选择的兴趣。作为治疗动脉粥样硬化的潜在有益方法，研究者提出了细胞因子谱中的募集、极化和细胞外基质重塑，以及胆固醇代谢、氧化应激、炎症活动和单核细胞/巨噬细胞RNA的代谢（Taghizadeh et al.，2019）。

C反应蛋白有助于血管细胞黏附分子-1（VCAM-1）、细胞间黏附分子（ICAM）-1、E-选择素和单核细胞趋化蛋白-1的表达且能促进炎症，是推动动脉粥样硬化进展的重要炎症标志物。这些膜表面蛋白可添加到巨噬细胞中，以设计选择性药物递送系统。为了实现靶向CD206（甘露糖受体）的siRNA递送，Yu等人设计了一种甘露糖进一步修饰的pH响应型聚合物胶束。与同一载体的无靶向修饰的纳米颗粒相比，甘露糖基化纳米颗粒将siRNA递送至原代巨噬细胞的速度提高了4倍（Peng et al.，2020；Yu et al.，2013）。

在巨噬细胞药物载体中，药物主要通过体外孵育或体内直接注射的方式进入巨噬细胞。体外孵育的过程包括将巨噬细胞与药物在体外适当孵育，然后将载药巨噬细胞载体重新注入体内进行治疗。体内注射是指将适应的特定配体或药物递送系统按所需的粒径直接注射到体内的方法，以提取吞噬型巨噬细胞作为治疗药物（Hu et al.，2013；Yoo et al.，2011）。一种对活性氧巨噬细胞膜免疫的新型仿生纳米颗粒递送系统使靶向药物治疗小鼠动脉粥样硬化成为可能，并可通过隔离炎症状态来预防局部炎症（Fernández-Ruiz，2020）。

类风湿关节炎是一种常见的自身免疫性疾病，巨噬细胞可能在其中发挥关键的致病作用，而继发性功能障碍可能存在于成纤维细胞、T淋巴细胞、B淋巴细胞以及中性粒细胞（Ulbrich and Lamprecht，2010）。它们在发育过程中的高度可塑性是一个不断发展的概念，并定义了巨噬细胞在类风湿关节炎中的作用（Li et al.，2012）。

巨噬细胞作为自身免疫性疾病新的治疗靶点的潜在作用已在多项研究中得到证实，如滑膜巨噬细胞的数量和表达的变化表明治疗类风湿关节炎有效果（Yang et al.，2020b）。巨噬细胞产生的活性氧在引发类风湿关节炎等炎症性疾病中发挥着基本作用。活性氧通常在细胞水平引起氧化序列。超氧化物歧化酶（SOD）可以阻止巨噬细胞活性氧的增加，并用于治疗关节炎和其他自身免疫性疾病。相反，蛇毒金属蛋白酶（STP）具有抗炎、蛋白水解和缓解疼痛的特性，这些特性可共同帮助患有各种疾病的患者，如促进关节炎伤口愈合（Srivastava et al.，2017）。

10 未来展望

纳米医学是极具前景的医学，其核心在于基于纳米颗粒的治疗学。仔细研究自组装纳米药物的代谢、药代动力学和治疗效果，对推进基于自组装大分子的治疗至关重要。最重要的是，必须研究纳米颗粒的长期安全性/毒性。我们需要开发先进的胶体纳米载体以加强联合治疗；在更好地理解耐药机制和改进聚合物/脂质赋形剂性质的前提下，与靶向抑制剂联合用药也是可行的。我们需要进行详尽的研究来识别和表征巨噬细胞与巨噬细胞上表达的受体之间的关系，从而有效地递送药物。然而，该领域的潜在发展方向可能是基于多功能纳米平台的设计，将诊断（和成像）配体与治疗配体结合到一个单一的实体上。

11 总结

正如本文所讨论的，巨噬细胞在介导广泛的疾病中发挥着重要的功能，这使其成为纳米颗粒介导的治疗的最佳靶点。巨噬细胞通常会对细胞因子等信号作出反应，进入病变的组织。这种能力在巨噬细胞修饰并重新进入血流后会受到抑制。上述机制证明巨噬细胞作为一种很有前景的靶向剂，可以递送多种分子，包括抗肿瘤药物、抗菌药物、小分子药物、基因等，从而提高了治疗效果和靶向效率。大量研究确立了巨噬细胞在各个领域的靶向潜力。然而，开发能够应对此类策略相关挑战的新颖系统仍然是至关重要的。对新型表面工程方法的需求可进一步增强递送系统的特异性和选择性，从而促进递送系统治疗效果的提升，这些递送系统具有临床试验的前景，最终可被批准用于临床。

（刘建强　潘莹　黄勇　译）

（张灵敏　审校）

第三部分

用于巨噬细胞靶向的脂质纳米颗粒

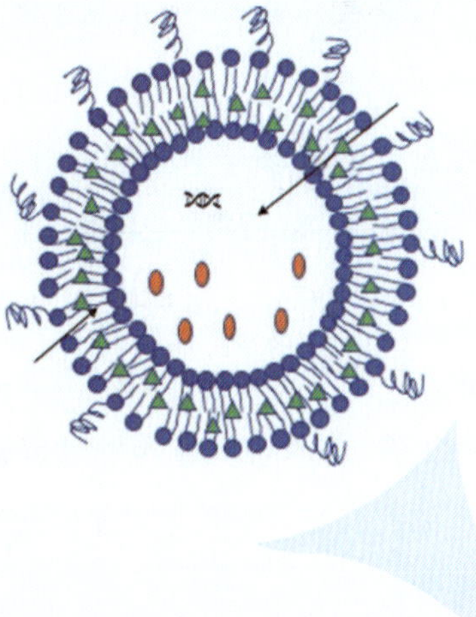

靶向巨噬细胞的脂质体递送

Bahareh Asadi Aghbolagh and Uyen Le

【摘要】巨噬细胞不仅与机体的防御机制相关，还与多种人体疾病的发展密切相关。靶向巨噬细胞具有预防和治疗疾病的潜力。在癌症治疗中，研究人员已经研究了不同纳米颗粒靶向巨噬细胞的方法。作为一种纳米载体，脂质体由于多种优点而成为递送靶向巨噬细胞药物的极佳候选材料。首先，脂质体由磷脂膜和水相内核构成，具有独特的亲水性和疏水性结构，这使其能够有效地包裹药物。此外，脂质体具有生物降解性，可通过细胞吞噬将药物递送至巨噬细胞内。作为一种优异的纳米载体，脂质体可递送不同的药物，用于治疗感染、炎症、肿瘤、心血管疾病、脑缺血和卒中等疾病。

脂质体的成分、尺寸、表面电荷和表面配体修饰是影响脂质体递送系统功效的主要因素。常用的磷脂包括磷脂酸（PA）、溶血磷脂酸（LPA）、磷脂酰胆碱（PC）、溶血磷脂酰胆碱（LPC）、磷脂酰乙醇胺（PE）、溶血磷脂酰乙醇胺（LPE）、磷脂酰肌醇（PI）、溶血磷脂酰肌醇（LPI）等。脂质体的大小对于调节药物载体系统至关重要。相对于小于200 nm直径的脂质体，直径大于200 nm的脂质体更容易受到蛋白质的调控。脂质体的表面电性（中性、负电性或正电性）会影响巨噬细胞的摄取效率，这主要取决于磷脂成分。通常，阳离子脂质体由N-［1-（2,3-二油酰氧基）丙基］-N,N,N-三甲基氯化铵（DOTMA），1,2-油酰基-3-三甲基铵-丙烷（DOTAP）和N（1）-胆固醇氧基羰基-3,7-二氮杂壬烷-1,9-二胺（CDAN）组成，而阴离子脂质体则包括PA、LPA、环溶血磷脂酸（CPA）、二油酰基磷脂酰丝氨酸（DOPS）和二油酰基L-α-磷脂酰乙醇胺（DOPE）。带电磷脂与中性磷脂的混合物比单一类型的磷脂更稳定。普通脂质体会被巨噬细胞适时吞噬，而隐形脂质体则能避免过早被清除。然而，隐形脂质体也可通过配体修饰实现对巨噬细胞的特定递送。

【关键词】脂质体；巨噬细胞；靶向特性；疾病治疗；药物递送

1 引言

脂质体的概念最早由Bangham等人于1965年提出（Bangham et al.，1965），其因具有与生物膜相似的结构而引起了研究者的广泛兴趣。几年后，脂质体作为药物递送的微小囊泡、微胶囊被用于治疗各种疾病。到目前为止，脂质体已经被应用于制药及个性化医疗领域，还在新兴的功能性食品领域有所发展。脂质体是一种球形的磷脂小囊泡，由双层磷脂组成，其中磷脂的极性基团向内形成亲水的外膜。脂质体具有两性结构，双分子层由一个亲水头端和两个疏水尾端构成。一般来说，疏水尾端含有两条脂肪酸链，每条链中含有10～24个碳原子和0～6个双键，亲水头端则通过磷酸（Lasic and Papahadjopoulos，1995）与水溶性分子结合。当磷脂分散于水相时，分子的疏水尾部倾向于通过疏水作用避开水相。此外，水与磷脂间的范德瓦尔斯相互作用和分子间的氢键也有助于磷脂排列成封闭的双层囊泡，从而赋予其递送亲水和疏水分子的独特功能（Mufamadi et al.，2011）。脂质体的结构特性决定了亲水性药物将被包封在内部，而疏水性药物则需嵌入双层脂质中。

脂质体作为药物递送载体已经经历了40多年的发展。这个递送载体具有以下诸多优势：递送药物广泛（亲水性和亲脂性药物）、靶向能力强、释放可控、细胞及组织相容性好，在提高药物稳定性的同时降低了药物毒性。随着时间的推移，脂质体的原始结构发生了改变，研究者研制出了许多新型脂质体，如具有长时间循环特性的脂质体、刺激响应型脂质体、阳离子脂质体和配体靶向脂质体等。脂质体作为药物载体，能够递送抗肿瘤药物、抗真菌药物、镇痛药物、基因治疗药物以及疫苗成分。脂质体与巨噬细胞间存在有效相互作用（Kelly et al.，2015）。因此，将药物包覆于脂质体内成为药物靶向递送的有效方式。

巨噬细胞具有吞噬和降解细菌及其他病原体的能力，是机体抵御微生物入侵的首要防线。它们像清道夫一样，负责清除可能对机体产生潜在威胁的异物。巨噬细胞不仅与炎症性疾病的发生和发展相关，还会参与机体组织的重塑。在正常愈合过程中，M1巨噬细胞主要清除感染和受损的细胞。而M2巨噬细胞的转变对于促进愈合和再生至关重要。M1或M2表达失调会引发多种疾病，包括慢性伤口（糖尿病、压力和静脉性溃疡）、慢性阻塞性肺病（COPD）、感染、动脉粥样硬化、哮喘、帕金森病、阿尔茨海默病和癌症。

巨噬细胞在生长发育、维持组织平衡发育、组织修复和免疫中起着至关重要的作用（Wynn et al.，2013）。目前，多种疾病（如糖尿病、动脉粥样硬化、类风湿关节炎、肥胖和癌症）被指与慢性炎症相关（Schultze et al.，2015）。巨噬细胞由循环外周血中的单核细胞转化而来，在稳态下或响应炎症状态时移动到不同组织中（Gordon and Taylor，2005）。单核细胞来源于骨髓中的髓系祖细胞，髓系祖细胞继续分化为中性粒细胞、嗜酸性粒细胞、嗜碱性粒细胞、巨噬细胞、树突状细胞和肥大细胞。在单核细胞的分化过程中，髓系祖细胞逐渐形成单母细胞和前单核细胞，然后转化为单核细胞，并进入血液循环（Gordon and Taylor，2005）。这些单核细胞通过血液进入不同的组织，如骨骼、肺泡、中枢神经系统、结缔组织、胃肠道、肝脏（库普弗细胞）、脾脏和腹膜，并逐渐分化为具有特定组织功能的巨噬细胞。

巨噬细胞由于与多种人类疾病的发病机制密切相关，因此被认为是疾病治疗的重要靶点。利用脂质体靶向巨噬细胞，对各种不同的疾病如心血管疾病、癌症、艾滋病、代谢障碍、感染等具有治疗潜力。靶向效率受多种因素的影响，包括成分组成、电荷、大小、释放机制和结构。

2 影响靶向巨噬细胞药物递送效率的脂质体理化特性

2.1 磷脂

磷脂是脂质体的主要组成成分，具有与细胞相似的结构以及膜修饰能力，可以实现对机体细胞的靶向，同时携带药物负载，可使其成为细胞或组织特异性药物递送的有力选择。作为脂质体结构的主要成分，磷脂会影响药物的递送效率（Akbarzadeh et al.，2013）。在制备脂质体时，选择合适的磷脂至关重要，因为无论是天然的还是人工合成的磷脂，它们都有各自的优缺点。人工合成的磷脂具有稳定性好且纯度高的优势，但价格也相对较高（Mufamadi et al.，2011）。天然磷脂价格较低，但纯度难以控制，稳定性差，容易在使用和储存过程中分解为溶血磷脂。脂质体中的脂质是决定其化学性质的关键因素之一，主要影响递送效率、负载能力、药性、毒性以及脂质体整体的品质（Bozzuto and Molinari，2015），尤其对巨噬细胞的摄取效率有显著影响。例如，由磷脂酰胆碱、磷脂酰丝氨酸（PS）或神经节苷脂制备的脂质体能够靶向骨髓巨噬细胞并提高摄取效率（Allen et al.，1991）。然而，单纤毛神经节苷脂、聚乙二醇衍生脂质体或添加鞘磷脂和胆固醇的脂质体则表现出较高的刚性特性，可能会降低巨噬细胞的摄取效率。脂质体脂类总含量的评估是获得FDA认证的重要标准。根据美国磷脂供应商Avanti Polar Lipids的研究，磷脂又可分为不同的类型（Avantilipids.com，2020）（表3-1）。在选择脂质体制剂中的磷脂时，主要考虑因素包括递送的药物性质、针对的疾病以及药物递送目的。

表3-1 常见的磷脂类型

磷脂类型	特性	参考文献
等距纯混合酰基甘油磷脂	合成混合酰基甘油磷脂，鉴定生物样品中的甘油磷脂	Ekroos et al.（2003） Zacek et al.（2016） Maccarone et al.（2014）
磷脂酸（PA）、溶血磷脂酸（LPA）和环溶血磷脂酸（CPA）	PA是一种负电性生物活性脂质。LPA比PA带有更多的负电荷。CPA是LPA的类似物。PA和LPA影响各类细胞功能。CPA可调节细胞对抗有丝分裂、诱导应激纤维形成、抑制肿瘤细胞侵袭并调节神经元细胞的存活	Kooijman et al.（2005） Fujiwara（2008）
磷脂酰胆碱（PC）和溶血磷脂酰胆碱（LPC）	PC参与细胞内胆固醇转运和膜胆固醇稳态，LPC与心血管和神经退行性疾病相关	Lagace（2015） Law et al.（2019）
磷脂酰乙醇胺（PE）和溶血磷脂酰乙醇胺（LPE）	PE影响细胞自噬、分裂和蛋白质折叠。LPE影响细胞信号传导和酶活化	Farine et al.（2015）

续表

磷脂类型	特性	参考文献
磷脂酰甘油（PG）和溶血磷脂酰甘油（LPG）	PG是阴离子磷脂，在调节肺部先天免疫反应中起重要作用。LPG能阻断LPA诱导的卵巢癌细胞内钙增加	Hagio et al.（2002） Shim et al.（2009）
磷脂酰肌醇（PI）和溶血磷脂酰肌醇（LPI）	PI调节先天性免疫反应。LPI影响癌细胞、内皮细胞和神经细胞等不同类型的细胞生长、分化和迁移	Falkenburger et al.（2010） Arifin and Falasca（2016）
磷脂酰丝氨酸（PS）和溶血磷脂酰丝氨酸（LPS）	PS在胞吐作用中起重要的作用。LPS参与细胞脱颗粒、钙调动，调节胞吐强弱，促进细胞迁移和分化	Kim et al.（2014） Frasch and Bratton（2012）
心磷脂（CL）	CL激活不同信号通路	Dudek（2017）
醚脂质	醚脂质与细胞膜运输、信号传导、分化以及抗氧化特性有关	Dean and Lodhi（2018）

2.2 脂质体尺寸

脂质体的主要理化特性由其结构、制备方法和组成决定，并会影响实际应用情况（White et al.，2000）。脂质体的粒径及分布范围对其物理性能至关重要（Nagayasu et al.，1999）。近20年来，许多研究表明，脂质体的大小会影响药物的生物利用度。即便是微小的尺寸分布变化也会改变脂质体对药物制剂的递送效率和整体循环功效。

脂质体的粒径会影响多项性能（稳定性、包封效率、释放率、黏附率和细胞摄取率等），进而影响其在体内的应用（Juliano and Stamp，1975）。因此，在脂质体制备过程中应将尺寸作为重要考虑因素。与较小的脂质体相比，直径大于0.1 μm的脂质体具备调控速度快且范围广的特性，机体通过网状内皮系统（RES）能将其更快地清除。此外，脂质体的生物分布也与尺寸大小相关（Liu et al.，2020）。据报道，较大的脂质体（直径大于200 nm）可增强蛋白质调理作用（Harashima et al.，1994）。虽然较大的脂质体因其较长的体内循环时间而不适用于传统的药物递送体系，但其促进巨噬细胞摄取的特性使其在靶向巨噬细胞递送体系中具有显著优势（Chono et al.，2007）。

脂质体的初始异质悬浮液尺寸及分布范围可以通过多种方法来减小。均质化是适用于大规模生产中减小尺寸和分布范围的方法之一。在对脂质体均质化过程中，异质分散脂质体通过高压循环泵进入小型反应罐，以达到规定尺寸。超声辅助控制剪切力也能够减小脂质体尺寸。孔径膜挤出是制备均匀脂质体的有效方法。

2.3 表面电荷

脂质体的表面可以是电中性、正电性或负电性。电荷对脂质体相关性能产生以下关键影响：

（1）阳离子脂质体易与表面带负电荷的细胞发生反应并引起IL-4、IgG2a和IgG1响应（Mehravaran et al.，2019）。

（2）电中性脂质体比带正电荷的脂质体更容易促进Th1细胞（如IFN-γ和IL-12）产生免疫反应（Badiee et al.，2009）。

（3）阴离子脂质体除了诱导血小板聚集，还能通过Th2细胞（如IL-5、IL-6和IL-10）调节免疫反应（Zbinden et al.，1989）。

脂质体电荷主要由磷脂成分决定，并且与表面连接基团相关，会对巨噬细胞的摄取能力和机制产生影响。体外试验证明，与正电性的脂质体相比，电中性和负电性的脂质体具有竞争性结合趋势（Dijkstra et al.，1985）。然而，最近一项体内研究表明（Ibaraki et al.，2021），正电性的脂质体在肝炎部位高效积累，并且比电中性和负电性的脂质体表现出更高的巨噬细胞吞噬效率。因此，利用脂质体电荷调控巨噬细胞的摄取需要综合考虑递送目的和作用位点。不同脂质体电荷的常见组合如表3-2所示。

表3-2 脂质体表面电荷及其成分

类型	引起电荷变化的组分	应用	参考文献
阳离子脂质体	N-[1-（2,3-二油酰氧基）丙基]-N,N,N-三甲基氯化铵（DOTMA）、1,2-油酰基-3-三甲基铵-丙烷（DOTAP）和N（1）-胆固醇氧基羰基-3,7-二氮杂壬烷-1,9-二胺（CDAN）	基因递送与转染	Elsana et al.（2019） Spagnou et al.（2004）
电中性脂质体	PC和LPC。例如：1,2-二油酰基-sn-甘油磷脂酰胆碱（DOPC）、1,2-二硬脂酰基-sn-甘油-3-磷脂酰胆碱（DSPC）和二油酰基L-α-磷脂酰乙醇胺（DOPE），二棕榈酰磷脂酰胆碱（DPPC），蛋黄磷脂酰胆碱，大豆磷脂酰胆碱等	各类药物递送体系与其他电中性、负电性或正电性的磷脂混合	Chowdhury et al.（2020） Tucci et al.（2019）
阴离子脂质体	PA、LPA、CPA、二油酰基磷脂酰丝氨酸（DOPS）、DOPE和二肉豆蔻酰磷脂酰胆碱（DMPC）	基因递送与转染	Smith et al.（2017） Neves et al.（2016） Aoki et al.（2015）

2.4 传统脂质体及修饰脂质体

2.4.1 传统脂质体

1965年Alec Bangham第一次提出脂质体的概念。由于与天然细胞结构相似，故脂质体能够通过生物屏障。传统脂质体主要由磷脂组成，用于包裹活性药物。亲水性药物可包封在水性核中，而疏水性药物则需掺入磷脂膜中（图3-1）。

传统脂质体制备便捷，但容易被吞噬细胞快速清除。这一特质对于在体内需要较长循环时间的递送系统是一个明显缺点，但也使其成为靶向巨噬细胞的优势候选者。通过先进的技术手段，脂质体从传统的囊泡包裹升级为“第二代脂质体”，并在循环时间、组成、大小和电荷等方面都经过了改良。这一进步预示了新一代脂质体的出现，它们分别是隐形脂质体和靶向脂质体。

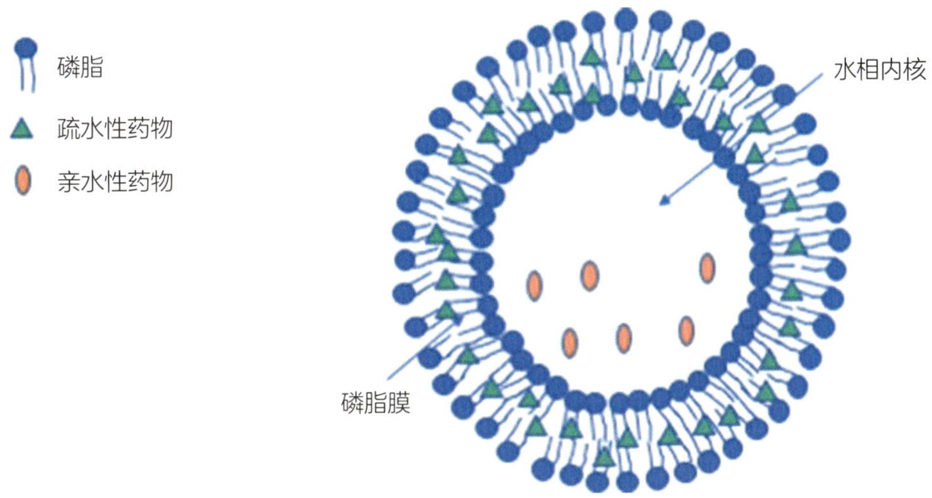

图3-1　传统脂质体结构示意图

2.4.2　隐形脂质体

隐形脂质体又称长循环脂质体，由磷脂膜组合体与聚合物聚乙二醇（PEG）枝连，结构如图3-2所示。此类脂质体表现出可增加药物稳定性和溶解度的特性，同时，具有降低毒性、增加循环半衰期、降低清除率和免疫原性的特性。因此，将PEG添加到脂质体组合物中，能够延长其血液循环时间。由于PEG的存在，这类脂质体被吞噬单核细胞系统摄取的程度减轻，而且对于机体的防御系统RES来说，它们变得“不可见”。因此，这种空间稳定的脂质体通常被称为隐形脂质体（Nogueira et al.，2013）。用于脂质体表面修饰的分子有糖脂、唾液酸以及经修饰和未经修饰的葡聚糖。上述分子使得脂质体具备了隐形的特质。然而，未经修饰的隐形脂质体并不是靶向巨噬细

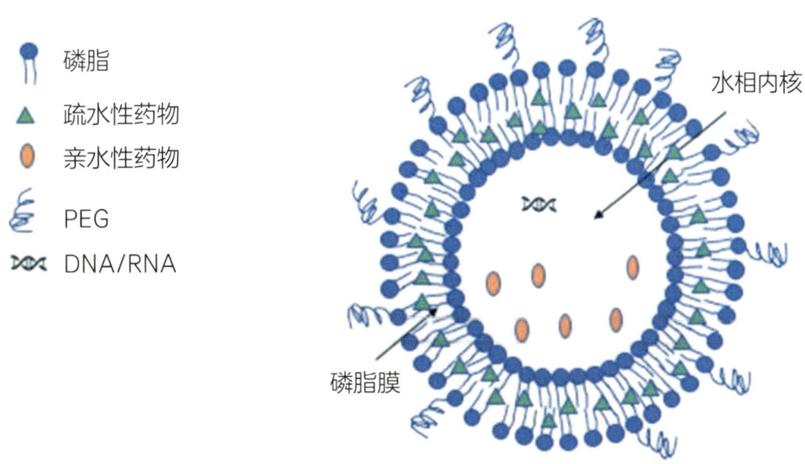

图3-2　隐形脂质体的结构示意图

胞的理想选择，这是因为包覆层会导致巨噬细胞内在化程度降低，并逃避巨噬细胞的清除（Lee et al.，2015）。

2.4.3 靶向脂质体

在配体-靶向脂质体开发过程中，有不同的试剂（如靶向肿瘤的抗癌药剂）靶向体内特定位置，功能化脂质体也有合适配体（如肽、抗体、适配体、小分子等）（图3-3）。

与传统脂质体相比，靶向脂质体有助于减少药物对正常组织的影响，可应用于癌症治疗（Riaz et al.，2018）。影响递送治疗剂的主要策略包括被动靶向（具有增强通透性和滞留能力的PEG化脂质体）和主动靶向（具有靶向配体的功能化脂质体）。在靶向巨噬细胞时，除了使用靶向脂质体外，还可以使用传统脂质体。巨噬细胞靶向脂质体的作用机制见图3-4。该活性主要依赖于巨噬细胞对包封在脂质体中的药物的内吞作用，脂质体中的磷脂被溶酶体磷脂酶消化，而包封在脂质体内的药物仍被保留在巨噬细胞中并引起细胞程序性死亡或凋亡（van Rooijen and Hendrikx，2010）。

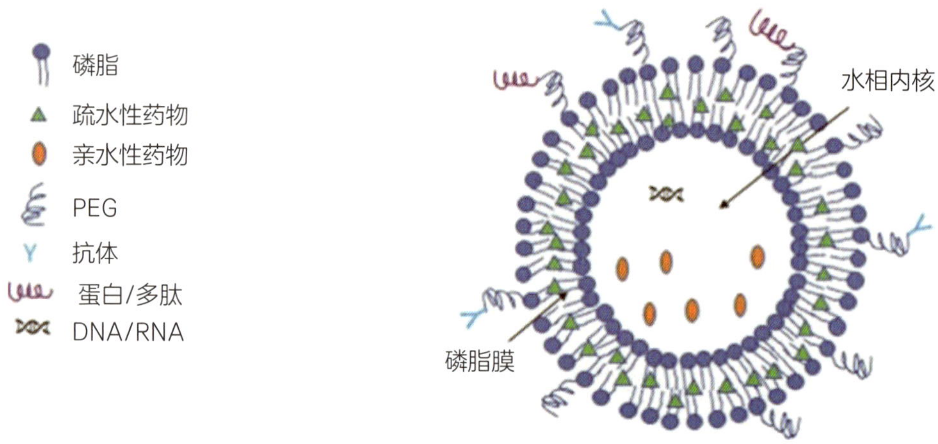

图3-3 靶向脂质体的结构示意图

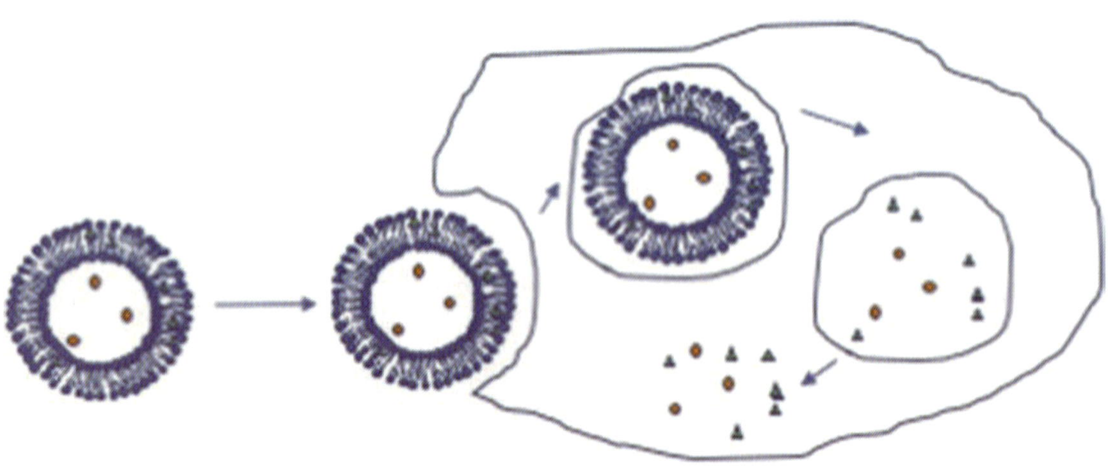

图3-4 巨噬细胞靶向脂质体的作用机制示意图

3 靶向巨噬细胞脂质体在各类疾病治疗中的应用

3.1 感染类疾病

病原抗原被巨噬细胞吞噬后，会被单核吞噬细胞捕获并运送。然而，一些病原体，如布鲁氏菌属或分枝杆菌，具有逃避清除的能力，可以躲避巨噬细胞的捕获（Dornand et al., 2002）。当这些细菌和病毒逃脱吞噬作用后，可在细胞内增殖。此外，一些病毒和细菌具有延长病原体感染细胞存活时间的能力，例如布鲁氏菌属能够延迟巨噬细胞参与凋亡的过程。当病毒未受到限制并在细胞内滞留时，许多未检测到的病原体，能够感染细胞进而穿过组织，如血脑屏障（Carter and Ehrlich, 2008）。由于此类病毒和细菌的活动，以及它们引起的感染对吞噬系统的干扰，使用带负电荷的脂质体包裹的靶向药物来治疗上述病原体感染是非常必要的。许多研究报道评估了脂质体靶向疗法的有效性，得出以下结论：含有抗菌药物的负电性脂质体能够减轻细胞毒性并增强抗菌药物的活性，因此在治疗感染性疾病时具有显著的效果。

3.2 肿瘤及炎症性疾病

当机体损伤或癌变时，单核吞噬细胞会立即出现在病变部位，并引发大量巨噬细胞聚集于此（Ponzoni et al., 2018）。这些巨噬细胞可分泌多种促炎细胞因子，如TNF-α，从而增强炎症反应。已有相关研究利用这一机制来构建靶向药物递送体系，用于癌症治疗。同时，脂质体可包封抗炎剂实现靶向药物递送，用于减少炎症或癌症损伤部位巨噬细胞的数量。一种脂质体MTP-PE制剂（L-MTPPE，米伐木肽）已经显示出在治疗高危骨肉瘤方面的疗效（Sousa et al., 2015）。此外，用双膦酸盐包裹的脂质体已应用于多种涉及炎症的疾病，如子宫内膜异位症、肺癌和关节炎。还有研究者利用包裹有脲的脂质体来增强凋亡过程中的巨噬细胞活性（Rao et al., 1995）。

3.3 心血管疾病

有大量研究显示，在动脉粥样硬化病症中，巨噬细胞和单核细胞发挥着重要作用。当内皮细胞受损时，趋化因子被释放，诱导单核细胞形成。巨噬细胞通过清除氧化的低密度脂蛋白（LDL）和分化的泡沫细胞，在动脉粥样硬化斑块形成过程中发挥关键作用（Bobryshev et al., 2016）。此外，CD36是一种属于B类清除受体的糖蛋白，对斑块的形成也有重大影响。CD36在内皮细胞、巨噬细胞、血小板和单核细胞中均有表达（Park, 2014）。大量研究表明，CD36失活可以减小病变的范围。因此，可以借助配体靶向巨噬细胞影响CD36的表达。海沙瑞林属于六肽生长激素释放肽（GHRP），因此能够结合到CD36受体上。作为配体，其有助于将药物输送到病变部位（Kelly et al., 2011）。在治疗动脉粥样硬化时，脂质体靶向递送造影剂的研究应用开拓了诊断成像领域。

Chono及其同事研究了脂质体靶向巨噬细胞对动脉粥样硬化的治疗。该研究将蛋黄PC、胆固醇和二乙基氯甲基磷酸酯（DCP）按照摩尔比7：2：1的比例制备成粒径分别为70 nm、200 nm和500 nm的阴离子脂质体（Chono et al.，2005）。在体外细胞实验中，巨噬细胞和泡沫细胞对脂质体的摄取随着粒径的增加而增强，而在动脉粥样硬化小鼠动物实验中，粒径为200 nm的脂质体靶向主动脉递送效果最佳。此外，脂质体包裹地塞米松已成为对抗动脉粥样硬化的靶向治疗新方法（Wijagkanalan et al.，2008；Tam et al.，2005）。

3.4 脑缺血与卒中

大量研究评估了浸润巨噬细胞、先天性免疫系统和小胶质细胞之间的关系。研究表明，炎症是影响脑缺血性损伤的因素之一。在对卒中和脑缺血的研究中发现，存在炎症时CD36表达上调，而CD36表达上调会导致过度炎症反应的发生。为了防止这种反应，有研究者利用全身基因递送系统通过浸润巨噬细胞有效治疗了卒中（Tanaka et al.，2004）。研究观察到，将表达增强绿色荧光蛋白（EGFP）和成纤维细胞生长因子-2（FGF-2）的质粒与阳离子脂质体复合，后对实验体股静脉注射，可调节浸润巨噬细胞和脑梗死中的EGFP和FGF-2表达。

4 结论

随着时间的推移，单核细胞和巨噬细胞在各种疾病中的应用被进一步挖掘，促进了不同治疗策略的发展，其对治疗效果的提升主要集中在有效性和安全性方面。脂质体独特的理化特性使其成为靶向巨噬细胞的绝佳候选者，被用于不同疾病（如感染、炎症、癌症等）的治疗。这种自然靶向能力对于特定部位的药物输送具有重要意义。控制脂质体的尺寸、表面电荷和组成成分的理化特性，可以增强靶向效果。

（王乐　译）

（张灵敏　审校）

基于固体脂质纳米颗粒的药物和基因靶向巨噬细胞递送

Srinivas Reddy Jitta and Lalit Kumar

【摘要】本文探讨了装载药物/基因并针对巨噬细胞的固体脂质纳米颗粒（SLN）。巨噬细胞是机体的关键细胞，在维持机体内稳态、组织以及免疫系统等方面起着重要作用。因此，研究针对巨噬细胞的药物/基因递送系统对于治疗与巨噬细胞相关的感染（如利什曼病、肺结核病和与肺部相关的癌症）至关重要。SLN是一种新兴的纳米载体，可用于将药物/基因传递到目标细胞，其中将药物/基因递送到巨噬细胞十分具有潜力。本文讨论了SLN的性质和各种制备方法，以及SLN靶向巨噬细胞的各种应用。此外，本文还拓展了目前SLN应用于靶向治疗以增强其靶向性和内化的情况。

【关键词】固体脂质纳米颗粒；巨噬细胞；基因传递；纳米技术；靶向药物传递；巨噬细胞受体

1 引言

巨噬细胞不仅是免疫系统的重要细胞，而且还参与维持体内平衡和各种组织的功能。巨噬细胞几乎存在于所有组织中，尤其是肝、肺、脾和淋巴结。它们通过吞噬作用检测和清除外来颗粒及有害生物（如细菌）。巨噬细胞通过向T淋巴细胞呈递抗原、释放激活其他细胞的细胞因子，在炎症中发挥关键作用。巨噬细胞在各种慢性疾病，包括哮喘、关节炎、动脉粥样硬化、纤维化和各种肺癌中也起着重要作用。因此，靶向巨噬细胞传递药物/基因，有望克服它们的功能障碍，从而治疗涉及巨噬细胞的各种疾病。固体脂质纳米制剂是新兴的药物递送系统，有望解决传统载体的关键问题。基于固体脂质纳米颗粒（SLN）的靶向巨噬细胞的药物/基因递送系统的研发正成为研究的重要方向之一。本文讨论了利用SLN来传递药物/基因、靶向巨噬细胞的重要性，以及不同的SLN制备方法、各种可以提高其靶向性和细胞摄取效率的表面修饰剂；同时，还介绍了转染增强剂的使用，以提高基于SLN的基因递送系统的转染效率，并探讨了评估不同转染增强剂效果的方法。

2 纳米技术在基因疗法中的应用

目前，纳米技术已成为广泛应用于癌症和其他疾病治疗的主要技术之一（Gong et al.，2020）。目前，研究者正在开发各种纳米载体来递送药物/基因（Yu et al.，2010）。在新型药物传递系统中应用纳米技术，如使用非病毒载体多肽、聚合物纳米颗粒及脂质纳米颗粒脂质体、SLNs和纳米结构脂质载体（NLCs）、纳米乳递送核酸，可在基因治疗领域创造新的机会。基因的靶向递送在病毒和非病毒载体上都是可行的，因为它们都可以与核酸结合，形成多聚物（Limeres et al.，2019；Ye et al.，2008）。腺病毒和逆转录病毒等载体可用于递送基因，尽管这种方法效率更高，但由于其具有非特异性结合、DNA装载量的限制、插入诱变和免疫原性等缺点，研究者被迫寻找其他替代方法（Suñé-Pou et al.，2018）。相比之下，非病毒载体更为安全，除了具有较低的细胞毒性、简单且低成本的制备方法外，其规模化制备的可行性以及较低的免疫原性也使其成为优于病毒载体的选择（Limeres et al.，2019；Ye et al.，2008）。另外，还存在物理转染和机械转染等方法，可将基因传递至目标组织或细胞。物理转染方法包括激光照射/声波操作和电穿孔，而机械转染方法包括直接微量注射和基因枪。尽管这些方法中有一部分已经成功地将基因递送到具有良好转基因表达的靶细胞，但基因的稳定性、降解和毒性仍然是与之相关的主要问题。基于纳米技术的基因递送系统因毒性较低且具有较低的致癌性和免疫原性，已经引起了研究者的广泛关注。

3 靶向治疗药物递送系统

靶向治疗是近年来研究者采用的一种成功的药物递送策略，用于应对各种癌症（如乳腺癌、肺癌和膀胱癌）治疗中出现的挑战。实现肿瘤特异性定位且毒性低的给药系统被视为癌症治疗的理想选择（Liang et al.，2021）。传统的药物递送系统存在一些局限性，如非特异性分布、缺乏靶向性、高毒性、低溶解度和狭窄的治疗指标窗口。借助纳米技术开发的药物递送系统可以解决传统药物递送系统的限制问题。纳米制剂的直径通常可达500 nm，其增加了药物的表面积，从而提高了药物在水介质中的溶解度。具有最合适尺寸、形状和表面性能的纳米制剂不仅增强了药物的溶解度，改善了其在生物体内的分布，还表现出较低的免疫原性。由于纳米制剂的制备材料通常具有生物相容性，因此毒性较低。纳米制剂不仅可以有效地将药物递送到目标位点，而且在DNA/RNA短基因序列等核酸的递送方面也非常有效。纳米制剂的表面性质在药物的靶向和分布中起着关键作用。与传统的药物递送系统相比，纳米制剂在体内环境中更稳定，这种稳定性有助于其在体循环中表现出更长的半衰期和更好的治疗效果。由于治疗药物被封装在纳米制剂中，因此可以保护药物免受人体内部环境，如胃的低pH值条件的影响。具有增强渗透和滞留（EPR）效应以及单核吞噬能力的纳米制剂被认为是针对特定类型疾病设计纳米制剂类型的重要手段（Jin et al.，2019）。

4 基因治疗

基因治疗已成为治疗疾病或提高机体抗病能力的最重要的手段之一。将治疗性基因或核酸递送至靶细胞，有助于治疗遗传疾病。基因递送系统是利用核酸治疗各种疾病的新型药物递送方法。基因治疗在包括多种器官的癌症在内的多种疾病中都有效（Liang et al.，2021；dos Santos et al.，2020；Vighi et al.，2010）。基因治疗也已成为各种药物治疗和疫苗接种的新方法之一，其中使用核酸可以调控目标蛋白的抑制或表达，从而纠正遗传改变、诱导细胞介导免疫或逆转疾病。尽管在这一领域已经进行了大量的研究，但将质粒DNA用于疾病治疗的临床结果仍然不尽如人意，这强调了进一步解决关键问题（包括细胞摄取效率较低、核酸易受核酸酶快速降解导致的不稳定性，以及对目标细胞的无效定向递送）的必要性。病毒载体是由自然进化的病毒衍生而来的生物载体，能够将基因递送到靶细胞。但这些载体同样存在缺点，如可能引起基因突变等安全问题，研究者需要改良细胞系，降低免疫原性和致癌性。与病毒载体相比，非病毒载体更安全，并且在质粒载体复合物的处方、大小和拓扑结构设计方面具备灵活性，可以量身定制。此外，非病毒载体还能够携带大型基因片段（Yu et al.，2009；Yu et al.，2010；Limeres et al.，2019；Liang et al.，2021；Vighi et al.，2010）。研究者开发了各种非病毒载体递送系统，包括阳离子多肽、脂质和聚合物载体，将基因递送到目标细胞。SLNs是一种非常好的基因递送载体，具有多种技术优势，如可杀菌性、可冻干性、更好的存储稳定性，以及大规模生产的可能性（Yu et al.，2009）。利用EPR效应是一种将基因递送到缝隙大且血管化良好的肿瘤部位的有效策略。但如果肿瘤体积小、血管化差、弥散度高，则这种方法就存在一定的局限性。开发一种能够将转基因递送到长期表达的特定靶点的安全载体是开发基因治疗方法的关键挑战之一（Suñé-Pou et al.，2018；dos Santos et al.，2020）。

5 巨噬细胞

巨噬细胞是免疫系统的重要细胞，其通过直接或间接的机制在免疫反应中发挥着多功能作用（Sun et al.，2008）。巨噬细胞是先天性免疫的组成部分，根据其功能和表型主要分为两种类型：M1巨噬细胞和M2巨噬细胞。M1巨噬细胞被称为经典激活巨噬细胞，M2巨噬细胞被称为替代激活巨噬细胞。M1巨噬细胞参与促炎产生的过程，以抵御外来入侵者，而M2巨噬细胞在炎症性疾病中表达抗炎活性。存在于肿瘤宏观环境中的巨噬细胞被称为肿瘤相关巨噬细胞（TAM），TAM可抑制抗肿瘤免疫。血液中存在的单核细胞可在肿瘤部位转化为TAM，其表型与M2巨噬细胞相似。由于M1巨噬细胞在炎症中至关重要，M2巨噬细胞在肿瘤中至关重要，因此以M1或M2巨噬细胞为靶向的治疗策略是设计巨噬细胞靶向制剂的关键（Jin et al.，2019）。

巨噬细胞是单核细胞来源的骨髓细胞，在与炎症和癌症相关的自身免疫性疾病中发挥着关键作用。但骨髓细胞的非特异性激活会导致慢性疾病，包括自身免疫性、肿瘤性、代谢性、肺部、心血管和神经退行性疾病的发生（Wang et al.，2015）。由于巨噬细胞在病原体控制、组织维持和免疫调节中扮演着至关重要的角色，因此它们可以作为基因递送的重要靶点来调节其功能（Mahor et al.，2012）。巨噬细胞会对组织的发育、重塑和稳态等生理过程产生影响，而这些生理过程也会影响癌症的发展和扩散（Gong et al.，2020）。在肺部疾病（如炎症、传染性疾病和肺癌）中，基因治疗靶向巨噬细胞的应用是一个备受关注的研究领域。众所周知，肺泡巨噬细胞是宿主第一线免疫反应系统中的关键细胞，也是癌症诱导炎症反应的关键组成部分。用药物/基因靶向巨噬细胞，是一种对抗肿瘤转移和侵袭的新策略（Yu et al.，2010）。图3-5列举了与巨噬细胞相关的疾病。

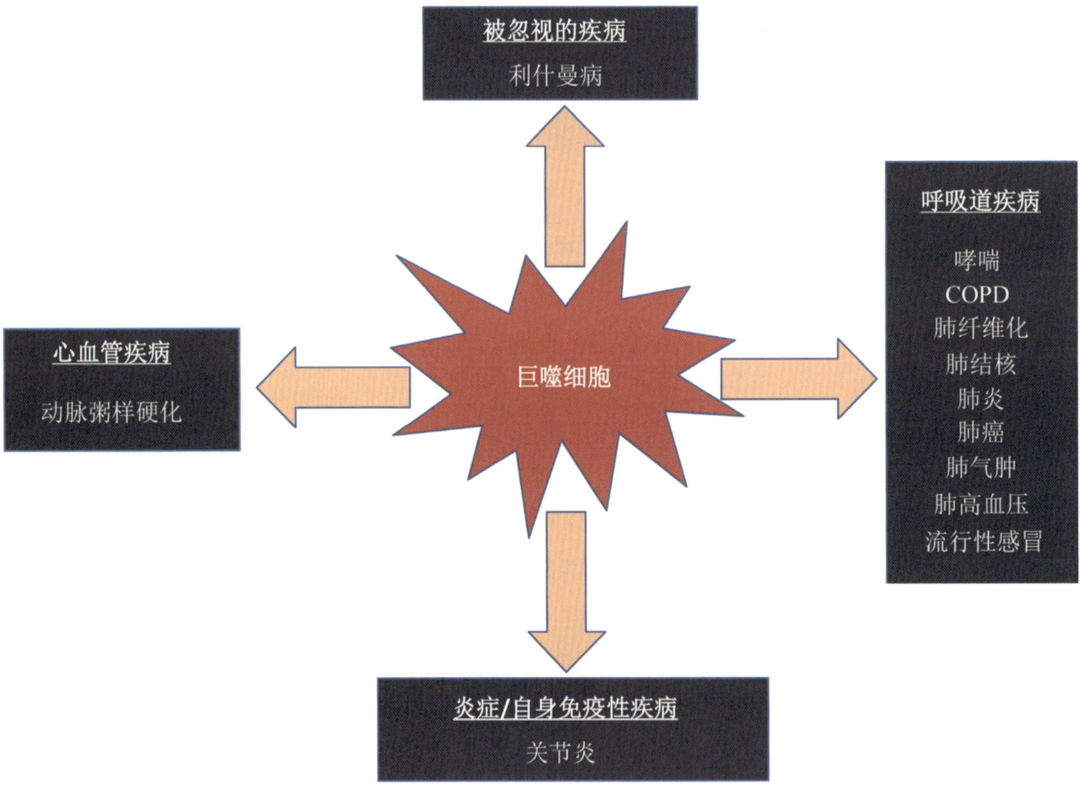

图3-5 涉及巨噬细胞的各种疾病

结核分枝杆菌是最具威胁的传染性细菌之一，其主要通过结核病患者呼出的飞沫传播。众所周知，结核分枝杆菌主要存在于巨噬细胞中，这些巨噬细胞在清除病原体和介导免疫反应过程中发挥着重要作用。肺泡巨噬细胞也参与其中，因此将抗结核药物靶向这些巨噬细胞进行递送可以提高治疗效果。此外，针对肺泡巨噬细胞设计鼻腔给药系统也对治疗有益。由于常规的长期治疗方案通常伴随严重的不良反应（如肝毒性），因此患者的依从性差，靶向药物递送系统（如SLNs）有助于提高受影响器官中的巨噬细胞的浓度，控制药物的释放。另外，结核分枝杆菌感染也可能导致多重耐药菌株的出现。因此，需要开发新型给药系统，将药物递送到特定的目标细胞，以改善药物的递送方式，从而缩短治疗时间。这不仅有助于减少不良反应，提高患者对治疗的依从性，最重要的是可避免多药耐药菌株的出现（Vieira et al.，2018；Ma et al.，2020）。

巨噬细胞不受控制的激活可引起多种急慢性疾病。激活的巨噬细胞可释放促炎介质如一氧化氮、IL-6、IL-1β和TNF-α，这些物质作为免疫调节标志物，在炎症中发挥了关键作用。巨噬细胞产生的各种细胞因子通过参与吞噬、免疫调节、抗原呈递等多种过程，在炎症的发生、发展和消退中起着关键作用（Wang et al.，2015）。类风湿关节炎的炎症主要受到激活的巨噬细胞的影响，这些巨噬细胞不断释放细胞因子，从而加重关节炎病情。CD44是一种促炎细胞表面糖原蛋白，在类风湿关节炎的炎症关节中的巨噬细胞、成纤维细胞和淋巴细胞表面过表达，促进各种效应细胞的激活和迁移，从而促进关节炎的发展（Zhou et al.，2018）。Wang等制备了装载姜黄素的SLNs以靶向炎症细胞，结果显示与游离姜黄素相比，装载姜黄素的SLNs在姜黄素的递送和RAW 264.7细胞的内化方面具有优势。装载姜黄素的SLNs还可以抑制促炎介质的释放。此外，由于SLNs的直径更小，研究者能够改善姜黄素的内化，并且通过抑制凋亡提高细胞的活力（Wang et al.，2015）。

大多数抗生素（如β-内酰胺类）虽然在体外试验中有效，但在体内有时不能表现出良好的渗透性和细胞内的积聚特性。这导致抗生素对巨噬细胞中存在的细胞内细菌，如分枝杆菌、沙门氏菌和葡萄球菌的疗效较差。无法渗透并积聚在巨噬细胞内的药物无法有效杀灭这些细菌。因此，开发载药于SLNs中的抗生素，有助于改善药物对巨噬细胞的渗透和细胞内化。此外，这些药物的SLNs的开发对于其在全球的临床应用具有很重要的意义。长链饱和脂肪酸是制备SLNs常用的脂质基质材料之一。脂肪酸链的长度可能会影响药物的体外释放和包裹在其中的药物的药代动力学。有报道称，与游离药物相比，长链饱和脂肪酸制备的SLNs可以有效地增强RAW 264.7细胞中的药物内化。此外，长链饱和脂肪酸还能改变药物在体内的滞留时间（Meng et al.，2020）。

巨噬细胞与单核细胞在动脉粥样硬化发展的各个阶段中都起着重要作用，可促进斑块生长、胆固醇积累和炎症反应。动脉粥样硬化的特征是慢性炎症反应和动脉壁上斑块的形成，可导致受影响的血管腔变狭窄，从而增加血栓形成的风险。缺血性卒中和心源性死亡是与动脉粥样硬化相关的致死事件。线粒体DNA损伤导致的线粒体功能障碍，是动脉粥样硬化致死的一个重要因素。功能失调的线粒体DNA是一个很有希望的靶点，可以对其使用基于SLNs的基因递送系统，来治疗动脉粥样硬化。Zakirov等总结了目前靶向巨噬细胞线粒体，负载基因的脂基纳米制剂的有关研究（2020）。

6 以巨噬细胞作为治疗靶点

巨噬细胞是多种疾病（如糖尿病、心血管功能障碍、癌症等）的重要靶向治疗细胞。由于巨噬细胞几乎存在于所有的组织中，因此它是递送药物/核酸的一个很好的治疗靶点。它们在不同的组织中被赋予不同的名称，如肝脏中的库普弗细胞、脂肪组织中的巨噬细胞、动脉粥样硬化斑块中的巨噬细胞、脾脏中的红髓巨噬细胞、肿瘤中的组织相关巨噬细胞，以及大脑中的小胶质细胞。巨噬细胞在炎症反应中扮演着关键角色，可以具备促炎细胞或抗炎细胞的表型，这取决于它们所处的环境条件。在应对吞噬细胞、死细胞和病原体时，它们与急性感染相关，但在促进伤口愈合时，它们则会改变表型。不受控制的巨噬细胞激活可产生多种异常作用，如细胞因子的过量释放会干扰胰岛素信号，导致脂肪炎中的胰岛素抵抗。非酒精性脂肪肝是长期高脂肪或高碳水化合物摄入所致。发炎肝细胞释放的趋化因子可激活库普弗细胞，使其分泌TNF-α、IL-6、IL-1β和一氧化氮合酶2等细胞因子。发生炎症的肝细胞和库普弗细胞也会对单核细胞来源的巨噬细胞的浸润发出信号，单核细胞来源的巨噬细胞可进而表达为促炎细胞的表型。

与巨噬细胞相关的另一种重要的疾病是动脉粥样硬化。健康的动脉壁像其他组织一样由巨噬细胞组成，但在高血脂的情况下，额外的巨噬细胞的招募，会导致动脉粥样硬化病变的形成。骨髓增生是骨髓中单核细胞募集的过程。高血脂饮食和高脂肪食物摄入会诱导这些单核细胞分化为巨噬细胞，这些巨噬细胞可表达清道夫受体，导致脂质积聚和内吞氧化。脂质堆积产生的泡沫状巨噬细胞会发出趋化信号，以招募额外的单核细胞，最终导致富含脂质的炎症环境的形成。靶向这些巨噬细胞以降低其炎症潜能，也许能为动脉粥样硬化的治疗提供一个非常好的治疗靶点（Peterson et al., 2018）。因此，若考虑将巨噬细胞作为治疗靶点，重要的是关注所治疗疾病的发病机制和靶向巨噬细胞的表型。

最常见的治疗策略是根据要治疗的疾病类型，针对巨噬细胞进行靶向治疗，以实现增殖、凋亡、抗炎或基因沉默的效果。在需要耗竭巨噬细胞的情况下，释放到巨噬细胞的药物会诱导细胞凋亡。对于动脉粥样硬化等情况，靶向增生的巨噬细胞有助于减少被招募的巨噬细胞数量。改变炎症信号转导途径是另一种策略，通过使用抗炎药物来调节炎症细胞因子的产生是治疗与炎症相关疾病最常用的方法之一。干扰小RNA（siRNA）是目前最先进和最有吸引力的方法，通过它可以调节炎症基因的表达，也可以同时下调多个基因的表达。

7 靶向巨噬细胞受体

目前，大多数针对巨噬细胞的靶向策略是基于受体介导的吞噬细胞发挥作用的。通过特异性表面修饰剂对给药系统进行修饰，识别巨噬细胞受体，是一种很有前景的方法。CD68、CD11b、F4/80等少数受体在几乎所有的巨噬细胞上表达，但甘露糖、叶酸、腺苷、凝集素等受体只在一些特定的巨噬细胞上表达。以受体为中心的靶向方法提供了一种直接递送药物/核酸的途径，同时可以最大限度地减少非特异性作用（Peterson et al.，2018）。

然而，一些被认为可能是治疗疾病的潜在巨噬细胞靶点，都与巨噬细胞的参与有关。甘露糖受体是一种C型凝集素Ⅰ跨膜蛋白，被认为是基于纳米颗粒的药物/基因靶向巨噬细胞的有前景的靶点之一。甘露糖受体在抗原呈递细胞（APC）如树突状细胞和巨噬细胞上过表达。甘露糖受体可以识别N-乙酰葡萄糖胺、果糖和甘露糖，在炎症反应、内吞作用、抗原呈递中起着至关重要的作用。由于甘露糖在巨噬细胞上大量表达，因此甘露糖受体的内吞现象可用于设计靶向巨噬细胞的纳米药物递送系统，以递送药物/基因。用甘露糖修饰非病毒载体可以提高转染效率和巨噬细胞的细胞摄取效率（Mahor et al.，2012；Zakirov et al.，2020）。整合素是另一类表面蛋白，可以识别磷脂、蛋白质、细胞外基质和各种氨基酸序列，在细胞黏附中起着关键作用，同样可以作为靶向巨噬细胞递送药物/基因的靶点。将脂质纳米载体与特定蛋白质耦合可以增强巨噬细胞的细胞内摄取。模式识别受体和Toll样受体是另一种类型的受体，它们可以在适当的配体辅助下靶向巨噬细胞，并借助纳米递送系统来传递药物/基因（Zakirov et al.，2020）。尽管已经在开发低毒高效转染剂方面进行了大量的研究，但在开发有效的靶向技术方面仍然存在巨大的挑战。用配体对纳米载体进行表面修饰，以实现特定细胞的靶向递送和内化，是开发基因载体、治疗癌症等多种疾病的有前途的方法之一（Yu et al.，2010）。

已有研究表明，甘露糖受体可以通过微生物细胞壁上的甘露聚糖涂层来识别一些特定的微生物，如分枝杆菌、念珠菌、利什曼原虫、肺孢子菌等。肺部通过气道不断接触颗粒和微生物，肺泡巨噬细胞具有吞噬活性，感染期间甘露糖受体的表达因肺部存在的表面蛋白A而上调。甘露糖基化药物递送系统可以通过表面修饰的载体被巨噬细胞吞噬，将药物递送到巨噬细胞。这种方法在治疗与肺部有关的感染中非常有效，特别是在肺结核的治疗中。Maretti等人开发了装载利福平的SNLs，用甘露糖衍生物进行表面修饰，通过吸入给药，实现了对肺泡巨噬细胞的靶向。研究表明，以甘露糖化表面修饰的SLNs作为表面活性剂，能够显著提高呼吸能力和表面表达甘露糖受体的肺泡巨噬细胞的摄取效率（Maretti et al.，2019）。靶向巨噬细胞的不同药物见表3-3。

表3-3　靶向巨噬细胞的药物

编号	药名	靶点	作用
1	Hu5F9-G4	CD47	TAM复极化
2	咪喹莫特	TLR7	TAM复极化
3	依米妥珠单抗	CSF-1R	耗尽巨噬细胞
4	卡比利珠单抗	CSF-1R	耗尽巨噬细胞

续表

编号	药名	靶点	作用
5	双膦酸盐类	吞噬细胞	耗尽巨噬细胞
6	氯膦酸盐	吞噬细胞	耗尽巨噬细胞
7	托法替尼	JAK1，JAK2	抑制巨噬细胞
8	英夫利西单抗	TNF	M2 极化
9	富马酸二甲酯	NRF-2，NF-κB	M2 极化
10	芬戈莫德	鞘氨醇-1-磷酸，淋巴细胞	M2 极化
11	毛喉素	CD86，ARG-1	M2 极化

参考文献：Gholamin et al.（2017）；Chi et al.（2017）；Ries et al.（2014）；Qiu et al.（2018）；Cannarile et al.（2017）；Zeisberger et al.（2006）；Zhan et al.（2014）；Van Lent et al.（1998）；Calderon et al.（2006）；Yarilina et al.（2012）；He et al.（2020）；Van Schouwenburg et al.（2013）；Nally et al.（2019）；Veremeyko et al.（2018）。

8 SLNs

SLNs在20世纪90年代被引入，成为传统胶体载体（如聚合物纳米颗粒、乳剂和脂质体）的替代药物递送系统（Qi et al.，2012；Olbrich et al.，2001）。SLNs被认为是治疗多种疾病的药物递送系统中最有前途的载体之一。SLNs作为耐受性良好的药物载体，目前在临床医学领域的应用越来越广泛。SLNs具有非常好的生物相容性、高稳定性和良好的安全性，因此成为开发药物传递系统的较好选择。SLNs给药方式灵活，包括口服、眼用、外用、鼻用和静脉注射等。此外，用于制备SLNs的脂类的理化性质（如低熔点）是一个额外的优势，可以通过直接乳化制备SLNs，从而避免有毒溶剂的使用。此外，冻干杀菌的特性使SLNs成为许多疾病主推的纳米药物递送系统。在制备SLNs的过程中选择合适的脂质基质，也可精准控制治疗药物的释放。图3-6展示了SLNs的优势（Ye et al.，

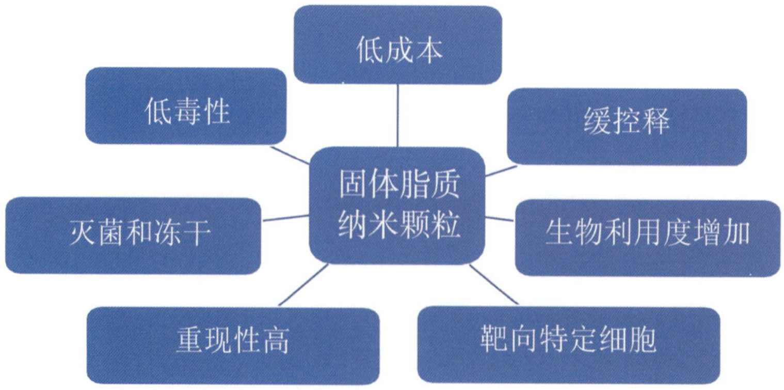

图3-6　固体脂质纳米颗粒的表征

2008；Mannucci et al.，2020；Fàbregas et al.，2014；Rudolph et al.，2004；Akbaba et al.，2018）。

8.1 SLNs的制备

SLNs是一种以脂质为基础的给药体系，具有较高的载药能力和提高药物生物利用度的能力。药物在SLNs中的掺入有两种模型：一种是用表面活性剂使药物分散在脂质基质中的固溶体模型，药物与脂质基质有明显的相互作用；另一模型是药物富集壳模型，将药物添加到熔融脂质中。脂质在冷却过程中发生重结晶，形成固体脂质核心。由于分散温度的降低，药物集中在SLNs的液体外壳中。冷却纳米乳液会导致溶解在熔融脂质中的药物过饱和（Dolatabadi et al.，2015）。

SLNs的制备主要涉及固体脂质、乳化剂、溶剂/水等辅料。脂肪酸、部分甘油酯、甘油三酯、蜡和甾醇是制备SLNs最常用的固体脂类。研究者常使用各种乳化剂以稳定固体分散，乳化剂的混合物有助于避免在SLNs制备期间及之后纳米颗粒的凝聚（Dolatabadi et al.，2015）。以下列举了SLNs的常见制备技术。

8.1.1 溶剂乳化/蒸发法

该技术的主要原理是分散液在典型的油水型乳化液中沉淀。脂质溶解在与水不混溶的有机溶剂中，然后在水相中乳化。随着有机溶剂的蒸发，SLNs分散析出。该方法能够制备出具有高重现性的小尺寸纳米颗粒。该方法的主要缺点是在制备纳米颗粒后会残留有机溶剂而导致出现毒性（Dolatabadi et al.，2015）。

8.1.2 双乳化法

该技术可用于亲水性药物的SLNs制备，也基于乳化和溶剂蒸发。其制备过程包括制备水/油/水乳液和稳定剂，以避免亲水药物在蒸发过程中被分配到外水相。一旦溶剂蒸发，可以通过离心回收SLNs（Dolatabadi et al.，2015）。

8.1.3 均质化法

该技术是在均质的基础上进行的，需要在脂质中掺入药物制备成预乳状液，包括热均质化和冷均质化两种技术。热均质化技术是将药物加入熔融脂质中，经高速或高压均质制备成预乳状液。对于热不稳定/热敏性化合物，采用冷均质化技术较为合适。冷均质化技术是将药物添加到熔融脂质中，然后在冰或液氮的帮助下快速冷却，从而制备预乳状液。高压或高速同质化有助于减小纳米颗粒的尺寸（Dolatabadi et al.，2015）。

8.1.4 热乳超声破碎

该技术是最简单的技术之一，它通过加热脂质材料到其熔点以上来熔化脂质，然后与水相乳化，使用超声波器对乳剂进行超声波处理，从而形成纳米颗粒。

8.1.5 基于微乳化的SLNs制备

该技术涉及微乳的稀释，其中SLNs是通过搅拌低熔点脂肪酸、乳化剂、共乳化剂和水组成的混合物，并使其保持在最佳温度，然后在冷水中搅拌使热乳化液分散而产生的。通常使用比例为1：25或1：50的微乳液与冷水。

8.1.6 超临界流体技术

这是用于制备SLNs的最先进的技术。该技术的主要优点是在制备过程中不涉及任何溶剂，而使用超临界二氧化碳作为溶剂制备SLNs。

8.2 以SLNs作为基因载体

最常见的非病毒载体包括阳离子脂质、脂质体、聚阳离子聚合物、阳离子多肽和树枝状大分子。阳离子SLNs（cSLNs）被认为是最有前景的非病毒载体之一，可作为组装基因递送系统的替代DNA载体。cSLNs是O/W微乳，其中液态脂质被分散在表面活性剂水溶液或水中的固体脂质所取代（Limeres et al.，2019；Olbrich et al.，2001；Montana et al.，2007）。受体靶向、DNA核易位和内体逃逸降低了这些非病毒载体的效率（Sun et al.，2008；Olbrich et al.，2001）。除了非病毒载体的效率外，要成为理想的转染试剂，具有合适的效率/毒性比也很重要。脂质基质类型、粒径和表面修饰剂是决定系统效率的几个关键因素，而转染增强剂的包封有助于提高转染剂的效率。在制备非病毒载体时，表面活性剂的选择对DNA的结合起着关键作用，尤其是SLNs。DNA结合的差异可能是由于表面修饰剂的疏水结构域与脂质基质的亲和力不足，导致表面活性剂在与DNA相互作用时从SLNs表面解离。脂质基质与DNA的比例影响DNA与SLNs的结合行为。Olbrich等人观察到，当脂质基质与DNA的比值从10增加到60时，DNA与SLNs的结合行为增强。研究者还观察到，在没有转染增强剂的情况下，需要更多的转染剂来促进转染，这强调了转染增强剂在SLNs基因递送中的重要性（Olbrich et al.，2001）。尽管非病毒递送系统在高复制性、低成本生产和安全方面具有优势，但转染效率较低仍是其主要局限。cSLNs的正电荷还有可能引起血细胞聚集和凝血，导致出现毒性。开发和优化一种可以提高非病毒载体的转染效率、以最小毒性递送基因的方法是最重要的方向之一（Delgado et al.，2012）。

裸遗传物质如DNA/siRNA的给药，特别是通过静脉给药，与肝脏清除和生物体液中核酸酶的消化等有关。这强调了基因递送系统能安全有效地将基因递送到特定靶细胞的重要性。因为寄生虫在细胞内，而传统的药物递送系统不太能够治疗细胞内感染。传统的纳米载体易被肝脏、脾脏、肺等器官的网状内皮系统（RES）和巨噬细胞从体循环中清除。SLNs能够增强细胞对药物/基因的摄取，是治疗细胞内感染的重要载体。SLNs在递送简单的亲脂性分子或复杂的生物分子（如遗传物质DNA/siRNA）方面都有效。脂质纳米颗粒是一种含有pKa值小于7的阳离子脂质的核酸复合物，在生物系统中带正电荷，被认为是最理想的核酸递送系统。其表面的正电荷与带负电荷的巨噬细胞膜结合，有助于增加细胞摄取，与此同时，也有可能更多地与血清蛋白结合，导致RES将其从体循环中快速清除，从而减少对靶细胞的递送（Soni et al.，2014；Lin et al.，2013）。

脂质与细胞穿透肽，如甜箭肽（SAP）或转录激活蛋白（TAT）的结合是提高递送效率的方法之一（Delgado et al.，2012）。在内源性溶解剂如氯喹的存在下，纳米颗粒介导的基因递送效率仍然较低。标准转染剂如聚乙烯亚胺在提高转染效率方面优于氯喹。在基因载体复合物的形成过程中，用多肽–基因预组装材料是提高基因递送效率的另一种方法。Rudolph等人证明，使用HIV-1 TAT肽对DNA进行预组装，可将基因载体复合物的转染效率提高两个数量级（Rudolph et al.，2004）。

研究者已经采用了许多策略来试图提高非病毒基因递送系统的转染效率，如在处方中使用各种成分或转染增强剂。Tabatt等人通过优化阳离子脂质和基质脂质组成来提高SLNs的转染活性。研究者从这项研究中得出结论，转染效率取决于制剂中使用的基质脂质和阳离子脂质，而制剂的细胞毒性取决于使用的阳离子脂质。棕榈酸十六烷基酯和N–［1–（2,3–二油酰氧基）丙基］–N,N,N–三甲基氯化铵（DOTMA）的组合与其他组合［包括山嵛酸甘油酯、N,N–二–（β–硬脂酰乙基）–N,N–二甲基氯化铵、苯扎氯铵、氯化十六烷基吡啶、西曲溴铵、磷酸氯喹和聚乙烯亚胺］相比，显示出更高的转染效率。在SLNs制备过程中使用的阳离子脂质对制剂的细胞毒性有很大的影响。在对COS–1细胞系进行细胞毒性测定时，单链阳离子脂质比双链阳离子脂质具有更大的毒性。制剂的细胞毒性不仅取决于阳离子脂质的脂肪族链，而且还取决于其可生物降解的性质。使用生物降解性的阳离子脂质者，细胞毒性较小；使用生物降解性差的阳离子脂质者，细胞毒性较大。脂质体转染剂的活性受血清的影响，在一定程度上也受SLNs的影响。在培养基中添加血清可确定血清对转染活性的影响。质粒的结合固然重要，但如果结合过于紧密，内化后会出现游离度不足的情况；但有效转染与质粒固定能力之间没有相关性（Tabatt et al.，2004）。

十六烷基三甲基铵是一种单链阳离子脂质，具有良好的负载能力和促进基因转染的作用，是基因递送系统中最常用的脂质之一。虽然它可能表现出比双链双十八烷基二甲基溴化铵（DDAB）和DOTMA更高的毒性，但细胞毒性主要归因于它的生物相容性而不是脂肪链的数量。Yu等人制备了cSLNs来递送基因。在本研究中，研究者合成了一种新型单链阳离子脂质，并通过纳米沉淀法制备了SLNs，研究了新型阳离子脂质作为基因转染剂的潜力。体外毒性研究表明，其毒性低于十六烷基三甲基溴化铵（CTAB）和脂质体。制备的纳米颗粒在A549和海拉细胞中表现出比CTAB更高的转染效率（Yu et al.，2009）。Choi等人在另一项研究中采用热均质化技术制备了cSLNs，其不需要使用有机溶剂，对纳米颗粒进行评估，可以确认其具有将*p53*基因递送到肺癌细胞的非病毒载体的潜力。本研究报道，通过荧光激活细胞分选仪（FACS）分析发现，制备的cSLNs在体外转染效率方面高于市面上的Lipofectin。通过反转录聚合酶链反应（RT–PCR）、蛋白质印迹分析基因和蛋白表达水平，结果显示该基因的蛋白表达水平较高（Choi et al.，2008）。

将药物/基因从药物递送系统中缓慢、持续和可控地释放，有助于减少给药频率，实现有效的治疗。除了跨越生物屏障，需要频繁给药才能获得长期治疗效果也是研究者在开发基于siRNA的治疗方法时面临的一个主要问题。在大多数细胞中，未经修饰的siRNA的摄取量非常少，因为它的尺寸大，而带负电荷也是其在体内实现有效基因递送的另一个限制。开发SLNs是解决这些与开发siRNA控释和缓释递送系统相关的问题的方法之一。Lobovkina等人进行了一项此类研究，研究者在体内研究中证明了cSLNs的siRNA经皮内注射后药物可以持续释放13天。由于siRNA带负电，所以其很难与cSLNs形成复合物。为了克服这一问题，研究者采用了疏水离子配对（HIP）方法，即形成亲水药物和表面活性剂的复合物。由于该复合物增加了药物的亲脂性，因此提高了药物在SLNs脂核的中载药量（Lobovkina et al.，2011）。

压缩DNA、保护DNA免受核酸清除和释放DNA的能力在将基因递送到靶细胞的载体的过程中是非常重要的。转染最关键的阶段是基因进入细胞核。穿越细胞膜的最佳时间是细胞分裂期间，在非分裂细胞中，转染剂穿越核膜较为困难（Apaolaza et al.，2014）。表3-4给出了一些基于SLNs的基因递送系统及其制备方法的例子。

表3-4 基于SLNs的基因递送系统

编号	剂型	转染试剂	制备方法
1	SLNs	pCMS－EGFP质粒	溶剂乳化法
2	阳离子SLNs	pEGFP-N1质粒	溶剂置换法
3	阳离子SLNs	pEFBOS- ECFP-T7- TCERG1质粒	热微乳法
4	阳离子SLNs	pMS2- TCERG1质粒	微乳化法
5	SLNs	纺锤体驱动蛋白siRNA	薄膜分散法

8.3 以SLNs作为药物载体

在以肺泡巨噬细胞为主要治疗靶点的呼吸系统疾病（如肺结核、肺炎、肺动脉高压等）的治疗中，向巨噬细胞递送药物是一种非常初级的治疗策略。Makled等人制备了装载柠檬酸西地那非的SLNs，以雾化形式通过鼻腔吸入给药，将药物送入肺部。柠檬酸西地那非属于磷酸二酯酶5型抑制剂，可用于肺动脉高压的治疗。该药物的正常给药途径是口服或静脉注射，但这样不能有效地将药物递送到肺部，雾化或吸入可能是一种很有前途的将药物定位在肺部的方法。在这项研究中，研究者利用甘油三酯和熔融乳化法获得了更小尺寸的SLNs，这也避免了在制备纳米颗粒时使用有机溶剂。球形和较小的纳米颗粒尺寸有助于控制药物从纳米颗粒中释放。尽管该药物是亲水的，而且制备方法增加了药物在水介质中的分布，但考虑到药物的pH依赖性溶解度，研究者通过调整pH值来控制药物泄漏（Makled et al.，2017）。

SLNs作为药物递送系统，在吸入给药途径中发挥着关键作用，特别是在与肺部相关的感染如结核病的治疗中。通过吸入给药可以更有效地将治疗药物递送到肺部，虽然吸入给药的概念并不新鲜，但目前仍有许多研究者正在探索将SLNs用于结核病等感染的呼吸给药。Gaspar等制备了装载利福平的SLNs，可在肺部释放。本研究制备了稳定的SLNs，并且纳米颗粒在体外可以完全释放药物。使用分化为巨噬细胞的人单核细胞白血病细胞（THP-1）进行的研究显示，大约50%的细胞具有摄取能力。虽然其毒性较小，但有摄取量较低的局限性，而纳米颗粒的表面修饰将有助于解决这些问题（Gaspar et al.，2016）。SLNs在被忽视疾病和感染的药物递送系统的开发中得到了研究者的广泛关注。药物的细胞内化在诸如利什曼病等疾病中是非常重要的，在这种疾病中，寄生原虫寄生在细胞内。传统的药物递送系统在进入靶细胞时会面临许多障碍，如17-N-烯丙基氨基-17-去甲氧基格尔德霉素（17-AAG）是用于治疗利什曼病的热休克蛋白90（Hsp90）抑制剂之一，已知其水溶解度低，半衰期短，稳定性也差。为了解决这些问题，Pires等人针对利什曼病研制了装载17-AAG的SLNs。为了降低制剂的毒性，在制备过程中可使用棕榈酸甘油作为脂质基质，以溶解17-AAG。巨噬细胞对药物的细胞摄取是开发针对利什曼病等感染性疾病的药物递送系统的关键试验，研究表明开发的SLNs显示出非常好的内化作用，可通过测定细胞质中荧光标志物的积累得到证实（Pires et al.，2020）。表3-5给出了为各种药物设计的基于SLNs的药物递送系统。

表3-5　基于SLNs的药物递送系统

编号	剂型	药物/基因	疾病类型	制备方法
1	SLNs	双氯芬酸钠	与癌症相关的慢性疼痛	热均质化法
2	SLNs	盐酸奎宁	脑型疟疾	乙醇注入法
3	SLNs	那可丁	脑癌	热均质化法
4	SLNs	紫杉醇	脑癌	微乳化法
5	SLNs	喜树碱	胶质母细胞瘤	高剪切均质化超声法

参考文献：Blasi et al.（2013）；Gupta et al.（2007）；Vaghasiya et al.（2013）；Koziara et al.（2004）；Martins et al.（2013）。

8.4　用于靶向巨噬细胞的SLNs表面修饰

巨噬细胞倾向于吞噬200 nm～10 μm大小的颗粒。然而，要想开发增强巨噬细胞摄取能力的制剂，仅控制粒径大小是不够的。纳米颗粒的小尺寸以及表面修饰增强了它们的内化和被巨噬细胞的吸收程度。以下是几种常见的表面修饰剂，它们通过各种机制为靶向巨噬细胞提供帮助，并促进纳米颗粒有效地传递药物/基因。

2-羟丙基-β-环糊精（HPCD）通过抑制p-糖蛋白（p-gp）泵来提高口服生物利用度和细胞摄取效率。用HPCD对SLNs进行表面修饰，可促进巨噬细胞内SLNs的细胞内化。内脏利什曼病是一种被忽视的热带病，由利什曼原虫引起，而利什曼原虫无鞭毛体则寄居在巨噬细胞中。用于治疗的药物由于毒性和寄生虫的潜在耐药性，容易产生不良反应。此外，高昂的费用和长期的治疗是另一个关键问题。此外，两性霉素B和脂质体两性霉素等药物通常通过静脉输注给药，这会引起患者寒战、输注相关发热和肢体僵硬等不良反应。Parvez等人制备了两性霉素B和巴龙霉素SLNs用于口服治疗隐性利什曼病。用HPCD对优化的SLNs进行表面修饰，可提高药物的口服生物利用度以及利什曼原虫无鞭毛体寄生的巨噬细胞的细胞摄取效率。本研究的体外抗利什曼原虫研究结果显示，HPCD修饰的SLNs增强了其对巨噬细胞内无鞭毛体生长的抑制作用。这表明将SLNs用于被忽视的疾病和传染性疾病中靶向巨噬细胞的治疗具有广阔的前景（Parvez et al.，2020）。尽管近年来研究者开发了许多新型药物递送系统（如纳米颗粒），但这些递送系统有载药能力较低的缺点。而SLNs通常具有较高的载药能力，还具有其他一些优点，因此，SLNs有可能成为药物/基因靶向特定细胞的替代性药物递送工具（Vieira et al.，2018）。

基因可以被递送到肺泡巨噬细胞，以灭活癌基因或纠正遗传病变（Yu et al.，2010）。研究者开发了将药物递送到噬菌体、激活噬菌体的递送系统。许多研究者致力于研究非病毒基因递送系统来提高转染效率。脂质体是研究者开发的一种药物载体，脂质体作为靶向噬菌体的药物载体被广泛研究。由于阳离子脂质体具有高效浓缩DNA的特性，常被用作非病毒载体来传递siRNA。而阳离子脂质体对RAW 264.7细胞的处理，会降低线粒体膜电位，释放细胞色素C，因此可能通过线粒体途径导致细胞凋亡。为了突破阳离子脂质体在传递质粒DNA方面的局限性，Sun等人研究了由阴离子pH敏感脂质体和带正电荷的鱼精蛋白组成的阴离子脂质体-鱼精蛋白-DNA复合物，将质粒DNA转移到RAW 264.7细胞系中（Sun et al.，2008）。

由于具有低成本、易于制备、安全、能够转染核酸等优点，cSLNs作为传统药物递送系统的替代品受到了广泛关注（Limeres et al.，2019；Kharaji et al.，2016）。Kharaji等人制备了装载硫酸巴龙霉素的SLNs，这是一种很有前途的抗利什曼病药物。研究结果显示，负载药物的SLNs不仅提高了疗效，而且还通过纳米颗粒有效地将药物递送到巨噬细胞（Kharaji et al.，2016）。虽然阳离子载体被认为是更安全的转染剂，但仍有一些缺点。例如，阳离子载体无法完全凝聚DNA，可导致半凝聚复合物的形成，进而构成具有凝聚DNA链的结构。除此之外，质粒DNA与带正电荷的SLNs之间的相互作用也很难控制，可形成大的聚集物。虽然与其他形式的载体相比，这些转染剂的毒性较低，但细胞毒性仍然是一个问题，因为这些阳离子脂质体会导致细胞收缩、细胞质空泡化和有丝分裂减少（Ye et al.，2008）。

8.5 转染效率的增强

鱼精蛋白是一种分子量为4～6 kDa的多阳离子胺。它是一种来源于鲑鱼的碱性蛋白质，主要氨基酸为大量的精氨酸，因此，鱼精蛋白呈碱性。由于鱼精蛋白是一种带正电荷的蛋白质，因此它可以利用其氨基酸结构域以一种非特异性的方式与DNA的主体结合。由于阳离子SLNs等非病毒载体存在转染效率低等限制，添加鱼精蛋白等转染启动子有助于提高载体的转染效率（Limeres et al.，2019；Ye et al.，2008；Vighi et al.，2010）。研究者证明，在制备转染剂时向硫酸盐中添加鱼精蛋白可提高转染剂的效率和稳定性（Limeres et al.，2019；Ye et al.，2008）。Ye等人制备了带有鱼精蛋白-质粒DNA二元复合物的阴离子SLNs，采用膜分散法和超声法制备了空白SLNs。制备好的SLNs被吸附到鱼精蛋白-质粒DNA二元复合物上形成三元纳米颗粒（Ye et al.，2008）。在另一项研究中，Vighi等人通过在基质中添加鱼精蛋白来制备cSLNs，除了鱼精蛋白，他们还将酯基系铵盐1（esterquat1）添加到基质中，但同样地，添加esterquat1后没有观察到其造成的任何影响（Vighi et al.，2010）。

油酸胆固醇是胆固醇的衍生物，用于SLNs-核酸复合物的制备，以提高细胞摄取效率、降低毒性。细胞膜由类固醇脂质胆固醇组成，其是一种具有多种功能的重要成分。将油酸胆固醇掺入转染剂中制备的SLNs，可以通过促进脂质体与细胞膜的融合来提高转染效率，并提高制剂的生物相容性。此外，油酸胆固醇较低的熔点（44～47 ℃）是支持其用于制备SLNs的另一个优势，使制剂在制备过程中使用较低的温度即可制得。油酸胆固醇的浓度需要根据制剂设计方案进行优化，因为较高的浓度可能导致纳米颗粒不稳定。Suñé-Pou等人研究了油酸胆固醇对阳离子SLNs siRNA传递的细胞毒性和转染效率的影响。据报道，油酸胆固醇可实现45%的细胞摄取量和最低程度的核酸内切酶降解（Suñé-Pou et al.，2018）。

透明质酸是一种天然存在的具有羧酸基团的多糖，能够与CD44表面蛋白结合，在类风湿关节炎的发展中起着至关重要的作用。其除了具有良好的生物降解性和生物相容性外，还表现出非常好的对炎症细胞的选择性靶向作用。多糖修饰的SLNs有助于将药物/基因递送到关节炎炎症关节的巨噬细胞和其他炎症细胞中。Zhou等人制备了透明质酸修饰的负载糖皮质激素的SLNs，以靶向炎症关节巨噬细胞、成纤维细胞和淋巴细胞的表面蛋白。在小鼠体内进行的研究表明，透明质酸修饰的SLNs在治疗上优于未修饰的SLNs。此外，这些透明质酸修饰的SLNs在炎症组织中的增强和选择性累积也解释了其改善小鼠类风湿关节炎的临床症状的原因（Zhou et al.，2018）。在另一项研究中，Apaoloza等人制备了由脯胺和透明质酸组成的SLNs用于基因治疗。带正电荷的SLNs和鱼精蛋白与带负电荷的透明质酸和DNA相互作用，得到了稳定的带正电荷的配合物（Apaolaza et al.，2014）。表3-6列出了一些转染增强剂及其对应靶点。

表3-6　用于制备纳米处方以增强基因载体的转染效率的转染增强剂

编号	转染增强剂	药物/基因材料	剂型	靶点
1	鱼精蛋白	质粒DNA	阴离子脂质体-鱼精蛋白-DNA复合物（LPD）	巨噬细胞核
2	鱼精蛋白	DNA	阴离子SLNs	A549细胞
3	鱼精蛋白	pCMS-EGFP	SLNs	鱼精蛋白
4	多肽	蛋白质药物	SLNs	Caco-2/HT29-MTX
5	TAT肽	DNA	SLNs	人支气管上皮细胞

续表

编号	转染增强剂	药物/基因材料	剂型	靶点
6	透明质酸	siRNA	纳米金	间充质细胞
7	氯喹/十六烷基吡啶	质粒DNA	cSLNs	Cos-1细胞
8	油酸胆固醇	核酸	cSLNs	nHEK293T细胞
9	油酸胆固醇/鱼精蛋白	DNA	SLNs	HEK293T

参考文献：Limeres et al.（2019）；Ye et al.（2008）；Suñé-Pou et al.（2018）；Sun et al.（2008）；Olbrich et al.（2001）；Rudolph et al.（2004）；Delgado et al.（2012）；Fan et al.（2014）；Hsu S-h et al.（2019）。

8.6 转染试剂的表征

纳米载体的转染效率取决于一些特定的性质，如粒径、形态、表面电荷和组成成分。吸附效率、体外释放、细胞毒性测定对决定纳米载体的最佳处方起着重要作用。评价SLNs的各种参数及实验如图3-7所示（Suñé-Pou et al.，2018）。

8.6.1 理化性质：粒径、Zeta电位和形貌

纳米颗粒的理化性质会影响各种性质，如细胞摄取、稳定性以及药物从基质核心处的释放（Wang et al.，2015）。转染剂的粒径和Zeta电位对其有效性和稳定性起着至关重要的作用。用光子相关光谱或激光衍射光谱可分析纳米颗粒的粒径大小。光子相关光谱提供了关于粒子群的平均直径（z-average）和分布宽度，以及多分散性指数（PDI）（Ye et al.，2008；Sun et al.，2008）。纳米颗粒粒径的减小可归因于表面活性剂的浓度较低，因为较低的表面张力能形成更小的液滴。由于单硬脂酸甘油等脂类具有亲水性，因此粒径较小（Soni et al.，2014）。

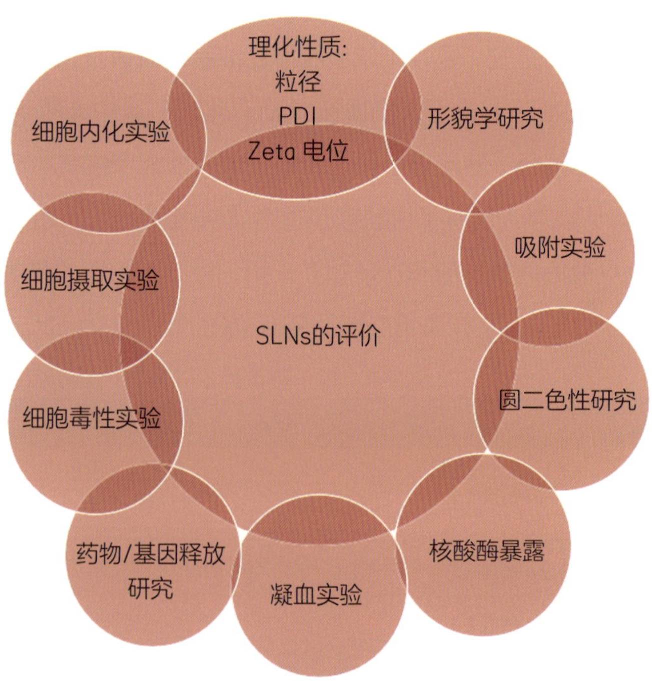

图3-7 评价SLNs的参数及实验

转染剂的表面电荷是影响转染稳定性、转染效率和细胞黏附性的重要因素。细胞表面带有负电荷，有利于带正电荷的转染剂附着在细胞表面（Mahor et al.，2012）。用激光多普勒风速测定法

或激光多普勒微电泳法测定纳米颗粒的表面电荷，通过测定装有样品的容器的电极之间的电泳迁移率，可得出Zeta电位值（Ye et al.，2008；Sun et al.，2008）。SLNs的尺寸大小和表面电荷在体内的细胞摄取中起着关键作用。可以通过改变制备方法，来改变纳米颗粒的尺寸和细胞表面与纳米载体之间的静电相互作用，以提高转染效率（Akbaba et al.，2018）。具有较低表面电荷的脂质纳米颗粒通常具有较小的毒性，在静脉给药的情况下还可延长循环时间（Lin et al.，2013）。

形貌学研究有助于揭示纳米颗粒的形状。扫描电子显微镜（SEM）和透射电子显微镜（TEM）常用于测定纳米颗粒的形状和结构。通常，样品悬浮液被滴到仪器的金属网格上并风干。为了增强对比性，可以用磷钨酸钠等试剂对样品染色。样品将在仪器的真空室中进行低真空条件下的观察（Ye et al.，2008；Suñé-Pou et al.，2018）。在产品冷冻干燥前后，纳米颗粒的形态不同。该过程包括两个步骤，即冷冻产品以及干燥。建议加入合适的冷冻保护剂或稳定剂，使纳米颗粒在冷冻、干燥过程中得到保护。最终产品的纳米颗粒尺寸应与初始尺寸相当。选择合适的冷冻保护剂和适当的浓度对于获得具有理想形态的最终产品至关重要（Soni et al.，2014；Kumar et al.，2016）。

8.6.2 吸附效率

吸附效率的测定对于评价纳米颗粒与核酸及转染增强剂的结合能力具有重要意义。吸附效率可以通过定量光谱方法，根据处方中游离核酸的含量来确定（Ye et al.，2008）。

8.6.3 圆二色性研究

利用圆二色性可以研究蛋白质在模拟过程中的构象变化。离子强度、温度和pH值等环境条件变化而引起的结构改变，可以通过圆二色性研究进行评估（Ye et al.，2008）。

8.6.4 转染剂暴露于核酸酶

该方法可用于检测制备的纳米载体是否能保护质粒核酸不被核酸酶（如DNase、RNase等）降解（Ye et al.，2008）。纳米载体能否保护质粒核酸是评价转染剂是否可以实现有效基因递送的关键（Mahor et al.，2012）。

8.6.5 体外释放研究

转染剂在目标位点或细胞上释放核酸对于制备的纳米载体至关重要（Ye et al.，2008）。使用透析膜是最常用的方法之一，将制剂装入透析袋，然后在透析介质中孵育，并控制温度和转速，在特定的时间点采集样本并进行分析，需要更换等量的新鲜透析介质以维持漏槽条件（Zhou et al.，2018；Akbaba et al.，2018；Fernandes et al.，2020）。

以脂质基质为基础的纳米制剂，常见的体外释放模式为两相模式。最初的爆发性释放是黏附在纳米颗粒表面的药物的释放，随后是延长释放和缓慢释放。延长释放是由于基质的生物降解和介质在脂质上扩散。亲水药物释放缓慢的原因是药物与制剂制备中使用的表面活性剂或表面修饰剂之间存在强烈的亲水相互作用（Parvez et al.，2020）。

8.6.6 细胞毒性实验

在靶向巨噬细胞递送系统的早期开发中，纳米载体的毒性测试非常关键。在纳米颗粒开发过程中使用的脂类和表面修饰剂的生物相容性对制剂的细胞毒性有极大影响。研究者正在用各种各样的细胞进行细胞毒性试验。THP-1是添加补剂后可分化为巨噬细胞的细胞系。分化后的巨噬细胞可用于靶向巨噬细胞的药物/基因递送纳米载体的毒性测试（Vieira et al.，2018）。用RAW 264.7细胞株进行体外活力试验也是最常用的方法之一。大多数研究者评价了自己设计的转染剂的细胞毒性（Wang et al.，2015；Mahor et al.，2012）。

8.6.7 细胞摄取实验和内化途径

纳米载体的细胞内化对于将药物/基因传递到靶细胞是非常重要的。找出内化途径有助于理解药物/基因在细胞内传递的机制。不同的稳定性、不同的逃离内吞途径的能力和细胞摄取的不均匀性导致了药物递送系统的转染效率的差异。研究细胞摄取、细胞内分布和内吞机制有助于理解转染增强剂的工作机制（Apaolaza et al.，2014）。

药物内化的发生有三种方法。第一种方法是在溶酶体腔室中，被巨噬细胞吞噬的纳米颗粒在被溶酶体破坏之前被包装成吞噬体，酸性溶酶体将纳米颗粒分解并释放其内容物。第二种方法是通过溶酶体逸出和内吞作用的细胞质传递。这种方法需要设计处方，使纳米颗粒在内吞后从吞噬体中逸出，然后与溶酶体融合。第三种方法是利用胞内受体，通过包膜蛋白（如小窝蛋白和网格蛋白）介导，实现药物的主动转运（Peterson et al.，2018）。

内吞作用是非病毒载体进入细胞最常见的机制模式。纳米颗粒通过内吞途径进入细胞，主要取决于纳米颗粒的理化性质，如粒径、形态、表面电荷、组成成分和柔韧性。已知粒径小于200 nm的纳米颗粒比粒径大的纳米颗粒有更长的循环周期，因为粒径大的纳米颗粒容易被巨噬细胞吞噬。粒径小于30 nm的纳米颗粒也容易被肾脏排泄系统排出，因此循环能力较弱。较小的纳米颗粒通过胞饮作用进入细胞，而大颗粒通过微胞饮作用进入细胞。吞噬作用、小窝蛋白介导的内吞作用、网格蛋白介导的内吞作用、网格蛋白和小窝蛋白非依赖途径是纳米颗粒内化的其他模式。纳米颗粒可以通过EPR效应进入癌组织，并在其间隙中积聚（Martins et al.，2012）。不只粒径大小在纳米颗粒的内化过程中起着重要作用，制剂的化学组成在确定进入途径方面也至关重要。若要评估能量在纳米颗粒内化中的作用，可以通过降低温度或使用叠氮化钠等主动转运抑制剂来抑制主动转运。将温度降低到4 ℃会抑制细胞的主动转运和扩散，而叠氮化钠只抑制主动转运。通过用抑制剂处理或在低温条件下将细胞与纳米颗粒孵育，有可能发现细胞内化的程度 （Vieira et al.，2018）。在研究过程中，可以使用特定的抑制剂，如用于网格蛋白的蔗糖和用于穴孔依赖性内吞的flipin，以确定其对纳米颗粒摄取的影响（Martins et al.，2012）。也可以使用荧光分子（如姜黄素）通过激光共聚焦扫描显微镜的共聚焦图像分析来证明细胞摄取的程度（Wang et al.，2015）。

8.6.8 体外转染实验

除了低毒性外，转染效率是开发将基因传递到靶细胞的转染剂时需要考虑的最重要的因素。利用荧光标志物检测基因表达是最简便易行的方法之一。为了获得最佳的转染效果，需要根据用于递送的基因的类型以及靶细胞的类型制定和优化转染方案（Akbaba et al.，2018）。

8.6.9 凝血实验

除了上述评价外，静脉给药的制剂的溶血潜力也是非常重要的，特别是当表面活性剂参与制剂的制备时。更小的粒径和其他独特的理化性质可以增强纳米颗粒与血液成分的相互作用。一般来说，在体外研究中，溶血率在8%～25%之间是安全的。实验过程包括红细胞离心分离、适当使用磷酸盐缓冲液（PBS）稀释、与裸质粒或纳米制剂在室温下孵育约15分钟，最后在玻片上对这种悬浮液进行显微观察，以揭示样品的凝血作用（Delgado et al.，2012；Soni et al.，2014）。

9 结论

巨噬细胞是先天性免疫系统的重要组成细胞，参与免疫反应，且在维持体内平衡、组织修复以及免疫反应中起关键作用。通过靶向巨噬细胞递送药物/基因（如RNA/DNA），解决巨噬细胞相关的疾病，是一种十分有前途的策略。传统药物递送系统缺乏靶向性，内化程度高，低剂量则无效，高剂量则有毒。此外，水溶性差的药物，很难获得较高的生物利用度。纳米技术在药物递送系统发展中的应用是目前研究者感兴趣的关键领域。SLNs是一种基于脂质的纳米制剂，在药物递送系统的开发中展现出巨大的潜力，特别是在靶向特定组织和细胞方面。SLNs具有低毒性，这得益于其制备过程中使用的生物相容性高的基质材料，其小粒径有助于提高渗透性和溶解度，从而提高药物的生物利用度。此外，使用甘露糖和透明质酸等特定表面修饰剂对SLNs进行修饰，有助于靶向各种组织的巨噬细胞。通过将SLNs与核酸结合，有可能将目标基因递送到靶细胞。使用鱼精蛋白/氯喹可增强携带目的基因的SLNs的渗透性。在SLNs制备过程中对所使用的基质的选择，如脂类和稳定剂的类型，不仅对其理化性质有很大的影响，而且对其到达靶细胞的效率、细胞摄取和内化的效率也有很大的影响。

（苏健芬　译）

（张灵敏　审校）

靶向巨噬细胞纳米颗粒的体内命运

Anushka Tyagi, Atul Pathak, Yashwant V. Pathak, and Swati Gupta

【摘要】纳米技术是医疗保健领域内一个不断发展的领域，它能有效溶解水溶性差的药物，将药物靶向特定部位/器官，这一直是制药行业面临的巨大挑战。由于纳米颗粒尺寸小，可以跨过身体各个部位所存在的屏障，因此可用于各种疾病的治疗。纳米颗粒可以通过多种途径给药，如口服、肠胃外、经皮和肺部给药。与其他常规剂型相比，纳米颗粒显示出较好的治疗效果。要利用纳米颗粒的优势，需要对其进行优化。巨噬细胞在组织再生、细胞凋亡、炎症和身体的其他各种生理活动中起关键作用。这些活动在阿尔茨海默病、利什曼病、肺结核以及其他病毒和细菌感染等各种疾病中发挥着关键作用。因此，通过各种纳米系统靶向巨噬细胞很重要。为了更好地优化递送系统，需要了解纳米颗粒在体内的命运。在本文中，我们讨论了巨噬细胞摄取纳米颗粒的机制，并总结了颗粒大小、电荷、表面形态等理化性质的相互作用，以及这些性质的变化如何改变细胞摄取。本文将有助于加深对纳米颗粒与细胞和细胞环境相互作用的理解，以及对纳米技术进行医学转化。

【关键词】纳米颗粒；体内命运；内吞作用；巨噬细胞；理化性质；调理作用；副作用

1 前言

纳米颗粒具有识别能力并且可以通过各种途径进行处理，所以具有巨大的临床潜力。纳米颗粒可用于治疗病毒、细菌感染，自身免疫性疾病和癌症等（Gupta and Gupta 2017；Yadav and Gupta 2015）。另外，某些蛋白质、核酸和疏水性药物可以很容易地以纳米颗粒的形式封装。与其他常规制剂相比，纳米制剂的最大优势是易于将目标递送到特定部位/器官（Gupta et al., 2019）。在过去的几年里，人们针对将纳米颗粒有效地递送到细胞内的方法进行了广泛的研究。一些在细胞中形成的被称为外泌体的多泡结构，也可用于递送尺寸较小的颗粒，如蛋白质和核酸（RNA/DNA）。在外泌体上装载纳米颗粒后，外泌体就成为强大的药物递送系统。众所周知，纳米颗粒通过内吞作用进入细胞内部，进入细胞后，它们被溶酶体摄取，从而降解装载物。另外，纳米颗粒递送药物的效率较低，因为内体逃逸非常少，这导致它们常驻在溶酶体系统内，因此，纳米颗粒离开细胞腔室而不会引起任何显著作用。人们可以通过靶向内体途径并将药物有效地作用于细胞内屏障来提高药物的生物利用度。据观察，纳米颗粒的理化性质对其与屏障的相互作用有重大影响。在本文中，我们简要讨论了纳米载体递送系统理化性质的作用、与纳米颗粒伴随的毒性以及可以采取的将毒性降至最低的措施。最后讨论了关于改进纳米颗粒在细胞内命运的药物递送的一些未来展望。

2 什么是巨噬细胞

巨噬细胞是参与机体针对异物先天免疫的细胞。1882年，Elie Metchnikoff首次在海星幼虫体内发现了巨噬细胞，在水蚤中也进行了巨噬细胞的研究，发现它们对真菌孢子有吞噬作用。

巨噬细胞以前被认为是网状内皮系统（RES）的一部分，但后来在1968年被Cohn、Furth及其同事归类于单核吞噬细胞系统（MPS）中（Biswas and Mantovani，2014），因此它们被认为最接近母细胞，即单核细胞。MPS由巨噬细胞、单核细胞和介质组成，它们负责介导炎症以及维持体内稳态、修复受损组织（Biswas and Mantovani，2010、2012；Wynn et al.，2013）。它们在体内不同的生理条件下会分化为不同类型，以促进效应器活动，如抗癌和抗菌活动。在身体任何状态下，都可以找到四种类型的巨噬细胞（Williams et al.，2018）。图3-8展示了存在于身体各个部位的巨噬细胞类型。

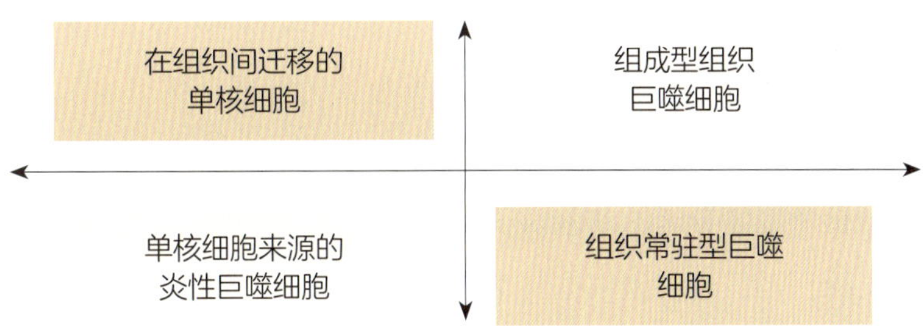

图3-8　人体中发现的四种不同的巨噬细胞

2.1　巨噬细胞的起源

巨噬细胞起源于胚胎发育过程中（Samokhvalov，2014）。巨噬细胞是在胚胎发生的早期，即6.5～8.5天，从原始造血过程中的卵黄囊发育而来的。造血活动在胚胎发育的10.5～17.5天从肝脏移向骨髓。妊娠4周左右，胎儿的胚胎卵黄囊含有大约70%的巨噬细胞。干细胞在胚胎发育的8.5～10.5天在主动脉-性腺-中肾区域形成，这为通过造血作用生成所有其他免疫细胞奠定了基础。注定要进化成巨噬细胞的细胞由共同髓系祖细胞（common myeloid progenitor，CMP）发育而成，同时常见的还有粒细胞发育成早单核细胞和单核细胞，并且受各种谱系决定转录因子（transcription factor，TF）表达的控制。在遇到外周血循环的脉管系统后，骨髓中的前单核细胞向$Ly6C^{+}$经典单核细胞和$Ly6C^{+}$非经典单核细胞转化。之后，经典巨噬细胞被带到各个器官，在那里这些细胞进化成器官特异性巨噬细胞（Williams et al.，2018）。

2.2 巨噬细胞的极化

2.2.1 M1巨噬细胞极化为获得性和先天性免疫形式

经典激活（M1）或替代激活（M2）巨噬细胞的TF在转导和转录过程中受到调节。M1通过释放停止细胞分裂的细胞因子促进炎症，导致进一步的组织损伤。M1/M2巨噬细胞的极化被破坏是导致炎症性疾病和癌症的原因（Wang et al.，2014）。经典激活的M1巨噬细胞通过自然杀伤（NK）细胞和APC等免疫细胞进行激活，且是在IFN-γ与IFN-γ受体（IFNGR）结合时被激活。IFNGR会释放一系列诱导M1巨噬细胞激活的信号。

在被IFN-γ激活后，M1巨噬细胞获得了一组特定的功能，如增加促炎因子（特别是IL-12）的生成，加强APC的功能，以及释放大量的氧和氮中间体。这些功能导致$CD4^+$淋巴细胞进一步极化。IFN-γ、粒细胞-巨噬细胞集落刺激因子（GM-CSF）和TNF-α作为细胞因子发挥作用（Martinez and Gordon，2014；Murray，2014）。

在先天性免疫激活中，脂多糖（LPS）充当触发器，可导致较少的IL-12释放而没有吞噬作用。这在另一组被称为M1b（获得性）型的细胞中也可以观察到。被LPS激活以外的途径激活的细胞则形成M2a（经典）类型的细胞。

2.2.2 M2巨噬细胞的极化

有人提出，M2巨噬细胞有助于肿瘤的发展以及新血管的形成，并可通过将富含半胱氨酸酸性分泌性蛋白（SPARC）输送至Stabilin-1受体来清除体内的代谢废物。M2巨噬细胞激活可引起适应性免疫，还能通过释放促进细胞分裂的细胞因子来抑制炎症，从而修复受损组织，其特征是血液中的IL-12和IL-23水平较低。M2巨噬细胞根据其基因表达谱可分为三类，如表3-7所示。

表3-7 M2巨噬细胞三种亚型的激活途径及作用

类型	作用
M2a亚型	由Th2细胞免疫反应所释放的信号和肥大细胞分泌的IL-4、IL-13激活； 这些亚型表达的蛋白质在细胞增殖、组织修复以及外来寄生虫的杀灭方面发挥关键作用； 下调促炎介质如TNF-α、IFN-γ、IL-6、IL-12和IL-1β
M2b亚型	由Th2细胞释放的信号、IL-1R配体的刺激和配合物与脂多糖结合来激活； 参与调节机体免疫
M2c亚型	由TGF-β或IL-10激活； 糖皮质激素也可能在其激活中发挥关键作用； 参与下调促炎细胞因子并帮助在组织修复的过程中去除细胞碎片

另外一个M2巨噬细胞亚群（M2d亚型巨噬细胞）积极参与了IL-12分泌的减少和IL-10分泌的增加过程。它们可以抑制肿瘤发展并且作为肿瘤相关巨噬细胞（TAM）发挥功能。

2.2.3 巨噬细胞极化的调节

M1巨噬细胞可以在特定组织以及非常特殊的条件下转化为M2巨噬细胞。TF在极化中起着关键作用，Lawrence和Natoli（2011）、Odegaard（2007）、Ruffell（2009）、Schonthaler等人（2011）报道了这些因子。图3-9给出了参与极化的TF。

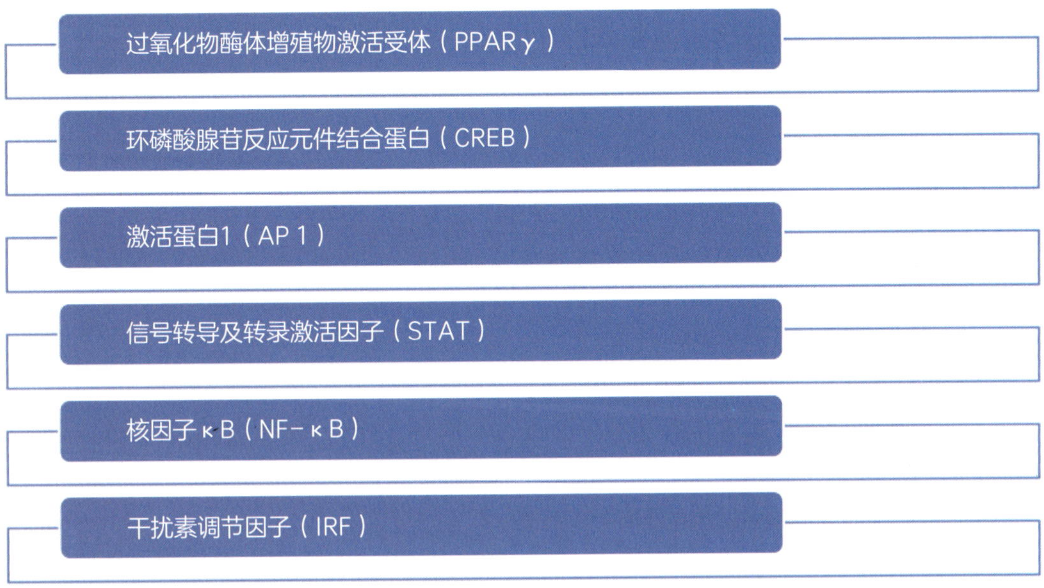

图3-9 参与M1巨噬细胞向M2巨噬细胞转化的转录因子

信号通路在巨噬细胞极化中起着关键作用。它们有助于调节和协调身体受到的外部刺激。JAK/STAT通路是最常见的通路之一，当IFN-γ与其存在于表面的受体结合时，它会立刻被激活，从而由于STAT-1的二聚化以及向细胞核的易位，导致与M1巨噬细胞相关基因的转录启动。因此，在M1巨噬细胞中会产生促炎信号。

由于IL-4和IL-13的存在，STAT-6变得活跃，这可进一步导致PPARγ和PPARδ的激活。值得注意的是，c-Jun N-末端激酶和丝裂原活化蛋白激酶（MAPK）在激活STAT-6方面起着重要作用。为了通过STAT-6激活M2巨噬细胞，需要NF-κβ失活，这由KLF-2和KLF-4完成。该机制涉及NF-κβ转录共激活因子复合物PCAF/p300与其启动子的结合不良。KLF-4的缺失有助于M1巨噬细胞的极化并抑制M2巨噬细胞的极化。另外，通过磷脂酰肌醇3激酶（PI3K）信号通路激活Akt2有利于M1巨噬细胞的极化，而Akt1的激活可促进M2巨噬细胞的极化。此外，IRF5负责极化M1巨噬细胞。M2巨噬细胞的极化是由IRF4负责的。表3-8展示了巨噬细胞在各种疾病中的各种作用。

表3-8 巨噬细胞在各种疾病中的作用

序列号	疾病类型	现象	参考文献
1	自身免疫性疾病	巨噬细胞通过释放转化生长因子（TGF）来控制T淋巴细胞的生长和活性，从而增强类风湿关节炎患者的炎症反应	Laria et al.（2016） Yin et al.（2017）
		在1型糖尿病中有Th1细胞，其会刺激$CD8^+$T淋巴细胞破坏胰腺细胞。M1和M2巨噬细胞在1型糖尿病发生和发展中起着关键作用	Navegantes et al.（2017）
		已经观察到M1和M2巨噬细胞在自身免疫性象皮病的发病机制中起着至关重要的作用，它们由于CCL2、CCL3、CCL4和CCL22积聚而开始进入大脑内部	—
2	组织再生和炎症	巨噬细胞通过靶向和管理细胞炎症及细胞再生以替换丢失的组织结构，在组织和器官再生中发挥关键作用。组织没有完全再生就会形成疤痕	Vannella and Wynn（2017） Das et al.（2015）
		在骨骼肌中，巨噬细胞在炎症中起着关键作用，它们存在于肌纤维之间、被称为肌束膜的肌纤维之间的结缔组织中、血管周围和肌肉周围的结缔组织（称为肌外膜）中	Oishi and Manabe（2018）
		当身体骨骼肌发生炎症时，巨噬细胞从血管周围空间迁移到炎症部位，在那里它们转化为$Ly6C^{hi}$（炎症）和$Ly6C^{low}$（再生或修复）巨噬细胞	Wang et al.（2014）
		这些炎症和再生巨噬细胞不依赖于NR4A1（核受体亚家族4组A成员1）、NUR77或神经生长因子诱导蛋白B（NGFIB）	Varga et al.（2013）
		$Ly6C^{low}$巨噬细胞负责骨骼肌的功能再生，这可以由特异性促炎症消退介质（SPM）组成的促分解标志物来识别，这些标志物还包括分解素（如RvD1、RvD2、RvE1）	Giannakis et al.（2019）
		$Ly6C^{hi}$可分化为M1和M2巨噬细胞，分泌促进炎症的细胞因子。IFN-γ、TNF-α、IL-1β和IL-6也是成肌前体细胞（MPCs）或成肌细胞的重要组成部分。MPCs在M2巨噬细胞的作用下生长并分化成其他细胞	
3	血管生成	巨噬细胞自行组织以合成和释放各种因子，如血管内皮生长因子-A（VEGF-A）、血管生成素（ANG）1和血管生成素2。随后，相同的巨噬细胞可发挥血管生成细胞和APC的作用。ANG1通过TIE2抑制PHD2来支持血管生成和APC的形成。 在肿瘤形成和炎症过程中，HIF-1α和HIF-2α等因素会导致缺氧。细胞因子和血管生成促进因子，如CXCR4、葡萄糖转运蛋白1（GLUT1）、VEGF-A、IL-1β、IL-8、肾上腺髓质素和ANG2也在炎症过程中产生，并且由依赖于ANG2的TIE2信号通路诱导	—

3 研究巨噬细胞摄取各种药物递送系统的方法

巨噬细胞在多种疾病的调控中起着关键作用，因此有多种针对巨噬细胞的药物递送系统。为了完全了解巨噬细胞摄取的机制，研究者采用了不同的技术。这些技术如图3-10所示。

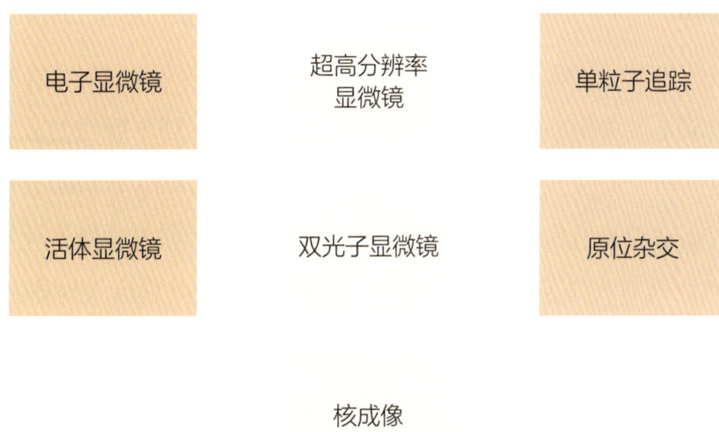

图3-10　用于研究巨噬细胞摄取各种药物递送系统的技术

3.1　电子显微镜

电子显微镜是研究囊泡水平细胞相互作用最常用的成像技术之一。它使用电子束和电磁聚焦来获得图像的分辨率。扫描电子显微镜（SEM）和透射电子显微镜（TEM）都已长期被用于研究纳米颗粒制剂的摄取、粒径、转运和特征（Patel et al.，2017；Thakor et al.，2016；Echarri and Del Pozo，2015；Hinde et al.，2017；Hernandez et al.，2017），其分辨率接近原子水平（Klang et al.，2013；Kulkarni et al.，2018）。除了纳米颗粒，SEM和TEM都已被用于研究病毒在不同组织中的摄取和分布。现在，得益于更好的电子检测器和经改进的分辨率软件，显微镜技术得到了进步，研究者能够以最接近原子水平的分辨率研究纳米颗粒的形态、结合、摄取、转运和传递（Kulkarni et al.，2018）。一些研究者已经可以阐明膜蛋白对皂苷纳米颗粒的反应的稳定性。

3.2　超高分辨率显微镜

1962年，研究者使用超高分辨率显微镜从水母中分离出了绿色荧光蛋白（GFP）。目前，除了观察药物的内吞作用及其递送，超高分辨率显微镜还被广泛用于观察各种生物现象。由于衍射的存在，光学显微镜无法观察细胞内部，这是其最大的缺点，而荧光显微镜克服了这一缺点。光敏定位显微镜（PALM）也就是众所周知的随机光学重建显微镜（STORM），是超高分辨率显微镜的一部分，它可以通过使用有机荧光团检测直径小至20 nm的纳米颗粒的位置。它使用不同类型荧光团的映射和切换来重建图像。现在超高分辨率显微镜可以比光学显微镜更有效地检测纳米颗粒的特性和摄取机制。在更高级的形式中，研究者可以通过使用3D荧光探针轻松获得树突状细胞的3D图像以及纳米颗粒的定位（Clemments et al.，2007；van der Zwaag et al.，2016）。通过这种技术研究不同的细胞系，可以了解纳米颗粒的体内命运（van der Zwaag et al.，2016）。

3.3 单粒子追踪

我们对纳米颗粒体内命运的理解依赖于先前研究的纳米颗粒类型。粒子在环境中的扩散涉及与其他生物分子（如脂质、蛋白质和过敏物质）的相互作用，并且纳米颗粒的被动或主动转运需要与外泌体一起研究。这些研究需要几秒到几小时的时间尺度。因为纳米颗粒的有效递送必须横穿这条高度动态的路线。通常单粒子追踪用于检测具有阳离子、阴离子和两性离子性质的量子点的扩散。据观察，量子点上的电荷对在细胞质中的运输几乎没有作用，但它极大地影响了分子跨膜的摄取（Zahid et al.，2018）。Welsher和Yang使用三维多分辨率技术研究了修饰量子点纳米颗粒的摄取过程（Welsher and Yang，2014）。

3.4 活体显微镜

在荧光显微镜中，可以很容易地通过将荧光团加载到各种类型的材料和荧光转基因动物上来实现细胞摄取动态环境的观察。纳米颗粒的药代动力学和药效学已通过这种方法进行了研究（Naumenko et al.，2018）。电子显微镜必须取一部分组织才能进行观察，这种方法不同于电子显微镜，可以通过将活体显微镜与3D显微镜相结合来观察3D结构（Patel et al.，2019）。

3.5 双光子显微镜

与传统显微镜中使用的高能光子不同，双光子显微镜使用两个或更多个低能量光子来激发荧光团。当使用低能量光子时，可以控制光子的激发。需要注意的是，光子的能量越低，显微镜分辨率越高，这是因为低能量光子衍射较少，具有更好的穿透组织的能力。该技术于1990年被首次使用，如今已可被用于对多种类型的粒子进行成像。

3.6 原位杂交

荧光原位杂交（FISH）技术是Langer-Safer于1982年开发的，用于鉴定和定位果蝇染色体中的杂交DNA分子。在这种技术中，带荧光单分子探针会与染色体中的互补区域结合，染色体中的高互补区域可导致探针在该区域的结合更多。在单分子FISH（smFISH）中，具有mRNA的单个细胞可呈现荧光。该过程可用于检测细胞内病毒颗粒的运动，也可用于基因传递。最近，人们发现了蛋白质和纳米颗粒所含脂质与内体消除之间的结构-功能关系（Sabnis et al.，2018）。

3.7 核成像

虽然荧光技术一直是研究纳米颗粒运输的优先事项，但研究者对放射性同位素技术也同样感兴趣。掺入同位素并通过正电子发射断层成像（PET）进行扫描，可观察纳米颗粒在组织内的分布。在PET技术中，具有长半衰期的放射性同位素被用于分子标记，这是一种高度敏感的技术。含Zr-89和Cu-64的纳米颗粒由于尺寸小和半衰期长而被用作血液中的探针。纳米颗粒为这些放射性同位素提供了治疗诊断学的潜力（Goel et al.，2017）。表面积大的纳米颗粒可以与配体进行更多的结合，从而有可能更好地观察细胞环境。

4 巨噬细胞如何识别纳米颗粒

每当纳米颗粒进入血液时，它们都会遇到血液中循环的各种蛋白质，这些蛋白质负责通过吸附在纳米颗粒表面来产生调理作用。调理作用可以迅速使纳米颗粒被MPS识别并排出体外。通过控制纳米颗粒的识别过程，可以提升纳米颗粒的清除率并减少纳米颗粒的毒副作用。为了通过吞噬细胞调节纳米材料的命运，了解与纳米颗粒结合的蛋白质分子的构象和表面化学性质非常重要（Dobrovolskaia and McNeil，2007）。蛋白质可以影响纳米颗粒的吞噬作用和炎症反应（Aggarwal et al.，2009），蛋白质上的电荷可以影响纳米颗粒的摄取和代谢。例如，带电的聚阴离子生物材料可以被清道夫受体的带正电荷区域摄取（Chao et al.，2013）。

据Gordon和Boller描述，巨噬细胞采用其独特的识别机制来识别体内的异物（Boller and Felix，2009），这些机制也可用于识别纳米颗粒。因此，研究纳米颗粒的摄取和识别方法变得非常重要，这样可以避免它们因炎症而引发毒性，并且可以更好地减少吞噬作用。

通常，纳米材料的调节、摄取和处理与任何其他外来病原体一样，涉及一类被称为病原体相关分子模式（PAMP）的受体。这些受体可以从受损组织或病原体表面识别抗原决定簇。需要注意的是，在病原体表面观察到的模式，它们中的每一个都是独特的，这也被称为模式相关识别受体。根据Kumagai和Akira的说法，这些模式存储在宿主体内，当组织死亡导致宿主体内发生特定损伤时，这些模式可以用于识别特定病原体。与宿主组织死亡相关的信号被称为损伤相关分子模式（DAMP）（Kumagai and Akira，2010）。

巨噬细胞表面存在如下所述四种主要受体。

4.1 Toll样受体

Toll样受体（TLR）是一类糖蛋白，由参与细胞样白介素信号传导的组分构成（Collier et al.，2013）。巨噬细胞和其他树突状细胞具有大量的TLR，它们在减少炎症的级联反应的激活中起着关键作用。它们存在于巨噬细胞的不同部分，如细胞表面和细胞之间。这些受体还负责启动外来颗粒的自噬（Anand et al.，2011）。

4.2 甘露糖/凝集素受体

这些受体是多能的，负责识别存在于异物表面的糖/糖蛋白分子。巨噬细胞等APCs利用C型凝集素受体（CLR）发挥调节作用，使纳米颗粒的递送可以跨越巨噬细胞的特定区室（Chavez-Santoscoy et al.，2012）。

4.3 清道夫受体

这些受体可以识别脂蛋白，现在研究者又确定了它的其他功能，如运输脂质、将病原体排出体外，以及去除污染纳米颗粒的细菌（Canton et al.，2013）。它们有助于吞噬细胞的识别以及病原体和细胞碎片的内化。Orr等人证明了清道夫受体A的抑制作用可潜在地减少由摄取二氧化硅纳米颗粒引起的炎症（Orr et al.，2011）。MARCO也被称为具有胶原结构的巨噬细胞受体，据报道它可以帮助摄入大气中存在的含氧化铁和氧化锡的纳米颗粒。

4.4 Fc受体

免疫球蛋白G（IgG）被吸附在纳米颗粒表面以引发免疫反应（Bee et al.，2009）。这些受体参与免疫球蛋白穿过屏障的运输。参与人巨噬细胞吞噬作用的Fc受体包括FcγRⅠ、FcγRⅡA和FcγRⅢ。

虽然上述所有受体在纳米颗粒的摄取中都起着关键作用，但Fc和甘露糖受体可使纳米颗粒更快地内化，它们的活性取决于细胞的活化状态。需要注意的是，这些受体以并行的方式共同作用来调节纳米颗粒。

5 纳米颗粒的调理作用

纳米颗粒吸附蛋白质形成所谓的蛋白冠，这改变了纳米颗粒在巨噬细胞面前的呈现方式，然后巨噬细胞通过吞噬作用识别并加速其摄取。影响调理过程的因素很复杂，我们无法预测单个纳米颗粒的命运。因此，制作一些模型系统并进行广泛研究以了解吞噬细胞是否会引起生物不可见性、导致毒性或引起补体激活等免疫反应非常重要。

5.1 影响调理作用的因素

5.1.1 纳米颗粒的表面性质

引入疏水性或亲水性可以改变纳米颗粒的吸收速率，带负电荷的二氧化硅很容易被巨噬细胞吸收。在某些情况下，使用聚乙二醇（PEG）这样的固定聚合物会减少蛋白质的吸附，并使纳米颗粒在血液循环中停留的时间更长（Walkey and Chan，2012）。在磁共振成像（MRI）造影剂氧化铁纳米颗粒中掺入葡聚糖，可以使纳米颗粒在循环中停留的时间更长。

5.1.2 表面曲率

Vertegel等人观察到，随着二氧化硅尺寸的减小和曲率能的增加，纳米颗粒在其天然构象下更容易与溶菌酶结合（Vertegel et al.，2004）。另外，纤维蛋白原却不与其天然构象结合。Kurylowicz等人观察到聚苯乙烯纳米颗粒的表面曲率可以通过改变乳白蛋白、乳球蛋白的单体和二聚体单元的浓度而轻易发生变化（Kurylowicz et al.，2014）。这些观察结果暗示了曲率对构象的潜在影响，然而它对各种类型血浆蛋白的影响尚未得到很好的研究。

5.1.3 表面形态

据观察，蛋白质对不同类型的纳米颗粒有不同的反应。已经观察到牛血清白蛋白（BSA）对金和铂纳米颗粒的反应不同。BSA更多地附着在铂纳米颗粒的粗糙表面上，并且在金纳米颗粒中发现了相同的现象，即细胞对粗糙的金纳米颗粒的摄取减少。最近，Galmarini等人观察到只有一小部分蛋白质被纳米颗粒上存在的表面基团优先吸收（Galmarini et al.，2018）。

5.1.4 尺寸

许多人支持这样一种观点，即纳米颗粒尺寸的减小会导致特定类型蛋白质的结合，而Marichal等人对此观点提出了质疑。最近，他们在研究中发现，尽管仍有极少数特定蛋白质特异性吸附在具有一定尺寸的纳米颗粒上，但仍有64%的蛋白质通常被吸附在所有类型的二氧化硅纳米颗粒上（Marichal et al.，2020）。

6 纳米颗粒的内吞作用

当纳米颗粒进入体内时，它们会遇到各种类型的细胞，因此了解这些纳米颗粒在细胞内转运的路径非常重要。许多科学家已经确定，摄取效率取决于纳米颗粒的大小、形状和表面化学性质。图3-11展示了各种摄入机制以及影响药物摄入和相互作用的因素。

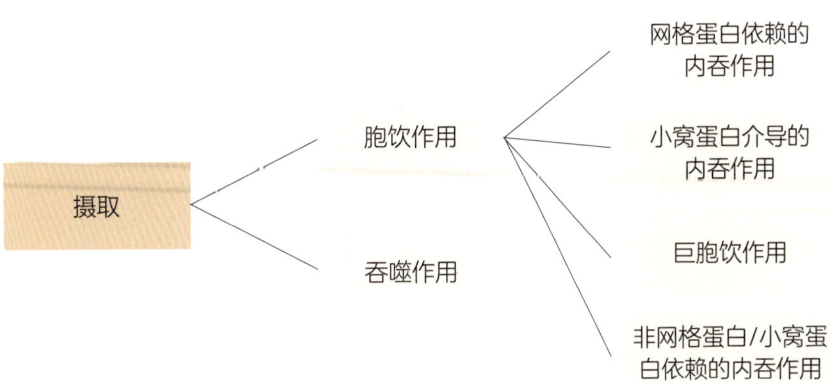

图3-11 纳米颗粒摄取的各种方式

摄取过程大致分为胞饮作用和吞噬作用。胞饮作用有多种亚型，可以产生四种不同类型的内吞作用。

当纳米颗粒穿过血流时，它会遇到各种黏附在其表面的调理素蛋白。随后，MPS很容易识别纳米颗粒表面的调理素蛋白并与之结合。这反过来可导致纳米颗粒在身体不同部位的血浆分布不均匀，从而引起毒性。

纳米颗粒在体内移动时会面临多种力。当这些小颗粒由于强化学力的存在而聚集在一起时，它们被称为聚集体。当相同的纳米颗粒通过弱力松散地结合在一起和/或聚集体通过弱力松散地聚集在一起时，它们被称为附聚物。颗粒经过聚集/附聚，有效表面积减少，导致纳米颗粒的机械性能下降。纳米颗粒的团聚/聚集可导致其摄取发生变化。纳米颗粒在到达特定位点后以两种方式与细胞相互作用——通过与特定类型的基于配体的受体相互作用，以及通过非特异性相互作用（如疏水和静电相互作用）以实现其内化。细胞将细胞膜与细胞外液一起折叠，形成内体的囊（Patel et al., 2019）。纳米颗粒通过各种机制被获取，这些机制根据内体所含纳米颗粒的大小分为吞噬作用和胞饮作用，其中胞饮作用可根据负责囊泡形成的效应分子进一步分类。图3-11中有相关示意性说明（Patel et al., 2019）。

6.1 胞饮作用

胞饮作用包括网格蛋白依赖的内吞作用、小窝蛋白介导的内吞作用、巨胞饮作用和非网格蛋白/小窝蛋白依赖的内吞作用。通过胞饮作用，细胞可以吞噬液滴和小尺寸颗粒，而较大尺寸的颗粒和细胞碎片被吞噬后可以形成吞噬体。需要注意的是，吞噬作用和胞饮作用都是在肌动蛋白存在的情况下起作用的。因此，缺乏肌动蛋白-肌球蛋白复合物的细胞（如红细胞）不会通过这些机制被内化（Kuhn et al., 2014）。

6.1.1 网格蛋白依赖的内吞作用

在网格蛋白依赖的内吞作用中，受体在分子和纳米颗粒的运输中起着关键作用。这种类型的内吞作用发生在不存在脂筏的地方。其机制涉及由网格蛋白包裹的内陷小泡，包括网格蛋白、跨膜蛋白和其他胞质蛋白以及AP2受体复合物（Kuhn et al., 2014）。

6.1.2 小窝蛋白介导的内吞作用

在小窝蛋白介导的内吞作用中，细胞膜向内折叠成烧瓶状囊泡。这种类型的内吞作用是因脂筏的存在而发生的，其中二聚体小窝蛋白-1（caveolin-1）与胆固醇相连，还包含其他的整合蛋白，如follitin-1和follitin-2（Kuhn et al., 2014）。

6.1.3 巨胞饮作用

在巨胞饮作用中，细胞膜褶皱是由生长激素和肌动蛋白丝聚合作用形成的，它吞没了纳米颗粒，巨胞饮体可能由此形成。巨胞饮作用被认为取决于胆固醇的浓度，大面积的巨胞饮体是由脂筏组成的，并从那里开始生成（El-Sayed and Harashima，2013）。

脂筏被认为由胆固醇、鞘脂和不饱和烃组成。其也由跨膜蛋白组成，且外域面向细胞表面。其他蛋白质分子要么存在于由糖基磷脂酰肌醇锚定蛋白（GPI-AP）固定的外小叶上，要么附着在膜的内部小叶上（El-Sayed and Harashima，2013）。

6.2 吞噬作用

在吞噬作用中，高亲和力IgG受体FcγRⅠ（CD64）43、C型凝集素受体Dectin-1和存在于脂筏中的TLR等受体负责进行内陷。脂筏有助于在纳米颗粒周围形成杯状结构。因此，胆固醇的浓度在吞噬体的形成中起着关键作用。在后期，胆固醇减少，吞噬体获得大量的鞘磷脂和神经酰胺（El-Sayed and Harashima，2013）。

纳米颗粒内化后，吞噬体自身与早期内体融合，进而成熟为晚期内体，并与溶酶体融合形成吞噬溶酶体。

图3-12展示了纳米颗粒摄取的整个过程。在真核生物中，纳米颗粒的摄取可以通过各种内吞机制促进，如网格蛋白依赖的内吞作用、小窝蛋白介导的内吞作用、微胞饮作用等，之后它们会进入早期内体。在后期阶段，纳米颗粒可以被运送到内质网或通过晚期内体移出细胞。纳米颗粒只有在被溶酶体吸收后才能被降解。外泌体是由内体膜折叠内陷形成的，它们在去除纳米颗粒及其碎片中起着关键作用。

7 纳米颗粒的加工

粒子调理作用和表面识别在纳米颗粒的摄取中起着关键作用。一旦它们被细胞摄取，它们就会产生以下作用：

（1）产生针对抗菌物质的一般细胞反应。

（2）产生针对外来病原体的一般细胞反应。

（3）通过特定受体识别蛋白冠诱导细胞对异物的反应。

纳米材料通过以下两种方式进行自身加工。

7.1 诱导自噬

它是先天性细胞免疫反应的一种形式，涉及微生物的侵袭、蛋白质的不良折叠和其他在体内功能受损的细胞器的吞噬。当受体识别纳米颗粒时，它会推动纳米颗粒摄取并诱导自噬，之后发生巨噬细胞极化和白细胞迁移，导致炎症相关因子的分泌。给予纳米颗粒后，可观察到线粒体失调，这是促进细胞死亡的原因。除了线粒体失调外，还可观察到囊泡积累和自噬功能障碍（Stern et al.，2012）。

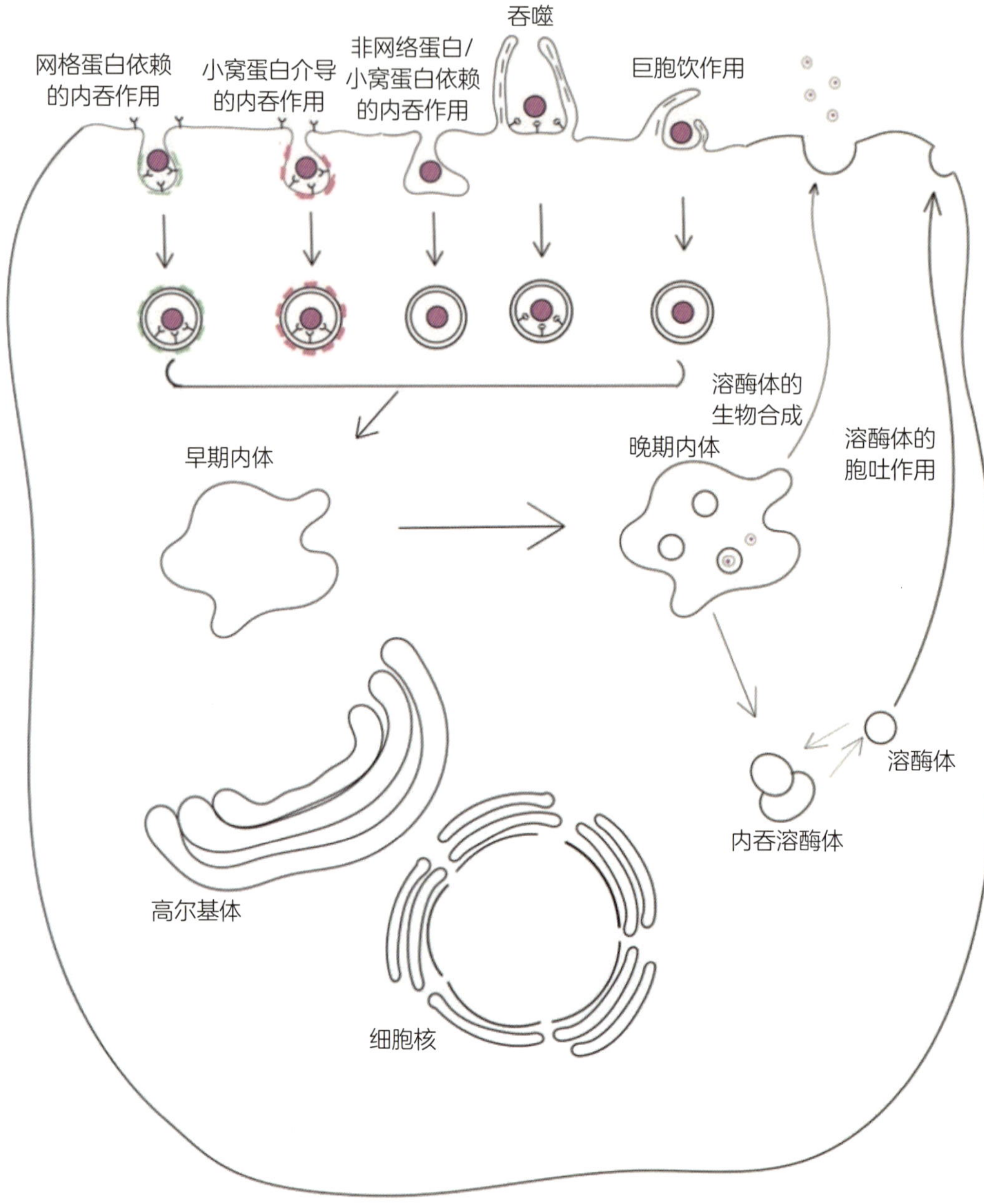

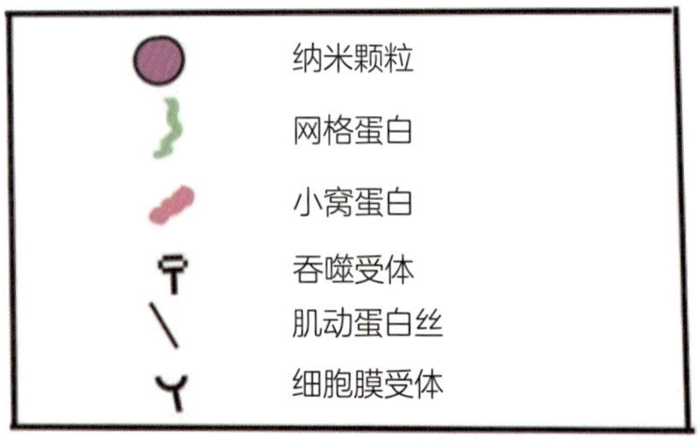

图3-12　纳米颗粒的摄取和运输

自噬有很多优势，如降低毒性，因为它在压力条件下可将纳米颗粒分隔进自噬体。另外，在坏死和细胞凋亡等过程中，纳米材料的毒性在压力状态下增加，因为碎片直接进入细胞质中，可导致pH值变化，产生活性氧，进而导致炎症发生和毒性增加。大多数带正电荷的纳米颗粒会发生自噬。自噬在治疗结核病等疾病方面非常有效，在这种疾病中，纳米颗粒诱导的自噬可导致自噬体中分枝杆菌的清除（Gupta et al.，2014）。尽管这些机制看似降低了毒性，但它可以将内容物运输到不能特异性引发治疗反应的部位。例如，核酸复合物的自噬使内容物不能运送到细胞核或线粒体，从而对其功效产生负面影响。为了解决这个问题，可在核酸纳米管上连接有机分子。

7.2 纳米颗粒在细胞器间的运输

可以操纵纳米材料靶向递送到特定细胞器以降低其毒性。吞噬体摄取外来颗粒后，酶会被消化，导致外来颗粒进入溶酶体中，从而导致pH值降低，这有助于使外来颗粒失活。另外，囊泡表面受体的存在有助于将颗粒重新转移到细胞内的特定位置。纳米颗粒上的表面特征也可被用于引起溶酶体的破裂。在“海绵化”吸收颗粒后，纳米颗粒可以进一步被携带到其他细胞器以有效递送药物。纳米颗粒可以被设计成将内容物递送到线粒体，然后导致癌细胞消除所必需的程序性细胞死亡，或适当调节钾泵以治疗心脏病，并减少氧化应激以延长寿命和减少衰老。纳米颗粒可以通过线粒体膜上带正电荷的分子更好地附着在线粒体上。这种策略可用于避免与MPS接触，并减少纳米颗粒的非特异性摄取，从而降低细胞毒性并提高有效性。使用肽作为载体可以完成细胞核和内质网的靶向。一个称为输入蛋白的蛋白质家族用于跨核运输，因为这些蛋白质可以通过识别核定位信号（NLS）的附着来帮助识别核信号。

8 纳米颗粒与生物分子的相互作用

纳米颗粒进入人体的途径多种多样。悬浮在空气中的纳米颗粒可以由肺脏系统进入体内。肺部覆盖有表面活性剂分子以减少胸膜摩擦，纳米颗粒可以与它们相互作用（Kapralov et al.，2012）。许多纳米颗粒以非肠道方式给药。当注射剂与血液接触时，它们会遇到蛋白质以及血浆和组织周围细胞的其他成分，这些成分可以吸收氨基酸、叶酸和所有其他营养素。一些纳米颗粒可以穿透核膜并与DNA碱基对相互作用（Prado-Gotor and Grueso，2011）。细胞内一些小代谢物的缺乏可以使纳米颗粒产生毒性。在这个小单元中，我们将讨论纳米颗粒与体内存在的各种类型的生物分子之间相互作用的方式。

8.1 与磷脂相互作用

8.1.1 肺

肺组织被由蛋白质和磷脂组成的表面活性剂包围。当纳米颗粒进入肺部时，它们会与表面活性剂结合，并与脂质相互作用。研究纳米颗粒与肺系统之间的相互作用非常重要，因为这样才能确定可能的肺内毒性，从而进行更好的治疗。为了创造用于体外相互作用研究的环境，可以制备表面活性剂溶液，它与表面活性剂本身非常相似。表面活性剂溶液的表面特性也可以通过观察表面张力及测量各种参数来评估（Beck-Broichsitter et al.，2011）。可以通过使用接下来提到的各种技术（图3-13）分离和筛选与表面活性剂结合的复合物来研究纳米颗粒与表面活性剂之间相互作用的性质。

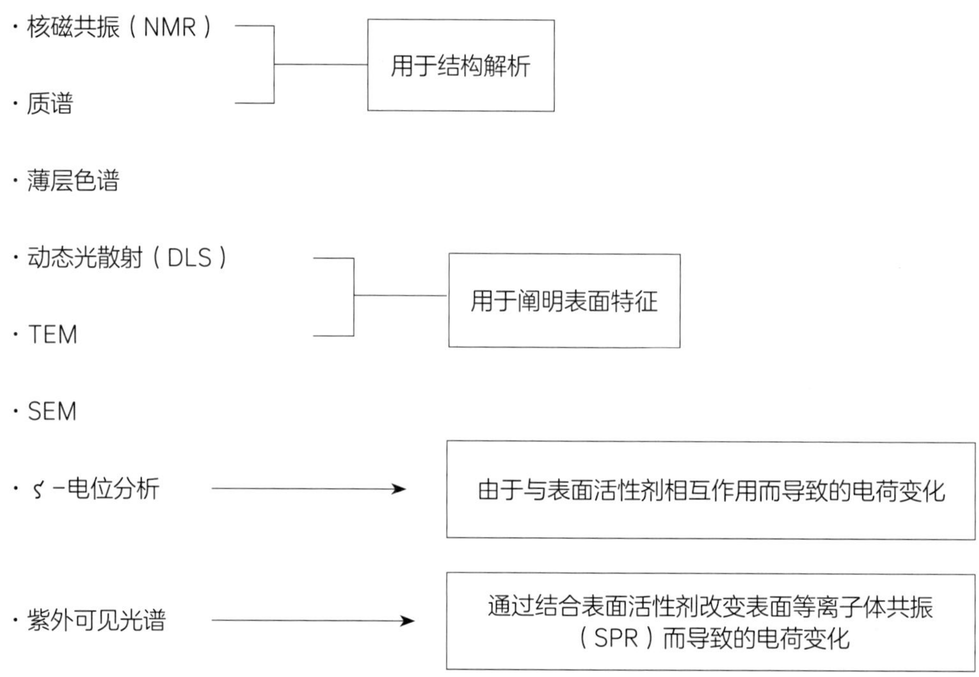

图3-13 用于研究纳米颗粒与表面活性剂之间相互作用的性质的技术

8.1.2 磷脂双分子层

当任何种类的纳米颗粒穿过脂质双分子层结构时，都会发生两种主要类型的相互作用——疏水性和静电性作用。这些类型的相互作用改变了膜的渗透性和其他特性，这在自然情况中可能是有害的。白蛋白包覆的碳纳米管获得蛋白质覆盖后会导致材料的排出。可以通过以下方式（图3-14）采用各种模型（脂质单层和双层、脂质体）研究膜之间的相互作用。纳米颗粒和脂质膜的相互作用会受到各种因素的影响，如表面特性、化学性质、纳米颗粒的电荷——聚有机硅氧烷纳米颗粒在高浓度下会影响肺表面活性剂（Sachan et al.，2012）。

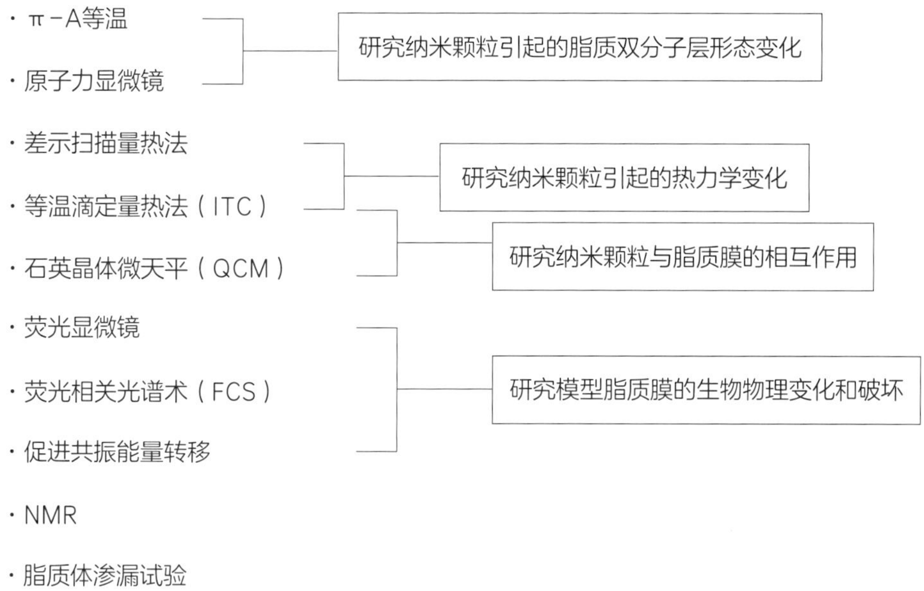

图3-14　研究膜之间相互作用的方式

8.2　与蛋白质的相互作用

服用药物后，纳米颗粒会自由分布到身体的各个部位，在那里它会遇到细胞上存在的各种其他类型的蛋白质。存在于细胞中的蛋白质与纳米颗粒结合，其作用是将纳米颗粒从各种器官及其生物分布中清除。蛋白质与纳米颗粒的结合会影响蛋白质本身的构象，这可能会影响细胞信号传导。蛋白质和纳米颗粒之间的相互作用非常复杂，并受纳米颗粒和细胞蛋白质的调节。纳米颗粒或蛋白质的物理化学变化可用于表征它们相互作用的热力学和动力学过程。纳米颗粒和蛋白质之间的相互作用可以通过纳米颗粒和蛋白质之间结合的亲和力、动力学性质和化学计量来确定。纳米颗粒与蛋白质相互作用的机制取决于纳米制剂的类型。以下是几种纳米制剂及其对应的相互作用的机制：

（1）对于碳纳米管，蛋白质在其表面层层结合，此处的结合取决于pH值和离子强度。因此，纳米颗粒与蛋白质的结合取决于碳纳米颗粒。

（2）对于金纳米颗粒，蛋白质与纳米颗粒的结合可以是静电结合，也可以是疏水结合，具体取决于金纳米颗粒的大小。对于较小尺寸的颗粒，相互作用是疏水的，而对于较大尺寸的颗粒，相互作用通常是亲水的。

（3）在量子点中，静电效应以及硫键的形成可以导致蛋白质结合。

（4）对于二氧化硅纳米颗粒，蛋白质结合以渐进的方式发生，首先纳米颗粒和蛋白质之间快速形成复合物，然后发生不可逆的构象变化。在这里，构象和离子强度起着关键作用。

8.3　与DNA的相互作用

一旦纳米颗粒进入细胞核内部，纳米颗粒和DNA之间就会直接发生相互作用。相互作用取决于

DNA以及纳米颗粒本身的特性。纳米颗粒的理化性质在结合后发生变化。DNA通过π-π堆叠或将自身插入中央空腔来围绕纳米管发生扭曲。以下方法可用于确定纳米颗粒与DNA的相互作用：

（1）红外光谱——监测结合过程。

（2）X射线光电子能谱技术（XPS）——确定DNA和纳米颗粒之间的结合情况。

（3）荧光光谱——确定DNA和纳米颗粒之间的结合亲和力。

（4）反转录聚合酶链反应（RT-PCR）——确定与DNA结合的量。

（5）电化学方法——确定纳米颗粒的解吸/吸附。

（6）圆二色性——检测DNA的构象变化。

（7）分子模拟——确定构象变化以及结合模式。

（8）紫外可见光谱——确定DNA和纳米颗粒之间的结合类型。

8.4 与小生物分子的相互作用

纳米颗粒由于其粒径小而具有高表面能，这有助于其吸引生物系统中存在的微小分子，这些微小分子对细胞信号传导和维持细胞的生物功能很有用。除了π-π堆叠之外，这些分子还通过静电相互作用被吸收。它们从体内的去除会导致细胞功能异常并伴有毒性的产生（图3-15）。

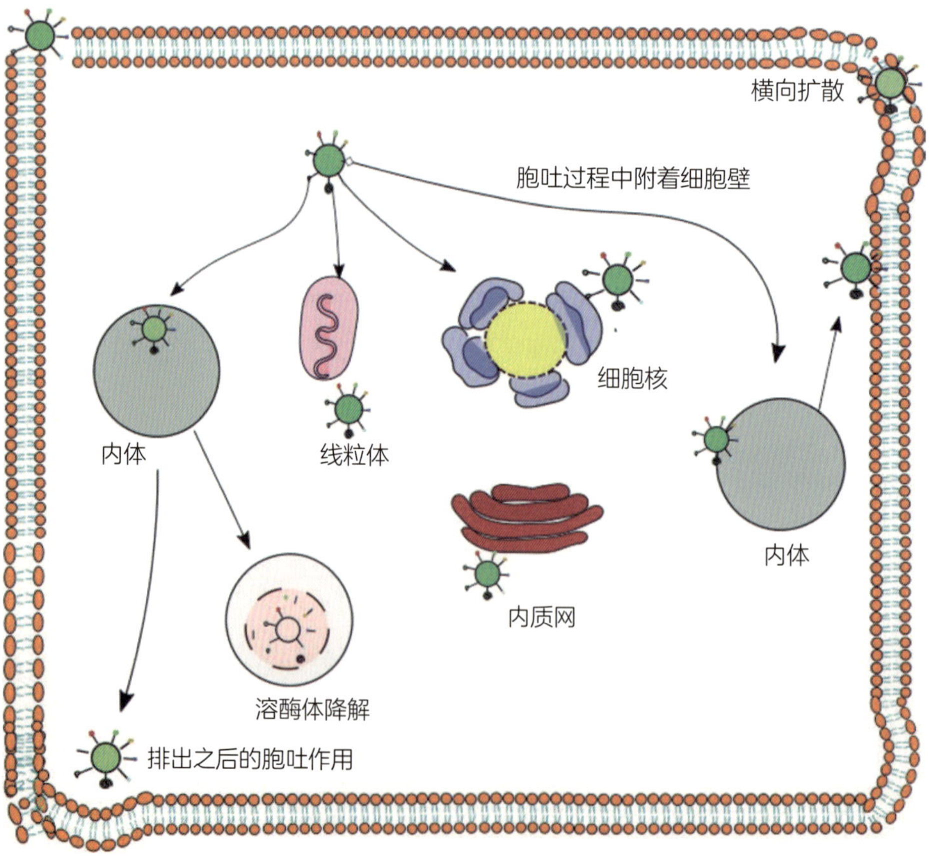

图3-15 纳米颗粒发生横向扩散，随后在胞吐过程中附着在细胞膜上，并与其他各种细胞器相互作用，还可以在胞吐作用后将自身从细胞中排出

9 纳米颗粒引起的功能变化

当纳米颗粒遇到细胞器时，它们会导致细胞发生各种类型的功能变化，表3-9对这些变化进行了总结。

表3-9 细胞器与纳米颗粒相互作用后的功能变化

细胞器	功能变化
质膜	膜去极化、孔形成和重新密封，细胞增殖受到抑制
离子通道	刺激或阻断钾离子通道
细胞骨架	延缓细胞增殖和运动
线粒体	抑制信号和促进氧化应激
核	与组蛋白和染色质纤维结合

9.1 细胞膜的变化

二氧化硅纳米颗粒由一个硅醇基组成，该基团通过产生活性氧引起膜脂质过氧化，从而导致红细胞发生变化（Slowing et al.，2009）。需要注意的是，针状纳米颗粒比球形纳米颗粒更能破坏细胞膜（Doshi and Mitragotri，2010）。

9.2 离子通道的变化

纳米颗粒可破坏离子通道，离子通道负责促进细胞网络中单个细胞间梯度的形成。纳米颗粒与参与离子通道传输的蛋白质所存在的细胞外区域相互作用。由于化学键的形成，单壁纳米管会导致钾离子通道不可逆的阻塞。另外，多壁纳米管可以抑制钾离子通道。纳米管上的污染物也会引起细胞毒性，因此必须研究由不同类型的纳米制剂引起的不同类型的破坏机制。

9.3 细胞骨架的变化

细胞骨架在细胞物质运输、细胞分裂以及提供动力方面起着关键作用。当纳米颗粒被细胞吸收时，它们会引起细胞骨架特性的间接变化，从而进一步导致前面提到的功能丧失。纳米管可在海拉细胞中形成肌动蛋白纤维束，从而抑制细胞分裂（Holt et al.，2010）。氧化亚铁和明胶纳米颗粒可引起人成纤维细胞的微管蛋白重排。用PEG修饰纳米棒有助于减少这些作用（Tarantola et al.，2009）。

9.4 线粒体的变化

线粒体通过向细胞提供ATP来充当细胞的动力源。除了提供能量外，它还参与细胞信号传导和其他维持体内平衡的过程。金纳米颗粒通过电压依赖性通道进入细胞内，与存在于细胞内的生物分子结合（Karataş et al.，2009）。粒径小至1.4 nm的金纳米颗粒可引起氧化应激，从而导致细胞内渗透性的变化。

9.5 细胞核的变化

细胞核参与细胞遗传特征的信号传导和控制。细胞核由核仁、染色体、RNA、DNA和组蛋白组成。由于静电相互作用，量子点可以与组蛋白和富含组蛋白的细胞器结合。金纳米颗粒被证明会导致染色质纤维去凝缩化，引起小鼠肝毒性。

10 纳米颗粒的胞吐作用

在将纳米颗粒递送至细胞靶标后，纳米颗粒会被构成MPS的器官（如肝脏和脾脏）排出体外。据观察，即使在2周后，许多不可降解的纳米材料仍会残留在清除器官中，这非常有可能引起毒性（Kumar et al.，2010；Hirst et al.，2013）。因此，研究从各种类型的细胞，特别是巨噬细胞中去除纳米颗粒非常重要。

在一项研究中，研究者用转铁蛋白包被的金纳米颗粒来了解其摄取和去除的机制。据观察，由于较慢的胞吐作用，较大的表面具有较短的包裹时间，而小颗粒由于其较长的包裹时间而能够快速进行胞吐（Zhu et al.，2013）。

影响纳米颗粒胞吐作用的因素

多种因素可影响纳米颗粒的胞吐作用。胞吐作用决定了纳米颗粒在体内的命运，见图3-16（Gustafson et al.，2015）。

11 纳米颗粒在各种疾病中靶向巨噬细胞

11.1 针对人类免疫缺陷病毒

巨噬细胞被用于靶向治疗艾滋病（AIDS），因为这些细胞大量参与HIV-AIDS的免疫发病机制。像齐多夫定（AZT）这样的药物掺入人血清白蛋白和聚氰基丙烯酸己酯，形成纳米颗粒，可以在供体输血过程中起到预防感染的作用。为确定纳米颗粒的功效，研究者对AZT进行标记并通过静脉途径注射药物，结果发现RES内的浓度高出血液内浓度18倍，这与巨噬细胞及其功能有关，这种药物蓄积有助于降低药物剂量和药物本身的毒性。口服药物也获得了类似的结果（Chellata et al.，2005）。

大小

· 直径大于40 nm的颗粒会无限期地停留在肝脏和脾脏内
· 直径小于15 nm的颗粒往往会被迅速排出体外。它们主要由肾脏清除

形状

· 如果颗粒呈短棒状，则会在肝脏中积累
· 长杆状颗粒（纵横比大于2的杆状物）往往会滞留在脾脏内

表面电荷

· 带两性离子电荷和带负电荷的纳米颗粒会在循环中停留更长时间
· 亲水性药物的PEG化会导致肝脏中库普弗细胞的摄取

表面修饰

· 纳米颗粒上的表面修饰也会影响排泄途径。例如，纳米颗粒上的BSA表层由于不容易消除而会导致肝脏和脾脏中毒
· 用谷胱甘肽（GSH）包覆纳米颗粒会导致肾脏快速将纳米颗粒排出体外

聚合物特征

· 聚合物减少了蛋白质结合，因此它们很容易被吞噬。聚合物纳米颗粒会存留在肝脏中
· 与较小的链单元相比，由长链单元组成的聚合物在体内清除得更快

图3-16　影响纳米颗粒胞吐的因素

11.2　炎症相关疾病

纳米颗粒已被用于治疗关节炎等慢性炎症性疾病（Mishra and Gupta，2021）。由于炎症在炎性发作和维持中起着关键作用，因此在一些疾病如动脉粥样硬化中，炎症反应发生时，巨噬细胞会附着在内皮壁上，释放基质金属蛋白酶（MMP）、细胞因子等。为了对抗炎症，含有辅酶Q10（CoQ10）和载脂蛋白-A1的纳米颗粒被用于基因治疗。在类风湿关节炎中，TNF-α的分泌显著增加，这可以通过给予负载反义寡脱氧核苷酸（ODN）的纳米颗粒（Bayik et al.，2016）以及聚乙烯亚胺（PEI）衍生物来降低。

11.3　神经炎症相关疾病

在多发性硬化症等疾病中，神经炎症可导致一氧化氮的产生增加，一氧化氮本身可以穿过血脑屏障（BBB）并影响周围的神经元，载有二氯亚甲基二磷酸盐的纳米颗粒能够消除巨噬细胞。巨噬细胞耗尽后，小胶质细胞水平下降，症状减轻。最近，耐受性纳米颗粒已被证明可以通过消除巨噬细胞等抗原呈递细胞来引发免疫调节作用（Nally et al.，2019）。

11.4　细菌感染相关疾病

在许多疾病中，细菌在巨噬细胞内成熟和发育，这可能导致许多疾病的暴发。在利什曼病等感染性疾病中，寄生虫位于RES内巨噬细胞的吞噬体内，它不利于抗利什曼病药物发挥作用（Pal et al.，2012）。如果不加以治疗，利什曼原虫可以到达内脏器官，导致内脏利什曼病，或者到达黏膜导致黏膜皮肤利什曼病（MCL）（Gupta et al.，2016）。因此，通过将抗利什曼病药物集中在富含巨噬细胞的器官（如骨髓、脾脏等）中，来靶向巨噬细胞以有效治疗利什曼病是非常重要的（Gupta et al.，2010）。Sharma和Gwpta的研究显示了载有特定比例的两性霉素B和多柔比星的PLGA纳米颗粒通过主动和被动靶向巨噬细胞治疗内脏利什曼病的有效性（Sharma and Gwpta，2017c）。同样，这些药物被封装在聚乙内酯纳米颗粒中，它们可有效对抗内脏利什曼病的多药耐药性（Sharma and Gwpta，2017a）。Kumar等制备了普通的以及针对巨噬细胞的配体锚定的乳剂配方，这些乳剂由卵磷脂酰胆碱来稳定，被用于常规治疗的替代方案（Kumar et al.，2016）。Gupta等配制了含固体脂质纳米颗粒的两性霉素B和另一种由O-棕榈酰甘露聚糖（OPM）修饰的配方。后者被发现比目前的内脏利什曼病治疗用药更有效（Gupta et al.，2013）。含有经OPM修饰的两性霉素B的乳剂相比含有普通两性霉素B的乳剂能更有效地治疗内脏利什曼病（Gupta et al.，2007；Gupta and Vyas，2007）。为了降低两性霉素B的毒性，该药物可以与脂质复合，因为脂质分子更容易被RES中的巨噬细胞摄取（Gupta et al.，2007）。用于递送两性霉素B以治疗内脏利什曼病的配体锚定雾化脂质体，即使在24小时后也能有效地达到高浓度（Vyas et al.，2005）。

12 理化性质对纳米材料体内命运的影响

需要注意的是，根据表3-10中提到的因素，纳米制剂的性质可以很容易地改变。

表3-10 纳米颗粒的尺寸、形状、表面电荷、弹性、表面疏水性等因素及其对体内性能的影响

因素	对体内特性的影响
尺寸	较小的纳米颗粒（<20 nm）在体循环中能停留较长时间，较大的纳米颗粒（20~100 nm）可在肝脏和脾脏中积累 较小的颗粒比较大的颗粒更容易绕过RES
形状	纵横比较大的颗粒会更多地导致体内毒性 非球形会导致巨噬细胞摄取延迟（Wibroe et al.，2017）
表面电荷	带正电的纳米颗粒会对细胞和DNA造成更大的损害 高电荷密度可导致更强的调理作用
弹性	纳米材料的刚性会导致血浆停留时间变长
表面疏水性	表面疏水性会导致调理作用增强 为了防止RES清除，表面可与PEG等聚合物相连

12.1 尺寸的影响

当纳米颗粒进入体内时，由于血浆中存在蛋白质，其可在纳米颗粒表面形成蛋白冠，极大地影响纳米颗粒的体内归宿（Lundqvist et al.，2008）。纳米颗粒周围蛋白冠的形成是尺寸依赖性的。

直径为100 nm的较大纳米颗粒会被与补体系统相关的蛋白质包裹，而直径为20 nm的较小纳米颗粒会对脂蛋白表现出更大的亲和力。任何纳米制剂的清除率以及生物分布都取决于载药载体在各种组织中的清除。当药物通过特定组织时，它会遇到各种类型的屏障，只有特定尺寸的粒子才能通过这些屏障。直径小于6 nm的纳米颗粒可以穿过肾脏，大于200 nm的纳米颗粒可以穿过肝脏和脾脏。另外，直径大于200 nm的纳米颗粒很容易被RES识别，这会导致它们在体内的半衰期下降（Kulkarni and Feng，2013）。

12.2 形状的影响

一些研究表明，毒性受纳米颗粒的形状影响（Kinnear et al.，2017）。形状的影响是通过纵横比的变化来衡量的。形状的多样化也可以促进促炎细胞的形成。通过将纳米颗粒的形状改变为非球形，有助于增加它们在癌组织中的浓度，从而有助于癌症的治疗（Truong et al.，2014）。非球形纳米载体具有不同的流体动力学特性，因此在循环中的传输速率变大。非球形纳米载体将自身牢固地附着在内皮细胞壁上，因为它们比球形纳米载体具有更大的表面积和流动阻力。

12.3 纳米颗粒的电荷

表面电荷在增加摄取方面起着关键作用。虽然增加细胞内摄取有助于增加循环，也有助于均匀分布，但这样会导致毒性。带正电荷的纳米颗粒与带负电荷的细胞膜相互作用，会产生更多的毒性。带正电荷的纳米颗粒与带负电荷的组蛋白结合，会导致DNA损伤并延长G0/G1期（Hühn et al.，2013）。这些结构和功能变化会诱导细胞凋亡。带正电荷的纳米颗粒可以促进调理作用，导致清除率降低，从而降低治疗效果。电荷密度高可以使更多的蛋白质吸附在它们的表面，通过用各种聚合物交联纳米颗粒的表面，或用脂质或pH敏感聚合物包裹它们可以降低毒性。与中性电荷分子相比，库普弗细胞倾向于吞噬高正电荷和高负电荷的纳米颗粒。然而，带负电荷的纳米颗粒被摄取并在肝脏中积累的量略少。尽管带正电荷的纳米颗粒全身循环的持续时间比带负电荷和中性电荷的纳米颗粒短，但其渗透性更高，并且更能造成肿瘤组织损伤（Wang et al.，2016）。

12.4 纳米颗粒的弹性

纳米颗粒发生形变的能力称为纳米颗粒的弹性。不同的纳米材料具有不同的弹性系数，这决定了它们对各种类型材料的响应能力。弹性会影响纳米颗粒的摄取和内吞作用（Hartmann et al.，2014）。纳米载体可分为硬纳米颗粒和软纳米颗粒。前者包括金属纳米颗粒、量子点等。后者包括脂质体、偶联物等（Nag et al.，2016）。众所周知，金属氧化物纳米颗粒会引发身体的炎症反应，并通过损害器官的功能来破坏体内平衡。另外，金属纳米颗粒可能会从细胞中泄漏出来，从而对细胞器造成损害（Chen et al.，2013）。有研究表明，通过增加圆柱形聚合物刷（CPB）的刚度，可以提高清除率并改变MPS响应，从而减少其在血浆中的停留时间（Müllner et al.，2015）。

12.5 表面疏水性

表面疏水性决定了纳米载体的调理作用和生物分布。表面具有疏水部分的纳米颗粒具有更强的调理作用，从而更容易被清除。为了减少RES捕获的纳米颗粒数量，将壳聚糖、PEG等聚合物附着在纳米载体表面以掩盖其疏水性。通过改变聚合物的密度及其自由度和长度，可以减少纳米颗粒在RES器官中的积累。PEG的密度在调理作用中起着关键作用，因为具有高PEG密度的纳米颗粒倾向于吸收较少的白蛋白（Jokerst et al.，2011）。

13 不良反应

巨噬细胞和纳米颗粒之间的相互作用会导致补体系统激活，而补体系统会通过产生细胞因子、活性氧和含氮物质来产生毒性。细胞因子负责通过向巨噬细胞发送信号以分化成效应单元并方便其运输来产生针对炎症的免疫反应。另外，补体系统会产生可导致血栓形成和过敏反应的因子，而这些过敏反应主要取决于与环境相互作用的纳米颗粒的表面特性（Neun and Dobrovolskaia，2011；Thomas et al.，2011）。最近，超磁性葡聚糖包覆的氧化铁纳米颗粒已经暂停作为补充剂使用，因为它们的表面特性会引起补体系统反应（Banda et al.，2014）。图3-17所示为由纳米颗粒引起的不良反应类型。

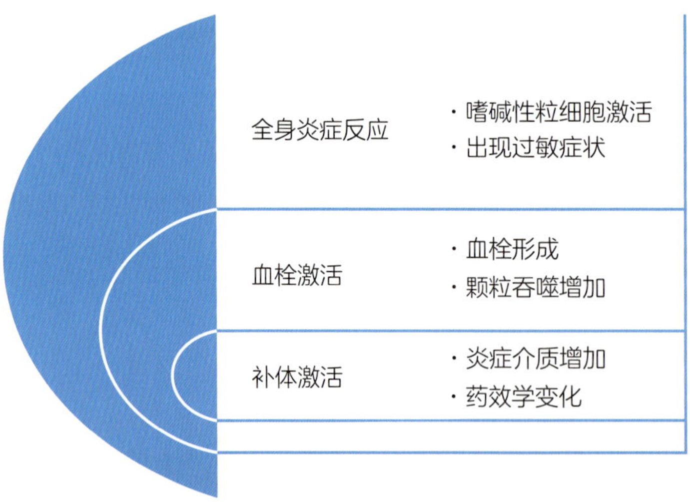

图3-17 纳米颗粒引起的不良反应类型

13.1 补体激活

脂质体给药后，体内会出现胶束补体激活相关的假性过敏反应（CARPA）。该反应可引起补体蛋白的激活，进而通过生成活性片段C3a和C5a来激活嗜碱性粒细胞。嗜碱性粒细胞活化后可分泌白三烯、血栓烷、前列腺素等，引起支气管收缩、血压变化、头晕等过敏症状；在给予多柔比星脂质体后，可在患者体内观察到超敏反应。在具有羟基表面修饰的纳米颗粒中，可以观察到补体激活现象。同样，氧化亚铁纳米颗粒可通过激活C3引起炎症。在纳米颗粒激活iC3b后可观察到脾脏清除和纳米颗粒与红细胞的结合。为了降低补体激活的程度，可以改变纳米颗粒的表面特性。例如，基于多糖的葡聚糖作为纳米颗粒的辅料有助于延长产品的半衰期，因为它能降低补体活性，减少蛋白质的吸附。用于细胞培养的血清缺乏补体系统，因为它在更早的阶段就暴露在热环境中。同样，许多系统可用于促进体内调理素的结合，这有助于减少免疫系统对外来颗粒的识别。

13.2 血栓激活

在这种类型的激活中，血小板的聚集导致纳米颗粒的吞噬作用增加。据观察，纳米颗粒密度和表面电荷类型的微小变化可以导致吞噬减少（Greish et al.，2012）；用胺对二氧化硅进行表面修饰可以减少血小板聚集。表面带正电荷的树枝状聚合物会导致血小板聚集，并且随着正电荷密度的增加，这种效果会增强（Ilinskaya and Dobrovolskaia，2013）；但是，阳离子树枝状聚合物的聚集机制保持不变。

13.3 全身炎症反应

通常身体在暴露于纳米颗粒时产生的炎症反应源自血液系统。然而，在某些情况下，由于介质的释放，会观察到炎症效应。例如，具有相似电荷和不同表面化学性质的氧化铁纳米颗粒可导致体内分泌不同水平的白细胞介素和TNF-α（Dobrovolskaia and McNeil，2013）。一项研究表明，银纳米颗粒可引起NF-κB和活性氧信号，触发TNF和IL-6的释放，另外，当金纳米颗粒在体内的停留时间增加时，体内的炎症反应也增加。此外还观察到白细胞介素分泌的水平随着金纳米颗粒（4 nm）的增多而增加。其他一些因素会导致炎症反应增加，如纳米颗粒被氧化的能力、表面积和大小。据观察，较小的银纳米颗粒相比较大的银纳米颗粒能引起更多的毒性（Lim et al.，2012）。氧化可能导致血液中颗粒的浸出和毒性的增加，较大的表面积更容易产生毒性。

14 纳米材料的毒性

通常，当将纳米颗粒被施用于人体时，它会与MPS的吞噬细胞接触，这种接触会导致毒性，与附着在纳米颗粒表面的基团类型无关。毒性的产生是由于巨噬细胞的非特异性靶向，这在所有异物中都很常见，且可以通过细胞生物标志物水平，如细胞因子水平、活性氧水平的波动等的变化来衡量。单核细胞和树突状细胞的数量可用于确定纳米颗粒清除的效果（Caron et al.，2013）。因此，必须确定纳米颗粒的处理过程以了解生物标志物的反应，从而利用它们减少总体毒性。在某些情况下，纳米颗粒可通过破坏存在于线粒体表面的电子传递链诱导细胞色素C和炎症的产生，从而导致细胞凋亡。二氧化硅纳米颗粒也可引起坏死以及毒性后的细胞凋亡。通过对JC-1线粒体的分析可以确定，较小的纳米颗粒相比较大的纳米颗粒能引起更多的毒性，因为它们引起的线粒体膜电位的变化更大。需要注意的是，这些纳米颗粒可引起超极化以及去极化导致细胞死亡。纳米颗粒的这些因素可导致细胞功能紊乱（Stern et al.，2012）。纳米颗粒可以通过其他方式破坏巨噬细胞的线粒体，如通过产生可导致炎症反应的活性氧以及上调导致体内应激反应的基因。芬顿反应是由周围环境中羟基与铁离子相互作用引发的形成自由基的反应。由于活性氧水平的增加，二氧化硅纳米颗粒会导致负责造血和自噬的细胞中TNF-α水平的变化。这些效应在表面拥有更多电荷的纳米颗粒上更为明显（Shahbazi et al.，2013）。

15 结论和未来展望

如前所述，我们可以得出结论：可通过将纳米载体介导的药物递送系统的效果限制在靶标周围组织来降低其潜在毒性。然而，由于细胞内递送存在屏障以及基于宿主的免疫反应，纳米颗粒的全部潜力尚未得到完全利用。人们可以通过改变纳米颗粒的理化特性来最大限度地减少免疫细胞对纳米颗粒的吞噬。

另一个需要考虑的因素是纳米颗粒引起的毒性。为了减少这种影响，除了正在使用的纳米材料类型之外，还需要改变纳米颗粒的尺寸、形状、表面电荷和亲水性。为了优化纳米颗粒的递送，需要关注正在改进的药物递送方法。蠕虫或细丝状形态物体可以作为下一代药物载体纳入纳米颗粒的设计中。如果控制纳米颗粒的大小，就可以避免MPS和肾脏、脾脏、肝脏的过滤。同样，需要修改表面化学和弹性以实现纳米颗粒仅在特定组织和器官中的定位。需要注意的是，不止一种特性在将纳米颗粒输送到特定目标方面起关键作用。人们需要通过已经建立的数据来修改制剂的释放参数。质量源于设计（QbD）理念可以成为建立修改和实施这些方法的好途径。也可以采用其他方法研究理化特性的数据，并将其与各种类型纳米颗粒的体内命运联系起来。一些方法，如分层聚类分析（HCA）可用于筛选具有相似体内命运的纳米颗粒，而无须详细确定其理化性质。

已知多种毒性与各种类型的理化性质相关，一些纳米颗粒会引起意想不到的不利影响。因此，有必要调节和确定需要调整的参数，以优化纳米颗粒的体内命运。

（李松沛　译）

（张灵敏　审校）

以纳米颗粒为载体的巨噬细胞靶向诊断治疗

Amisha Chauhan, Mahima Gupta, Anushka Tyagi, Yashwant V. Pathak, and Swati Gupta

【摘要】诊断治疗纳米医学因有着广阔的应用前景而获得广泛的关注。其利用纳米平台的优势，实现了更好的成像和治疗功能。由此而产生的纳米系统具备诊断、治疗和疗效监测的功能，有望在个性化医学的新时代发挥重要作用，目前已有大量相关的科研工作开展。纳米颗粒发达的表面化学特性，可与药剂学产生交叉融合，并使其提升为诊疗一体化的纳米系统。氧化铁纳米颗粒、量子点、碳纳米管、金纳米颗粒和二氧化硅纳米颗粒已在成像研究中取得了良好的成果，有望成为候选纳米平台用于构建以纳米颗粒为载体的诊疗一体化制剂。纳米颗粒的研究进展对治疗和诊断效果的提高具有重要影响。在治疗和诊断的融合中，人们对这两个标准合并为临床上可行的定义充满了兴趣。诊疗剂的概念与疾病的靶向原子生物标志物有关，属于定制治疗的范畴。人们从获益和病症两个方面分析了纳米颗粒应用前景以及其存在的挑战。纳米颗粒的主要类型包括树枝状聚合物、囊泡、胶束、核壳型纳米颗粒、微泡和碳纳米管。这些制剂大多数可用作药物或造影剂的载体。为了观察这些制剂及其与疾病的相互作用，人们使用了一系列的造影剂，包括光学活性小分子、金属和金属氧化物、超声造影剂和放射性核素。诊疗剂具备对疾病进行快速评估和适宜治疗的特性，满足了个性化治疗的需求，这一特性有望加速其开发进程。本文概述了诊疗剂在诊断与治疗方面的进展，并对诊疗剂的构建策略及这一新兴技术相关的挑战和机遇进行了讨论。

【关键词】纳米颗粒；诊疗剂；巨噬细胞；靶向；成像

1 引言

诊疗剂（theranostics）是指针对不同疾病的精准和个性化治疗而设计的、将诊断和治疗整合于一体的单一制剂（Xie et al.，2010）。其设计的基本理念在于疾病（以感染为例）的发生与发展存在非常大的个体差异性，而目前所有的药物均对特定的患者亚群和感染进程的特定阶段有效，纳米技术的发展为提高疾病诊断与治疗的密切性提供了良好的载体。在过去的研究中，基于纳米颗粒成像和治疗的研究是孤立的。而随着研究的深入，以纳米颗粒为载体的诊疗剂进入了我们的视野。以纳米颗粒为载体的诊疗剂，具有同时实现药物递送治疗和成像的能力，是传统诊疗剂的重要补充，其更强调药物与造影剂的“共传递”（Del Vecchio et al.，2007）。

诊疗剂丰富了临床成像的内涵。诊疗剂的出现，使得临床成像不仅可以在疾病治疗前后使用，而且可以在疾病治疗期间实施。目前，许多纳米材料可成为造影剂，它们可以通过提升自身性能而实现快速更新，这对诊疗剂的发展非常有帮助。诊疗剂发展的基本驱动力是，成像和治疗时需要有足够的药物和造影剂在病灶部位聚集。这个靶向条件拉近了两个检查区域的距离，并最终模糊了它们之间的区别，因为从某种角度来看，许多改善成像的方法都可以迅速转移到治疗领域，反之亦然（Nie et al.，2007）。靶向递药系统可以通过各种修饰实现靶向。对于恶性肿瘤来说，肿瘤细胞表面通常会表达一些特异性生物标志物，我们通常将这些标志物装载到纳米载体上，以实现肿瘤的特异性识别和肿瘤归巢。对于纳米平台来说，颗粒的特定尺寸可以使其能够在肿瘤靶向中实现增强渗透和滞留（EPR）效应。尽管如此，还必须谨慎处理颗粒表面，以防止被先天性免疫系统识别，并确保制剂有足够的长循环时间到达靶部位。

以纳米颗粒为载体的成像和治疗研究都在尝试进入临床前期阶段，而与两者关系最为密切的纳米诊疗剂（theranostic NP，TNP），目前尚处于研究的初始阶段。尽管如此，纳米技术的推动和人们对个性化治疗的需求，使得以纳米颗粒为载体的诊疗剂研究成为一个探索热点（Liu et al.，2007）。

临床纳米技术已经发展了相当长一段时间，其创新的应用正在如期进行。纳米颗粒的具体产品，如脂质体阿霉素（Doxil™）和白蛋白紫杉醇（Abraxane™），可以提高药物治疗的生存期，降低药物的毒性，这对临床治疗来说非常重要。许多靶向制剂也正在进行临床评估。一些令人鼓舞的研究采用纳米颗粒同步实现了药物递送和分子成像。目前已有许多实例报道，多功能纳米颗粒可用于诊断和治疗。

多功能纳米诊疗剂的设计并不是直接完成的，还需要从近50年来对纳米颗粒药物转运蛋白的研究中收集信息。诊疗剂研究的障碍包括新生物标记的发现、纳米颗粒的毒性、生产成本和创新药物上市的控制。随着这些新配方的开发，纳米制剂的安全性也出现了差异。此外，理想的治疗药和诊断剂是两种不同的物质。诊断试剂通过增加周围组织的信噪比来提高所测定组织的对比度，并为活体系统提供优质的、快速的成像。已在临床上应用的治疗型纳米颗粒通常是长效的。想要开发临床上有用的纳米诊疗剂，快速与慢速的清除率差异必须解决（Cai and Chen，2008）。事实证明，诊疗剂之所以受关注，是因为诊疗剂不仅可用于疾病治疗，并且可以实现成像，有助于精确治疗的实现。例如，诊断治疗和糖耐量减低（IGT）之间有着密切的联系，治疗是IGT诊疗的重要内容，但是，在临床上对于该疾病的治疗和成像都是孤立的。因此，对于IGT来说，诊疗系统非常重要，其需要具备良好的靶向性。在IGT靶向诊疗中，首先，靶部位可以通过普通制备方法或基因工程技术而得的特异性生物配体实现靶向，其次，诊疗药物可以通过纳米级或亚原子药物载体片段进行整合，并实现诊疗药物的递送。如果靶向药物在递送时进行了多模态成像标记，则可以同时用于分析成像和治疗。光学和原子成像技术常用于诊疗剂的构建和研究。

诊疗剂的研究是一个非常重要的领域，其将纳米技术与个性化药物治疗进行了有机的融合，通过向靶组织递送治疗药物来提高药物的治疗效果，减少药物的不良反应。诊疗剂可将非侵入性成像技术与治疗药物的靶向递送相结合。理想的诊疗剂设计需要具有良好的转运特性、低肾清除率、低免疫原性和抗原性（Hapuarachchige and Artemov，2020）。

纳米医学的特点是“利用纳米技术进行药物治疗，包括利用纳米尺寸的载体材料用于疾病的诊断、治疗和治疗效果监测”。通常用于药物传递的纳米材料有脂质体、聚合物、胶束、树枝状聚合物、纳米颗粒和抗体。纳米药物与普通的低分子量药物相比有许多的优点，包括：①纳米颗粒可以保护药物免受药物递送不及时、酶降解和其他物质导致生理条件不安全的影响；②改善药物和显影剂在靶部位的生物分布与聚集；③提高体内药物诊断和干预治疗的效果；④减少药物和显影剂在固体非靶组织中的聚集；⑤减少副作用的发生和严重程度（Kunjachan et al.，2014；Roesch，2012）。药物递送的量化机制研究非常重要，如药代动力学、生物分布、药物在靶部位的聚集和分布情况、药物在健康组织的分布情况、药物释放的动力学及其治疗效果，以更好地理解和改善药物向病理部位的递送。

截至目前，人们越来越关注非侵入性成像方法的应用，如正电子发射断层扫描（PET）、单光子发射计算机断层成像（SPECT）、计算机断层成像（CT）、磁共振成像（MRI）、光学成像（OI）和超声（US）成像等。这些方式可以让我们更好地观察药物传递、药物释放，以及药物使用的准确性（Muller et al.，2014）。在这些策略中，CT、MRI和US成像可以使用造影剂也可以不使用。在使用造影剂时，这些成像模式需要进行预先扫描，以确定造影剂给药前CT、MRI和US信号的背景水平。这类检测可用于测量功能或分子成像数据。另外，对于“热点”技术来说，以PET和SPECT为例，在没有造影剂的情况下不需要对背景信号进行检测，也不需要进行预扫描。巨噬细胞是一种特定的细胞，可以识别、吞噬甚至破坏微生物以及其他不安全的生物。巨噬细胞在炎症感染中发挥了重要作用。

诊疗剂的特点是将治疗或成像功能结合在一个单一的制剂中，并能分析、递送药物并提供适宜的个性化药物治疗。通过成像和治疗功能的有机结合，诊疗剂不仅可以通过成像监测治疗药物的生物分布，还可以通过药物在靶组织的聚集，改善药物的治疗效果和毒性，同时为治疗方案的调整提供依据（Kunjachan et al.，2012）。

纳米技术已成为诊疗剂发展的焦点。纳米颗粒作为诊疗剂具有许多优势，特别是纳米颗粒比表面积大，对治疗药物和造影剂具有良好的负载性，纳米颗粒表面可以实现靶向配体的功能化，纳米颗粒的纳米尺寸可使其具有良好的EPR效应，且可以利用自然环境的刺激性，如pH、温度、化学物质，实现功能化的药物递送。纳米颗粒在血流中的长循环特性可以通过亲水聚合物聚乙二醇（PEG）的表面功能化进行升级。

纳米载体对治疗药物和显影剂的高装载性以及对药物递送的靶向性，可使药物治疗和成像性能提升，同时减少脱靶效应产生的毒性。纳米颗粒，如金纳米颗粒和碳纳米管，具有优良的治疗功能，这与它们良好的光热和光学性质密不可分（Lammers，2010）。因为恶性肿瘤的异质性，所以许多诊疗一体化研究都集中在肿瘤学上。与恶性肿瘤一样，由于炎症的复杂性和患者个体的差异性，炎症性疾病的诊疗一体化研究亦具有很强的挑战性，这就需要针对患者的疾病开展个性化治疗。恶性肿瘤、心血管疾病、神经退行性疾病和免疫性系统疾病中都存在功能性的刺激因子。2010年，全球炎症性疾病治疗的费用非常高，约为578亿美元，因此，当前诊疗剂对感染的诊疗研究也非常多（Janib et al.，2010）。

炎症被认为是在应对感染、损伤或代谢异常时宿主重新建立体内平衡的尝试。延迟的刺激性会导致内源性组织损伤，从而导致多种疾病的发生。巨噬细胞释放的炎症介质可导致大面积的组织损伤，进而导致各种疾病的发生、发展和传播（Patel and Janjic，2015）。巨噬细胞由于具有致病性，所以被用于治疗和成像。例如，造影剂对巨噬细胞侵袭的识别已被用于调查疾病的严重程度和药物的治疗效果。大量研究证实，以巨噬细胞特异性清除、阻碍巨噬细胞渗透和减少炎性介质释放为特点的巨噬细胞靶向治疗，在类风湿关节炎、动脉粥样硬化、血管损伤和其他疾病中具有良好的治疗效果。在任何情况下，缓解治疗都可在患者群体中显示出不同的治疗效果。在某些情况下，巨噬细胞的大量摄取与免疫抑制、感染和伤口愈合减弱有关。这些复杂的影响一部分对人体有益，一部分对人体有害，但是都与感染时巨噬细胞独特的激活条件有关（Rai et al.，2010）。

巨噬细胞是防御性效应细胞，可吞噬细菌，并分泌促炎因子和抗菌介质。此外，巨噬细胞在疾病治疗中发挥了重要作用，其可以通过程序性死亡清除患病和受损的细胞。巨噬细胞可以维持体内的平衡。在参与组织修复的过程中，巨噬细胞可对病原体和环境因素作出应答。巨噬细胞存在于每个组织中，并在组织生存过程中发挥着极其重要的作用。巨噬细胞与炎症反应的开始与结束均有密切的关系。巨噬细胞在类风湿关节炎中至关重要，它们会产生细胞因子，增加炎症并加重对韧带和骨骼的破坏。巨噬细胞在动脉粥样硬化的发病机制中发挥着核心作用。它们积极参与对低密度脂蛋白的摄取和动脉壁内的脂质积聚，从而成为泡沫细胞。它们积极参与癌症相关炎症的产生。下面将对各种配方、配方与疾病的相互作用以及配方与各种对比剂（如金属氧化物、超声造影剂、光学成像、放射性核素等）的相互作用进行讨论，这对加速诊疗剂开发，以及对疾病提供快速诊断和治疗调整的个性化治疗具有重要意义。

2 用于纳米诊疗剂的成像方式

生物学和医学成像模式可借助一系列能源实现，包括光、电子、激光、X射线、超声波和磁共振。为了解巨噬细胞的作用，成像技术已被应用于各种疾病，如动脉粥样硬化、肿瘤、类风湿关节炎。疾病的严重程度和治疗效果可根据上述成像技术得以确定。这些技术的分辨率、穿透深度、获取时间、安全性、成本和适用性各不相同。电磁辐射（EMR）被用于确定各种疾病的解剖和功能变化。超声波辐射通过高频波来确定身体的功能状态。分子成像则用于考察活体内细胞和亚细胞水平的有机循环。利用分子测试或对比剂，可以在疾病早期阶段识别和描述疾病，并为评估治疗方案提供快速的检测技术。目前，融合X射线、CT、US、OI（生物发光和荧光）、SPECT和PET的亚原子成像模式得到了很好的应用。这些模式需要在检测区域积累特定数量的数据群。因为各种成像技术特有的造影剂的化学性质和曝光特点不相同，组织浓度需要在不同成像模态之间实现良好的信号转换。作为一项平台技术，纳米颗粒适合作为造影剂应用于成像研究。其原因在于：

（1）纳米颗粒比表面积大，可采用一种或多种靶向配体进行高密度的功能化修饰。

（2）纳米颗粒在体内的半衰期可以根据它们的理化性质进行不同程度的调整。

（3）造影剂和药物可以按预先设置的比例装载于纳米颗粒的内部或吸附于纳米颗粒的表面。

目前，用于成像的技术非常多。具体技术类型见图3-18。

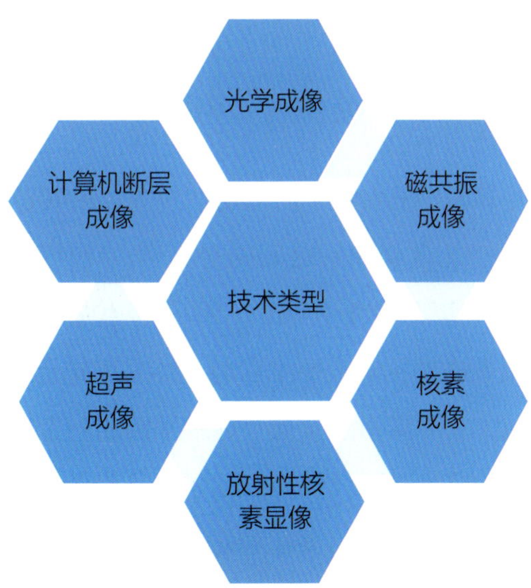

图3-18　与成像相关的各种技术

2.1 光学成像

OI是使用最为广泛的成像模式，可采用生物发光或荧光发射的光子实现成像。与其他成像方式相比，光学成像的优势在于光子的能量相对较低；此外，光可选择的范围大，从可见光到近红外（near infrared，near-IR）均可使用，也不会产生电离辐射。但是，OI所用的光源组织穿透性较差（0～2 cm），光子在可见光区域（395～600 nm）会发生表面散射，使得荧光成像易被干扰。另外，由于组织自身荧光的发生、蛋白质对光的吸收（257～280 nm）、血红素基团（最大吸收波长为560 nm）以及水（超过900 nm）对光的干扰，导致OI的背景往往比较复杂。尽管存在这些困难，但near-IR（700～900 nm）波段具有自荧光强度小、组织散射小和穿透性强等优点，非常适用于活体成像。以紫外可见光谱（UV）、红外吸收光谱（IR）和EMR为光源的光学成像方法可用于研究细胞、亚细胞结构以及整个生物体，因为这些方法只需要付出极小的代价就可实现较好的成像效果。内窥镜由一系列透镜组成，可传送光至器官或组织。临床OI是利用光作为临床应用的成像方法。光可以通过荧光和生物发光进行区分（Malam et al.，2009）。

near-IR场中的荧光（700～1000 nm）受组织的影响较小，其穿透性可深达几厘米。所以，许多天然和无机染料可用于near-IR成像，如吲哚菁绿。随着各种频率激光器和荧光输出频道的增加，复合荧光染料被应用于复杂的炎症性疾病研究。pH、催化剂、温度和氧化还原敏感性都可用于确定荧光动力学试剂（Park et al.，2009a）。例如，在小鼠动脉粥样硬化模型中，利用体内荧光断层成像（FMT）和蛋白酶动态荧光染料可检测巨噬细胞中蛋白酶蛋白的情况。临床上，荧光成像可应用于浅表组织成像（胸部）、活体内显微镜成像和持续成像引导的外科手术。然而，它的使用受到了荧光探针淬灭和图像漂白的限制。FMT可用于确定巨噬细胞内的蛋白质作用。代谢辅酶因子还原型烟酰胺腺嘌呤二核苷酸（NADH）和黄素腺嘌呤二核苷酸（FAD）已被用于识别体内恶性肿瘤模型中的肿瘤相关巨噬细胞（TAM）。

2.2 磁共振成像

MRI信号来源于外加磁场下水分子中质子的运动。在施加射频脉冲之后，可以利用原子核返回初始态的弛豫过程来产生图像。为改善组织之间的分离度，可使用造影剂缩短水的弛豫率（T1和T2）。可将顺磁性粒子，如钆（Gd）和锰（Mn），标记于小原子、大分子或纳米颗粒上。另外，氧化铁纳米颗粒具有天然的超顺磁性，其表面可以与载体发生结合。与放射性核素或OI相比，MRI具有良好的空间分辨率；然而，它的灵敏度较低。为了平衡这一点，通常需要高浓度的造影剂来产生信号。高浓度的造影剂往往会导致造影剂聚集和毒性增强，这已成为Gd（Ⅲ）造影剂给药需要解决的关键问题。尽管Gd（Ⅲ）能更好地区分肿瘤和血管成像，但由于长期聚集而导致的组织毒性问题可能会对其潜在发展产生负面影响。

MRI是放射学中的一种临床成像技术，可用于活体结构和人体生理周期的摄影。X射线可以帮助识别脑内肿瘤、严重性精神损伤、多发性硬化、卒中、痴呆、感染以及偏头痛的成因。巨噬细胞的MRI有助于表征巨噬细胞的聚集部位，并进一步影响针对巨噬细胞聚集的各种治疗（Richard et al.，2008a）。

2.2.1 H磁共振成像

大多数造影剂由顺磁性Gd或超顺磁性氧化铁（SPIO）制成。它们的工作原理在于通过改变环绕质子的展开状态和产生对比度而实现成像。^{1}H造影剂不能直接被识别，然而，它们可对包裹的水粒子产生影响，进而形成对比度（Beer and Schwaiger，2008）。基于造影剂的MRI已在临床上应用于胃肠道和血池显像，而不是局限于描绘许多神经的情况。为了获得最佳的成像效果，造影剂可融合在纳米颗粒中，并靶向特定的组织。MRI造影剂的曝光度通常在10^{3} M范围内。结合氧化铁和钆剂的纳米颗粒已被用于观察病理学中的巨噬细胞，如动脉粥样硬化、类风湿关节炎和多发性硬化。

2.2.2 F磁共振成像

F核磁共振成像可检测带入宿主体内的外源性天然氟。与^{1}H一样，氟（^{19}F）是自旋1/2核，与^{1}H相比，具有较好的灵敏度（83%）和响应性（对比度6%）。因此，^{1}H MRI设备可以调节至适当的频率识别^{19}F核。为了获得^{19}F图像，可将无毒的全氟化碳（PFC）制成生物相容性好的制剂注入体内。^{1}H MRI可通过类似的方式获得^{19}F信号。与^{1}H MRI一样，^{19}F MRI具有10^{3} M的识别灵敏度。为了扩大信噪比的响应性，可以使用与PFC性质相接近的超顺磁性粒子。PFC纳米颗粒、脂质体和纳米乳液用于^{19}F MRI成像的研究已经被广泛报道。

已有研究人员利用PFC纳米乳观察整个生物体内的细胞-细胞相互作用，识别巨噬细胞的体内聚集，并对载药纳米颗粒体内的分布情况进行追踪。同样，^{19}F MRI对体内巨噬细胞的检测已在糖尿病、类风湿关节炎、呼吸刺激和移植等疾病模型中成功应用。与^{1}H造影剂不同，^{19}F核可在体内进行评估，因为它们在体内的含量几乎为零，并且在PFC使用之前不需要成像。^{19}F MRI在细胞免疫治疗中的临床试验最近才刚刚开始，所以^{19}F MRI在细胞免疫治疗中的临床试验仍处于早期阶段（Beer and Schwaiger，2008）。

2.3 核素成像

核素成像是一种给予患者放射性示踪药物后，通过识别患者身体各个部位辐射程度而创建成像的技术。X射线法被广泛用于不同的感染疾病，如类风湿关节炎等的诊断与疗效监测。它可以通过三次检测获得骨骼和精细组织的成像信息，如多平面方法，特别适用于类风湿性关节疼痛。分子共振如PET和SPECT，可区分机体内的放射性核素β或γ的辐射。

PET是一种实用的成像策略，它利用被称为放射性示踪剂的放射性物质来观察和测量代谢周期的变化，以及包括血流和消化在内的其他生理活动。PET和SPECT均属于3D断层成像方法，具有纳摩尔到皮摩尔级的识别曝光特性，但是它们的分辨率低（1~4 mm），需要借助CT才可以更好地实现成像。CT提供了一种机械化的X射线成像方法，在这种方法中，微弱的光发射的射线聚焦在患者身上，并立即围绕人体旋转，传递由机器的计算机提供的信号，以创建机体的横截面或切面的图片。

2.4 多模态成像

目前单一的成像模态技术无法满足研究和医疗的需求。因此，多模态成像技术应运而生。该技术将具有互补特性的造影剂与纳米颗粒结合，从而通过不同的成像模态为临床诊断和研究提供高灵敏度检测、解剖定位和数据验证。纳米技术可与MRI和荧光反射成像（FRI）造影剂结合。许多技术，如MRI、CT、OI，对分子成像均具有非常大的帮助。多模态技术与MRI、PET和US的结合，为分子成像提供了更好的效果，如磁共振功能成像（FMRI）和荧光技术的结合（Haglund et al., 2009）。

2.5 放射性核素显像

γ射线的发射是SPECT和PET的基础。γ射线位于电磁波的另一端。在这两种模式下，放射性药物可以被摄像机检测到。与MRI不同，SPECT和PET图像是在低背景信号下采集的，并且需要微信号的扩大，因为γ射线的能量在兆伏范围内。与PET相比，SPECT的灵敏度要低得多；但是，SPECT能够同时对不同的放射性核素进行成像。此外，SPECT比PET更容易获得。通常，SPECT放射性核素的半衰期比PET放射性核素更长。SPECT和PET成像可定量，这与其他的模式（如MRI和OI）相比是一大优势。PET无法实现空间成像，但这可以通过混合成像实现，如用PET跟踪分子区域，而用CT进行多维成像（Zalutsky et al., 2007）。

2.6 计算机断层成像

基于放射性核素的成像能够提供有关生理检测的数据，而CT模态成像可以提供完整的解剖数据。CT可以测量X射线穿透组织后的滞留量。CT识别组织的能力取决于各种组织对X射线的衰减程度，其中衰减系数与组织的原子序数和电子密度相关。骨骼、脂肪、空气和水之间同化作用的差异，可产生解剖结构的高对比度图像。

目前，常用的CT造影剂分子量小，在体内容易快速外渗和清除。此外，大分子和纳米颗粒造影剂在血液中具有良好的长循环特性，这使得它们非常适合用于血管CT的造影剂。

含有高原子序数电子云组分（如碘、铋或金）的纳米颗粒可用作CT造影剂。CT的高对比度需要造影剂具备高对比性，因此，大多数研究集中在含有碘化物的纳米颗粒或脂质体上。尽管目前尚不确定金是否是理想的生物材料，将金纳米颗粒作为CT造影剂的研究也非常多（Cormode et al., 2009）。

2.7 超声成像

US是临床上最被认可的成像模式，因为US成像具有简单、快速、直接和安全等优点。US成像是将一个释放高重复声波（>20 kHz）的转换器贴在皮肤上，并根据从内脏反射回来的声波获取US图片。US造影剂可以通过静脉注射来改善成像，这些造影剂通常是基于气体纳米颗粒的微气泡/纳米气泡。通常，纳米颗粒类型的选择取决于成像方法。

3 用于成像的各种纳米颗粒类型

TNP是一类整合治疗与成像的多功能制剂。此外，TNP具有靶向聚集性，可增加药物的药理活性或增强造影剂的对比度。理想的TNP具有分子靶向性，可以在体内流动时实现成像。在纳米颗粒到达靶部位后，纳米颗粒表面的靶向分子可与靶细胞表面受体发生相互作用，内化进入溶酶体，必要时还能靶向胞内细胞器等相关靶点，并释放活性药物。纳米颗粒可采用各种材料制备，包括蛋白质、多肽、聚合物、脂质材料、金属及金属氧化物和碳材料等。虽然各种材料均可构建纳米颗粒，但这些主要材料仍处于研究阶段（Haglund et al.，2009）。纳米颗粒中能够装载药物的主要有树枝状聚合物、囊泡、胶束、核壳型纳米颗粒、微泡和碳纳米管，它们可以实现靶向分子修饰、药物装载和造影成像等功能。

3.1 药物偶合物和复合物

与囊泡和胶束等自组装结构不同，复合物和共价耦合物是设计纳米颗粒的另一种直接途径。药物使用共价键形成药物偶合物，其依赖于转运体和药物间的可逆性相互作用实现靶向。药物偶合物的结合可以通过多种化学途径实现，这些化学途径的选择通常取决于药物和载体的化学性质。在现有的诊疗一体化研究中，药物偶合物的两种较为重要的类型为蛋白质或多肽偶联和聚合物偶联。同样地，药物偶合物具有囊泡结构，与游离药物相比，药物偶合物具有较好的治疗作用，这在一定程度上是通过提高其治疗的准确性、减轻其毒副作用实现的。蛋白质和多肽是柔性材料，可以以多种方式形成纳米颗粒，其中包括形成蛋白质多肽药物复合物。在临床应用中，蛋白质纳米颗粒的最佳例证是Abraxane™（白蛋白紫杉醇），该制剂通过高压均质法，将紫杉醇与白蛋白可逆性地结合为粒径130～150 nm的纳米颗粒。Abraxane™由于治疗时间的增加和脱靶效应的减少，在相同的治疗剂量下，其毒性显著降低，因此，Abraxane™成功地替代了常规的紫杉醇制剂（Gaitanis and Staal，2010）。

将与症状相关或有益的功能化分子修饰于甲基丙烯酰胺（HPMA）共聚物中的方法主要有聚合法和化学偶联法两种。化学偶联法虽然可使对比剂和活性药物直接与共聚物相连，但是，该方法的偶联产率较低，形成的偶联物水平难以控制。尽管如此，已有两种化疗药物（阿霉素和吉西他滨）连同^{131}I利用该方法成功地接枝于HPMA共聚物中。聚合法是较受研究者青睐的合成方法，因为它可以形成单一或多模式的对症药物和化疗药物。含有精氨酸-甘氨酸-天冬氨酸（RGD）序列的多肽已被应用于聚合物的形成。利用聚合法，该多肽已被应用于^{111}In（铟）标记和含Gd的HPMA的构建（Lammers et al.，2009；Hawkins et al.，2008）。对葡聚糖修饰的聚苯乙烯纳米颗粒（DEX-PS-NPs）的研究表明，葡聚糖修饰的纳米颗粒可以在体外特异性地增强M2巨噬细胞对它们的识别，但体内试验表明，其会被外周血中的单核细胞阻断。DEX-PS-NPs不仅靶向并分布在肿瘤、M2巨噬细胞相关疾病中，而且在M1巨噬细胞相关疾病如急性腹膜炎中也高度分布。DEX-PS-NPs可由聚苯乙烯纳米颗粒上的羧基和葡聚糖的氨基在缩合反应下制备而得。与纳米颗粒上的羧基（COOH-PS）相比，葡聚糖-NH2和DEX-PSNPs在3307 cm^{-1}处均表现出明显的右旋糖酐的羟基峰，表明葡聚糖在COOH-PS上可成功地修饰形成DEX-PS-NPs。

3.2 树枝状聚合物

树枝状聚合物是超支化的纳米结构，可以通过控制聚合生成的代数来控制其粒径大小。随着聚合材料的发展，聚合物纳米颗粒由圆形纳米结构逐渐向平面分子结构转变；纳米颗粒表面还具有小孔，治疗剂和对比剂可以嵌入小孔，这使纳米颗粒具有优良的负载能力。通过控制树枝状聚合物的聚合和合成，可确定最终聚合物的分子量和化学结构（Surendiran et al.，2009）。迄今为止，唯一进入临床初级阶段的树枝状聚合物配方是VivaGel™，其将树枝状聚合物作为一种药物而不是药物载体——目前正在评估其作为抗生素的安全性和有效性（Lee et al.，2005）。树枝状聚合物的开发已经有了相当长的时间。各种临床前研究（包括抗肿瘤治疗、基因递送和分子成像）显示，树枝状聚合物是药物和显影剂的有效传递体。在利用树枝状聚合物实现诊疗一体化的药物传递之前，仍有一些障碍，包括纳米颗粒及其聚合物的毒性，以及对比剂和药物脱靶的影响尚未扫清（Singh et al.，2008）。

3.3 囊泡

囊泡载体已在临床治疗和诊断治疗中得到广泛研究。脂质体和聚合物囊泡是两类重要的囊泡，它们可以在一定限度内以共价和非共价方式包封疏水和亲水性药物。因此，通过改变其理化性质，可轻松地将诊断分子递送至靶部位。聚合物囊泡结构或聚合体已被证实具备优良载药性能，可同时装载药物和造影剂（Levine et al.，2008）。量子点（QD）Mn和Gd（其可以螯合物和水溶液形式存在）放射性核素，如^{67}Ga、^{111}In和^{99m}Tc、碘基造影剂，甚至气体均已被标记于脂质体中，作为成像对比剂使用（表3-11）。

囊泡由非脂质聚合物双层自组装而得。聚合物囊泡或聚合体由不同的聚合物材料制成，包括聚乳酸（PLA）、聚乙醇酸（PGA）、聚乳酸-羟基乙酸共聚物（PLGA）、聚己内酯（PCL）、壳聚糖和聚PEG。

3.4 胶束

胶束纳米颗粒是一类对研究人员极具吸引力的载体，可用于装载药物和造影剂，因为它们具有均一尺寸，并且可以通过具有亲水和亲脂特性的化学物制备而得。胶束具有疏水结构，可以对其进行修饰，以增加溶解度。它可以将各种功能整合到一个单独的结构中。由于没有亲水性内核，药物和造影剂应在制备前与聚合物结合，并附着在其锚原子上，或进入胶束的厚疏水中心内。胶束结构，包括聚合物胶束，已被广泛应用于药物传递的研究中（Torchilin，2007）。

此外，装载对比剂的胶束可应用于各种器官、组织和疾病部位的成像。亲膜螯合剂，如DTPA硬脂胺（DTPA-SA）或DTPA-磷脂酰乙醇胺（DTPA-PE），可以将胶束的脂质部分固定在胶束的疏水中心，同时亲水的螯合物则被固定在亲水冠上。此外，多螯合两亲性聚合物（PAP）具有许多可固定在胶束表面的取代官能团。在制备^{111}In、^{99m}Tc和^{67}Gd脂质体时，研究者已对各种螯合剂和疏水锚的混合物进行了试验。在生理条件下，具有高强度的螯合物有可能避免毒性产生。由于产生了多点连接，PAP可以在低胶束浓度下提高图像质量。

表3-11　诊疗一体化纳米颗粒的处方及其诊疗效果

序号	处方	给药方式	表征	动物模型	诊疗效果	参考文献
1	葡聚糖和DTPA修饰的磁荧光纳米颗粒	静脉注射	粒径 20 nm	小鼠模型	通过γ计数确定纳米颗粒在apoE-/-主动脉中的累积剂量为野生型主动脉的260%，在颈动脉中的累积剂量是野生型颈动脉的392%（均为P<0.05）。巨噬细胞参与了动脉粥样硬化的形成，其标志物（如CD68、MAC-3）与病变严重程度和治疗调控密切相关	Nahrendorf et al.（2008）
2	用^{18}F标记的巨噬细胞靶向纳米颗粒	静脉注射	粒径大于 5.5 cm	小鼠模型	闪烁计数、放射自显影、荧光、免疫反应组织学和流式细胞术证实，纳米颗粒主要定位于动脉瘤壁内的单核细胞和巨噬细胞	Nahrendorf et al.（2011）

续表

序号	处方	给药方式	表征	动物模型	诊疗效果	参考文献
3	多聚硫酸化金纳米棒（AuNRs）	静脉注射	粒径 780 nm	小鼠模型	研究展示了一种可获得共价功能化的聚阴离子AuNRs的制备方法，该纳米棒制备方法稳定，制备成本较低，并具有主动靶向和高对比度成像特性，适用于类风湿关节炎的生物诊断	Vonnemann et al.（2014）
4	DEX-PS-NPs	静脉注射	粒径 500 nm 纳米颗粒与细胞比范围 6.25～100	鼠单核细胞/巨噬细胞系	DEX-PS-NPs在肿瘤和炎症这两种不同疾病中是一把双刃剑，即其通过将巨噬细胞重塑成促炎细胞表型来治疗肿瘤和炎症性疾病	Yuan et al.（2020）
5	量子点纳米颗粒	静脉注射	粒径 200 nm或 3.7 nm	小鼠模型	被命名为DOX-QDs-Lip@M的多功能仿生超级粒子可以特异性地向肿瘤输送药物并协同监测其治疗效果。该纳米结构可以显著提高信号单元的荧光强度和诊断灵敏度	Lianga et al.（2020）
6	^{18}F修饰的葡聚糖包被磁性氧化铁（^{18}F-CLIO）纳米颗粒	静脉注射	粒径 30 nm	小鼠模型	^{18}F显著地降低了纳米颗粒的检测阈值，而简单的共轭化学为快速高效的纳米颗粒标记提供了一个简单的平台	Devaraj et al.（2009）
7	^{64}Cu标记的量子点纳米颗粒	静脉注射	粒径 20～21 nm	小鼠模型	纳米材料的定量生物分布在活体动物的诊断或治疗应用中至关重要。在裸鼠中，闪烁计数和PET均显示肝脏和脾脏可对放射性标记的QD进行快速摄取。纳米颗粒大小对此处测试范围内的生物分布没有影响	Meike et al.（2007）

续表

序号	处方	给药方式	表征	动物模型	诊疗效果	参考文献
8	甘露糖包被的^{64}Cu纳米颗粒	静脉注射	粒径 1.5 mm	小鼠模型	甘露糖脂质体纳米颗粒在TAM中蓄积，而在肺远端的蓄积较少。甘露糖脂质体纳米颗粒有望成为新型的载体，用于实现显影剂的肺TAM靶向递送。除成像外，甘露糖脂质体纳米颗粒还具有将治疗药物递送至肿瘤微环境的巨大潜力	Locke et al.（2012）
9	^{18}F－氟代脱氧葡萄糖（FDG）纳米颗粒	静脉注射	粒径 NA	兔	研究表明，巨噬细胞使动脉粥样硬化斑块中^{18}F–FDG的积累增加。因为不稳定的斑块富含巨噬细胞，^{18}F–FDG成像将有助于选择性检测动脉粥样硬化中的斑块	Ogawa et al.（2012）
10	多西他赛或唑来膦酸纳米颗粒	静脉注射或皮下注射	粒径 10～20 mm	小鼠模型	在转移性骨病模型中可使用多模态成像技术来检测和量化受治疗干预影响的多个相互关联的生物学过程	Hoff et al.（2012）

3.5 核壳型纳米颗粒

核壳型纳米颗粒包含由各种材料制成的颗粒，如某些金属及其氧化物、某些聚合物。在核壳结构中，纳米颗粒中心被亲水外壳包被，该亲水外壳与胶束结构非常相似，而中心壳颗粒被共价键或离子键包围。核壳型纳米颗粒具有持久性和表面特性，甚至可以根据其结构、大小和形状产生对比度（Keren et al.，2008）。这些纳米材料很容易通过修饰来控制药物的释放和稳定性。金属纳米颗粒是药物和造影剂共传递的良好选择，因为它们可以实现充分的生物分布，同时限制网状内皮系统（RES）的吞噬。

3.6 微泡

微泡和纳米泡是装载气体的圆形空洞，粒径通常<10 μm。微泡在特定的超声场共振频率下可产生较强的回波反射性能，其性能的强弱与微泡组分关系密切。微泡可以装载气体用作超声造影剂，如八氟丙烷（C_3F_8）、十氟丁烷（C_4F_{10}）和六氟化硫（SF_6）。装载气体分子后，微泡的外壳可由磷脂、不同类型的聚合物、各种蛋白质（如白蛋白）制成；也可以进行功能性修饰，如将蛋白质变性

用于靶向治疗（Krupka et al.，2010）。微泡可作为炎症成像的造影剂，并可进一步用于检测血栓。

3.7 碳纳米管

碳纳米管（CNT）是完全由碳制成的管状圆柱体，其管壁可以形成单壁或多壁，以获得更大的强度（Richard et al.，2008b）。这些CNT正被应用于诊疗一体化纳米颗粒的研究，因为它们具有巨大的容积，可与造影剂结合。被胺基功能化的单壁CNT可通过酰胺键与顺铂-叶酸衍生物相结合，应用于靶向药物治疗。同样，QD和金纳米颗粒可通过调节CNT的频率范围获得更宽的激发曲线和吸收系数。利用CNT进行OI的研究相对较少。尽管如此，采用CNT发射near-IR和拉曼信号，可成功检测小鼠皮下的肿瘤（Keren et al.，2008）。如将^{64}Cu标记的发射波长为800 nm或525 nm的QD（直径为21 nm或12 nm），采用分子量为2000 MW的PEG修饰，静脉注射到小鼠（5.55 MBq/25 pmol QD）中，并使用计数法或通过一系列的micro-PET及区域进行分析研究。研究表明，CNT具有良好的药物递送性能和成像性能。但是，未来需要对降低CNT毒性的方法做进一步研究。

4 诊疗剂的类型

诊疗剂是指可同时实现某种特定疾病的治疗和诊断的单一制剂。这源于研究者之间的普遍共识，他们认为现有的治疗方法只对少数患者有效，治疗需要变得更具个性化。纳米诊疗技术的目的在于，在疾病的诊断治疗中实现药物与造影剂生物利用度的一致性和靶向性，同时使产生的不良反应最小。以纳米颗粒为载体的各种诊疗剂的类型归纳如下（图3-19）。

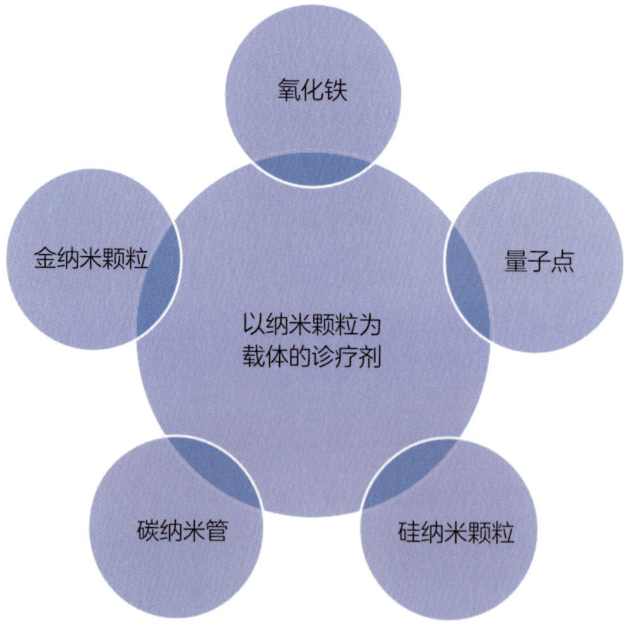

图3-19 以纳米颗粒为载体的各种诊疗剂

4.1 基于氧化铁纳米颗粒的诊疗剂

氧化铁纳米颗粒（IONP）可采用适当的表面修饰，与甲氨蝶呤（MTX）、阿霉素（DOX）等药物结合。药物可以通过共价键嵌合到载体材料上，或与IONP共同包封于聚合物的骨架中。这些纳米颗粒具有磁性，其可在磁场的作用下蓄积于特定部位。另外，IONP可以接收磁场，并将电磁能转换为热能，从而进一步帮助诊断和治疗。

Nie等人使用丙烯酸乙酯-丙烯酸丁酯-甲基丙烯酸三嵌段共聚物修饰QD，并将QD与前列腺特异性膜抗原（PSMA）结合，发现量子点可通过EPR效应在肿瘤部位聚集（Nie et al.，2007）。

4.2 基于量子点的诊疗剂

由于QD的毒性，对基于QD的药物递送的研究相对较少。其毒性问题在最初的QD研究中更为突出，因为QD的制备需要使用有毒的镉（Cd）和铅（Pb）。QD合成的最新进展是开发了不含Cd的量子点，如InAs/ZnSe和InAs/InP/ZnSe。Park等人将疏水性QD、IONP与DOX共装载于胶束中，并用PEG化的磷脂（结合了肿瘤靶向的多肽F3）对胶束表面进行修饰。将纳米颗粒注入MDA-MB-435荷瘤模型中，通过光学和MRI双模态成像，观察到了纳米颗粒良好的肿瘤靶向性（Park et al.，2008）。

Yuan等人将MTX堆叠到QD表面上以促进荧光猝灭（Yuan et al，2009）。负载是通过可逆物理吸附完成的，当暴露于具有更高亲和力的物质（如DNA）时，这种吸附可能会发生逆转。这种涂层可使光致发光得以重建，也有助于监测药物分子的递送。同样地，当用阳离子脂质体或其他带电聚合物修饰QD时，QD可作为基因药物递送的载体。QD也可以作为光敏剂或载体，在光动力治疗中发挥重要的潜能。QD可以通过光激发而产生和转移三重态能量，并与氧分子相互作用，导致细胞损伤。

4.3 基于金纳米颗粒的诊疗剂

Bhumkar等人利用壳聚糖作为清除剂和涂层材料来制备金纳米颗粒。壳聚糖-金纳米颗粒带正电荷，通过静电作用与胰岛素发生有效结合（53%）。将该纳米颗粒应用于糖尿病模型中，可控制餐后高血糖。糖尿病大鼠口服（50 IU/kg）胰岛素金纳米颗粒两小时后，血糖下降了30.41%，而鼻腔给药（10 IU/kg）两小时后，血糖下降了20.27%。Prabaharan等人使用两亲性嵌段共聚物修饰程序性金纳米颗粒，用于肿瘤靶向和药物递送。纳米颗粒由金纳米颗粒内核、疏水性聚天冬氨酸钠（PASP）内壳和亲水性叶酸形成的PEG外壳（PEG-OH/FA）组成。DOX通过酸可裂解的腙键共价连接在疏水性内壳层上，其药物装载量为17 wt%。纳米系统外层的叶酸使纳米颗粒有效实现了肿瘤靶向成像，内层DOX的腙键使纳米颗粒实现了肿瘤细胞内的释药（Bhumkar et al，2007）。

此外，金纳米颗粒还可以通过聚合电解质改性，用于基因药物递送。因此，采用烷基化季铵对金纳米颗粒进行功能改性，可以负载质粒DNA。该纳米载体显示出良好的体外优势，如确保DNA的酶处理和谷胱甘肽（GSH）的释放。随后，Thomas和Klibanov利用聚乙烯亚胺（PEI）提升了金纳米颗粒对基因的装载能力。在优化的条件下，纳米颗粒的转染能力与母体聚合物相比扩大了数倍。治疗基因可以通过共价键负载到金纳米颗粒上。DNA寡聚体可以高效地将治疗基因直接装载到金纳米颗粒上（Thomas and Klibanov，2003）。

4.4 基于碳纳米管的诊疗剂

CNT具备独特的物理性能和表面性质，所以其在纳米医学领域中发挥了重要作用。CNT可被细胞摄取，这使得碳纳米管的功能化及其在药物递送中的研究非常多。的确，采用细胞或各种使涂层具有足够特异性的方法对CNT进行伪装，可使CNT通过细胞内吞和被动扩散获得更好的摄取。此前，Prato等人将MTX偶联到1,3-偶极环加成功能化的CNT上，以比较不同胺末端对CNT负载和递送DNA质粒能力的影响。研究发现，共价结合的酰胺键不利于触发细胞内药物的释放。与单独MTX相比，纳米颗粒对提高细胞存活率没有太大帮助。研究者将磷脂化的CNT应用于成像和治疗，如利用二硫键将干扰小RNA（siRNA）连接到CNT上。由于二硫键不能在溶酶体内裂解，所以CNT载体显示出较高的转染效率。其对siRNA的激活优于商品化的阳离子脂质体。随后，研究者利用相似的纳米结构有效地将siRNA运输到用阳离子脂质体等传统转染试剂难以实现转染的人T细胞和原代细胞中（Singh et al.，2005）。

类似的研究也发现，将四价铂类Pt（Ⅳ）前药或紫杉醇（PTX）接枝到PEG化CNT上，可以改善二者的药物动力学和治疗效果。对于PTX来说，与单链PEG相比，采用支链PEG对磷脂进行PEG化可使CNT具有更好的强度。PTX通过可裂解酯键与纳米管表面进行偶联，对纳米管在小鼠4T1胸部恶性肿瘤模型中的靶向性研究表明，纳米颗粒靶向肿瘤的药物量比单一PTX药物量增加了10倍，这可归因于纳米制剂的长循环特性。因此，经配方优选的纳米管比临床使用的紫杉醇具有更好的抑瘤效果。芳烃堆积同样可以作为一种药物负载机制，如DOX通过芳烃堆积以每克纳米管4 g DOX的高产率负载到单壁碳纳米管（SWNT）上。这种相互作用具有pH依赖性，载体在酸性的溶酶体和肿瘤微环境中可完全释放药物。最近，已有研究在患有Raji细胞淋巴瘤的重症联合免疫缺陷病（SCID）小鼠中评估了装载DOX的纳米管，研究表明与等摩尔的游离DOX相比，装载DOX的纳米管具有更好的抗肿瘤作用和更小的毒性（Liu et al.，2009）。

4.5 基于二氧化硅纳米颗粒的诊疗剂

可以通过精确的孔径控制将二氧化硅纳米颗粒制备成介孔材料。这种介孔纳米结构由许多尚未填充的空隙和巨大的比表面积（>900 m^2/g）组成，可作为颗粒的储库。上述性能使二氧化硅在药物递送方面具有重大潜能。二氧化硅的纳米结构已经可以采用多种技术得以实现。在化学合成过程中，正烷基三烷氧基硅烷或不同的表面活性剂与不同的前体混合，并在颗粒形成过程中固结到晶格中。这些表面活性剂可以通过合成后的可溶性萃取或煅烧从纳米结构中去除，使二氧化硅纳米颗粒获得介孔结构。通过分子筛结构，介孔二氧化硅纳米颗粒可以通过简单的相互作用堆积一些小分子药物。此外，还可以通过一些创新的方法把负载药物后的介孔盖住，以抑制药物的过早释放。例如，采用介孔二氧化硅纳米颗粒装载PTX，并用金纳米颗粒覆盖二氧化硅的介孔。这种金纳米颗粒覆盖物具有光依赖性，当发生光照射时，金纳米颗粒释放，二氧化硅的介孔也将被打开（Park et al.，2009b）。相关制剂及其诊疗特性将在表3-12中进行讨论。

5 靶向各种疾病的诊疗剂

5.1 肿瘤靶向诊疗剂

临床和研究人员收集的证据表明，肿瘤组织中的巨噬细胞，特别是TAM在肿瘤的转移中发挥了重要作用。初始化的巨噬细胞可产生多种促肿瘤细胞因子和各种生长因子，如内皮生长因子、血管生成素、基质金属蛋白酶和肿瘤坏死因子α，并促进肿瘤发展、血管生成、肿瘤迁移和转移。表3-12列出了目前处于临床研究阶段的各种纳米诊疗产品。

表3-12 目前处于临床研究阶段的以聚合物和金属为载体的纳米平台

商品	临床研究阶段	治疗模式	诊断模式	适应证
CriPec®	一期	多西紫杉醇	PET（锆-89）	肿瘤
AGuIX®	一期	放射治疗	MRI（钆螯合物）	脑（转移）
AGuIX®	一期	化学药物治疗放射治疗	MRI（钆螯合物）	癌症
SPIONs	一期早期	—	基于Ferumoxytol的MRI	头颈鳞状细胞癌
NBTXR3	一、二期	纳米生物素	放射技术	各种类型的癌症

5.1.1 乳腺癌靶向诊疗剂

乳腺癌是女性最常见的疾病之一，大多可在早期阶段治愈。对于乳腺癌转移，当前尚无有效的治疗手段。其发生原因在于乳腺癌相关基因（*BRCA*）突变、孕激素或雌激素受体过度激活以及人表皮生长因子受体-2（HER2）激活。乳腺癌的治疗策略主要分为全身治疗和局部治疗。还有其他的方法，可以根据分子亚型对治疗进行分类。研究者展示了一种肿瘤诊疗系统并构建了一个名为DOX-QDs-Lip@M的多功能仿生超级粒子。该系统可以特异性地向肿瘤递送药物并协同监测其治疗效果。抗癌药盐酸DOX和造影剂QDs被装载到具有亲水性和疏水性结构的脂质体中。该纳米颗粒可以极大地扩大荧光信号强度并增强诊断和治疗的效果。在DOX-QDs-Lip@M给药系统中，将巨噬细胞通过融合方式包裹在脂质体外层，由此可以通过血液的流动，将纳米颗粒准确地靶向肿瘤部位。该特性使仿生纳米颗粒DOX-QDs-Lip@M的肿瘤成像性能显著提高，并且有效抑制了乳腺癌在体内的转移（Liang et al.，2020）。

5.1.2 卵巢癌靶向诊疗剂

卵巢癌是最致命的妇科疾病；因此，早期的诊断和治疗至关重要（Gupta et al.，2019）。针对卵巢恶性肿瘤过表达雌激素受体（estrogen receptors，ER）和HER2，目前研究者已开发了一些药物。然而，持续性的新型治疗方式会导致耐药性的产生。因此，研究者使用放射免疫疗法克服化学耐药性并治疗卵巢癌（Honarvar et al，2016）。

Satathy等人报道了一种采用两亲性聚合物包裹的磁性氧化铁纳米颗粒，其可偶联near-IR染料标记的HER2配体和化疗药物顺铂。研究表明，将高亲和力和小尺寸的HER2亲和体（用near-IR染料 NIR-830标记）偶联到纳米颗粒上，可成功构建HER2靶向磁性IONP。采用临床相关的原位人卵巢肿瘤模型评价其诊疗作用时发现，HER2靶向IONP可选择性地被输送至原发性和播散性卵巢癌的肿瘤部位，能够对腹腔内粒径小到1 mm的肿瘤进行无创的OI和MRI。研究证实，HER2靶向IONP对HER2阳性肿瘤的特异性和成像灵敏性至关重要，因为非靶向IONP给药后，在HER2阳性人卵巢腺癌细胞（SKOV3）肿瘤小鼠的全身未能检测到肿瘤的成像信号（Gupta and Gupta，2017）。

5.2 关节炎靶向诊疗剂

类风湿关节炎（RA）是骨关节恶化的早期阶段。巨噬细胞可引起关节滑液的减少及病程的发展。由于骨质的腐蚀通常是不可逆的，所以成像模式的开发目前主要集中在开发检测与疾病相关的生物和生理变化的新技术上（Satpathy et al.，2014）。结构成像技术已被用于诊断RA。该技术可用于检测与疾病相关的生物学和生理学变化。结构成像技术包括MRI、流体放射影像、超声影像，它们均可用于检测骨侵蚀（Mountz et al.，2012）。持续的滑膜炎会加速RA的发展并导致骨侵蚀。RA发病时，滑膜炎可能与促炎细胞因子和信号通路的共同结果相关。然而，随着疾病进展的变化，不同患者的促炎反应不同。促炎活性和特定分子事件的改变会导致滑膜炎的发生。我们可以通过OI方法，如热成像、near-IR成像以及PET和单光子发射、CT等成像技术对其进行疗效测定。随着RA治疗方法的增加，分子成像技术的使用也在增加（Davila and Ranganathan，2011；Kokkonen，2010）。Kalashnikova等人通过吲哚菁染料的生物矿化合成了白蛋白氧化铈纳米颗粒（Kalashnikova et al.，2020）。采用OI或CT在胶原诱导的关节炎（CIA）小鼠中测定疗效时发现，这些纳米颗粒能够消除活性氧，并将巨噬细胞由促炎表型转化为抗炎表型。

5.3 动脉粥样硬化斑块靶向诊疗剂

心血管疾病在全球可致30%以上的死亡率。由于动脉粥样硬化会导致心肌梗死，所以动脉粥样硬化的诊断和治疗非常重要。心血管风险评分是预防心血管疾病的关键，这个评分可以帮助我们预测心血管疾病发生的概率。尽管如此，我们仍然需要更精确的成像技术来检测动脉粥样硬化。传统的诊断方法主要是对具有心绞痛症状患者的动脉狭窄程度进行评估。

Ma等人制备了一种磁性纳米颗粒（Ma et al.，2009）。纳米颗粒中，表面有金涂层的SPION聚集形成纳米簇，纳米簇用葡聚糖进行包被。研究发现，制备的纳米颗粒可显著提高患动脉粥样硬化家兔的near-IR成像效果，增加巨噬细胞的摄取。

McCarthy等人在SPION研究方面上也做了许多工作，他们采用near-IR荧光探针修饰纳米颗粒，并借助光的激活清除斑块（McCarthy et al.，2010）。研究发现，SPION可在高表达巨噬细胞的动脉粥样硬化病灶区蓄积，而纳米颗粒产生的光毒性可消除病灶区的炎症巨噬细胞。

5.4 艾滋病靶向诊疗剂

艾滋病（AIDS）是一种非常危险的感染性疾病，且已在世界范围内蔓延。HIV（人类免疫缺陷病毒，引起艾滋病的病毒）的死亡率非常高。HIV治疗中的病理生理学研究表明巨噬细胞在HIV-1感染的不同时期均发挥了非常关键的作用。巨噬细胞如$CD4^{+}$T辅助细胞，其细胞膜表面高表达HIV-1受体CD4，而且对HIV-1具有非常好的耐受性。在疾病早期，巨噬细胞通过参与多功能细胞和体液免疫反应清除病毒。淋巴结中的巨噬细胞高表达蛋白质负调节因子（negative regulatory factor，Nef），这种因子可以被额外转移到B淋巴细胞。进入B淋巴细胞后，Nef会抵抗B淋巴细胞的防御。目前，HIV-1的治疗主要集中在抗逆转录病毒治疗（antiretroviral treatment，ART）。但是，长期的ART并不能使病毒从体内完全清除。而且一旦停止ART，感染水平会迅速反弹（Torigian et al.，2011）。

最近，Singh等人介绍了一项激光消融技术（Singh et al.，2020）。该技术可将许多抗HIV药物，如利托那韦、阿扎那韦、姜黄素装载于单一制剂中，作为纳米诊疗剂使用。纳米颗粒在含有普兰尼克（Pluronic）®F127的水溶性介质中生成。研究者通过荧光信号证实，纳米颗粒在小胶质细胞中的细胞摄取显著增加。

5.5 糖尿病靶向诊疗剂

胰岛素抵抗是一种因胰岛素调节血糖的效率降低而导致高血糖发生的疾病。胰岛素抵抗通常与肥胖、衰老、缺少运动以及许多其他潜在的因素相关。胰腺的胰岛细胞可使胰岛素的分泌增加到一定水平，但是在某些时候，它们的分泌可能会失败并导致2型糖尿病。低级别的全身炎症与肥胖相关，随着脂肪细胞过度坏死，脂肪组织巨噬细胞会促进促炎细胞因子的生成，从而导致胰岛素抵抗的发生及最终2型糖尿病的产生。随着时间的推移，巨噬细胞在脂肪组织中积累，并产生细胞因子，如TNF和IL-6，以及趋化因子（Aouadi et al.，2013）。

Wang等人使用SPIO纳米颗粒来评估移植手术的存活率。他们分离了人的胰岛（Wang et al.，2012），并采用纳米颗粒对细胞进行预先标记，于体外培养48小时；然后将上述处理的人胰岛转移到免疫缺陷的β2微球蛋白（β2-MG）缺陷NOD/SCID小鼠体内。需要注意的是，这些小鼠没有内源性$CD8^+T$细胞。用链脲佐菌素制备糖尿病小鼠模型，小鼠的β2-MG mRNA表达下降了46%。减少β2-MG，可使$CD8^+T$细胞的应答减弱，移植排斥反应的发生减少。

5.6 炎症性肠病及其他炎症性靶向诊疗剂

炎症性肠病（IBD）是一种常见的消化道慢性炎症性疾病，主要包括溃疡性结肠炎（UC）和克罗恩病（CD）。在IBD中，机体对食物、胃肠道正常菌群和其他物质的自身免疫反应增加。饮食、烟草和感染等因素可导致IBD的发生。CD和UC在IBD中扮演着非常重要的角色。在先天性免疫和适应性免疫应答时，CD对炎症进程的激活发挥了重要作用。巨噬细胞是正常肠道组织的主要组成部分，它们位于固有层和派尔集合淋巴结，并作为免疫效应细胞抵抗所有病菌的攻击。在免疫应答中，IBD是一个复杂的级联事件，其通过一系列细胞因子和趋化因子协同激活免疫细胞，并且以$CD4^+$细胞的激活为主（Tillack et al.，2014）。

Lee等人制备了标记有Cy5的地塞米松聚合物纳米壳，并将其用于治疗IBD。他们采用硫酸葡聚糖诱导UC的发生（Lee et al.，2017），通过near-IR荧光观察到纳米壳在UC部位发生聚集。研究发现，这些纳米载体可减少巨噬细胞的渗透和白介素-1β、白介素-6的表达，并有助于减肥。各种纳米制剂递药系统已被应用于许多炎症性疾病的治疗。我们将在表3-13中对其进行讨论。

表3-13 应用于炎症性疾病的巨噬细胞靶向制剂

疾病	靶点	递送载体	参考文献
炎症性肠病	白介素-10	聚合物	Bhavsar and Amiji（2008）
	肿瘤坏死因子-α	脂质体	
	细胞周期素 D1	甘露糖靶向	
	CD-98蛋白	磷脂	
关节炎	白介素-10	聚合物	Attarwala and Amiji（2012）
	肿瘤坏死因子-α	脂质体	
		磷脂	
动脉粥样硬化	同种异体移植物炎症因子	磷脂	Leuschner et al.（2011）
	细胞表面趋化因子受体2	磷脂	
糖尿病	细胞表面趋化因子受体2	葡聚糖颗粒	Aouadi et al.（2013）
	肿瘤坏死因子-α	磷脂	

续表

疾病	靶点	递送载体	参考文献
癌症	细胞表面趋化因子受体2	磷脂	Tabata. et al.（2011）
	γ干扰素	腺病毒	
	白介素-12		

6 纳米诊疗剂的挑战

尽管纳米诊疗剂在最近的研究中取得了重大的进展，但是目前尚未有产品成功上市。其原因主要包括造影剂的适用性低（如采用X射线检测氧化铁纳米颗粒）、生产成本高（金纳米颗粒）、制剂成分复杂，长期使用纳米材料会产生毒性以及缺乏研究相关的人类疾病模型。到目前为止，大多数研究都仅针对解剖学和生理学不那么复杂的实验动物模型。纳米颗粒的摄取和制备受到其表面电荷、聚合物和自身形貌的影响。因此，在考虑制定纳米颗粒的临床研究指南之前，对纳米颗粒开展的一切广泛的、合理的、与毒理学和药理学相关的实验都非常重要（Gobbo et al.，2015）。诊疗剂研究中新型载体如多肽和核酸等的引入以及新的离体人体模型的应用将加快诊疗剂临床研究指南的制定。积极的临床结果需要在纳米材料工程师、研究者和临床医生的共同努力下才能实现。纳米技术是临床成像和治疗恶性肿瘤最有用的方法（Shi et al.，2016）。

纳米毒性是纳米疗法发展过程中必须应对的最大挑战之一。以二氧化硅为载体的纳米颗粒可在较长时间内发生蓄积，从而导致组织毒性的产生。一些纳米颗粒甚至在被炎症巨噬细胞和组织吞噬后仍可滞留在体内，并对其附近的健康细胞造成伤害。它们还会影响肺部，导致肺纤维化。在许多情况下，它们会促进疾病的发展，如金和二氧化硅纳米颗粒的过度蓄积会促进斑块的形成（Meyers et al.，2013）。因此，改变纳米颗粒的性质以减少或化解它的毒性，是目前纳米诊疗剂需要解决的重点问题。

7 结论

本文主要介绍了一些目前正处于研发阶段的纳米平台系统及其在诊疗一体化中的应用。这里所介绍的纳米平台经过了长时间的改进，具有良好的性能。这些纳米颗粒具有独特的光学或磁学性能，并且作为造影剂在前期的成像研究中获得了成功。已有研究表明，各种形式的治疗药物，包括那些小分子、蛋白质和核苷酸均能方便地连接到纳米平台上。除了实现和证实纳米颗粒的成像与治疗的性能外，证明这些组合的优点及其产生的协同作用也非常重要。

上述研究主要对某些疾病中巨噬细胞内的关键分子进行评价，并阐明了诊疗剂同步成像和治疗中的治疗能力。此外，上述研究还证明了巨噬细胞摄取、生物分布、靶向聚集和治疗成像的实用性。用于治疗的巨噬细胞在一些严重疾病中可通过显著减少巨噬细胞数量和阻碍炎症发生而发挥作用。因此，我们推断，以巨噬细胞为靶点的诊疗一体化纳米颗粒为炎症性疾病和其他疾病（如HIV）的诊断与治疗提供了有效的诊疗策略。目前，纳米平台有机融合了生物相容性、生物降解性、多功能性和协调性等特点，使TNP得了迅速发展。TNP可以传递化疗药物、放射性药物、生物药、免疫治疗剂或上述药物的混合物。在理想情况下，这些诊疗剂将帮助临床医生分析肿瘤的生长，实施药物治疗并评估治疗效果，同时帮助他们示踪纳米颗粒的药代动力学和利用合适的方法触发纳米载体靶向释药。

（韦敏燕　译）

（张灵敏　审校）

第四部分

靶向巨噬细胞治疗多种疾病

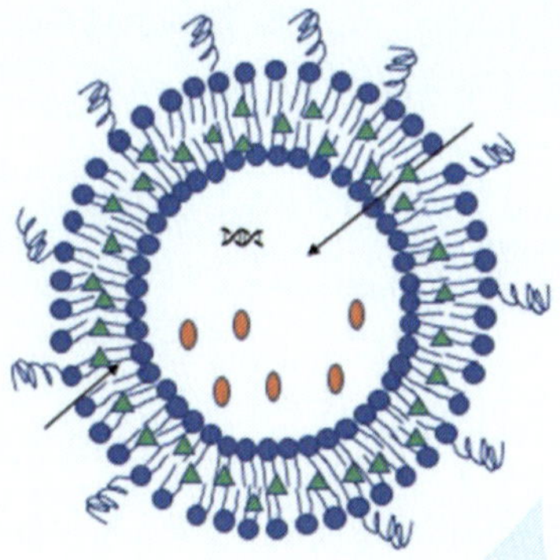

肿瘤相关巨噬细胞：癌症的治疗靶点

Yubin Li, Xuyao Zhang, Xian Zeng, Shaofei Wang, and Hongbin Wang

【摘要】众所周知，巨噬细胞在感染和免疫反应中起着关键作用。作为肿瘤浸润性髓细胞，在肿瘤微环境（tunor microenvironment，TME）中积聚的巨噬细胞可以通过产生促炎细胞因子来抑制肿瘤增殖，或者通过激活肿瘤的增殖、转移和血管生成的方式来促进肿瘤生长，肿瘤相关巨噬细胞（TAMs）是TME中浸润最广泛的巨噬细胞，其有助于免疫抑制微环境的形成，可以促进肿瘤侵袭转移并削弱常规治疗效果。因此，靶向TAMs正成为一种有前途的癌症治疗策略。本文将讨论TAMs的作用及其与肿瘤在TME中的相互作用，包括免疫抑制、肿瘤进展、肿瘤转移和血管生成。此外，还将介绍TAMs在癌症治疗中的作用，包括化疗、放疗和免疫治疗。接下来，将说明TAMs为什么是癌症治疗中有前途的治疗靶点，包括TAMs的靶向募集和定位、靶向TAMs抑制和靶向TAMs重编程。最后，还将总结TAMs作为药物递送系统所具备的潜力。本文重点介绍了作为癌症治疗重要靶点的TAMs，这可能有助于癌症靶向TAMs治疗的药物开发和评估。

【关键词】TAMs；肿瘤治疗；药物递送系统

1 引言

巨噬细胞是先天免疫系统的白细胞，可存在于身体的所有组织中，有助于发育、组织稳态、疾病和肿瘤微环境（TME）。根据所在的位置，巨噬细胞被赋予不同的名称，例如大脑中的小胶质细胞、皮肤中的朗格汉斯细胞、骨骼中的破骨细胞、肺中的肺泡巨噬细胞和肝脏中的库普弗细胞（Epelman et al.，2014b；Ginhoux and Guillams，2016）。组织常驻巨噬细胞至少有3种不同的来源：卵黄囊、胎肝和骨髓（Guerriero，2018）。巨噬细胞介导的先天免疫通过吞噬和消化入侵的病原体、细菌、受损组织和恶性细胞，在维持组织稳态方面发挥着关键作用（Haniffa et al.，2015；Yona and Gordon，2015；Guerriero，2019）；它们还在通过抗原呈递激活T淋巴细胞的特异性免疫应答中发挥作用。此外，巨噬细胞可以通过分泌各种细胞因子、趋化因子和激活补体系统来调节免疫系统（Guerriero，2019）。它们在体外可分为2种类型：经典激活的M1巨噬细胞和替代激活的

M2巨噬细胞。M1巨噬细胞由辅助型T细胞1（Th1）细胞因子如γ干扰素（INF-γ）诱导，而M2巨噬细胞由辅助型T细胞2（Th2）细胞因子如白介素（interleukin）IL-4/IL-13诱导。巨噬细胞占TME中白细胞的50%。临床数据显示，在80%的癌症患者中，预后不良反应与TAMs的大量存在有关。最初认为巨噬细胞被募集到恶性部位可以杀死癌细胞，然而，越来越多的证据表明，肿瘤细胞募集巨噬细胞会促进肿瘤的恶性发展，就像巨噬细胞被募集到伤口部位来帮助伤口愈合一样。本文将讨论TAMs的作用及其与TME中效应T细胞、肿瘤细胞的相互作用和串扰，包括免疫抑制、肿瘤进展、肿瘤转移和血管生成，介绍TAMs在癌症治疗中的作用，包括化疗、放疗和免疫治疗。此外，还将说明TAMs作为癌症治疗靶点的潜力，包括TAMs的募集、参与TAMs激活的信号通路，以及参与肿瘤血管生成的细胞因子和趋化因子的产生。然后讨论当前针对TAMs进行癌症治疗的策略，包括靶向TAMs抑制、募集、定位和重编程。最后，总结TAMs作为药物递送系统的发展前景。

2 巨噬细胞和TAMs

巨噬细胞是免疫系统中的主要吞噬细胞，它们源自循环系统并定居在脾脏、淋巴结、肺泡和扁桃体中的单核细胞。巨噬细胞也以小胶质细胞的形式存在于大脑中；以朗格汉斯细胞的形式存在于皮肤中；作为破骨细胞存在于骨骼中；作为库普弗细胞存在于肝脏中。这些组织常驻的巨噬细胞至少有3种胚胎来源：卵黄囊、胎肝中的红细胞髓系祖细胞以及骨髓中产生单核细胞的巨噬细胞/树突状细胞祖细胞（Davies et al.，2013）。组织常驻的巨噬细胞主要来源于卵黄囊和胎肝。它们在胚胎发育过程中到达组织并发展到成年期，通过独立于造血干细胞的增殖来维持。源自骨髓的巨噬细胞寿命短，仅在炎症条件下在组织中产生（Guerriero，2018）。在感染的情况下，巨噬细胞通过其表面的受体能够进行吞噬，即溶酶体摄取外来抗原（如小颗粒、全细胞和细菌）的过程。此外，外周淋巴组织中的巨噬细胞是异常细胞和细胞碎片的主要清除剂。重要的是，巨噬细胞在处理抗原以激活T淋巴细胞特异性适应性免疫应答方面发挥着重要作用。活化的巨噬细胞可以释放许多炎症介质，如细胞因子、趋化因子、酶、活性氧、凝血因子和生长因子（Ginhoux and Jung，2014；Olingy et al.，2019；Varol et al.，2015）。所有巨噬细胞都表达集落刺激因子-1受体（CSF-1R），该受体与CSF-1或IL-34结合并调节巨噬细胞的分化、增殖和存活。巨噬细胞的存在和功能状态主要受CSF-1、粒细胞-巨噬细胞集落刺激因子（GM-CSF，也称CSF2）和趋化因子的调节。

巨噬细胞根据激活状态可分为两个亚群：M1和M2巨噬细胞。M1（也称为经典激活）巨噬细胞，由Th1细胞因子如INF-γ和GM-CSF诱导，并通过Toll样受体4（TLR4）与革兰氏阴性菌的脂多糖（LPS）结合，产生促炎、抗病毒、抗菌、抗肿瘤表型，对入侵病原体具有强大的杀伤作用，同时对正常组织具有破坏作用（Fleetwood et al.，2007；Arnold et al.，2014）。激活的巨噬细胞是有效的效应细胞，可以杀死肿瘤细胞和微生物，引发大量促炎细胞因子的产生，并激活细胞毒性T

细胞。M2（也称为替代激活）巨噬细胞被Th2细胞因子如IL-4/IL-13、IL-10、CSF-1刺激，在抗炎体液反应和促修复、促肿瘤、抗寄生虫表型中发挥重要作用（Davies et al.，2013；Murray et al.，2014）。M2巨噬细胞亚群分为M2a（IL-4）、M2b（INF-γ^+复合免疫球蛋白）和M2c（地塞米松）三个亚组（Szulzewsky et al.，2015）。M1或M2巨噬细胞的命名描述了巨噬细胞活化和功能的2种极端状态——它们在细菌或寄生虫感染期间具有直接的体外相关性。在体内，巨噬细胞没有被明确分为M1和M2类。事实上，有研究表明，脑肿瘤TAMs中60%以上的上调基因与M1或M2（M2a、M2b或M2c）离体巨噬细胞表型没有重叠，这表明TME中激活的巨噬细胞可能不会反映单核细胞的体外刺激（Hambardzumyan et al.，2016）。最近的研究表明，体内存在分化簇（cluster of differentiation，CD）169$^+$和TCR$^+$巨噬细胞群，不能简单地将其描述为M1或M2巨噬细胞，因为它们似乎在维持体内稳态、免疫调节和耐受性方面发挥重要作用（Chavez-Galan et al.，2015；Crocker and Gordon，1986；Martinez-Pomares et al.，1996；Martinez-Pomares and Gordon，2012）。在骨髓巨噬细胞分化早期可见*TCRb*基因的重排。与传统巨噬细胞不同，TCR$^+$巨噬细胞表达具有强大吞噬功能的C-C基序趋化因子（C-C motif chemokine ligand）配体2（CCL2）（Kaminski et al.，2013）。有人建议摆脱TAMs的M1-M2特征的模糊性，并基于功能、转录或表观遗传状态来定义TAMs，这将展现TAMs更清晰的特征（Guerriero，2018）。

TAMs通常是指从循环单核细胞中被募集到肿瘤的巨噬细胞，其受到癌症存在的影响，可促进肿瘤的恶化、存活、增殖、血管生成、转移性传播和化疗耐药性（Solinas et al.，2009；Qian and Pollard，2010；Kitamura et al.，2018）。TAMs实际上可以有不同的来源，而不是同质的群体，其有时表现出促肿瘤生长的作用，有时也表现出抗肿瘤生长的作用。每个群体都有一个独特的转录过程，这取决于其浸润的肿瘤类型、阶段和免疫组成。M2巨噬细胞在狭义上被定义为TAMs，因为活跃的TAMs具有与M2巨噬细胞相似的各种性质（Murray et al.，2014；Chavez-Galan et al.，2015）。TME由多种类型的细胞组成，如肿瘤细胞、粒细胞、巨噬细胞（约占50%）、肥大细胞、成纤维细胞和上皮细胞。它们分泌的细胞因子和趋化因子（如CCL2、CCL11、CCL16和CCL21）是巨噬细胞浸润的主要决定因素。越来越多的证据表明，肿瘤细胞招募巨噬细胞以支持肿瘤生长。临床数据表明，80%以上的肿瘤预后不良与TAMs增加有关，TAMs不仅缺乏对肿瘤细胞的吞噬功能，还可促进肿瘤细胞的传播和扩散。肿瘤中高密度的TAMs与血管密度增加、化疗耐药性和各种癌症类型，如结直肠癌、乳腺癌、卵巢癌、非小细胞肺癌、黑色素瘤、霍奇金淋巴瘤和多发性骨髓瘤的预后恶化有关（Guerriero，2018）。

3 TAMs和癌症

3.1 TME中TAMs与癌细胞的交互作用

目前已有多种在介导癌细胞逃离巨噬细胞的攻击中发挥作用的分子机制的记录。程序性死亡受体1（programmed death-1，PD-1）属于CD28超家族，在效应T细胞和TAMs的免疫抑制中发挥重要作用。肿瘤细胞表面的细胞程序性死亡受体配体1（programmed death-ligand 1，PD-L1）与效应T细胞和巨噬细胞上的PD-1结合，通过抑制效应T细胞的细胞因子表达、活化、增殖以及巨噬细胞的吞噬作用，从而帮助肿瘤细胞逃避效应T细胞和TAMs的攻击（Boussiotis et al.，2014；Yu et al.，2015；Gordon et al.，2017；Katsuya et al.，2016）。CD47，即“别吃我”信号，被描述为可保护宿主细胞免受巨噬细胞破坏的自身分子（Jaiswal et al.，2009；Zhao et al.，2016）。肿瘤细胞膜上表达的CD47与巨噬细胞上的信号调节蛋白-α1（signal regulatory protein，SIRPα1）结合，通过阻断肌球蛋白ⅡA在吞噬细胞突触处的积聚来抑制吞噬作用（Okazawa et al.，2005；Barclay and Van den Berg，2014）。抗体介导的CD47的抑制增强了巨噬细胞介导的吞噬作用（Tseng et al.，2013）。靶向CD47/SIRPα1信号通路目前正在进行临床试验（Pathria et al.，2019；Chao et al.，2012）。在乳腺癌和卵巢癌中，CD24被发现是一种主要的先天免疫检查点，它可以通过与TAMs上表达的抑制性受体唾液酸结合免疫球蛋白（Ig）样凝集素10（Siglec-10）相互作用，提供“别吃我”信号，从而增强肿瘤逃逸。通过各自的抗体抑制CD24和Siglec-10之间的串扰，或清除CD24/Siglec-10的基因，可以明显促进TAMs对表达CD24的肿瘤的吞噬功能（Barkal et al.，2019）。最近的研究揭示了另一种识别机制，其可以阻止巨噬细胞对肿瘤细胞的吞噬，即巨噬细胞上的白细胞免疫球蛋白样受体亚家族B成员1（leukocyte immunoglobulin-like receptors Subfamily B member 1，LILRB1）与肿瘤细胞上的主要组织相容性复合体（MHC）Ⅰ类组分β2-微球蛋白之间的相互作用。阻断β2-微球蛋白或抗LILRB1抗体均可显著增强巨噬细胞的吞噬作用并抑制肿瘤生长（Barkal et al.，2018）。在TME中，外泌体被发现是蛋白质、核酸的重要载体，可影响癌细胞的生存、生长和转移（Milane et al.，2015；Syn et al.，2016）。最近的一项研究发现，以M2极化表型为特征的TAMs可以分泌外泌体并促进胃癌的转移。这些外泌体中存在丰富的载脂蛋白E（apolipoprotein E，ApoE），其可以激活磷脂酰肌醇3激酶（PI3K）-蛋白激酶B信号通路，以驱动癌细胞的上皮间质转化（epithelial-mesenchymal transition，EMT）和细胞骨架重排（Zheng et al.，2018）。另一项研究发现，TAMs衍生的外泌体通过将miR-365转移到癌细胞中来促进胰腺导管腺癌（ductal adenocarcinoma of the pancreas，PDAC）对吉西他滨的耐药性（Binenbaum et al.，2018）。探索巨噬细胞来源的外泌体及其成分在癌症发展和转移中的作用将为癌症的治疗打开一扇新的大门。最近的研究表明，补体介导的炎症可以促进致瘤的进展（Medler et al.，2018）。在小鼠鳞状细胞癌（squamous cell carcinoma，

SCC）模型中，TAMs触发的纤溶酶原会产生独立于C3活化的C5a。巨噬细胞和肥大细胞中的C5a激活C5aR会形成免疫抑制巨噬细胞，其可抑制$CD8^+$T淋巴细胞的活化（Medler et al.，2018）。与单独使用C5aR拮抗剂PMX-53或紫杉醇相比，PMX-53和紫杉醇的联合治疗可显著抑制肿瘤生长。此外，用PMX-53抑制C5aR信号可显著增强检查点抑制剂抗PD-L1抗体的抗肿瘤效力，这表明抗补体治疗可能有益于癌症免疫治疗（Affara et al.，2014；Zha et al.，2017）。

3.2 TAMs与肿瘤进展

最初的研究认为，巨噬细胞被募集到肿瘤部位以杀死癌细胞。然而，越来越多的证据表明，TAMs可通过分泌多种趋化因子和细胞因子导致肿瘤恶化和发展，如IL-6、IL-8和IL-10（Zhou et al.，2020）。肿瘤相关内皮细胞和TAMs分泌的IL-6通过调节局部炎症、细胞周期、肿瘤血管生成和干细胞自我更新来参与肿瘤的发生与发展。通过IL-6介导信号转导及转录激活因子3（STAT3）磷酸化的调节，从而引起EMT、转录因子Snail和Bcl-2的过表达以及癌症中的抗细胞凋亡作用（Gao et al.，2018；Yadav et al.，2011）。TAMs高度分泌的IL-8参与血管生成、肿瘤转移和免疫抑制（Williams et al.，2016）。监测IL-8水平可以预测检查点阻断的免疫治疗结果（Sanmamed et al.，2017）。外源性IL-8通过增强p-JAK2和p-STAT3的表达激活JAK2/STAT3/Snail信号通路，进一步促进EMT和癌变的发生（Deng et al.，2013）。在炎性乳腺癌（inflammatory carcinoma of the breast，IBC）中高表达的IL-8和趋化因子，可促进巨噬细胞募集并转化为M2巨噬细胞，后者可分泌高水平的IL-8和化学因子，从而形成前馈细胞因子/趋化因子环路，驱动IBC的EMT（Valeta-Magara et al.，2019）。此外，TAMs还分泌IL-10、转化生长因子-β（TGF-β）和炎症介质，如前列腺素E2（prostagladin E2，PGE2）和基质金属蛋白酶-7（MMP-7），可抑制T淋巴细胞活化的抗原呈递过程。在慢性炎症期间，TLR4刺激M2分泌细胞因子IL-10并通过LPS激活TLR4，显著增强了胰腺癌细胞的EMT（Liu et al.，2013）。IL-10还通过PI3K信号通路增强PP2A癌症抑制因子（CIP2A）重组蛋白抑制剂的表达，并促进肺腺癌中肿瘤的侵袭性（Sung et al.，2013）。IL-10血浆水平与肿瘤进展显著相关，这表明IL-10在肿瘤进展中起关键作用（Sato et al.，2011）。

3.3 TAMs与肿瘤转移

癌症转移的潜在机制和过程非常复杂。癌细胞开始于局部渗入、内渗，最终在外周部位外渗。播散的癌细胞需要逃避免疫系统的攻击，在血液或淋巴循环中存活，在远处安顿下来，并在新的敌对环境中增殖（Ruffell and Coussens，2015；Cassetta and Pollard，2018）。巨噬细胞参与转移过程的所有阶段。人类实体瘤中巨噬细胞的高浸润性、CSF-1的过表达及其趋化因子CCL2与临床预后不良相关（Cassetta and Pollard，2020）。Joyce和Pollard已经证明，在小鼠乳腺肿瘤模型中，CSF-1缺乏（类似于巨噬细胞的缺乏）可以减缓肿瘤恶化并显著抑制转移，这表明TAMs在癌症转移中起着关键作用（Joyce and Pollard，2009）。该现象在其他癌症（如肺癌、胰腺癌和胶质母细胞瘤）的临床前小鼠模型研究中得到了复现（Zabuawala et al.，2010；Welm et al.，2007；Rolny et al.，2011；Gocheva et al.，2010；Qian et al.，2011）。转移性癌细胞通过CCL2-CR2信号机制来招募骨髓来源的经典单核细胞（Qian et al.，2011）。这些外渗的单核细胞通过趋化因子CCL3-CR1自分泌信号的参与分化为转移相关巨噬细胞（MAM）（Mummalaneni et al.，2014；Kitamura et al.，2015）。MAM的特征在于表达标志物CD11b、VEGF受体1、CXC趋化因子受体3（CXCR3）和C-C基序趋化因子受体2（CCR2），它们不同于常驻巨噬细胞和MAM前体细胞。MAM通过促进外渗和肿瘤生长以及抑制细胞毒性T细胞的功能来介导癌细胞转移，当到达循环血管时，巨噬细胞会为癌细胞打开一道逃生之门。此外，巨噬细胞会产生其他有助于癌细胞侵袭的分子（Sangaletti et al.，2008）。组织蛋白酶可以重塑基质并释放MAM产生的隔离的生长因子和TGF-β，驱动上皮细胞向癌细胞的EMT转变（Laoui et al.，2011；Quail and Joyce，2013；Bonde et al.，2012）。肺中的巨噬细胞与转移癌细胞相互作用，并通过血管细胞黏附分子-1（vascular cell adhesion molecule-1，VCAM-1）依赖性和蛋白激酶B（Akt）依赖性机制支持其存活。此外，MAMs与转移癌细胞串扰将MAMs保留在转移灶中，这可以进一步促进癌瘤生长（Kitamura et al.，2015）。TAMs抑制细胞毒性T细胞的功能可能是帮助癌细胞逃避T细胞的攻击，这可能是促进癌症转移的机制之一（Kitamura et al.，2018）。TAMs可以通过释放精氨酸酶1（ARG-1）耗尽L-精氨酸来直接抑制T细胞的细胞毒性，这对于抗原与T细胞结合后T细胞受体（T cell receptor，TCR）的再表达至关重要。此外，TAMs会产生IL-10和TGF-β等细胞因子，通过抑制$CD4^+$和$CD8^+$ T淋巴细胞并诱导TME中调节性T细胞（regulatory T cell，Treg cell）增殖，从而营造免疫抑制微环境。TAMs介导的趋化因子（如CCL2、CCL3、CCL4、CCL5和CCL20）释放，有助于TME中Treg细胞的募集（Noy and Pollard，2014）。此外，TAMs诱导的免疫抑制是由抑制性受体的表达引起的，如非经典的MHC Ⅰ分子人类白细胞抗原-E（HLA-E）和人类白细胞抗原-G（HLA-G），可通过与CD94和LILRB1的相互作用抑制NK细胞和T细胞的活化（Morandi and Pistoia，2014）。TAMs表达的T细胞免疫检查点配体（如PD-L1、PD-L2、B7-1和B7-2）可直接抑制T细胞的功能（Santarpia and Karachaliou，2015；Buchbinder and Desai，2016）。由于临床前和临床数据都建立了原理证明，因此将靶向TAMs用于抗癌转移治疗具有重要意义。

3.4 TAMs与血管生成

血管生成是肿瘤生长和进展的关键条件。癌组织的特点是缺氧和不均衡的血管化，这实际上可以改变巨噬细胞的分布和功能。TAMs优先积聚在缺氧的肿瘤血管化不足的区域（Mantovani et al.，2002）。在缺氧条件下，巨噬细胞的迁移受到抑制，TAMs被固定在肿瘤的非血管、坏死和缺氧区域，巨噬细胞在这些区域与癌细胞共同促进血管生成（Grimshaw and Balkwill，2001；Leek et al.，1996，1999；Lewis et al.，2000）。在乳腺癌中，TAMs过表达缺氧诱导因子（hypoxia-inducible factor，HIF）（如HIF-2α和HIF-1），它们是诱导促血管生成因子［如血管内皮生长因子（VEGF）、碱性成纤维细胞生长因子（bFGF）和趋化因子CXCL8和CXCL12］分泌的转录因子，可促进血管生成（Talks et al.，2000；Crowther et al.，2001；Lin and Pollard，2007；Hughes et al.，2015）。其他因素如TGF-β、WNT7B、肿瘤坏死因子（TNF）和胸苷磷酸化酶也通过募集和激活支持微环境中血管网络生成的内皮细胞或其他细胞（如成纤维细胞或周细胞），来促进血管生成过程（Cassetta and Pollard，2018；Yeo et al.，2014；Hirano et al.，2001）。经证明，表达血管生成素-1受体（TIE2）的TAMs亚群在肿瘤血管生成中发挥了重要作用。这些TAMs的耗竭会抑制肿瘤的生长和转移（De Palma et al.，2005；Mazzieri et al.，2011）（图4-1）。

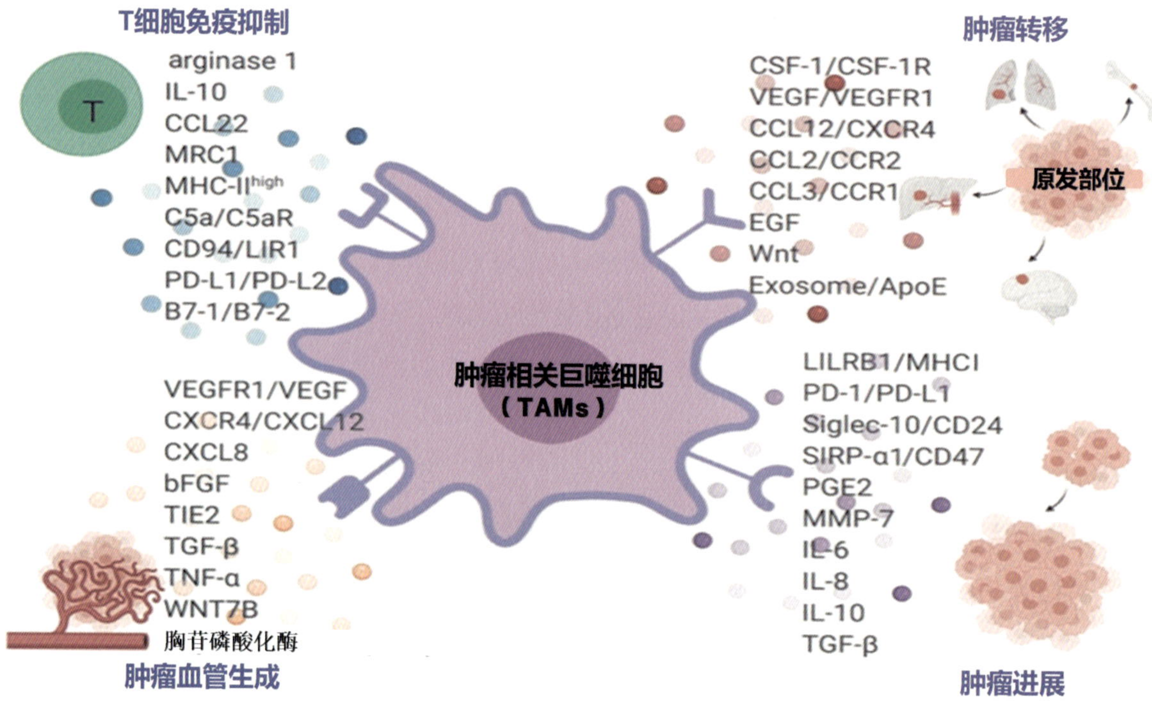

图4-1 TAMs在促进肿瘤进展、肿瘤血管生产、肿瘤转移和T细胞免疫抑制中的作用

注：CSF-1/CSF-1R、VEGF/VEGFR1、CCL12/CXCR4、CCL2/CCR2、CCL3/CCR1、LILRB1/MHCⅠ、PD-1/PD-L1、Siglec-10/CD24、SIRPα1/CD47、C5a/C5aR和CD94/LIR1的相互作用以及生长因子（VEGF、EGF和bFGF）、细胞因子（CSF-1、IL-6、IL-8、IL-10、TGF-β、TNF-α）、趋化因子（CXCL12、CXCL8和CCL22）和其他介质（TIE2、PGE2、MMP-7、外泌体、胸苷磷酸化酶）参与了TAMs介导的肿瘤进展的不同阶段和T细胞免疫抑制。

4 癌症治疗中的TAMs

TAMs是被招募到TME中的优势细胞群，并由癌细胞塑造呈现M2特性。TAMs的功能可塑性较强，能快速适应TME中各种癌症治疗方式（从放疗、化疗、靶向治疗到免疫治疗）的微环境干扰，TAMs与癌症治疗之间的这种相互作用的临床后果因癌症类型和治疗类别不同而各有差异（Vitale et al.，2019；De Palma and Lewis，2013；Larionova et al.，2019；Neophytou et al.，2020）。在某些情况下，治疗剂可能通过TAMs的功能实现其药理作用。例如，越来越多的证据表明二甲双胍通过调节TAMs的功能状态能抑制肿瘤发生、癌细胞增殖和肿瘤转移。二甲双胍诱导M1相关细胞因子IL-12和TNF-α的表达，并降低M2相关细胞因子IL-8、IL-10和TGF-β的表达，以通过癌细胞将TAMs的极化恢复为M2表型，从而可能恢复肿瘤免疫监视（Ding et al.，2015；Chiang et al.，2017；Ma et al.，2020；de Oliveira et al.，2019）。然而，在其他情况下，TAMs可能通过形成免疫抑制性TME而阻碍药物治疗的效果。

4.1 放射治疗中的TAMs

放射治疗（放疗）是临床治疗实体瘤最常用的治疗模式。除了其直接的细胞杀伤作用外，放疗还彻底地改变了TME，尤其是TAMs通常会被辐射重塑，从而根据辐射剂量和癌症类型表现出双向后果（促炎或促致瘤表型）（Mantovani and Allavian，2015）。一方面，辐射诱导的免疫原性细胞死亡可以激活先天性和适应性免疫系统，以触发TAMs密切参与的抗肿瘤免疫反应（Golden et al.，2014）。例如，局部低剂量γ辐射将TAMs编程为iNOS+M1状态，随后促进肿瘤特异性T细胞向TME的募集，然后引发T细胞参与免疫应答（Klug et al.，2013；Prakash et al.，2016）。另一方面，越来越多的证据表明，TAMs介导了多种癌症的放射抗性（Wu et al.，2017）。放疗可能会使TAMs极化到M2表型，以允许免疫逃逸发生并降低抗肿瘤效果。例如，一项体内研究显示，前列腺癌中3 Gy的辐射可上调癌细胞上CSF-1的表达，进而将TAMs（CSF-1R）募集到TME，然后促进肿瘤再生（Xu et al.，2013）。在胶质母细胞瘤中，辐射通过上调CSF-1R的表达增加了M2表型的TAMs数量，最终降低了肿瘤对放疗的敏感性（Stafford et al.，2016）。骨髓源性巨噬细胞（bone marrow derived macrophages，BMDM）ϕ在20 Gy电离辐射后促进了肿瘤生长。VEGF表达上调是由BMDMϕ细胞中TNF-α的自分泌或旁分泌引起的，去除TNF-α可使肿瘤对电离辐射重新敏感（Meng et al.，2010）。最近的数据表明，在小鼠模型中，成纤维细胞生长因子-2（FGF-2）对于放疗后TAMs向M2表型转变至关重要，阻断FGF-2可增加M1样TAMs的百分比，使肿瘤生长延迟，并延长小鼠的存活期（Im et al.，2020）。此外，据报道，FGF-2受体（FGF-2R）可介导胶质母细胞瘤的放射抗性（Gouaze-Andersson et al.，2016）。这些证据表明，通过直接耗尽TAMs或通过靶向上述关键参与者（CSF-1/CSF-1R、TNF-α、FGF-2/FGF-2R）来恢复M2极化是一种联合放疗提高临床疗效的有前途的策略。

4.2 化疗中的TAMs

TAMs和化疗之间的相互作用已被广泛分类，涉及患者中多种癌症治疗的临床疗效变化（Larionova et al.，2019）。癌细胞可以重塑细胞代谢，从而改变TAMs的表型，以保护自己免受药物暴露的影响。例如，M2表型的TAMs已被充分证明与PDAC治疗中的化疗耐药性有关，CCR2和CSF-1R在驱动化疗耐药性中发挥了关键作用（Mitchem et al.，2013）。TAMs和PDAC细胞的代谢组学分析揭示了TAMs促进葡萄糖生物合成嘧啶并释放脱氧胞苷分子与PDAC细胞相互作用，最终驱动吉西他滨具有耐药性的潜在机制，通过简单限制葡萄糖供应阻断脱氧胞苷释放可使PDAC细胞对吉西他滨敏感，从肿瘤内代谢串扰的角度提供了吉西他滨具有耐药性的新机制（Halbrook et al.，2019）。本研究的进一步回顾性分析表明，微环境中较低的TAMs是PDAC患者具有更好的药物反应和改善疾病特异性生存结局的有利因素。由于在一组癌细胞系和患者来源的癌细胞中也观察到脱氧胞苷的释放，因此TAMs释放嘧啶分子可能会驱动其他癌症的化学耐药性。

此外，体外和体内研究均发现TAMs可通过增强生存因子活性或激活癌细胞中的抗凋亡程序来介导化疗耐药性（Correia and Bissell，2012；Castells et al.，2012；DeNardo et al.，2011）。例如，TAMs抑制了广泛使用的抗有丝分裂剂紫杉醇对多种癌细胞系和体内模型的细胞毒性作用（Olson et al.，2017）。M2表型的TAMs能够释放一氧化氮，以保护癌细胞免受顺铂诱导而凋亡，从而促成几种癌细胞系的耐药性（Perrotta et al.，2018）。使用源自骨髓（bone marrow，BM）的巨噬细胞与乳腺癌细胞系的体外共培养研究表明，巨噬细胞可赋予PDAC细胞对紫杉醇、多柔比星、依托泊苷及吉西他滨的化疗耐药性（Mitchem et al.，2013；Shree et al.，2011）。TAMs中STAT3的激活已被证明可促进PDAC癌细胞的增殖和存活、体内对卡铂的耐药性、与IL-6及其他巨噬细胞衍生因子（如乳脂球表皮生长因子Ⅷ）协同作用时的肿瘤细胞生长（Jinushi et al.，2011；Taniguchi and Karin，2014；Yu et al.，2014）。IL-6可通过BMDMϕ与肿瘤细胞以及体内TAMs的共培养产生（DeNardo et al.，2009；Movahedi et al.，2010；Song et al.，2009）。IL-1β还可以在单核细胞和成骨细胞中诱导IL-6的产生（Mori et al.，2011；Tosato and Jones，1990）。在小鼠淋巴瘤模型中，体内证据表明IL-6具有化学耐药性（Gilbert and Hemann，2010）。然而，实体瘤化疗期间IL-6的来源和相关性仍未被完全描述清楚。在皮下MCF-7乳腺癌异种移植物-动物模型中，抗CSF-1中和抗体可以增加化疗敏感性（Paulus et al.，2006）。TAMs产生的可溶性化学保护因子依赖于组织蛋白酶B和组织蛋白酶S的活性。组织蛋白酶活性的体内抑制作用增强了乳腺癌对紫杉醇的反应（Shree et al.，2011）。巨噬细胞是TNF的主要来源，其可能是直接通过核因子κB（NF-κB）激活或间接通过诱导IL-6表达介导化疗耐药性的关键因素之一（Mori et al.，2011；Li and Sethi，2010）。据报道，TNF-α通过NF-κB依赖性表达小眼畸形相关转录因子，介导黑色素瘤对丝裂原活化蛋白激酶（mitogen-activated protein kinase，MAPK）抑制剂的耐药性。总之，有很充分的依据以导致化疗耐药性的TAMs为靶点进行抗癌治疗。

4.3 癌症免疫治疗中的TAMs

基于T细胞的免疫疗法，如过继性T细胞疗法和免疫检查点阻断疗法（immune checkpoint

blockade，ICB），正在改变临床实践中传统的癌症治疗模式（Galon and Bruni，2019）。然而，只有一小部分癌症患者可以从这些疗法中受益。作为TME中的主要免疫细胞群，TAMs与其他免疫细胞积极相互作用，以干扰源自基于T细胞免疫疗法的抗肿瘤免疫，这是原发性耐药患者免疫治疗失败的重要机制（Li et al.，2019a）。基于T细胞的免疫疗法通过增强TME中的T细胞免疫发挥抗肿瘤活性，而T细胞则受到TAMs的影响。TAMs不仅可以通过抑制初始T细胞的增殖来抑制T细胞功能，而且还通过释放各种抗炎细胞因子（如IL-10、TGF-β、PGE2）或利用抑制受体（TAMs上的检查点分子，如B7-H4和免疫检查点蛋白VISTA）抑制细胞毒性T细胞反应，最终建立免疫抑制性的TME而导致临床结果不佳（De Palma and Lewis，2013；Ruffell et al.，2014）。

4.4 TAMs辅助精准癌症治疗

如上所述，TAMs严重影响癌症治疗的抗肿瘤活性，这表明有必要开发可用于定制治疗方案的预测性或预后性的生物标志物，并深入研究、发现新的TAMs相关治疗靶点的详细机制，以促进精准癌症医学的发展。

高通量组学分析研究提出了一种可能性，即使用TAMs的功能作为预测性生物标志物来精确地指导患者分层，以改善治疗结果。在TRIBE和FIRE-3临床试验队列中，基因突变测序分析结果表明，TAMs调节基因的突变特征可以可靠地预测贝伐珠单抗联合FOLFIRE治疗的转移性结直肠癌（metastatic colorectal cancer，mCRC）患者的无进展生存期（Sunakawa et al.，2015）。最近对348名患者的大块肿瘤的多组学分析报告称，M1巨噬细胞的浸润水平与转移性尿路上皮癌中ICB的药物反应显著相关（Zeng et al.，2000），这表明编码TAMs状态的基因组学特征可能是ICB患者治疗中选择的有效生物标志物。在一项非小细胞肺癌的Ⅳ期临床试验研究中，DNA甲基化微阵列分析显示，对ICB无反应的是那些TME中高度富集TAMs、中性粒细胞和癌症相关成纤维细胞的患者，这表明TAMs具有作为PD-L1染色评分和肿瘤突变负荷的补充性生物标志物的潜力（Duruisseaux et al.，2018）。从乳腺癌患者和健康对照者中分离的单核细胞的转录组分析可以鉴定TAMs的特征，其与侵袭性亚型和低生存率高度相关，而Siglec-1和CCL8是在这种情况下控制TAMs和癌细胞之间相互作用的关键调节因子，这为乳腺癌治疗提供了新型生物标志物和潜在治疗靶点（Cassetta et al.，2019）。

此外，单细胞水平的TAM转录组分析描绘了更精确的TAMs概况，并提供了更多个性化癌症治疗的线索。近年来，单细胞测序技术正在改变我们对肿瘤异质性的理解。单细胞分辨率下的肿瘤转录组，通过提供个体化免疫相互作用概况作为定制式治疗设计的新证据，为个性化癌症治疗开辟了新途径（Weissleder and Pittet，2020；Qian et al.，2020）。肺癌患者的单细胞RNA序列分析表明，TAMs在肺癌中可以被功能性地分为10个亚型，特别是某些亚型可同时表达M1和M2标志物（Weissleder and Pittet，2020）。这一发现表明TAMs具有一系列的功能状态，而不是传统观念认为的TAMs仅由M1和M2亚型组成，以应对TME的复杂性。

TAMs与癌症治疗的相互作用通过各种已阐明和未探索的分子机制对癌症治疗的临床结果产生了多方面的影响。通过消除促肿瘤TAMs或将其重新导向肿瘤抑制表型来利用这些相互作用，为消除免疫抑制性TME、使耐药癌细胞对癌症治疗方式敏感、对患者进行分层以匹配最佳治疗策略以及最终在临床实践中为癌症患者提供了广阔前景。

5 靶向TAMs的癌症治疗

TAMs在肿瘤增殖、血管生成、侵袭、转移和免疫抑制过程中发挥着重要作用，并干扰大多数标准癌症治疗（Pathria et al.，2019）。来自血液的循环单核细胞数量增加和大量巨噬细胞浸润到肿瘤组织中，尤其是抗炎TAMs的积累与各种癌症中较差的临床效果和治疗耐药性密切相关（La Fleur et al.，2021）。因此，将TAMs与化疗、放疗或免疫疗法结合使用可能会改善标准的癌症治疗效果（Cheng et al.，2020）。此外，巨噬细胞在癌症发展中的潜在作用推动了新型靶向巨噬细胞抗肿瘤疗法的发展（Mantovani et al.，2017；Sawa-Wejksza and Kandefer-Szerszen，2018）。目前，几种药理学策略已经被提出来应用于临床前研究或临床试验，在实验室肿瘤模型或临床试验中抑制TAMs募集、消耗TAMs并将M2 TAMs重编程为M1 TAMs（图4-2）（Anfray et al.，2019）。此外，由于其固有的归巢特性，M1巨噬细胞或其衍生成分也可以用作药物递送系统，主动将有效载荷运送到肿瘤部位（Guerra et al.，2017）。作为药物递送系统的新进展，TAM主要集中在M1巨噬细胞及其衍生的外泌体和膜包被的纳米颗粒上（Miller et al.，2015）。

5.1 靶向TAM募集和定位的癌症治疗

大量证据表明，由于一些肿瘤衍生因子的影响，巨噬细胞在肿瘤中的募集和定位是由循环中单核细胞的持续积累所导致的（Qian and Pollard，2010）。这些因子包括CSF-1、CCL2、C-X-C基序趋化因子配体12（CXCL12）和VEGF，它们介导了单核细胞和肿瘤细胞之间的相互作用；因此，抑制单核细胞趋化因子、细胞因子及其受体可以阻断TAM的募集和定位（Argyle and Kitamura，2018；Owen and Mohamadzadeh，2013；Zhang et al.，2020）。

5.1.1 靶向CSF-1/CSF-1R信号

CSF-1/CSF-1R的信号传导是与TAMs的募集、增殖、分化和存活相关的一个关键通路，其对于刺激单核细胞和巨噬细胞的趋化活性（包括从M1 TAMs向M2 TAMs的转化）也是必不可少的（Laoui et al.，2014；Dwyer et al.，2017）。研究表明，CSF-1可促进乳腺肿瘤向恶性肿瘤发展，肿瘤组织中CSF-1的高表达，或TAM中CSF-1R的高表达都与肿瘤预后不良相关（Lin et al.，2001；Zhu et al.，2018；Koh et al.，2014）。CSF-1R的缺失可导致小鼠体内几乎所有的巨噬细胞都急剧

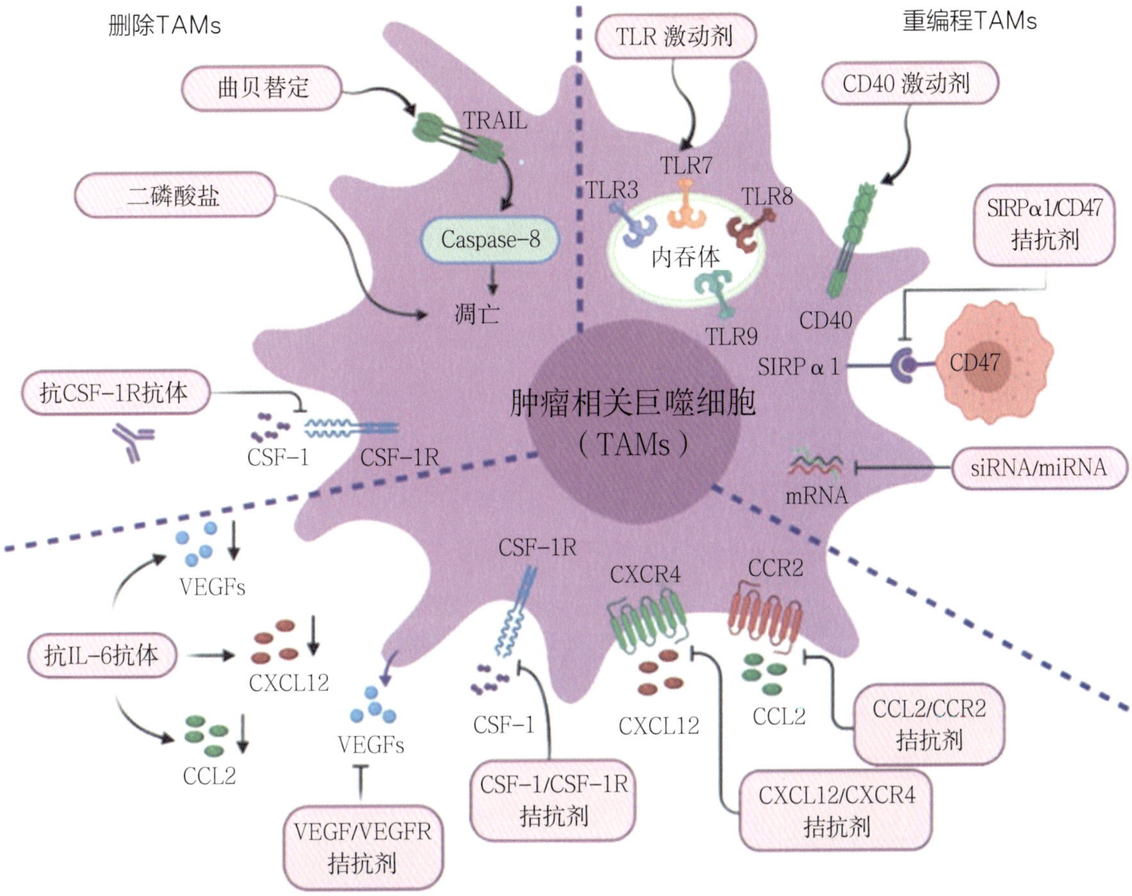

图4-2　靶向TAMs的癌症治疗

注：目前，已经在不同的研究阶段提出了3种策略，包括靶向TAM的募集和定位、靶向TAMs的抑制，以及靶向TAMs的重编程。靶向TAM的募集和定位强调了4个信号轴，即CSF-1/CSF-1R信号轴、CCL2/CCR2信号轴、CXCL12/CXCR4信号轴和VEGF/VEGFR信号轴。靶向TAMs的抑制讨论了2种化学试剂二磷酸盐和曲贝替定以及TAMs特异性表面标志物的其他靶点。靶向TLR、SIRPα1/CD47、CD40和其他策略参与了TAMs的重编程。

耗竭（Erblich et al.，2011）。此外，粒细胞集落刺激因子（granulocyte colony-stimulating factor，G-CSF）可调节巨噬细胞表型，抑制G-CSF增强循环单核细胞和TAMs的突变，并显著限制三阴性乳腺癌的肺转移，但如果G-CSF保持在高水平，抗CSF-1R治疗可以增强抗炎的TAMs并促进肺转移（Hollmen et al.，2016）。抗体和化学抑制剂对巨噬细胞集落刺激因子（M-CSF）的抑制作用显著抑制了小鼠骨肉瘤模型中肿瘤血管和淋巴管的生成（Kubota et al.，2009）。而抗CSF-1R的抗体在不抑制炎症的情况下耗尽了单核细胞和TAM的常驻亚群，并且使用CSF-1R抑制剂阻断巨噬细胞也会导致原癌（M2）巨噬细胞的浸润减少（MacDonald et al.，2010）。此外，抑制CSF-1R的单克隆抗体（monoclonal antibody，mAb）（RG7155）在体外和体内均被证明可降低F4/80$^+$ TAMs，并同时增加CD8$^+$/CD4$^+$ T淋巴细胞比率（Ries et al.，2014）。对患者施用RG7155会导致肿瘤组织中CSF-1R$^+$ CD163$^+$巨噬细胞显著减少。目前，用RG7155单一治疗或与其他疗法结合治疗实体瘤的临床试验仍在研究阶段。此外，在小鼠乳腺癌模型中通过CSF-1R阻断靶向TAMs可以刺激肿瘤内Ⅰ型干扰素信号传导，从而增强铂基化疗药物的抗癌效果（Salvagno et al.，2019）。通过肺部递送CSF-1R抑制剂PLX-3397局部靶向肺TAMs可以减少TME中的M2巨噬细胞和增加M1巨噬细胞，从而治疗乳腺肿瘤的肺转移（Alhudaithi et al.，2020）。研究人员还报道了一种强效、高选择性、口服生物可利用的CSF-1R抑制剂IACS-9439，它可以减少对巨噬细胞剂量的依赖性，并在小鼠结肠癌细胞（MC38）和小鼠胰腺癌细胞（Panc02）同基因肿瘤模型中抑制肿瘤生长（Czako et al.，2020）。在其他一些研究中，CSF-1R抑制剂可以减少肿瘤组织中TAMs的数量，抑制肿瘤生长，并明显减少肿瘤的血管生成和转移。JNJ-28312141是一种CSF-1R相关受体酪氨酸激酶3（FLT3）抑制剂，其以剂量依赖的方式抑制非小细胞肺癌的生长并减少肿瘤血管系统生成；这些效应与F4/80$^+$ TAMs的显著减少高度相关。另一种CSF-1R抑制剂BLZ945在临床前研究中显示出作为乳腺癌、胶质母细胞瘤和宫颈癌有效抗肿瘤药物方面所具有的潜力，并已证实其存在将致瘤M2巨噬细胞转化为抗肿瘤M1巨噬细胞的强大能力。许多研究表明，通过抑制CSF-1R靶向TAMs可以抑制肿瘤的生长和转移，目前正在开展大规模的临床试验，评估靶向CSF-1/CSF-1R信号的抗体/小分子单独或联合其他治疗方法在不同类型肿瘤中的生物安全性和生物活性（表4-1）。同时研究人员还发现，抗CSF-1R和抗CSF-1抗体/CSF-1R小分子抑制剂的治疗促进了乳腺癌的转移，因此，CSF-1/CSF-1R信号能否作为乳腺癌治疗的靶点仍需进一步研究（Swierczak et al.，2014）。

表4-1 靶向CSF-1/CSF-1R信号的临床试验列表

编号	试剂	描述	阶段	条件
NCT02371369	PLX-3397	小分子	阶段Ⅲ	色素绒毛结节性滑膜炎或腱鞘巨细胞瘤
NCT02071940	PLX-3397	小分子	阶段Ⅱ	黑色素瘤
NCT02390752	PLX-3397	小分子	阶段Ⅰ/Ⅱ	难治性白血病和难治性实体瘤
NCT01349049	PLX-3397	小分子	阶段Ⅰ/Ⅱ	急性髓系白血病
NCT02452424	PLX-3397	小分子	阶段Ⅰ/Ⅱ	晚期黑色素瘤和其他实体瘤
NCT01004861	PLX-3397	小分子	阶段Ⅰ	实体瘤
NCT01525602	PLX-3397	小分子	阶段Ⅰ	晚期实体瘤
NCT01042379	PLX-3397	小分子	阶段Ⅰ	乳腺癌
NCT02777710	PLX-3397	小分子	阶段Ⅰ	胶质母细胞瘤和胶质肉瘤
NCT02584647	PLX-3397	小分子	阶段Ⅰ/Ⅱ	无法切除的肉瘤和恶性周围神经鞘肿瘤
NCT01596751	PLX-3397	小分子	阶段Ⅰb/Ⅱ	转移性乳腺癌
NCT02472275	PLX-3397	小分子	阶段Ⅰ	中、高风险前列腺癌
NCT01790503	PLX-3397	小分子	阶段Ⅰb/Ⅱ	新诊断的胶质母细胞瘤

续表

编号	试剂	描述	阶段	条件
NCT01804530	PLX-7486	小分子	阶段Ⅰ	晚期实体瘤
NCT02880371	ARRY-382	小分子	阶段Ⅰb/Ⅱ	晚期实体瘤
NCT02829723	BLZ-945	小分子	阶段Ⅰ/Ⅱ	晚期实体瘤
NCT03069469	DCC-3014	小分子	阶段Ⅰ	血液肿瘤和实体瘤
NCT03238027	SNDX-6352	小分子	阶段Ⅰ	实体瘤
NCT03502330	FPA008	单克隆抗体	阶段Ⅱ	晚期胰腺癌
NCT03697564	FPA008	单克隆抗体	阶段Ⅱ	Ⅰc期胰腺癌
NCT03768531	FPA008	单克隆抗体	阶段Ⅱ	可切除胆道癌
NCT02526017	FPA008	单克隆抗体	阶段Ⅰ	选定的晚期肿瘤
NCT03502330	FPA008	单克隆抗体	阶段Ⅰ	晚期黑色素瘤、非小细胞肺癌和肾细胞癌
NCT02471716	FPA008	单克隆抗体	阶段Ⅰ/Ⅱ	腱鞘巨细胞瘤
NCT02265536	LY-3022855	单克隆抗体	阶段Ⅰ	乳腺癌或前列腺癌
NCT01346358	IMC-CS4（LY-3022855）	单克隆抗体	阶段Ⅰ	晚期实体瘤
NCT03101254	LY-3022855	单克隆抗体	阶段Ⅰ/Ⅱ	黑色素瘤
NCT03153410	LY-3022855	单克隆抗体	阶段Ⅰ	胰腺癌
NCT02923739	RG 7155	单克隆抗体	阶段Ⅱ	铂耐药卵巢癌
NCT02323191	RG 7155	单克隆抗体	阶段Ⅰ	晚期实体瘤
NCT01494688	RG 7155	单克隆抗体	阶段Ⅰ	晚期实体瘤
NCT01444404	AMG-820	单克隆抗体	阶段Ⅰ	晚期实体瘤
NCT02713529	AMG-820	单克隆抗体	阶段Ⅰb/Ⅱ	胰腺癌、结直肠癌和非小细胞肺癌
NCT02807844	MCS 110	单克隆抗体	阶段Ⅰb/Ⅱ	晚期恶性肿瘤
NCT02948101	PD-0360324	单克隆抗体	阶段Ⅱ	铂耐药上皮性卵巢癌

5.1.2 靶向CCL2/CCR2信号轴

CCL2也被称为单核细胞趋化蛋白-1（MCP-1），是一种在实体瘤中过表达的C-C基序趋化因子，与肿瘤黏附、迁移、侵袭、发展和血管生成的增加密切相关（Hao et al., 2020）。此外，CCL2还可以将单核细胞募集到免疫抑制性TME中：肿瘤细胞通过CCL2/CCR2信号轴将炎性单核细胞集聚到肿瘤部位，并将募集的单核细胞极化为TAMs以促进肿瘤生存及转移（Qian et al.,

2011；McClellan et al.，2012）。作为其主要受体，CCR2的上调也被报道与癌症转移和复发相关（Nagarsheth et al.，2017），CCR2阳性TAMs向肝转移部位募集会导致结直肠癌预后不良（Grossman et al.，2018）。最近的研究表明，在食管癌发生过程中，CCL2/CCR2信号轴介导的TAMs集聚可通过PD-1信号传导诱导以免疫逃逸（Yang et al.，2020）。阻断CCL2/CCR2信号轴可减少巨噬细胞的浸润并抑制肿瘤生长（Lim et al.，2016）。此外，CCL2/CCR2信号轴的破坏可以明显减少肿瘤中TAMs的数量，从而抑制某些特定类型肿瘤的生长和扩散（Fujimoto et al.，2009）。

在动物模型中，抗CCL2抗体或CCL2抑制剂被证明可以阻断神经胶质瘤、结肠癌、前列腺癌和黑色素瘤的增殖（Loberg et al.，2007b）。Li等报道，通过使用CCR2拮抗剂或CCR2敲除来阻断CCL2/CCR2信号轴可抑制肝肿瘤的恶性生长和转移，减少术后复发，并通过抑制炎性单核细胞的募集、浸润和TAMs的M2极化来提高患者生存率（Li et al.，2017）。在一项临床前研究中，CCL2中和抗体显著抑制了肝细胞癌中的肿瘤生长（Teng et al.，2017）。除了小分子抑制剂和抗体外，RNA适配体CCL2抑制剂也可以减少M1型TAMs的肝浸润和致病性血管的生成（Bartneck et al.，2019）。在临床试验中，一种抗CCL2人单克隆抗体卡芦单抗（carlumab）（CNTO888）正在单独或与标准化疗联合用于实体瘤患者的治疗（Sandhu et al.，2013）。另一种减少CCL2作用的方法是阻断CCR2。药理学CCR2抑制剂和识别CCR2的人源化抗体已经得到测试。BMS-813160是一种有效且具有选择性的CCR2/CCR5拮抗剂，可单独应用，或联合化疗或纳武尤利单抗（nivolumab）应用以治疗晚期实体瘤（如结直肠癌和胰腺癌）患者，正在进行临床试验（NCT03184870）。CCR2抑制剂RS 504393可以抑制用高脂肪饮食喂养的重症联合免疫缺陷病（severe combined immuno-deficiency，SCID）小鼠的异种移植前列腺肿瘤的生长（Hao et al.，2020）。一种具有口服活性、高亲和力的CCR2拮抗剂CCX872也可以增强抗PD-1的作用，从而减缓胶质瘤的进展并提高患者生存率。目前正在进行针对晚期和转移性胰腺癌患者的临床试验（Flores-Toro et al.，2020）。PF-04136309是CCR2的小分子抑制剂，其在临床前研究中显示出有效性：在小鼠胰腺癌的原位模型中，PF-04136309可阻断CCR2，使原发肿瘤和转移前肝脏的炎性单核细胞和巨噬细胞减少，从而导致肿瘤生长抑制、抗肿瘤免疫增强和转移减少（Sanford et al.，2013）；目前，PF-04136309已进入临床试验阶段，在Ⅰb期临床试验期间联合化疗方案FORRIRINOX在胰腺癌患者身上表现出良好的效果（Nywening et al.，2016），而另一项PF-04136309联合白蛋白结合型紫杉醇和吉西他滨治疗转移性胰腺患者的临床试验在2017年5月被终止（Jahchan et al.，2019）。洛扎利珠单抗（plozalizumab，MLN-1202）是一种针对CCR2的人源化单克隆抗体，正在进行针对未指定肿瘤的骨转移的Ⅱ期临床试验，然而plozalizumab联合nivolumab（免疫检查点抑制剂）治疗晚期黑色素瘤患者的Ⅰ期临床试验因严重不良事件于2018年5月被终止（Vela et al.，2015；Yumimoto et al.，2019）。因此，应该注意的是，持续的CCL2/CCR2信号轴抑制可能会导致其他趋化因子依赖性通路的补偿，从而促进TAMs在TME中的募集。

5.1.3 靶向CXCL12/CXCR4信号轴

CXCL12，也被称为基质细胞衍生因子-1（SDF-1），在许多不同类型的组织中广泛表达。CXCL12是趋化因子受体CXCR4的配体（Liekens et al.，2010）。最近的研究表明，CXCL12可以高亲和力地与另一种七次跨膜受体CXCR7结合（Sun et al.，2010）。CXCR4和CXCR7均对肿瘤的生长和转移起关键作用，许多研究表明CXCR4及其配体CXCL12是癌症治疗的潜在靶点（Zhou et al.，2018）。CXCL12/CXCR4信号轴可直接或间接激活大量信号通路，包括PI3K、应激活化蛋白激酶（stress-activated protein kinase，SAPK）、c-Jun氨基端激酶（SAPK-JNK）和MAPK，以促进肿瘤生长、黏附、迁移和存活（Dewan et al.，2006）。由于表达CXCR4，巨噬细胞可以沿着CXCL12梯度迁移。研究表明，乳腺癌细胞产生的CXCL12会导致乳腺肿瘤中巨噬细胞数量的增加（Bonapace et al.，2014）。单核细胞也表现出类似的反应：多发性骨髓瘤细胞释放的CXCL12可触发单核细胞迁移，抗CXCR4抗体可明显抑制单核细胞募集。BMS-93564/MDX-1338是一种识别人CXCR4的人单克隆抗体，可在体外显著诱导细胞凋亡并在几种已建立的实验性肿瘤模型中抑制肿瘤生长（Kuhne et al.，2013）。普乐沙福（plerixafor，AMD3100）为CXCR4抑制剂，可以抑制小鼠模型中脓毒症后诱导的黑色素瘤进展、TAMs积累和TAMs原位增殖。Plerixafor还可以选择性地减少M2型TAMs的数量，并抑制肿瘤血管重建和肿瘤再生长（Zhou et al.，2018）。更具体地说，癌症相关成纤维细胞衍生的CXCL12可吸引表达CXCR4的M2巨噬细胞浸润到肿瘤中，从而促进口腔鳞状细胞癌中肿瘤干细胞的转化、增殖和迁移（Li et al.，2019b）。颗粒体蛋白前体在乳腺癌中具有致癌作用，最近的研究表明，颗粒体蛋白前体敲除TAMs可通过其外泌体抑制乳腺癌细胞的侵袭、迁移和EMT。颗粒体蛋白前体敲除，TAMs衍生的外泌体中的miR-5100上调，可能有助于CXCL12的调节，从而抑制CXCL12/CXCR4信号轴的激活，最终抑制乳腺癌细胞的侵袭、迁移和EMT（Yue et al.，2021）。结直肠癌的肝转移也显示出类似的结果：通过抑制CXCL12/CXCR4信号轴的激活作用，在结直肠癌细胞中上调的几种小分子RNA可以通过外泌体转移到TAMs，并介导CXCR4过表达癌细胞和TAMs之间的串扰（Wang et al.，2020b）。除了抗体、小分子和微小RNA外，设计为CXCR4拮抗剂的修饰小肽也得到了广泛测试：新型CXCR4拮抗剂莫替沙福肽（motixafortide，BKT140）在体外和体内显示出对人非小细胞肺癌的良好治疗效果，并且BKT140还可以增强化疗和放疗的治疗效果（Fahham et al.，2012）。类似地，肽类CXCR4抑制剂TF14016也可抑制小鼠小细胞肺癌细胞的转移（Otani et al.，2012）。作为CXCR4拮抗剂，鲎肽二衍生肽（T140）类似物也被称为乳腺癌治疗的抗转移剂（Tamamura et al.，2003）。靶向CXCL12/CXCR4信号轴也可以与标准癌症疗法相结合：用索拉非尼治疗后，肝细胞癌模型中CXCL12的上调可引发缺氧、免疫抑制细胞的募集、T调节细胞和M2型TAMs的积累。CXCR4抑制剂AMD3100和索拉非尼通过抑制免疫抑制TME的极化，来增强PD-1阻断诱导的肝细胞癌抑制（Chen et al.，2015）。

5.1.4 靶向VEGF/VEGFR信号轴

肿瘤血管生成是提供必要营养和氧气以支持肿瘤组织快速生长的关键过程（Nishida et al.，2006）。其中，VEGF家族作为血管生成的调节因子发挥着关键作用。VEGF/VEGFR信号通路在多种癌症类型中的上调，可导致失控的血管生成和转移扩散（Ceci et al.，2020）。VEGF可通过调节内皮细胞的增殖和存活来促进肿瘤血管生成（Lee et al.，2015），并可能通过激活VEGFR1信号来促进肿瘤细胞增殖（Bhattacharya et al.，2016）。肿瘤细胞还可以募集和重编程来自循环单核细胞的巨噬细胞，这些募集和重编程的巨噬细胞也可以作为血管生成因子的主要来源（Cassetta et al.，2019）。例如，肿瘤内皮细胞产生的血管生成素-2（ANG-2）可以增强表达TIE2受体的单核细胞在肿瘤细胞中的募集。TAMs还可以释放血管生成因子（如VEGFA）作为肿瘤无血管区域缺氧的反应；释放的VEGFA可以反过来进一步刺激巨噬细胞和内皮细胞（Mazzone and Bergers，2019）。TAMs能够释放细胞因子，这些细胞因子通过在肿瘤细胞中诱导促血管生成程序而间接促进肿瘤血管生成。肿瘤细胞和招募的TAMs在TME中合作，以增加促血管生成因子的产生，从而成为血管生成的转换器。除了促进血管生成外，TAMs还密切参与炎症条件或致癌条件下的淋巴血管生成（Yang et al.，2018）。

VEGF可以将巨噬细胞募集到肿瘤中并促进TAMs的发展（Lapeyre-Prost et al.，2017；Linde et al.，2012）。因此，靶向VEGF/VEGFR信号轴具有潜在抑制巨噬细胞在肿瘤中募集和定位的能力（Yang et al.，2018）。TAMs在TME中的有效促血管生成活性以及与血管生成相关巨噬细胞亚群——表达TIE2的单核细胞（TEM）的存在证明靶向血管生成可以作为一种新型抗肿瘤策略（Johansson-Percival et al.，2018；Chen et al.，2016）。抑制TME募集可能是阻断肿瘤血管生成的有效方法。使用ANG2-CovX抑制ANG2/TIE2串扰可以防止TEMs浸润（Huang et al.，2011）。抗ANG2单克隆抗体（monoclonal antibody，mAb）也可能破坏TEM和内皮细胞之间的连接，从而导致胰腺胰岛素瘤和乳腺癌中血管的生成受到抑制（Mazzieri et al.，2011）。由于ANG2过表达可诱导抗VEGF治疗的耐药性，因此同时靶向ANG2和VEGF的抗体可消除血管生成并提升抗肿瘤效果（Kloepper et al.，2016；Scheuer et al.，2016）。小鼠甲壳质酶蛋白40（YKL-40）为促血管生成因子，其在体外和小鼠肿瘤模型中均可介导血管生成。中和靶向YKL-40的mAb可以抑制血管生成和肿瘤进展（Faibish et al.，2011）。

此外，巨噬细胞可以通过调节VEGFR的表达水平来介导抗VEGF的治疗耐药性（Dalton et al.，2017），TAMs可能在这些过程中发挥关键作用（Itatani et al.，2018）。在临床前模型和临床中，TAMs已被证明有助于摆脱胶质母细胞瘤的抗血管生成治疗，并可作为潜在的生物标志物和治疗靶点（Lu-Emerson et al.，2013）。类似地，巨噬细胞可以被激活并募集到TME，进一步提高常规卵巢癌小鼠模型中的抗VEGF耐药性；但当巨噬细胞在巨噬细胞缺乏的小鼠模型中被耗尽时，抗VEGF抗体没有耐药性，但这种耐药性可以通过注射巨噬细胞触发（Dalton et al.，2017），靶向TAMs可能恢复或提高抗血管生成的治疗效果。作为一种双膦酸盐药物，唑来膦酸在临床上被广泛用于治疗骨质疏松症和骨转移，同时唑来膦酸也显示出清除巨噬细胞的能力。研究人员研究了巨噬细胞的消耗在卵巢肿瘤模型小鼠对抗VEGF抗体治疗耐药性中的作用：与载体和仅抗VEGF治疗组相比，唑来膦酸抑制的巨噬细胞可以克服抗VEGF抗体治疗的耐药性，增强对肿瘤生长的抑制，并明显延长生存期（Dalton et al.，2017）。最近的研究还表明，CCL2的表达可以促进抗血管生成治疗的耐药性；mNOX-E36是一种抑制TAMs募集和血管生成的CCL2抑制剂，可增强贝伐珠单抗在胶质瘤模型中的疗效（Cho et al.，2019）。类似的策略靶向CXCL12/CXCR4信号轴也有同样的应用：如NOX-A12作为一种新的CXCL12抑制剂，可以逆转TAMs的募集并增强抗VEGF治疗的抗肿瘤作用（Deng et al.，2017）。在临床前和临床试验中，CXCR4抑制剂联合抗VEGF治疗也被报道可以减缓胶质母细胞瘤异种移植物的进展：CXCR4拮抗剂PRX177561增加了贝伐珠单抗在人胶质母细胞瘤临床前模型中的抗肿瘤作用（Gravina et al.，2017）；另一种CXCR4拮抗剂POL5551结合VEGF抑制也可以提高颅内胶质母细胞瘤小鼠模型的存活率（Barone et al.，2014）。在临床试验中，针对CXCR4的AMD3100与贝伐珠单抗被联合应用于复发性高的胶质瘤患者。因此，抑制VEGF/VEGFR信号轴与其他抑制TAMs的策略相结合将为癌症治疗带来更多益处。

5.2 靶向TAMs抑制的肿瘤治疗

有两种方法可以减少TAMs的数量以用于肿瘤治疗：一种是减少循环系统中的单核细胞数量，另一种是抑制已经在肿瘤组织中积累的巨噬细胞数量（Sawa-Wejksza and Kandefer-Szerszen，2018）。

双膦酸盐包括阿仑膦酸盐、伊班膦酸盐、利塞膦酸盐和唑来膦酸等，是当前药理学库中用于预防骨密度缺失和治疗骨质疏松症及相关疾病的主要药物（Drake et al.，2008）。双膦酸盐与抑制巨噬细胞的增殖、迁移和侵袭有关，巨噬细胞与破骨细胞具有相同的谱系，可导致细胞凋亡（Rogers and Holen，2011）。作为化疗药物，无论是传统的游离双膦酸盐还是纳米颗粒负载的双膦酸盐，都显示出对单核细胞/巨噬细胞的细胞毒性，并都已用于减少这些细胞在肿瘤中的数量（Farrell et al.，2018）。在临床前模型中，双膦酸盐可以通过抑制TAMs在乳腺肿瘤中的浸润来有效抑制肿瘤生长（Holen and Coleman，2010）。一些研究还表明，曲贝替定（一种注册的抑制癌细胞生长的抗肿瘤药物）也可以通过肿瘤坏死因子相关凋亡诱导配体（TRAIL）依赖性细胞凋亡触发循环单核细胞/巨噬细胞的特异性死亡，因为循环单核细胞/巨噬细胞表达功能性TRAIL受体的1/2，所以其对曲贝替定的毒性敏感（Germano et al.，2013）。用曲贝替定治疗PDAC时显示TAMs减少，血管生成减少，抗肿瘤细胞毒性T细胞活化，具有良好的临床效果（Borgoni et al.，2018）。类似地，在皮肤黑色素瘤小鼠模型中，曲贝替定显著降低了TAMs和肿瘤血管密度，并抑制了黑色素瘤的肺转移（Carminati et al.，2019）。此外，将检查点阻断和血管生成抑制剂组合起来可能是增强曲贝替定疗效的有效策略（Seliger，2019）。曲贝替定还揭示了慢性淋巴细胞白血病的免疫调节策略：在异种移植和免疫活性慢性淋巴细胞白血病小鼠模型中，曲贝替定可耗尽髓系衍生抑制细胞和TAMs并增加记忆T细胞，还可以通过靶向PD-L1阳性的慢性淋巴细胞性白血病细胞、单核细胞/巨噬细胞和T细胞来抑制PD-1/PD-L1信号轴（Banerjee et al.，2019）。在骨骼前列腺癌模型中也得到了类似的结果：曲贝替定减少了前列腺癌骨转移肿瘤的大小，这与曲贝替定引起M2巨噬细胞的减少有关（Jones et al.，2019）。曲贝替定对TAMs的消耗也可以改变胰腺癌浸润T细胞的表观遗传特征，并恢复其抗肿瘤表型（Borgoni et al.，2018）。

也有其他策略可以通过靶向特定的表面标志物来消除TAMs。Siglec家族中的唾液酸受体在TAMs表面高度表达，并且大多数具有免疫抑制作用。通过唾液酸Siglec轴靶向递送唑来膦酸可以杀死和逆转M2型TAMs，并抑制小鼠肉瘤S180肿瘤的生长（Tang et al.，2020）。类似地，叶酸受体β（FR-β）在人神经胶质瘤和大鼠C6神经胶质瘤巨噬细胞上表达，由抗FR-β单克隆抗体和假单胞菌外毒素A组成的重组免疫毒素可显著减少TAMs数量并抑制肿瘤生长（Nagai et al.，2009）。除了唾液酸受体和FR-β，激活的巨噬细胞还表达模式识别清道夫受体A（SR-A），一种小肽SR-A配体可以在体外与生理性SR-A配体竞争，而SR-A的缺乏可在体内抑制卵巢癌、胰腺癌的进展和转移（Neyen et al.，2013）。M2巨噬细胞靶向肽（M2pep）可与小鼠M2巨噬细胞和M2型TAMs结合，并与促凋亡肽KLA融合。这种融合肽也可以减少体内TAMs的数量，但需要较高浓度（Ngambenjawong et al.，2016）。

靶向CSF-1/CSF-1R信号轴或CXCL12/CXCR4信号轴可以通过阻断TAMs的募集和定位来抑制TAMs，在一些其他研究中，研究人员还发现这些信号轴抑制剂的使用减少了肿瘤组织中TAMs的数量，抑制了肿瘤增殖，并显著减少了血管生成和转移（Anfray et al.，2019）。此外，使用抗IL-6抗体可以降低CCL2、VEGF和CXCL12，显示出强大的抗癌作用。在接受抗IL-6抗体治疗6个月的患者中，CCL2、CXCL12和VEGF以及肿瘤组织中的TAMs数量均显著下降（Chen and Chen，2015）。

5.3 重编程TAMs用于癌症治疗

作为TME中最丰富的肿瘤浸润免疫细胞，TAMs在肿瘤的发展、侵袭和转移中发挥了关键作用（Pathria et al.，2019）。有新的证据表明TAMs的可塑性和多样性能够使得它们沿着M1-M2极化轴进行分类（Genard et al.，2017）。M2巨噬细胞也被称为替代激活的巨噬细胞，可由Th2细胞因子（如IL-4、IL-10和IL-13）诱导，并促进肿瘤血管生成、免疫抑制和耐药性（Gordon and Taylor，2005）。相反，Th1细胞因子如IL-12、IL-18或激活的TLRs能刺激巨噬细胞转换为M1巨噬细胞，即经典激活的巨噬细胞（Biswas and Mantovani，2010）。M1巨噬细胞通过释放活性氧/氮中间体以及促炎细胞因子如TNF、IFN-γ，表现出消灭肿瘤细胞的能力。然而，在实体瘤的TME中，大多数TAMs缺乏细胞毒性，并且与M2表型密切相关，患者的临床结果不佳。因此，通过化疗、放疗和免疫疗法对TAMs进行重编程可能是一种有前景的根除肿瘤的策略。

5.3.1 TLR激动剂重编程TAMs

目前，包括TLRs激动剂和靶向M1表型抑制蛋白的化合物或mAb在内的几种制剂被用来选择M1表型，或是将TAMs从M2表型重编程为M1表型（Mantovani et al.，2017）。作为先天免疫的模式识别受体，TLRs通过与配体的结合刺激并激活M1表型极化。因此，已经开发出了多种靶向TLRs的激动剂，如TLR3、TLR7和TLR9，以评估它们将TAMs重编程为抗肿瘤效应子的能力（Anfray et al.，2019）。

聚肌胞苷酸［poly（I：C）］对TLR3的刺激上调了M2巨噬细胞上的协同刺激分子CD40、CD80、CD86和M1特异性标志物MHC-Ⅱ。同时，促炎细胞因子和M2特异性标志物Tim-3、CD206的表达减少（Shime et al.，2012）。在MC38肿瘤模型中，poly（I：C）将M2表型逆转为M1巨噬细胞，并在IFN-α/β依赖性信号通路中根除了肿瘤。最近，Liu等开发了新的多肽胶束来靶向TAM，poly（I：C）负载的多肽胶束显示出靶向TAM的特性，可有效地将TAMs重新培育成M1巨噬细胞，在黑色素瘤模型中大幅激活T淋巴细胞和NK细胞，这表明原位将TAMs复极化成M1表型，对实现有效的癌症免疫治疗具有重要意义（Liu et al.，2018）。超顺磁纳米氧化铁（ferumoxytol）是一种临床批准的纳米颗粒，可与TLR3激动剂poly（I：C）联合诱导促炎巨噬细胞极化，用于清除原发性和转移性小鼠黑色素瘤（Zhao et al.，2018c；Zanganeh et al.，2016）。2018年进行了一项Ⅱ期试验，评估poly（I：C）和免疫检查点阻断联合疗法对不可切除的肝细胞癌的安全性和治疗效果，同时其类似物被作为肿瘤疫苗poly-ICLC进行了抗肿瘤免疫力测试（Anfray et al.，2019）。

TLR7激动剂被证明能诱导巨噬细胞中NF-κB的核转位，并产生促炎细胞因子（De Meyer et al.，2012）。局部施用TLR7激动剂咪喹莫特与放疗协同抑制肿瘤生长已被批准，环磷酰胺可进一步提高治疗效果并诱导皮肤乳腺癌转移的免疫记忆。目前，咪喹莫特是唯一被美国食品药品监督管理局批准用于治疗表皮内癌和基底细胞癌局部注射的TLR激动剂。

瑞喹莫德，也被称为R848，是TLR7/8的双重激动剂（Chi et al.，2017）。在过去的几年里，瑞喹莫德因具有可将TAMs再培育成M1巨噬细胞的特异性而引起广泛关注（Thauvin et al.，2019）。与咪喹莫特类似，R848作为TLR激动剂显示出更强大的作用，具有更强的引发抗肿瘤免疫的能力。尽管在几项基于黑色素瘤患者的研究中已经显示局部注射R848有很好的效果，但由于用R848进行全身给药有很多毒性，会引起贫血、炎症和流感样症状，因此尚无正在进行的临床试验（Perkins et al.，2012；Hasham et al.，2017）。为了克服这个问题，研究人员提出了多种方法。替拉莫德（MEDI9197）是R848的一种制剂，被设计成带有脂质尾部以增加脂溶性并保留在注射部位，从而限制全身毒性。作为替代方案，R848与维生素E共价连接，并由透明质酸修饰成前药纳米制剂（CDNP-R848），通过皮下注射来实现R848的持续释放（Rodell et al.，2018）。该前药纳米制剂可成功地将R848递送到体内的TAMs，并将TAMs的功能改变为M1巨噬细胞，从而抑制肿瘤生长并保护小鼠免受肿瘤的二次攻击。当CDNP-R848与抗PD-1阻断联合使用时，可观察到免疫治疗应答率的提高，其中包括对抗PD-1疗法耐药的肿瘤模型。此外，Rodel等人将R848鉴定为M1巨噬细胞极化的有效驱动因素，并开发了负载R848的β-环糊精纳米颗粒，以有效地将R848输送到MC38肿瘤的TAMs中（Rodell et al.，2018）。这些策略能够触发TME中TAMs生产IL-12，这表明工程化的R848-纳米颗粒组合能够有效地调节TAMs，以用于癌症免疫治疗。

TLR9激动剂单独或与其他药物联合使用的临床前数据显示的有效性推动了其在晚期恶性肿瘤患者中的临床试验（Karapetyan et al.，2020）。在临床前模型中，经瘤内、皮下和静脉注射的途径在治疗和转移部位产生了有效的抗肿瘤反应，并伴随着TAMs的复极化（Hofmann et al.，2008）。在临床上，尽管TLR9激动剂的单药治疗或与化疗和靶向治疗相结合对晚期实体瘤没有明显的疗效，尤其是静脉注射，但最令人兴奋的TLR9激动剂与免疫检查点抑制剂的联合治疗效果得到了保留。目前，一项评估TLR9激动剂CpG联合nivolumab对转移性胰腺癌患者抗肿瘤疗效的临床试验已经得到注册（NCT04612530）。

尽管这些体外数据很有前景，但在癌症疫苗接种领域将TLRs激动剂作为佐剂的证据有限。在这方面，用纳米颗粒将TLRs激动剂递送到目标肿瘤部位被认为是一种潜在策略。例如，载有poly（I：C）或R848的纳米颗粒有能力在淋巴结中引起强大的先天免疫反应，从而在不全身释放炎性细胞因子的情况下产生治疗效果（Bocanegra Gondan et al.，2018；Da Silva et al.，2019）。

5.3.2 通过mAb和融合蛋白对TAMs进行重编程

在TME中，将M2巨噬细胞重编程为M1促炎症表型是一种潜在的抗肿瘤免疫疗法，这涉及巨噬细胞吞噬作用活性的增加。巨噬细胞的吞噬作用是通过激活和抑制信号来平衡的。CD47是一个免疫检查点，它通过与巨噬细胞和树突状细胞等吞噬细胞表面的配体SIRPα结合，向宿主免疫监视提供“不要吃我”的信号（Zhang et al.，2017）。SIRPα与CD47结合后通过其细胞质结构域传递细胞内信号。SIRPα的细胞质尾部包含四个基于免疫受体酪氨酸的抑制模体（immunoreceptor tyrosine-based inhibitory motifs，ITIMs），这些基因在与CD47结合后被磷酸化，从而防止肌球蛋白-ⅡA在吞噬突触处积累并抑制吞噬作用（Tsai and Discher，2008；Barclay and Brown，2006；van Beek et al.，2005）。“不要吃我”的信号对组织稳态起着关键作用，然而，各种癌细胞会过表达CD47，以逃避先天免疫监视。这意味着，通过mAb或融合蛋白对CD47/SIRPα轴进行药理学阻断，可以在多个临床前模型中重编程巨噬细胞的吞噬作用（Galli et al.，2015；Weiskopf et al.，2016；Zhang et al.，2018c）。例如，通过抗SIRPα抗体与CSF-1R抑制剂的结合，实现了将TAMs重编程为M1巨噬细胞（Kulkarni et al.，2018）。TTI-621是一种可阻断CD47的SIRPα Fc融合蛋白，可在体外引发M1巨噬细胞对肿瘤细胞的吞噬作用，并在体内表现出抗肿瘤活性。联合治疗有可能提高效果（Petrova et al.，2017），一项Ⅰb期试验的数据显示，巨噬细胞检查点抑制剂莫洛利单抗（Hu5F9-G4）联合抗CD20抗体利妥昔单抗在晚期淋巴瘤患者中显示出有前景的活性（Advani et al.，2018）。基于这些有前景的证据，目前正在进行几项临床试验以评估抗CD47/SIRPα单药疗法及其与他药物联合疗法的安全性和活性（表4-2）。

表4-2　重编程TAMs的临床试验列表

编号	试剂	描述	方法	阶段	条件
NCT03717103	IBI188	人源化抗CD47单克隆抗体	单药；与利妥昔单抗联合使用	阶段Ⅰ	晚期恶性肿瘤
NCT03763149	IBI188	人源化抗CD47单克隆抗体	单药	阶段Ⅰ	晚期恶性肿瘤
NCT03834948	AO-176	人源化抗CD47单克隆抗体	单药；与紫杉醇组合	阶段Ⅰ/Ⅱ	实体瘤
NCT04257617	ZL1201	人源化抗CD47单克隆抗体	单药	阶段Ⅰ	局部晚期实体瘤
NCT04349969	AK117	人源化抗CD47单克隆抗体	单药	阶段Ⅰ	恶性肿瘤
NCT02367196	CC-90002	人源化CD47-阻断抗体	单药；与利妥昔单抗联合使用	阶段Ⅰ	血液肿瘤
NCT02663518	TTI-621	SIRPα Fc融合蛋白，人IgG1亚类	单药；与利妥昔单抗联合使用	阶段Ⅰ	血液系统恶性肿瘤、实体瘤
NCT03248479	Hu5F9-G4	人源化抗CD47单克隆抗体	单药；与阿扎胞苷联合使用	阶段Ⅰ	血液系统恶性肿瘤
NCT04599634	Hu5F9-G4	人源化抗CD47单克隆抗体	与奥妥珠单抗和维奈托克联合使用	阶段Ⅰ	复发和难治性惰性B细胞恶性肿瘤
NCT04445701	AO-176	人源化抗CD47单克隆抗体	单药；与硼替佐米和/或地塞米松联合使用	阶段Ⅰ/Ⅱ	复发/难治性多发性骨髓瘤
NCT03013218	ALX148	高亲和力SIRPα变体	单药；与帕博利珠单抗/曲妥珠单抗/利妥昔单抗联合使用	阶段Ⅰ	晚期实体瘤、淋巴瘤
NCT04306224	IMC-002	人源化抗CD47单克隆抗体	单药	阶段Ⅰ	实体瘤、淋巴瘤
NCT04417517	ALX148	高亲和力SIRPα变体	与阿扎胞苷联合使用	阶段Ⅰ/Ⅱ	高风险骨髓增生异常综合征
NCT03527147	Hu5F9-G4	人源化抗CD47单克隆抗体	与阿卡替尼联合使用	阶段Ⅰ	复发性或难治性侵袭性非霍奇金淋巴瘤
NCT04406623	SL-172154	由人SIRPα和CD40L组成的融合蛋白	单药	阶段Ⅰ	卵巢癌

作为有利于TAMs细胞毒性功能的替代靶标，CD40是一种在包括巨噬细胞和树突状细胞的抗原呈递细胞上发现的共刺激蛋白。Th细胞上的CD40L配体与CD40结合可激活抗原呈递细胞并引发各种下游效应，包括MHC分子表达上调、分泌促炎细胞因子，以及最终激活细胞毒性T细胞（Zippelius et al.，2015；Zhang et al.，2018b）。使用CD40激动性抗体重新培育巨噬细胞可以恢复肿瘤免疫监视，并在各种肿瘤模型中重编程TAMs为M1极化（Vonderheide，2020）。然而，其抗肿瘤活动效果是中等的。由于抗CD40治疗诱发了TAM中PD-L1的上调，因此将CD40激动剂与抗PD-1治疗相结合可显著降低肿瘤负担，其负担远低于使用任何一种单一疗法（Diggs et al.，2021）。同时使用CSF-1R阻断剂和CD40激动剂会导致免疫浸润成分的显著变化，使促炎性M1巨噬细胞的分化增加，同时在“冷”肿瘤模型的引流淋巴结中激发有效的细胞毒性T细胞反应（Wiehagen et al.，2017）。

5.3.3 重编程TAMs的其他策略

随着寡核苷酸递送的进展，应用包括微小RNA（miRNA）、小干扰RNA（siRNA）和信使RNA（mRNA）在内的基因疗法，是可以重新培育巨噬细胞用于癌症治疗的有前途的策略。miRNAs是微小的单链非编码RNA分子，含有19～24个核苷酸。大量的研究数据表明，miRNAs能够通过降解mRNA或抑制基因转录来使基因表达沉默（Chatterjee et al.，2020）。通过对巨噬细胞进行miRNA分析研究，Graff及其同事确定miRNA与巨噬细胞对炎症刺激的反应相关，并证明miR-125a-3p和miR-26a-2能促进M1表型生成（Graff et al.，2012）。Cai等提出了第一个证据，证明miRNA-155是将TAMs重新培养成促炎M1巨噬细胞的关键分子。在小鼠肉瘤模型中，脂质包裹的磷酸钙纳米颗粒将miRNA-155递送至TAMs，成功地增加了IL-12的表达，控制了肿瘤的生长并延长了生存期（Cai et al.，2012）。siRNA已被用于阻断TAMs中免疫抑制基因的表达。Shi等开发了一个强大的纳米颗粒平台，用于在巨噬细胞中高效递送siRNA和使基因表达沉默（Liang et al.，2018）。沉默巨噬细胞中的CCL18可通过调节TAMs的行为，显著抑制乳腺癌细胞的迁移。

此外，研究人员还利用新的策略和载体来增加TAMs中的目标基因表达，如电荷转换的可释放转运体。这种方法已用于在几种肿瘤模型中递送CD80、CD86和CD252 mRNA的组合，并在体内诱发系统性抗肿瘤反应（Haabeth et al.，2019）。据我们所知，目前还没有RNA递送系统被批准用于重编程TAMs，仍然需要发掘更有效和有前途的策略来启动RNA递送技术并将其用于TAMs重编程。

5.4 TAMs药物递送系统

作为一种递送有效载荷的新策略，仿生递送系统最近在癌症靶向药物递送上显示出其优越性（Yoo et al.，2011）。中性粒细胞、红细胞和巨噬细胞是三种常见的药物载体（Fang et al.，2018）。中性粒细胞表面表达的黏附分子通过与IL-6和TNF-α结合，可成为炎症的内在靶点。红细胞可以增加负载物纳米颗粒在血液循环中的长循环时间，但没有肿瘤靶向能力。巨噬细胞不仅能像中性粒细胞和红细胞一样在血液循环中循环，还通过巨噬细胞上的整合素与肿瘤细胞的VCAM-1

结合而特异性靶向肿瘤细胞。因此，基于巨噬细胞的药物递送更加通用（Xia et al.，2020）。

基于固有的归巢特性，M1巨噬细胞可用作仿生递送系统来主动递送有效载荷到肿瘤部位（Guerra et al.，2017）。截至目前，研究人员主要设计利用M1巨噬细胞和M1巨噬细胞衍生的外泌体作为肿瘤靶向药物的载体；此外，还提取了膜片段来包裹纳米颗粒以增加靶向性。下面将详细分析这3种策略：以M1巨噬细胞、M1巨噬细胞衍生的外泌体和M1巨噬细胞膜包被的纳米颗粒作为药物载体（图4-3）。

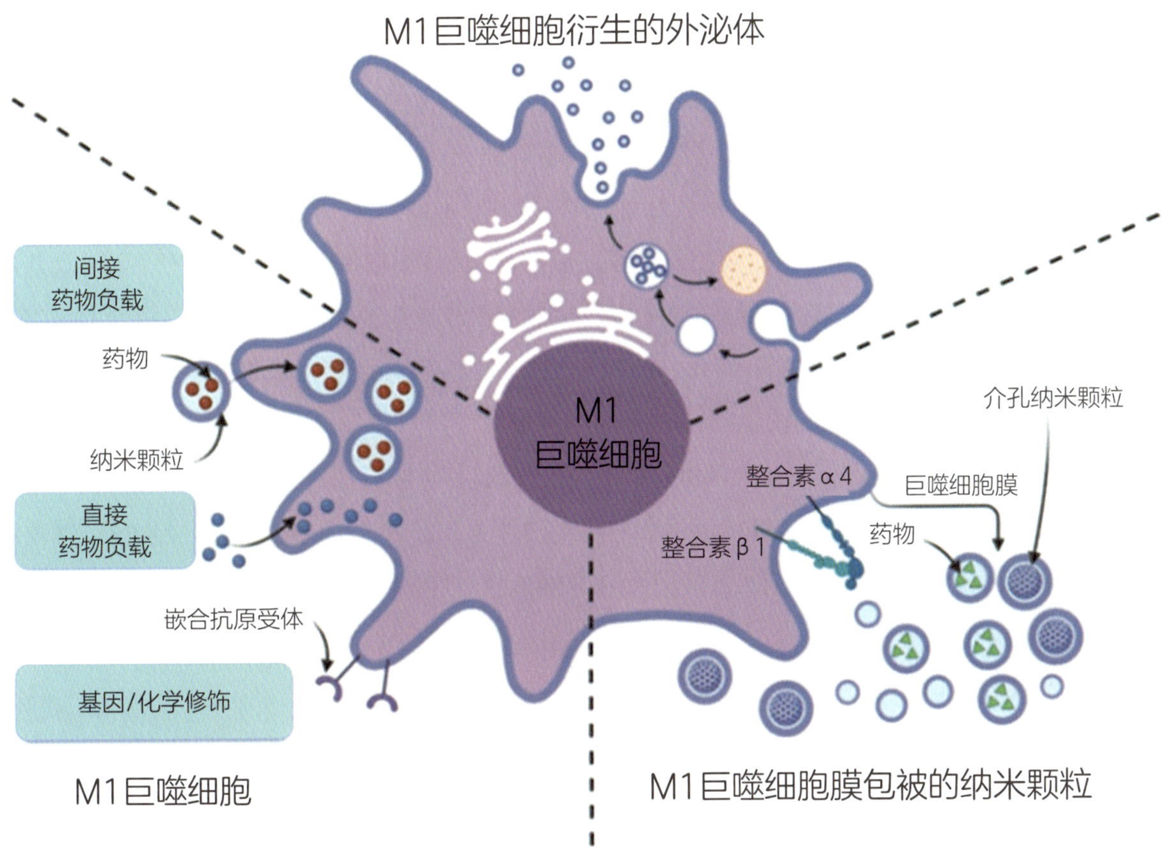

图4-3　TAMs药物递送系统

注：以TAMs作为药物递送系统的策略有3种。①M1巨噬细胞通过直接载药、间接载药或基因/化学修饰作为药物载体；②以M1巨噬细胞衍生的外泌体作为药物载体；③以M1巨噬细胞膜包被的纳米颗粒作为药物载体。

5.4.1　以M1巨噬细胞作为药物载体

M1巨噬细胞包括小鼠单核巨噬细胞（RAW 264.7细胞）和骨髓分化的巨噬细胞（BMDMs），它们被广泛用于肿瘤靶向递送（Xia et al.，2020）。到目前为止，有3种基于M1巨噬细胞的药物输送系统。第一种是使用巨噬细胞作为直接的抗肿瘤药物载体，通过简单孵育培养获得药物负载的M1巨噬细胞，例如，Fu及其同事构建了一个载有多柔比星的RAW 264.7细胞来治疗小鼠乳腺癌细胞（4T1）肿瘤。其数据显示，多柔比星在体外和体内均未显著影响和改变M1巨噬细胞对肿瘤细胞的趋向能力；重要的是，载有多柔比星的M1巨噬细胞能有效地抑制肿瘤转移，并延长生存期，同时降低毒性（Fu et al.，2015）。第二种是利用巨噬细胞作为间接抗肿瘤药物的载体，采用巨噬细胞来装载含有药物的纳米颗粒。不同于直接装载药物，该策略可以减少药物对巨噬细胞的细胞毒性，并进一步增加药物负载量。Tao等人用BMDMs加载纳米/紫杉醇（紫杉醇加载纳米制剂），发现纳米/紫杉醇负载的M1巨噬细胞在恶性胶质瘤中表现出更好的疗效（Tao et al.，2013）。第三种是修饰巨噬细胞作为药物载体。为了增强这些载体的特性，可以进一步修饰巨噬细胞，对M1巨噬细胞进行基因/化学修饰来增强免疫学活性。Zhang等开发了诱导多能干细胞衍生的工程化的表达嵌合抗原受体的巨噬细胞，并赋予巨噬细胞抗原依赖性的功能，如分泌细胞因子，向促炎状态极化（Zhang et al.，2020）。

5.4.2 以M1巨噬细胞衍生的外泌体作为药物载体

外泌体是膜结合的细胞外囊泡，源于细胞内体室（Bunggulawa et al.，2018）。与M1巨噬细胞相比，M1巨噬细胞衍生的外泌体具有相似的膜性质，可用于装载药物进行癌症治疗。Kim及其同事使用M1巨噬细胞衍生的外泌体通过超声的方法装载紫杉醇。这种递送系统在多重耐药的癌细胞中，细胞毒性增加了50倍以上（Kim et al.，2016）。由于M1巨噬细胞衍生的外泌体具有特殊的促炎功能，因此也可以成为癌症疫苗的免疫佐剂（Wang et al.，2019）。M1巨噬细胞衍生的外泌体不仅增强了肿瘤靶向药物的递送，而且可以用包括不同成分的脂质体进行工程改造（Rayamajhi et al.，2019）。简而言之，M1巨噬细胞和M1巨噬细胞衍生的外泌体保留了靶向能力和促炎功能。然而，M1巨噬细胞衍生的外泌体的产量很低，进行合适的M1巨噬细胞工程化改造和构建外泌体仿生囊泡可能是克服这一潜在问题的策略。

5.4.3 以M1巨噬细胞膜包被的纳米颗粒作为药物载体

考虑到M1巨噬细胞具有良好的肿瘤靶向能力和肿瘤浸润能力，可以提取M1巨噬细胞的细胞膜来包被纳米颗粒以提高纳米颗粒在肿瘤中的靶向能力。M1巨噬细胞膜包被的纳米颗粒可以通过将分离的巨噬细胞膜与纳米颗粒共同挤出来构建，这种纳米颗粒在血液循环中表现出更持久的循环和更高的肿瘤积累量（Cao et al.，2016；Zhao et al.，2018b）。Cao等人报道，具有分离功能的巨噬细胞膜的载药脂质体可以增加药物向转移部位的递送；巨噬细胞膜增强了脂质体在癌细胞中的细胞摄取，并对转移性乳腺癌产生了有效的抑制作用（Cao et al.，2016）。这是由于巨噬细胞上高表达的整合素α4和β1可以与乳腺癌细胞上的VCAM-1结合。在此，M1巨噬细胞衍生膜具有对肿瘤的靶向性。Xuan及其同事通过仿生给药系统设计了巨噬细胞膜包裹的介孔二氧化硅纳米胶囊（mesoporous silica nano-capsules，MSNCs）。巨噬细胞膜降低了免疫细胞和组织对MSNCs的摄取率，有效地延长了其在血液循环的半衰期。与完全清除的非包被MSNCs相比，巨噬细胞膜包被的MSNCs在血液循环中显示出32%的保留率，并且巨噬细胞膜包被的MSNCs的靶向积累导致了肿瘤的完全根除（Xuan et al.，2015）。总之，来自M1巨噬细胞的膜可以用来修饰各种纳米颗粒，用于药物递送。

6 结论

TAMs的促肿瘤功能使其成为癌症免疫治疗的诱人靶点。如前所述，一些临床前和临床研究表明，TAMs的耗竭显著增强了免疫治疗和化疗/放疗的反应效果并抑制了癌症转移。然而，众所周知，TAMs是一种异质群体，其功能因癌症类型和癌症进展阶段而异。未来需要做的工作之一是定义涉及肿瘤发生的TAMs亚群，这些亚群可以作为有效治疗的靶点，同时可以挽救具有抗肿瘤功能的巨噬细胞（Guerriero，2018；Cassetta and Pollard，2018）。目前的一大挑战是研究参与癌症转移的MAM表型，其是导致癌症患者死亡的主要原因。为了定义这些巨噬细胞亚群，可以应用单细胞测序、数字空间分析、多重免疫荧光和代谢组学等新技术（Pathria et al.，2019）。尽管正在进行多个早期阶段的临床试验，但这些试验数据大多来自体外细胞模型或小鼠模型，来自临床人类癌症中的TAMs的相关知识很少。TAMs可能具有比之前认为的更大的癌症靶向治疗潜力。更多的研究应侧重于TAMs的调节、重编程TAMs、靶向抑制性分子，这将有助于提高当前癌症治疗方法，包括免疫疗法、化疗和放疗的效果，并最终为靶向TAMs的免疫治疗打开一扇新的大门（Cassetta and Pollard，2018）。

（高佳臻　蔡冰晶　潘童　译）

（钟心　周巍　李晓云　审校）

纳米载体靶向巨噬细胞治疗自身免疫性疾病

Largee Biswas, Monika Yadav, Priyanka Singh, Sushma Talegaonkar, and Anita Kamra Verma

【摘要】巨噬细胞和单核细胞都属于先天性免疫系统的细胞，存在于包括肝脏和脂肪组织在内的所有组织中。它们表型灵活多变，在组织稳态中扮演着关键角色，但也可能引起代谢紊乱。当靶向药物递送至巨噬细胞时，有可能改善包裹类药物的治疗效果。因此，巨噬细胞是胰岛素抵抗、非酒精性脂肪性肝病和动脉粥样硬化等疾病的理想治疗靶点。目前，药物递送领域的发展使得巨噬细胞的表型特异性靶向成为可能。巨噬细胞可以作为“特洛伊木马”来实现靶向药物的递送。纳米载体可以跨越不同的膜屏障进行迁移，并在感染部位释放其携带的药物。本文探究了自身免疫性疾病治疗的进展情况，重点介绍了脂质体、聚合物、树枝状聚合物、金属纳米颗粒、脂质纳米颗粒作为载体靶向巨噬细胞进行药物递送的研究进展，并说明如何优化这些载体进行治疗，以改变巨噬细胞的病理表型，从而对抗有利于代谢的组织环境。

【关键词】巨噬细胞极化；纳米载体；巨噬细胞受体；自身免疫性疾病

1 引言

巨噬细胞是一群免疫细胞，它们具有多种功能，有利于维持免疫应答的稳态。这些细胞具有多样性和可塑性，对微环境非常敏感，能够调节自身的相应功能特性，因此它们功能广泛且多样化。在免疫代谢这一领域需要进行更深入的研究，以了解免疫细胞的代谢途径，为如何调节代谢表型以改变免疫细胞的功效奠定基础。据报道，微环境可以影响细胞代谢，并有助于改变细胞的功能。微环境的指标包括细胞因子、生长因子、氧水平的代谢调节以及营养物质的可用性。大量研究表明，特定的微环境可以调节免疫细胞的表型。例如，肿瘤或组织炎症可能会重编程免疫细胞的代谢表型，以实现细胞的生存、生长、增殖和抑制，甚至可以实现其他效应功能，如细胞因子的释放和吞噬作用。通过调节细胞代谢，特别是巨噬细胞的免疫代谢，可以改变其活性并有利于对抗巨噬细胞活化的多种疾病。单核细胞和巨噬细胞都具有广泛的炎症调节、免疫调节功能以及影响许多自身免疫性疾病的组织愈合能力（Laria et al.，2016）。这些细胞可分泌几种细胞因子和趋化因子，并诱导募集其他免疫细胞到患病部位（Navegantes et al.，2017）。自身抗体和自身反应性B细胞以及T细胞的存在清楚地表明适应性免疫系统在自身免疫性疾病的发病机制中具有重要作用。但是，这不能完全证明适应性免疫系统能单独负责这些疾病的发生和发展，因为一些报道表明，先天免疫反应在许多自身免疫性疾病的最初阶段起着关键且不可替代的作用（Laria et al.，2016；Ma et al.，2017）。实际上，我们在几种自身免疫性疾病中均可以观察到单核细胞或巨噬细胞的浸润（Misharin et al.，2014；Bramow et al.，2010）。此外，单核细胞/巨噬细胞比值的改变及频率和数量的改变是多种自身免疫疾病，例如类风湿关节炎（RA）、系统性硬化病（systemic scierosis，SS）、原发性胆汁性胆管炎（primary biliary cholangitis，PBC）、炎症性肠病（IBD）和干燥综合征（Sjögren syndrome，SS）的特征（Misharin et al.，2014；Wildenberg et al.，2009；Yilmaz et al.，2018；Ma et al.，2019）。因此，了解巨噬细胞在自身免疫性疾病中的作用及其调节机制对于利用巨噬细胞亚群作为疾病靶向治疗的工具至关重要（Ma et al.，2019）。

2 了解巨噬细胞谱系

在循环中，单核细胞被称为单核吞噬细胞。相比之下，巨噬细胞是存在于组织中的常驻细胞，其穿过微环境并清除入侵的病原体、细胞凋亡碎片，从而保持组织完整性。最初，人们认为组织巨噬细胞和离开血流的单核细胞不同，但现在已经明确，单核细胞衍生的巨噬细胞起源于造血过程中的骨髓，而组织巨噬细胞的祖细胞则来自卵黄囊和胎肝（Epelman et al.，2014b）。值得注意的是，尽管单核细胞衍生的巨噬细胞通常是终末分化，但胚胎衍生的巨噬细胞仍保留了自我更新的潜力（Röszer, 2018）。

根据定居组织不同，巨噬细胞被赋予不同的名称。在肝脏中，它们被称为库普弗细胞，在肺组织中被称为肺泡巨噬细胞，在骨髓中被称为骨髓巨噬细胞，在神经系统中被称为小胶质细胞，在腹膜中被称为腹膜巨噬细胞，在骨骼中被称为破骨细胞（图4-4）（Arango Duque and Descoteaux，2014；Ta et al.，2013）。作为先天性免疫系统的主要成员之一，巨噬细胞具有吞噬作用，能够摄取任何外来物质，包括细胞碎片、入侵的微生物和病原体。此外，它们还能够分泌细胞因子和趋化因

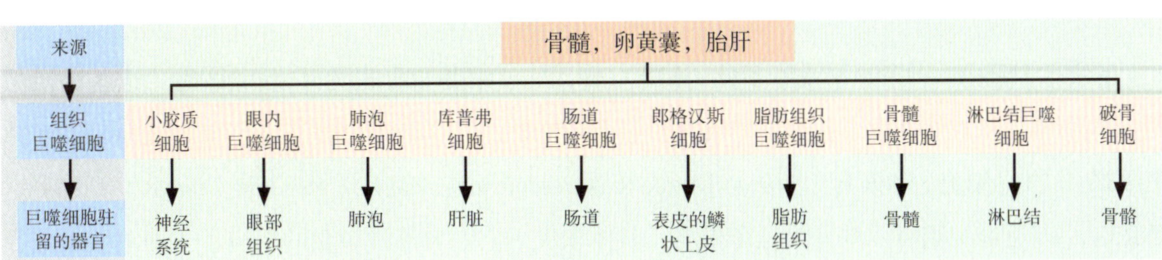

图4-4　巨噬细胞的起源及其可塑性

子，调节炎症处多种免疫细胞的活性。其另一个重要的功能是呈递抗原给T细胞，这是与先天性免疫系统、获得性免疫系统以及树突状细胞之间的关键联系机制之一（Shi and Pamer，2011）。巨噬细胞还能够通过触发血管生成或纤维化来促进受损组织的恢复（Peter and Thomas，2011）。

在经典情况下，激活的M1巨噬细胞会分泌促炎细胞因子，如白介素（IL）-1β、γ干扰素（IFN-γ）和肿瘤坏死因子-α（TNF-α），从而引起炎症反应。相反，激活的M2巨噬细胞则会分泌抗炎细胞因子，如IL-4和IL-10。通常情况下，已经确定了三个M2巨噬细胞亚组，即M2a、M2b和M2c，这主要是基于它们所表现出的特性触发因子或特异性细胞因子谱（Arango Duque and Descoteaux，2014；Biswas and Mantovani，2010）。当幼单核细胞接触到激素、脂质、细胞因子、趋化因子和细菌产物等极化指标时，它们就会分化为典型的M1激活型或M2激活型巨噬细胞（图4-5）。

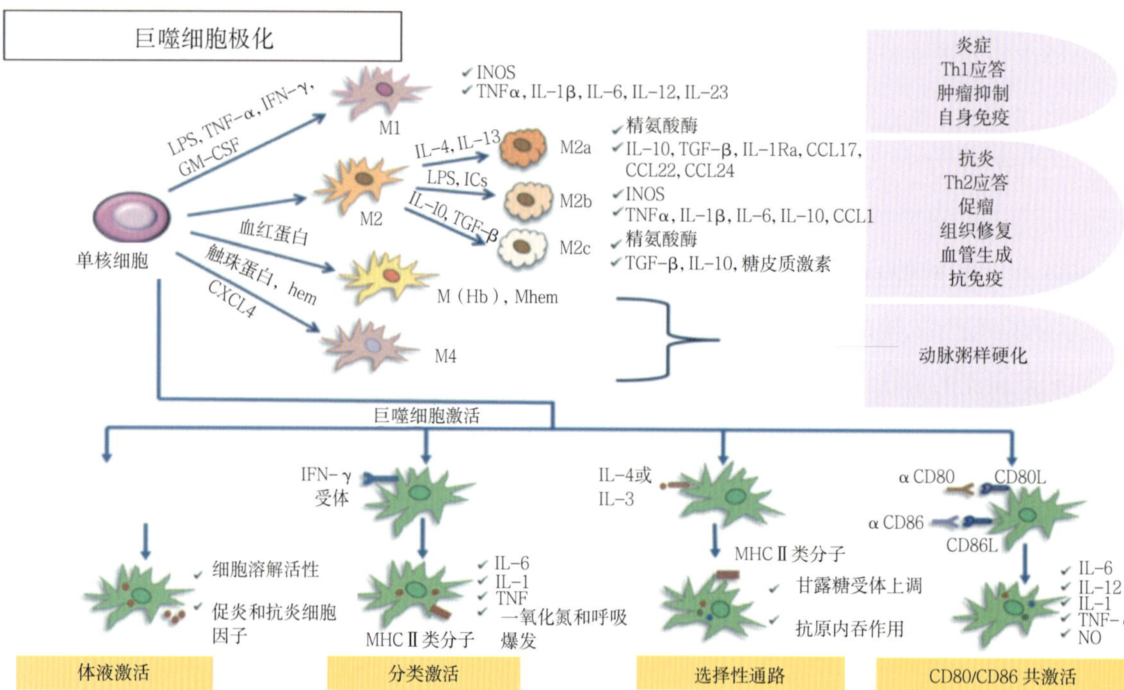

图4-5 巨噬细胞的活化和分化

注：单核细胞通过各种刺激分化为M1、M2和动脉粥样硬化相关巨噬细胞[M（Hb），M4]。M1通过释放TNF-α、IL-1β、IL-6、IL-12和IL-23促进炎症反应。M2通过细胞因子或IC极化分为三个亚型——M2a、M2b和M2c，并通过产生调节性细胞因子如IL-10、转化生长因子-β（TGF-β）、IL-6来抑制炎症并修复组织。

暴露于TNF-α、IFN-γ或脂多糖（LPS）后，单核细胞会分化为M1巨噬细胞。这些激活的M1巨噬细胞可释放促炎性细胞因子，例如IL-6、IL-1β、IL-12、IL-23和TNF-α，进而刺激辅助性T细胞1（Th1细胞）的发育（Arango Duque and Descoteaux，2014；Peter and Thomas，2011）。相反地，M2巨噬细胞可以被分为三个子集，具体取决于它们对不同刺激的反应。当幼单核细胞受到IL-4和IL-13刺激时，它们可能分化为M2a巨噬细胞，并表达精氨酸酶1，进而分泌TGF-β、IL-

10、白介素-1受体拮抗剂（IL-1Ra）以及趋化因子，如CCL17、CCL22和CCL24，以支持Th2细胞、嗜碱性粒细胞和嗜酸性粒细胞的发育。通过LPS、凋亡细胞或免疫复合物的诱导，M2b巨噬细胞也会被分化出来。这些细胞会产生诱导型一氧化氮合酶（INOS），并分泌高水平的TNF-α、IL-1β、IL-6、IL-10和CCL1，以吸引Treg细胞和嗜酸性粒细胞。最后，通过TGF-β、IL-10或糖皮质激素的刺激，巨噬细胞可能分化成为M2c亚群，并表达精氨酸酶1。这些M2c巨噬细胞通过支持Treg细胞和Th2细胞的发育来发挥免疫抑制作用（Arango Duque and Descoteaux，2014；Biswas and Mantovani，2010）。

2.1 巨噬细胞在自身免疫性疾病中的作用

自身免疫性疾病的发展涉及淋巴器官和靶器官中不同免疫细胞之间多方面相互关联的免疫反应（Cho and Feldman，2015）。在许多自身免疫性疾病中，T细胞介导的自身免疫反应起着重要作用。这些自身反应性T细胞来源于胸腺和外周淋巴器官，由基质细胞、其他免疫细胞和几种上皮细胞组成的环境促进它们的发育（Mueller，2010；Waldmann，2010）。然而，需要注意的是，由于自身反应性T细胞受到Treg细胞、巨噬细胞、树突状细胞和B细胞的复杂交联调控，任何自身免疫性疾病的免疫发病机制都不应该被视为仅仅是由T细胞介导的（Liston and Gray，2014）。目前，大量报道显示，在自身免疫性疾病的发展中，T细胞与其他免疫细胞之间发生了相互作用（Hogquist and Jameson，2014）。虽然单核细胞和巨噬细胞在自身免疫性疾病的进展中所起的调节机制尚未被完全阐明，但目前的共识是它们的异常活化起到了关键作用。

通常，M1极化的巨噬细胞具有促炎作用，会诱导TNF-α和IL-12的释放，从而引起局部炎症。相反，M2极化的巨噬细胞则会分泌IL-4和IL-10，发挥促进伤口愈合、组织重塑和免疫调节的作用（Funes et al.，2018）。然而，简单地采用M1/M2二分法可能无法完全描述巨噬细胞的激活过程和功能的复杂性。实际上，某些自身免疫性疾病表现出巨噬细胞的M1和M2极化均增强的现象，因为同时检测到两个亚群，并且在刺激M1和M2巨噬细胞后，相应细胞因子的分泌也会增加（Godsell et al.，2016；Mellor-Pita et al.，2009）。此外，在某些自身免疫性疾病中，巨噬细胞会表达既属于M1又属于M2的生物标志物，表现出一种中间激活状态（Soldano et al.，2018；Vogel et al.，2013）。而且，巨噬细胞的极化是一种动态且可逆的过程，完全受局部环境和疾病发展阶段的影响（Piccolo et al.，2017）。

2.1.1 类风湿关节炎

滑膜中巨噬细胞的浸润是类风湿关节炎（RA）进展的一个重要生物标志，也是一个可靠的指标。有足够的证据表明，在RA患者的滑膜组织中，巨噬细胞的数量和出现频率显著增加（Sack et al.，1994；Janossy et al.，1981）。Mulherin等人观察到滑膜巨噬细胞的数量与RA的关节破坏直接相关（Mulherin et al.，1996）。大量报道表明，在RA发病机制中，巨噬细胞激活起着基础性的作用。准确来说，不受限制的促炎性M1极化以及不完全的M2极化通常会导致非常严重的关节病变。因此，在进行关节炎实验时，通过调节巨噬细胞的极化情况可以改善关节炎的治疗效果。研究发现，在Ⅱ型胶原诱导的大鼠关节炎模型中存在一种有效的促关节炎蛋白——亲环蛋白A（cyclophilin A，CyP A）。该蛋白通过启动促炎性M1巨噬细胞的极化以及促进膝关节中细胞因子的产生，从而加剧了关节炎的严重程度（Zhai，2017）。但是，我们可以通过有效抑制M1极化或增强抗炎M2极化来抑制滑膜炎症，从而有效地靶向治疗RA。类似地，在经过具有强免疫调节能力的间充质干细胞（mesenchymal stem cells，MSCs）治疗后，可观察到胶原诱导的关节炎得以改善（Li and Hua，2017；Shin et al.，2016）。此外，在关节炎实验过程中，IL-10能够抑制其中的促炎M1巨噬细胞。这可能是由于抑制核因子κB（NF-κB）信号通路或者巨噬细胞分泌促炎细胞因子所致（Chen et al.，2017；Ye et al.，2014）。Misharin等人报道在关节炎的发作期内，Ly6C-巨噬细胞被募集到滑膜并分化为促炎性M1巨噬细胞，从而促进关节炎症的发生和发展。实际上，组织常驻的滑膜巨噬细胞在关节炎的整个过程中都保持其抗炎极化状态，并在起始阶段阻碍了关节炎的进展（Misharin et al.，2014）。RA发展中的效应巨噬细胞是激活的巨噬细胞，其也是大量促炎细胞因子的有效来源（Littlewood-Evans et al.，2016）。TNF-α是滑膜巨噬细胞分泌的重要细胞因子，其在RA的发病机制中起着至关重要的作用（Sun et al.，2017）。TNF-α在大多数关节炎组织活检中均能被检测到，其过表达可促进自发性炎性关节炎，而其抑制则可阻止各种啮齿动物模型中关节炎的发展（Lin, 2013）。因此，靶向TNF-α信号通路的治疗已经在RA患者中获得了临床疗效，这也得到了许多基于小鼠模型实验结果的证实（Yarilina et al.，2012；McInnes and Schett，2007）。其他巨噬细胞产生的细胞因子如IL-1、IL-6和IL-12，也大量存在于RA患者的关节炎滑膜中（Lin，2013）（图4-6a）。

2.1.2 系统性红斑狼疮

在20世纪80年代初，研究表明系统性红斑狼疮（SLE）患者的巨噬细胞缺乏清除凋亡细胞的能力，这使得自身抗原处于易被适应性免疫系统攻击的状态。因此，有学者提出了巨噬细胞参与SLE发病机制的理论（Kawane et al.，2001）。在SLE的发生和发展过程中，单核细胞和巨噬细胞在先天免疫方面扮演着重要角色。具体来说，它们通过以下三种方式参与免疫反应：①识别并清除免疫复合物；②通过Toll样受体（TLR）及下游信号识别核酸；③干扰素信号传导（Kawane et al.，2001）。巨噬细胞吞噬细胞碎片的能力减弱会刺激自身免疫反应，进而导致急性自身免疫性贫血和慢性关节炎（Kawane et al.，2006；Malkiel et al.，2018），凋亡细胞释放凋亡小体，这些凋亡小体作为"找到我"的标志物，例如溶血磷脂酰胆碱，能够引导吞噬细胞到达凋亡细胞的位置，并在细胞表面显示"吃我"的信号，从而触发强化的吞噬作用。此外，凋亡细胞在细胞死亡过程中会在细胞表面表达磷脂酰丝氨酸分子，巨噬细胞能够识别并吞噬这些被转移到溶酶体中的凋亡细胞，并通过将其降解来完成清除过程。总体来说，凋亡细胞的清除过程是由巨噬细胞与凋亡细胞之间多方面相互作用的结果。如果凋亡细胞没有被及时清除，将会引发继发性坏死。在这种现象中，细胞质膜会随着细胞内容物的突然释放而崩解。这些细胞成分随后与免疫球蛋白和血浆补体蛋白结合，进一步激活B细胞和巨噬细胞。B细胞受体、Fc受体以及TLR能够识别坏死成分，并刺激巨噬细胞和B细胞。接着，这些激活的巨噬细胞会分泌细胞因子，触发B细胞产生自身抗体，从而引起全身性红斑等病理生理状况（Malkiel et al.，2018；Orme and Mohan，2012）。此外，如果溶酶体降解过程受损，细胞碎片会积聚在溶酶体中，触发细胞内的先天免疫机制并激活细胞内的促炎因子，如TNF-α和IFN-β（Malkiel et al.，2018）。因此，外在刺激因素，即未被吞噬的凋亡细胞对免疫应答的诱导和凋亡细胞加工缺陷引起的巨噬细胞内激活，都是自身免疫发生和发展的关键因素。单核细胞/巨噬细胞对SLE发病机制的主要作用是调节适应性免疫。共刺激分子CD40与其配体CD40L的结合是激活体液免疫所必需的，体液免疫应答包括B细胞活化、浆细胞分化、抗体分泌和同种型转换的反应。黏附分子的过表达可能进一步导致巨噬细胞活化和迁移的不一致性。活动性SLE患者的巨噬细胞过表达细胞间黏附分子（ICAM）-1与组织募集和炎性细胞因子的产生有关，而皮质类固醇的治疗可部分下调ICAM-1的过表达（Banwell et al.，2011）（图4-6b）。

2.1.3 干燥综合征

干燥综合征（SS）是一种全身性自身免疫性疾病，靶向外分泌腺，如泪腺和唾液腺，可引起慢性自身免疫性病变（Katsifis et al.，2007）。在SS患者唾液腺组织中浸润的单核细胞群包括巨噬细胞、$CD4^+$ T细胞（Th2细胞）、$CD8^+$ T细胞（Th1细胞）、Treg细胞、B细胞、NK细胞和树突状细胞（DC）（Greenwell-Wild et al.，2011）。病变的严重程度与巨噬细胞、DC、B细胞、$CD4^+$ T细胞和Treg细胞的浸润有关（Nimmerjahn and Ravetch, 2008）。尽管T细胞介导的自身免疫反应对SS起到了刺激作用，但其他免疫细胞（如巨噬细胞），也参与了SS的发生和发展。事实上，在SS患者的自身免疫性病变部位可以发现巨噬细胞的存在。此外，几种巨噬细胞来源分子（如几丁质酶-3样蛋白-1和几丁质酶-1）的表达增强与SS病变的严重程度增加相关，这说明巨噬细胞参与了SS的发病机制（Carroll, 2004）。此外，巨噬细胞可分泌促炎细胞因子，包括IL-6、TNF-α、IL-12和IL-1β，并且巨噬细胞还与自身免疫病变部位的刺激有关，自身反应性T细胞会触发在其巨噬细胞相关自身免疫性病变靶器官中的浸润（图4-6c）。

2.1.4 多发性硬化症

多发性硬化症（MS）是一种对中枢神经系统（CNS）产生影响的致残性神经系统疾病。它属于T细胞介导的自身免疫性疾病，其特征包括肌肉无力和进行性麻痹（Ousman and Kubes，2012）。Th1和Th17细胞会通过分泌促炎细胞因子，如IL-12、IL-17、IL-23和IFN-γ等，在CNS中诱导自身反应。在MS后期，Th2和Treg细胞则可调节炎症过程。

在正常的生理条件下，CNS中极少存在浸润性巨噬细胞。但在MS的发展过程中，巨噬细胞会浸润CNS、血管周围空腔以及脉络丛周围的脑膜（Jiang et al.，2012）。此外，在用药后疾病症状减轻期间，CNS中的浸润性巨噬细胞会减少，淋巴细胞的浸润也将减少（Jiang et al.，2012）。趋化因子的分泌和趋化因子受体在CNS巨噬细胞中的表达也参与了MS的发生和发展（Pyonteck et al.，2013）。

M1和M2巨噬细胞在MS的发生和调控过程中共同发挥重要作用。激活的M1巨噬细胞会分泌一氧化氮等分子以及细胞因子，如IL-12、IL-1β和TNF-α等，从而刺激炎症反应并导致CNS组织受损（Denney et al.，2012；Liu et al.，2013）。相比之下，MS患者中M2亚群的减少是一个关键特征。增强M2巨噬细胞亚群可以刺激抗炎反应，并且与TGF-β、IL-4、IL-10和IL-13等的免疫应答相关，在MS治疗中具有重要意义（Ushio et al.，2017）（表4-3）。除此之外，M2巨噬细胞也是疾病发展过程中的关键调节因子。随着组织修复的进程，M2巨噬细胞可以促进Th2细胞反应和Treg细胞的分化与招募，以抑制自身免疫反应（Fox et al.，1984）（图4-6d）。

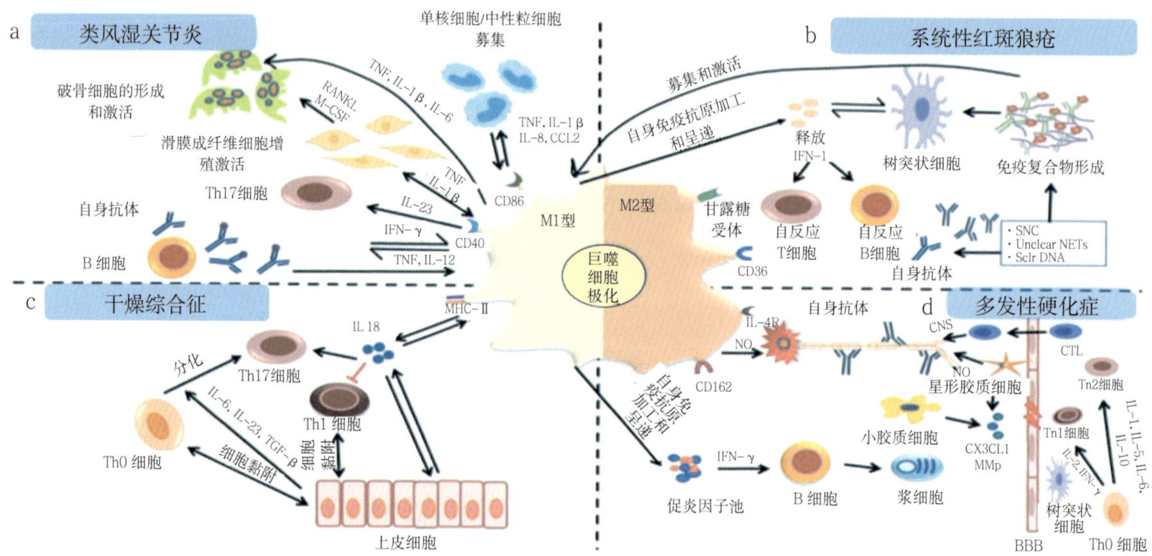

图4-6 巨噬细胞在自身免疫性疾病发展过程中参与启动、调节和维持自身免疫的病理变化

注：巨噬细胞表现出不同的功能表型，具有两种极端的M1（促炎）和M2（抗炎）极化状态，可响应各种刺激，如损伤、修复和纤维化。这些细胞能够分泌细胞因子，通过招募极化T细胞和活化的成纤维细胞来促进炎症。活化的成纤维细胞可以分泌核因子κB受体活化因子配体（RANKL）和巨噬细胞集落刺激因子（M-CSF），它们可以诱导破骨细胞的分化。此外，成纤维细胞的活化还会被巨噬细胞释放的TNF进一步增强。自身抗体与抗原结合形成免疫复合物时，会激活巨噬细胞。除此之外，细胞间的直接接触和T细胞分泌的细胞因子也会影响巨噬细胞、成纤维细胞和先天免疫细胞。

3 巨噬细胞受体在自身免疫性疾病中的作用

巨噬细胞表达多种表面受体，可以识别病原体和宿主来源的配体。这些表面受体包括调理性Fc受体（Zani et al.，2015）、补体受体（Fu et al.，2015）、非调理性受体、凝集素［如树突状细胞特异性细胞间黏附分子-3抓取非整合素受体（DC-SIGN）］、甘露糖受体、C型凝集素受体

（Dectin-1）和清道夫受体［如SR-A Ⅰ/Ⅱ、胶原结构巨噬细胞受体MARCO）］（Pluddemann et al.，2007）。尽管在自身免疫性疾病中，Fc和补体受体起着至关重要的作用，但非调理性受体也发挥着积极的作用，这一点往往被忽视或轻视。

3.1 补体受体

根据配体和受体的不同作用，补体受体的结构、表达和功能非常复杂且异质化（Gaillard et al.，2012；Zani et al.，2015）。其中，调理素是促进这些受体摄取的重要信号分子，包括免疫复合物、IgG与抗原的复合物、抗体、补体切割产物、纤连蛋白或乳脂球蛋白等。巨噬细胞过度表达了许多识别补体分子的受体，如CR3，它在凋亡细胞的清除中扮演着至关重要的角色。近期研究还发现，胰腺和肝脏中的常驻巨噬细胞表达了新的免疫球蛋白超家族补体受体（CRIg），该受体在自身免疫性糖尿病中具有保护作用（Berwin et al.，2004）。

表4-3 在几种自身免疫性疾病的发展过程中，单核细胞/巨噬细胞募集和激活的触发因素、发育分子代谢机制、功能异常以及巨噬细胞产生的介质概括

疾病种类	单核细胞/巨噬细胞募集和激活的触发因素	单核细胞/巨噬细胞功能的分子机制	功能异常	单核细胞/巨噬细胞产生的介质在疾病进展中的作用
类风湿关节炎（RA）	中性粒细胞微囊泡：抑制巨噬细胞的炎症激活； 粒细胞-巨噬细胞集落刺激因子（GM-CSF）、骨桥蛋白、CCL2：单核细胞迁移和募集； 激活素A：促炎巨噬细胞的产生	肝X受体通路：增强巨噬细胞TLR驱动的细胞因子产生； 琥珀酸盐/G蛋白偶联受体91（GPR91）信号通路：促进巨噬细胞产生IL-1β； 活化T细胞核因子5蛋白抗体（NFAT5）：活化巨噬细胞的存活	单核细胞CD276、CD80和Siglec-1的表达增加	TNF-α、IL-1、IL-6和IL-12：介导全身和局部炎症； TNF-α、IL-1和IL-6：介导软骨降解
系统性红斑狼疮（SLE）	IFN-α：B淋巴细胞刺激因子在单核细胞中的表达； 微粒相关免疫复合物：激活促炎性单核细胞； TNF-α：单核细胞NF-κB炎症反应	干扰素调节因子1（IRF1）表达增加：炎症小体活性增强； 降低过氧化物酶体增殖物激活受体（PPARγ）表达：促炎功能； 降低KLF2、KLF4表达：吞噬功能缺陷	ICAM-1、CD40、Siglec-1、CD86的表达增加； 吞噬能力缺陷	TNF-α、IL-1β、IL-6和IL-10：介导全身和局部炎症

续表

疾病种类	单核细胞/巨噬细胞募集和激活的触发因素	单核细胞/巨噬细胞功能的分子机制	功能异常	单核细胞/巨噬细胞产生的介质在疾病进展中的作用
干燥综合征（SS）	DNA的核外积累：NLRP3炎症小体的激活； 巨噬细胞迁移抑制因子（MIF）：巨噬细胞的局部浸润	激活的NF-κB通路：增强细胞因子的产生和炎症反应； MicroRNAs：靶向经典TGF-β信号通路	吞噬能力降低	CCL22：增强自身反应性T细胞应答和募集； IL-6、IL-18、BAFF和Ⅰ型IFN：介导促炎性免疫反应
多发性硬化症（MS）	GM-CSF：单核细胞穿过血脑屏障的迁移； IFN-γ：激活MS影响脑组织的小胶质细胞/巨噬细胞； CCL2：M1巨噬细胞的募集	KLF2：巨噬细胞活化的负调控； 降低的蛋白酪氨酸磷酸酶1（SHP1）信号：增强单核细胞的炎症活性	CD68和人类白细胞抗原（HLA）的表达增加； 异常的代谢变化（糖酵解增加）	GM-CSF：单核细胞穿过血脑屏障； KLF2：巨噬细胞活化的负调节； TNF-α、IL-1β、IL-6、IL-12、活性氧和活性氮产物：介导炎症反应

3.2 Fc受体

Fc受体是一类免疫球蛋白超家族的受体，其中包括免疫受体酪氨酸激活基序（ITAM）和免疫受体酪氨酸抑制基序（ITIM）。这些受体与其他膜分子和胞质激酶相互作用以控制复杂的信号级联反应。

3.3 清道夫受体

巨噬细胞清道夫受体是一大类具有结构多样性的受体，可以识别多种配体，包括改变的低密度脂蛋白（LDL）、设计的聚阴离子配体和微生物结构分子（Shimaoka et al.，2004）。A类清道夫受体Ⅰ（SR-AⅠ）最初由Brown和Goldstein鉴定，并在巨噬细胞上表达，其他A类清道夫受体包括两个可变剪切突变体SR-AⅡ和SR-AⅢ，以及不同的胶原结构巨噬细胞受体（MARCO）。所有这些受体都是三聚体Ⅱ型跨膜糖蛋白，通常由许多结构域包括α-螺旋卷曲结构域、胶原结构域以及C端富含半胱氨酸的结构域组成。值得一提的是，尽管MARCO中不存在卷曲结构域，但它具有拉长的胶原结构域。B类清道夫受体CD36和SR-B能够通过细胞外环形组装的中心结构域介导配体结合，这些受体可以识别修饰后的LDL，也可以识别天然脂蛋白［极低密度脂蛋白（VLDL）、低密度脂蛋白（LDL）和高密度脂蛋白（HDL）］，在胆固醇的运输、代谢和体内平衡中扮演着重要角色。此外，巨噬细胞还过表达其他清道夫受体，如CD68和FEEL-1（主要在细胞内表达）、SREC和结合磷脂酰丝氨酸和氧化脂蛋白的清道夫受体（SR-PSOX）。SREC受体与分子伴侣（如gp96、钙网蛋白和热休克蛋白70）结合，促进配体向主要组织相容性复合物（MHC）Ⅰ类抗原呈递途径转运（Gazi and Martinez-Pomares, 2009）。SR-PSOX是趋化因子配体，其受体是活化的T细胞和自然杀伤性T（natural killer T，NKT）细胞表达的G蛋白偶联的CXCR6，可促进这些细胞与DC的黏附（Kerrigan and Brown，2011）。

3.4 C型凝集素受体

巨噬细胞可表达多种C型凝集素受体，包括甘露糖受体、DC-SIGN、SIGNR1、Dectin-1和Dectin-2（Drummond et al.，2011）。这些受体通常具有一个或多个碳水化合物识别结构域，以Ca^{2+}依赖性方式结合配体，用于识别甘露糖或半乳糖型配体（Fiete et al.，1998）。此外，在大多数情况下，配体的识别不依赖于碳水化合物识别结构域或Ca^{2+}。其中Dectin-1是β-葡聚糖受体，具有细胞内半ITAM结构域，能与脾酪氨酸（Syk）激酶结合，并通过胱天蛋白酶募集域蛋白（CARD9）传导信号，从而刺激NF-κB，诱导免疫反应，包括先天性免疫和适应性免疫（Ariizumi et al.，2000）。总之，这些受体在病原体（如真菌、细菌和病毒）识别中发挥了作用，也能帮助身体识别内源性配体。硫酸化的碳水化合物存在于一些内源性糖蛋白上，通过富含半胱氨酸的结构域与甘露糖受体（如CD45和唾液黏附素）结合（Upchurch et al.，2016），并在清除自身抗原中起着至关重要的作用。Dectin-1（β葡聚糖受体抗体）与活化的T细胞上的内源性配体进一步相互作用，引发T细胞增殖，并可能刺激CD41和CD81 T细胞活化（Rothlin et al.，2015），在清除自身抗原中起至关重要的作用。此外，Dectin-1激动剂可以激活DC，进一步促进Th1/Th17细胞分化并通过Treg细胞启动IL-17的表达（Ariizumi et al.，2000）。

3.5 SR-A、CD36、CD14受体

巨噬细胞在维护组织和维持体内平衡的过程中发挥着重要作用，例如，它们通过几种巨噬细胞受体（如SR-A、CD36、CD14）参与凋亡细胞（如凋亡胸腺细胞）的清除。

3.6 肿瘤相关巨噬细胞（TAM）受体酪氨酸激酶

Tyro3、Axl和Mer及其配体（Gas6和蛋白S）对于凋亡细胞和膜成分的吞噬作用至关重要。在巨噬细胞和DC的先天炎症反应中经常激活TAM信号，这通常是通过TLR和Ⅰ型干扰素信号实现的（Jain et al.，2013）。此外，CD36也可以识别凋亡细胞，并阻碍DC的成熟。然而，一些研究表明，在外周耐受和自身免疫防御方面，将巨噬细胞表面的CD36受体与TNF-α减少、IL-1β分泌和

IL-10分泌增强联系起来可以负调节DC的成熟（Gorantla et al.，2020）。

3.7 叶酸受体

巨噬细胞表达叶酸结合受体，即叶酸受体-β（folate receptor-β，FR-β），其对仅由激活的巨噬细胞表达的叶酸具有非常高的亲和力，这说明巨噬细胞是叶酸治疗剂的关键潜在靶标（Nogueira et al.，2015）。因此，基于叶酸的纳米制剂可能会将治疗药物递送至活化的巨噬细胞而不影响正常细胞。

3.8 CD44受体（糖蛋白）

RA发生时，血管翳和滑膜区域激活的巨噬细胞表面会过表达CD44。因此，叶酸和透明质酸分子可以很容易地与叶酸受体和CD44受体结合，并作为药物靶向滑膜巨噬细胞的潜在配体（Kottarath et al.，2020）。与缺乏叶酸受体的巨噬细胞不同，Nogueira等人发现可以将负载甲氨蝶呤的脂质体与叶酸受体连接，通过使用SP-DS3肽增强活化巨噬细胞中的内化作用来治疗RA（Li et al.，2020）。

3.9 E-选择素受体（糖蛋白）

在RA中上调的血管内皮中过表达的E-选择素受体，以及在巨噬细胞和滑膜细胞增殖阶段上调的血管活性肠肽均可用于靶向治疗。在发炎滑膜组织缺氧的条件下，靶向其他上调的生物标志物，如αV和β3整联蛋白，可能是避免血管生成和骨吸收的较好方法（Kottarath et al.，2020）。此外，Kottarath等人进行的另一项研究制备了甲氨蝶呤（methotremxate，MTX）包封的胆固醇嫁接壳聚糖纳米载体，并用抗FR-β抗体标记，以促进RA治疗过程中的主动靶向（Chalmers et al.，2015）。SLE的进展是由于存在CD4和CD8阴性T细胞以及脾巨噬细胞功能的丧失，这是SLE患者发病和死亡的主要原因（Jahagirdar et al.，2019）。狼疮巨噬细胞中CSF-1或CSF-1R的先天性缺失可以减轻对肾脏的损伤。因此，可以通过靶向巨噬细胞的CSF-1/CSF-1R信号、CX3CR1、巨噬细胞趋化蛋白-1（MCP-1）/CCR2（MCP-1受体）信号轴和布鲁顿酪氨酸激酶（BTK）可以有效治疗SLE（Suzuki et al.，2018）。

3.10 甘露糖受体

甘露糖受体（MR）是一种C型凝集素受体，由碳水化合物识别结构域、羧基末端结构域、富含半胱氨酸的区域和纤连蛋白结构域组成。由于这些结构域的存在，MR可以识别并附着多种配体（Mukhtar et al.，2020）。MR/甘露糖-岩藻糖受体对微生物的甘露糖和岩藻糖基序具有亲和力。CD206是一种MR，其通过模式识别结构域在识别病原体中起着至关重要的作用（He et al.，

2011），因此它可用于研究巨噬细胞的内吞作用以及药物和疫苗的靶点传递。

3.11 Toll样受体

TLR包括富含亮氨酸的结构域和细胞内IL-1受体结构域。TLR-4存在于巨噬细胞上，被认为是第一个得到鉴定的哺乳动物TLR（Yoshitomi et al.，2005）。而且在对抗病毒和病原体的反应中，TLR通过启动巨噬细胞坏死信号增强先天免疫反应，这一过程受到受体相互作用激酶-3依赖性通路的调控（Murray and Wynn，2011）。通过利用促进脂质摄取的SLE配体TLR-2、TLR-4、TLR-9和TLR-7直接刺激巨噬细胞可以发现，TLR在动脉粥样硬化中发挥了主导作用。巨噬细胞表达的另一种受体是葡聚糖受体Dectin-1，其对真菌β-葡聚糖的亲和力可导致自身免疫性关节炎（Nahar and Jain，2009）。由于该葡聚糖存在于真菌细胞壁中，因此Dectin-1可用于识别真菌感染。此外，这种受体也参与附着成分的内吞作用，并被认为是一种潜在的靶向递送载体的摄取机制（Yoshitomi et al.，2005）。

4 纳米颗粒介导的巨噬细胞靶向

纳米颗粒是一种药物递送系统，可将药物递送到预定的靶点周围区域，并提高药物的治疗效果。巨噬细胞可用作“特洛伊木马”，以实现针对性的药物递送。纳米载体能够穿越不同的膜屏障，在感染部位释放药物。巨噬细胞功能失调可能与多种自身免疫性疾病有关，如RA、SLE、AIDS、MS和SS（Prakash et al.，2010）。据报道，一些受体在感染的巨噬细胞上过表达，可用合适的纳米载体对这些过表达的受体进行有效靶向（Pruthi et al.，2012；Jain et al.，2013）。在将巨噬细胞作为治疗靶点的疫苗接种的过程中，应优化表面修饰纳米载体的摄取效率（Malam et al.，2009）。表4-4列举了在自身免疫性疾病中，靶向巨噬细胞的各种纳米颗粒递送系统。

4.1 脂质体介导的巨噬细胞靶向

脂质体是一种较小的自组装囊泡，它的内部具有水性核心，外部被脂质双层包围，这些脂质双层是天然的或合成的磷脂。此外，脂质体还具有不同的化学和物理特性，如位阻、渗透性和电荷密度。这些独特的性质使得它们成为一种有效的药物递送系统（drug delivery system，DDS）。将疏水性药物装填到外部脂质双层中，以及将亲水性药物掺入到中央水性隔间中，便可以实现对药物的有效传递（Chen et al.，2019；Mamo et al.，2010）。人体将脂质体识别为异物，因此脂质体进入人体后很容易被单核吞噬细胞摄取（Nogueira et al.，2015）。使用低聚甘露糖包被的脂质体，可以显示出更好的腹膜巨噬细胞（M1）摄取效率，并能诱导系统性免疫应答。此外，包裹进来的抗原可以通过MHCⅠ和MHCⅡ分子进行有效展示（Tsujimura et al.，2009）。巨噬细胞-脂质体结合的平衡非常关键，其中靶细胞的性质决定了对脂质体吸收的粒径偏好。此外，脂质体表面的修饰使得载体可以与药物作用部位相匹配。研究表明，透明质酸修饰的脂质体是将抗炎药物递送至小鼠巨噬细胞（RAW 264.7细胞）表面或其内部的有效DDS（Glucksam-Galnoy et al., 2012）。Williams等人研究了甲氨蝶呤脂质体在诱导性大鼠关节炎发炎关节中的作用，以确定该制剂是否能够降低关节炎的严重程度。研究表明，该制剂在体外大鼠腹膜巨噬细胞中可阻止两种促炎介质的释放，即前列腺素E2（PGE2）和TNF（Williams et al., 1994）。

4.2 聚合物纳米颗粒介导的巨噬细胞靶向

聚合物具有多功能性的特点，这为DDS的开发提供了独特的机会。纳米颗粒是一种胶体颗粒，其组分为可生物降解的聚合物或不可生物降解的聚合物。制备纳米载体需要多种天然和合成的聚合物材料，如白蛋白、明胶、壳聚糖、聚ε-己内酯和聚（D,L-丙交酯-共-乙交酯）。这些纳米载体能够吸附或封装药物，并且它们的特性可以通过调节其尺寸和表面电荷进行修饰。纳米颗粒聚集的问题可以通过表面活性剂，如泊洛沙姆（poloxamers）或波洛沙默（poloxamines）进行解决（Parveen et al., 2012）。

Zhao等人开发了一种能够封装MTX的双功能脂质聚合物偶联pH响应纳米颗粒，当磷酸盐缓冲溶液（PBS）的pH值为5.0时，该颗粒释放MTX的速度比在pH值为7.4时更快。细胞摄取实验显示，这些纳米颗粒能够通过叶酸受体介导内吞作用而被内化到活化的巨噬细胞中（Zhao et al., 2018c）。另外一项研究合成了含有磷酸地塞米松（FA-DPNP）的叶酸缀合聚乳酸-羟基乙酸（PLGA）纳米颗粒，其具有靶向活化的巨噬细胞的能力，可以改善炎症反应。结果表明，相比于DPNP和游离DP，FA-DPNP能够更有效地抑制活化的巨噬细胞产生一氧化氮以及TNF-α、IL-6等促炎细胞因子。总之，FA-DPNP能够选择性地被活化的巨噬细胞所摄取，并且成功地抑制炎症反应的发生（Cao et al., 2015）。另一项研究表明，载有依托考昔的叶酸缀合纳米颗粒具有更好的空间特征、靶向性能，以及增强的滞留潜力和生物利用度，可以更有效地向活化巨噬细胞递送物质（Bilthariya et al., 2015）。在促吞噬肽（tuftsin，巨噬细胞/小胶质细胞激活剂）修饰的藻酸盐纳米载体的帮助下，巨噬细胞可选择性地递送和表达报告基因［绿色荧光蛋白（GFP）］及质粒DNA（mIL-10）。这些纳米颗粒在小鼠巨噬细胞中的内化率较高且无毒性作用。定量与定性分析证明促吞噬肽-藻酸盐纳米载体能有效递送DNA。此外，研究发现将mIL-10转染到巨噬细胞中后其抗炎能力得到了提高（Jain and Amiji, 2012）。Yang等人合成了叶酸缀合的葡聚糖-甲氨蝶呤纳米颗粒（Dex-g-MTX/FA）和葡聚糖-甲氨蝶呤缀合物（Dex-g-MTX）。他们的研究表明，与Dex-g-MTX相比，Dex-g-MTX/FA被LPS激活的巨噬细胞的摄取增强，毒性作用也增强。此外，由于叶酸的特异性靶向，利用Dex-g-MTX/FA可观察到显著的炎症抑制作用，即促炎细胞因子产生减少和选择性聚集减少。该结果表明，巨噬细胞靶向药Dex-g-MTX/FA具有RA靶向治疗的潜力（Yang et al., 2016）。

表4-4 靶向巨噬细胞的纳米颗粒递送系统

纳米载体	递送系统	递送物质	靶向抗原	靶点	影响	疾病	参考文献
脂质体	聚乙二醇（PEG）脂质体	甲基强的松龙	PEG +谷胱甘肽	—	靶向脂质体与非靶向脂质体相比，在疾病评分上降低的幅度更大	MS	Gaillard et al.（2012）
	脂质体	醋氯芬酸	—	—	纳米载体存在时，药物的释放作用增强	RA	Sharma et al.（2017）
	磷脂酰丝氨酸（PS）修饰的脂质体包被金纳米团簇（AuNCs）	—	—	巨噬细胞	抗dsDNA自身抗体，减少炎症反应	SLE	Xu et al.（2019）
聚合物	PLGA	（tNP）PLP+雷帕霉素	—	巨噬细胞	体内运输（在肝脏和脾脏中的积累）大多数定位于脾脏中的巨噬细胞和DCs，但SC到达引流淋巴结	MS	Maldonado et al.（2015）
	乙二醇壳聚糖（HGC-Cy5.5）	花青5.5	花青5.5	表达Mac-1分子的巨噬细胞	HGC-Cy5.5在滑膜组织内的选择性积累机制，包括吞噬作用增加和渗漏血管的通透性增加	RA	Park et al.（2012）
	聚乙二醇单甲醚-聚乳酸羟基乙酸-聚赖氨酸（mPEG-PLGA-PLL）	miR-125a	PEAL cy5-miNC	脾B细胞，巨噬细胞DCs，中性粒细胞	增强生物相容性并保护miR-125a免受miRNA降解滞留时间的影响	SLE	Zhang et al.（2020）
	壳聚糖或叶酸-壳聚糖纳米颗粒	siRNA	叶酸	叶酸受体	叶酸-壳聚糖用于siRNA递送可能是安全有效的	SS	Fernandes et al.（2012）

续表

纳米载体	递送系统	递送物质	靶向抗原	靶点	影响	疾病	参考文献
树枝状聚合物	GO/pPG/anti-MBP/anti-tau	—	anti-MBP/anti-tau	MS特异性蛋白水平：髓鞘碱性蛋白质（MBP）和tau蛋白	量化MS特异性蛋白水平，包括脑脊液和血清中的髓鞘MBP和tau蛋白	MS	Derkus et al.（2017）
	叶酸-PEG-PAMAM	消炎痛	叶酸	叶酸受体	叶酸-PEG偶联物与天然树枝状聚合物相比，药物靶向效率提高	RA	Chandrasekar et al.（2007）
金属纳米颗粒	金	（tNP）髓鞘少突胶质细胞蛋白（MOG）+小分子［2-（1'H吲哚3'-羰基）噻唑-4-羧酸甲酯（ITE）］	PEG（稳定）	树突状细胞	ITE配体激活芳烃受体（AhR），可诱导耐受性DCs，可在体内试验中观察到巨噬细胞中AhR的激活	MS	Yeste et al.（2012）
	银	—	叶酸	M1巨噬细胞	M1巨噬细胞的凋亡和活性氧（ROS）的清除可促进M2巨噬细胞的极化	RA	Yang et al.（2021）
脂质纳米颗粒	聚乙二醇化三聚甘油单硬脂酸酯（TGMS）	地塞米松	—	巨噬细胞	减轻关节肿胀，抑制关节组织中TNF-α和IL-1β的产生	RA	He et al.（2020）
	固体脂质纳米颗粒	富马酸二甲酯（DMF）	—	—	载有DMF的控释固体脂质纳米颗粒（SLNs）可能为MS的治疗带来希望	MS	Ojha and Kumar（2018）

Howard等人在胶原诱发关节炎（CIA）小鼠的抗炎治疗中，利用壳聚糖siRNA纳米颗粒减少了巨噬细胞中TNF-α的产生。针对抗TNF-α治疗小鼠的关节组织学评估结果显示，仅有少量的炎症细胞浸润和软骨轻微被破坏。这项研究表明，壳聚糖siRNA纳米颗粒降低了TNF-α的表达，从而在小鼠全身或局部范围内降低了炎症的程度（Howard et al.，2009）。Schmitt等人则研发了亲水性纳米凝胶，其基于具有透明质酸表面的壳聚糖，并用光敏剂包封。该凝胶可以靶向巨噬细胞并被巨噬

细胞选择性吞噬，从而延长药物在发炎组织中的停留时间。实验结果表明，在发炎的关节中使用携带光敏剂的纳米凝胶进行治疗时，药物可以停留很长一段时间，而单独注射光敏剂则会被迅速释放（Schmitt et al.，2010）。

4.3 树枝状聚合物介导的巨噬细胞靶向

树枝状聚合物是目前最新的纳米载体系统之一，可用于输送各种治疗药物。这些聚合物是合成的、低分散的且高度支化的三维大分子结构，形如树枝（Oliveira et al.，2018）。通常树枝状聚合物由3种组分构成，包括多功能中心核、周围分支和具有功能的表面基团，这三者的共同作用使其具备多种益处（Yu et al.，2015）。相较于其他纳米载体，树枝状聚合物具有多个独特性质。例如，它可以利用表面基团与多种靶向制剂结合；它具有均匀的粒径和端基的多价性，有助于其与不同的受体结合；此外，它还具有生物降解性和可在各种介质中溶解等优点（Wu et al.，2015）。

一项研究报道，以叶酸偶联的聚酰胺胺树枝状大分子G5（第5代）纳米颗粒负载MTX（G5-FA-MTX）作为关节炎的治疗药物递送系统。这种树枝状聚合物具有受体特异性结合机制，可以被原代小鼠巨噬细胞和表达叶酸受体β的巨噬细胞内化。G5-FA-MTX复合物是一种有效的抗炎剂，具有减轻骨吸收、软骨损伤、爪容积和体重下降等炎性特征的作用（Thomas et al.，2011）。Qi等人研究了利用G5-FA-MTX靶向叶酸受体过表达的巨噬细胞的治疗效果，发现其在RA的发展中发挥着非常重要的作用。他们在原代腹膜巨噬细胞NR8383和RAW264中研究了G5-FA-MTX、G5-MTX和对照G5对激活的巨噬细胞的结合亲和力，发现这种纳米载体与巨噬细胞的结合对于温度或浓度具有依赖性，而6.25 mM游离叶酸的存在可以阻断这种相互作用（$P<0.05$）。在炎性关节炎动物模型（佐剂诱导）中，研究人员研究了G5-FA-MTX和G5-MTX制剂对关节炎发展的抑制作用，并且发现，当游离MTX剂量为4.95 mol/kg时，二者在炎性关节炎模型中具有相似的抑炎效果。这些结果表明，与多种MTX缀合的树枝状聚合物可特异性结合过表达叶酸受体的巨噬细胞，并且与叶酸缀合的MTX负载聚合物具有类似的抗炎作用（Qi et al.，2015）。在另一项研究中，Hayder等人则研究了氮杂双膦酸盐（ABP）树枝状聚合物在靶向单核细胞治疗类风湿关节炎方面的潜力（Hayder et al.，2011）。

4.4 金属纳米颗粒介导的巨噬细胞靶向

金属纳米颗粒是一种非常有价值的材料，它们拥有多种特性和功能。这些纳米颗粒可以使用多种基团进行制备和修饰，从而与药物、配体和抗体等结合。此外，由于金属纳米颗粒拥有独特的光学表面等离子体共振特性等性质，因此在纳米技术领域具有重要的地位（Kumar et al.，2018）。许多研究正在探索利用金属纳米颗粒，如金纳米颗粒（AuNPs）、氧化铁纳米颗粒和银纳米颗粒等来进行疾病治疗（Howard et al.，2009）。这些纳米颗粒具有广泛的应用前景，如用作药物和基因递送载体。

一些研究调查了两种不同的纳米颗粒AuNP和透明质酸（hyaluronic acid，HA）对关节炎动物模型的影响。研究发现，局部和系统性运用AuNP能够显著地标记出部位发生的炎症。该结果表明，这类纳米颗粒可作为检测风湿性关节炎的潜在成像剂并提供实用价值（Lee et al.，2008）。在另一项研究中，研究人员将半乳糖凝集素-1-纳米金（Au-GAL1）纳米颗粒注入CIA大鼠的关节内进行治疗。结果显示，该制剂可以降低踝关节内促炎因子的浓度，促进$CD4^+$ T淋巴细胞的死亡，并改善相关临床症状（Huang et al.，2012）。Kim等人的研究发现，磁性纳米颗粒（MNP）可作为发炎滑膜关节造影剂。MNP由Ru（bpy）3CI2中心核组成，周围涂有一层顺磁性钆螯合物。静脉注射这些纳米颗粒，通过磁共振和光学图像可证明滑膜关节内标记的细胞（如巨噬细胞/单核细胞）存在炎症损伤。在RA的发病过程中，磁共振可证实发炎的关节症状明显减轻。可见，MNP是关节炎检查中一种可行的造影剂，且仅限于对发炎关节内巨噬细胞/单核细胞的损伤进行检测（Kim et al.，2009）。此外，有一项研究通过绿色环保的方法，研究了用硫唑嘌呤包裹的银纳米颗粒治疗RA的效果，该研究使用小鼠成纤维细胞（NIH 3T3）研究上述制剂的体外毒性。研究发现，在靶部位上述制剂可以控制包封药物的释放，并对炎症靶位点产生综合性治疗作用（Prasad et al.，2013）。

4.5 脂质纳米颗粒介导的巨噬细胞靶向

脂质纳米颗粒是目前临床上最先进的非病毒基因递送系统之一，其具备多种优点，例如高生物相容性和多功能性，因此这种递送体系可以通过口服进行优化，实现不经肠道局部的和肺部的药物释放。第一代脂质纳米颗粒是SLN，而纳米结构脂质载体（NLC）由于其在临床医学和药物递送中的潜在应用而被作为第二代脂质纳米颗粒进行研究。此外，脂质纳米颗粒还具有多个优点，包括易于表面修饰、毒性较低、包封效率高、可增强循环次数和改善药物的生物分布等（Attama et al.，2012）。Zhou等人成功合成了载有糖皮质激素泼尼松龙的固体脂质纳米颗粒（SLNs/PD）并包覆在HA里，形成了HA-SLNs/PD纳米缀合物。通过与滑膜淋巴细胞、成纤维细胞和巨噬细胞表面过表达CD44的HA受体结合，该纳米制剂可在发炎的关节组织中积聚。相比于SLNs/PD纳米颗粒和游离的PD药物，HA-SLNs/PD纳米缀合物在循环中停留的时间更长，从而更好地保持了软骨和骨的结构。利用HA-SLNs/PD进行治疗降低了炎性细胞因子水平、骨侵蚀程度和关节肿胀程度。这些结果表明，HA-SLNs/PD纳米缀合物是一种有效且安全的治疗炎症性疾病的制剂（Zhou et al.，2018）。另外，Mahajan等人进行的研究表明，负载依非韦伦（efavirenz，EFV）的阳离子纳米结构脂质体对p24抗原具有更高的抑制作用，并且这种作用可以持续达6天之久。这意味着该方法可成功预测并治疗HIV-1感染巨噬细胞中的病毒复制，从而用于积极治疗HIV感染。研究结果表明，使用上述纳米颗粒靶向感染的巨噬细胞可以将EFV的抗HIV效力增加2.29倍（Mahajan et al.，2021）。

5 结论

巨噬细胞在炎症的调节和治疗中具有双重作用。它们的分化、多样性和在机体中的循环特点对于系统性和器官特异性自身免疫病变的发生和发展起着至关重要的作用。因为巨噬细胞不仅是先天免疫和适应性免疫的桥梁，同时对于维持机体免疫稳态也起着至关重要的作用。但当巨噬细胞损伤或发生功能障碍时，则会引发严重的免疫性疾病。因此，通过靶向单核细胞或巨噬细胞进行临床干预，极有可能成为自身免疫性疾病的新疗法。更好地了解巨噬细胞可塑性的主要机制，并鉴定健康和疾病情况下产生病理和生理作用的关键巨噬细胞亚群，将有助于开发新的分子工具以实现上述目标。

纳米递送系统能够实现药物的靶向递送，延长药物在靶组织中的作用时间，减少药物的剂量并降低高毒性药物的不良反应，提高患者的依从性。但是，为了实现这种精准递送，必须确定特定巨噬细胞表达的受体。通过鉴定这些受体，药物可以更加有效地靶向身体的各个部位、器官和细胞，因为每个部位都包含不同类型的巨噬细胞。虽然靶向药物的递送方式提高了药物的治疗效果，但还需要考虑目标-非目标组织比率，以进一步降低药物的最小有效剂量和相关毒副作用。

由于不同的组织中存在的受体位点数量有限，因此靶向递送药物成为一种极具吸引力的治疗方法，其通过使用非常低浓度的药物来优化治疗窗口。当然，在将靶向递送药物系统应用于长期治疗之前，我们需要进一步地研究以确保其安全性。对于所有可能应用于临床的纳米递送系统，研究者在设计实验时都必须非常谨慎，并需要进行比较毒理学以及毒代动力学的研究。任何合成的、可生物降解的聚合物纳米载体，如果能够成功达到“公认安全（generally recognized as safe，GRAS）”状态，那么其在安全性和有效性治疗方面将获得压倒性的认可。虽然大多数开发纳米递送系统的相关研究取得了令人鼓舞的结果，但在将其投入人体应用之前，仍然需要进行必要的调整，特别是在治疗功效和安全性方面进行调整。尽管如此，对于开发纳米药物制剂来说（尤其是针对人类自身免疫性疾病的精准疗法）先进的纳米材料在未来必将发挥关键作用。

（高学娟　译）

（高学娟　张还添　审校）

靶向巨噬细胞治疗的心血管疾病

Zhuqiu Jin

【摘要】心脏巨噬细胞可以分为原始常驻巨噬细胞和血液来源的浸润巨噬细胞。原始常驻巨噬细胞（$CCR2^-$）来源于卵黄囊衍生的红髓祖细胞，在心脏中执行维持稳态的功能，其增殖依赖于心脏的局部环境。它们在新生儿心脏冠状动脉的发育和成熟、瓣膜的发育和重塑、电传导的促进以及心脏再生中起着不可或缺的作用。血源性巨噬细胞（$CCR2^+$）来源于骨髓和脾脏，通过单核细胞的募集和增殖不断补充。在成人的心脏中有3种巨噬细胞的亚型（$CCR2^-MHC-Ⅱ^{low}$、$CCR2^-MHC-Ⅱ^{high}$和$CCR2^+MHC-Ⅱ^{high}$）及1种单核细胞亚型（$CCR2^+MHC-Ⅱ^{low}$）。心脏常驻巨噬细胞在心血管疾病（cardiovascular disease，CVD）（如慢性心力衰竭、心肌梗死、糖尿病心肌病、高血压、卒中和动脉粥样硬化）中发挥着重要作用。一般来说，M1巨噬细胞具有促炎性，而M2巨噬细胞则具有抗炎性。C-C趋化因子受体2（CCR2）的选择性拮抗、C-C基序趋化因子配体2（CCL2）的竞争性抑制和M2巨噬细胞的可塑性调节可能为未来预防和/或治疗心血管疾病药物的发现和开发提供线索。

【关键词】巨噬细胞；心血管疾病；CCR2；CCL2；M2可塑性

2020年，美国心脏协会对心脏病和卒中的统计更新显示，2017年美国CVD的死亡人数高达859 125人。在美国，冠心病是导致CVD发病和死亡的主要原因，其次是卒中、高血压、慢性心力衰竭、动脉疾病等（Virani et al.，2020）。同时，CVD也是全球范围内人类死亡的主要原因。在2017年，全球约有1780万人死于CVD，比2007年增加了21%。靶向治疗CVD是一项全球性的新任务和挑战，而寻求解决CVD的有效策略和新靶点已成为一个突出且必要的问题。

巨噬细胞是机体固有免疫系统的重要组成部分，其通过调节素受体、清道夫受体、模式识别受体或其他吞噬细胞受体感知和响应感染性微生物的入侵和组织损伤。因此，巨噬细胞对稳态或组织损伤信号的反应至关重要。除此之外，巨噬细胞还具有通过充当哨兵并响应生理状态和应激状态的变化来维持生命体稳态的重要功能（Hussell and Bell，2014）。然而，在不利的情况下，这些维持稳态和修复的功能可能会被破坏，使得巨噬细胞与多种疾病（如纤维化、炎症和胰岛素抵抗等）

的病理生理变化密切相关（Wynn et al.，2013）。巨噬细胞在生理参与和病理生理适应中发挥的作用取决于巨噬细胞的亚型及其释放的细胞因子或其他生物活性分子。例如，巨噬细胞是免疫细胞浸润到脂肪组织中的主要类型。在正常饮食的健康或瘦弱小鼠中，脂肪组织替代激活的巨噬细胞（M2）会分泌生物活性细胞因子和生长因子，如白介素（IL）-10和转化生长因子（TGF）-β，以保护组织免受炎症的影响。这些细胞参与维持组织稳态、组织重塑和抗炎。而在高脂饮食诱导的肥胖中，γ干扰素（IFN-γ）或脂多糖（LPS）会刺激经典激活巨噬细胞（M1）的积累。这些细胞会诱导分泌生物活性细胞因子，如IL-1β、IL-6、IL-12、诱导型一氧化氮合酶（iNOS）和肿瘤坏死因子-α（TNF-α），从而引发炎症（Castoldi et al.，2016）。

1 正常心脏组织常驻巨噬细胞的起源及功能

1.1 正常心脏（健康和生理条件下）中常驻巨噬细胞的起源

心脏是一个重要的器官，由心肌细胞、成纤维细胞、内皮细胞、微血管平滑肌细胞等组成。利用免疫组织化学和典型细胞标志物的方法，可对心脏的组成和细胞群进行测定。心肌细胞占小鼠和人类心脏细胞的20%~35%。成人心脏中占比最高（60%）的非心肌细胞为位于心内膜和血管中的内皮细胞。只有不到20%的细胞属于成纤维细胞。而微血管平滑肌细胞占心脏细胞总数的6%。只有约8%的细胞被鉴定为白细胞（Pinto et al.，2016；Gray et al.，2018）。组织原位巨噬细胞（TRM）存在于动物和人类心脏稳态时的心肌、远端房室（AV）结及血管附近区域，占稳态下非心肌细胞的7%~8%。小鼠单核细胞被鉴定为谱系（CD90/CD19/NK1.1/Ly-6G/Ter119）^{low}、CD11b^{+}、F4/80^{low}、CD115^{high}和Ly6C$^{low/high}$。而巨噬细胞被鉴定为谱系（CD90/CD19/NK1.1/Ly-6G/Ter119）^{int}、CD11b^{+}、F4/80^{high}和Ly6C^{low}。在这些细胞中，通过使用流式细胞术，可见CD45^{+}CD11b^{+}F4/80^{+}Ly6C^{low}巨噬细胞是心脏白细胞中最大的群体（Heidt et al.，2014）。

CCR2是由*CCR2*基因编码的蛋白质。CCR2是CCL2或单核细胞趋化蛋白-1（MCP-1）的受体，MCP-1是一种参与炎症性疾病中单核细胞浸润的配体。根据巨噬细胞的起源，心脏常驻巨噬细胞包括两类：原始常驻巨噬细胞与血源性浸润巨噬细胞。原始常驻巨噬细胞起源于卵黄囊衍生的红髓祖细胞或其他细胞。这些细胞执行维持稳态和局部自我维持的功能。浸润性巨噬细胞来源于循环经典的Ly6C^{high}（炎性）单核细胞，在病理生理条件下被招募。Ly6C是由γ干扰素调控的单核/巨噬细胞分化抗原。CCL2-CCR2趋化通路参与单核/巨噬细胞向心脏的募集。

基于CCR2的存在，心脏中的组织常驻巨噬细胞可分为两种亚型：CCR2^{-}常驻巨噬细胞和CCR2^{+}常驻巨噬细胞。根据MHCⅡ类分子的表达水平，巨噬细胞可被进一步分为CCR2^{-}MHCⅡ^{high}、CCR2^{-}MHCⅡ^{low}和小鼠心脏中的CCR2^{+}MHCⅡ^{high}（Li et al.，2016）。

在人心肌中也检测到了CCR2^{-}和CCR2^{+}常驻巨噬细胞亚群。CCR2^{-}和CCR2^{+}常驻巨噬细胞具有独特的分子和功能特征，类似于小鼠心脏中的修复性M2和炎症性M1巨噬细胞（Bajpai et al.，2018）。$CCR2^-$常驻巨噬细胞是胚胎来源的巨噬细胞，其来自原始的卵黄囊祖细胞、胎肝祖细胞以及心脏的血源性心内膜（Gomez Perdiguero et al.，2015）。它们在胚胎时期及人出生后的早期发育过程中发挥了促进心脏生长的作用。$CCR2^-$常驻巨噬细胞通过局部增殖维持自身数量，而不依赖于外周单核细胞的募集。心脏中的$CCR2^+$常驻巨噬细胞来源于骨髓、脾脏或其他含有造血祖细胞的细胞，它们在人出生后的几周内开始进入心脏，并通过依赖CCR2机制的单核细胞募集维持在稳定状态和炎症条件下的细胞数量。因此，胚胎来源的巨噬细胞谱系与单核细胞来源的亚群共同存在于成人心脏中（Gomez Perdiguero et al.，2015；van de Laar et al.，2016）。

$CCR2^-$常驻巨噬细胞主要分布在冠状动脉内皮细胞周围，而$CCR2^+$常驻巨噬细胞则分布在含有瘢痕和纤维化组织的部位。不同于典型的不规则圆形巨噬细胞，心脏巨噬细胞为类似于成纤维细胞的纺锤形（Heidt et al.，2014）。

心脏内巨噬细胞的周转动力学可以根据BrdU（一种胸腺嘧啶核苷类似物）标记的脉冲追逐实验来估计（Heidt et al.，2014）。如BrdU阳性巨噬细胞的数量在3周内减少约60%，则表明TRM在稳定状态下的转变十分缓慢，还需要两周的时间所有BrdU阳性细胞才会消失。心脏常驻$CCR2^-$巨噬细胞通过局部增殖机制得到补充，而心脏常驻$CCR2^+$巨噬细胞是通过单核细胞的募集和增殖来进行补充的。

1.2 心脏常驻巨噬细胞在生理状态下的功能

1.2.1 在冠状动脉发育和成熟中的作用

据报道，卵黄囊来源的$CCR2^-$常驻巨噬细胞在心脏冠状动脉的发育中起着至关重要的作用。这些细胞被募集到冠状动脉，并通过扩张灌注血管系统，由胰岛素样生长因子介导的促血管生成因子介导冠状动脉丛并进行重塑（Leid et al.，2016）。

1.2.2 在心脏瓣膜发育和重塑中的重要作用

心脏瓣膜对于维持心脏和循环中的单向血流至关重要。血源性心内膜是心脏常驻巨噬细胞的重要来源。心内膜源性巨噬细胞在正常心脏瓣膜组织重塑中发挥了吞噬和抗原呈递的作用。心内膜源性巨噬细胞的基因消融可导致严重的瓣膜畸形（Shigeta et al.，2019）。

1.2.3 促进心脏的电传导性

心脏巨噬细胞主要分布在房室结远端。房室结巨噬细胞和左心室（left ventricle，LV）巨噬细胞均表达参与电传导的离子通道和交换器。房室结巨噬细胞的表达谱与左心室常驻巨噬细胞相似。缝隙连接蛋白43是缝隙连接中的关键蛋白之一，主要表达于房室结巨噬细胞，特异性表达于巨噬细胞与心肌细胞的相互作用位点，可使动作电位与心脏传导同步化。巨噬细胞可以使心肌细胞的静息膜电位更为正向和去极化。连接蛋白43的缺失或巨噬细胞先天性缺失会导致房室结传导受损

（Hulsmans et al.，2017）。

1.2.4 促进心脏再生

成年哺乳动物的心脏在损伤后并不具备自我再生的能力。纤维化瘢痕通常是在心肌细胞因损伤而丢失后形成的。相比之下，新生哺乳动物的心脏在出生后短时间内受伤后，仍有自我再生的能力。心尖切除或心肌梗死（myocardial infarction，MI）的一日龄新生小鼠可以通过炎症细胞浸润、凝块形成和心肌细胞去分化，并激活心肌细胞胎儿的基因程序，使受损的心肌再生 （Porrello et al.，2011；Porrello et al.，2013）。但如果新生小鼠超过七日龄，这种受损心脏的再生能力则会迅速丧失。一至三日龄的新生猪心脏也具有损伤心肌再生的能力（Zhu et al.，2018）。有趣的是，在新生小鼠修复的早期阶段，当巨噬细胞被氯膦酸盐脂质体选择性地耗尽时，心脏再生能力就会消失（Aurora et al.，2014）。

2 病理生理条件下心脏常驻巨噬细胞的来源及功能

2.1 心脏常驻巨噬细胞在病理生理状态下的起源

巨噬细胞同样存在于人体的心脏中，其在病理生理条件下对保护心脏起着不可或缺的作用。根据人白细胞抗原DR同型（HLA-DR，一种由人白细胞抗原复合物编码的MHCⅡ类细胞表面受体）和CCR2的表达，从扩张型心肌病（dilated cardiomyopathy，DCM）和缺血性心肌病（ischemic cardiomyopathy，ICM）患者中分离的心脏巨噬细胞可分为三个亚组：$CCR2^{+}HLA\text{-}DR^{low}$、$CCR2^{+}HLA\text{-}DR^{high}$和$CCR2^{-}HLA\text{-}DR^{high}$。$CCR2^{-}$常驻巨噬细胞主要分布在冠状动脉内皮细胞周围，而$CCR2^{+}$常驻巨噬细胞则存在于某些纤维化区或瘢痕组织中。$CCR2^{-}$常驻巨噬细胞是胚胎来源的巨噬细胞，起源于原始卵黄囊祖细胞或其他胎儿组织。它们通过独立于外周单核细胞募集的细胞的增殖来维持细胞数量。而$CCR2^{+}$常驻巨噬细胞是通过单核细胞募集和细胞增殖机制维持细胞数量的。$CCR2^{+}HLA\text{-}DR^{high}$巨噬细胞的形态不同于$CCR2^{+}HLA\text{-}DR^{low}$和$CCR2^{-}HLA\text{-}DR^{high}$。在衰竭的心脏中，$CCR2^{+}HLA\text{-}DR^{high}$巨噬细胞的大小比$CCR2^{-}HLA\text{-}DR^{high}$更大，但这两种细胞的粒度都增加了（Bajpai et al.，2018）。

从DCM和ICM患者标本中分离的$CCR2^{-}$常驻巨噬细胞和$CCR2^{+}$常驻巨噬细胞具有明显的基因表达谱。$CCR2^{+}$常驻巨噬细胞上调基因与TNF-α/NF-κB信号转导、IL-2/STAT5、IL-6/STAT3、γ干扰素、K-Ras信号转导、黏附分子PLEKHA7等炎症通路有关。$CCR2^{-}$常驻巨噬细胞中表达的上调基因与凝血、上皮间充质转化、肌细胞生成、P53和IL2/STAT5信号通路等有关。$CCR2^{-}$常驻巨噬细胞还可以表达一些基因，如生长因子［胰岛素样生长因子1（IGF1）、血小板衍生生长因子C（PDGFC）、EGF样域蛋白7（EGFL7）、生长分化因子15（GDF15）、表皮生长因子13（EGF13）］、细胞外基质基因和传导基因。从基因模式上看，$CCR2^{+}$常驻巨噬细胞参与促炎和组织损伤的过程，而CCR2$^-$常驻巨噬细胞则参与抗炎和组织修复的过程。

血管紧张素Ⅱ是引发心肌肥厚的主要生物活性分子，可导致高血压和慢性心力衰竭。血管紧张素Ⅱ通过单核细胞募集和局部细胞增殖诱导心肌巨噬细胞大量扩增和补充（Epelman et al.，2014a）。

CCL2是单核细胞募集的主要分子。临床观察表明，CCL2水平的升高与动脉粥样硬化、慢性心力衰竭、冠状动脉疾病、糖尿病、高血压等疾病有关（de Lemos et al.，2003）。

在3种小鼠心肌细胞死亡模型中已确定有损伤心脏巨噬细胞的个体：永久性心肌梗死（左前降支结扎）模型，缺血/再灌注［I（ischemia）/R（reperfusion）］心脏损伤模型，白喉毒素（diphtheria toxin，DT）和心肌细胞消融模型。在每个小鼠心脏模型中，Ly6C^{high}CCR2$^+$MHC-Ⅱ^{low}单核细胞和CCR2$^+$MHCⅡ^{high}巨噬细胞的数量均有所增加（Bajpai et al.，2019）。对于心脏损伤的反应，如在缺血4天后，心脏内单核细胞的募集和CCR2$^+$常驻巨噬细胞的积累均会加快。单核细胞通过循环中的新募集，有助于细胞群的增强。Ly6C^{high}CCR2$^+$MHCⅡ^{low}单核细胞和单核细胞来源的CCR2$^+$MHCⅡ^{high}巨噬细胞是心脏内主要的两种吞噬细胞亚群，它们可以取代心脏常驻的CCR2$^-$吞噬细胞，导致细胞死亡。这些细胞主要分布在梗死区和边缘区。Ly6C^{high}CCR2$^+$MHCⅡ^{low}单核细胞的募集和CCR2$^+$MHCⅡ^{high}巨噬细胞的增加代表了心脏损伤时心肌细胞死亡的共同反应。募集的CCR2$^+$常驻巨噬细胞可表达更高水平的炎症趋化因子，如趋化因子C-X-C基序配体1（CXCL1）、CXCL2、CCL2、CCL7、CCL9双调蛋白（Areg）、表皮调节素（Ereg）、精氨酸酶1（ARG-1）和GDF。募集的CCR2$^+$常驻巨噬细胞参与移植排斥反应、炎症反应、TNF和NF-κβ信号转导、mTORC1信号转导、IL-2/STAT5信号转导和K-Ras信号转导。CCR2$^+$常驻巨噬细胞的激活与移植排斥反应、凋亡、炎症反应、干扰素信号和IL6/STAT3信号相关（Bajpai et al.，2019）。募集的CCR2$^+$常驻巨噬细胞和常驻的CCR2$^-$巨噬细胞均参与炎症组织损伤。两者有相似的通路。然而，募集的CCR2$^+$常驻巨噬细胞比常驻的CCR2$^-$巨噬细胞更能分泌炎症细胞因子和趋化因子。它们都参与促炎过程。与CCR2$^+$常驻巨噬细胞相比，常驻的CCR2$^-$巨噬细胞可表达更高水平的生长因子，如IGF1、PDGF-C、肝素结合性表皮生长因子（HB-EGF），以及胶原和细胞外基质相关蛋白，如COLL3/4/6和富含半胱氨酸的血管生成诱导剂（CYR61），以发挥抗炎能力。基于基因集富集分析，CCR2$^-$常驻巨噬细胞参与了肌形成、有丝分裂、上皮间质转化、K-Ras信号传导或其他组织的修复过程。

2.2 心脏常驻巨噬细胞在病理生理条件下的功能

单核细胞和单核细胞源性巨噬细胞可释放细胞因子或其他生物活性分子，在心血管疾病的发病机制中发挥着重要的作用。

2.2.1 单核细胞对心脏的作用

组织CCR2$^+$常驻巨噬细胞可促进单核细胞募集到心脏。在心脏移植4天前，使用白喉毒素

（diphtheria toxin，DT）去除组织内的CCR2⁺常驻巨噬细胞，可显著减少移植后心脏内单核细胞和巨噬细胞的积聚。相比之下，单核细胞/巨噬细胞在缺乏组织CCR2⁻常驻巨噬细胞的供体心脏中可大量募集（Bajpai et al.，2019）。

在巨噬细胞中，心脏髓系分化初级反应蛋白质88（MyD88）的条件性缺失可减少单核细胞和巨噬细胞在心脏中的积聚（Bajpai et al.，2019）。它提供了一个直接证据，即MyD88对于募集单核细胞和巨噬细胞进入心脏至关重要。MyD88是炎症信号转导通路中的一种典型接头蛋白。它将Toll样受体（TLR）或IL-1受体（IL-1R）与IL-1R相关激酶（IRAK）1、2或4连接起来。当IL-1α和IL-1β结合后，IL-1R与IL-1受体辅助蛋白（IL-RACP）形成异源二聚体，使MyD88在细胞内募集，这将激活NF-κB和p38微管相关蛋白（MAP），增加单核/巨噬细胞趋化因子的产生（CCL2/MCP-1和CCL7/MCP-3）（图4-7）。

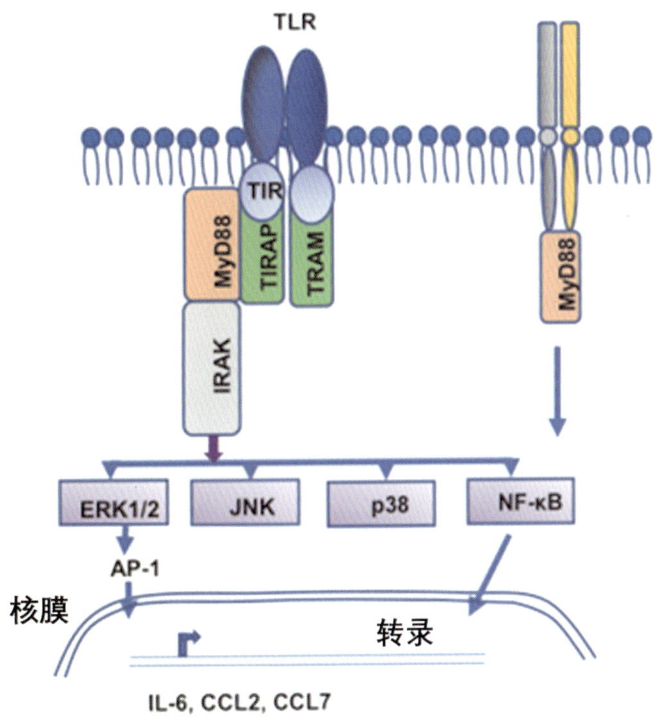

图4-7　MyD88介导单核细胞/巨噬细胞招募的信号通路

2.2.2　高血压性慢性心力衰竭的心脏舒张功能障碍

高血压性心脏病可导致收缩性心力衰竭或舒张性心力衰竭，或两者兼而有之的心功能障碍。慢性心力衰竭可分为射血分数降低的心力衰竭（HFrEF）、收缩性心力衰竭、射血分数保留的心力衰竭（HFpEF）和舒张性心力衰竭。近50%的心力衰竭属于HFpEF。HFpEF的病因与心肌细胞硬化和间质纤维化有关。到目前为止，尚无针对HFpEF的具体干预措施。舒张性心力衰竭的发病率和死亡率与收缩性心力衰竭的发病率和死亡率相当。HFpEF患者和高血压患者心肌中的巨噬细胞密度高于同龄的正常受试者。这种心脏巨噬细胞的扩增依赖于CCR2依赖性单核细胞的迁移。

最近的一项研究显示，在注射盐水、单侧肾切除和长期接触醛固酮（aldosterone，ALD）的小鼠及伴有高血压、心脏纤维化、左心室质量增加的衰老小鼠模型（30月龄）中，出现左心室心肌的LY6C^{high}单核细胞和CCR2^{+}常驻巨噬细胞数量显著增加和心脏舒张功能降低［左室舒张末期压力（LVEDP）增加和心室压力下降速率（–dp/dt）降低］的现象。当这些条件被敲除，小鼠暴露于桑拿时，IL–10的缺失有助于减少心脏巨噬细胞的浸润，并可通过增强–dp/dt和降低LVEDP改善舒张功能障碍。这种保护作用与心脏成纤维细胞的活化较少有关（Hulsmans et al.，2018）。

2.2.3 缺血性心肌病

心肌病是一种进展性心脏病，它能够降低心肌收缩力，使血液无法充分地排出而进入循环以流向重要器官。根据病因，心肌病分为ICM和非缺血性心肌病（NICM）。NICM是指所有引起肌肉功能障碍和结构改变的异常情况，如内源性基因突变（家族性扩张型心肌病等），或外源性应激，如继发于慢性高血压或心脏瓣膜疾病的压力超负荷。

横主动脉弓缩窄（transverse aortic constriction，TAC）模型是研究压力超负荷所致心肌肥厚和慢性心力衰竭的常用动物模型。它可以分为两个阶段：功能正常的代偿性肥大和心脏收缩力下降的失代偿性肥大。保留心肌收缩力的代偿性心肌肥大通常出现在TAC后的7~10天，随后在TAC后2~4周会出现失代偿并发展为慢性心力衰竭（Liao et al.，2018）。在该模型中，心肌巨噬细胞的增加可分为两个阶段。早期阶段出现在TAC后3天，并在7天内达到高峰。而晚期阶段则发生在TAC后的第4周。在早期阶段，局部心脏常驻巨噬细胞的增殖会导致小鼠压力超负荷增加。

由于CCR2拮抗剂RS–504393对巨噬细胞的增加没有影响，所以该阶段心脏内的巨噬细胞大多属于CCR2^{-}常驻巨噬细胞。Kruppel样因子4（KLF4）是锌指转录因子KLF家族的成员之一，对心肌巨噬细胞的增殖有调节作用。缺乏KLF4的巨噬细胞会表现出炎症扩散途径增加、心肌纤维化和DCM。这些巨噬细胞对于心肌适应超负荷压力是必不可少的。在此阶段用氯膦酸盐脂质体耗竭巨噬细胞后，TAC可发展为急性心力衰竭，并且约80%的小鼠在6天内死亡。心脏CCR2^{-}常驻巨噬细胞对维持晚期心脏保护也是至关重要的。

与心脏CCR2^{-}常驻巨噬细胞的功能不同，CCR2^{+}常驻巨噬细胞的浸润对小鼠的心功能甚至小鼠的存活有不利影响。CCR2^{-}KO小鼠由于CCL2/CCR2^{-}介导的骨髓转运受损，心脏巨噬细胞的总数量较低，能够表现出正常的心功能和较高的心肌毛细血管密度，而野生型对照小鼠在出现TAC 8周后表现出心功能障碍，射血分数降低。

2.2.4 MI

2.2.4.1 缺血/再灌注小鼠MI模型

组织常驻巨噬细胞对MI的影响已经在各种动物模型中得到了充分的研究。在心肌缺血/再灌注（I/R）小鼠模型（缺血90分钟后再灌注28天）中，对CCR2^{-}DTR小鼠单次注射DT 4天，耗尽组织特异性$CCR2^+$常驻巨噬细胞，可使MI的面积减小、心肌肥厚减轻。在I/R损伤前，用DT对$CD169^-DTR$小鼠进行1周的组织特异性$CCR2^-$常驻巨噬细胞清除，可出现更大的梗死面积和更严重的心肌肥厚。这些相反的作用可能与巨噬细胞的亚型和不同的作用途径有关。$CCR2^+$常驻巨噬细胞和$CCR2^-$常驻巨噬细胞的调控对心脏中单核细胞的命运有一定影响。在I/R之前，组织$CCR2^+$常驻巨噬细胞的消耗减少了$Ifit3^+$巨噬细胞的数量，且增加了$Tnip3/Itgb7^+$巨噬细胞的数量。而组织$CCR2^-$常驻巨噬细胞的耗竭则增加了$ARG\text{-}1^+$、$CXCL1/CCRL2^+$和增殖巨噬细胞的数量，并减少了$Lyve1^+$巨噬细胞的数量（Bajpai et al.，2019）。

2.2.4.2　成年小鼠永久结扎心肌缺血模型

M1和M2巨噬细胞在心脏缺血性损伤中发挥了不同的作用。基因移除了*Trib1*（Ca^{2+}/钙调素依赖性蛋白激酶成员之一）的小鼠在出现MI后选择性地消除了M2巨噬细胞的积聚，而没有M1巨噬细胞的改变，且小鼠的死亡率和MI面积都有所增加。正如预期的那样，这些小鼠的心脏病理生理学重构和组织破裂加剧，且心脏功能降低。向*Trib1*基因敲除小鼠补充M2巨噬细胞，可显著缩小梗死面积并增强心脏功能（Shiraishi et al.，2016）。

IL-4是一种Th2细胞因子，在出现MI后可促进单核细胞和巨噬细胞向M2亚型分化，并促进其在心脏或其他器官的局部增殖。在诱导MI前给予IL-4（腹腔注射）可显著提高MI后小鼠的存活率，减少心脏破裂和重构。在出现MI第28天，用IL-4治疗的小鼠心脏的收缩和舒张功能均有所增强。

小鼠左冠状动脉结扎后，$CD11b^+F4/80^+CD206^+$巨噬细胞和选择性激活巨噬细胞（M2）的数量从$F4/80^+CD11^+$的90%下降到78%。$CD11b^+F4/80^+CD206^+$主要（>90%）对CCR2和Ly6C呈阴性（Shiraishi et al.，2016）。$CD11b^+F4/80^+CD206^-$巨噬细胞或经典激活巨噬细胞（M1）对CCR2和Ly6C呈阳性，出现MI后在心脏中扩增并占据心脏。在MI后的M2巨噬细胞中，一些与抗炎和组织修复相关的细胞因子和生长因子，如IL-10、IL-1rn、IL-1α、VEGFα、骨桥蛋白的表达均有所上调。M2巨噬细胞具有保护心脏的作用，对心脏修复功能至关重要。出现MI时M1与M2的比较见图4-8。

2.2.4.3　由新生小鼠左前降支冠状动脉永久结扎引起的MI

为了探讨巨噬细胞在出现MI后心脏再生中的作用，本研究使用了出生后第1天（P1）的再生小鼠和出生后第14天（P14）的非再生小鼠（Aurora et al.，2014）。在基线和MI后7天，$Ly6C^{low}$（$F4/80/I\text{-}A^b/CD11c$）^{high}巨噬细胞/树突状细胞（DCs）出现并分布于整个心肌。P14小鼠体内有少量巨噬细胞，且大部分都集中在梗死区。

P1对照组小鼠在第7天出现实质性的心脏再生，并且在第21天时实现心脏完全再生。然而，用氯膦酸盐脂质体处理P1小鼠，其心肌单核吞噬细胞（$CD11b^+Ly\text{-}6C^-$）和巨噬细胞群特异性耗竭，在第7天出现可见的跨壁梗死区，形成纤维化瘢痕并恢复心脏功能。转录谱显示，P1小鼠的单核细胞/巨噬细胞中有42个基因的表达显著上调，41个基因表达下调。这些上调的基因与血管生成、炎症或免疫功能以及氧化应激反应相关。

这些结果明确表明，P1单核细胞/巨噬细胞直接或间接地加速了心肌再生过程中的新生血管形成和心脏功能的恢复。

2.2.4.4　新生小鼠与成年小鼠心脏损伤的比较——注射DT诱导的在体心肌细胞消融

新生鼠心脏巨噬细胞的谱系不同于成年鼠。新生鼠心脏中存在一种巨噬细胞（CCR2$^-$MHC Ⅱ^{low}）和一种单核细胞（CCR2$^+$MHC Ⅱ^{low}），而成年鼠心脏中有三种巨噬细胞亚型（CCR2$^-$MHC Ⅱ^{low}、CCR2$^-$MHC Ⅱ^{high}和CCR2$^+$MHC Ⅱ^{high}）和一种单核细胞亚型（CCR2$^+$MHC Ⅱ^{low}）。有研究提示新生P14小鼠存在单一的CCR2$^-$MHC Ⅰ^{low}巨噬细胞亚群（Dick et al.，2019）。在Rosa26-DTR$^{Mlc2v-Cre}$小鼠注射DT（20 ng/kg，腹腔注射）诱导的在体心肌细胞消融模型中，出生后第1天（P1）的新生小鼠对心脏损伤具有抵抗力，死亡率最低。在心脏损伤后，心脏巨噬细胞数量显著增加。在损伤后5天（P5）内可观察到新生小鼠CCR2$^-$巨噬细胞的局部增殖。而对于成年小鼠，CCR2$^+$单核细胞和单核细胞来源巨噬细胞的募集是补充巨噬细胞的主要机制。P14小鼠和成年小鼠的死亡率明显较高（约75%）。在心脏损伤模型中，新生小鼠的心脏组织结构正常，左心室重构和纤维化程度最轻。而成年小鼠则表现出明显的心脏肥大、病理性重塑以及间质纤维化。在新生小鼠中使用氯膦酸盐脂质体消耗巨噬细胞可导致死亡率增加和心肌肥大。用选择性CCR2拮抗剂（RS504393）抑制单核细胞向心脏的募集，可以减轻炎症并促进心脏的恢复。DT动物模型在新生小鼠和成年小鼠之间存在差异（Lavine et al.，2014）。

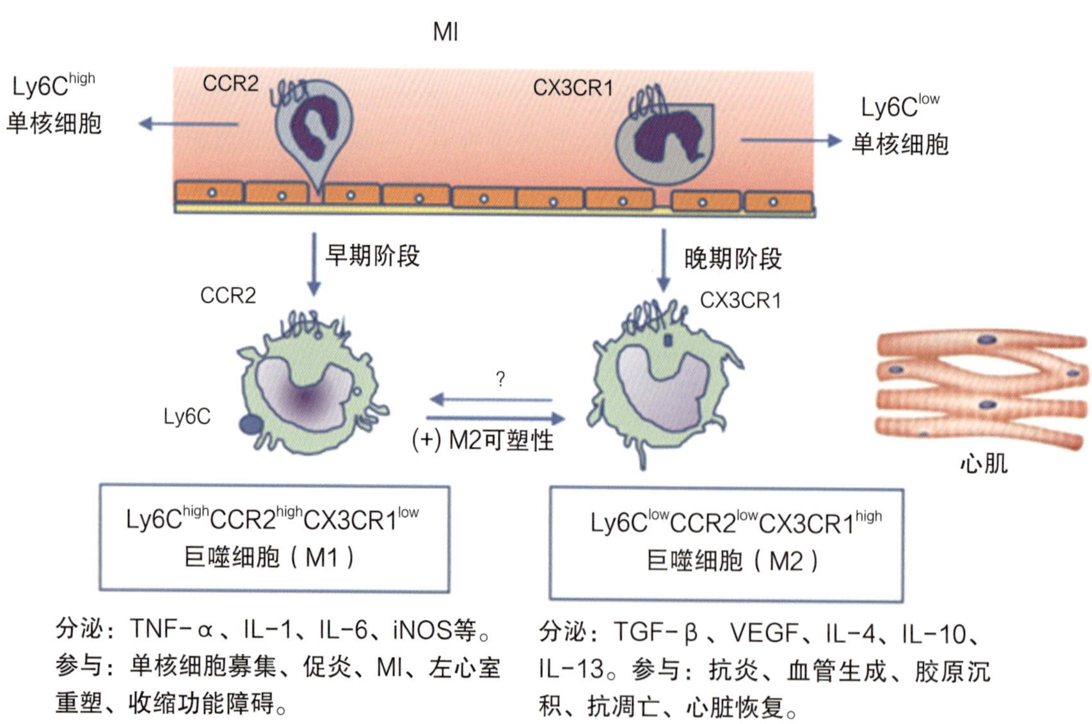

图4-8　出现MI时M1与M2的比较

2.2.5 小胶质细胞/巨噬细胞与缺血性脑损伤（局灶性脑缺血）——卒中

卒中（中风）是全球范围内导致残疾的主要原因。美国疾病控制和预防中心的最新报告显示，在2018年，每6例心血管疾病死亡病例中就有1例死于卒中。此外，美国每年卒中的人数超过79.5万。目前，尚无特异性的分子靶点来恢复脑功能和提高神经元存活率。小胶质细胞是大脑和脊髓中的原始先天免疫细胞。在大脑中发现的所有细胞中，有10%~15%属于小胶质细胞。正常情况下，小胶质细胞来源于卵黄囊红细胞前体（Li and Barres，2018）。这些前体迁移到脑实质，并通过局部增殖完成更新。高水平的抗原呈递MHCⅡ在来源于骨髓的血管周围小胶质细胞中表达。巨噬细胞作为中枢神经系统的常驻细胞，在主动免疫防御中起着重要作用。

小胶质细胞/巨噬细胞有两种主要亚型：经典激活小胶质细胞/巨噬细胞（M1）和替代激活小胶质细胞/巨噬细胞（M2）（Frieler et al.，2011）。LPS和IFN-γ可以刺激M1细胞的形成。这些细胞会合成并释放一些与炎症相关的分子，如iNOS、IL-12、CD11b、CD16、CD32和CD86。而IL-4和IL-10可以促进一些与组织修复和抗炎相关的趋化因子或细胞因子的形成，如ARG-1、TGF-β、IL-10、CD206、CCL32和Ym1/2（Cherry et al.，2014）。

M1/M2的极化是通过测量M1表型（iNOS和CD16）和M2表型（CD206和Ym）来确定的。

通过对M1和M2小胶质细胞/巨噬细胞的特征基因进行逆转录聚合酶链反应（reverse transcription PCR，RT-PCR）鉴定，可以确定小胶质细胞/巨噬细胞群。M1细胞从第3天开始出现，并在整个时间窗（14天）内持续升高，造成脑缺血。而M2小胶质细胞/巨噬细胞在缺血后1~3天出现，在3~5天内达到高峰。在缺血性脑损伤结束后，这些基因会恢复到缺血前水平（Hu et al.，2012）。与心脏损伤模型相似，在组织损伤早期，募集到脑损伤部位的小胶质细胞/巨噬细胞的初级类型属于M2细胞。随着病理生理学反应的加重，晚期的M1在梗死区和交界区会取代M2。

M1小胶质细胞/巨噬细胞在细胞死亡和损伤中发挥关键作用。使用LPS和IFN-γ 48小时后，M1极化细胞可增加乳酸脱氢酶（lactate dehydrogenase，LDH）的释放，减少微管相关蛋白2（MAP2）的表达。MAP2的表达减少是缺血性脑卒中的早期敏感性标志物。与M1细胞相比，IL-4刺激的M2极化细胞减少了LDH的释放，增强了MAP2的表达。

CCR2主要在LY6C^{high}单核细胞上表达。CCR2是单核细胞渗透到包括大脑在内的器官所必需的。选择性CCR2拮抗剂INCB3344在大脑中动脉阻断所致缺血性脑卒中模型中，可以显著减少Ly6C^{high}单核细胞的循环和浸润，降低M2标记（*Ym1*、*ARG-1*和*IL-10*）的基因表达水平，而M1标记的基因表达水平则无明显变化。INCB3344的治疗可加重脑功能损害和神经功能缺损。在用INCB3344治疗的缺血性卒中小鼠中，脑梗死的面积显著增加（Chu et al.，2015）。这些结果表明，M2巨噬细胞可能对缺血性卒中具有神经保护作用。IL-4是由一些免疫细胞分泌的多功能细胞因子，是小胶质细胞和巨噬细胞中M2极化的最佳启动子之一。缺血性卒中的小鼠模型可在24小时内出现IL-4缺乏、脑损伤加重和神经功能受损（Xiong et al., 2011）。在缺血性脑卒中后的第14天，IL-4基因表达减少，而IL-4受体表达增强。在缺血性卒中的小鼠中，IL-4的缺失可增强M1小胶质细胞/巨噬细胞标志物（iNOS、TNF-α和CD16）的表达，并降低M2小胶质细胞/巨噬细胞标志物（IL-10和CD206）的表达。在缺血性损伤后第21天，IL-4的丧失可损害认知功能，加剧了神经功能缺损。注射重组IL-4可以改善转棒和足部断层试验中的神经功能，并对认知功能的改善起作用（Liu et al., 2016）。

M2巨噬细胞的神经保护作用已在一项临床研究中得到证实。接受一次自体M2巨噬细胞注射（22.0×10^6）的患者的美国国立卫生研究院（national institutes of health，NIH）卒中评分从治疗前的11分显著改善到治疗6个月后的6分（Chernykh et al., 2016）。阿奇霉素（azithromycin，AZM）是一种大环内酯类抗生素。由于溶酶体pH值较低，主要集中在巨噬细胞和嗜中性粒细胞中，使用AZM治疗可以增加缺血区域M2巨噬细胞的F4/80$^+$/Ym1$^+$数量，减少缺血半球中的浸润性炎性巨噬细胞，减少急性缺血性卒中模型的梗死面积和神经功能缺陷（Amantea et al., 2016）。

趋化因子（C-X3-C基序）受体（CX3CR1）是结合单配体-CX3CL1的趋化因子受体。CX3CR1在免疫细胞（包括单核细胞）中表达。CX3CL1/CX3CR1通路也参与单核细胞向局部组织的募集。CX3CR1的缺失减少了Iba-1阳性细胞，以及海马、纹状体、皮质和梗死周围区中的单核细胞和巨噬细胞的数量。为了研究M1/M2极化模式，采用RT-PCR的方法检测了M1/M2极化模式的代表性基因。在CX3CR1$^{-/-}$小胶质细胞/巨噬细胞中，M2型基因（*Ym1*和*Mcr1*）增加，而M1型基因（*iNOS*）减少。CXC3CR1的缺失可能会促进脑卒中后M2巨噬细胞的形成。同时，在CXC3CR1$^{-/-}$小鼠中观察到较小的梗死面积及神经功能缺损得到改善（Tang et al., 2014）。

M2巨噬细胞对缺血性卒中的调节作用也在几种类型的内源性干预中得到证实。缺血后处理是指再灌注后立即在缺血组织/器官部位应用一系列短暂的缺血再灌注循环，以保护脑、心脏等器官免受缺血性损伤。这种强大的内源性自适应已在一些动物模型和临床研究中得到证实（Hausenloy and Yellon, 2006）。在大脑中动脉闭塞100分钟后，再灌注10分钟和缺血10分钟可促进脑内小胶质细胞的活化和极化，增加VEGF的表达和M2巨噬细胞的数量。缺血后处理可以减少梗死面积，改善神经系统评分。FLK1的选择性拮抗剂是VEGF的受体之一，它可以消除后处理诱导的神经保护作用。

2.2.6 出血性卒中——自发性脑出血

出血性卒中是由脑部血管破裂引起的突然出血现象。这种类型的卒中不常见，只占约13%。而自发性脑出血（intracerebral hemorrhage，ICH）在所有卒中类型中是急性死亡率最高、预后最差的一种类型，需要进行紧急干预。对于出血性卒中，目前还没有特殊的治疗方法。

M1/M2的极化与出血性卒中相关。脑出血会激活损伤组织中的小胶质细胞，加速M1巨噬细胞的形成。数量增加的M1表型标志物（iNOS和CD16）最早在4小时达到峰值，并可以维持3天。而M2表型巨噬细胞标志物（CD206和Ym1）的数量则在第1天达到峰值，在第7天下降。蛋白酶激活受体-1

（PAR-1）的缺失降低了促炎性细胞因子（TNF-α和IL-1β）的释放，增加了IL-10和TGF-β的表达。尽管损伤的体积无显著差异，但*PAR-1*基因敲除的小鼠表现出了神经保护作用，较少出现脑肿胀和神经元死亡（Wan et al.，2016）。

远程缺血后处理（remote ischemic preconditioning，RIP）可以保护神经并使神经元存活。这对于转化研究是可行的。RIP的方案和程序不同于传统的缺血后处理。RIP可以应用于远离损伤组织的远端部位。为探讨RIP对出血性卒中的保护作用，在胶原酶负荷诱导的小鼠脑出血模型中，采用4个周期的短暂缺血（每次5分钟）和再灌注（每次5分钟）的方法，观察RIP对出血性卒中的保护作用。RIP可以促进小胶质细胞向M2巨噬细胞转化的非依赖性损伤极化，且具有抗炎表型（如CD11b、CD206、F4/80和IL-10），而促炎表型则相对减少或未观察到变化。RIP可以减少血肿体积，改善神经行为结局。在*CCR2*基因敲除小鼠、*CD36*（清道夫受体）基因敲除小鼠和髓系特异性*AMPKα*基因敲除小鼠中，RIP诱导的神经保护作用被消除。这些结果表明，$CCR2^{-}/CD36^{-}$/AMPKα通路对于远端缺血后处理诱导的神经保护至关重要（Vaibhav et al.，2018）。

2.2.7 巨噬细胞与动脉粥样硬化

动脉粥样硬化是一种慢性血管壁炎症性疾病。泡沫细胞的积聚和血管壁斑块的加速形成往往会导致流向心脏和大脑等重要器官的血流量减少，从而引发局部缺血性损伤，如冠状动脉疾病和缺血性卒中，这是导致发病率和死亡率升高的主要原因。脂质、脂蛋白、单核细胞/巨噬细胞和内皮细胞等多种因素均参与动脉粥样硬化的发生和进展。单核细胞最初通过包埋氧化低密度脂蛋白（LDL）被募集到血管壁的内皮下区域，通过某些细胞因子或趋化因子等因素分化为巨噬细胞，而巨噬细胞可转变为泡沫细胞，分泌促炎分子并加速血管壁斑块的形成。

动脉粥样硬化的进展可分为早期（初始黄色瘤）、晚期（纤维帽状动脉粥样硬化）和出血期（纤维帽状动脉粥样硬化伴斑块内出血）（Stöger et al.，2012）。相对来说，早期和晚期均属于稳定斑块表型，斑块内出血则代表为不稳定的表型。

巨噬细胞几乎参与了动脉粥样硬化的每个阶段，在其发生和进展的过程中发挥了重要作用。M1和M2巨噬细胞存在于整个动脉粥样硬化形成的过程中（Wan et al.，2016）。巨噬细胞是泡沫细胞的前体。由于清道夫受体（CD36和SR-A1）的高表达，M2巨噬细胞比含有LDL和摄取氧化低密度脂蛋白（OxLDL）胆固醇的M1巨噬细胞更有可能形成泡沫细胞（van Tits et al.，2011）。

体循环中的单核细胞可渗入血管壁，转化为成熟的巨噬细胞，而巨噬细胞能够通过膜清除受体（如CD36）内化OxLDL或其他载脂蛋白B（ApoB）。单核细胞可以在不同微环境中分化为两种巨噬细胞：通过粒细胞巨噬细胞集落刺激因子（GM-CSF）分化为M1巨噬细胞，通过巨噬细胞集落刺激因子（M-CSF）分化为M2巨噬细胞。M2巨噬细胞能比M1巨噬细胞吸收更多的OxLDL，并形成更多的细胞内胆固醇酯。在LPS的刺激下，M1巨噬细胞可以分泌更多的IL-6和IL-8，而M2巨噬细胞则分泌高水平的IL-10（van Tits et al.，2011）。KLFs参与调节单核细胞活化和巨噬细胞诱导。KLF2

在单核细胞中表达并抑制单核细胞的活化（Das et al.，2006）。KLF4在炎症单核细胞分化、通过IL-4/STAT6通路诱导M1/M2巨噬细胞极化中发挥了关键作用，该通路负责巨噬细胞极化的转录调节（Alder et al.，2008；Liao et al.，2011）。OxLDL的暴露降低了M2巨噬细胞中KFL2的表达并增强了M2巨噬细胞的抗炎作用（van Tits et al.，2011）。M2巨噬细胞在泡沫细胞的形成和动脉粥样硬化中起重要作用。一般来说，M1巨噬细胞可以促进不稳定斑块的形成，并参与进展性病变、致动脉粥样硬化。而M2巨噬细胞主要在消退的斑块中富集，并促进组织的修复过程（Barrett，2020）。

M1和M2巨噬细胞对炎症的作用相反，且其极化依赖于微环境，在动脉粥样硬化的进展中起着关键作用。泡沫细胞可以通过脱酯化降解释放胆固醇，也可以进一步促进血管壁的斑块形成。在人动脉粥样硬化的斑块破裂段，M1和M2巨噬细胞标志物的mRNA和蛋白表达均升高，并在纤维帽区中平均分布。M1巨噬细胞群的显性表达通常与肩关节炎症性斑块有关。位于血管周围外膜组织的巨噬细胞多属于M2巨噬细胞，而在斑块出血区域，常表达为CD163的Hb相关巨噬细胞（Leitinger and Schulman，2013）。

内质网（endoplasmic reticulum，ER）是参与蛋白质折叠和转运的重要细胞器。在人糖尿病巨噬细胞或敲除ApoE的小鼠中，在M2通过JNK/PPARγ途径的分化中，ER应激发挥着重要作用（Oh et al.，2012）。用毒胡萝卜素诱导的ER应激可以刺激M2的表达模式（增加CD163和MR）。用4-苯基丁酸（4-PBA）或JNK抑制剂SP600125抑制ER应激，可促进M2向M1巨噬细胞的转化，减少泡沫细胞的形成。

为处理血红蛋白，斑块内出血会刺激单核细胞向巨噬细胞分化。这种出血会造成动脉粥样硬化病变的发展和不稳定。一种新型的单核细胞驱动的CD163阳性巨噬细胞位于动脉粥样硬化病变部位，特别是在斑块内出血处。CD163是与血红蛋白结合珠蛋白复合物结合的清除受体。一个新的出血相关巨噬细胞（HA mac）群体的特征是具有高水平的CD163和低水平的人类白细胞抗原（HLA）-DR。这些巨噬细胞被称为Mhem巨噬细胞，与M1、M2和MOX中的低铁和血红素加氧酶1（HO-1）含量相比，它们具有较高的铁负荷和HO-1活性（Boyle et al.，2009；Etzerodt and Moestrup，2013）。IL-6、IL-10和Hb可以促进CD163的表达上调，而IFN-γ、TNF-α、GM-CSF和CXCL4则可下调CD163的表达。

血红蛋白相关巨噬细胞（Mhem）与动脉粥样硬化疾病的进展呈正相关。激活的$CD163^+$Mhem巨噬细胞可以通过增加HIF-α和VEGF-A的表达、降低VE-钙黏蛋白的表达，促进斑块血管生成，增强微血管的通透性。选择性抑制VEGF-A/VEGFR2通路可抑制内皮细胞通透性增加。小鼠*CD163*基因缺失会减少斑块内的新生血管并减慢斑块进展。血红蛋白和CD163在动脉粥样硬化相关巨噬细胞［M（Hb）］介导的斑块内出血和动脉粥样硬化病变中发挥着重要作用（Guo et al.，2018）。

3 靶向巨噬细胞治疗CVD的药理学干预

越来越多的证据表明，心脏组织中的CCR2$^-$常驻巨噬细胞可以促进心脏再生和心脏修复，而心脏循环中的单核细胞来源CCR2$^+$巨噬细胞则可以诱发心脏损伤和导致心功能障碍。由于CCR2对响应CCL2/MCP-1的单核细胞来源的巨噬细胞的动员和募集的调节起着关键作用，因此拮抗CCR2、抑制CCR2表达或CCL2形成的药物有可能会被开发成治疗心血管疾病的新药。M1巨噬细胞是促炎细胞，而M2巨噬细胞是抗炎细胞。促进M2可塑性的药物已被证明具有抗炎性和心脏保护作用。

3.1 CCR2拮抗剂

趋化因子是将白细胞吸引到炎症部位的关键小蛋白，根据第一和第二半胱氨酸之间的残基数可将趋化因子分为四个亚家族：CXC、CC、CX3C和XC。一些趋化因子（CCL14、CCL19、CCL20等）与内稳态相关，而另外一些趋化因子（CCL2、CCL3、CCL4等）与炎症相关。其中，单核细胞趋化蛋白-1（MCP-1或CCL2）是最重要的趋化因子之一，与多种疾病有关。

在动脉粥样硬化、心肌炎、心肌缺血/再灌注损伤、外周动脉疾病等疾病的患者中，MCP-1水平均有所升高。CCR2是MCP-1的同源受体，也是单核细胞表面的趋化因子膜受体，具有7个跨膜结构域。CCR2主要在Ly6C^{high}单核细胞中表达。在其他的免疫细胞中也可检测到CCR2的低水平表达，如Ly6C^{low}单核细胞、活化T细胞、树突状细胞、自然杀伤细胞和中性粒细胞。位点284（Asp^{284}）和（Glu^{291}）的突变显著降低了MCP-1与CCR2的结合亲和力。MCP-1/CCR2信号轴的激活可以将单核细胞/巨噬细胞吸引到炎症部位并引发组织损伤。选择性拮抗CCR2或干预MCP-1与CCR2的结合，为预防或治疗炎症性疾病提供了新的策略。

3.1.1 RS-504393

RS-504393是一种具有选择性的强效CCR2受体拮抗剂，其中IC50（89 nM）可以与CCR2结合（Mirzadegan et al.，2000）。它是一种分子量为417.51的螺哌啶类小分子。该拮抗剂通过占据一个包含酸性残基Glu^{291}的结合位点，选择性地拮抗该受体。RS-504393对炎症性疾病的药理作用已经在肾、肝、肺和脑中进行了测试。最近，一项动物研究揭示了RS-504393对慢性心力衰竭心脏形态和功能改变的作用。对采用压力超负荷（横主动脉收缩）诱导的慢性心衰小鼠模型，使用RS-504393（2 mg/kg，腹腔注射）治疗TAC 1周后，可显著抑制心脏中的CCR2$^+$巨噬细胞、CD4$^+$和CD8$^+$ T细胞的浸润和扩增。RS-504393还可减轻慢性心力衰竭4周患者的心脏间质纤维化和左心室肥大，并改善心功能障碍（如射血分数、左心室收缩末期和舒张末期容积）（Patel et al.，2018）。这些结果表明，CCR2依赖性单核细胞/巨噬细胞的信号转导对于心脏中巨噬细胞的早期浸润和扩张、适应性免疫激活以及压力超负荷后左心室肥大的代偿性发育至关重要。

3.1.2 INCB3344

INCB3344是一种新型特异性CCR2拮抗剂，它能阻断单核细胞和其他白细胞膜表面的CCL2和CCR2的结合。

3.1.2.1 缺血性卒中

在小鼠脑缺血/再灌注模型中，INCB3344（每天30 mg/kg，腹腔注射）可明显减少血液和脑内$CCR2^+$单核细胞白细胞的数量。INCB3344可加重脑卒中后脑功能损伤，增加脑梗死面积。INCB3344引起的这种不良反应可能与M2极化巨噬细胞的数量减少有关。单核细胞（尤其是$LyC6^{high}$单核细胞）是巨噬细胞极化的关键细胞，在缺血性脑中可检测到M1相关基因（如*TNF*、*IL-6*和*IL-1β*）和M2相关基因（如*Ym1*、*ARG-1*和*IL-10*）的显著增加。使用INCB3344治疗可以阻止脑缺血后M2标记表达的增加，但对M1标记无影响（Chu et al.，2015），这提示$Ly6C^{high}$单核细胞可以通过M2巨噬细胞极化依赖性机制为急性缺血性脑卒中提供保护作用。

3.1.2.2 高血压

在单肾切除和脱氧皮质酮醋酸酯（DOCA）-盐性高血压模型中，小鼠主动脉中的CCL2和CCR2 mRNA水平均升高。使用INCB3344治疗可以减少DOCA-盐处理小鼠主动脉中巨噬细胞的积累，但对白细胞的数量没有影响。经过14天的干预期后，INCB3344显著降低了收缩压。这表明靶向CCR2为抗高血压药物的开发提供了一种可能的新策略（Chan et al.，2012）。

3.1.2.3 糖尿病心肌病

$CCR2^+$单核细胞/巨噬细胞可被募集到糖尿病患者的心脏。使用INCB3344（每天30 mg/kg，连续5天，腹腔注射）显著降低了db/db小鼠血清甘油三酯水平，但对葡萄糖水平没有影响。INCB3344还改善了心输出量、射血分数，包括左心室短轴缩短分数（Tan et al.，2019）。CCR2受体的选择性拮抗对糖尿病心肌病的新药开发具有潜在作用。

3.2 MCP-1/CCL2竞争性抑制剂——PA508

一些常见的心血管疾病，如动脉粥样硬化、慢性心力衰竭、冠状动脉疾病/再灌注损伤等，都会诱发MCP-1/CCL2的大量表达。CCL2可以特异性地募集并激活CCR2阳性细胞。糖胺聚糖（glycosaminoglycan，GAG）与趋化因子的结合对于增强单核细胞/巨噬细胞或其他白细胞向组织的迁移是必不可少的。阻止这种结合可以降低白细胞的趋化性，并发挥抗炎作用。

CCL2是一种含有76个氨基酸的成熟单体多肽，分子量为13 kDa。而PA508是一种基于CCL2的诱饵蛋白，属于重组CCL2抑制剂（竞争者），具有人CCL2补体序列中的氨基酸突变（见图4-9）。

PA508可以与内源性CCL2竞争结合CCR2，并对天然CCL2 GAGs的配体硫酸乙酰肝素显示出4倍高的亲和力，可从硫酸乙酰肝素中置换出天然CCL2。PA508不能激活CCR2（Piccinini et al.，2010）。PA508对肝素的亲和力比野生型CCL2高约20倍，其解离常数（千道尔顿）为5.2×10^{-8} M，而野生型CCL2的解离常数为9.4×10^{-7} M。

安全性：PA508（腹腔注射）可以从注射部位迅速被吸收，进入体循环。它对内源性CCL2的循环水平没有影响。使用PA508后，肝肾功能和组织学均未发现异常。

CCL2 1 QPDAINAPVTCC**Y**NFTNRKI**S**V**Q**RLASYRRITSSKCPK 38

PA508 **M**QPDAINAPVTCC**A**NFTNRKI**K**V**R**RLASYRRITSSKCPK

CCL2 39 EAVIFKTIVAKEICADPKQKWVQDSMDHLDKQTQTPKT 76

PA508 EAVIFKTIVAKEICADPKQKWVQDSMDHLDKQTQTPKT

图4-9 具有修饰氨基酸残基的人CCL2和PA508的序列比较

通过使用定点诱变的方法发现，PA508是一种设计良好的CCL2/CCR2信号轴竞争性拮抗剂。它比GAG具有更强的亲和力，并可与CCL2竞争，从而使CCR2与CCL2（53）的结合失活。PA508可以抑制白细胞的募集和跨内皮细胞向CCL2迁移。在小鼠心肌缺血/再灌注模型中，缺血后给予PA508（10 μg，静脉注射）可减少心肌中的炎性单核细胞数量，减小梗死面积，而且能明显改善心脏收缩功能和舒张功能。在小鼠金属丝诱导的新生内膜形成模型中，PA508减少了巨噬细胞的积累，而增加了新生内膜中的平滑肌细胞数量（Liehn et al.，2010）。

3.3 M2巨噬细胞可塑性调节剂——阿奇霉素

暴露于不同环境下的巨噬细胞具有显著的可塑性。一般来说，巨噬细胞可被分为经典激活巨噬细胞（M1巨噬细胞）和替代激活巨噬细胞（M2巨噬细胞）。M1巨噬细胞与促炎及细胞损伤有关，而M2巨噬细胞则与细胞的存活和抗炎有关。M2巨噬细胞表面有高水平的清道夫受体、甘露糖受体和半乳糖型受体，可加速碎片的清除。M2巨噬细胞还可构成性地表达TGF-β和ARG-1，将L-精氨酸水解为L-鸟氨酸，这是细胞生存所需多胺的主要前体（Ruytinx et al.，2018）。增加心肌的M2巨噬细胞数量或将心肌M1巨噬细胞的可塑性重定向至M2巨噬细胞，这可能是心肌保护的一种新策略。

通常来说，Th1细胞因子（如TNF-α、IFN-γ）和细菌因子（如LPS）可诱导M0向M1的转化。M2巨噬细胞是通过Th2细胞因子（如IL-4、IL-10和IL-13）的刺激来诱导的。

阿奇霉素（azithromycin，AZM）是一种抗菌药物，在体内外均能促进巨噬细胞向M2表型极化。AZM可以减少NF-κB/STAT1的活化，并通过IKKβ依赖性机制阻止P65从细胞质向细胞核的转运。AZM还可以增加*ARG-1*基因的表达和酶活性（Haydar et al.，2019）。AZM能够促进M1巨噬细胞向M2的转变（Amantea et al.，2016a）。

最近有报道称，在麻醉小鼠MI前3天和永久结扎冠状动脉左前降支所致MI后7天口服AZM（每天160 mg/kg），在MI第1天促炎性巨噬细胞（$CD45^+/LY6G^+/F4\text{-}80^+/CD86^+$）显著减少，第3天抗炎性巨噬细胞（$CD45^+/LY6G^+/F4-80^+/CD206^+$）显著增加。可见，AZM治疗可使MI后巨噬细胞从促炎性转变为抗炎性。另外，AZM疗法还能降低MI后心脏中的炎性单核细胞和炎性细胞因子，但IL-10则无明显变化。这说明在使用AZM治疗的小鼠中，可观察到MI面积和瘢痕面积明显缩小，死亡率明显降低，心脏收缩功能和舒张功能得到保留（Al-Darraji et al.，2018）。

而另一项实验性转化研究显示，在一个永久性小鼠MI模型中，MI后即刻给予AZM脂质体配方（每天10 mg/kg和每天40 mg/kg，静脉注射），治疗7天，提高了存活率，增强了心功能。此外，AZM还可减少梗死面积和凋亡细胞。不出所料，AZM可以增加抗炎巨噬细胞的数量，减少循环单核细胞和促炎巨噬细胞（Al-Darraji et al.，2020）。

（覃宇燕　译）

（张灵敏　审校）

寡核苷酸重编程巨噬细胞治疗炎症性疾病

Dhaval Oza and Mansoor M. Amiji

【摘要】巨噬细胞是固有免疫系统中最具可塑性和吸引力的细胞之一。它们拥有一系列的功能，从吞噬入侵的病原体和死亡的细胞、维持组织稳态，到组织发育和修复。本文将介绍有关巨噬细胞在生物学中的发育和定位的最新认识，这有助于理解巨噬细胞的各种表型状态，并展现巨噬细胞适应环境刺激和病理状态的复杂性。异常的巨噬细胞极化可以导致不同的病理生理学变化，因为它改变了巨噬细胞的功能和分泌途径，随后将影响巨噬细胞对周围微环境的调节。在异常表型状态下，对巨噬细胞进行重编程，从而恢复体内稳态，缓解疾病，这将是一项极具前景的研究。本文讨论了利用寡核苷酸模式对组织常驻和浸润巨噬细胞进行重编程的新方法，举例说明了在急性和慢性肝炎的背景下，组织中常驻巨噬细胞和浸润巨噬细胞种群之间不同但又相互交织的作用，并重点阐述了一些当代利用纳米颗粒和共轭寡核苷酸实现巨噬细胞特异性释放领域的重大发现。

【关键词】常驻和浸润巨噬细胞；急性和慢性肝损伤；寡核苷酸疗法；RNA干扰；纳米颗粒形成；共轭化合物；受体介导的内吞作用

1 巨噬细胞生物学及其在健康和疾病中的表型

自Elie Metchnikoff在一个多世纪前发现巨噬细胞并在1908年获得诺贝尔奖以来，“巨噬细胞”一直处于免疫学研究的前沿并被称为参与吞噬作用的出色的固有免疫细胞（Barreda et al.，2016）。免疫学家们长期以来一直关注巨噬细胞在宿主防御中的作用（Yona and Gordon，2015）。巨噬细胞在肿瘤中起着重要的“清洁”作用，其吞噬作用不仅作用于入侵的病原体，还作用于死亡的细胞和细胞碎片。然而，随着人们对这些固有免疫系统细胞的了解越来越多，它们在维持健康和疾病中的组织稳态，以及在炎症性疾病的播散中的更多功能已逐渐被发现（Teti et al.，2016；Nathan，2008）。

多年来，根据个体发育、位置、分布、可塑性和表型特性等诸多特征，已对巨噬细胞进行了分类（Gordon and Plüddemann，2017）。它们是真核生物中用途最广泛的细胞类型之一，根据其起源和在体内特定组织中的差异定位，可分为组织常驻巨噬细胞（tissue-resident macrophages，TRMs）和单核细胞分化巨噬细胞亚群（Okabe and Medzhitov，2016；Gordon et al.，2014）。通过基因命运图谱技术对巨噬细胞进行谱系追踪，可以精确追踪到各种胚胎巨噬细胞群，精确区分起源于胚胎的不同组织的巨噬细胞与起源于造血干细胞的单核细胞来源的巨噬细胞（Gordon et al.，2014；Cochain et al.，2018）。此外，单细胞RNA测序的最新研究进展也有助于进一步阐明不同TRMs的特异性转录组（Cochain et al.，2018）。不同的TRMs有不同的转录片段，表型也略有不同，这取决于它们的组织定位（Gordon et al.，2014）。例如，肝脏组织巨噬细胞［也被称为库普弗细胞（kupffer cells，KCs）］与大脑巨噬细胞或小胶质细胞相比，具有完全不同的转录谱和表型特征（Gordon and Plüddemann，2017；Okabe and Medzhitov，2016；Gordon et al.，2014；Epelman et al.，2014b；Liao et al.，2018）。

现在已经证实，在健康组织中，TRMs通过清除衰老和坏死的细胞以及调节细胞代谢平衡来维持组织内稳态（Gordon and Plüddemann，2017；Okabe and Medzhitov，2016；Gordon et al.，2014；Epelman et al.，2014b；Liao et al.，2018）。除了根据其谱系对巨噬细胞进行分类外，最典型的分类方式之一是基于巨噬细胞的激活和极化状态进行分类。下面将进一步阐释巨噬细胞激活的概念是如何随着我们对这种复杂而迷人的细胞类型的了解而发生变化的（Martinez and Gordon，2014）。

多年来，人们普遍认为巨噬细胞只具有两种极端相反的表型，一种负责炎症的播散与加重，另一种负责炎症的缓解（Martinez and Gordon，2014；Edwards et al.，2006）。这种基于其激活状态的分类最初是为了模仿T淋巴细胞（Martinez and Gordon，2014；Edwards et al.，2006）。随着关于活化T淋巴细胞和活化B淋巴细胞介导获得性免疫与循环单核细胞来源的巨噬细胞驱动介导的细胞免疫的相互作用的最新发现，我们对以它们作为宿主防御细胞内致病性入侵（播散炎症）和通过清除细胞外细胞碎片解决宿主对感染的反应的介质的作用（解决炎症）有了新的认识（Martinez and Gordon，2014）。考虑到这一概念，巨噬细胞在历史上分为两种极化状态，一种是经典激活的模拟Th1免疫细胞的促炎巨噬细胞，另一种是模拟Th2免疫细胞的抗炎巨噬细胞（Martinez and Gordon，2014；Edwards et al.，2006；Mosser and Edwards，2008；Mills and Ley，2014）。

然而，在各种自身免疫性、炎症性和肿瘤性疾病的背景下，巨噬细胞生物学的最新研究进展促进了巨噬细胞研究的发展。科学家们发现巨噬细胞的这两种表型激活状态只是巨噬细胞激活状态的两个极端。事实上，巨噬细胞表型是一个由各种交错的表型状态组成的连续体，而不是两个不同的极端表型（Mosser and Edwards，2008）。仅仅用两种表型状态来描述这种极其复杂的细胞类型，不仅是对众多现有表型的过度简化，而且是对这种功能极多和可塑性极强的细胞类型的不准确且过时的表达（Martinez and Gordon，2014；Mosser and Edwards，2008）。巨噬细胞在健康和病理生理学中的复杂作用，使我们欣赏到巨噬细胞的各种功能，也使科学家们充分理解了促炎和抗炎状态仅仅是整个巨噬细胞表型谱的末端（Mosser and Edwards，2008；Mills and Ley，2014；Murray，2017；

Italiani and Boraschi，2014；Mantovani et al.，2004）。图4-10总结了不同表型巨噬细胞的激活谱及其相应的刺激物、标志物和分泌产物（Martinez and Gordon，2014；He et al.，2020）。

根据所受到的刺激不同，如应激、致病感染、组织损伤或其他稳态过程，巨噬细胞可以产生相应的适应（Italiani and Boraschi，2014）。在对巨噬细胞进行表型分析时，其中一个重要的考虑因素是需要加入免疫学和病理学背景（He et al.，2020；Bashir et al.，2016）。在前基因组时代，巨噬细胞极化的概念最初是由一些标志物建立起来的，这些标志物用于确定巨噬细胞对各种刺激反应的异同（Mantovani et al.，2004）。然而，从各种细胞因子在发育和疾病中的复杂作用和在信号传导过程中的相互作用的最新发现中也慢慢揭示出了各种复杂的且影响巨噬细胞极化状态的刺激体系。转录组学和蛋白质组学分析以及基因修饰模型的发展，也说明在识别巨噬细胞调节标记方面仍然存在着巨大挑战（Martinez and Gordon，2014；Edwards et al.，2006；Mosser and Edwards，2008；Mills and Ley，2014；Murray，2017；Italiani and Boraschi，2014）。

巨噬细胞的促炎激活是假定巨噬细胞激活的代表，是用于确定作为宿主细胞介导的免疫应答而被激活的效应巨噬细胞群（Italiani and Boraschi，2014）。最初主要根据两种标志物将巨噬细胞鉴定为具有增强的杀微生物、清除病原体和杀肿瘤细胞特性的表型。这两种标志物为γ干扰素（IFN-γ）和肿瘤坏死因子（TNF），它们可以由固有和适应性免疫细胞分泌（Mantovani et al.，2004；Rath et al.，2014；Dransfield et al.，2015）。例如，自然杀伤细胞（nature killer cell，NK细胞）固有免疫细胞可以分泌大量IFN-γ和TNF，从而对感染或肿瘤作出反应。其反过来可激活巨噬细胞的促炎症表型，并进一步导致炎症诱导细胞因子、超氧阴离子、氧和氮自由基的分泌，为提高杀伤能力和吞噬能力做好准备（Mantovani et al.，2004；Rath et al.，2014；Dransfield et al.，2015）。分泌的IFN-γ可与巨噬细胞表面表达的Toll样受体（TLRs）结合，并通过多种途径，包括髓样分化因子88（MyD88）依赖和衔接诱导IFN-β的TIR结构域衔接蛋白（TIR domain-containing adaptor protein induced IFN-β，TRIF）依赖通路，诱导TNF的转录增加，这反过来又可以促进许多促炎细胞因子下游基因的转录。巨噬细胞激活后释放的一些特征良好的促炎症细胞因子是白介素（IL）-6、IL-1和IL-23（Mantovani et al.，2004；Rath et al.，2014；Wang et al.，2014）。目前已经证实经典激活的巨噬细胞途径是防御细胞内病原体入侵的重要途径。当各种遗传小鼠模型缺乏IFN-γ时，小鼠更容易受到各种致病性感染（Mantovani et al.，2004；Rath et al.，2014；Wang et al.，2014）。更重要的是，即使在人类身上，这些途径的各种突变也与更容易受到细菌、病毒和原虫感染有关。因此，经典途径激活的巨噬细胞的确是宿主抵御入侵病原体的第一道防线（Mantovani et al.，2004；Rath et al.，2014；Wang et al.，2014）。

然而，这种固有免疫介导的巨噬细胞激活是短期的，因为NK细胞自身产生的IFN-γ不能支持巨噬细胞的长期激活（Wang et al.，2014）。因此，为了维持这种炎症表型，在最初的固有免疫介导的激活之后，适应性反应占据主导地位，通常需要维持炎症的诱导状态。这反过来又导致了对入

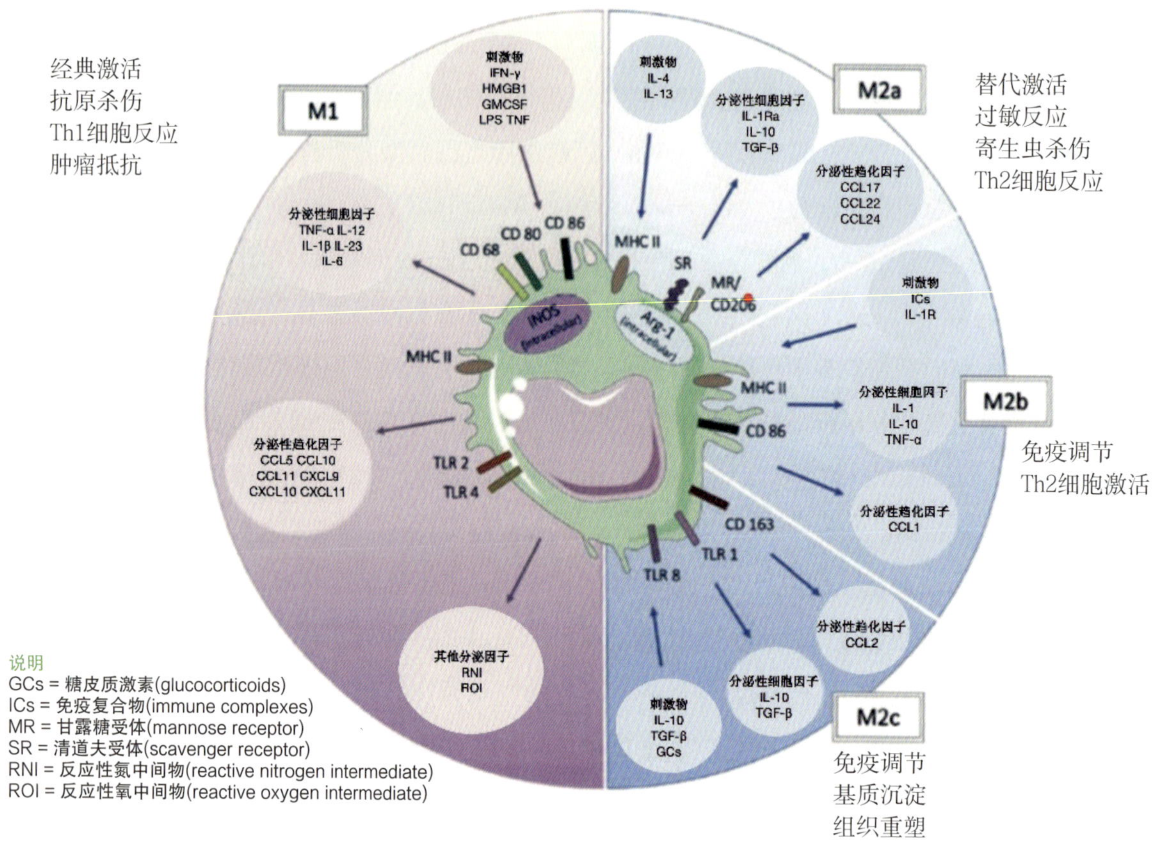

图4-10　巨噬细胞激活谱及其相应的刺激物、标志物和分泌产物

注：巨噬细胞极化的最主要特征是多维谱，但它通常被简化为促炎表型（M1）和抗炎表型（M2）两种表型。M1巨噬细胞（经典激活）的炎症反应包括消灭病原体、Th1反应和肿瘤抵抗。M2巨噬细胞（替代性激活）根据抗炎反应可进一步分类为M2a（过敏反应、寄生虫杀伤、Th2细胞反应）、M2b（免疫调节、Th2细胞激活）和M2c（免疫调节、基质沉淀、组织重塑）。尽管相应的刺激因子、细胞因子和趋化因子是每种激活状态的一般标志，但无论功能如何，巨噬细胞都可能表达这些标记的混合物。

侵病原体的持续宿主免疫反应。这里涉及长期产生IFN-γ的主要细胞类型是帮助维持长期炎症反应的Th1细胞（Wang et al.，2014）。

巨噬细胞持续促进炎症激活的一个主要缺点是，尽管Th1细胞本身在其反应中具有抗原特异性，但其下游巨噬细胞的长期激活可能导致无差别的非细胞特异性杀伤反应，最终会对健康组织造成损害（Rath et al.，2014；Wang et al.，2014）。因此，处于促炎状态的巨噬细胞长期无节制地激活，虽然对宿主防御很重要，但也可能是一种潜在的危险。促炎症细胞因子释放对病理生理影响的一个下游机制是：通过激活Th17细胞，进而导致多形核白细胞（polymorphonuclear leukocyte，PMN）进一步向健康组织募集（Rath et al.，2014；Wang et al.，2014）。这些招募的PMN可以攻击其附近的正常健康组织。长时间激活的巨噬细胞不仅是导致自身免疫相关疾病的重要因素，也是导致急性和慢性炎症的重要因素（He et al.，2020；Bashir et al.，2016）。我们将在下文探讨一个具体的例子，说明KCs如何被激活为促炎的巨噬细胞状态，以帮助理解一种被称为非酒精性脂肪性肝炎

（non-alcoholic steatohepatitis, NASH）的慢性肝病的病理生理学机制（Krenkel and Tacke，2017），而这种现象会导致肝组织的随机的、无差别的损伤（Krenkel and Tacke，2017）。

巨噬细胞激活谱的另一端是替代激活的抗炎巨噬细胞的分化，其模拟Th2细胞介导的反应，具有从促进伤口愈合到维持组织稳态的广泛功能（Mosser and Edwards，2008；Mills and Ley，2014；Murray，2017；Italiani and Boraschi，2014）。这些巨噬细胞最初被称为“M2”或“替代激活”巨噬细胞。然而，近年来建立了对这些巨噬细胞的更细微的和基于功能的刻画（Italiani and Boraschi，2014）。根据其潜在作用，经典M2巨噬细胞现在被进一步细化为M2a或创伤愈合巨噬细胞、M2b或调节性巨噬细胞和M2c巨噬细胞，这些细胞具有更多的中间表型，因为它们具有抗炎作用，同时也具有促纤维化和吞噬作用（图4-10）。其他表型，如M2d，也被称为肿瘤相关巨噬细胞（TAMs）（Allavena et al.，2008；Wang et al.，2010；Hou et al.，2018）。

就像促炎性巨噬细胞一样，被激活的巨噬细胞也可以被固有免疫细胞和适应性免疫细胞激活。巨噬细胞替代激活的标志物是IL-4（Mantovani et al.，2004）。在固有免疫细胞中，肥大细胞和嗜碱性粒细胞都可以导致IL-4的分泌和介导免疫系统的伤口愈合反应。IL-4可以激活M2a表型形成伤口愈合巨噬细胞，从而促进巨噬细胞精氨酸酶代谢为鸟氨酸（Rath et al.，2014）。鸟氨酸是胶原蛋白的前体，胶原蛋白是细胞外基质的主要结构蛋白。因此，作为对IL-4刺激的反应，巨噬细胞可以分泌细胞外基质，并产生创伤愈合反应。与IL-4一起，其他抗炎细胞因子如IL-10和IL-13以及糖皮质激素和脂多糖（LPS）也有助于激活巨噬细胞，形成抗炎表型（Mantovani et al.，2004；Rath et al.，2014）。然而，Th2细胞介导的适应性反应主要负责诱导和维持巨噬细胞的抗炎表型状态。当Th2细胞分泌IL-4和IL-13作为对黏膜层紊乱或损伤的反应时，巨噬细胞可分化成伤口愈合状态，最终帮助分泌细胞外基质（Martinez and Gordon，2014；Mosser and Edwards，2008；Mills and Ley，2014；Murray，2017；Mantovani et al.，2004；He et al.，2020；Rath et al.，2014；Wang et al.，2014）。

巨噬细胞长期活化至抗炎表型状态（M2）具有良好的促纤维化作用，但如果过度活化也会对宿主产生有害的影响。为了在病理生理条件下证明这一点，已经观察到伤口愈合巨噬细胞的过度激活与特发性肺纤维化（idiopathic pulmonary fibrosis, IPF）相关（Hou et al.，2018）。IPF患者的组织活检样本已证实存在浸润性巨噬细胞，并具有类似伤口愈合的交替表型（Hou et al.，2018）。

此外，来自体外系统的一些证据表明，经IL-4或IL-13处理后，巨噬细胞对入侵的病原体变得更敏感（Mantovani et al.，2004）。这些研究确实有一些值得注意的地方，如IL-4产生的条件与IFN-γ（一种强大的病原体清除细胞因子）的产生条件是相同的，因此，很难清楚地确定巨噬细胞是由于高IL-4还是低IFN-γ而变得更易感染（Mantovani et al.，2004）。然而，具有讽刺意味的是，同样的细胞类型如果表现为相反的表型，则既可增强免疫防御，又可增强感染易感性。这确实使这些细胞变得令人着迷和复杂难解，并进一步显示了巨噬细胞在现实中的可塑性（Martinez and Gordon，2014；Mosser and Edwards，2008；Mills and Ley，2014；Murray，2017；Mantovani et al.，

2004；He et al.，2020；Rath et al.，2014；Wang et al.，2014）。

此外，根据其相关组织和功能，还发现并命名了大量其他巨噬细胞表型状态（Skuratovskaia et al.，2020）。例如，与动脉粥样硬化斑块相关的巨噬细胞可以定义为几个不同但相互交织的巨噬细胞群体，如M1促炎和促动脉粥样硬化表型、M4促炎和低吞噬巨噬细胞、血红蛋白相关巨噬细胞（Mhem）和动脉粥样硬化相关巨噬细胞［M（Hb）］或血红蛋白相关的抗炎巨噬细胞（其可阻止泡沫细胞的形成并保护动脉粥样硬化）、M2抗炎和动脉粥样硬化保护巨噬细胞，以及具有抗氧化和低吞噬能力的Mox或氧化巨噬细胞（Chinetti-Gbaguidi et al.，2015）。同样，根据与相应组织和功能的关联可知，还存在其他几种表型状态（Skuratovskaia et al.，2020）。

这再次证明了一个事实，即巨噬细胞可以具有多种表型，从促炎、抗炎到免疫调节表型（Gordon et al.，2014；Martinez and Gordon，2014）。这取决于生理或病理生理背景及其局部环境刺激（Gordon et al.，2014；Martinez and Gordon，2014）。由于巨噬细胞的复杂性，开发巨噬细胞靶向疗法一直很困难，特别是缺乏明确定义的标志物将病理性巨噬细胞与正常生理性巨噬细胞区分开来。在许多针对巨噬细胞的治疗策略中，最常用和最重要的策略是通过调节巨噬细胞极化来操纵巨噬细胞以减轻炎症（Ponzoni et al.，2018）。在这些表型之间取得平衡是实现巨噬细胞调节作用的决定性因素。因此，各种巨噬细胞靶向疗法旨在通过靶向巨噬细胞本身的蛋白质或巨噬细胞分泌的刺激物或作用于巨噬细胞的行为来实现调节（He et al.，2020；Ponzoni et al.，2018）。然而，最大的挑战是巨噬细胞的特异性递送，因为这几乎不可能通过系统给药的小分子药物或抗体来实现。

2 靶向组织常驻巨噬细胞与浸润巨噬细胞

2.1 疾病进展和治疗中的组织常驻巨噬细胞（TRMs）和浸润巨噬细胞（IMs）

下面我们将研究肝脏TRMs和IMs在驱动急性和慢性肝脏炎症性疾病中的具体作用。在癌症、自身免疫性疾病和传染病的治疗背景下，靶向巨噬细胞已在前文中进行了深入阐述。我们想强调的是，巨噬细胞的活化和极化同样可以驱动肝脏急性和慢性炎症的进展。在这里，我们关注肝脏中TRMs和IMs在促进炎症中的作用（van der Heide et al.，2019）。人体中约90%的巨噬细胞位于肝脏，这使其可以获得各种巨噬细胞表型（Tacke，2017；Tacke and Zimmermann，2014）。

2.1.1 IMs在扩大急性肝损伤中的作用

除了自身的KCs TRMs群体外，肝脏是一个浸润巨噬细胞的节点，其中最明确的是循环单核细胞衍生巨噬细胞（monocyte-derived macrophages，MoMFs）。由于其丰富的血管系统，MoMFs可在肝损伤、代谢损伤或毒性损伤时迅速进入肝脏。MoMFs的募集主要是通过活化的KCs或肝星状细胞（hepatic stellate cells，HSCs）分泌趋化因子配体2（CCL2）或单核细胞趋化蛋白-1（monocyte chemoattractant protein-1，MCP-1）来启动。这些MoMFs来源于骨髓祖细胞，可通过趋化因子受体2

（CCR2）、淋巴细胞抗原6复合位点C1（lymphocyte antigen 6 complex，locus C1，Ly-6C1）、趋化因子CX3C基序受体1（CX3C motif receptor 1，CX3CR1）和CD11b的表达来鉴定（Fogg et al.，2006；Baeck et al.，2012；Karlmark et al.，2009）。根据所处的环境，MoMFs可进一步分化成不同表型的巨噬细胞。已经有多种临床前急性损伤模型证实了MoMFs在炎症传播中的作用。众所周知，在急性肝衰竭中，肝脏浸润性MoMFs可分泌大量促炎细胞因子，从而促进炎症的发生（Antoniades et al.，2008；Wu et al.，2010）。Ly-6C^{high}-MoMFs高水平表达CCR2蛋白。KCs和HSCs释放CCL2后，MoMFs主要通过CCL2/CCR2途径被募集到肝脏（Karlmark et al.，2009；Galastri et al.，2012）。因此，该途径可调节MoMFs向肝脏的浸润，并有通过抑制CCR2减少单核细胞向肝脏浸润的治疗潜力。然而，也有一些相反的证据表明Ly-6C^{high}单核细胞在预防急性肝损伤中具有保护作用。Ramachandran等人在急性四氯化碳（carbon tetrachloride，CCl_4）诱导的肝纤维化的临床前模型中发现，浸润的单核细胞可以向Ly-6C^{low}表型转换，这对于肝损伤的恢复有一定的帮助（Ramachandran et al.，2012）。此外，在对乙酰氨基酚诱导的肝损伤小鼠模型中也观察到，IMs可通过促进肝血管修复来减少急性损伤（You et al.，2013）。这也说明在浸润肝脏的MoMFs中也存在很大的异质性，并且在环境的刺激下，这些巨噬细胞处于复杂的极化状态。

最近，Wang和Kubes的一项研究发现，肝脏中有一个明显的IMs群。经过一系列的实验，他们将这一细胞群确定为成熟的大型腹腔巨噬细胞（large peritoneal macrophages，LPMs）（Wang and Kubes，2016）。这类巨噬细胞被鉴定为不同于肝脏的常驻巨噬细胞或MoMFs，而且这类巨噬细胞有助于急性肝损伤的恢复。这些细胞具有LPMs的特征，如F4/80^{high} CD11b^{high} MHCⅡ^{low}，并且还表达LPMs特异性转录因子GATA6（Wang and Kubes，2016）。在肝损伤的1小时内，它们可以迅速渗透到肝脏的热损伤部位。这是一个令人惊讶的发现，并且随后在其他急性损伤模型中也观察到了这一现象。Parayath等人还证实通过鼻内给药氯洛龙酸消耗小鼠肺部肺泡巨噬细胞后，LPMs具有向肺组织募集的独特迁移模式（Parayath et al.，2018）。LPMs向肝脏和远端器官迁移和浸润的细节超出了本文描述的范围；然而，这无疑是一个有趣的发现，且还需要进一步探索。调节LPMs极化可能也是一种减轻急性损伤/炎症的方法，目前还需要进一步的研究。

2.1.2 TRMs/KCs靶向治疗NAFLD的例证

非酒精性脂肪性肝病（non-alcoholic fatty liver disease，NAFLD）本质上是一系列疾病，包括从单纯性肝脏脂肪变性到NASH。NASH对健康和经济都造成了巨大负担（Sumida and Yoneda，2018；Drescher et al.，2019；Younossi et al.，2019；Shetty and Syn，2019）。美国肝脏基金会估计，到2030年，NASH将成为美国人需要肝移植的主要原因。截至目前为止，大约有2%～5%的美国人受到该病的影响，粗略估计有650万～1630万人。该病的主要特征是甘油三酯在肝细胞中的过度沉积，其通过激活下游炎症的各种机制导致肝细胞损伤和死亡，进而导致肝纤维化、肝硬化和/或原发性肝细胞癌（hepatocellular carcinoma，HCC）。NASH与代谢综合征密切相关，并增加了其他非肝脏相关疾病的风险。脂肪肝本身是一个相对良性的病症，导致这一系列病理生理事件的原因是炎症反应（Sumida and Yoneda，2018；Drescher et al.，2019；Younossi et al.，2019；Shetty and Syn，2019；Tanaka et al.，2019；Brunt et al.，2020；Connelly et al.，2020；Muthiah and Sanyal，2020；Cariou et al.，2021；Anstee et al.，2019）。对NAFLD和NASH的病理生理学的详细讨论并不是本文的重点。因此，我们将只简要阐述KCs在驱动NASH中的作用，以及如何调节它们以减轻炎症。

尽管KCs只是慢性炎症驱动NASH进展的复杂发病机制中的一部分，但它们无疑是NASH中引起肝脏炎症的最重要的细胞，它们也与其他肝脏相关炎症性疾病有关，如急性肝衰竭、酒精性肝病和病毒性肝炎（Krenkel and Tacke，2017；van der Heide et al.，2019）。这些细胞是居住在肝窦内衬的TRMs。在生理状态下，KCs作为肝细胞的辅助细胞，发挥着许多重要作用。例如，它们有助于维持肝脏中的铁负荷，有助于清除肠道中通过门静脉循环到达的病原体，有助于胆固醇的储存和代谢，还参与主动免疫监测并维持体内平衡（Peterson et al.，2018）。

肝细胞中如果有大量脂质积聚，超过其储存能力，则可通过脂质过氧化、内质网应激、线粒体和DNA损伤、自噬以及各种其他细胞死亡机制诱导肝细胞损伤或死亡（Noureddin and Sanyal，2018；Kim and Lee，2018；Parthasarathy et al.，2020；Lefere and Tacke，2019；Kazankov et al.，2019）。这些受损或死亡的肝细胞通过释放损伤相关分子模式（damage-associated molecular patterns，DAMPs），如核DNA和线粒体DNA、高迁移率基团盒-1（high mobility group box-1，HMGB1）等引发“无菌炎症”，这些分子被KCs通过各种TLRs和晚期糖基化终末产物受体（receptor for advanced glycation end products，RAGE）等途径吸收。通过NRLP3-炎症体激活和其他类似M1巨噬细胞激活细胞通路，常驻KCs被分化为促炎巨噬细胞表型，从而导致人白介素前体pro-IL-1β和pro-IL-18以半胱天冬酶依赖的方式活化和成熟，并进一步释放促炎细胞因子，如IL-1β和IL-18，进一步引发肝脏的损伤（Noureddin and Sanyal，2018；Kim and Lee，2018；Parthasarathy et al.，2020；Lefere and Tacke，2019；Kazankov et al.，2019）。此外，其他细胞因子如TNF-α和IL-6也会因炎症反应的刺激而上调。它们还与KCs、肝细胞、肝星状细胞、胆管上皮细胞和窦内皮细胞上表达的各种模式识别受体（pattern recognition receptor，PRR）和TLRs结合，进一步导致更多的白细胞浸润现象和不受控制的炎症扩增现象，使肝星状细胞和门脉成纤维细胞分化为活性肌成纤维细胞（Noureddin and Sanyal，2018；Kim and Lee，2018；Parthasarathy et al.，2020；Lefere and Tacke，2019；Kazankov et al.，2019）。这会引起纤维生成，最终导致肝纤维化和肝硬化。上述是对巨噬细胞在驱动NASH中的作用的过度简化的解释，因为事实上情况要复杂得多（肝巨噬细胞在NAFLD和NASH中的作用见图4-11），在NASH的各个阶段存在不同的KCs表型，有证据指出，随着疾病进展，伤口愈合相关表型的巨噬细胞在驱动晚期肝纤维化和肝硬化中有一定的作用（Kazankov et al.，2019；Chen et al.，2020；Duarte et al.，2015）。这再次证明了一个事实，即巨噬细胞具有极强的适应性，对各种表型巨噬细胞的复杂性及其在健康和疾病中的作用的理解与其所处环境相关且具备多样性。NAFLD与代谢综合征的其他非肝脏表现密切相关，在这个领域有一场关于代谢综合征的因果关系和发展方向的辩论：NAFLD是否会导致2型糖尿病和代谢综合征，或者是相反的情况。这是一个类似“鸡和蛋”的难题（Sumida and Yoneda，2018；Drescher et al.，2019；Younossi et al.，2019；Shetty and Syn，2019）。虽然这是一个很复杂的论题，不过不需要在这里讨论，但有一点是确定的，即慢性炎症和巨噬细胞参与了代谢相关疾病中许多不良的病理生理学过程。

由于KCs在促进炎症反应中起着重要作用，将其极化调节为抗炎表型是缓解NASH相关炎症的一种有吸引力的策略。理论上，这也将使KCs从致病性表型重编程为恢复性表型。多种免疫调节细胞因子，如IL-4、IL-10、前列腺素E2、类固醇和集落刺激因子-1受体（CSF-1R）在调节巨噬细胞进而治疗各种肝病方面有一定的疗效，包括急性肝衰竭和慢性代谢相关疾病，如NASH（van der Heide et al.，2019；Triantafyllou et al.，2018）。利用一些新型配体将寡核苷酸靶向递送至KCs以调节其极化具有很好的前景。表4-5列出了一些当前或过去的研究，这些研究主要探讨MoMFs和KCs靶向治疗急性/慢性肝脏炎症的方法。

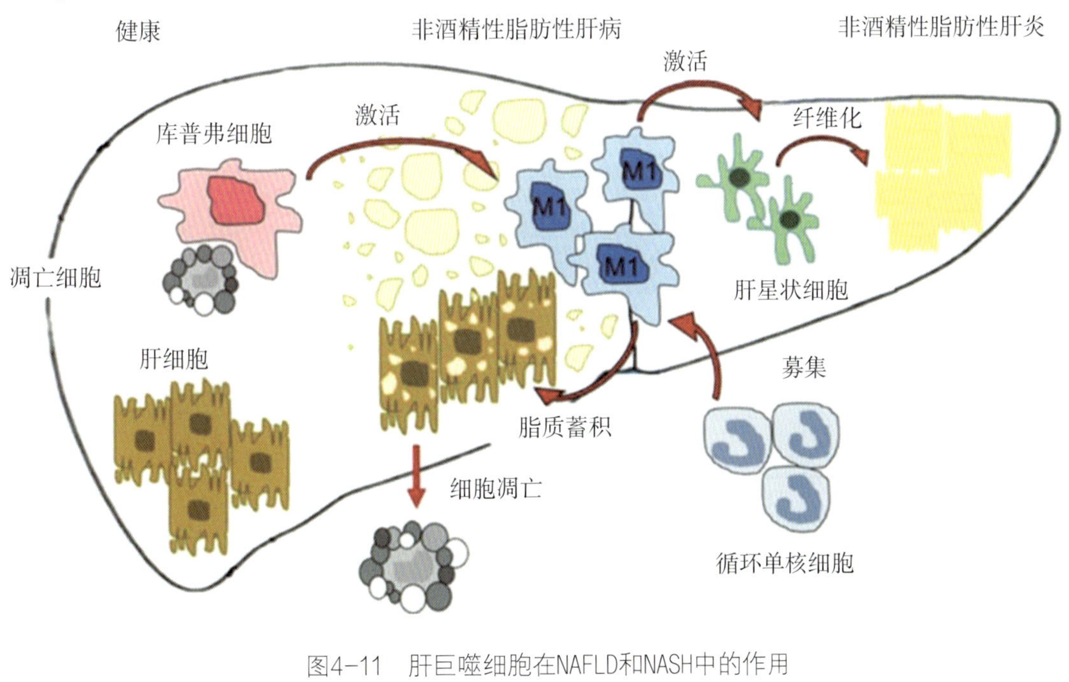

图4-11　肝巨噬细胞在NAFLD和NASH中的作用

3　寡核苷酸治疗法

反义寡核苷酸（antisense oligonucleotide，ASO）早在1978年就被发现了，当时发现一种由13个核苷酸组成的DNA寡核苷酸能以一种序列特异性的方式抑制Rous肉瘤病毒的翻译。自发现以来，ASO为一类开创性的药物铺平了道路（Setten et al.，2019；Wilson and Doudna，2013）。在发现

RNA干扰后，这个故事出现了一个新的激动人心的转折，即它解释了利用ASO治疗基因沉默的问题（Fire et al.，1998；Elbashir et al.，2001a）。下面将简要介绍寡核苷酸治疗方法的广泛分类及其机制，重点是干扰小RNA（siRNA）。然后评估一些令人兴奋的通路，即如何在治疗上利用siRNAs来靶向巨噬细胞，特别是靶向肝脏常驻的KCs，作为一种潜在的治疗策略来缓解NASH。

表4-5 MoMFs和KCs靶向治疗急性/慢性肝脏炎症的方法

策略	模式	作用机制	参考文献
将KCs重编程为抗炎症表型	糖皮质激素类药物	广谱抗炎	Triantafyllou et al.（2018），LiverTox（2012）
	CSF-1R激动剂	抑制常驻巨噬细胞增殖和阻断单核细胞募集	Stutchfield et al.（2015）
	MTC-TNF-α siRNA NPs	抑制TNF-α	He et al.（2013）
	地塞米松脂质体	抗炎，诱导T细胞凋亡	Bartneck et al.（2015）
	半乳糖凝集素-3	抑制促炎巨噬细胞的功能	Traber and Zomer（2013）
	Syk途径R406抑制剂	抗炎	Bukong et al.（2016）
阻止KCs的激活	司隆色替	ASK-1抑制剂，抗炎	Loomba et al.（2018）
	HMGB1 拮抗剂	DAMP抑制剂，减弱DAMP介导的对KCs的激活	Triantafyllou et al.（2018），Liu et al.（2015）
	PRR 拮抗剂	减弱DAMP介导的激活KCs的作用	Brenner et al.（2013）
	姜黄素	免疫调节剂	Lefebvre et al.（2016）
抑制单核细胞招募和渗透	西尼韦罗（CCR2拮抗剂）	通过抑制CCR2阻断单核细胞募集，抑制CCR2，抗炎，抗坏血病	Lefebvre et al.（2016），Krenkel et al.（2018），Friedman et al.（2018），Mulder et al.（2017）
	马拉韦罗（CCR5拮抗剂）	通过抑制CCR5阻断单核细胞募集，抑制CCR5，抗炎，抗纤维化	Pérez-Martínez et al.（2014）

3.1 寡核苷酸治疗方法的分类

顾名思义，寡核苷酸是一种序列较短的DNA或RNA分子。它们也被称为“寡聚体”，术语“mer”用来描述一个寡核苷酸序列的长度。例如，一个长度为21个核苷酸的寡核苷酸通常被称为“21-mer”（Roberts et al.，2020）。任何寡核苷酸的中心法则都是与各自的DNA或RNA分子进行特异性互补结合。由于这一机制，寡核苷酸具有广泛的应用，从基因检测到聚合酶链反应（polymerase chain reaction，PCR），从DNA/RNA测序到更深远的应用，如数据存储——DNA具有存储海量数据的能力（Roberts et al.，2020）。其中许多应用超出了本文的范围；然而，我们将重点介绍它们作为一种基因沉默方式的效用，它们已经彻底改变了我们制造药物的方式。大体上，基于寡核苷酸的疗法可以分为四大类。

3.1.1 依赖核糖核酸酶的ASO

ASO是单链的、化学合成的寡核苷酸，它与其靶mRNAs的互补序列结合，并以核糖核酸酶H（RNase H）依赖性的方式减少表达。RNaseH是一种普遍表达的核糖核酸酶，它能识别DNA-RNA互补对并降解这种复合体的mRNA链。此外，核糖体的空间位阻对翻译的抑制也在一定程度上抑制了靶mRNAs（图4-12）。由RNaseH依赖性ASO介导的核保留RNA降解已经得到了很好的证实，尽管有证据表明ASO在沉默细胞质mRNA方面也具有活性（Wittrup and Lieberman，2015）。

3.1.2 外显子跳跃的ASO

外显子跳跃的ASO针对特定的内含子-外显子剪接点，并通过删除特定的内含子-外显子连接，迫使细胞选择替代的剪接点。这将会导致另一种蛋白质亚型的翻译，该蛋白质亚型可以恢复翻译后的蛋白质的功能或稳定性（图4-12）。根据这一原理已经研制出了突破性的药物，可以纠正或绕过因基因突变造成的外显子缺失。一个著名的例子是，利用外显子跳跃的ASO来缓解迪谢内肌营养不良（Duchenne muscular dystrophy, DMD）（Relizani and Goyenvalle，2018）。DMD是由于肌营养蛋白基因突变引起的下游疾病的表现，其可导致基因中的一个或多个外显子缺失，阅读框中断，缺乏足够数量的肌营养蛋白的翻译。外显子跳跃的ASO已被用于通过跳过更多外显子以绕过基因突变位点，并产生内部修剪和较短的但具备基本功能的肌营养蛋白。这将使严重的DMD转化为较轻的贝克肌营养不良（Becker muscular dystrophy，BMD）表型（Setten et al.，2019；Wilson and Doudna，2013；Wittrup and Lieberman，2015；Relizani and Goyenvalle，2018）。

3.1.3 siRNA

siRNA以内源性表达的非编码RNA的形式存在，它实现了一种被称为RNA干扰（RNA interference，RNAi）的生物学过程。因此，药物siRNA分子基本上是利用一种自然的细胞途径，通过与目标序列的完美互补性来抑制目标mRNA分子。自然产生的siRNA以长的双链RNA（dsRNA）的形式存在，被Dicer酶裂解成较小的21～23个核苷酸的双链，现在被称为siRNA（Setten et al.，2019）。合成的siRNA药物通常是由21～23个核苷酸组成的双链分子，包括客体链（正义链）和引导链（反义链），它们会一起退火成为双链。其被细胞摄取后会被释放到细胞质中，此时siRNA会激活RNA诱导沉默复合物（RNA-induced silencing complex，RISC），在此过程中，客体链被降解，引导链定位并与mRNA分子中的互补序列结合，诱导裂解（Setten et al.，2019；Wilson and Doudna，2013）（图4-12）。目标mRNA裂解是由催化目标mRNA降解的核酸内切酶蛋白Argonaute 2（AGO2）实现的。与单链ASO不同，siRNA的目标mRNA裂解部位几乎完全是细胞质，尽管最近有证据指出这些部位也有一些核内siRNA活性（Setten et al.，2019；Wilson and Doudna，2013；Wittrup and Lieberman，2015；Meister，2013）。

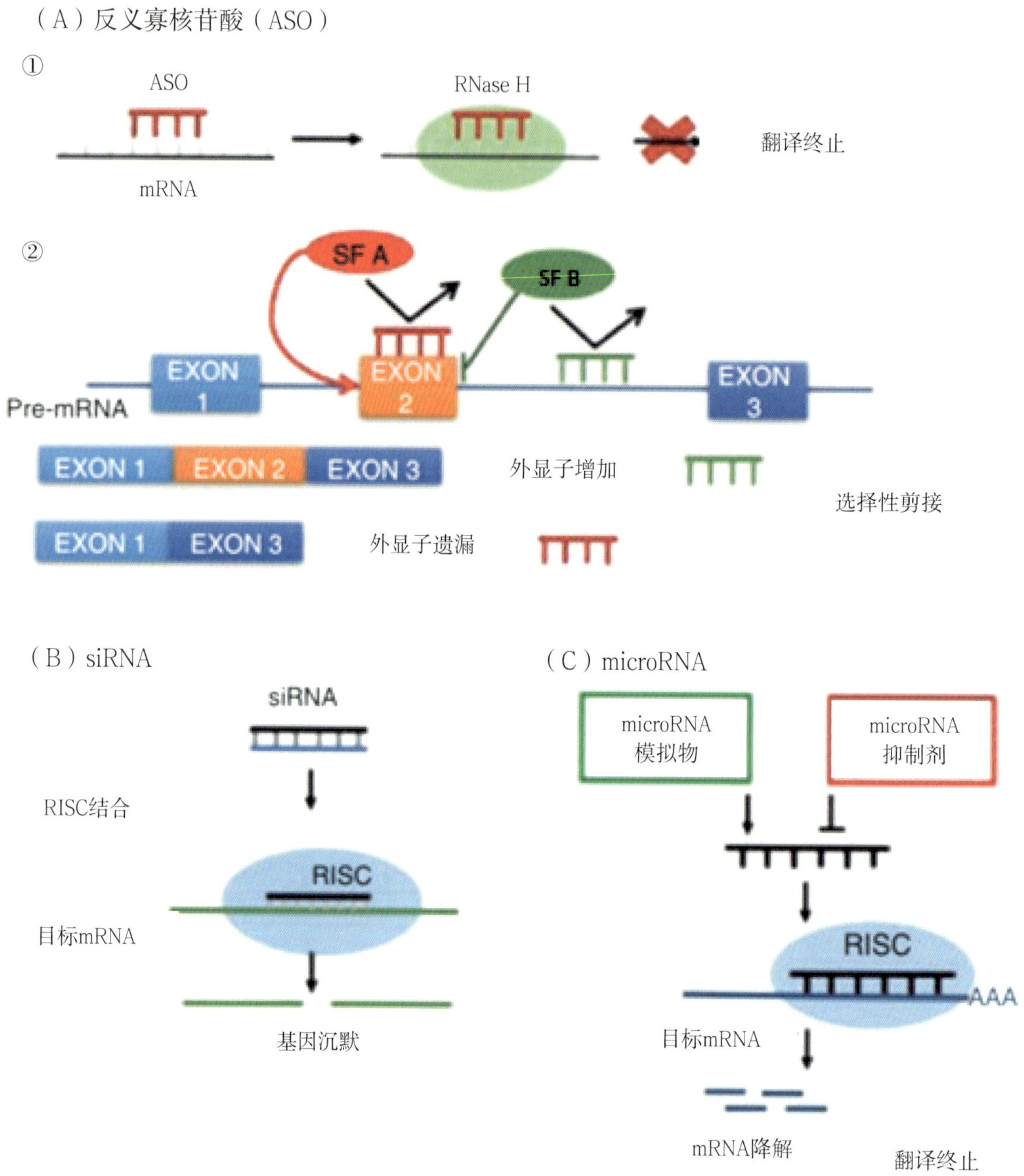

图4-12　寡核苷酸疗法的机制

（A）反义寡核苷酸（ASO）。合成的短单链寡核苷酸通过以下机制改变蛋白质的表达：①反义缺口蛋白通过激活核糖核酸酶RNase H抑制蛋白质产生，导致目标mRNA降解；②在可选剪接中，由ASO控制剪接。ASO可以通过阻止剪接因子（splicing factor，SF）的结合来调节选择性剪接，从而通过阻断核糖体附着导致翻译中断。

（B）siRNA。dsRNA被Dicer（一种专门针对dsRNA的核糖核酸酶）加工成21～23个核苷酸长的dssiRNA，其3′悬链和5′磷酸盐基团中含有两个核苷酸。siRNA被AGO2识别并被装入RNA RISC中，然后解开成单链成分。AGO2是RISC的一个组成部分，它裂解siRNA的正义链，而反义链则与目标mRNA完全互补地结合，导致目标mRNA裂解。

（C）microRNA。microRNA模拟物或抑制剂可诱导或抑制基因表达。

3.1.4 microRNAs模拟物和microRNAs抑制剂

microRNAs（miRNA）是另一类自然存在的非编码RNA，它遵循与siRNA相似的细胞内途径，也通过RNA作用于靶基因。然而，与siRNAs不同的是，miRNAs是单链RNAs，与目标mRNA没有完美的序列互补性。合成的寡核苷酸可以通过拮抗或模拟其功能来调节miRNA的表达。同siRNA一样，miRNAs也可以通过RISC机制抑制mRNA的表达。并且，它们还通过部分互补序列匹配抑制RNA的表达，加速其降解，这使得它们更混杂，比siRNA效率更低（Setten et al.，2019；Wilson and Doudna，2013；Wittrup and Lieberman，2015；Meister，2013）。

3.2 基于寡核苷酸的传递方式面临的挑战

寡核苷酸疗法有可能达到用传统的小分子、生物制剂和基于单克隆抗体的治疗方法所无法达到的治疗效果。由于每个细胞都有RNAi机制，这基本上打破了任何致病基因在任何细胞类型中被沉默的可能性，从而广泛扩大了药物开发的范围（Roberts et al.，2020）。然而，尽管这是一个强大的工具，可以敲除转化为潜在致病蛋白质的信息，但也增加了与药物相关的直接靶向细胞毒性的风险。除此之外，选择性地将这些大的阴离子分子输送到目标细胞仍然存在巨大的挑战；同时，在穿过细胞膜进入内体隔间，以及从内体到胞浆（对于RNAi）和细胞核（对于ASO）方面还存在巨大的障碍（Setten et al.，2019；Roberts et al.，2020；Wittrup and Lieberman，2015；Aigner，2019）。这说明基于寡核苷酸的药物传递需要克服一些相当重要的速度限制步骤，以充分实现它们所具有的巨大潜力。表4-6呈现了寡核苷酸疗法面临的一些常见挑战，以及克服这些挑战的一些可能策略。

表4-6 寡核苷酸疗法面临的挑战和应对策略

挑战	应对策略
（1）如何更好地递送到目标组织?	利用静脉或皮下给药进入体循环
	局部给药，可直接在皮肤、眼睛和黏膜组织中进行吸收
（2）如何延长血液循环时间以到达目标组织并避免排泄?	增加聚乙二醇化含量可以增加分子量从而延长循环时间
	增加胆固醇含量可以改善循环时间，因为它与循环脂蛋白的结合更多
（3）在循环过程中如何避免核酸酶的降解?	将非修饰寡核苷酸包封在各种脂质纳米颗粒（LNP）产品中
	化学修饰核酸主链。一些著名的主链修饰有：脱氧核苷酸悬垂，磷酸键
（4）如何避免免疫原性?	利用相对非免疫原性赋形剂包封LNP产品
	核酸主干修饰，如2'-氟和2'-甲基修饰是众所周知的减少固有免疫刺激的方法

续表

挑战	应对策略
（5）如何对目标组织进行渗透?	靶向血管中丰富的组织通常会导致更多的药物外渗到这些组织中。肝脏是一个典型的高灌注器官，具有有孔内皮。其他潜在器官有肾脏、脾脏
	靶向血液细胞或内皮细胞则不需要外渗
（6）如何实现细胞摄取最大化?	LNPs：一种众所周知的方法是在以LNP为基础的产品中封装寡核苷酸。 细胞摄取的一个潜在机制：LNPs与血清载脂蛋白结合可产生低密度脂蛋白介导的细胞摄取
	低聚物与特定受体的多肽、抗体、糖和脂类配体生物偶联，以增强细胞特异性的递送和摄取
（7）如何实现核内体向细胞质的释放?	利用具有膜不稳定脂质的LNPs，这些脂质一旦进入相对酸性的核内体腔室就会变得不稳定
	利用不稳定的核内体可切割肽或聚合物连接物，这些物质一旦进入酸性核内体室就会带电，并促进低聚物的释放
	增加核内体的摄取量，从而促进低聚物在一段时间内缓慢而持续地释放

4 巨噬细胞特异性递送策略

自从ASO和RNAi被开创性地发现以来，临床上已经有许多利用寡核苷酸的分子和药物获得了批准。最值得注意的是，仅在过去数年内，siRNA药物就获得了多项批准，临床开发中更是不断涌现新的成果（No Authors，2020；Kim，2020；Fitzgerald et al.，2016；Balwani et al.，2020；Garber，2018）。

尽管寡核苷酸在肝细胞中的递送和功能化取得了巨大的进展，但如何有效地将这些巨大的阴离子分子递送到肝以外的细胞仍然是一个难题。巨噬细胞具有维持宿主防御以及维持内环境稳定等多种功能，是细胞特异性递送和活化寡核苷酸治疗的极佳候选者，其不仅可以治疗癌症、感染性疾病和自身免疫性疾病，还可以治疗一般炎症性疾病（Novobrantseva et al.，2012）。

利用基因沉默法靶向巨噬细胞无疑是一个调节巨噬细胞极化的独特机会，即通过选择性沉默特定基因而不是完全消除一般巨噬细胞功能来实现对巨噬细胞增殖的控制。寡核苷酸选择性药理学靶向巨噬细胞不仅仅是一种创新方法，而且它确实有减轻糖皮质激素等传统免疫抑制疗法所造成的系统性脱靶效应的潜力。尽管糖皮质激素是巨噬细胞复极化为抗炎表型的有力媒介，但具有非特异性抑制非巨噬细胞的巨大脱靶效应（He et al.，2020；Ponzoni et al.，2018）。

4.1 基于纳米颗粒的巨噬细胞递送

在过去的二十年中，靶向CD44受体的透明质酸（HA）纳米颗粒（NPs）被广泛用作向巨噬细胞递送寡核苷酸和其他核酸的有效载体（Lee et al.，2015；Rangasami et al.，2021）。在过去的十年中，Amiji及其同事在体内概念验证（proof of concept，POC）中使用HA NPs递送siRNA、miRNA，甚至基因编辑模体给不同的巨噬细胞，并取得了多项成果（Parayath et al.，2018；Aldawsari et al.，2019；Tran et al.，2015；Parayath and Amij，2020；Su et al.，2016；Tran et al.，2016；Parayath et al.，2019；Mattheolabakis et al.，2015；Kosovrasti et al.，2016）。例如，Tran等人在啮齿类动物的受刺激腹腔巨噬细胞模型中，通过递送包封在透明质酸-聚乙烯亚胺［hyaluronic acid-poly（ethyleneimine），HA-PEI］NPs中表达IL-4的质粒DNA，成功地将巨噬细胞功能极性调节为抗炎表型（Tran et al.，2015）。随后，Parayath等人通过在基因工程非小细胞肺癌模型中将HA-PEI封装的miR-125递送给TAMs，通过将巨噬细胞极化至促炎表型，成功地在体内完成验证（Parayath et al.，2018）。一些新型阳离子脂制剂也成功地实施了巨噬细胞特异性RNAi摄取和基因沉默。Novobrantseva等人通过新型可电离脂质如DLin-KC2-DMA和阳离子脂质如C12-200，在啮齿类和非人灵长类动物的髓系细胞中展现了强大的siRNA摄取能力和功能性（Novobrantseva et al.，2012；Love et al.，2010；Semple et al.，2010）。

一些其他巨噬细胞标志物也被用于巨噬细胞的特异性治疗。从靶向血红蛋白清除剂受体CD163到促炎巨噬细胞中上调的内膜糖蛋白受体CD64，再到靶向叶酸受体，各种巨噬细胞表面受体已被用于各类巨噬细胞的靶向输送（Ponzoni et al.，2018；Lee et al.，2015；Moestrup and Møller，2004；Zhao et al.，2018c；He et al.，2018；Kim et al.，2018；Poh et al.，2017）。前文已涵盖了基于NPs的巨噬细胞递送制剂，然而，由于脂质NPs制剂的非特异性和低生物降解性，巨噬细胞靶向递送需要在有效性和安全性上作出提升（Roberts et al.，2020；Barba et al.，2019；Wang et al.，2015）。

4.2 使用配体偶联物的受体介导寡核苷酸递送

通过寡核苷酸生物偶联以释放其治疗潜力并增强各种类型细胞的摄取，对于特定类型细胞的递送来说是一个机会，也是一个巨大的挑战。最近Craig等人发表了一篇关于生物偶联物的综述，脂质、细胞穿透肽、聚合物、抗体和碳水化合物都已被用于介导寡核苷酸递送（Craig et al.，2018）。

寡核苷酸偶联物介导递送最成功的细胞类型是肝细胞，即肝脏的主要实质细胞，其中N-乙酰氨基半乳糖（N-acetyl galactosamine，GalNAc）配体已在临床与临床前取得广泛成功（Springer and Dowdy，2018；Debacker et al.，2020；Zimmermann et al.，2017）。单分子化学修饰的低聚物通常与三价GalNAc配体偶联，靶向肝细胞特异性表达的去唾液酸糖蛋白受体（asialoglycoprotein receptor，ASGPR）（Rajeev et al.，2015）。随着细胞摄取、受体内化和细胞内运输效率的提高，GalNAc配体可有效地将寡核苷酸输送至肝细胞（Rajeev et al.，2015）。虽然肝细胞输送不是本文的重点，但GalNAc配体无疑是一个配体受体介导的寡核苷酸细胞摄取和胞质释放的理想例子。多年来，许多非常有应用前景的巨噬细胞特异性递送药物也得到了鉴定和表征（He et al.，2020；Setten et al.，2019；Wilson and Doudna 2013；Roberts et al.，2020；Wittrup and Lieberman，2015；Meister，2013）。在这里，我们深入研究了一个有趣且越来越流行的巨噬细胞特异性配体-受体对：巨噬细胞甘露糖受体，其可选择性地结合甘露糖基化配体。

在过去的十年中，甘露糖受体（也称为CD206，是C型凝集素超家族中的一员）越来越多地被用作寡核苷酸治疗的巨噬细胞递送载体（Jaynes et al.，2020；Movahedi et al.，2012；Varasteh et al.，2019；Costa et al.，2018；Fiani et al.，2020；Kawakami et al.，2000）。CD206因最初在巨噬细胞上被鉴定而被称为巨噬细胞CD206。现在已经证实它也在树突状细胞和内皮细胞上表达（Dalle Vedove et al.，2018；Gazi and Martinez-Pomares，2009）。它有8~10个碳水化合物识别结构域（carbohydrate recognition domains，CRD），以及一个具有两个内吞基序的短细胞质尾。CRD4和CRD5有助于识别和结合含有甘露糖、岩藻糖和N-乙酰氨基葡萄糖的糖配体（Dalle Vedove et al.，2018）。CD206以极高的亲和力与甘露糖基化配体结合，这些配体通常由各种病原体在其表面表达。因此，它可以介导甘露糖基化配体的有效吞噬和内吞。它还有一个很好的特点，即可以用来输送寡核苷酸有效载荷，也就是说，它可以在质膜和内体之间循环，促进细胞外的物质释放到细胞中（Dalle Vedove et al.，2018；Gazi and Martinez-Pomares，2009）。用甘露糖基化配体偶联物以及甘露糖配体修饰的NPs制剂来递送寡核苷酸的疗法已经在许多临床前试验中获得了大量数据。发挥肿瘤增殖作用的TAMs强烈表达CD206（Jaynes et al.，2020）。因此，许多研究小组尝试利用甘露糖基化配体靶向TAMs。Movahedi等人利用抗体法从骆驼重链抗体中制备纳米抗体，专门识别CD206结构域，并在体外于肺癌和乳腺癌单细胞悬浮液中通过递送CD206靶向纳米抗体，在体内注射^{99m}Tc标记的抗CD206抗体进入TAMs（Movahedi et al.，2012）。随后，Varasteh等人发表了一篇文章，即在动脉粥样硬化的载脂蛋白E（ApoE）敲除小鼠模型中，用镓-68标记的抗CD206纳米抗体也可以被成功递送到动脉粥样硬化斑块相关巨噬细胞中（Varasteh et al.，2019）。除了基于纳米抗体的方法外，表面甘露糖功能化的固体脂质纳米颗粒（SLNs）也被用于对CD206^{+}巨噬细胞的递送。Costa等人利用这种方法递送负载异烟肼的甘露糖功能化SLNs，以有效靶向肺泡巨噬细胞（Costa et al.，2018）。最近，一些针对TAMs的有趣研究已经发表。Fiani等人通过工作证明，源自TAMs的小细胞外囊泡（small extracellular vesicles，sEV）高度表达甘露糖聚糖，可有效结合CD206受体（Fiani et al.，2020）。这使得sEV成为有吸引力的载体，可用作封装寡核苷酸的有效载体。

表4-7总结了其他一些将寡核苷酸递送至巨噬细胞的方式。尽管这个列表中的信息并不详尽，但它举例说明了一些关键的递送方式和巨噬细胞调节策略。

尽管在过去十年中有大量临床前数据支持巨噬细胞CD206作为靶向巨噬细胞递送寡核苷酸载

体的合适靶点，但其在临床上的应用还是较为缺乏（Jaynes et al.，2020；Movahedi et al.，2012；Varasteh et al.，2019；Costa et al.，2018；Fiani et al.，2020；Kawakami et al.，2000；Dalle Vedove et al.，2018；Gazi and Martinez-Pomares，2009）。过去十年有关寡核苷酸治疗的研究认识仍然不足。在寡核苷酸药物制备方面的进展，再加上对免疫细胞（尤其是巨噬细胞）递送药物的关注，使这一领域充满前景、令人兴奋。同时，将CD206靶向模式转化为临床工作也值得令人期待（Roberts et al.，2020；Wittrup and Lieberman，2015；Meister，2013；Aigner，2019；No Authors，2020；Kim，2020；Fitzgerald et al.，2016；Balwani et al.，2020；Garber，2018；Mathew and Wang，2019）。

表4-7　一些将寡核苷酸递送至巨噬细胞的方式（不全）

疗法	策略	临床前研究模型	参考文献
C型凝集素超家族	改变激活状态	缺血性肾病（ischemic renal disease，IRD）临床前综述	Frenz et al.（2015）
超顺磁性氧化铁纳米颗粒（SPIONs）	重编程TAMs，从M2向M1转化	小鼠原发性IL-4激活的BMDM模型；人M2样分化的THP-1细胞	Rojas et al.（2016）
Man-HA-MnO_2 NPs	M2 靶向性	抗凝血酶（AT）临床前综述	Song et al.（2016）
聚乙二醇纳米颗粒和甘露糖纳米颗粒	M2 靶向性	C57BL/6小鼠、B16-F10小鼠黑色素瘤模型	Zhu et al.（2013）
糖基化siRNA	M2 靶向性	类风湿关节炎（RA）临床前模型	Yu et al.（2013）
siRNA-NPs	靶向Notch-1信号通路	胶原诱发关节炎（CIA）小鼠癌症模型	Kim et al.（2015）
异黑素纳米颗粒（AMNPs）	抑制巨噬细胞摄取人氧化低密度脂蛋白（OxLDL）	ApoE敲除小鼠	Lewis et al.（2015）
DNP	肝X受体（LXR）活化	低密度脂蛋白受体敲除小鼠	He et al.（2017a）
负载他汀的高密度脂蛋白（HDL）	减少斑块中巨噬细胞的积累	ApoE敲除小鼠	Tang et al.（2015）
LyP-1（CGNKRTRGC）	减少斑块中巨噬细胞的积累	小鼠左颈总动脉富巨噬细胞病变模型	Song et al.（2019）
rHDL Fluo	减少斑块中巨噬细胞的积累	ApoE敲除小鼠	Duivenvoorden et al.（2014）
LTrHDL	巨噬细胞浸润及基质金属蛋白酶表达	AT临床前模型	Liu et al.（2014）
负载TLR7/8激动剂的环糊精NPs	重编程TAMs，从M2向M1转化	原位乳腺癌小鼠模型	Rodell et al.（2018）

5 推论

巨噬细胞确实是最通用、最可塑、最异质的细胞之一。我们对巨噬细胞在体内稳态和疾病中发挥作用的理解的演变造就了这一领域的复兴。当我们真正开始理解巨噬细胞复杂的表型时，巨噬细胞个体发生与极化的经典概念已被审视和修正，基于生理和病理生理环境，巨噬细胞状态表现出嵌合型，而不是M1和M2的两个极端表型（Mosser and Edwards，2008；Mills and Ley，2014；Murray，2017；Italiani and Boraschi，2014；Mantovani et al.，2004）。许多靶向和调节巨噬细胞的策略在不断进展，从小分子和生物制品，如细胞、重组蛋白、抗体，到新的开创性模式，如寡核苷酸（He et al.，2020；Ponzoni et al.，2018；Castegna et al.，2020）。

随着众多备受瞩目的药物被批准与沉默任何基因的无限可能，利用寡核苷酸作为巨噬细胞靶向形式确实具有巨大价值（Setten et al.，2019）。尽管存在诸如巨噬细胞特异性递送、避免全身免疫原性、吸收以及内体释放等实质性“瓶颈”，但目前对这一领域的研究仍在爆炸式增长（Roberts et al.，2020；Wittrup and Lieberman，2015）。先进的药物递送系统，从LNPs制剂到新型脂质体，再到用于靶向受体递送的配体生物缀合物，都与寡核苷酸化学研究和靶向结合策略的进步完美匹配（Craig et al.，2018）。这将使治疗能够到达以前难以触及的巨噬细胞，并将引发一场新的革命，不仅为癌症、自身免疫性疾病和传染病，也为急慢性炎症性疾病提供治疗方案。

（吕杰　费宇翔　谢亚　译）

（李智卓　徐兴全　审校）

靶向巨噬细胞的结核病化疗

Priya Shrivastava, Laxmikant Gautam, Sonal Vyas, and Suresh P. Vyas

【摘要】结核分枝杆菌（mycobacterium tuberculosis，MTB）是致命性传染病结核病的病原体，其多重耐药菌株的突现和结核病的频繁发生对人类健康构成了严重威胁，也对治疗方案提出了新的要求。针对现有化疗的弊端，确定治疗期短且毒性较小的药物治疗方案迫在眉睫。但开发新药是一个艰难且耗时的过程，并且这些药物通常会伴随着不同程度的副作用。纳米生物技术模块和纳米结构在分子靶标追踪方面具有显著的优势，它们可以改善水溶性差和毒性高的生物活性物质的药效学特性，因此被认为是改进现有治疗方案的关键策略。巨噬细胞是MTB的主要宿主细胞，通过装载生物活性物质/抗菌药物的递送模块，利用巨噬细胞高效摄取的特性，当巨噬细胞被招募到感染区域时，生物活性物质/抗菌药物就会在该区域聚集，从而实现被动靶向，这是目前一种较为成功的结核病治疗策略。另一种策略为主动靶向，即采用工程化或表面改良的纳米结构，这些结构携带与巨噬细胞膜上过表达或差异表达的受体特异性结合的配体，诱发受体介导的内吞作用，进而增加靶点内生物活性物质的浓度，提高治疗效果。为了解决结核病耐药带来的相关问题和应对相关挑战，本文重点介绍了相关生物活性物质在细胞内递送的不同靶向策略。

【关键词】结核病；传染病；结核分枝杆菌；巨噬细胞；化疗；被动靶向；主动靶向

1 结核病概述

结核病（tuberculosis，TB）目前已成为威胁全球健康的疾病，并且是导致传染病发病率和死亡率高的首要原因，它是一种由机会性传染的细胞内病原体——MTB引起的空气传播疾病（Shrivastava et al.，2021）。TB属于呼吸系统疾病，主要通过吸入感染者释放（如通过咳嗽将病菌排出到空气中）的飞沫进行传播。MTB不仅攻击肺部，还会累及其他器官（Smith，2003）。通常影响身体肺部的结核病被称为肺结核，而影响除肺部以外其他器官的结核病被称为肺外结核病（Hasnain et al.，2019）。受肺外结核病影响的器官包括中枢神经系统（结核性脑膜炎）、覆盖肺部的黏膜（胸膜结核）、淋巴结和腹部（腹部结核）、骨骼和关节（黏膜骨骼结核），以及肾脏和膀胱（泌尿生殖系统结核）。2019年，约有120万艾滋病病毒阴性人群死于结核病，而2018年艾滋病病毒阳性人群中因结核病致死达251 000例。此外，值得注意的是，世界上三分之一的人口携带处于潜伏状态的MTB，有可能造成活动性疾病。

随着结核病病理基础的逐步发展，基本化疗策略大致可分为前抗生素时代使用的化疗策略和后抗生素时代使用的其他化疗策略（Armocida and Martini，2020）。具体来说，“抗微生物化疗”是针对MTB的关键临床解决方案。短期直接观察治疗（DOTS），目前被推荐作为药物敏感性结核病的标准化疗策略（Falzon et al.，2017）。它由两个阶段组成：初始阶段是杀菌或强化阶段，包括使用4种一线抗结核生物活性药物（异烟肼、利福平、吡嗪酰胺和乙胺丁醇）治疗4个月，随后是灭菌阶段——采用异烟肼和利福平治疗2个月。在强化阶段，大部分结核小枝杆菌被杀死，临床症状消退，同时病菌传播风险和生物活性耐药性的发展降至最低。在灭菌阶段，剩余的耐药菌被杀灭，从而减少了结核病的复发（Poce et al.，2014；Sotgiu et al.，2015）。虽然DOTS可以治疗结核病，但其长期和复杂的治疗方案常常导致患者不依从。因此，在长期治疗的过程中，大多数患者要么治疗失败，要么无法遵循基于多种药物的化疗。大多数活动性结核病的患者没有接受合适的抗结核治疗，这可能是造成结核病流行的重要原因。中断治疗的原因包括：①在药物选择、治疗持续时间和给药间隔方面的措施不完善或未予监测；②抗结核药物选择不正确或使用不当。患者对抗结核药物的不依从性可能是耐药性结核病发生的促成因素之一，后者已成为发展中国家和发达国家的公共卫生威胁。值得注意的是，世界范围内的抗生素滥用或管理不善导致了耐多药结核病（MDR-TB）、广泛耐药结核病（XDR-TB）和全耐药结核病（TDR-TB）的发展（Kesharwani，2020）。

以上威胁对抗结核药物治疗方案提出了新的需求：疗程较短、广泛适用于耐多药结核病和广泛耐药结核病、给药方案简单、在不影响疗效的前提下与其他抗结核药物的相互作用最小化，这将使该疗法更加精准和广泛适用。但如何更有效地使用现有的抗结核药物仍然是个难题，而开发新药则因为新生物活性分子相关的副作用而充满了挑战（Baranyai et al.，2020）。为了克服这一困境，通过受体介导的巨噬细胞靶向递送系统，将联合化疗药物递送到靶部位，可能是较有前景的抗结核疗法。受体介导的载体-药物复合物的内吞可导致靶细胞中药物的积累，同时排除非靶细胞，因为它们缺乏参与药物靶向的受体；使用两种或更多种化疗药物能够覆盖肺结核相关的若干个靶点，从而降低产生耐药性的风险。它还减少了药物的活性剂量，因此，最终减少了药物产生的毒性作用。这些方法通过在多个科学领域应用微观结构、纳米结构和纳米相来填补物理科学和生物科学之间的鸿沟，特别是在基于纳米医学的生物活性递送模块中，这些纳米载体具有深远的意义（Liu et al.，2009）。本文主要讨论已被开发用于治疗结核病的多种巨噬细胞靶向递送策略。

2 巨噬细胞：MTB的细胞宿主

巨噬细胞是宿主免疫系统用于清除病原菌的重要细胞，同时也是MTB的靶细胞或者说是宿主细胞。MTB攻击宿主巨噬细胞并在其内进行复制，这使其能够适应巨噬细胞内的“恶劣”环境，从而作为病原微生物存活下来（Upadhyay et al.，2018）。MTB通过改变吞噬体或内体成熟途径的序贯事件来干扰宿主信号/物质运输途径，从而在吞噬体内建立受保护的生态位。含有活病原体（MTB）的吞噬体虽然仍与吞噬途径相关，但不与溶酶体融合，这是由于它的吞噬体膜上沉积了一种名为天冬氨酸色氨酸的外壳蛋白（TACO）。TACO也被认为是冠状蛋白1，据报道它被招募并保留在受感染巨噬细胞的吞噬体表面，通过激活钙–钙调磷酸酶信号以防止吞噬体成熟，以及随后与溶酶体融合。TACO通常被从包裹着MTB的吞噬体中释放出来（Pieters，2008）。吞噬体的非融合性被认为是MTB在宿主细胞（巨噬细胞）中存活的关键因素。

MTB是一种专性或机会性细胞内致病菌，它可以感染多种高度多样化的细胞类型，包括骨髓和淋巴来源的细胞。通常，被MTB感染的主要细胞类型是肺泡巨噬细胞，它们在进入肺部时通过吞噬作用吞噬MTB。此外，MTB还可以感染其他细胞类型，包括树突状细胞、泡沫状巨噬细胞、嗜中性粒细胞、淋巴细胞、上皮样巨噬细胞、髓源性抑制细胞和间质巨噬细胞。除这些细胞外，其他多能细胞类型，如人和小鼠的间充质干细胞（MSC）也会被MTB感染。这些多能细胞可以进一步分化成多种细胞表型。MSC通过清道夫受体A介导的吞噬作用吞噬MTB。这些细胞会触发一氧化氮的产生和自噬过程，以杀死正在复制的杆菌。然而，休眠的MTB不容易被清除。当MSC迁移到骨髓时，MTB可获得新的栖息地。事实上，在成功完成抗结核化疗方案的患者的$CD27^+$骨髓间充质干细胞中仍可观察到MTB（Pai et al.，2016a；Cheung et al.，2019）。

在以上几乎所有情况下，宿主细胞上模式识别受体（PRR）的表达使它们能够识别特定抗原，从而赋予先天性免疫系统一定程度的特异性。各种PRR/生物印记，包括Toll样受体、甘露糖受体、清道夫受体、Dectin1和2受体、mincle受体、NOD蛋白（含有核苷酸结合寡聚化结构域的蛋白样受体）、补体受体、树突状细胞特异性细胞间黏附分子–3抓取非整合素受体（DC–SIGN）和Fc受体参与配体识别和对MTB的反应。这些生物印记/PRR可识别与病原体相关的分子模式并触发信号事件或炎症反应（Mishra et al.，2017；Rajaram et al.，2014）。配体–受体的特异性识别以及通过受体介导的内吞或吞噬作用吞噬/破坏病原体可以启动信号级联反应。受体介导的内吞作用或吞噬作用的分子机制如下。

2.1 受体介导的内吞作用

受体介导的内吞作用是一种特征性的细胞机制。它是在细胞从细胞外域（环境）摄取各种大分子时，由聚集在细胞表面特殊区域（称为包被小窝）中的受体触发或启动的。这些包被小窝含有网格蛋白和其他结构蛋白。现在人们普遍认为，受体的细胞质端由结构模块组成，它们会与包被小窝中的某些胞内蛋白（适应蛋白）簇相互作用而发生内吞作用（图4-13）。目前尚不清楚含有网格蛋白的包被小窝是否启动了囊泡的形成过程，但网格蛋白似乎限制了囊泡的大小。内吞作用发生后首先形成的包被囊泡是一个临时结构，形成后它们的包被蛋白会立即脱落，然后形成光滑囊泡，而受体或配体则存在于这些光滑的囊泡上。在囊泡将物质运到溶酶体的途中，必须通过一系列被称作内体的区室。当光滑囊泡融合于内体后，这些囊泡由于内体膜上质子泵的质子流入而变为酸性。随后发生内体-溶酶体融合，形成更大的区室，在其中进行膜和蛋白质的分选，然后是抗原加工和呈递的过程。巨噬细胞和其他非极化细胞的内体分选过程至少涉及3个关键机制：①一部分囊泡介导未结合的受体和其他膜分子再循环到达细胞表面；②介导特定分子返回到跨高尔基体网络的囊泡成分或一部分囊泡；③将膜或溶质转移到溶酶体隔室（Pieters，2008；Mayorga et al.，1992；Gupta et al.，2019）。目前，这些分类过程是连续发生的还是同时发生的尚不清楚。

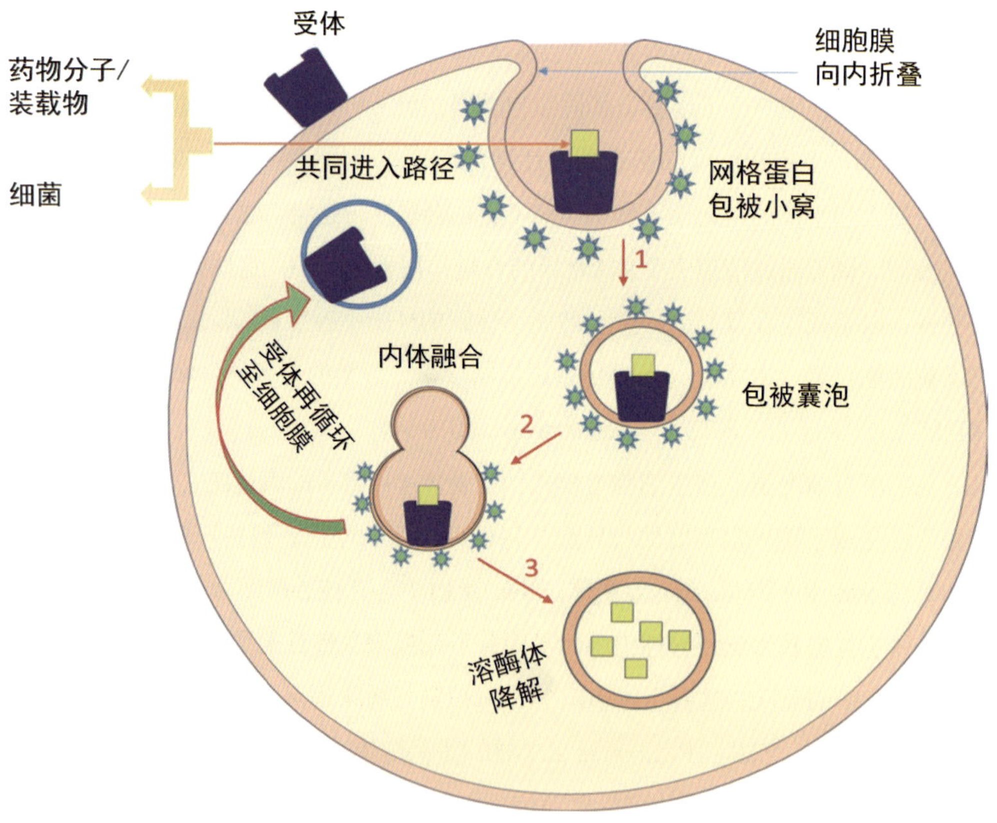

图4-13　受体介导的内吞作用示意图

2.2 受体介导的吞噬作用

受体介导的吞噬作用是另一种同样依赖于受体–配体结合的细胞机制（图4–14）。当配体与存在于吞噬细胞表面的受体分子结合或相互作用时，吞噬作用就会被触发。包括Fc受体、补体受体、甘露糖受体（CD206）等在内的几种受体参与了这种结合的调节。配体修饰的颗粒与受体的结合（受体–配体结合）导致颗粒的内化，而内化后会发生一系列膜融合和出芽事件。这些事件会导致吞噬体成熟并将颗粒输送到溶酶体隔室，在溶酶体隔室对内容物进行广泛降解。内吞作用和吞噬作用的过程在选择性内化、膜融合和出芽事件、与跨高尔基体元件的膜交换以及与溶酶体的选择性融合或相互作用方面有一定的相似之处（Chaurasiya，2018；Uribe–Querol and Rosales，2017）。

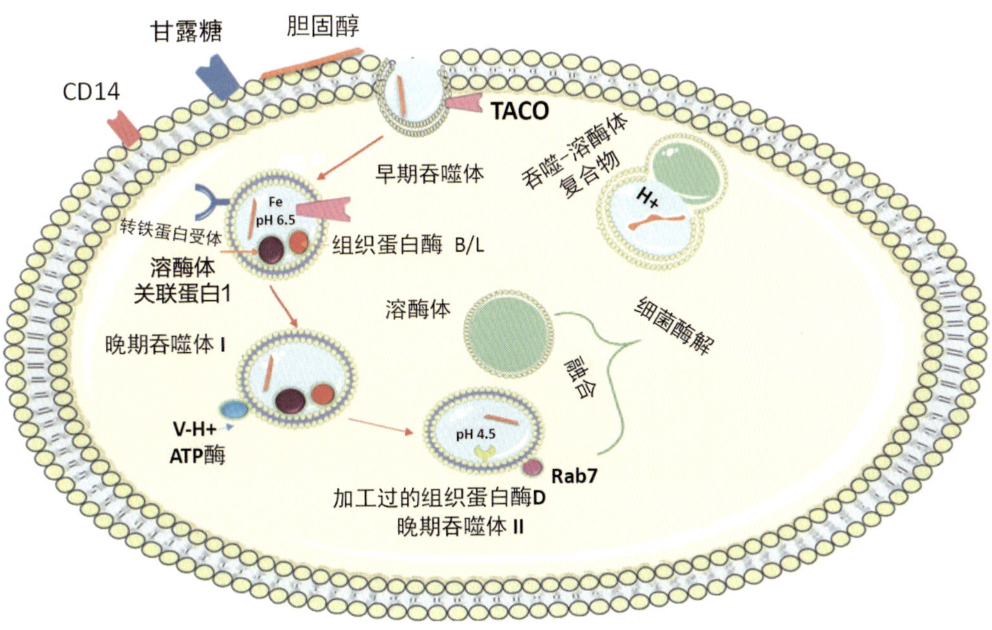

图4–14 受体介导的吞噬作用示意图

因此，吞噬细胞（巨噬细胞）是MTB在结核病各个阶段持续存在和生长的主要宿主细胞。而作为重要的免疫细胞，吞噬细胞还在宿主防御和清除病原体中发挥着关键作用。此外，这些吞噬细胞可以触发先天性和适应性免疫反应。因此，它们在控制和根除感染所必需的持续交互作用中扮演着重要角色。

3 当前化疗的三大挑战以及耐多药结核病和广泛耐药结核病的出现

在全球范围内，虽然结核病造成的负担持续下降，但它仍然给健康带来了巨大的挑战。它是主要的具有传染性的杀手，并且仍然是全球十大死亡原因之一。此外，所有与该病治疗相关的指标都存在着不足之处。尽管药理学领域的相关研究有了长足的发展，抗结核药也存在明显的优势，但针对TB的治疗仍然达不到理想的效果。目前常用的TB治疗方案是DOTS，主要基于联合化疗。这种联合化疗不仅可以提高疗效，还可以遏制针对其中某种药物的耐药菌株的出现。现有的化疗方案也面临着新的挑战（Sosnik et al.，2010）。目前TB化疗面临的最主要挑战是，当口服或静脉内施用抗结核药物时，药物会经血液循环分布至全身，而到达靶部位的药物分子数量却是有限的。因此，需要高剂量给药，而这会导致一些严重的副作用，包括肝脏、神经、胃肠道疾病和其他皮肤反应（Shrivastava et al.，2021；Nasiruddin et al.，2017）。除此之外，一些其他因素，例如血浆半衰期短和与某些药物相关的快速清除，会降低它们的功效（Chuan et al.，2013；Singh et al.，2019）。由于MTB的生理异质性（Traini and Young，2017；Jawahar and Reddy，2012），现有的药物治疗方案需要长期实施才能有效根除病原体。因为有些本来就对药物敏感的细菌亚群，在环境信号的刺激下会发展出耐药表型。这些杆菌通常被称为“持久性杆菌”。这些MTB暴露于亚治疗水平的一种或多种抗菌剂是耐药菌株出现的主要原因。患者不耐受、很难坚持完全治疗和药物具有其他毒性是目前抗结核化学疗法的主要缺点，这导致了绝大多数病例的治疗失败和旧疾复发。此外，未经监测的治疗和抗结核药物的管理不当也加剧了耐药性的发展。为了应对耐药菌株的耐药性，需要使用二线和三线抗结核药物。为了使血液中的抗结核药物达到可接受的水平，患者必须坚持完成TB化疗的疗程和方案。制定用于治疗、控制和管理耐药结核病的化学治疗策略是十分困难的，因为一线抗结核药物可用的替代药物疗效较差且毒性大。

迄今为止，已有一些因素被报道可以导致对TB化疗中的抗结核药物产生耐药性，包括抗结核药物的剂量不够或失效、不适当/不正确的剂量方案、使用不合格的药物、HIV感染、菌量过大、未受监测的治疗、停止治疗、医护人员不知情、缺乏监督以及结核病防控计划（Rawal and Butani，2016）。通常来说，耐药性是一种人为困境，是由于误用或滥用现有的抗结核药物，以及病程管理不善或治疗未受监测而产生的。一线抗结核药物（异烟肼和利福平）的缺乏或管理不当会导致MDR-TB的发展，而二线抗结核药物（氟喹诺酮类和包括丁胺卡那霉素、卷曲霉素和卡那霉素在内的一种或多种二线可注射抗菌药物）被误用或滥用，则会导致XDR-TB的发展，特别是在HIV阳性个体中，这会使得患者病情恶化，从而进一步延长治愈疾病所需的时间（Singh et al.，2016；Kaur and Singh，2014；Thakare et al.，2012；Yashodhara et al.，2010）。

以往TB控制工作的重点在于提升药物敏感性疾病的治愈率，以减少耐药病例的数量。如今不仅要解决以上问题，还要防止和避免TB化疗过程中MDR-TB的发生，并通过开发新的抗结核药物以及靶向感染或患病细胞的药物递送系统来改善临床效果，减少对非靶细胞的影响。

4 对药物设计、工程纳米结构和巨噬细胞靶向化疗的需求

随着对疾病发病机制的认识，尤其是对分子水平上的认识不断深入，药物设计已成为一门新兴学科。通常，药物是以一定的剂型摄入体内的。药物剂型是由一种或多种活性成分以及其他赋形剂制备而成的。如今赋形剂不再被视为惰性成分，它们与药物活性成分起着同等重要的作用，并在剂型开发中发挥关键作用。赋形剂还可以影响药物的控制和持续释放，避免其过早发生生物降解。由于这些是影响药物吸收速率和吸收程度的关键参数，因此药物的剂型会直接影响其生物利用度，而生物利用度是设计和开发药物制剂至关重要的指标。将药物维持在最适全身浓度，是使药物在作用部位达到理想治疗浓度、发挥显著疗效的关键（Pandey and Khuller，2004）。为了更好地实现这一目标，需要开发作用持续时间更长的缓释或控释系统，这可以通过选择合适的载体构建材料以及用于封装或装载药物的工艺和载体来实现。

除此之外，还可以根据“旧药穿新衣”的概念（Gregoriadis，1984），开发安全、有效或耐受性更好的新型药物递送系统，从而实现疗效更好和周期较短的TB化疗。基于可生物降解聚合物的药物递送模块被认为是一个不错的选择，其可以减少服药剂量、给药频率以及降低抗结核药物的毒性。截至目前，纳米技术提供了多种选择来应对与当前化疗相关的挑战。科学家们正积极开发基于纳米技术的药物递送平台，从而降低毒性并提高治疗效果（Joseph and Venkatraman，2017）。对多种纳米技术进行巧妙设计和合理使用，可以帮助我们实现可控的和靶向性的TB化疗（Niu et al.，2015）。一些基于纳米医学的给药方法相比传统疗法具有更好的疗效，尤其是在肺部给药方面，具有巨大的治疗潜力和应用前景（图4-15）。

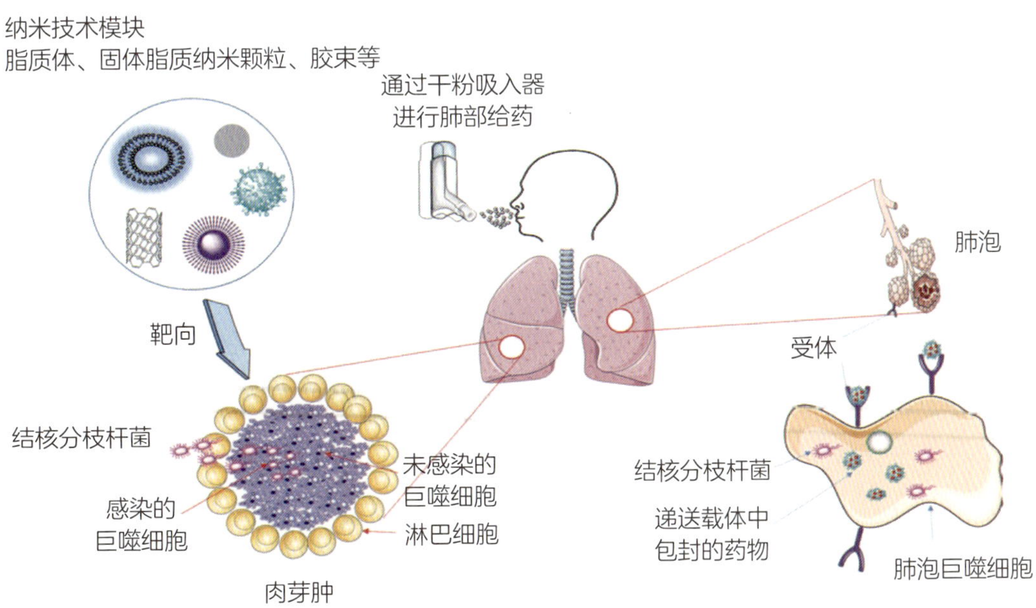

图4-15 使用纳米药物递送系统进行肺部给药

随着纳米技术的发展，纳米平台的设计和开发在临床应用的安全性和有效性方面已经取得了长足的进步。随着人们认识到巨噬细胞在TB发病过程中的核心作用，研究者们又重新燃起了对靶向巨噬细胞给药的研究兴趣。这些吞噬细胞（巨噬细胞）在刺激抗原/病原体特异性免疫系统以及先天免疫防御机制中起着关键作用。因此，通过设计相应的药物递送模块，可以利用特异性靶向巨噬细胞来治疗嗜吞噬细胞疾病。

此外，需要基于免疫机制的宿主导向疗法和其他支持疗法作为辅助疗法，以提高宿主清除MTB感染、缩短治疗周期和防止耐药性发展的潜力（Wallis and Hafner，2015）。与此同时，可以通过“老药新用”，跳过开发新药和纳米平台这些成本高昂的过程，进一步改进治疗策略（Wong et al.，2013）。而使用更安全的药物进行预防性治疗或更具体的转化治疗迫在眉睫，以应对治疗潜伏性结核病的挑战（Kesharwani，2020）。简而言之，耐多药结核病和广泛耐药结核病的巨大威胁，以及有效治疗手段的缺失，都需要以患者为导向的研究来对其彻底根除。

4.1 被动药物靶向

药物载体优先或偏向于自然分布到感兴趣的区域或目标位点，无须使用特定配体对其进行功能化或表面修饰以引发受体介导的内吞作用，称为被动靶向。它依赖于纳米制剂自然的生物分布过程。目前，有两种关键的方法可实现针对结核病的被动靶向。第一种方法是单核吞噬细胞系统（mononuclear phagocyte system，MPS）（包括巨噬细胞、单核细胞和树突状细胞）通过吞噬作用或内吞作用大量摄取药物递送模块。当传染性病原体常驻在巨噬细胞时，巨噬细胞不仅会被感染，还会聚集在一起构成肉芽肿，此时这种方法可能会成功。此外，可以设计特定的药物递送模块以增加被单核吞噬系统拦截和摄取的机会。这可以通过调整或改变模块的特性来实现，例如大小、形状、孔隙率、弹性、电荷、亲脂性、刚性等。内化机制（吞噬作用或内吞作用）可能会有所不同，因为它完全取决于药物递送模块的特性。被巨噬细胞摄取的药物递送模块随后可将药物运送到细胞的胞浆区域和其他细胞器。据报道，可以促进MPS吞噬过程的因素包括调理作用和蛋白冠（纳米颗粒-蛋白复合物）积累（Monopoli et al.，2012；Gustafson et al.，2015；Clemens et al.，2012）。

第二种方法则是利用增强渗透和滞留（EPR）效应（Nakamura et al.，2016）。由于肿瘤微环境中的渗漏脉管系统，纳米药物递送模块基于其自身尺寸可以透过这些血管，因此更偏向于在肿瘤部位的积累。此前有报道称，EPR效应也可能在受感染的组织中起作用（Azzopardi et al.，2013）。这可能是由于炎症反应使毛细血管的微血管通透性增强所致。推而广之，这种效应可能促进纳米载体在感染部位或感染区域（尤其是在肉芽肿）中的聚积。因此，需要研发具有更长体内循环时间的纳米药物递送模块，以实现它们在受感染区域的最大积累。涉及被动积累的一种众所周知的方法是前药设计，它是一种分子修饰，旨在优化和改善药物的理化特性和药理学特性，以增强其药代动力学性质和溶解度，并减少其毒性（Jornada et al.，2016），其中一种方法是应用脂质药物偶联物（lipid drug conjugate，LDC）。LDC是一种化学实体，通常被称为类脂前药。LDC含有药物活性基团，与脂肪酸、甘油酯或磷脂等脂质以共价或非共价的方式连接，旨在增加药物的有效荷载量。它可以防止高极性药物从亲脂性基质中泄漏，还能通过将脂质部分连接或结合到药物分子上增强药物的疏水性。这些偶联物具有许多优点，包括增强肿瘤靶向、淋巴系统靶向、全身生物利用度和降低毒性（Shrivastava et al.，2020；Irby et al.，2017）。Pandit等人报道了一项类似的研究，研究者研究了载有异烟肼（亲水性药物）的LDC纳米颗粒，以增强其靶向人类巨噬细胞的细胞内递送。药物异烟肼由于其亲水性而存在一定的局限性，包括生物利用度差、不能穿过亲脂性血脑屏障、肠道通透性差等，这些缺点限制了其临床疗效。为了克服这些局限并提高其在血流中的生物利用度，研究者将疏水部分连接到该分子（异烟肼）上。异烟肼与硬脂酰氯的短脂质链结合，形成稳定的共价连接的脂质药物复合物。研究者采用冷高压均质技术制备了基于LDC的纳米颗粒，并对其进行了广泛表征。纳米颗粒的大小为（124.60 ± 5.56）nm。异烟肼复合物的包封效率为（92.73 ± 6.31）%。体外释放研究表明异烟肼的缓释行为长达72小时。此外，共聚焦显微镜研究表明，THP-1（一种自发永生化的单核细胞样细胞系）巨噬细胞对该纳米颗粒的吸收增强，这可归因于其增强的亲脂性和阴离子表面电荷。由此，细胞内向内体和溶酶体小泡的运输逐渐发生（Pandit et al.，2020）。载有LDC的纳米颗粒显示出相当大的潜力，可以影响异烟肼（一种亲水性药物）增强/偏向性细胞内递送的能力。

如表4-8所述，多项研究报道了用于TB化疗的纳米载体的体内外被动靶向。

表4-8　被动靶向的药物递送系统在治疗结核病中的一些近期成果

药物递送系统	负载的药物	主要成果/发现	参考文献
壳聚糖纳米颗粒（干粉吸入器）	贝达喹啉	更高的细胞存活率和贝达喹啉在肺中更高的积累	Rawal et al.（2018）
可吸入接枝共聚物基聚合物胶束	利福平	与游离药物溶液相比，在胶束制剂的处理下，MTB感染的THP-1巨噬细胞的体外药物抗结核活性增加（高达2.5倍）	Grotz et al.（2019）
聚ε-己内酯-b PEG-b-聚ε-己内酯“花状”聚合物胶束	利福平和异烟肼	纳米包封降低了利福平的降解速率。与异烟肼存在下的游离药物相比，利福平的口服生物利用度增加（高达3.3倍）	Moretton et al.（2014）
HPMA-PLA纳米聚合物胶束	利福平和异烟肼	溶血毒性研究表明，与游离生物活性物质相比，负载生物活性物质的聚合物胶束的毒性降低	Upadhyay et al.（2017）
壳聚糖纳米颗粒（干粉吸入器）	利福平	滞留时间延长，利福平从肺部的清除变缓慢	Rawal et al.（2017）
壳聚糖微粒（干粉吸入器）	利福平和利福布汀	具有良好的空气动力学特性。微粒对U937人巨噬细胞无毒	Pai et al.（2016b）

续表

药物递送系统	负载的药物	主要成果/发现	参考文献
神经小体	乙胺丁醇	囊泡体封装导致生物活性物质的释放受控，高效减少被Mtb H37Rv感染的豚鼠肺部细菌数量	El-Ridy et al.（2015）
可吸入的聚乳酸-羟基乙酸共聚物（PLGA）纳米颗粒	利奈唑胺	在模拟肺液中可持续释放药物长达120小时	Shah et al.（2020）
PLGA纳米颗粒	TB515	在装载TB515的PLGA纳米颗粒的处理下，观察到细胞摄取和抗结核作用的增强	Kiss et al.（2014）

4.2 药物主动靶向

为了有效靶向MTB感染的细胞微环境，目前研究最多的方法是主动靶向，即使用功能化纳米载体的巨噬细胞靶向。它取决于靶细胞上的受体与纳米载体表面的特定配体之间的相互作用，这种相互作用会导致受体介导的内吞作用或吞噬作用。纳米载体的内化，可进一步增加靶细胞/组织中细胞内药物的聚积。宿主细胞上的特征性受体可用于细胞靶向，就TB而言，存在于巨噬细胞上的PRR是受体介导的抗结核药物靶向的主要受体。这些受体在识别病原体相关分子模式（pathogen associated molecular pattern，PAMP）方面发挥着重要的作用，因此，在病原体内化后，它们通过串扰相互作用和进行拦截。PRR可以根据对配体的特异性、定位、功能以及进化关系进行分类。根据它们在细胞中的定位，可将它们进一步分为两大类：①膜结合PRR，如Toll样受体和C型凝集素受体；②细胞质PRR，如核苷酸结合寡聚化结构域（NOD）样受体和视黄酸诱导基因Ⅰ（*RIGI*）样受体。膜结合PRR对受体识别和靶向至关重要。Toll样受体主要能够识别热休克蛋白、脂蛋白、脂多糖和鞭毛蛋白，而C型凝集素受体可以识别碳水化合物衍生物，包括岩藻糖、甘露糖、β-葡聚糖和糖脂（Areschoug and Gordon，2008；Takeuchi and Akira，2010；Kumar，2020）。这些碳水化合物衍生物在微生物的表面表达。除此之外，膜结合PRR的另外一个亚群被称为清道夫受体（Zani et al.，2015）。它们在吞噬细胞膜上的过表达，可进一步用于位点特异性的药物递送。这些受体对多种配体具有特异性，包括蛋白聚糖、脂蛋白、多糖、磷脂和细菌成分（Postlethwait，2007）。除PRR外，其他类型的受体（如Fc受体和补体受体）也在吞噬细胞表面表达。它们参与调理素依赖性的吞噬作用和其他几种免疫反应，对与调理素结合的微生物进行清除。补体受体能够识别参与细菌调理素化的关键血清补体蛋白，而Fc受体对抗体的Fc片段具有特异性（Collins and Kaufmann，2001；Costa et al.，2015）。图4-16显示了主动靶向和被动靶向的原理以及可用于主动靶向的吞噬细胞受体。已有多种配体被研究和报道可用于促进主动靶向巨噬细胞的药物递送，包括肽、抗体、蛋白质、核酸适体、碳水化合物等。表4-9列出了近年来用于TB化疗的主动靶向纳米载体的相关研究。尽管大多数的靶向药物递送研究聚焦于肿瘤治疗，然而，这种方法同样可以通过向宿主细胞靶向递送药物，有效地用于针对细胞内微生物的治疗，如MTB。由于吞噬细胞与癌症、结核病和其他传染性疾病或炎症感染等疾病有关，其作为治疗的靶细胞得到了广泛研究（Jin et al.，2019；Ponzoni et al.，2018）。本文讨论了基于巨噬细胞的主动靶向策略在TB治疗领域的进展。

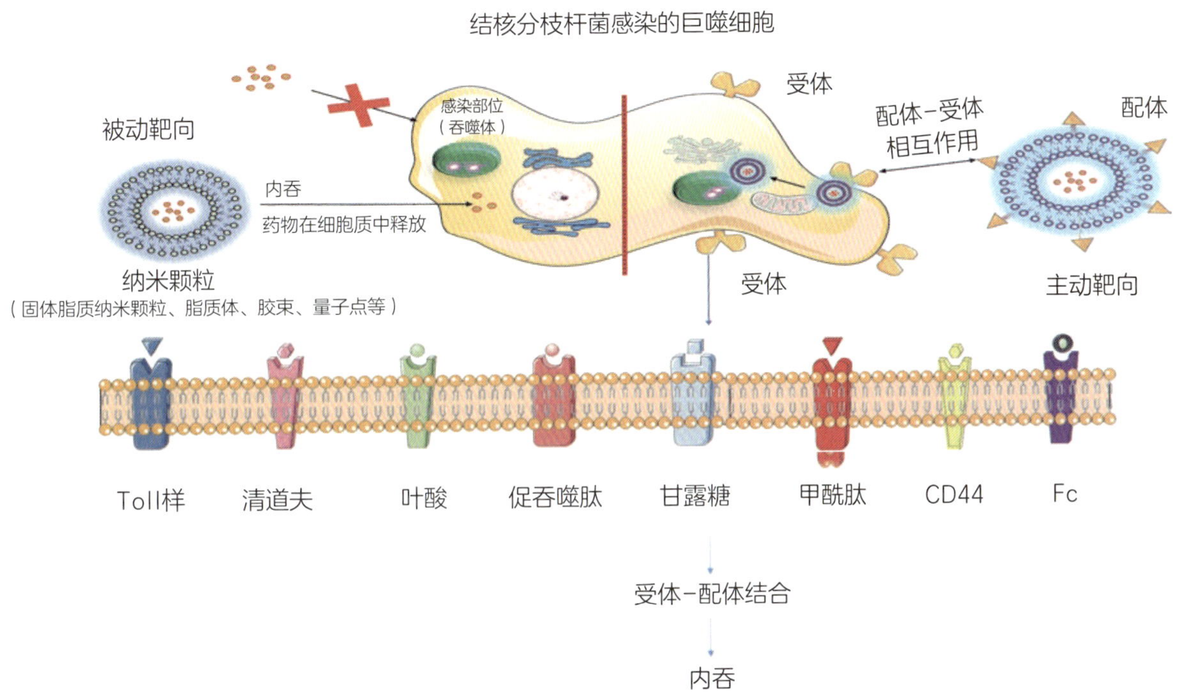

图4-16　主动靶向和被动靶向的原理及可开发应用于主动靶向的吞噬细胞受体

4.2.1　甘露糖受体介导的巨噬细胞靶向

甘露糖受体也称为CD206，属于C型凝集素受体家族。它在肺泡巨噬细胞和树突状细胞的表面高度表达。这些受体能够识别带有末端甘露糖、N-乙酰葡糖胺或岩藻糖结构的靶向基团（配体）（Azad et al.，2014）。由甘露糖受体介导的过程包括内吞作用、吞噬作用、其他炎症反应，以及细胞内运输途径的作用。它可以通过吞噬作用参与MTB的摄取过程，抑制吞噬体和溶酶体的融合，从而促进细菌在宿主细胞内存活。除此之外，它还能促进肉芽肿的形成（Kang et al.，2005；Rajaram et al.，2017）。基于这些研究，可知甘露糖受体介导的靶向具有开发成为TB有效疗法的潜力。它还可以促进MTB和载药递送模块的细胞内共定位，因为二者都是通过吞噬体进入巨噬细胞的。在一些关于甘露糖受体介导的靶向巨噬细胞的研究中，与非靶向制剂相比，甘露糖化的药物递送模块的细胞摄取显著增加。多种甘露糖基化的修饰或功能化方法已被研究或报道，这些方法可应用于药物递送模块的设计。Shrivastava等开发了异烟肼和利福平共载甘露糖化脂质体，用于靶向巨噬细胞治疗TB。甘露糖化脂质体是使用脂质薄膜水化技术开发的，并进行了广泛的表征。甘露糖化脂质体的平均囊泡直径为（1.29 ± 0.24）μm。异烟肼和利福平的药物包封率分别为（31.8 ± 0.12）%和

(84.7 ± 1.25)%。体外药物释放研究表明，亲水性药物（异烟肼）的释放速度比亲脂性药物（利福平）快，并且二者的释放模式都遵循希古契（Higuchi）扩散模型。体外研究是在J774A.1小鼠单核巨噬细胞上进行的。抗结核活性数据表明，与非甘露糖化脂质体和游离药物组合相比，甘露糖化脂质体的菌落形成单位较少。流式细胞术（flow cytometry，FCM）分析和共聚焦显微镜结果表明，在甘露糖化脂质体的治疗下，药物的细胞定位明显较高。生物分布研究还表明，甘露糖化脂质体组药物会在更长的时间内维持较高的浓度（Shrivastava et al.，2021）。上述结果表明，甘露糖化脂质体是一种很有前途的载体，可用于巨噬细胞靶向化疗及药物的双重递送。

4.2.2 透明质酸受体介导的巨噬细胞靶向

透明质酸属于糖胺聚糖类，由D-葡萄糖醛酸和N-乙酰-D-葡糖胺的重复二糖单元组成。它存在于所有身体组织的细胞周围和细胞外基质中，当它与身体的免疫细胞相互作用时，它会表现为正常（健康）或炎症状态（Liang et al.，2016）。分子量>1000 kDa的透明质酸具有免疫抑制和抗炎活性，主要存在于健康组织中，而分子量<500 kDa的透明质酸具有免疫刺激活性，是由于细胞外基质成分裂解、组织损伤或感染而形成的。免疫系统的细胞在炎症反应和透明质酸受体（也称为CD44）过表达后被激活。除此之外，在稳定（非炎症）状态下，肺泡巨噬细胞也可以与透明质酸结合。巨噬细胞以CD44依赖性方式摄取透明质酸，然后将其转运至溶酶体。而存在于巨噬细胞上的CD44也是MTB的结合位点。MTB需要透明质酸作为碳源进行繁殖。生物相容性、生物可降解性和多个修饰位点的存在等特性使透明质酸有望成为有前景的药物递送靶向配体（Lee-Sayer et al.，2015；Lallana et al.，2017；Leemans et al.，2003）。Rossi等开发了载有利福平、异烟肼和维拉帕米的透明质酸钠可吸入微粒系统，该系统可治疗肺结核。该系统使用维拉帕米作为外排泵抑制剂。颗粒的空气动力学直径为(0.94 ± 0.15)μm，可以较好地吸入和沉积在肺泡中。这种可吸入的透明质酸钠微粒对巨噬细胞是安全的，并且与未封装的药物相比，封装的药物纳米微粒对药物敏感型和耐药型的MTB的抗结核活性均增强（Rossi et al.，2019）。该载体有望被应用于临床治疗，并具有靶向肺泡巨噬细胞递送抗结核药物的潜力。表4-9列出了近年来用于TB化疗的透明质酸受体介导的靶向药物递送系统的相关研究。

表4-9 主动靶向的药物递送系统在治疗TB中的一些近期成果

药物递送系统	负载药物	靶向部分/配体	主要成果/发现	参考文献
甘露糖化纳米脂质体	莫西沙星	4-氨基苯基α-d-甘露糖吡喃糖苷（PAM）	观察到较高的抗结核活性且肺泡巨噬细胞的摄取和在深肺部的沉积增强	Hamed et al.（2019）
甘露糖化固体脂质纳米颗粒（SLNs）	利福平	甘露糖	甘露糖基化改善了巨噬细胞中药物载体复合物的内化	Pi et al.（2019）

续表

药物递送系统	负载药物	靶向部分/配体	主要成果/发现	参考文献
甘露糖化氧化石墨烯	利福平	甘露糖	利福平的细胞内递送得到改善。利福平对细胞内MTB的杀灭效率提高	Pi et al.（2019）
甘露糖化明胶纳米颗粒	利奈唑胺	甘露糖	生物活性物质持续释放，平均停留时间和半衰期显著增加	Patil et al.（2020）
甘露糖功能化固体脂质纳米颗粒（SLNs）	异烟肼	甘露糖	异烟肼的内在细胞毒性降低。装载异烟肼的甘露糖化SLNs比普通SLNs能更有效地内化	Costa et al.（2018）
壳聚糖透明质酸缀合的纳米颗粒	异烟肼	壳聚糖透明质酸	功能化的纳米颗粒与A549细胞系相容，并且是无毒的	Mukhtar et al.（2020）
液晶叶酸纳米颗粒	利福平	叶酸	在NR8383细胞上观察到低细胞毒性，以及生物活性物质的持续释放	Parmar et al.（2015）
功能化纳米结构脂质载体	利福平	促吞噬肽	与游离药物相比，开发的制剂对MTB的有效性提高了两倍	Carneiro et al.（2019）
环糊精缀合的凝胶多糖纳米颗粒	利福平和左氧氟沙星	凝结多糖（Dectin-1受体配体）	长时间持续释放两种生物活性物质，对RAW 264.7细胞和L929细胞无毒	Basha et al.（2019）
转铁蛋白结合银量子点	利福平	转铁蛋白	药物以持续的方式释放。与游离药物相比，对耻垢分枝杆菌和牛分枝杆菌-BCG的抗结核活性提高了10倍	Pati et al.（2016）

4.2.3 叶酸受体介导的巨噬细胞靶向

叶酸是哺乳动物细胞核苷酸前体生物合成所必需的一种维生素，也是单碳转移反应的关键。叶酸衍生物或纳米载体通过叶酸受体介导的内吞作用被细胞摄取。常见的在巨噬细胞表面表达的叶酸受体主要包括两种亚型：叶酸受体α和叶酸受体β。参与自身免疫性疾病和炎症性疾病的活化巨噬细胞过表达叶酸受体β（Gaspar et al.，2019）。而叶酸受体α的过表达则在癌细胞中常见。因此，叶酸作为配体可将治疗药物靶向递送至活化的巨噬细胞（在炎症性疾病的情况下）和肿瘤细胞（Yi，2016）。然而，只有少数研究报道了细胞内感染区域的叶酸受体介导的巨噬细胞靶向情况。叶酸受体尚未在TB治疗方面得到广泛利用。Shah等报道，载有利福平的纳米乳剂可经肺部给药治疗TB。该研究者开发了壳聚糖-叶酸偶联物并将其用于制备纳米乳液，使用乳化技术配制纳米乳液并对其进行了广泛表征。纳米乳液的平均液滴尺寸为40~60 nm。纳米乳液通过雾化技术递送，获得的气溶胶为深度肺部积聚提供了理想的特性。细胞毒性测定表明，使用该纳米乳液进行治疗，在肺泡巨噬细胞上没有观察到细胞毒性。与非偶联的纳米乳剂相比，壳聚糖-叶酸偶联纳米乳剂的细胞摄取效果更好。这可能是由于叶酸和CD206的参与促进了纳米乳剂在细胞中的内化。此外，作为结构基序存在于壳聚糖分子中的N-乙酰葡糖胺残基可以被甘露糖受体识别。体内研究表明，与非偶联制剂相比，壳聚糖-叶酸偶联纳米颗粒在肺部的药物积聚，血浆中的药物浓度更低（Shah et al.，2017）。在抗结核的巨噬细胞靶向治疗领域，叶酸受体有待进一步的探索。

4.2.4 促吞噬肽受体介导的巨噬细胞靶向

促吞噬肽（Thr-Lys-Pro-Arg），是一种天然存在的碱性四肽。由于促吞噬肽选择性地结合单核细胞和巨噬细胞（MPS），故其被广泛用作药物递送领域的靶向配体，以提高药物的靶向性。促吞噬肽是免疫球蛋白G的Fc结构域经酶促切割而形成的。有两种酶可促进酶促切割，包括白细胞激肽酶（中性粒细胞衍生酶）和脾促吞噬肽内切羧肽酶。促吞噬肽及其类似物被发现具有广泛的生物活性，包括免疫刺激活性。值得注意的是，促吞噬肽可提高MPS细胞的吞噬活性。此外，它还通过非特异性刺激或激活MPS成员来对抗细胞内的感染，从而起到免疫调节剂的作用（Fridkin and Najjar，1989；Siebert et al.，2017）。以往的文献报道了几种促吞噬肽修饰的纳米系统，它们作为药物-肽偶联物用于抗结核治疗中的巨噬细胞靶向。Horváti等设计和开发了异烟肼的脂肽偶联物，将异烟肼与脂肪酸衍生化的促吞噬肽（棕榈酰化促吞噬肽）共价结合。细胞系研究在人急性单核细胞白血病复苏细胞（Mono-Mac-6）上进行。异烟肼-脂肽偶联物在MTB H37Rv培养物上表现出改善的抗结核活性。此外，它显示出对Mono-Mac-6细胞较低的细胞毒性和溶血活性。与游离异烟肼相比，该偶联物能有效杀死细胞内结核杆菌。研究者还将开发的偶联物封装到聚丙交酯-乙交酯纳米颗粒中，采用受感染的豚鼠模型进行体内研究，这是因为豚鼠对MTB易感，并且与人类的发病方式类似。负载偶联物的纳米颗粒采用口服方式给药，治疗后发现细菌水平降低并且没有观察到细胞毒性，而在未经治疗的对照豚鼠中观察到疾病的发展（如严重病变，实质受累、坏死，病灶内钙化）（Horváti et al.，2014）。

4.2.5 甲酰肽受体介导的巨噬细胞靶向

甲酰肽受体是调节先天免疫反应的关键参与者。它们是参与刺激炎症反应和宿主防御机制的PRR。在人类中鉴定的甲酰肽受体的3种亚型是FPR1、FPR2和FPR3。巨噬细胞、中性粒细胞和单核细胞表达这些趋化受体，虽然这些受体也由一些其他类型的细胞表达。N-甲酰肽，例如含有N-甲酰化甲硫氨酸的肽［如N-甲酰甲硫酰-亮氨酰苯丙氨酸（fMLP）］是首批被确定的甲酰肽受体配体。这些配体是细菌或线粒体蛋白质裂解的产物。在以往的文献中也报道了甲酰肽受体的其他几种配体，其较广的配体范围为开发经甲酰肽受体介导的巨噬细胞靶向的新型纳米系统提供了可能性（Lee et al.，2017）。Mir和Sharma报道了N-甲酰化肽在实验性TB病例中的免疫治疗作用。研究者研究了一种合成肽，该肽由氨基酸序列为“f-MIGWII”的N末端甲酰化李斯特菌肽（LemA）组成。在TB小鼠模型中，研究者对该合成肽与抗结核药物的组合进行了测试。该制剂通过皮下途径给药于MTB感染的小鼠。在小鼠中性粒细胞中，观察到细胞内活性氧水平显著升高。MTB感染小鼠的肺部和脾脏中的细菌负荷（菌落形成单位）显著减少。与单独使用抗结核药物相比，当抗结核药物与肽联合使用时，治疗效果得到显著提高（Mir and Sharma，2019）。这种疗法可能给临床治疗带来收益，并且可以用作治疗TB常规疗法的辅助疗法。上述结果证明了甲酰肽受体介导巨噬细胞靶向的潜力。然而，这个领域还远未被开发。

4.2.6 其他受体介导的巨噬细胞靶向

除了前面介绍的受体外，其他几种受体也可用于巨噬细胞靶向。基于巨噬细胞的发育起源、原生环境和疾病进展，它们具有显著的特征，如表型异质性和功能可塑性。因此，除了上述那些基于特征性巨噬细胞群体的受体之外，还有各种各样的受体也可以用于靶向。肺泡或肺部巨噬细胞上存在多种受体，可用于TB中的巨噬细胞靶向，包括转铁蛋白受体（CD71）、集落刺激因子1受体（CD200R、CD115）、脂多糖受体（CD14）、清道夫受体［SR-A、CD36（SR-B）］、Toll样受体（TLR4、TLR9）、β-葡聚糖受体（Dectin-1/2）、Fc受体（CD64、CD32、CD16）和具有胶原结构的巨噬细胞受体（MARCO）（CD163、CD204、CD68）（Hasnain et al.，2019；Basha et al.，2019；Pati et al.，2016）。这些受体具有开发为巨噬细胞靶向新策略的潜力。除了肺泡或肺部巨噬细胞外，某些受体也存在于其他宿主细胞上，这些受体在识别MTB中起着关键作用，它们也可以成为克服这种疾病的目标。例如，DC-SIGN是存在于树突状细胞上的主要受体，属于C型凝集素受体家族。它参与MTB的识别，可用于靶向（Maeda et al.，2003）。除了上述靶向部分，还有各种其他靶向部分或配体也可用于开发纳米递送系统来靶向TB中的巨噬细胞，包括霉菌酸、乳糖、O-硬脂酰支链淀粉、褐藻糖胶、马来酰化牛血清白蛋白（MBSA）、免疫球蛋白G等。这些靶向部分或配体是靶向巨噬细胞治疗TB的有力载体。简而言之，迄今为止获得的关于巨噬细胞受体和靶向部分（配体）的信息/知识为开发在TB化疗中有效递送药物的新策略提供了机会。

5 结束语及未来展望

在过去的几年中，纳米疗法已成为一种强大的工具，可以加强药物的递送作用和提高疾病治疗的效率。然而，其中大多数是针对癌症的，只有少数纳米制剂聚焦于治疗传染病。但基于纳米技术的纳米药物递送系统在对抗TB方面可能具有优势。将纳米治疗药物与肺部给药途径相结合是TB化疗中最有前途的策略。肺部药物递送系统的应用提供了药物的非侵入性给药途径。这种方法甚至在全身给药方面也很有前景。值得注意的是，在发展中国家，大量人口无法获得所需的健康治疗，因此在这种情况下，开发这些药物递送模块或辅助肺部给药的纳米疗法可能是控制TB等疾病的关键。通过使用气雾剂或吸入器装置进行纳米治疗可以提供一个契机，使TB的治疗更简单、更容易获得和更容易负担得起。此外，它还简化了TB化疗复杂的剂量方案，减少了医务人员的工作量，降低了治疗成本。因此，有必要结合不同的关键支持技术来实现在流行病控制方面的巨大飞跃。在本文中，我们重点介绍了几种巨噬细胞靶向策略，以及纳米药物递送模块在TB化疗中的应用。这些载体系统具有多种优势，包括增强的药物稳定性、药物靶向的可能性、增加的生物利用度和药物生物分布、降低的活性剂量，以及与药物相关的毒性。因此，这种治疗方法能有效避免病菌产生耐药性。纳米技术似乎是一种很有前景的方法。然而，迄今为止，市场上还没有基于纳米技术的商业产品可用于治疗TB。除此之外，与癌症纳米药物相比，该领域的专利数量也较少。因此，未来需要一种涉及纳米技术、医学和工程整合的多学科方法来实现TB化疗的革命性进展，并使纳米治疗药物的肺部递送可用于无创临床试验。

（张羽　译）

（张灵敏　审校）

靶向巨噬细胞的结核病以外呼吸系统疾病的化疗

Seema Kohli

【摘要】呼吸系统长期暴露于多种可能会影响其正常功能的微生物和空气污染物中，呼吸道和肺泡每天都暴露在含有无数灰尘、化学物质和传染性物质的空气中。尽管如此，肺部仍然是无菌的，并通过过滤和清洁机制进行鼻腔清除和气管支气管清除。呼吸道巨噬细胞在肺部的防御中扮演着至关重要的角色。肺泡巨噬细胞被认为是清除病原生物最重要的手段，巨噬细胞作为潜在的治疗靶点引起了研究人员的极大兴趣。巨噬细胞在颗粒摄取方面的极端效率是因为其膜上出现了促进其再摄取的广泛受体。巨噬细胞对外源颗粒的吞噬/吞饮清除倾向为应用合适的颗粒载体进行巨噬细胞特异性靶向提供了一种可行的方法。随着多种新型药物递送系统的出现，如脂质体、囊泡、聚合物纳米球和水包油微乳液，巨噬细胞的颗粒物靶向值得被研究。本文介绍了用纳米技术在各种呼吸系统疾病/障碍/感染中靶向巨噬细胞的不同策略。

【关键词】巨噬细胞；肺泡巨噬细胞；呼吸道巨噬细胞；脂质体；固体脂质纳米颗粒；聚合物纳米颗粒；巨噬细胞靶向

1 引言

自1882年Metchnikoff首次描述巨噬细胞以来，巨噬细胞在免疫系统中变得至关重要。巨噬细胞存在于全身，它们执行多种/多重功能——稳态、生理和免疫学功能。其中，吞噬作用是巨噬细胞的主要功能，这要归因于巨噬细胞上可大量识别质膜的特异性受体，这些受体使其适合阻滞并消除衰老和受损的细胞、灰尘颗粒、组织碎片及微生物（Byrne et al.，2015）。

巨噬细胞拥有一个庞大的“水解酶大军”，这些酶具有迅速降解各种物质的能力。巨噬细胞除了向T细胞传递抗原，还通过触发其他细胞来诱导炎症过程。巨噬细胞由循环中的单核细胞形成，然后从血液循环中移出进行进一步分化。每个巨噬细胞之间存在显著的差异。巨噬细胞几乎在人体所有组织中迁移并循环，以抵御微生物的感染，并清除死亡的细胞。图4-17总结了巨噬细胞在人体内的位置和功能。

巨噬细胞识别受体如Toll样受体（TLRs）具有与病原体的糖成分特异性结合的潜力，从而能够清除它们。

巨噬细胞几乎涉及炎症反应的所有方面。

（1）吞噬和消化入侵的生物体或外来颗粒。

（2）释放可能降解结缔组织的有效酶。

这两种作用可能都是有帮助的，因为它们倾向于清理炎症部位，这一过程类似于外科医生清理肮脏伤口时的“清创”。然而很明显，上述酶也可能增加组织损伤。

（3）释放可能延长炎症的趋化和渗透性因子。

（4）释放引起白细胞增多和炎症发热的物质（前列腺素和致热原）。

（5）释放有助于愈合的因子。

（6）分泌在防御机制中起重要作用的蛋白质，如抗菌（溶菌酶）和抗病毒（干扰素）物质（Robbins and Cortran，1979）。

值得注意的是，这些作用大多对人是无害的，整体效果较好，因此巨噬细胞需要得到相应的重视，其既是朋友也是敌人（Zhang et al.，2018）。在简要介绍巨噬细胞的知识后，我们讨论一下巨噬细胞在呼吸系统疾病治疗中作为药物的潜力。

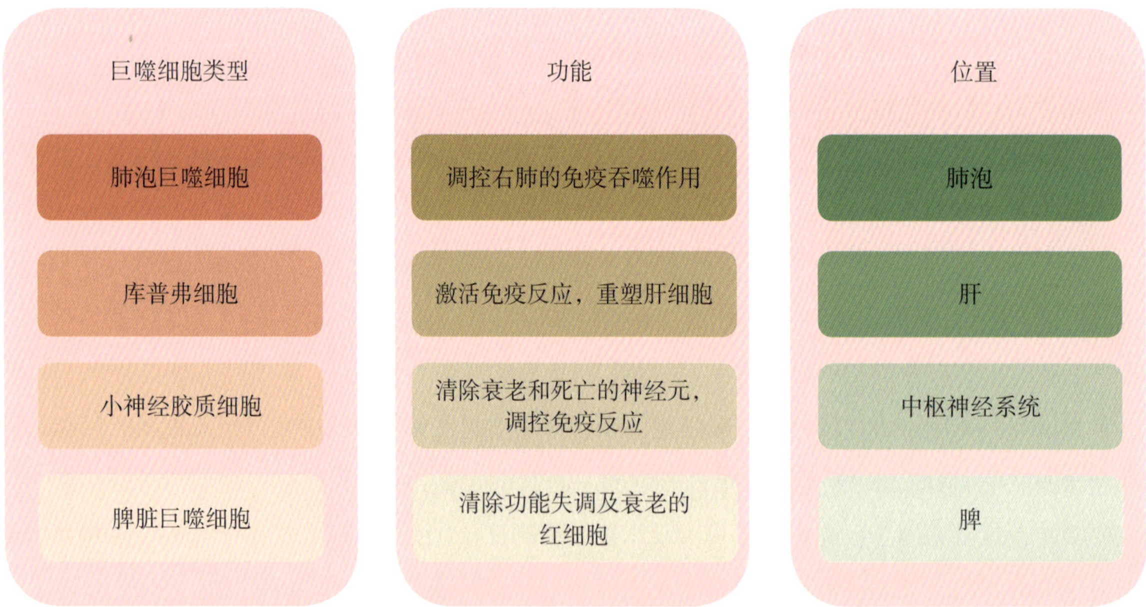

图4-17　巨噬细胞在人体内的位置与功能

呼吸系统

呼吸系统不断地向许多可能影响系统正常功能的微生物和空气污染物开放。呼吸道和肺泡每天都暴露在大量含有无数灰尘颗粒、化学物质和传染性物质的空气中。尽管如此，肺部仍然是无菌的，这得益于其过滤和清洁机制——鼻腔清除和气管支气管清除。该器官系统拥有强大的免疫抵抗力（先天性免疫和适应性免疫）——这在防御中起着至关重要的作用。

先天性免疫是宿主防御机制的重要组成部分。先天性免疫可在数小时内启动，并提供一系列快速的防御机制。

适应性免疫是因抗原的存在而启动的。机体感染数周后会诱发特异性免疫应答。

寿命短的先天免疫细胞，如肺部感染或急性呼吸系统疾病中的中性粒细胞，可提供免受任何类型损害的保护作用，甚至呼吸系统中存在的上皮细胞也构成免疫系统的重要组成部分。呼吸系统具有多样化的上皮细胞，如下：

- 下呼吸道的立方形无纤毛细胞；
- 上呼吸道假复层柱状细胞和纤毛细胞；
- 气管-支气管树中产生黏液的无纤毛分泌细胞、插入黏液分泌细胞中的纤毛细胞、非黏液分泌细胞。

上皮细胞构成了抵御广泛环境因素和微生物的最重要屏障，因此除了适应性免疫反应之外，它还充当着先天性免疫反应的纽带（Gordon and Read，2002）。

2 呼吸道巨噬细胞群

肺中至少存在两种呼吸道巨噬细胞群，根据它们的位置、功能和特性，可将它们作如下区分。

2.1 肺泡巨噬细胞

肺泡巨噬细胞（alveolar macrophage，AM）是白细胞的一种，也被称为尘埃细胞。AMs构成了抵御呼吸道病原体入侵的基线。AMs构成了支气管肺泡灌洗液中95%的细胞负荷，其余为淋巴细胞。单核吞噬细胞系统的所有细胞类型都起源于骨髓中的造血干细胞，最终形成单核细胞。单核细胞的半衰期仅为1天，而巨噬细胞在组织中的半衰期可达数月或数年。AMs的大小和形状可能会因条件不同而有所不同。AMs已得到普遍认可的表型如下：

- 经典活化巨噬细胞（M1巨噬细胞）；
- 替代激活的巨噬细胞（M2巨噬细胞）。

M1巨噬细胞可对微生物因子和促炎性Th1细胞因子产生反应，这些细胞因子和炎性细胞因子的释放与促进细菌杀灭有关。它们还与肺实质-基质层和肺泡中免疫细胞的使用有关。与M1巨噬细胞相比，M2巨噬细胞由于受到熟悉的Th2细胞因子诱导而容易发生氧化代谢。M2巨噬细胞还与抗炎细胞因子的释放、吞噬凋亡细胞（胞葬作用）和胶原沉积有关，负责消除炎症和愈合损伤组织。

AMs在清除各种感染生物体——细菌、病毒、真菌，以及其他环境污染物、灰尘颗粒、组织碎片等方面具有不可或缺的地位。

AMs通过受体介导的吞噬作用，利用TLRs与存在于微生物表面的病原体相关分子模式（PAMP）受体相互作用，实现其防御功能。AMs已被证明可介导对结核分枝杆菌和肺炎链球菌的先天性免疫应答。AMs是细胞因子和白三烯的活性产物，具有重要的促炎和抗炎作用。

2.2 间质巨噬细胞

间质巨噬细胞（interstitial macrophages，IMs）占肺巨噬细胞的30%~40%，位于肺实质层。正是肺泡壁将AMs与IMs分开，而IMs与肺泡毛细血管、成纤维细胞和其他间充质细胞占据同样狭窄的肺泡间隙。IMs被认为在组织重塑和维持抗原呈递以及影响树突状细胞功能以防止气道过敏等方面具有重要作用。同时，研究证实IMs具有重要的免疫功能，包括维持肺稳态和阻止免疫介导的气道过敏性炎症。

2.3 树突状细胞

树突状细胞（DCs）是最专业的抗原呈递细胞（APCs）。它们是维持先天性免疫和获得性免疫的免疫细胞。DCs具有诱导初始T淋巴细胞活化和分化的能力，被认为是胚胎前抗原呈递细胞。DCs与AMs共用基质。DCs存在于与外部气体接触的器官中，如皮肤、肺、鼻、胃和肠。它们在发育过程中会形成被称为树突的手指状突起，因此得名。DCs具有在无活性的初始T淋巴细胞中诱导免疫反应的能力。除此之外，DCs还具有B细胞的功能并可保留其免疫记忆。然而，DCs的吞噬能力较差（Simons et al.，2010）。

2.4 单核细胞

单核细胞和巨噬细胞的关系密切。简单来说，单核细胞是血液中的巨噬细胞，而巨噬细胞是组织中的单核细胞。

单核细胞存在于循环血液、骨髓和脾脏中。单核细胞具有趋化因子和病原体识别受体，在感染发生时可从血液转移到组织中。单核细胞参与细胞因子（炎症）的生产，而且它们可吸收细胞和有毒分子（Stephen and Ankit，2016）。肺中的单核细胞作为免疫系统的储备成分，可防止感染。在肺部，单核细胞可以分化为DCs和巨噬细胞。

3 呼吸道与感染

呼吸道是最容易被病原体感染的部位。一般每年儿童都会患上2~5次呼吸道感染，成人也会患上1~2次。这是因为呼吸道或气道暴露于灰尘、水分等外界环境条件中，并对各种病原微生物开放

(Blasi，2004)。很多微生物，如病毒、细菌、真菌和寄生虫可以感染呼吸道，见表4-10。

表4-10 影响呼吸道的微生物感染

编号	疾病	病原体	体征和症状	传播途径
1	急性中耳炎	流感嗜血杆菌、肺炎链球菌、卡他莫拉菌等	耳痛，可能有积液，可能导致发烧、恶心、呕吐和腹泻	常为继发感染，呼吸道细菌滞留咽鼓管可引起感染
2	白喉	白喉棒状杆菌	喉部假膜，可能导致窒息死亡	吸入感染者的呼吸道飞沫或悬浮颗粒
3	军团病	嗜肺军团菌	咳嗽，发烧，肌肉酸痛，头痛、恶心、呕吐、神志不清；有时是致命的	从受污染水中吸入悬浮微粒
4	百日咳	百日咳鲍特菌	剧烈咳嗽，伴有"呜呜"声；持续数月的慢性咳嗽；对婴儿可能是致命的	吸入感染者的呼吸道飞沫
5	Q热	贝纳柯克斯体(Q热立克次体)	高热、咳嗽、肺炎、不适；在慢性病例中，可能引起致命的心内膜炎	吸入受感染的牛、绵羊和山羊的尿液、粪便、乳汁或羊水的气溶胶
6	链球菌性咽炎，猩红热	化脓性链球菌	发热、咽痛、咽扁桃体发炎、瘀点、淋巴结肿大；皮疹(猩红热)，草莓舌	直接接触、吸入感染者的呼吸道飞沫或气溶胶
7	肺结核	结核分枝杆菌	肺内结节形成，结节破裂导致慢性带血咳嗽，X线片可见愈合结节(Ghon复合体)；可能是致命的	吸入感染者的呼吸道飞沫或气溶胶
8	衣原体肺炎	肺炎衣原体、鹦鹉热衣原体、沙眼衣原体	支气管炎，轻-重度呼吸窘迫	吸入感染者的呼吸道飞沫或气溶胶(肺炎衣原体)，接触受感染的鸟类(鹦鹉热衣原体)，产道暴露(沙眼衣原体)

上呼吸道(upper respiratory tract，URT)的内部结构有助于清除系统中的物理颗粒物质和致病微生物。鼻腔有黏液和纤毛衬里，与下呼吸道(lower respiratory tract，LRT)相似。鼻腔内部布满了毛发，这些毛发可以过滤吸入的较大颗粒。鼻甲骨("挡板")被黏液覆盖，黏液聚集了未被鼻毛过滤的颗粒。当吸入的空气从鼻道移动时，它可改变方向并导致更大的悬浮颗粒影响喉咙的后部。腺样体和扁桃体是URT免疫系统的重要组成部分。

LRT有黏液鞘，并有纤毛细胞。一旦病原体靠近LRT，它们就会通过纤毛的作用将其向上推送到咽喉。此外，打喷嚏和咳嗽反射是呼吸道清除粉尘及其他病原体的重要防御机制。

微生物区系

实际上，呼吸道的所有部分，包括鼻腔和口腔通道、鼻咽部、口咽部、气管、支气管、细支气管和肺泡囊，明显都有宿主微生物群填充。这些微生物占据呼吸道，很少引起疾病。呼吸道的微生物群具有以下功能，有助于增强宿主的健康状态。

首先，微生物群与病原体对潜在附着位点存在竞争关系。其次，微生物群具有产生杀菌物质的特性，可防止病原体感染。

早前推测LRT中不存在微生物群。然而，从当前的研究工作中得知，每1000个肺细胞中就有10~100个细菌细胞。

LRT中的微生物群可在不同的培养基中生长，而主要的肺菌群很明显仅来自口咽部。

在LRT中，AMs通常清除吸入的病原微生物。AMs被认为是清除进入肺部的病原体的最重要的细胞（Man et al.，2017；Dickson et al.，2016）。

大多数致病菌（如肺炎链球菌、肺炎克雷伯菌和流感嗜血杆菌）为了保护自身免受AMs的侵袭，会产生一种限制吞噬作用的外壳。其他病原微生物也通过在呼吸道的细胞内繁殖/存活（如流感病毒）或在AMs内繁殖/存活（如结核分枝杆菌）来逃避AMs的杀伤作用。

4 呼吸系统紊乱/疾病

呼吸系统疾病对社会造成了巨大的负担。根据世界卫生组织（world health organization，WHO）的世界卫生报告（2000年），5种最常见的呼吸系统疾病占所有疾病死亡人数的17.4%和所有失能调整生命年（disability-adjusted of life year，DALY）的13.3%。下呼吸道感染、结核病、慢性阻塞性肺疾病和肺癌跻身全球十大死亡原因。各种呼吸系统紊乱和疾病（图4-18）都可能对呼吸道的功能造成不良影响。这些疾病可能是先天性的，也可能是获得性的。先天性呼吸系统疾病在婴儿出生前就影响了胎儿。肺透明膜病或囊性纤维化就是这方面的例证。

获得性呼吸系统疾病和紊乱可能发生在生命的任何阶段。

4.1 了解呼吸系统疾病

影响呼吸系统的慢性疾病是指长期影响肺的气道和相关结构的疾病，通常包括哮喘、慢性阻塞性肺疾病、肺动脉高压和其他职业性肺部疾病。

4.2 哮喘

哮喘是主要的非传染性疾病之一。这是一种慢性肺部气道疾病，可使肺部发炎、气道狭窄。

WHO估计，全球约有2.35亿人患有哮喘。这种疾病以呼吸急促、喘息和咳嗽为特征。哮喘对人的影响很大，特别是在儿童时期或青少年时期。哮喘也可能由于某些过敏反应而发生（Fricker and Gibson，2017）。哮喘的发病机制见图4-19。

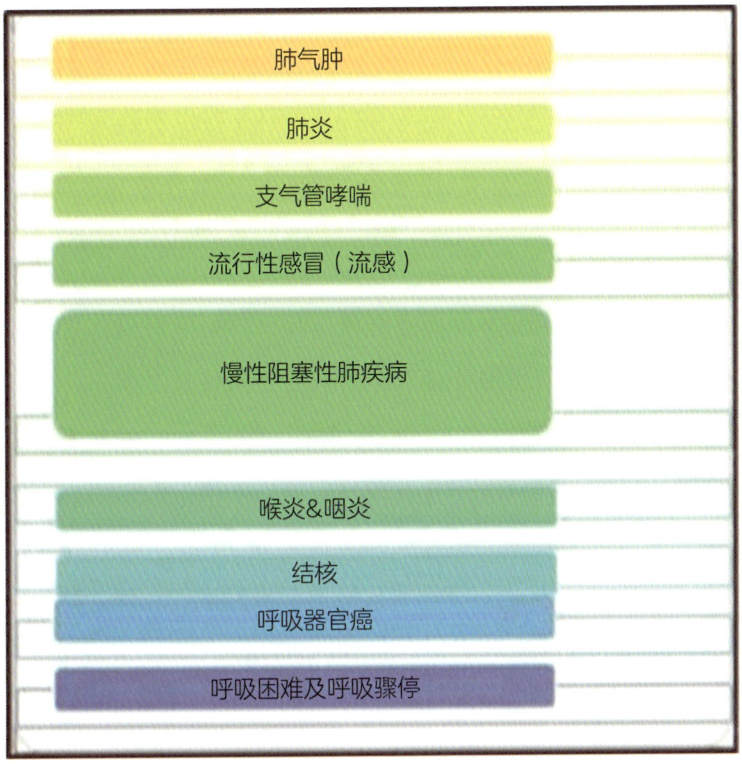

图4-18　呼吸系统疾病

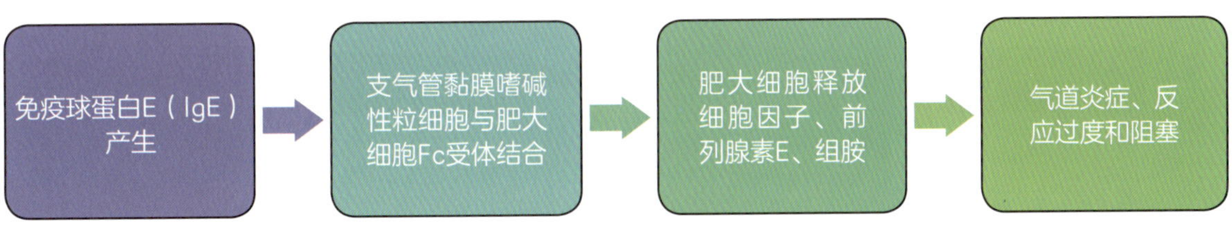

图4-19　哮喘的发病机制

4.3　慢性阻塞性肺疾病

慢性阻塞性肺疾病（chronic obstructive pulmonary disease，COPD）不是一种孤立性疾病，而是一种集合性疾病。“慢性阻塞性肺疾病”一词是指与肺部空气流动反复受阻相关的一组疾病——肺气肿、慢性支气管炎和支气管扩张（WHO资料）。环境污染、吸烟和其他有害物质的摄入增加，显著提高了COPD的发病率。一个人吸烟越多，患COPD的概率就越大。但是不吸烟者如果缺乏α1-胰蛋白酶，也会发生肺气肿。COPD会导致呼吸困难。COPD主要有两种表现形式：

- 慢性支气管炎，伴有长期咳嗽和黏液分泌；
- 肺气肿，在一段时间内肺部会受到损害。

COPD最常见的症状是呼吸困难（或“需要空气”）、慢性咳嗽和咳痰（黏液）（Barnes et al.，2015）。

COPD发病的多种机制已经被提出，与COPD最相关的一种机制涉及蛋白酶-抗蛋白酶失衡，特别是α1-抗胰蛋白酶缺乏。COPD的病理生理学包括AMs数量的增加和趋化因子、细胞因子、弹性蛋白酶分泌的增加（Abboud and Vimalanathan，2008）。

4.4 肺纤维化

肺纤维化（pulmonary fibrosis，PF）简而言之就是肺部的瘢痕形成。它会长期损害肺部，甚至给氧气进入血液带来问题，患者主要是在走路和锻炼时会感到呼吸困难。

事实上，肺纤维化不仅仅是一种疾病，它其实是包含200多种看起来很相似的不同肺部疾病的一个家族。PF家族的肺部疾病属于一个更大的疾病组，称为间质性肺疾病（interstitial lung disease，ILD），包括所有肺部有炎症和/或瘢痕症状的疾病。有些ILD排除了瘢痕组织的存在。当ILD确实存在肺内瘢痕组织时，即被称为肺纤维化。肺部瘢痕是由二氧化硅、石棉、硬金属粉尘等不同环境因素引起的（Puttur et al.，2019）。PF的形成过程如图4-20所示。

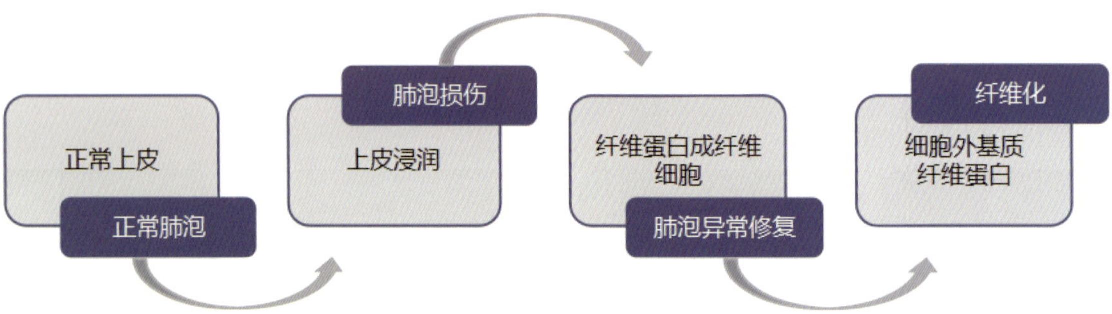

图4-20 肺纤维化的形成过程

4.5 肺癌

肺癌是一种影响肺部的恶性肿瘤。肺癌通常开始于支气管细胞内层发生改变，然后发展到肺部。肺癌分为小细胞肺癌（small cell lung cancer，SCLC）和非小细胞肺癌（non-small cell lung cancer，NSCLC）。肺癌产生的原因包括吸烟及接触二手烟、接触某些毒素以及家族史。症状包括咳嗽（通常伴有咳血）、胸痛、喘息和体重减轻，且这些症状往往直到癌症晚期才出现。

治疗方法包括常规治疗、化疗、放疗、靶向药物治疗和免疫治疗。

巨噬细胞是所有肿瘤中浸润白细胞的决定性部分，它们被界定为肿瘤相关巨噬细胞（TAM），其主要特征是M2样表型（Lewis and Pollard，2006）。它们主要来自循环单核细胞，通过趋化因子作用于肿瘤部位。TAM也存在于肺癌中，具有促肿瘤和抗肿瘤的双重作用。TAM参与肿瘤的趋化反应，并且存在于肿瘤的缺氧区域。Pouniotis等评估了TAM在不同原发性肺癌（如鳞状细胞癌、腺癌、SCLC和大细胞未分化肺癌）中的功能活性和表型，目的是评估TAM的免疫应答是否因肿瘤类型而发生改变（Pouniotis et al.，2006）（图4-21）。

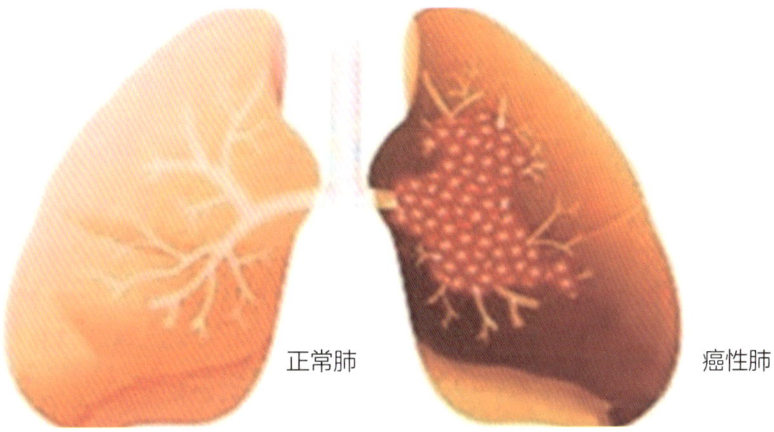

图4-21　正常肺和癌性肺

5 到达巨噬细胞的途径

巨噬细胞在自然界中具有很强的适应性，并已经发展成为专职吞噬细胞。巨噬细胞的吞噬能力对于感染因子的吸收和降解、身体的衰老以及受损细胞的修复至关重要。这使得它们成为组织重塑和修复中必不可少的细胞，以及在免疫和炎症反应中扮演关键的角色。巨噬细胞在与多种受体类型结合后所能发生的激活方式取决于以下两点：

- 病原体的组成；
- 待内化粒子的性质。

不同巨噬细胞对分子/分子复合物/颗粒载体的可及性受某些因素影响（图4-22）。当小分子能够通过毛细血管网络进入细胞时，所有的巨噬细胞都可以接触到它们。对于较大的分子、分子复合物或颗粒，如果在注射位置和巨噬细胞之间没有物理障碍，则巨噬细胞可以很容易地接近它们。这种物理屏障可以由血管壁中的内皮细胞、肺中的肺泡上皮细胞，以及脾中的网状纤维或胶原纤维形成。

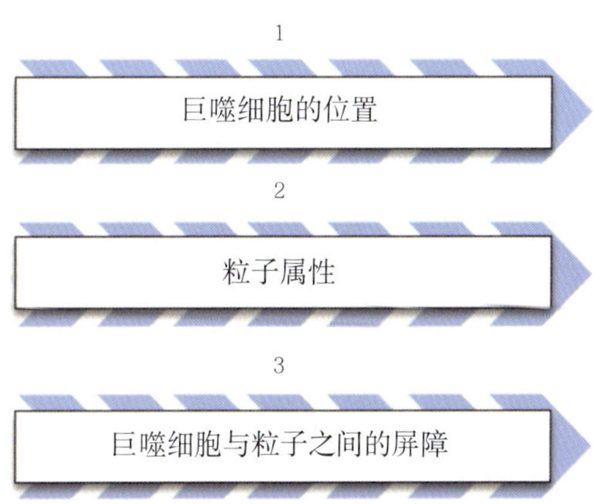

图4-22　影响巨噬细胞可及性的因素

此外，脾脏白髓或淋巴结副皮质区中紧密聚集的细胞（如淋巴细胞）也构成了物理屏障。这种物理屏障可以通过选择合适的注射途径来保持在最低限度。为了适当地到达巨噬细胞，研究发现，脂质体可通过4种途径作用于靶向巨噬细胞（图4–23）。脂质体，即人工制备的磷脂囊泡，包裹着氯膦酸二钠，可用于耗尽各种器官和组织中的巨噬细胞（Rosen，2012）。

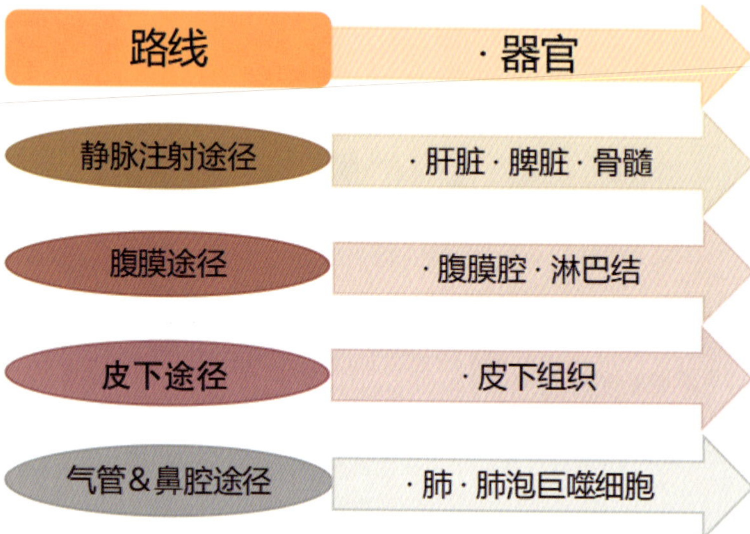

图4–23　脂质体到达巨噬细胞的给药途径

6　巨噬细胞作为治疗靶点

巨噬细胞作为潜在的治疗靶点引起了研究者的极大兴趣。巨噬细胞在颗粒摄取方面的高效性可归因于巨噬细胞膜上大量受体的出现，这些受体有助于巨噬细胞的再摄取。巨噬细胞可被多种类型的受体激活，这取决于待内化的病原体或颗粒的组成。参与靶向作用的巨噬细胞受体如下：

- 唾液酸黏附素受体；
- 叶酸受体；
- 半乳糖受体；
- 甘露糖受体；
- β–葡聚糖受体；
- 清道夫受体；
- 促吞噬肽受体；
- 羧酸酯酶–1（巨噬细胞酶）（Veaceslav et al.，2013）。

巨噬细胞对刺激的反应，如组织依赖性特化，增加了细胞的复杂性，构成了靶向的必要因素。此外，巨噬细胞的吞噬能力也会导致生物活性产物在到达靶点细胞之前发生不必要的降解。巨噬细胞对颗粒的熟练摄取使其成为一个完美的靶点，但快速降解可能会导致生物活性物质失效或对巨噬细胞产生不良影响。

巨噬细胞对体外颗粒的清除作用为通过合适的颗粒载体进行巨噬细胞特异性靶向提供了一种可行的方法。巨噬细胞的颗粒靶向性是值得注意的，其有多种给药系统可用，如脂质体、囊泡、聚合物纳米球、水包油微乳液。在这些系统中可以设计和定制具有可变物理化学性质和负载效率的粒子（Kraal and Rooijen，2003）。

微粒实体包括脂质体、囊泡、聚合物纳米球、水包油微乳液，甚至天然构造物，如脂蛋白和红细胞。

巨噬细胞可因受到的环境刺激而获得多种表型，因此，巨噬细胞作为治疗靶点在设计上存在挑战性。以操纵或重新设计巨噬细胞为目标的各种策略已经开始实施，对巨噬细胞的再教育被认为是朝着这个方向迈出的最重要的一步。在这里，基于纳米技术的方法在巨噬细胞靶向方面取得了显著的效果。

6.1 巨噬细胞靶向的纳米载体

纳米技术是一项正在敲开治疗药物递送系统大门的创新技术。它有更广泛的应用，是许多技术汇聚和开拓大量应用的核心焦点。它可用于处理小于100 nm的物质。“纳米”本来就是微小的意思，这项技术涉及材料科学及其在纳米尺度（十亿分之一米）上的应用。纳米颗粒（NPs）是一种以纳米为单位测量尺寸的微观粒子，它被定义为至少有一维尺寸小于100 nm的粒子，通常被称为团簇。纳米球、纳米棒和纳米颗粒是少数几种已经开发出来的形态。NPs比大颗粒具有更大的比表面积，这使得它们更容易与其他分子发生反应。

纳米颗粒根据其化学和电磁特性，以悬浮液、胶体或分散气溶胶的形式存在。纳米颗粒可以根据其尺寸和表面特征量身定制，用于药物包埋。纳米颗粒具有进入细胞的能力，细胞通常可将小于100 nm的材料内化。当用1~100 nm的纳米颗粒代替较大的微粒制备材料时，它们在相同的体积下具有巨大的比表面积、较小的孔径、更大的溶解度和更好的结构性能。这些特性可以改善负载药物的扩散和降解特性。

6.1.1 巨噬细胞靶向标准

为了确定靶向性，必须考虑以下3个标准：

- 第一个标准是可进入组织中的巨噬细胞在各个生理入口的分布情况；
- 第二个标准涉及吞噬细胞识别和摄取的要素，包括巨噬细胞吞噬/内吞受体，须考虑它们的性质、密度和活化状态，以及环境因素对巨噬细胞吞噬功能的影响；
- 第三个标准是被摄取颗粒的物理化学性质，包括颗粒形态、流体力学性质和表面特征（如配体表达和结合调理素的情况）。

6.1.2 脂质纳米颗粒

6.1.2.1 脂质体

脂质体是用于药物和化妆品递送的最兼容的纳米载体系统。它们具有增强药物递送、提高生物利用度和药物疗效的潜力。此外，脂质体还减少了药物的不良反应，提高了药物的稳定性和释放性能。脂质体是一种胶体载体，粒径为0.01~5.0 μm。实际上，脂质体是磷脂在过量水相介质中水化时形成的双层囊泡。它们具有包载亲水性和疏水性药物的能力，并且能够将药物靶向于所需的作用位点。脂质体的物理化学性质因其组成和配方参数而异。图4-24总结了脂质体在药物递送方面的主要应用。

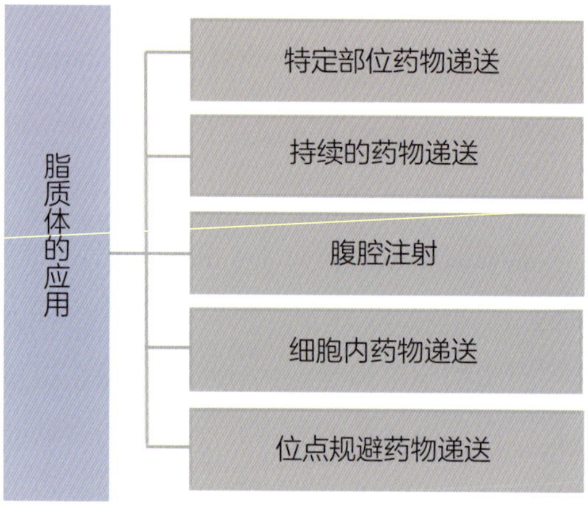

图4-24 脂质体在药物递送中的应用

用对甘露糖受体具有亲和力的特定配体包裹的脂质体（Smola et al., 2008），已被广泛应用于AMs的靶向性研究。在Vyas等的大量研究中，与未包裹的脂质体或简单的药物溶液相比，甘露糖基化脂质体更容易被AMs摄取（Vyas et al., 2002）。Vyas等在类似的研究中发现，以O-棕榈酰甘露聚糖和O-棕榈酰普鲁兰为配体的两性霉素B载药脂质体经气溶胶给药时，两性霉素B在肺内有较高的积聚量（Vyas et al., 2005）。

Vyas等使用两种不同的方法进行AMs靶向（Vyas et al., 2004）。这是通过掺入二乙酰磷酸盐和用AMs靶向特异性配体包覆磷脂对脂质体带负电荷的制剂的脂质进行修饰来完成的，即用邻甾醇支链淀粉（O-SAP）和马来酰化牛血清白蛋白（MBSA）与磷脂尾接合。配体介导的脂质体在肺内有较高的积累。Shao和Ma研究了甘露糖修饰的脂质体用于AMs细胞内药物递送。他们合成了一种末端含有甘露糖部分的糖基磷脂，并将其用于脂质体的制备，以考察共轭甘露糖对AMs摄取脂质体的影响（Shao and Ma, 1997）。

6.1.2.2 固体脂质纳米颗粒（SLNs）

SLNs通常是球形的，直径为50～1000 nm。SLNs的组成包括固态（室温）脂质、乳化剂和两种药物的混合物，以及合适的溶剂体系（图4-25）。

SLNs作为脂质体的替代材料，与脂质体相比具有以下优点：

- 在需要时可避免使用非水溶剂；
- 可生物降解；
- 可实现大规模生产；
- 活性成分稳定；
- 疏水性药物的包封率更高；

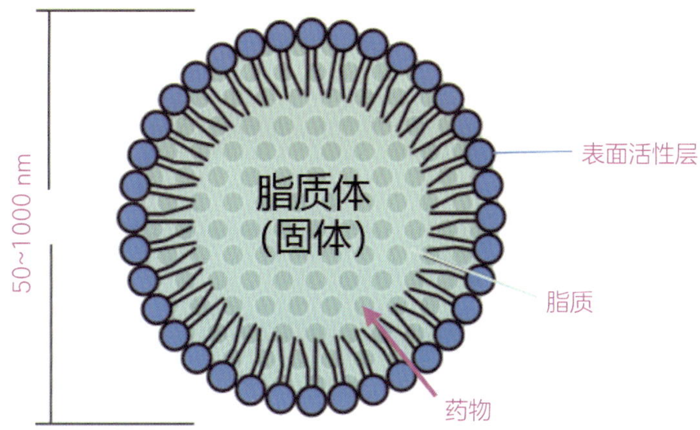

图4-25　SLNs的结构

- 通过与配体结合可实现药物的控制和靶向释放。

SLNs可以通过甘露糖环的开环被甘露糖残基功能化，随后与甘露糖的醛基和颗粒表面呈现的游离脂质胺发生反应（Jain et al.，2010）。Sahu等完成的体内研究表明，与对照组（罗丹明B负载的安慰剂SLNs）相比，甘露糖基化SLNs在肺组织中的积累更多（Sahu et al.，2015）。此外，甘露糖基化SLNs静脉给药24小时后，其肺内紫杉醇的恢复率（26%）明显高于普通SLNs（18%）和普通药物（4%），这表明甘露糖基化SLNs可用于靶向治疗肺部疾病。用甘露糖或其他相关化合物（如甘露聚糖）功能化的SLNs也显示出靶向AMs的能力，其体外细胞摄取优于裸SLNs摄取，但将功能化的SLNs用于肺泡靶向仍有待探索（Yu et al.，2010）。

6.1.2.3　用于AMs的聚合物纳米颗粒靶向

聚合物纳米颗粒的尺寸范围为1～1000 nm。它们可以装载活性药物成分，这些成分可以包埋在聚合物芯中或吸附在聚合物芯的表面。这些聚合物纳米颗粒在靶向AMs方面具有重要作用。AM具有甘露糖受体，可识别糖蛋白残基，其末端由葡萄糖、L-岩藻糖残基和N-乙酰-D-氨基葡萄糖组成（Aleksandra et al.，2020）。在此背景下，Song等使用功能化碳水化合物为前体合成了一种糖共聚物（Song et al.，2012）。他们将甲基丙烯酸乙酯（ethyl methacrylate，EMA）用于每种糖单体的功能化，随后与含马来酰亚胺的荧光团进行聚合和偶联。含有甘露糖-EMA和N-乙酰氨基葡萄糖-EMA的糖聚物在小鼠给药后被AMs内化，而含半乳糖-EMA的糖聚物内化程度较低。

Park等的研究证实，氧氟沙星-戊二醛交联壳聚糖微球能够被AMs内化，其摄取量是空白粉末的3.6倍（Park et al.，2013）。壳聚糖是由N-乙酰基-D-氨基葡萄糖和β-连接氨基葡萄糖单体组成的具有正电荷的生物可降解和具有生物黏附性的聚合物，因此它可与带负电荷的细胞膜发生静电相互作用。由于壳聚糖表面存在N-乙酰氨基葡萄糖残基，所以巨噬细胞能够识别和捕获壳聚糖颗粒。

另一项研究报道，用壳聚糖包覆颗粒具有隐身特性，可减少巨噬细胞的吞噬作用（Sarmento et

al.，2011）。

在有效地将药物递送到AMs的过程中，颗粒的表面性质和大小起着至关重要的作用。在全球范围内，研究人员正尝试开发针对AMs靶向的新型治疗系统。甘露糖受体主要用于靶向AM。

6.1.2.4 肺癌的巨噬细胞靶向作用

TAMs是肿瘤微环境中最丰富的免疫细胞之一（Cassetta et al.，2019）。它们最初被认为具有抗肿瘤活性，是因为它们在体外实验中具有破坏肿瘤细胞的能力。事实上，在癌症早期阶段，免疫系统会促进T淋巴细胞和巨噬细胞的活化，巨噬细胞会尝试吞噬癌细胞。

一旦肿瘤发生进展，肿瘤微环境就会受到肿瘤细胞的影响，转而支持它们的生长。然而，即使在这种情况下，抗肿瘤的巨噬细胞也可能存在，并且这些巨噬细胞可能被“教育”以促进肿瘤的进展和转移。巨噬细胞通过抑制肿瘤相关抗原、释放细胞因子、刺激抗肿瘤淋巴细胞等途径介导抗肿瘤细胞的免疫应答，但癌细胞可以规避这些宿主防御机制。巨噬细胞对肿瘤诱导的免疫抑制的影响仍有争议。TAMs也存在于肺癌中，具有促肿瘤和抗肿瘤的双重作用。巨噬细胞的功能取决于其所处位置的微环境、肿瘤的分期和肿瘤的类型。在大多数肿瘤中，TAMs的大量存在与不良的预后有关。巨噬细胞存在促炎表型和抗炎表型。在癌症的初期阶段，巨噬细胞以促炎表型存在，但在肿瘤发生进展后，表型向抗炎性转变（Lewis and Pollard，2006）。

呼吸系统的炎症性疾病得到了创造性研究，如肺结核和COPD。在对由香烟烟雾引发的COPD小鼠进行的一项研究中，确定了巨噬细胞在COPD发病机制中的作用（Beckett et al.，2013）。鼻内给药氯膦酸盐脂质体（clodronate liposomes）可减少烟雾诱导的上皮增厚和肺气肿的生长。在Fritz等的类似研究中观察到，氯膦酸盐包封脂质体导致接触致癌物质的小鼠中AMs耗竭（Fritz et al.，2014）。AMs的数量在氯膦酸盐脂质体治疗4~6周后下降到对照水平的50%以下。与普通载体相比，肿瘤负荷减少了50%，肿瘤细胞的扩散程度也有所减弱。TAMs在载体和氯膦酸盐脂质体处理的小鼠中同时显示M1和M2标志物。缺乏CCR2（巨噬细胞趋化因子CCL2的受体）的小鼠，其AMs数量与接受类似治疗的野生型小鼠相当，肿瘤的浸润比例也没有明显变化。这一发现表明，虽然CCL2可能利用巨噬细胞进入肺肿瘤微环境，但当CCL2/CCR2信号转导不活跃时，冗余通路可以起到代偿作用。尽管AMs的使用受到抑制，但使其衰弱可能是减缓肺癌进程的有效策略。

7 结语

呼吸道巨噬细胞——AMs、DCs、IMs和单核细胞的作用、个体发育及其功能活性在提高药物治疗炎症、癌症等多种呼吸系统疾病的疗效方面得到了广泛的认可。目前已经有了许多关于靶向巨噬细胞用于治疗的研究。基于纳米技术的方法被广泛用于评价巨噬细胞靶向治疗癌症和其他疾病。此外，巨噬细胞靶向治疗的局限性也显而易见，其有效性与疾病的发病过程和阶段有关。因此，需要研究巨噬细胞在癌症和其他炎症反应中的活化和运动动力学，为有效的靶向治疗提供理论基础。还有一个挑战是在巨噬细胞再训练中形成巨噬细胞的表型逆转和再增殖，即使在停止治疗后也可能发生。此外，选择性差是基于纳米技术的系统必须面对的挑战。在用巨噬细胞进行的治疗中，构建具有巨噬细胞特异性配体的纳米载体体系，并结合合适的药物分子，是巨噬细胞清除和重组的关键步骤。

未来需要对NPs的毒性和稳定性进行深入研究，并实现其规模化生产。

（梁璐　译）

（张灵敏　审校）

靶向巨噬细胞治疗眼部疾病

Nagendra Bhuwane, Ishwari Choudhary, Shweta Ramkar, Narayan Hemnani, Abhishek K. Sah, and Preeti K. Suresh

【摘要】眼睛是一个独特而复杂的器官，一直面临着来自体内外对光学清晰度和神经视网膜功能的挑战。眼睛中的免疫防御发生在不同的局部微环境中，包括角膜和结膜的上皮、葡萄膜色素结缔组织，甚至是受到高度保护的神经视网膜。眼睛中的巨噬细胞与眼睛稳态，以及许多病理反应密切相关。在本文中，我们将讨论目前对眼部免疫学的认识，包括眼部各种免疫细胞的分布、表型和生理作用，以及它们对眼部病理的影响，并介绍各种新的巨噬细胞靶向药物治疗眼部疾病的方法。

【关键词】眼睛；眼内药物递送；巨噬细胞；眼免疫学；眼科

1 引言

1.1 眼睛的解剖与生理特征

从解剖学和生理学上讲，眼睛是一个极其复杂、特殊、独立、受到高度保护的器官，其主要用于接收光线。眼睛在解剖学上分为眼前房和眼后房两部分（Mitra et al.，2014；Vadlapudi et al.，2012）。眼前房包括角膜、结膜、虹膜、睫状体、房水和晶状体，眼后房包括巩膜、脉络膜、视网膜和玻璃体（Agrahari et al.，2016）。眼睛的前部由透明的角膜和小部分巩膜组成。角膜和巩膜通过角膜缘连接。角膜缺乏血管，需从房水和泪膜中获取营养和氧气，而角膜外围通过角膜缘的毛细血管获得营养（Dawson et al.，2011）。人的角膜直径大约为12 mm，厚度约为520 μm，共分6层，即上皮层、鲍曼膜、基质层、杜瓦层、德斯梅层和内皮层（Sridhar，2018）。巩膜是一个坚固的外层，主要由结缔组织组成，它具有保护功能，并通过抵抗眼压来维持眼球的形状。脉络膜基本上是一个血管层，与视网膜的血液供应相关，为视网膜细胞提供血液。视网膜通过布鲁赫膜与脉络膜分开，基本上是眼后房的感觉内膜（Goharian and Sehi，2016；Ljubimova，2009）。

1.2 泪腺系统

泪腺系统主要由泪腺、上/下眼睑、结膜囊、泪点和导管组成。泪液由泪腺分泌后，通过眨眼分布到眼睛各处，随后聚集在下结膜囊。液体通过泪点和泪管流入泪囊。眨眼促进了泪道的引流，而泪腺管中的毛细血管效应有助于泪液进入泪囊。液体从泪囊通过鼻泪管排入高度血管化的下鼻道，最终流向鼻咽，进入胃肠道（Tong et al.，2012；Price and Richard，2009）。

1.3 限制药物眼内转运的屏障

1.3.1 泪膜

泪膜是主要的角膜前屏障之一。不断进行的泪液周转（约1 mL/min）、高效的清除效率，以及药物与泪液蛋白的结合，使得滴眼给药后药物的有效浓度显著降低。另一个屏障是灌注给药量的限制，通常灌注体积为20～50 mL，而结膜囊的体积仅允许保留7～10 mL，多余的体积可能从眼睛溢出到脸颊上，或通过鼻泪通道排出，导致药物在没有被吸收的情况下丢失（Bachu et al.，2018；Gaudana et al.，2010）（图4–26）。

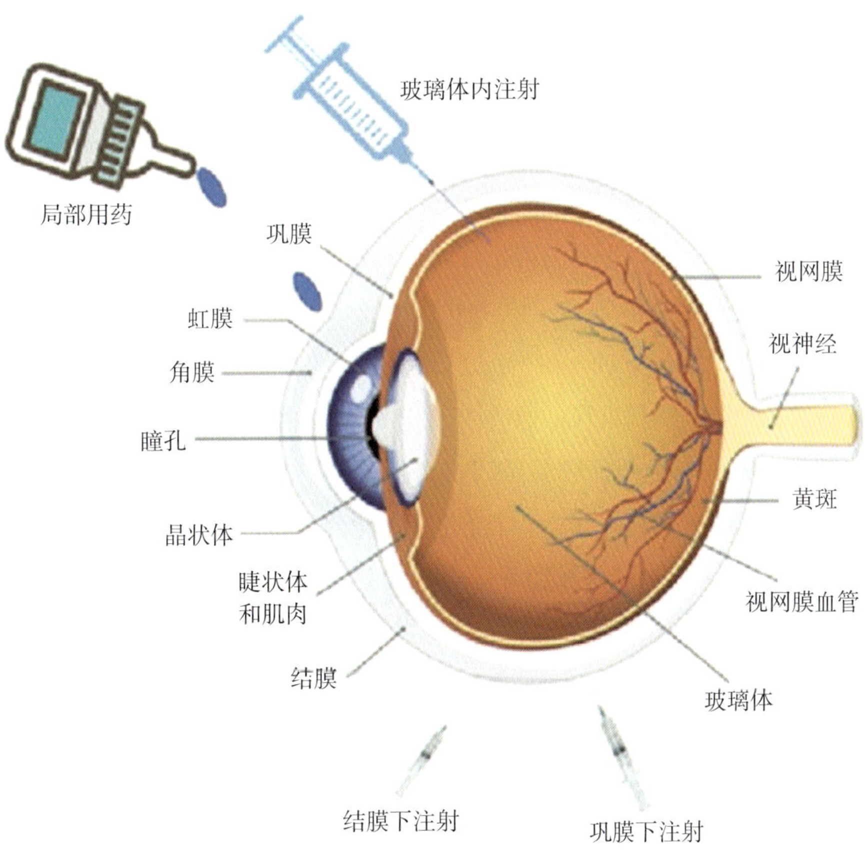

图4–26　人眼解剖学特征及眼给药的常用途径

1.3.2 角膜

角膜主要由3个细胞层构成，即上皮层、基质层和内皮层。角膜是限制外源性成分进入眼睛的机械屏障。角膜的每一层都有不同的极性，同时也有一个调节药物渗透的限速结构。角膜上皮是亲脂性的，细胞间紧密连接形成一层天然屏障，以限制通过泪膜的药物向内运输。基质层具有层状排列的胶原纤维化细胞外基质，呈高度水化，是亲脂活性物质的渗透屏障。角膜内皮是位于最内层的六角形细胞，是基质和房水之间的屏障。内皮连接具有典型的渗漏性，允许大分子在房水和基质间运动（Solanki et al.，2016；Kaluzhny et al.，2018）。

1.3.3 结膜

结膜是附着在眼睑和眼球上的一层薄而透明的膜，参与泪膜的发育和维持。由于结膜或巩膜上分布着大量的毛细血管和淋巴管，因此在结膜或巩膜上给药可能会通过血液和淋巴管排空（Singh et al.，2003）。结膜的血管间没有紧密的连接屏障，这表明部分药物可以通过存在于血管内皮层的细胞旁孔的胞饮作用和/或对流运输进入血液循环（Raviola，1983）。结膜的淋巴管作为一个流出系统，可有效地使物质从结膜间隙排出。研究显示，大约10%的荧光素钠（一种亲水和低分子质量的模型化合物）在大鼠结膜下给药后，会在1个小时内被淋巴管清除掉（Lee et al.，2008）。因此，淋巴管运输的药物连同血液循环消除的药物可归因于系统性暴露，因为在淋巴结过滤后，间质液会回流到体循环。

1.3.4 巩膜

巩膜主要由胶原纤维和细胞外基质中的蛋白聚糖组成（Oyster，1999）。巩膜通透性受分子半径的影响，并随分子半径增加呈指数下降（Ambati et al.，2006）。此外，与前巩膜不同，后巩膜的胶原纤维组织相对松散。人的巩膜在边缘附近相对较厚，为（0.53 ± 0.14）mm，赤道处较薄，为（0.39 ± 0.17）mm，在视神经附近更厚（0.9 ~ 1.0 mm）（Curtin，1969）。因此，经巩膜给药的理想部位是临近赤道的角膜巩膜边缘后方12 ~ 17 mm处（Myles et al.，2005）。药物的疏水性对巩膜的通透性有影响，亲脂性的增加会降低巩膜的通透性；另外，亲水性药物比亲脂性药物更容易在纤维基质孔隙的蛋白多糖水介质中扩散（Maurice and Polgar，1977；Cruysberg et al.，2002）。此外，药物分子穿过巩膜的渗透性也受其电荷的影响。带正电荷的化合物结合到带负电荷的蛋白聚糖基质上，可能造成渗透性变差（Gaudana et al.，2010）。

1.3.5 脉络膜/布鲁赫膜

脉络膜是高度血管化的视网膜供血组织之一。在脉络膜中，每单位组织的血液流量是大脑的10倍。脉络膜的毛细血管内皮细胞是开孔的，在人类毛细血管中直径较大（20~40 μm）。根据此种特性研发的光学相干断层成像（optical coherence tomography，OCT）可用于无创测量视网膜和脉络膜的厚度（Huang et al.，2018；Hee et al.，1998）。利用OCT进行的研究表明，脉络膜的厚度随年龄增长会变薄（Margolis and Spaide，2009；Ikuno et al.，2010）。组织学研究表明，脉络膜的厚度在出生时约为200 μm，而到90岁时降低到约80 μm（Nickla and Wallman，2010）。

1.3.6 视网膜

玻璃体中的药物主要通过前路和后路两种途径排出（Maurice and Polgar，1977）。经前路排出的药物可穿过玻璃体到达眼后房，再经房水循环和葡萄膜血流排出。经后路排出的药物主要通过视网膜发生渗透。视网膜与玻璃体之间被一层薄膜分开，这层薄膜被称为内界膜（inner limiting membrane，ILM），起着限制药物从玻璃体渗透到视网膜的作用。据报道，ILM由10种不同的细胞外基质蛋白组成（Candiello et al.，2007）。对灵长类动物的研究表明，超过100 kDa的分子无法穿过视网膜层进入视网膜下面的空间，但免疫组织化学分析表明，一种由214个氨基酸组成、分子量为149 kDa的人源化抗血管内皮生长因子（VEGF）单克隆抗体贝伐珠单抗，注射到猴和兔的玻璃体腔后，可以穿透感光视网膜进入视网膜色素上皮（retinal pigment epithelium, RPE）、视网膜下和脉络膜间隙（Heiduschka et al.，2007；Dib et al.，2008）。此外，在兔体内，纳米颗粒（<200 nm）可以进入感光视网膜，并经玻璃体内注射后进入RPE（Sakurai et al.，2001）。在完整的视网膜中，存在于视网膜下液中的药物去向可能有两种结果，即被感光视网膜血管吸收或通过RPE运输，最终进入脉络膜血管或穿过巩膜。药物通过RPE的转运可以通过跨细胞和细胞旁途径进行。分子从视网膜下空间的外排是由流体静力和渗透力驱动的，小分子可能通过细胞旁的RPE细胞间隙，以及通过跨细胞途径进行主动运输（Pederson，2006）。

1.3.7 血-视网膜屏障

血-视网膜屏障（blood-retina barrier, BRB）严格控制着药物从血液向视网膜的转运；具有视网膜毛细血管内皮细胞并与RPE紧密连接，分为内层的iBRB和外层的oBRB（Cunha-Vaz，1979）。iBRB的功能由米勒细胞和星形胶质细胞支持。视网膜毛细血管内皮细胞缺乏孔隙，无囊泡。内皮细胞囊泡参与细胞内吞或胞吞转运，可能是由受体介导的或需要三磷酸腺苷参与的液相移动（Schnitzer et al.，1995）。米勒细胞和视网膜毛细血管具有密切的空间关系，可维持正常情况下iBRB对营养物质的吸收和对代谢产物的处理（Distler and Dreher，1996）。米勒细胞支持神经元活动，并在正常情况下维持iBRB的正常功能（Reichenbach et al.，2007），它们在K^+和其他离子信号分子的控制和稳态中，以及在控制细胞外pH值方面起着至关重要的作用（Bringmann et al.，2000）。在一些病理条件下，米勒细胞功能障碍可能会破坏iBRB，如糖尿病（Tretiach et al.，2005）。这些细胞会在缺氧和炎症的情况下增加VEGF的分泌（Eichler et al.，2000）。体外研究表明，VEGF诱导的阻塞磷酸化和泛素化会引起紧密连接处的转运，导致视网膜血管通透性增强（Murakami et al.，2009）。星形胶质细胞起源于视神经，并在发育过程中迁移到神经纤维层（Watanabe and Raff，1988）。它们与视网膜毛细血管密切相关，有助于维持毛细血管的完整性（Zhang and Stone，1997）。星形胶质细胞还通过提高紧密连接蛋白ZO-1的表达和改变内皮细胞的形态来增强视网膜血管内皮的屏障特性（Gardner et al.，1997）。

2 眼部药物递送

在治疗影响眼前房的疾病时，对眼用药的第一选择是局部滴注。这一给药方式因成本低、易操作、无创和对患者更友好而深受欢迎（Patel et al.，2013）。传统的眼药配方最受欢迎，如眼药水、悬液、凝胶、软膏都是局部滴眼配方，目前在全球市场上占眼药的90%以上（Abdelkader and Alany，2012）。然而，局部给药后，药物的输送涉及多个复杂的生物过程，导致眼部生物利用度较低。眼睛特有的解剖和生理特征会造成局部制剂在眼睛内部组织的药物渗透率低。给药后，眼液引流、眨眼、流泪、泪液周转率和蛋白质结合，以及角膜、结膜和巩膜层所呈现的静态眼屏障等因素，都会降低局部应用药物通过眼内组织吸收的效率（图4-27）。纳米药物载体的小尺寸和可定制的表面特性使其成为一种有前途的局部药物递送平台。纳米载体具有改善角膜通透性和促进药物跨生理膜吸收的潜力。例如，因为纳米乳剂对角膜和结膜的穿透力更强，所以它与传统乳剂相比能更有效地递送难溶性药物。此外，纳米载体由于其更大的表面积与角膜上皮膜有更强的相互作用，可以延长药物的滞留时间（Mudgil et al.，2012；Wadhwa et al.，2009；Zhang et al.，2012）。

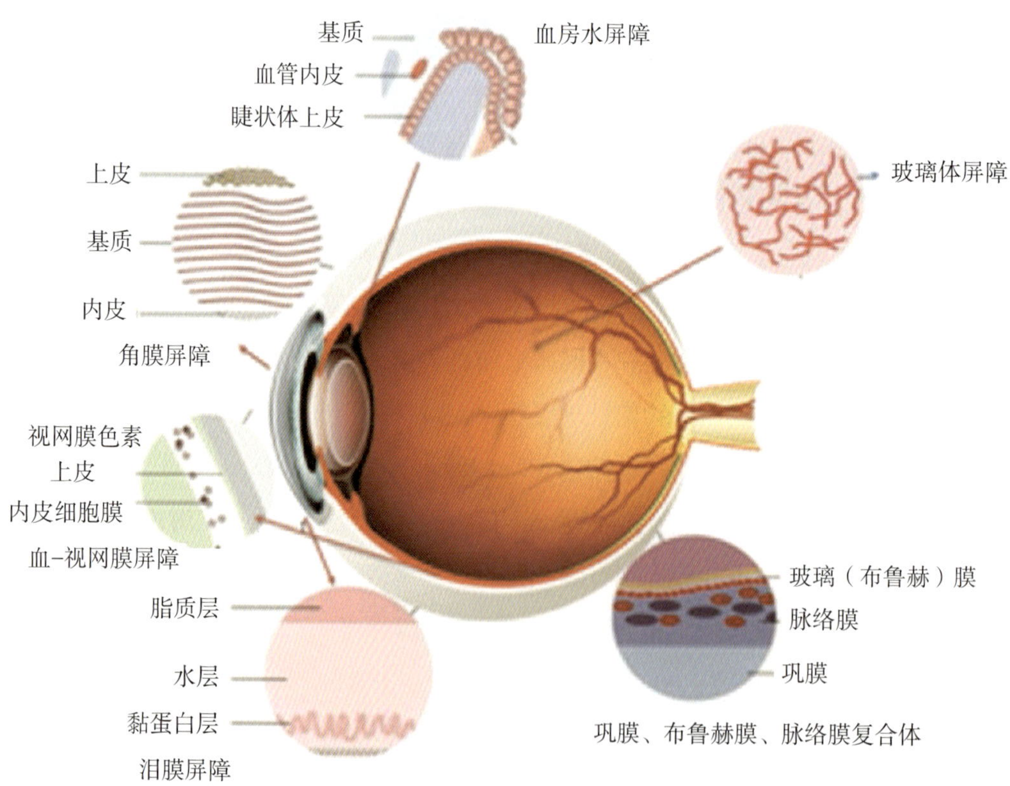

图4-27 对眼部药物传递构成挑战的关键眼部屏障

3 眼部巨噬细胞的免疫调节作用

已知巨噬细胞在几种实验性自身免疫性疾病的组织损伤中起着重要作用，如胶原诱导的关节炎、肾炎、甲状腺炎和脑脊髓炎（Godiska et al.，1995）。在葡萄膜视网膜炎中，巨噬细胞参与视杆细胞外段的吞噬。另外，在诱导的炎症性自身免疫性疾病中，巨噬细胞被认为是一种有效的抗原呈递细胞（APCs）（Navegantes et al.，2017）。白细胞的募集是实验性自身免疫性葡萄膜视网膜炎（experimental autoimmune uveoretinitis，EAU）的一个关键特征。趋化因子产生的增加与眼内白细胞的募集有关。最近一项对患有前葡萄膜炎患者的研究显示，白介素-8（IL-8）、炎症蛋白-10（inflammatory protein，IP-10）、单核细胞趋化蛋白-1（MCP-1）和巨噬细胞炎性蛋白-1α（macrophage inflammatory protein-1α，MIP-1α）在房水中的含量均明显增加（Strack et al.，2002）。趋化因子的增加也与实验性变态反应性脑脊髓炎（experimentally allergic encephalomyelitis，EAE）的神经炎症相关，如多发性硬化症（MS）的小鼠模型。在该模型中，MCP-1和MIP-1α mRNA在疾病发生时或发生前显著增加，它们的增加与疾病的严重程度密切相关（Banisor et al.，2005）。浸润的巨噬细胞在EAU的组织损伤中起着至关重要的作用，同时眼组织内伴有大量趋化因子的产生（Sonoda et al.，2003）。根据Mérida等的研究，在葡萄膜炎中，常驻和浸润的巨噬细胞无论在作为先天性免疫的效应细胞还是获得性免疫的诱导因子方面都至关重要。它们是葡萄膜炎组织损伤过程中的主要效应细胞，以及有效的APCs。通过葡萄膜炎的实验动物模型更深入地了解了巨噬细胞在眼部炎症过程中发挥的重要作用，包括使巨噬细胞在EAU中的极化和Toll样受体（TLR）4在内毒素诱导的葡萄膜炎中发挥作用成为可能（Mérida et al.，2015）。眼部的某些细胞成分，如神经视网膜，在发生破坏性炎症后无法再生和增殖。因此眼部存在一种特殊的免疫状态，被称为眼的免疫赦免，可以针对眼内炎症提供免疫保护，以最大限度地降低视力完整性受到破坏的风险。眼睛和免疫系统之间通过调节先天和获得性免疫反应来维持眼部免疫赦免，包括免疫忽视、眼源性抗原的耐受和眼内免疫抑制微环境（Keino et al.，2018）。

进行性血管化和纤维增生可累及角膜并发展到失明。对这类疾病的结膜活检研究报告显示，上皮细胞中的$CD4^+$ T细胞和树突状细胞（DCs）增加，间质中表达IL-2R的T细胞（$CD4^+$ T细胞和$CD8^+$ T细胞）、巨噬细胞和B细胞的数量均明显增加，另外Th2细胞可通过产生细胞因子来放大纤维化过程，如通过产生IL-13刺激成纤维细胞产生促纤维化细胞因子——转化生长因子和血小板衍生生长因子、碱性成纤维细胞生长因子和结缔组织生长因子（Stern et al.，2010）。DCs和巨噬细胞是葡萄膜免疫细胞群的组成部分，其密度、分布、周转和功能可能对维持眼部免疫稳态至关重要。尽管小鼠在许多眼部免疫反应和免疫炎症介导的眼病研究中是主要的实验模型，但关于DCs和巨噬细胞在小鼠眼睛中的实验信息很少（Kezic et al.，2008）。一项研究表明，小鼠的葡萄膜和大鼠的一样，含有丰富的DCs和组织常驻巨噬细胞（McMenamin，1999）。小鼠葡萄膜中巨噬细胞的封闭系统与非眼组织中的类似网络几乎一样。葡萄膜DCs的表型表明它们处于生命周期的不成熟阶段，类似于皮肤的朗格汉斯细胞，因此提示它们在眼睛内的主要作用是抗原捕获，而不是抗原呈递。巨噬细胞是小鼠角膜感染1型单纯疱疹病毒（herpes simplex virus-1，HSV-1）后的主要浸润细胞。然而，对于经典激活（M1型）和替代活化（M2型）巨噬细胞在眼部HSV-1感染中的相对作用，我们所知甚少。RAW 264.7巨噬细胞和腹腔巨噬细胞（peritoneal macrophages, PM）的M1型或M2型极化对HSV-1感染的影响已得到研究。在RAW 264.7巨噬细胞和PM体外模型中，HSV-1在M1巨噬细胞中的复制明显低于M2巨噬细胞和未刺激对照组。M1巨噬细胞中的32种细胞因子和28种趋化因子的表达水平均明显高于M2巨噬细胞，HSV-1感染显著提高了M1巨噬细胞的促炎细胞因子和趋化因子水平（Lee and Ghiasi，2017）。

4 眼病变部位的巨噬细胞

4.1 角膜巨噬细胞

巨噬细胞是天然免疫细胞，广泛分布于外周组织，参与众多组织器官的发育。例如，小胶质细胞可以通过调节神经元的存活和细胞程序性死亡来促进神经支配，并可以通过分泌胰岛素样生长因子（insulin like growth factor，IGF）来促进皮质区形成，这些细胞的缺乏会导致中枢神经系统的复杂性和神经支配性能降低（Wu et al.，2020）。

4.1.1 分布与表型

角膜除了聚焦光线以外，还起着防御外界、保护内眼的作用。角膜主要由3层构成，占比最大的是基质层，这是一种致密而规则的结缔组织，具有精确排列的胶原层。基质层位于上皮层（分层的、鳞状的、非角化细胞层）和内皮层（单层）之间。角膜是外周感染的重要部位之一，与其他组织不同，角膜的透明度和视力可能会因感染的炎症和疤痕而受损。因此，角膜必须在抵抗感染和保护视力之间取得动态平衡（Hu et al.，2015）。清晰的视力依赖于精确的屈光装置（Liu et al.，2017）。角膜的无血管性是保持透明的必要条件，并由许多抗血管生成机制动态维持（Ambati et al.，2006；Albuquerque et al.，2009；Cursiefen，2007；Cursiefen et al.，2006）。角膜中存在分散的F4/80和CD11b阳性巨噬细胞，这两种表面抗原早前已被用于检测某些组织中的巨噬细胞和单核细胞（Naumann，2012）。健康的角膜中存在着稳定的巨噬细胞群，这些巨噬细胞存在于角膜基质层的前、后区域，夹在胶原层之间，与角质细胞密切相关（Sosnová et al.，2005）。

人类角膜与其他物种角膜相比，基质层的DCs比巨噬细胞更具代表性。正常的角膜基质层中似乎只有巨噬细胞和DCs，它们是单核吞噬细胞系统的成员。正常角膜中白细胞的缺乏使得组织常驻巨噬细胞必须担负起作为角膜基质的主要免疫卫士的任务（Wu et al.，2020；Hu et al.，2015；Liu et al.，2017；Albuquerque et al.，2009；Cursiefen，2007；Cursiefen et al.，2006；Naumann，2012；Sosnová et al.，2005；Kiesewetter et al.，2019）。

4.1.2　在稳态中的作用

在健康人体内，少量CD45$^+$组织常驻细胞表达造血干细胞标志物CD34（Bruno et al.，2009）。对人和小鼠角膜巨噬细胞的大多数研究证实，健康角膜中的大多数CD45$^+$组织驻留细胞在表型上与巨噬细胞相似（Brissette-Storkus et al.，2002；Knickelbein et al.，2014）。这些巨噬细胞可能具有分化为角膜基质细胞的潜力，并有助于损伤后的胶原合成，这一点已被分离的人角膜基质细胞原代培养的体外研究所证实（Chinnery et al.，2017）。

4.1.3　在病理学中的作用

角膜可能因感染、损伤、眼表应激或移植排斥反应而受到生理上的挑战。在一些使用巨噬细胞Fas诱导凋亡（macrophage Fas-induced apoptosis, MaFIA）的小鼠研究中，表达集落刺激因子-1受体（CSF-1R）的巨噬细胞可以有条件地被诱导凋亡，利用这种模型可以证实组织常驻巨噬细胞在对包括高传染性在内的病原体产生先天性炎症反应的过程中起重要作用。

巨噬细胞是与损伤相关的角膜血管生成（hemangiogenesis，HA）和淋巴管生成（lymphangiogenesis，LA）的重要介质，但我们对巨噬细胞在角膜损伤和淋巴管生成中的分子调节机制仍缺乏了解。采用两种不同的小鼠急性（角膜穿孔切口损伤）和慢性（角膜缝合放置模型）角膜损伤模型，对角膜损伤早期和晚期阶段巨噬细胞在角膜HA和LA中的不同功能进行了研究。研究证实，在角膜损伤早期，巨噬细胞对损伤介导的角膜HA和LA的起始和发展至关重要；在角膜损伤晚期，巨噬细胞对已形成的角膜淋巴管起着维持作用；此外，还观察到巨噬细胞在淋巴管生成中的作用与其受角膜损伤程度的影响。角膜穿孔切口损伤主要激活具有淋巴管生成潜能的巨噬细胞，然而角膜缝合损伤激活的巨噬细胞，同时具有外周血管和淋巴管生成的潜能（Kiesewetter et al.，2019）。

角膜中的巨噬细胞可以利用CD64$^+$进行鉴定，CD64$^+$细胞可被CCR2抗原分为CCR2$^-$和CCR2$^+$两种细胞亚群。其中，CCR2$^-$巨噬细胞被发现在胚胎期12.5天（E12.5）时就出现在了角膜中，而CCR2$^+$巨噬细胞直到E17.5时才出现在角膜中。这些群体表现出不同的表型、基因表达谱和维持机制，并以各种方式参与角膜创口的愈合。CCR2$^+$巨噬细胞在角膜创口愈合的初始阶段表现出促炎能力，而CCR2$^-$巨噬细胞在角膜创口愈合的后期发挥了抑炎作用。缺失任何一群细胞均会造成角膜创口愈合的延迟。研究表明，组织常驻巨噬细胞可以起源于卵黄囊的c-Myb$^-$ EMPs、胎儿肝脏的c-Myb$^+$ EMPs和位于胎儿肝脏或骨髓中的造血干细胞（hematopoietic stem cell，HSC）。c-Myb$^+$ EMPs和HSC在成为巨噬细胞之前都会分化为单核细胞，而c-Myb$^-$ EMPs不经过单核细胞阶段，直接分化为巨噬细胞（Wu et al.，2020；Liu et al.，2017）。

4.2 葡萄膜中的巨噬细胞

葡萄膜中含有两种丰富的常驻细胞网络，即巨噬细胞和DCs，后者主要起捕捉血液中和眼内抗原的作用。

4.2.1 虹膜和睫状体巨噬细胞

虹膜是一种环状的可收缩结缔组织，可通过扩张和收缩来调节通过其中心孔径的光线。它具有富含黑色素细胞的高度血管化的结缔组织间质，其背面由形成扩张瞳孔肌的修饰上皮和着色上皮组成。人虹膜中主要的常驻白细胞是巨噬细胞和DCs，以及少量肥大细胞（Yoshida et al.，2000）。虹膜的后部是睫状体，睫状体产生房水，充满眼前房。睫状体上皮的内层紧密连接，这是血眼屏障的关键组成部分，可抑制大分子和循环免疫细胞的运动，因为这些大分子和循环免疫细胞可能影响眼基质的透明度。虹膜和睫状体巨噬细胞的主要功能是限制眼前房暴露于外源性抗原面前，从而产生不必要的免疫反应。

4.2.2 在稳态和病理状态中的作用

在虹膜和睫状体中，巨噬细胞对黑色素颗粒的吞噬作用至关重要，其可确保多余的色素颗粒被保留在一定范围内，而不是释放到眼前房中。因为在眼前房，这些色素颗粒可能会扰乱视轴的清晰程度或阻塞房水从眼前房流出。一些虹膜色素负载细胞具有巨大的摄入和储存能力，可解决从黑色素细胞和萎缩的虹膜色素上皮细胞释放的大量色素（Wobmann and Fine，1972）。色素播散综合征是一种色素颗粒从上皮细胞过度脱落的情况，可导致致盲性高眼压和青光眼（Schraermeyer et al.，2009）。还有一些其他潜在的涉及大的含碎片的巨噬细胞致盲情况，如溶血性青光眼（充满晶状体碎片的巨噬细胞）、黑色素瘤性青光眼（葡萄膜黑色素瘤中含黑色素的巨噬细胞）、溶血性和血影细胞青光眼（眼睛出血后含红细胞或血影细胞的巨噬细胞）（Ueno et al.，1989；McMenamin and Lee，1986）。

4.3 脉络膜的巨噬细胞

4.3.1 分布与表型

在健康的脉络膜中，巨噬细胞是常驻细胞。它们的基本功能是在细胞更替的正常过程中清除碎片、死亡细胞和垂死细胞。脉络膜是位于视网膜后方的富含黑色素细胞的疏松血管结缔组织，由单层立方RPE隔开，其屏障特性对神经视网膜血管周隙$ED1^+$ $ED2^+$ $ED3^+$（$CD68^+$ $CD163^+$和$CD169^+$）的巨噬细胞维持正常的功能至关重要（Krause et al.，1996）。这些巨噬细胞中有一小部分表达MHC-Ⅱ$^+$（$OX6^+$），但大多数MHC-Ⅱ$^+$细胞被认为是DCs，因为其不表达ED2或ED3标志物（Butler and McMenamin，1996）。

正常衰老的脉络膜含有几种组织巨噬细胞，但其中只有少数（约35%）可在黄斑下被明显激活

（即表达HLA-DR）。大多数巨噬细胞呈分枝形态，被命名为抑炎M2巨噬细胞（McWhorter et al.，2013）。

这一结论得到了M1和M2巨噬细胞转录本的定量实时聚合酶链式反应的支持（Cao et al.，2011）。该反应表明在衰老的年龄相关性黄斑变性（age-related macular degeneration，AMD）眼睛中，M2巨噬细胞的趋化因子转录本比率较高，M1-M2趋化因子转录本比率较低（Condren et al.，2013；McLeod et al.，2016）。

4.3.2 在病理状态中的作用

在AMD早期，巨噬细胞局限于布鲁赫膜的病理区域，在这里它们将病理过程引入到布鲁赫膜的沉积物中，可能是为了清除碎片。这些沉积物中有几种可以激活巨噬细胞的分子，包括C3a和C5a（Crabb et al.，2002；Nozaki et al.，2006）。在正常人的眼睛中，常驻脉络膜巨噬细胞不表达诱导型一氧化氮合酶（inducible nitric oxide synthase，iNOS），但当软的脉络膜小疣或连续的厚的基底层沉积物存在时，巨噬细胞可以表达iNOS（M1巨噬细胞的一个代表性物质），并移动至布鲁赫膜。这些脉络膜与抗电离钙结合的衔接分子1（antiionized calcium-binding adapter molecule 1，anti-IBA1）抗体一起孵育以标记巨噬细胞，与抗人白细胞抗原-相关抗原D（antihuman leukocyte antigen-antigen D-related，anti-HLA-DR）抗体一起孵育作为巨噬细胞的激活标志，与荆豆（Ulex europaeus）凝集素一起标记血管。使用共聚焦显微镜对整个铺片拍照成像，统计斑疹下、副斑疹和非斑疹中IBA1-和HLA-DR阳性（活化）细胞，并观察细胞的体积和形状，可见黄斑下的HLA-DR阳性巨噬细胞在AMD的各个阶段均显著增加，且在黄斑下脉络膜中明显变得更圆、更小，提示其已被激活（McLeod et al.，2016）。

4.4 视网膜小胶质细胞

4.4.1 分布与表型

视网膜是一个复杂的组织，具有多层高度有序的细胞。其复杂的结构使其对超出稳态范围的外部或内部扰动特别敏感。这就需要对视网膜进行持续监测，以发现有害刺激。这一任务主要由小胶质细胞完成，作为一种常驻视网膜的巨噬细胞，它们可以为短暂的病理生理损伤提供神经保护。然而，在持续的病理刺激下，小胶质细胞的炎症反应会变得失去控制，通常会造成疾病的进一步恶化（Rashid et al.，2019）。葡萄膜炎患者由于免疫介导的损伤，在持续炎症后经常遭受严重的视力丧失。视网膜上有小胶质细胞，这些是常驻的免疫细胞，被认为是引发视网膜炎症的关键群体。小胶质细胞是激发视网膜自身免疫反应所必需的，因为去除小胶质细胞可以完全阻断疾病。自身免疫性葡萄膜炎是一种严重威胁视力的疾病，被定义为葡萄膜组织和视网膜的自身反应性免疫反应。因此，在小胶质细胞介导自身反应性免疫细胞进入视网膜的过程中，去除小胶质细胞可以使得循环的免疫细胞不能进入视网膜（Okunuki et al.，2019）。

4.4.2 靶向小胶质细胞治疗视网膜退行性疾病

小胶质细胞同时参与视网膜的生理和病理生理功能。因此，尽管过度反应性小胶质细胞的神经炎症反应在视网膜退行性疾病的发生和发展中起着重要作用，但完全阻断视网膜小胶质细胞的功能将导致不良影响。因此，治疗视网膜退行性变的有效免疫治疗方法是抑制那些失调的小胶质细胞介导的促炎反应，同时增强其有益的神经保护功能（Rathnasamy et al.，2019）。

4.4.3 视网膜小胶质细胞的功能

据报道，小胶质细胞源的神经生长因子对发育过程中神经元细胞的死亡至关重要（Rathnasamy et al.，2019）。研究发现，小胶质细胞具有极强的运动能力，并且具有收缩和延伸的倾向，从而确定了小胶质细胞在神经可塑性、神经发生、突触修剪、突触结构和功能的维持以及炎症反应调节等方面具有一系列作用（Lee et al.，2008；Huang et al.，2012；Schafer et al.，2012；Wang et al.，2016；Wang et al.，2014）。此外，由于小胶质细胞常与发育中的血管系统紧密共存，它们可能参与视网膜血管的生成，因此抑制小胶质细胞的反应被认为是一种治疗视网膜疾病的潜在方法（Checchin et al.，2006；Fischer et al.，2015）。

4.4.4 吞噬作用

小胶质细胞的吞噬功能取决于它们摄取静脉注射示踪剂异硫氰酸罗丹明B的能力，这种示踪剂可以渗入未成熟的视网膜（Zeng et al.，2000）。研究表明，成人视网膜中的小胶质细胞在轴突切开术等干预后会被激活，从而清除受损的神经元。在激光诱导的高眼压小鼠模型中，棒状形态的小胶质细胞与退化的视网膜节细胞（retinal ganglion cell，RGC）密切相关，或在视神经横断大鼠模型中参与对RGC的吞噬（Yuan et al.，2015）。从这些研究中可以明显看出，视网膜中的细胞碎片主要由小胶质细胞清除。

一些研究揭示了小胶质细胞吞噬的分子机制。在中枢神经系统中，微生物病原体通过TLRs、β-葡萄糖受体（dectin-1）、Fc受体、补体受体和清道夫受体进行识别（Maneu et al.，2011）。在这些受体中，TLRs和Dectin-1由视网膜内的常驻小胶质细胞表达，并可促进传染性微生物的清除。例如，利用Dectin-1的抗体中和该受体后，会导致视网膜小胶质细胞对白色念珠菌的清除减少。此外，用TLR2受体激动剂预处理视网膜小胶质细胞可增加小胶质细胞对金黄色葡萄球菌的吞噬活性（Rathnasamy et al.，2019）。

4.5 其他眼部巨噬细胞

成年人的晶状体中除了晶状体上皮细胞之外，没有巨噬细胞或其他类型的细胞。巨噬细胞对于消除晶状体血管膜和瞳孔膜至关重要，这些临时血管网络主要起着滋养发育过程中的晶状体的作用，直到这一任务由房水来代替执行（Chinnery et al.，2017；McMenamin et al.，2002）。许多巨噬细胞可能以玻璃体巨噬细胞或玻璃体细胞的形式保留在眼睛中，这些细胞在小鼠眼睛中表达特征性巨噬细胞/髓细胞标志物，如F4/80、Iba-1、CD169和CD11b，在大鼠中表达ED2（Qiao et al.，2005）。玻璃体细胞（hyalocytes）基本位于视网膜ILM和玻璃体膜之间，玻璃体膜是凝结的玻璃体胶原蛋白的包裹层。玻璃体细胞在成人眼睛中的确切作用仍有待确定，但据报道，它们的形态、激活状态和数量的增加可能是糖尿病模型和全身感染因子暴露的病理变化的早期迹象（Vagaja et al.，2012）。巩膜是眼睛的外层保护层，巩膜中也有巨噬细胞（Xu et al.，2007）。在正常的人类巩膜外有大量的$CD68^+$ $CD11b^+$ MHC II^+ LYVE-1^+ $CCR7^+$细胞，这些细胞被认为是M1巨噬细胞（Liu et al.，2017；Schlereth et al.，2016；McKay et al.，2019；Xiao et al.，2011）。HSV-1感染是神经营养性角膜炎发生的主要诱因之一，其特征是由于角膜感觉神经的损伤，角膜的感觉能力下降或消失（Chucair-Elliott et al.，2017）。Chucair-Elliott等研究了全身给予AP20187二聚体或溶剂的MaFIA转基因C57BL/6小鼠，通过流式细胞术评估其角膜、淋巴结和血液中$CD45^+$ $CD11b^+$ GFP^+细胞的耗竭情况。对野生型与MaFIA转基因小鼠进行比较后发现，AP20187可以有效去除MaFIA小鼠组织中的$CD45^+$ $CD11b^+$ GFP^+细胞。尽管与溶剂组相比，角膜中的病毒含量没有变化，但AP20187处理引起的$CD45^+$ $CD11b^+$ GFP^+细胞在角膜感染中的减少与角膜神经结构和功能的维持、炎症细胞因子蛋白浓度的降低以及STAT3活化的降低相关。因此得出结论，在HSV-1感染后，浸润的巨噬细胞是神经退化的初始效应因子（Chucair-Elliott et al.，2017）。

5 在眼病中靶向巨噬细胞的纳米载体

纳米医学和纳米递送系统是一门相对较新但发展迅速的学科，纳米尺寸的材料可以作为诊断工具，以可控的速度将治疗药物运送到特定的靶点。纳米技术通过促进药物的精准定位和靶向递送，在治疗慢性疾病方面提供了多种益处。近年来，纳米药物（化学治疗剂、生物制剂、免疫治疗剂等）在各种疾病治疗中的一些杰出应用已被报道（Patra et al.，2018）。然而，某些问题仍有待解决，旨在开发一种先进的技术，成功地将药物输送到眼部特定部位（Casettari and Illum，2014；Obeid et al.，2017）。接下来将介绍近年来成功应用的各种药物递送系统。

5.1 聚合物纳米颗粒

纳米颗粒已经成为一种有价值的技术，可以克服药物或其生物活性物质在生物环境中的低稳定性，并跨越生物屏障输送药物。尽管纳米颗粒提供了这一可能，但装载大量DNA对于成功进行基因传递仍是一个挑战（Pannier and Segura，2013）。聚合物纳米颗粒已被证明是一种可行的治疗工具，其具有控制眼内炎症的潜力。自身免疫性葡萄膜炎是一种眼膜疾病，发病部位为眼后房。纳米颗粒载体已被报道可以用于治疗自身免疫性葡萄膜炎，且副作用明显降低（Bittencourt et al.，2012）。纳米载体可促进吲哚美辛通过黏膜途径进入眼内（Diebold and Calonge，2010）。玻璃体腔注射后，含有地塞米松（dexamethasone，DEX）的聚乳酸-共乙醇酸纳米颗粒能够在眼球各层维持药物浓度的时间较长，这表明它们可被用于治疗眼后房疾病（Zhang et al.，2009）。另外，含有磷酸倍他米松的隐形纳米类固醇被包载在具有生物相容性和可生物降解的混合纳米颗粒聚乳酸（poly lactic acid，PLA）均聚物和聚乙二醇嵌段-聚乳酸共聚物中后，可降低EAU大鼠的实验评分，并通过延长血液循环时间，减少EAU视网膜的炎症细胞因子（Sakai et al.，2011）。用唾液酸-Lewis X偶联脂质体制备的地塞米松纳米颗粒能够选择性靶向治疗自身免疫性葡萄膜视网膜炎（Hashida et al.，2008）。PLA纳米颗粒包载的磷酸倍他米松通过静脉注射给EAU大鼠7天后，活化的T细胞和巨噬细胞浸润减少，并伴随米勒细胞的过度增大（Sakai et al.，2006）。聚乙二醇（polyethylene glycol，PEG）包载的莫西芬纳米颗粒（NP-PEG-TAM）通过玻璃体腔注射给可溶性抗原（S-Ag）诱导的EAU大鼠后，可以明显减少EAU大鼠的MHC Ⅱ$^{+}$炎症细胞、肿瘤坏死因子-α（TNF-α）、IL-1β和RANTES的mRNA数量（de Kozak et al.，2004）。

注射可生物降解的聚合物纳米颗粒可减少由AMD引起的脉络膜新生血管化，且没有任何毒性副作用（Kim and Csaky，2010）。玻璃体腔注射的包载碱性成纤维细胞生长因子的纳米颗粒（bFGF-NPs）可通过阻止大鼠视网膜细胞的凋亡，并且避免光感受器的退化（Sakai et al.，2007）。视网膜下递送PEG取代的赖氨酸肽（CK30PEG）包载的DNA纳米颗粒可促进视网膜细胞进行有效的基因表达。在视网膜下注入PEG取代的赖氨酸肽包载的DNA纳米颗粒后，炎性细胞因子、MCP-1、趋化因子库普弗细胞（KC）、巨噬细胞标志物F4/80或髓系标志物髓过氧化物酶（myeloperoxidase, MPO）恢复到了对照组的水平（Ding et al.，2009）。

5.2 聚合物胶束

聚合物胶束是由两亲性共聚物自组装而成的核壳纳米颗粒。这些载体能将疏水性药物包裹在其核心部位。聚合物胶束的制备方法有直接溶解法、溶剂蒸发法和共溶剂蒸发法。胶束纳米颗粒具有黏附性强、水溶性高、体积小、能形成透明溶液、稳定性强、负载能力强、生物相容性好、表面修饰简单、生产简单、成本效益高以及实现药物控释等优点，在眼前房和眼后房病变中均有广阔的应用前景。各种类型的聚合物材料被用于制作胶束体系和眼科药物递送系统的配方，例如pluronic-壳聚糖、聚羟乙基、天冬酰胺、甲氧基聚乙二醇-聚ε-己内酯、pluronic F127和人参皂苷Rb1等。基质的亲水性给疏水性药物的使用带来了困难，而胶束的亲水性外壳提高了药物的稳定性和延长了半衰期，有效延长了药物的循环时间，提高了其生物利用度（Attama et al.，2016；Aliabadi et al.，2007；Zhao et al.，2016）。使用聚乙烯醇己内酰胺-聚乙烯醇-聚乙二醇制备的姜黄素纳米微粒，被用于治疗眼部炎症（Gorantla et al.，2020）。聚合物胶束为改善治疗药物对角膜和结膜的穿透性、维持药物浓度和减少对全身的副作用提供了一种可行的策略。另外，由mPEG-PLA自组装的胶束显示出更高的药物穿透能力，对眼睛无刺激，对细胞只有轻微的毒性（Yu et al.，2018）。

5.3 树状聚合物

树状聚合物是一种具有树形组装特征的纳米结构聚合物，已成为一种可行的药物和基因传递载体，具有各种潜在应用。树状聚合物具有高密度的表面官能团，能够调节局部环境，允许独特的组织相互作用，因此对该聚合物的应用可能成为一种新兴的疗法（Menjoge et al.，2010）。小胶质细胞的活化和伴随的神经炎症在几种视网膜疾病的发病机制中起着至关重要的作用。玻璃体内和全身给药的树状聚合物可以靶向活化的小胶质细胞。一系列的研究为开发树状聚合物分子药物，将其用于治疗与小胶质细胞或巨噬细胞激活相关的视网膜疾病（如年龄相关性黄斑变性、糖尿病性视网膜病变和视网膜变性）提供了理论基础。

聚酰胺-胺（PAMAM）树状聚合物为选择性靶向免疫细胞、评估免疫细胞动力学和功能提供了新的机会。与树状聚合物结合的药物使人们对活化的小胶质细胞和巨噬细胞在再生过程中的作用有了更深入的了解。此外，据报道，与类似的游离药物治疗相比，将药物偶联到树状聚合物上对细胞和生物体的毒性相对较小，这可能是由于在没有炎症的情况下，肾脏可以快速清除残留的药物（Sharma et al.，2018）。研究发现，右美托咪定与G4 PAMAM树状聚合物结合后可显著降低其毒性，提高其促进神经元再生的能力，并可在心脏注射时靶向死亡的杆状细胞和活化的小胶质细胞/巨噬细胞（Soiberman et al.，2017）。该研究表明，树状聚合物首先靶向死亡的神经元，然后在吞噬性小胶质细胞/巨噬细胞中积累。这些新的发现证明树状聚合物纳米颗粒具有很强的治疗潜力（Iezzi et al.，2012；Sharma et al.，2017）。

PAMAM树状聚合物可以靶向视网膜神经炎症激活的小胶质细胞。树状聚合物通过静脉注射或玻璃体内注射后会被活化的小胶质细胞吞噬。此外，研究发现，当小胶质细胞吞噬树状聚合物时，其他类型的细胞不能吸收该聚合物。该聚合物可在小胶质细胞中停留约21天。缺血/再灌注（ischemia/reperfusion，I/R）损伤已被看作慢性青光眼、糖尿病性视网膜病变和视网膜分支静脉阻塞（branch retinal vein occlusion，BRVO）等疾病的重要特征。I/R损伤涉及视网膜和脉络膜血管阻塞，可导致血流减少和组织缺氧（Kambhampati，2014）。

5.4 脂质体

在过去的十年中，脂质体制剂作为眼科药物输送的载体得到了广泛的研究。脂质体是可生物降解和具有生物相容性的载体，主要由磷脂酰胆碱和其他成分（如胆固醇和脂缀合亲水聚合物）组成。通常会通过加入各种生物黏合剂和渗透增强聚合物来增加脂质体对角膜的黏附和渗透。在眼后房疾病中，脂质体可以延长药物在玻璃体内的半衰期和靶向视网膜的药物递送（Mishra et al.，2011）。血管活性肠肽（vasoactive intestinal peptide, VIP）是一种免疫调节神经肽，其通过调节巨噬细胞、T淋巴细胞和DCs的活性参与调节眼免疫反应（Torchilin，2005；Taylor et al.，1994）。研究人员将以VIP包载的罗丹明偶联脂质体经静脉注射至健康雄性Lenis大鼠体内，通过检测Rh-Lip和VIP-Rh-Lip以评价其治疗眼部炎症的潜力。研究发现经玻璃体内注射后，脂质体会被视网膜米勒神经胶质细胞、巨噬细胞和罕见的浸润活化巨噬细胞内化（Lajavardi et al.，2007）。大部分脂质体能够通过结膜淋巴转运到颈部淋巴结。通过巨噬细胞内化的VIP-Rh-Lip会在眼组织和颈部淋巴结内缓慢释放。脂质体包载的VIP经静脉注射后可通过调节眼部免疫微环境治疗葡萄膜炎和其他免疫介导的眼病（Camelo et al.，2007）。据报道，氯膦酸盐脂质体（CL2MDP-lip）可抑制Brown Norway大鼠眼睑结膜炎中巨噬细胞的浸润，减少结膜中ED2阳性巨噬细胞的数量。而ED1阳性巨噬细胞的浸润仅可在卵清蛋白（OVA）处理前注射CL2MDP-lip得到控制（Fukushima et al.，2005）。脂质体在玻璃体中的半衰期可延长，且毒性较低（Bochot et al.，2002）。然而，由于较低的生物黏附性，它们进入深层组织的途径受到限制。

各种生物大分子（如聚合物和配体）已被应用于脂质体，目的是提高转运效率（Ravar et al.，2016）。PAMAM G3.0是聚氨基胺树状聚合物的第三代配方，具有典型的树枝状分支和高密度的功能氨基，是一种出色的药物递送平台（Wang et al.，2011；Choi et al.，2010；Biswas et al.，2013）。它还呈现出具有大量内部疏水腔的球形结构，可以像胶束一样包封药物，这也可以改变脂质体结构，以实现靶向作用（Gopidas et al.，1991；Jansen and Meijer，1994；Jansen et al.，1995）。

5.5 纳米脂质载体

纳米脂质载体（NLCs）是下一代固体脂质纳米颗粒（SLNs），可以解决SLNs可能存在的问题（Naseri et al.，2015）。由于脂质的存在，NLCs具有生物相容性且无毒（Haider et al.，2020）。同时，NLCs由于其纳米级的尺寸而具有黏附特性，还可以促进眼药的吸收（Souto et al.，2010）。传统胶体分散系统的主要缺点是黏度低，可被眼球的先天防御机制迅速消除（Hao et al.，2014）。NLCs作为一种可行的药物载体，已被广泛用于治疗眼部疾病，包括从常见的眼部炎症到局限于眼后房的感染（Luo et al.，2011；Balguri et al.，2016）。使用阳离子表面活性剂或聚合物可使载体通过静电力与带负电荷的黏膜表面结合，从而延长载体在眼睛中的滞留时间，延长药物的作用时间（Andrade et al.，2016）。NLCs的黏附特性增加了其与角膜的相互作用，并延长了其在角膜的滞留时间，改善了对眼后房的渗透性，提高了生物利用率，并减少了副作用。NLCs的开发还应着眼于满足工业需求，如扩大规模、认证和验证、简单的技术和低成本等（Shidhaye et al.，2008）。

棕榈酰乙醇酰胺（PEA）是内源性大麻素（AEA）的内源性同系物，具有强大的抗炎活性，并有潜力应用于各种病理状态和生物系统，包括视网膜。PEA对几种视网膜疾病（包括糖尿病性视网膜病变和青光眼）有较好的疗效。据报道，PEA可以降低糖尿病大鼠的视网膜炎症程度，同时保护血-视网膜屏障（Petrosino and Di Marzo，2017）。此外，研究发现全身性PEA治疗可以改善青光眼患者的视野，降低眼压（Costagliola et al.，2014）。一些研究表明，这些胶体纳米系统的治疗剂具有优越的眼部生物利用度，这可能是因为上皮细胞的滞留时间和吞噬作用得到了延长和改善（Balguri et al.，2016）。NLCs已被研究用于治疗眼部炎症、感染、青光眼以及影响眼后房的各种病症（Araújo et al.，2011）。涉及巨噬细胞递送的布帕伐醌研究表明，当同时使用Tween 80和Kolliphor P188时，需要超过3%的表面活性剂才能满足脂质体的低粒径，并使固液脂质比达到2.75及以上（Subramaniam et al.，2020）。炎症部位的巨噬细胞表面有甘露糖受体过表达，因此NLCs可以被甘露糖包裹从而更好地靶向巨噬细胞（Xiao et al.，2011）。巨噬细胞和淋巴细胞通过释放多种促炎细胞因子（如IL-6、TNF-α和NO）来响应某些刺激（如脂多糖），在宿主急性或慢性炎症中发挥着重要作用（Patel et al.，2013）。如先前报道的，巨噬细胞和中性粒细胞的浸润主要与葡萄膜炎的发生和血水屏障的破坏有关。小鼠成纤维细胞系（L-929细胞）、小鼠巨噬细胞系（RAW 264.7细胞）和人角膜上皮细胞系（HCEC细胞）被用来评估TA-SA/PECE纳米颗粒的体外细胞毒性（Huang et al.，2018）。局部给予含α-松油醇（α-terpineol，αT）的NLCs可在感染后第5天显著减少角膜中的细菌数量。αT-NLCs的保护作用表现为可改善角膜组织病理学性质，降低各种炎症标志物的水平，包括MPO和反应性氮中间物（reactive nitrogenintermediate，RNI）。此外，αT-NLCs通过控制感染眼睛中的炎症细胞因子、TNF-α、MIP-2和IL-2的产生来体现其免疫调节作用。此外，体外研究显示，当αT--NLCs存在时，铜绿假单胞菌对血清和巨噬细胞的敏感性明显增强。αT-NLCs还表现出对铜绿假单胞菌的强效抗生物膜作用，荧光显微镜分析证实，这可用于治疗铜绿假单胞菌引起的生物膜相关性角膜炎（Bose et al.，2020）。

5.6 囊泡

囊泡是球形的，由微观层状结构（单层或多层）组成。双分子层由含（或不含）胆固醇和电荷诱导剂的非离子表面活性剂形成。不同类型的表面活性剂以不同的组合和摩尔比形成囊泡（Yeo et al.，2018）。囊泡根据大小可分为3种，即小单层囊泡（0.025~0.05 mm）、多层囊泡（0.05~0.1 mm）和大单层囊泡（>0.1 mm）（Kazi et al.，2010）。Pardakhty等利用囊泡包载水溶性抗生素硫酸庆大霉素，研究了其释放速率，发现与常规药物溶液相比，脂质体包载的药物释放速度相对缓慢（Pardakhty et al.，2011）。与已上市产品相比，以壳聚糖包载的马来酸噻吗洛尔囊泡对眼压有更好的治疗作用，副作用更小。以囊泡为基础的复合药物的释放情况可通过采用配方中不同的胆固醇百分比进行调节（Abdelbary and El-Gendy，2008）。Farmoudeh等报道，载亚甲基蓝的微粒配方具有高包封效率和足够的稳定性。生化和宏观研究表明，囊泡处理组的手术伤口恢复率更高（Farmoudeh et al.，2020）。Akbari等报道，纳米囊泡对小鼠巨噬细胞样J774细胞内金黄色葡萄球菌感染具有抗菌活性。据报道，纳米颗粒的大小和组成可以影响其体外生物学特性。与其他尺寸的囊泡相比，300~600 nm尺寸的囊泡被巨噬细胞吞噬的可能性更大。囊泡包载的环丙沙星（CPFX）的最低抑制浓度比游离CPFX低得多。此外，CPFX的大量包封提高了细胞内抗菌活性，而游离CPFX对根除细胞内金黄色葡萄球菌无效（Akbari et al.，2013）。研究发现，纳他霉素囊泡与酮酸三丁三醇结合作为眼部纳米载体对于治疗念珠菌性角膜炎很有前途（El-Nabarawi et al.，2019）。

6 结论

在过去的几十年里，通过临床前期研究、人体眼组织分析和临床试验，眼免疫学领域的研究取得了很大进展（图4-28）。这些发现明确指出了与巨噬细胞相关的特定分子靶点，这对在临床上制订各种潜在的治疗策略至关重要。但在这些研究转化成为现实之前，有一些问题必须解决，如：关注视网膜免疫细胞群的实验研究，包括将视网膜小胶质细胞、巨噬细胞的表型和功能与疾病联系起来，并确定补体级联中的最佳靶点；关注免疫调节化合物的临床研究；关注脉络膜生物特性的研究（因为它可能是视网膜的保护性免疫屏障）等。

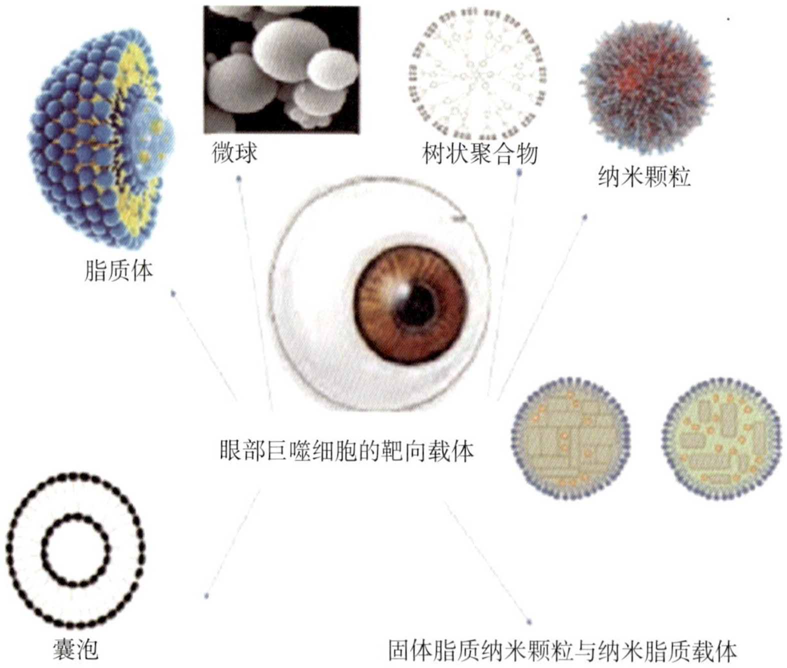

图4-28 靶向眼部巨噬细胞的新型药物传递系统

（刘俊 译）

（张灵敏 审校）

靶向巨噬细胞治疗艾滋病

Sakshi Nainwani, Anushka Tyagi, Yashwant V. Pathak, and Swati Gupta

【摘要】艾滋病是一种对全球人类造成威胁的疾病，近2500万人死于此疾病，全球约有4000万人感染。

巨噬细胞是艾滋病病毒最喜欢的生存场所，它们可以感染巨噬细胞和单核细胞，从而导致提供免疫力的T淋巴细胞衰竭。最糟糕的是，巨噬细胞存在于身体的所有部位和组织中，因此病毒能够迅速在人体中传播。细胞死亡会使人虚弱，然而病情并未就此结束。很少有细胞能存活下来，而存活的细胞则成了“罪魁祸首”——艾滋病病毒的潜在储存库。潜伏病毒储存库是指在感染艾滋病病毒后仍能存活的细胞。大多数细胞在这个过程中被杀死或被感染，所以，完全消灭艾滋病病毒的主要问题在于消灭这些潜伏的病毒储存库，这些病毒储存库的存活过程仍然不清楚。那么，如何治疗这种致命的疾病呢?

在本文中，我们将学习艾滋病病毒的生理学，了解它是如何进入人体的，如何在全身传播，以及如何使用各种常规和最新的方法进行治疗。常规疗法包括各种抗逆转录病毒疗法和酶抑制剂疗法，如应用RTIs、NNRTIs、NRTIs、蛋白酶抑制剂、融合抑制剂和各种其他阻断剂的疗法，新方法包括应用碳水化合物结合剂、PI3K/Akt干扰剂、siRNA的疗法及免疫疗法、冲洗疗法等。

目前已开发了多种纳米载体以靶向治疗HIV，包括脂质体、纳米颗粒、树状大分子、生物偶联物、固体脂质纳米颗粒和乙醇体。

【关键词】HIV-1；巨噬细胞；Nef；Tat；Vpr；抗逆转录病毒治疗；潜伏期；纳米载体

1 引言

人类免疫缺陷病毒（HIV）属于一种逆转录病毒，其核糖核酸（RNA）基因组被蛋白质包膜包裹。人一旦感染了艾滋病病毒，免疫系统会随着时间的推移而逐步受损，从而发展成艾滋病。艾滋病即获得性免疫缺陷综合征（“综合征”指一组症状），这是艾滋病的最后阶段，此时免疫系统功能低下而无法抵御普通的感染。当细菌或病毒等入侵人体时，它们会导致疾病的发生。由于人体免疫系统功能低下，也易感染其他疾病，这些疾病被称为机会性疾病。如果感染艾滋病病毒合并两种或两种以上的机会性疾病，那么就可以诊断为艾滋病。

艾滋病病毒的传播途径有：①与感染者发生性接触；②输注受污染的血液和血液制品；③共用有病毒的针头，如静脉注射毒品；④母婴传播。因此，易感染高危人群包括有多个性伴侣者、静脉注射毒品的吸毒者、需要定期输血者，以及经感染艾滋病病毒的母体分娩的婴儿（Kumar and Herbein，2014）。

目前，艾滋病病毒有两种类型，即HIV-1型和HIV-2型。

HIV-1型病毒也被称为厌食性生物，是美国最主要的流行株。HIV-2型病毒最早于1985年在非洲被发现，与HIV-1完全不同，它与猴病毒非常相似，猴病毒会感染圈养的猕猴。感染非洲灵长类动物的猿猴病毒有可能通过跨物种传播最终在人类中造成病毒流行。

巨噬细胞和T淋巴细胞是艾滋病病毒感染的主要目标，艾滋病病毒也可以感染各种类型的细胞。巨噬细胞是一种具有功能性吞噬作用的免疫细胞，具有趋化性定向运动的特点，可以定向转移到感染部位，它们的主要功能是清除病原体和细胞碎片。巨噬细胞的另一个功能是模拟抗原呈递细胞并成为先天免疫和后天免疫的介质。巨噬细胞是艾滋病病毒的有效储存库。巨噬细胞呈递病原体抗原肽，通过主要组织相容性复合体Ⅱ（MHCⅡ）途径分化$CD4^+$ T淋巴细胞。通过巨噬细胞和T淋巴细胞之间的信息交换，艾滋病病毒从巨噬细胞传播到T淋巴细胞。它不仅会扩散，还会释放细胞毒性因子，促进$CD4^+$ T淋巴细胞和$CD8^+$ T淋巴细胞的凋亡。艾滋病病毒最终可导致这些细胞（$CD4^+$ T淋巴细胞和$CD8^+$ T淋巴细胞）被破坏。由于艾滋病病毒在巨噬细胞中的停留时间较长，因此在相当长的时间内，巨噬细胞是感染者体内产生艾滋病病毒的最大来源。巨噬细胞存在于每个器官中，因此艾滋病病毒可以感染全身，包括大脑和肺，并且可以躲避免疫系统而存活。在中枢神经系统（CNS）中，存在各种类型的巨噬细胞，如脑膜巨噬细胞、实质小胶质细胞、脉络膜丛巨噬细胞和血管周围巨噬细胞，这些巨噬细胞都表达病毒共受体，易受艾滋病病毒感染。

在上述细胞中，血管周围的巨噬细胞是艾滋病病毒在CNS中的主要靶点，这些细胞可以在整个感染过程中清除病毒DNA，这表明血管周围巨噬细胞是艾滋病病毒的储存库。肺泡巨噬细胞是艾滋病病毒在肺中的主要靶点（Jambo et al.，2014）。与CNS和肺不同，胃肠道（GIT）巨噬细胞可在抗艾滋病病毒的反应中下调CD4和CD4 T淋巴细胞辅助受体CCR5。虽然这仍然是一个未解决的问题，但CD4蛋白和CCR5受体的下调可能导致GIT巨噬细胞中病毒感染的减少。艾滋病病毒也可以感染脾脏的边缘区巨噬细胞，但关于这些细胞是否是病毒储存库仍存在争议（Zaritsky et al.，2013）。

目前，抗逆转录病毒疗法也被称作“ART疗法”，现已成为最主要的治疗HIV-1型感染的方法，它能够显著抑制感染（Pomerantz and Horn，2003）。ART疗法是目前最突出和最有前途的艾滋病病毒感染治疗方法，可以帮助患者延长预期寿命。另一种被批准的艾滋病病毒感染治疗药物是逆转录酶抑制剂（RTIs）。截至目前，已有25种化合物被批准用于治疗艾滋病病毒感染。其中，近50%的化合物属于RTIs（Abbas and Herbein，2012）。RTIs有两种类型，即核苷类逆转录酶抑制剂（NRTIs）和非核苷类逆转录酶抑制剂（NNRTIs）。NRTIs以逆转录酶为靶标，该酶可将病毒基因组RNA转化为cDNA，这是艾滋病病毒生命周期中的重要一步（图4-29）。NRTIs包括恩曲他滨、替诺福韦、阿巴卡韦、拉米夫定、司他夫定、扎西他滨、去羟肌苷和齐多夫定（Perno et al.，2006）。

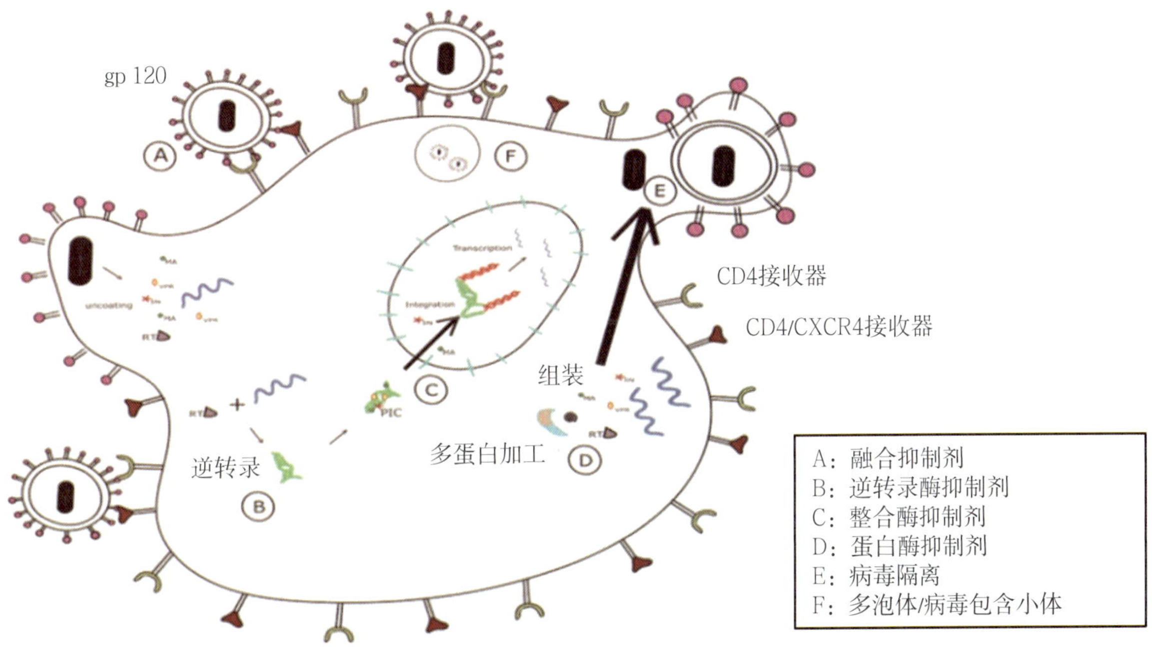

图4-29　抗逆转录病毒药物靶向艾滋病病毒生命周期中的关键环节

蛋白酶抑制剂（protease inhibitor，PI）也是一种艾滋病病毒感染的治疗药物。与RTIs不同，PI只在艾滋病的一个阶段起作用，即整合后阶段（Greenhead et al.，2000）。PI主要结合在艾滋病病毒蛋白酶的活性位点上，使其失去功能。PI对急性或慢性感染的巨噬细胞和$CD4^{+}$ T淋巴细胞都有效。因此，在本文中，我们将了解艾滋病病毒如何与巨噬细胞相互作用并在其中复制，以及如何通过靶向巨噬细胞来治疗艾滋病，同时将了解一些新的治疗方法。图4-29描述了抗逆转录病毒药物靶向HIV-1型病毒生命周期中发生的关键环节。这些药物针对病毒生命周期中的4个关键步骤，即病毒基因组进入宿主细胞、逆转录、前病毒DNA整合到宿主染色质，以及病毒编码蛋白酶加工多种蛋白。抗逆转录病毒药物（又名为融合抑制剂）的靶向步骤包括逆转录、抑制整合酶、抑制蛋白酶、靶向发现的耐药突变株。抗逆转录病毒疗法在很大程度上抑制了HIV-1型病毒的生长。值得注意的是，巨噬细胞中的病毒组装发生在质膜和病毒包含小体。图4-29中只显示了涉及的关键蛋白质。

1.1 HIV-1型病毒进入巨噬细胞

HIV-1感染始于病毒进入宿主细胞，涉及病毒物质（病毒表面化合物gp120蛋白）与CD4受体的结合。CD4受体存在于每个T淋巴细胞和巨噬细胞中（Herbein and Varin，2010）。下一步，病毒包膜与宿主细胞的细胞膜发生融合，这是由共受体（CCR5或CXCR4）的相互作用控制的。人们认为巨噬细胞有几种受体，如T淋巴细胞的CCR5受体和CXCR4受体，即嗜T淋巴细胞和嗜吞噬细胞HIV-1（Iordanskiy et al.，2013）。进一步的体内研究发现，这两种共受体都存在于巨噬细胞中，就像在T淋巴细胞中一样（Iordanskiy et al.，2013；Carter and Ehrlich，2008）。值得注意的是，自然传播的HIV-1型病毒会消耗CCR5进行感染，尽管它们的主要目标不是巨噬细胞而是T淋巴细胞。大脑的巨噬细胞（中枢神经系统小胶质细胞）通过共受体CCR5依然能被感染。人们普遍认为，这些R5和X4病毒与T淋巴细胞一起在每个巨噬细胞中进行复制。然而，它们的复制能力依赖于细胞环境，在不同细胞中复制能力也是不同的。来自巨噬细胞和T淋巴细胞的感染因子的连接是相同的，但有不同类型的宿主蛋白整合到它们的病毒颗粒中。

1.2 逆转录与多种因素在宿主中的限制

HIV-1型病毒通过CXCR4或CCR5共受体进入宿主。在这两种情况下，作为感染因子的核糖核蛋白复合体进入细胞质内部（Carter and Ehrlich，2008），病毒编码的逆转录酶利用病毒基因组RNA生成单链脱氧核糖核酸，随后形成双链DNA（Mougel et al.，2009）（图4-29）。然而，巨噬细胞中的逆转录速度略慢于T淋巴细胞中的逆转录速度。作为终分化细胞（非分裂），巨噬细胞具有前病毒脱氧核糖核酸生产的限制性脱氧核苷三磷酸（dNTP）池（Schmidtmayerova et al.，1998）。大量报道称，在原代人巨噬细胞培养物中加入脱氧核苷类物质可以提高HIV-1型病毒的逆转录率，这证明dNTP池是巨噬细胞中一个非常重要的限速因素（Furge and Guengerich，1997；Diamond et al.，2004）。

此外，巨噬细胞含有干预病毒生命周期的束缚抑制因子，这些因子被称为宿主限制因子。这些宿主限制因子包括tetherin、APOBEC3G和最近发现的SAMHD1（Sheehy et al.，2002）。APOBEC3G在产生脱氧核糖核酸时会触发G-to-A高突变。CD317/BST-2，也被称为tetherin，可阻碍病毒成分从受感染细胞中排出。HIV-1型病毒采用多种方法来击败这些限制性因素。HIV-1型病毒具有类Vif和Vpu样的超分子，它们可抑制APOBEC3G和tetherin（Sheehy et al.，2002；Koppensteiner et al.，2012），甚至有报道称发现了HIV-1 Nef超分子抑制tetherin的作用。

SAMHD1蛋白是一种吞噬细胞特异性的宿主限制因子，具有三磷酸水解酶活性，可在核苷和三磷酸中水解dNTPs。因此，SAMHD1可将巨噬细胞中的dNTP池减少到特定的水平，从而降低HIV-1基因组从RNA转化为前病毒脱氧核糖核酸（逆转录）的效率（Lahouassa et al.，2012）。然而，

HIV-2的Vpx大分子可通过连接酶，即CRL4DCAF1 E3，诱导蛋白酶体依赖性的SAMHD1降解。最近，McKnight等在寻找各种宿主限制因子的过程中，从几个人类基因中筛选并鉴定了114个对HIV-1型病毒复制有重要影响的基因。此外，这些研究还发现抑制PAF1家族蛋白会导致HIV-1型病毒复制能力升高。PAF1家族蛋白不仅仅局限于巨噬细胞，它们在几种单核细胞和T淋巴细胞中联合表达，提示其是对抗HIV-1型病毒的限制因素（Liu et al.，2011）。最近，Allouch等研究发现周期蛋白依赖酶抑制剂p21可通过干预病毒基因组的逆转录，以一种独立于SAMHD1的机制抑制HIV-1型病毒在单核细胞来源的巨噬细胞（MDMs）中的复制。此外，他们还发现p21可通过下调RNR2蛋白表达来缓解dNTP的合成，而RNR2在dNTPs的生物合成中是必需的（Allouch et al.，2013）。

1.3 核运输

HIV dsDNA（新形成的）作为预整合复合物（preintiation complex，PIC）被送到细胞核（图4-29）。与T淋巴细胞不同，PIC在巨噬细胞中被运输到细胞核并进行细胞分裂。PIC包括在新合成的dsDNA上附加逆转录酶（MA，p17）的基质、病毒蛋白R（viral protein regulatory，Vpr）、整合酶（integrase，IN）和衣壳大分子（CA）的病毒蛋白。然而，在入核前，CA与PIC逐渐分离。PIC通过Vpr、MA、IN定向到输入蛋白α/β。这些PIC蛋白在核转运中的准确性仍然是一个值得探讨的问题（Carter and Ehrlich，2008）。相对于MA和IN，Vpr缺乏核定位信号（Gallay et al.，1996；Gallay et al.，1997）。还有报道认为，输入蛋白α和Vpr之间的相互作用不仅对PIC的核运输至关重要，而且对HIV-1型病毒在巨噬细胞中的复制也至关重要（Nitahara-Kasahara et al.，2007）。此外，在原代巨噬细胞中，宿主细胞的大分子emerin（一种完整的核内膜蛋白）在病毒DNA整合到染色质中起着重要作用（Jacque and Stevenson，2006；Kobiler et al.，2012）。原代巨噬细胞缺乏胶原蛋白，其HIV前病毒DNA整合到宿主染色质颗粒的概率较低，但胶原蛋白的缺乏并不会抑制PIC进入细胞核。此外，emerin的结合伴侣LEM［LAP2（膜相关肽2）/emerin/ MAN1］对于病毒互补DNA与emerin的相互作用以及emerin支持巨噬细胞中HIV-1型病毒感染的概率影响很重要（Jacque and Stevenson，2006）。然而，一项研究表明，HIV-1型病毒在缺乏emerin的情况下仍能有效感染分裂细胞，因此有人提出emerin在HIV-1型病毒感染中的作用仅限于巨噬细胞。除了许多不同的宿主因素，有学者对HIV病毒在巨噬细胞中的生命周期进行了综合描述（Kobiler et al.，2012）。

1.4 HIV-1型病毒的转录

HIV-1型病毒的转录受病毒的长末端重复结构（LTR）与病毒蛋白和其他宿主因子共同控制，LTR的功能是促进传染性病毒因子的产生（Kilareski et al.，2009）。宿主因子包括核因子κB（NF-κB）家族、Sp家族蛋白、激活蛋白1（AP-1）、CCAAT增强结合蛋白（C/EBP）和活化T细胞核因子。一方面，LTR具有与宿主因子结合的特定结合位点。另一方面，LTR也与病毒蛋白结合，即反式激活蛋白（transactivator，Tat，也称转录反式激活因子）和Vpr，以控制HIV-1型病毒转录（Kilareski et al.，2009；Herbein et al.，2010）。宿主因子也可能是细胞特异性的，例如，C/EBP蛋白与特定的结合位点结合，对巨噬细胞中HIV-1型病毒的复制很重要，但在T淋巴细胞中并不重要（Henderson and Calame，1997）。然而，被HIV-1型病毒感染的原代巨噬细胞C/EBP结合位点可发生突变，从而不支持HIV-1型病毒的复制。另一方面，人T淋巴细胞系（Jurkat和H9）（主要是一种CD4$^+$T淋巴细胞）支持HIV-1C/EBP突变体的复制（Henderson and Calame，1997）。

1.5 HIV-1型病毒在巨噬细胞中的组装

在CD4$^+$ T淋巴细胞中，HIV-1型病毒的组装发生在质膜上，而其他组装位点尚未确定。早期发现表明，HIV-1型病毒粒子存在于多泡体（multivesicular body，MVB）或晚期内吞体（late endosome，LE）中。免疫电子显微镜的研究证实存在几种MVBs特异性标志物，包括四次跨膜蛋白、CD9、CD53、CD81和MHC Ⅱ（Tan and Sattentau，2013）。此外，未感染的巨噬细胞的HIV-1子代同时拥有这些标记，这进一步证实了巨噬细胞不受LEs或MVBs影响的事实（Tan and Sattentau，2013；Kramer et al.，2005）。然而，许多研究揭示，感染巨噬细胞中HIV-1型病毒的结构具有一些明显的特征，这些特征似乎不是LEs或MVBs的特征。这些独有的特征包括与细胞外区域的管状连接和中性氢离子浓度（Kramer et al.，2005）。病毒包含小体在巨噬细胞中充当病毒组装的结构（Tan and Sattentau，2013）。令人惊讶的是，这些病毒包含小体在未感染的巨噬细胞中存在连接，且在HIV-1型病毒感染时变得更加明显（Welsch et al.，2011）。值得一提的是，病毒包含小体对获得适应性和先天免疫效应分子有限制作用（Tan and Sattentau，2013）。不同的是，许多研究都支持HIV-1子代在巨噬细胞中从质膜出芽。综上所述，HIV-1与质膜结合的风险可能比病毒包含小体更明显。病毒包含小体可能在巨噬细胞中充当HIV-1型病毒的安全屋，从而成为HIV-1型病毒的储存库。然而，还需要更多的实验和研究来支持这些假设。

2 HIV蛋白与巨噬细胞信号的相互作用

在HIV-1蛋白中，病毒蛋白Vpr、Tat和Nef会干扰巨噬细胞的信号通路，这些已详细讨论过。信号通路是指当生长因子或激素等分子与蛋白质（此处指病毒蛋白）或细胞内的分子结合时，细胞从周围环境接收信号的一系列化学反应。

2.1 转录反式激活因子

转录反式激活因子（Tat）是一种86-101aa病毒编码的多效蛋白，通过控制细胞和病毒基因表达直接或间接调节HIV病毒生命周期的许多途径，如复制、转录和子代释放（Buonaguro et al.，

1992）。此外，在HIV病毒感染患者的血清中也发现了Tat，在细胞培养环境中也是如此，这表明Tat的作用是调节感染细胞的性能，以及靶向各种未感染的细胞（Ensoli et al.，1993）。此外，小胶质细胞、单核细胞和巨噬细胞是可被Tat激活的细胞（Welsch et al.，2011）。Tat被认为可以激活巨噬细胞中的HIV共受体（CXCR4、CCR5和CCR3）的表达，其剂量依赖性极大，绝对可以影响HIV-1型病毒感染（Huang et al.，1998）。Tat还可以作为单核细胞、巨噬细胞和树突状细胞的有效趋化剂，诱导巨噬细胞形成并释放肿瘤坏死因子-α（TNF-α）（Chen et al.，1997）。Tat还介导TNF-α的诱导机制，这依赖于NF-κB，并通过激活通信级联以及磷脂酶C、大分子酶A和大分子氨基酸激酶介导。此外，Tat可增加巨噬细胞内源性Ca^{2+}水平，进而诱导趋化因子和促炎细胞因子的组装（Mayne et al.，2000）。这些后续的事件可能是HIV-1诱导神经发病和炎症的机制。

2.2 Vpr

病毒粒子相关蛋白对于T淋巴细胞中感染因子的复制是必需的，但对于巨噬细胞中的病毒复制则不是必需的（Subbramanian et al.，1998）。Vpr通常定位在细胞质中和受感染细胞的基因组中（Jacquot et al.，2007）。Vpr是一种多技能蛋白，它控制着病毒复制和其他细胞事件，如NF-κB介导的转录、坏死和炎症因子生成。重组病毒蛋白R（rVpr）效应在巨噬细胞中是无可争议的。虽然较高浓度的rVpr会导致巨噬细胞具有毒性，但低浓度的rVpr已被证明可以延长许多转录因子的生物活性，包括连同c-Jun和AP-1在原单核细胞和第一个巨噬细胞中的活性（Varin et al.，2005）。此外，rVpr可在极度感染的原代巨噬细胞中启动HIV-1型病毒的复制。由Vpr缺陷突变体感染的巨噬细胞会导致p24的产生减少，这可通过增加rVpr来纠正（Eckstein et al.，2001）。另外，Vpr可刺激巨噬细胞中周期蛋白依赖酶1A物质（CDKN1A/p21）的表达，而Vpr突变体则显示病毒复制减少，且缺乏p21的上调（Vazquez et al.，2005）。综上所述，Vpr可增强病毒在重度和急性感染巨噬细胞中的复制。

2.3 Nef

Nef在HIV-1型病毒早期生命周期中表达。Nef是一种分子量为27 kDa的肉豆蔻酰化蛋白，是病毒在被感染细胞中有效复制所必需的蛋白（Das and Jameel，2005）。Nef可以增加感染细胞的存活率，这有助于传染性病毒种群的扩张。Nef通过几种不同的机制如下调MHC Ⅰ/Ⅱ、CD28和CD4的表达（Lama et al.，1999）和激活PI3K来阻碍患者的感染。Nef还可下调巨噬细胞中CD4受体的表达。最初，CD4下调发生在被感染的细胞中，这可避免被CD4包裹的微生物隔离，并促进微生物的排出（Lama，2003）。这也有助于避免感染，否则可能导致过早死亡（Das and Jameel，2005；Lama，2003）。在单核细胞来源的巨噬细胞（MDMs）中，外源添加的重组Nef（rNef）可在2小时内调节许多基因的表达。这些发现表明由Nef大分子控制的稳固的转录编程，可导致细胞内相关物质的组装和可溶性因子分泌，并在原代单核/巨噬细胞中依次激活STAT1和STAT3（Mangino et al., 2011）。同样，在MDMs的培养中加入rNef可以快速诱导转录因子AP-1、NF-κB和c-Jun N-末端激酶，增加HIV-1型病毒的转录。此外，体外巨噬细胞经rNef处理可触发IKK/NF-κB、MAPK和IRF3信号级联，而Nef可诱导MAPKs、ERK1/2、JNK和p38的稳定磷酸化（Mangino et al., 2007）。最近有报道描述了Nef在HIV-HCV合并感染的巨噬细胞中的作用。

3 巨噬细胞在HIV-1发病机制中的作用

HIV-1的发病机制可以通过与$CD4^+$和$CD8^+$ T淋巴细胞的适应性免疫相关的渐进性细胞衰竭来区分。不仅HIV病毒感染的$CD4^+$ T淋巴细胞被裂解，未感染的$CD4^+$ T淋巴细胞也明显地发生了凋亡（Finkel et al., 1995）（图4-30）。Nef在HIV-1病理过程中发挥了双重作用。一方面，Nef保护HIV病毒感染细胞免于坏死，有利于高效地产生感染因子。另一方面，在观察$CD4^+$ T淋巴细胞时发现Nef可诱导含半胱氨酸的天冬氨酸蛋白水解酶（caspase）介导的细胞死亡。此外，据观察，表达Nef的巨噬细胞可释放涉及可溶性CD23I和CAM的旁分泌因子，从而使淋巴细胞在HIV-1型病毒感染时大量升高（Swingler et al., 2003）（图4-30）。Nef还可诱导被感染T淋巴细胞表面Fas配体（CD95L）的表达，而CD95L及其受体细胞之间的相互作用在局部环境中可引发未感染细胞的程序性死亡（Oyaizu et al., 1997）（图4-30）。Nef的功能是通过抑制凋亡信号调节酶1（ASK1）、激活caspase-8和蛋白水解酶3，经CD95-CD95L的顺式相互作用保护受感染细胞免于细胞程序性死亡（Huang et al., 1998）。值得一提的是，ASK1可能是Fas配体和TNF-α介导的逐级死亡对话的共同伴侣（Geleziunas et al., 2001）。此外，未感染的巨噬细胞显示出对潜在感染的$CD4^+$ T淋巴细胞程序性死亡的抵抗力。虽然Nef是通过这些感染的$CD4^+$ T淋巴细胞表达的，而$CD4^+$ T淋巴细胞对抗凋亡程序至关重要，但巨噬细胞的存在可能会通过TNF-α刺激介导的细胞间接触增加非凋亡细胞的数量（Mahlknecht et al., 2000）。这可能是巨噬细胞促进T淋巴细胞中HIV-1型病毒库形成的过程之一。HIV蛋白Tat可在U937、原代巨噬细胞和单核细胞中启动肿瘤坏死因子相关凋亡诱导配体（TRAIL）的表达，导致未感染细胞的程序性死亡（图4-30）。这一发现揭示了未感染细胞消除的另一种途径。已有报道，重组复合蛋白gp120（rgp120）（来自X4株）能诱导细胞毒性。T淋巴细胞（CTLs，$CD8^+$ T淋巴细胞）的死亡。此外，凋亡是由$CD8^+$ T淋巴细胞上的TNFR-2受体和巨噬细胞表面的TNF-α相互作用介导的（图4-30）。在HIV感染时，TNF-α和TNFR-2的表达受到rgp120的调控。刺激T淋巴细胞中TNFR-2导致的抗凋亡蛋白Bcl-XL下调，可能导致$CD8^+$ T淋巴细胞的消除（Lin et al., 1997）。因此，我们可以得出结论，巨噬细胞在HIV-1型病毒感染的增殖和$CD4^+$、$CD8^+$ T淋巴细胞的耗竭中起着关键作用。

携带HIV-1型病毒的巨噬细胞在HIV发病机制中起着至关重要的作用。Nef刺激可溶性因子CD23

和细胞间黏附分子（ICAM），使未感染的CD4⁺ T淋巴细胞更容易感染HIV，从而有利于病毒库的生长。此外，Nef可在受感染的HIV细胞上诱导Fas配体。CD95L与其受体（Fas）在未感染CD4⁺ T淋巴细胞上的相互作用可导致细胞凋亡。然而，在感染的CD4⁺ T淋巴细胞中，Nef可阻止包括ASK1、caspase-8和caspase-3在内的凋亡相关蛋白的表达，保护感染的CD4⁺ T淋巴细胞免于死亡，阻止病毒库进一步扩大。HIV调节蛋白Tat可诱导受感染巨噬细胞TRAIL的产生和释放。TRAIL可与未感染的CD4⁺ T淋巴细胞中存在的受体（DR5）结合并诱导凋亡。此外，gp120与CXCR4受体的相互作用增加了巨噬细胞上TNF-α的表达，而巨噬细胞可与CD8⁺ T淋巴细胞上存在的肿瘤坏死因子受体2（TNFR2）相互作用。这种相互作用可导致抗凋亡蛋白Bcl-XL下调并最终导致凋亡。已知巨噬细胞感染HIV可诱导巨噬细胞集落刺激因子（M-CSF），M-CSF抑制巨噬细胞上人肿瘤坏死因子相关凋亡诱导配体1（TRAILR1）的表达，上调抗凋亡蛋白的表达，有利于感染巨噬细胞抗凋亡。因此，靶向M-CSF可能会增加感染巨噬细胞的凋亡。巨噬细胞在HIV-1疾病中的作用如图4-30所示。

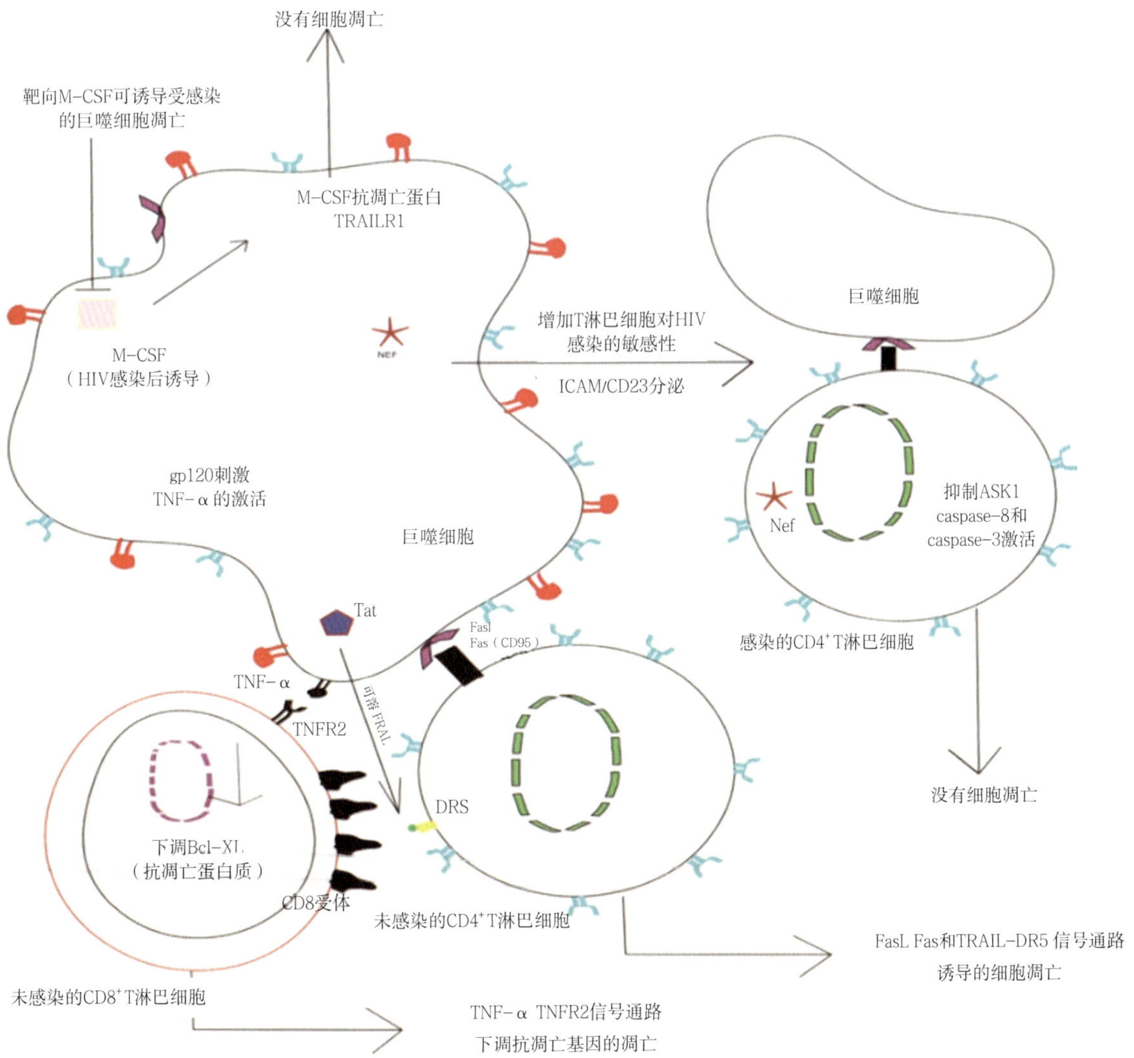

图4-30　HIV-1疾病中巨噬细胞的作用

3.1 CTLs和巨噬细胞

HIV-1的CTLs在HIV-1感染早期的控制中起着关键作用。CTLs可作用于抗原或CD4$^+$ T淋巴细胞（Pozzi et al.，2005），尽管HIV-1型病毒感染患者的有效CTLs反应受到额外的阻碍。研究证实，Nef下调了受感染的CD4$^+$ T淋巴细胞中Ⅰ类分子的人类白细胞抗原（HLA）表达，导致它们可逃避HIV-1特异性CTLs的杀伤（Collins et al.，1998）。奇怪的是，Fujiwara和Takiguchi在他们的体外研究中指出，HIV-1特异性CTLs在受感染的巨噬细胞中有效地抑制了R5型HIV-1病毒的复制（Fujiwara and Takiguchi，2007）。此外，他们的数据揭示，HIV-1感染的巨噬细胞能比CD4$^+$ T淋巴细胞诱导更多的HIV-1 CTLs扩散。综合数据表明，在HIV-1感染早期，巨噬细胞参与了有效的反应（Eckstein et al.，2001）。然而，体内研究发现，被HIV-1感染的巨噬细胞在很大程度上受其激活状态的影响。值得注意的是，巨噬细胞极化处于3种激活状态，分别是促炎性质（M1）、抗炎性质（M2）和灭活的巨噬细胞。一方面，M1巨噬细胞能制造细胞因子白介素（IL）-23、IL-12、IL1-β、TNF-α，并主导Th1细胞反应。另一方面，在M2激活状态下，巨噬细胞主导Th2细胞反应并分泌IL-10（Cassol et al.，2009）。在整个HIV-1感染的初始阶段，M1的激活是支持HIV-1逆转录和形成病毒储存库的主要因素。随着感染的进展，M1状态失活，M2状态激活，并伴随着巨噬细胞的失活，最终导致无法向CTLs呈递抗原。

4 诱导受HIV感染的巨噬细胞凋亡的药物

让永久感染的T淋巴细胞启动细胞凋亡成为HIV感染的潜在治疗方法（Badley et al.，2000）。许多能导致受感染的T淋巴细胞程序性凋亡的新的靶点被提出（Schnepple et al.，2011），而寻找受HIV感染的巨噬细胞靶向治疗的靶点还需要更多努力。有假说认为巨噬细胞中的HIV-1会诱导M-CSF的生成。且M-CSF可直接调节抗凋亡蛋白（Bfl-1和Mcl-1），并且阻断凋亡受体TRAILR1的表达（图4-30）。此外，相关报道提出M-CSF的靶向诱导合成会加快巨噬细胞的程序性凋亡（Swingler et al.，2007）。另一项研究报道了在MDMs系和THP1系（一种自发永生化的单核细胞样细胞系）巨噬细胞中检测出微生物蛋白Vpr凋亡的结果。这些结果揭示，Vpr并不是迅速地诱导MDMs系和THP1系的细胞凋亡，与未分化的细胞相反，Vpr在巨噬细胞中不负向调节Bcl2的表达和凋亡抑制蛋白（inhibitor of apoptosis proteins，IAPs）关系（Busca et al.，2012）。此外，IAP1和IAP2的负调控使巨噬细胞更易遭受Vpr介导的改变。灭菌IAP活性被认为是一种诱导受感染巨噬细胞死亡的方法（Busca et al.，2012）。

5 HIV-1感染巨噬细胞的常规治疗

ART疗法能将HIV-1感染抑制到一个较好的水平。ART疗法在提高感染者血清表达水平方面作出了重大贡献。HIV-1在巨噬细胞和T淋巴细胞中的繁殖机制有所不同，这表明抗HIV-1抗逆转录病毒药物对靶细胞的影响不同。在此，我们将简要概述ART疗法在被HIV感染的巨噬细胞中可能产生的作用。

5.1 RTIs

超过25种化合物被批准用于治疗感染艾滋病病毒的患者（Abbas and Herbein，2012）。其中，近50%是RTIs（Abbas and Herbein，2012）。RTIs有两种类型：NRTIs和NNRTIs（Gavegnano and Schinazi，2009）。用于治疗艾滋病的传统制剂如图4-31所示。

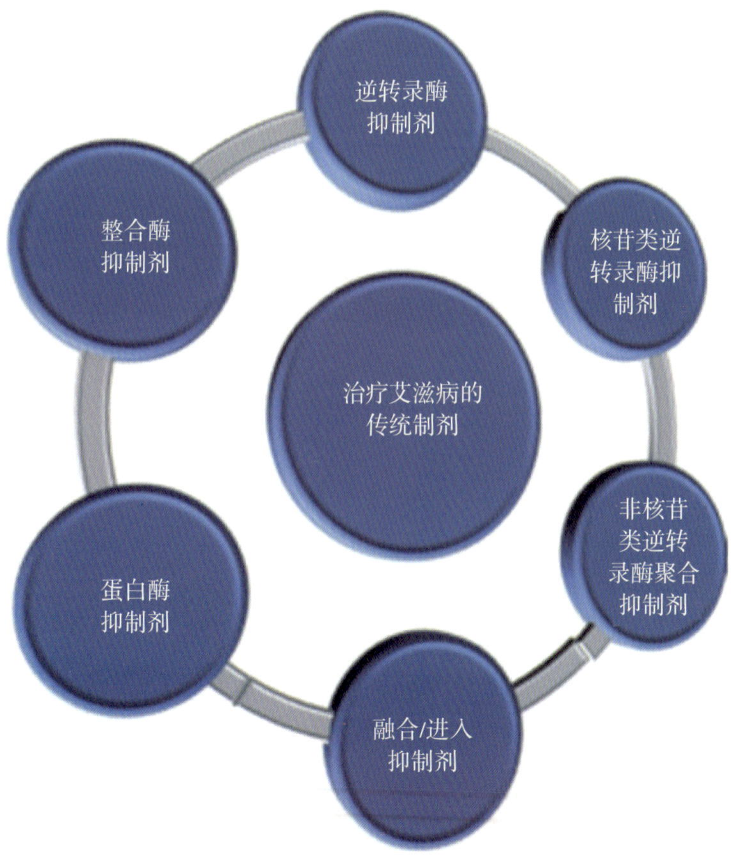

图4-31 用于治疗艾滋病的传统制剂

5.2 NRTIs

NRTIs以逆转录酶为主，这类酶负责将HIV基因组核糖核酸转化为互补DNA，这是HIV生命周期中的重要一步（图4-29）。NRTIs包括恩曲他滨、替诺福韦、阿巴卡韦、拉米夫定、司他夫定、扎西他滨、地达诺新和齐多夫定（Abbas and Herbein，2012）。NRTIs与天然核苷酸库竞争，并模仿其融合，以形成新的HIV DNA正义链。特别是NRTIs需要在细胞内磷酸化才能转化为HIV的功能抑制剂。但由于大多数NRTIs缺乏3'OH部分，因此，它们被新生的HIV脱氧核糖核酸同化并最终终止了脱氧核糖核酸链的形成。这些NRTIs的有效性主要基于dNTP池的丰度（Diamond et al.，2004；Gavegnano and Schinazi，2009）。如前所述，巨噬细胞是终末分化的非分裂细胞，与活跃分裂细胞相比，其dNTP池有限（Gavegnano and Schinazi，2009）。因此，理论上，NRTIs与巨噬细胞中的天然dNTPs竞争较少。这可能是NRTIs在巨噬细胞中比在$CD4^+$ T淋巴细胞中更有效的原因之一（Aquaro et al.，1998；Aquaro et al.，2006）。事实上，NRTIs有望避免中枢神经系统内HIV脑炎的神经病理后果和减少HIV相关性痴呆（HAD）的发病率（Aquaro et al.，2006）。值得注意的是，在中枢神经系统中，巨噬细胞是最主要的HIV感染细胞群（Busca et al.，2012）。此外，与淋巴细胞相比，NRTIs治疗HIV时，在巨噬细胞中出现的耐药HIV突变体非常少（Aquaro et al.，2005）。值得关注的是，NRTIs的疗效在急性和慢性感染的巨噬细胞中都非常显著。这种观察的确切过程很少为人所知。由于严重感染的细胞在宿主染色质中具有整合的HIV脱氧核糖核酸，因此通过整合DNA利用宿主RNA聚合酶转录产生的HIV核糖核酸不接受NRTIs。除此之外，可能有许多其他机制可以解释慢性和急性感染巨噬细胞之间NRTIs效力的区别（Gavegnano and Schinazi，2009；Aquaro et al.，2006）。NRTIs的疗效与病毒侵入细胞周期和线粒体环境，以及其他诱导凋亡机制等许多不良影响因素有关（Chariot et al.，1993；Viora et al.，1997）。

5.3 NNRTIs

已获批准的NNRTIs包括利哌韦林、依曲维林、德拉韦丁、依非韦伦和奈韦拉平。与NRTIs相比，NNRTIs不需要磷酸化，也不需要天然的dNTP池参与其活性。NNRTIs通过与靠近逆转录酶活性位点的疏水袋结合而抑制聚合反应（Gavegnano and Schinazi，2009）。由于NNRTIs的疗效不依赖于细胞dNTP池，因此它们对急性感染的巨噬细胞和$CD4^+$ T淋巴细胞的影响没有显著差异。绝对调节dNTP池的M-CSF对NNRTIs抗HIV的有效性没有任何影响。特别是与NRTIs相比，NNRTIs的不良反应更少。此外，一项研究报道了NNRTIs对Jurkat T淋巴细胞和外周血单个核细胞（Peripheral blood monoculear cell，PBMC）的副作用。他们通过NNRTIs确定了caspase的选择和线粒体依赖的细胞程序性死亡（Pilon et al.，2002）。与NRTIs类似，NNRTIs在急性感染和慢性感染巨噬细胞之间显示出异常矛盾的抗HIV活性。更准确地说，一方面，与急性感染的巨噬细胞相比，NNRTIs的EC50在

10～50 nm。另一方面，它们对顽固感染的巨噬细胞的疗效非常差（Gavegnano and Schinazi，2009；Aquaro et al.，2006）。NRTIs和NNRTIs在疗效差异方面的原因在一定程度上已经非常清楚。

5.4 整合酶抑制剂

慢性HIV感染的特征通常是将前病毒DNA掺入宿主染色质（图4-29）。这种方式称为链转移，由HIV编码酶（称为整合酶）控制，其对潜伏期的发展是必不可少的（Siliciano and Greene，2011）（图4-29）。到目前为止，有3种整合酶抑制剂（雷替格拉韦、埃替格韦和多替拉韦）被批准用于临床。某些抑制剂如整合酶抑制剂的有效性已在MDMs和淋巴细胞中进行了研究，并显示出相似的结果。值得注意的是，整合酶的单一突变可导致对整合酶抑制剂雷替格拉韦的耐药性。然而，其他整合酶抑制剂在这种情况下仍然有效（Canducci et al.，2013）。同时选择对艾滋病病毒的几个部位进行抑制是重要的，这样可以避免出现耐药突变体。

5.5 PIs

迄今为止，有10种PIs被批准用于治疗HIV-1感染。与逆转录酶抑制剂相反，PIs作用于HIV-1生命周期的其中一个阶段，即整合后阶段。HIV蛋白酶为感染性病毒子代的组装提供条件。PIs能结合在HIV蛋白酶的一个位点上，使其失去功能。与聚合酶抑制剂相比，PIs在抗急性、慢性感染巨噬细胞和$CD4^+$ T淋巴细胞中均有显著作用。然而，与$CD4^+$ T淋巴细胞相比，对于顽固感染的巨噬细胞，有效的HIV抑制需要使用大剂量的PIs（Perno et al.，1994；Perno et al.，1998）。在临床病例中，PIs在巨噬细胞中的组织特异性和在血浆中的生物利用度显著不同。因此，巨噬细胞中的HIV可能会摆脱PIs的干扰。此外，目前还没有PIs对HIV整合DNA产生抑制作用的报道，因此，一旦PIs治疗失败，很快就会导致感染性HIV病毒粒子的产生和释放。

5.6 进入/融合抑制剂

到目前为止，有两种抗HIV的进入/融合抑制剂获得批准，分别是恩夫韦肽和马拉维若（Oyaizu et al.，1997）。恩夫韦肽也被称为福泽昂、T-20，可能来源于gp41，是一种HIV包膜蛋白，它可抑制病毒包膜与宿主膜融合所必需的发夹结构的形成（Gavegnano and Schinazi，2009；Perno et al.，1998）。恩夫韦肽能抑制HIV进入完全不同的靶细胞，如巨噬细胞和未成熟的树突状细胞。然而，需要对这些抑制剂在原代巨噬细胞中的作用进行简要研究。马拉维若可能是一种微小分子，它与CCR5受体的结合具有可逆性，阻止宿主与病毒的相互作用（Gavegnano and Schinazi，2009）（图4-29）。值得注意的是，马拉维若是迄今为止唯一被授权用于治疗HIV患者的CCR5拮抗剂（Dorr et al.，2005）。其他CCR5抑制剂以及阿普拉韦洛克、维利韦洛克由于副作用明显，缺乏临床疗效证据，未被考虑临床应用。有报道认为HIV对马拉维若有耐药性，并揭示了其相关的机制

（Anastassopoulou et al.，2009）。新的CCR5拮抗剂正处于不同的开发阶段，CCR5拮抗剂已经与不同的抗逆转录病毒药物联合应用，这可能会提高抗HIV感染的治疗效果。

6 巨噬细胞抗HIV-1的新疗法

目前有各种新的疗法可以从感染者体内彻底根除HIV-1。在这里，我们将回顾面向巨噬细胞中抗HIV-1的新方法和新分子治疗工具。用于治疗艾滋病的新方法如图4-32所示。

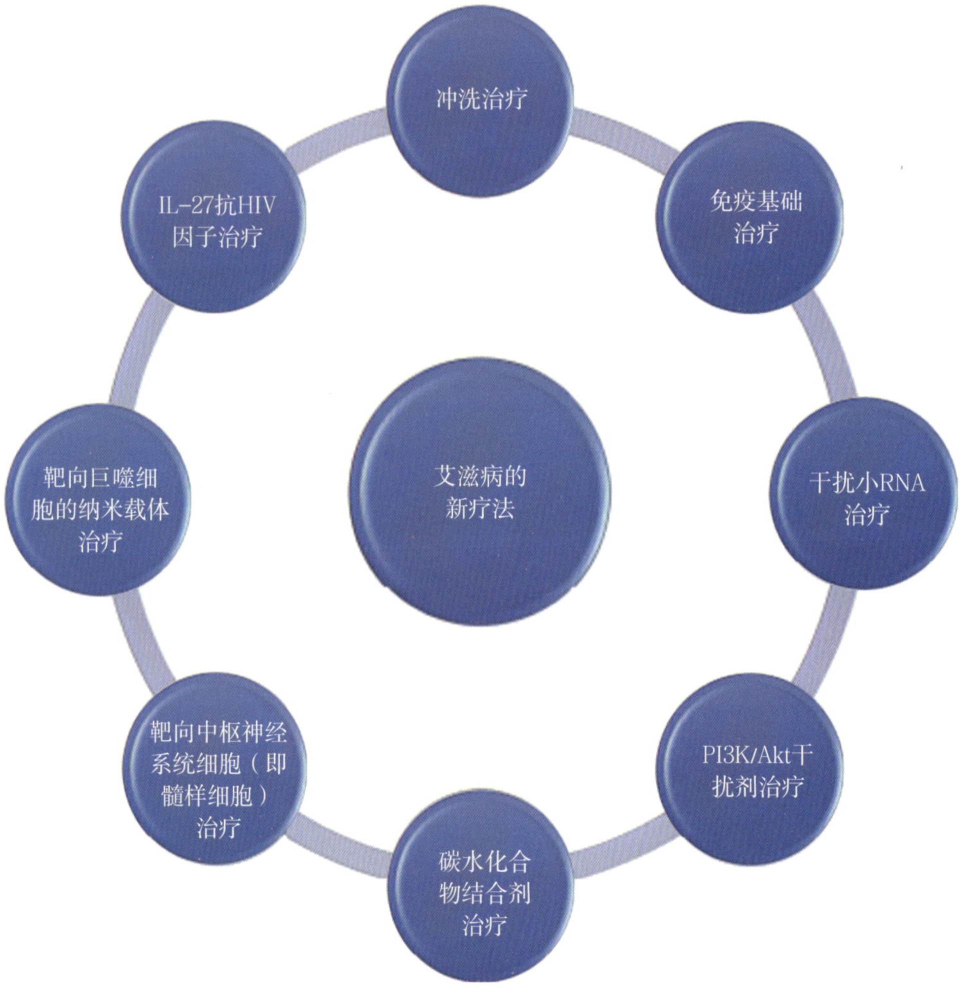

图4-32　用于治疗艾滋病的新方法

6.1 碳水化合物结合剂（CBAs）

CBAs被认为是靶向HIV-1 gp120聚糖的抗HIV分子（Balzarini，2007）。由于gp120的糖基化，巨噬细胞和树突状细胞均失去了识别和向$CD4^+$ T淋巴细胞呈递处理过的抗原的能力，导致感染无效地转移到$CD4^+$ T淋巴细胞。Balzarini及其同事发现，即使HIV-1短时间暴露于CBAs，也会损害含有甘聚糖靶向C型树突状细胞特异性细胞间黏附分子3抓取非整联蛋白（DC-SIGN）凝集素受体的未成熟树突状细胞与HIV-1结合的能力，并在与T淋巴细胞结合后停止形成合胞体（Balzarini et al.，2007）。最近，Balzarini实验室的研究表明，抗HIV CBAs griffithsin可抑制DC-SIGN与HIV gp120蛋白之间的相互作用，并迅速阻碍HIV-1向$CD4^+$ T淋巴细胞的转移（Hoorelbeke et al.，2013）。CBAs对慢性HIV-1感染的影响还没有得到充分的解释。

6.2 PI3K/Akt干扰剂

PI3K/Akt通路级联被认为是抗癌策略的积极靶点（El-Deiry，2001）。许多研究团队发现，PI3K/Akt干扰剂在癌症治疗中具有良好的耐受性，并且在动物模型和人体中具有最低的毒理学特征（Morgensztern and McLeod，2005）。在过去的几年里，PI3K/Akt干扰剂被用于抗HIV-1治疗。PI3K/Akt干扰剂可有效抑制HIV-1在急性感染的原代巨噬细胞中的复制。Chugh等使用的PI3K/Akt干扰剂在200 nm时最有效，这远远高于生理相关浓度（Chugh et al.，2008）。他们的研究结果对HIV-1感染细胞中特别活跃的通信事件提供了有价值的见解。此外，PI3K/Akt通路的阻断可能促进细胞程序性死亡，从而清除感染细胞。PI3K/Akt干扰剂对顽固感染巨噬细胞的影响有待进一步研究。

6.3 干扰小RNA（siRNA）

siRNA是强干扰分子，可能具有降解任何RNA病毒的功能（Leonard and Schaffer，2006）。siRNAs或shRNAs已证实在许多类型的细胞和原代巨噬细胞中均可有效抑制HIV-1的复制（Song et al.，2003）。靶向HIV的siRNA数据已在HIVsiDB中得到汇总。HIVsiDB包含超过750条抗HIV siRNA的信息（Tyagi et al.，2011）。在体内毒性方面，缺乏有效的递送工具及病毒逃逸突变体的产生已成为siRNA作为抗HIV的有效治疗工具发展的主要障碍。

6.4 免疫治疗

HIV-1感染最终可导致$CD4^+$和$CD8^+$ T淋巴细胞衰竭。研究人员正致力于提高人体对HIV-1病毒的免疫力。例如，在许多研究中，应用IL-2、IL-7、IL-12和生长激素可导致HIV-1感染者的$CD4^+$ T淋巴细胞计数增加（Chun et al.，1999；Jacobson et al.，2000）。显然，与仅接受ART疗法治疗的患者相比，IL-2在ART疗法治疗的患者中显著减缓了HIV-1的复制速度。然而，治疗后病毒停止复制只是暂时的，这表明IL-2在较长时间内增强免疫力的能力不足（Chun et al.，1999）。此外，IL-15在体外可提高抗HIV的CTL和自然杀伤（NK）细胞的功能（Seder et al.，1995）。而且IL-15能增强猴免疫缺陷病毒（SIV）特异性$CD8^+$ T淋巴细胞和NK细胞的功能，并减少感染恒河猴的淋巴结中SIV感染细胞的数量（Mueller et al.，2008）。令人惊讶的是，研究发现经IL-15治疗后病毒载量增加了2倍以上（Mueller et al.，2008）。值得注意的是，在SIV感染的猴子中，用IL-21治疗可导致NK细胞和CD8⁺ T淋巴细胞中的颗粒酶B和穿孔素的含量升高（Pallikkuth et al.，2011）。IL引起的这种短暂的免疫优势，以及持续使用这种基于免疫的疗法对HIV-1感染者健康的影响都需要谨慎探讨。

6.5 一种抗HIV细胞因子——IL-27

IL-27是一种属于IL-12细胞因子家族的蛋白质，在先天免疫和适应性免疫中起着重要的作用。IL-27由上皮细胞、树突状细胞和巨噬细胞产生（Hunter，2005）。许多科学家报道了IL-27在MDMs、CD4⁺ T淋巴细胞、未成熟和已成熟神经纤维细胞中的抗HIV特性（Chen et al.，2013）。最近，IL-27抗HIV的详细机制已被揭示。IL-27下调了非红细胞血影蛋白β1（SPTBN1）的表达，SPTBN1是巨噬细胞中HIV-1感染所需的宿主因子之一（Dai et al.，2013）。此外，IL-27可通过TGF-β活化激酶1（TAK-1）介导的MAPK信号级联下调SPTBN1的表达（Dai et al.，2013）。值得注意的是，上述研究结果表明，SPTBN1可能是一个关键的宿主成分，可特异性地靶向并抑制HIV-1在主要的储存库巨噬细胞中的复制。

6.6 靶向HIV的纳米载体

为了有效进行治疗，必须使用一定的补充传递工具，以达到治疗的预期。对于HIV感染的治疗，纳米载体是一种新型而有效的疗法，它的目的是将治疗剂递送到特定部位和特定细胞，也可以递送到用常规方法可能无法定位或治疗的解剖位置（Park，2007）。纳米技术的效果非常好，副作用更小，因为它能穿透受感染的细胞并在胞内堆积，并避开未受影响的细胞，因此减少了副作用（Langer，2001）。Wan和他的同事提出并开发了一种纳米载体系统，利用N-甲酰基-蛋氨酸-亮氨酸-苯丙氨酸（FMLP）在巨噬细胞中递送药物，这是一种肽聚乙二醇（PEG）的衍生物（Wan et al.，2007）。之所以使用这种PEG衍生物，是因为这些FMLP受体也存在于巨噬细胞和其他吞噬细胞上，并与这些细胞上的特定受体有高亲和力（Wan et al.，2007）。在体内研究中，纳米载体FMLP的生物分布显示，与PEG相比，FMLP在脾脏、肝脏和肾脏的巨噬细胞上的积累更明显。结果符合预期，因为它具有靶向递送HIV-1型病毒感染的巨噬细胞的功能。迄今为止，许多纳米载体已作为药物递送载体被开发用于治疗艾滋病。

HIV病毒通过黏膜屏障进入，然后在局部细胞间传播，到达组织（特别是黏膜固有层和淋巴结），然后它可以作为自由病毒在血液循环中漂浮或者在被感染的CD4⁺ T淋巴细胞内传播。纳米载体药物在到达靶点之前面临着许多困难，而游离病毒除半衰期较短外，不需要面临那么多困难。一般来说，纳米载体药物通过静脉注射或口服来增强其在血液中的存在。纳米载体在循环过程中面临的困难是维持药物的浓度。一般情况下，其生物利用度、生物稳定性和其他困难包括避免肾脏清除和通过网状内皮系统（RES），特别是避免从脾脏和肝脏中清除。为了克服这些困难，已经开发了多种策略（Ehrlich et al.，1960），其中包括使用PEG等。几种抗HIV药物具有与人血清白蛋白（血浆成分）结合的效力，也可以在组织腔室内结合，极大地影响了药物在单个器官中的运输和排泄，甚至会影响整个药代动力学。抗HIV药物的纳米载体系统需要以这样一种方式来制定，即最大限度地减少或消除非特异性绑定（Opanasopit et al.，2002）。用于药物靶向递送的各种类型的纳米载体和表面修饰剂如下。

6.6.1 脂质体

它们充当了装载药物的载体。一般来说，它们的尺寸很小，只有80～100 nm。脂质体的表面可根据需要进行改性以提高其性能。脂质组成及其电荷可以影响包裹在脂质体中的药物性质。将2'，3'-二脱氧胞苷（DDC）包封在不同配方的脂质体中，并以RAW 264.7细胞药物浓度为基础评估其在细胞内的稳定性。当脂质体药物浓度增加时，脂质体包裹的DDC的巨噬细胞摄取能力增强。此外，由于胆固醇存在于脂质中，因此它被认为是细胞内DDC摄取较高的一个重要因素。脂质体是含有脂肪酰磷脂的长饱和脂肪链的纳米载体，含有50%的胆固醇，这表明在巨噬细胞内的所有区室和所有DDC浓度下都具有较高的稳定性。一项研究表明，尽管DDC通过PEG链立体平衡脂质体的溢出与其他含胆固醇的脂质体类似，但针对所有进行DDC测试的脂质体浓度，抗HIV药物都能迅速从细胞中释放。这些结果表明，一些脂质片段（如胆固醇）可以调节药物（如DDC）的脂质体稳定性，以应对巨噬细胞在靶向治疗HIV感染时所使用药物表现出的性质以及脂质体和细胞之间结合的倾向（Makabi-Panzu et al.，1998）。另一项研究探究了脂质利用率、胆固醇浓度和脂质体双分子层表面电荷对细胞摄取M/M的影响，脂质体用司他夫定（d4T）标记。研究发现，含有二棕榈酰磷脂酰胆碱的脂质体对d4T的摄取最大（每百万细胞约950 ng）。与正电荷相比，鞘磷脂（可增加双分子层的灵活性）提高了对d4T的摄取量，并减少了细胞对d4T的摄取和双分子层上的负电荷。在脂质体制备中添加不同胆固醇指标时，d4T摄取无明显区别。该研究表明，巨噬细胞对各种电荷和脂质类型的敏感性可用于调节细胞摄取的减少或增加（Katragadda et al.，2000）。脂质配方可能影响DDC包封脂质体的稳定性（Makabi-Panzu et al.，1998），因此脂质体的组成和电荷会影响巨噬细胞样脂质体的d4T包封摄取量（Katragadda et al.，2000）。这些结果证实，普遍认可的载药量并不能改变体内纳米载体的命运。

CD4衍生肽和可溶性CD4被用于脂质体的表面修饰，以增强其在受HIV-1型病毒感染的细胞中的传递。一项研究表明，N-丁基脱氧野尻霉素（NB-DNJ）是一种HIV gp120折叠抑制剂，它被包裹成可溶性CD4脂质体，这是一种靶向PBMC的表面修饰剂。这种改善依赖于被HIV-1感染的细胞上的病毒gp120/41复合物。低pH敏感性同样被设计到脂质体中，以促进体内逃逸。与未被感染的细胞相比，被HIV感染的细胞摄取的脂质体数量增加了5倍（Pollock et al.，2008）。在另一项研究中，来自CD4互补决定区2（CDR-2）的合成肽可以明确地与HIV感染的细胞结合，并调节对这些细胞的肽偶联脂质体的限制。CDR-3肽样CD4结构域可抑制HIV诱导的合胞体形成，但会忽视将脂质体靶向感染细胞。这种明显的差异可能是因为与HIV包膜蛋白结合之前CD4受体CDR-3位点的构象发生了变化。这些结果表明，利用人造肽将含有抗病毒药物的脂质体靶向HIV感染细胞是可行的。低密度脂蛋白（LDL）既可以作为药物载体，也可以作为靶向部分靶向巨噬细胞。在普通个体中，LDL的大小约为25.5 nm（Kondo et al.，2001）。在这些研究中，LDL与齐多夫定（AZT）形成负载的药物LDL可能被视为药物修饰的脂质体。LDL可被在巨噬细胞上特异表达的清道夫受体识别，并通过内吞作用进入细胞。与游离AZT相比，LDL修饰脂质体递送使AZT的细胞吸收率增加了10倍。表4-11总结了各种药物对细胞/组织/器官表面修饰的影响。

表4-11　药物对细胞/组织/器官表面修饰的影响

抗艾滋病药物	表面修饰	细胞/组织/器官	参考资料
dde	脂质体脂质组成中电荷的诱导	RAW 264.7巨噬细胞样细胞	Makabi-Panzu et al.（1998）
d4t	脂质体双分子层上的存在电荷。用丝丁基胺或磷酸二乙酯在双分子层上诱导正电荷或负电荷	U937 M/M细胞	Katragadda et al.（2000）
NB-DNJ	可溶性重组CD4分子和IgG抗体分别偶联到脂质体上	PBMCs	Pollock et al.（2008）
AZT前药	LDL乙酰化	J7774.A和U937巨噬细胞样细胞	Hu et al.（2000）
FLT和AZT	AZT和FLT（3'-fluo-3'脱氧胸苷）与LDL的共价耦联	HIV感染的人巨噬细胞和Molt 4/8细胞（$CD4^+$ T淋巴细胞系）	Mankertz et al.（1996）
ddCTP	抗体附着在脂质体表面	人类M/M细胞	Betageri et al.（1993a）
ddITP	抗体附着在脂质体表面	人类M/M细胞	Betageri et al.（1993b）
AZT	在脂质体类乳剂中用脂酰胺诱导阳离子	肝细胞	Vyas et al.（2006）
ddCTP	脂质体表面电荷的诱导	单核吞噬细胞系统（MPS）	Oussoren et al.（1999）

6.6.2　纳米颗粒

纳米颗粒（NPs）的表面修饰可以影响其处理HIV-1污染的特性。在一项研究中，开发了聚环氧乙烷变聚ε-已内酯（PEO-PCL）NP框架作为沙奎那韦（saquinavir，SQV）的细胞内运输载体，在THP-1人细胞系M/M中检测了NPs的细胞摄取和传播。PEO-PCL NPs呈圆形，表面光滑，粒径均匀，平均分子宽度约为200 nm，zeta电位约为-25 mV。对于大多数完整的NPs来说，表面电荷和尺寸是复杂的。在THP-1细胞中观察到，负载荧光探针的PEO-PCL NPs（罗丹明-123）被细胞快速摄取。细胞内固定SQV明显高于游离SQV（Shah and Amiji，2006）。有人研究了聚合AZT堆积聚乳酸（PLA）腐蚀物和PLA-PEG混合NPs对啮齿动物多形核白细胞吞噬作用的影响。纳米微球大小（约

300 nm）和zeta电位（−20～−7 mV）差异不显著。与PLA-PEG混合物相比，PLA纳米颗粒的吞噬能力更强，这主要取决于PEG及其在混合物中的比例。最高PEG浓度的混合物并没有阻止吞噬作用，这表明PEG的空间作用下降（Mainardes et al.，2009）。有人在RAW 264.7巨噬细胞样细胞中评估PEG化纳米微球的聚合物对纳米颗粒性质的影响。NPs尺寸（约185 nm）和zeta电位（−23～−3 mV）在各种条件之间均没有明显改变。与联合多聚物相比，虽然联合共聚物纳米微球具有特异的吞噬作用，但减少了巨噬细胞的吸收。因此，聚合物设计是决定纳米微球的表面性质以及蛋白质限制和细胞连接的重要因素。该研究还探讨了纳米微球形状/大小对细胞摄取的影响。通过将两亲性嵌段共聚物胶束特异性交联，制备了长度波动较大的两种圆形和管状纳米微球。当纳米微球与TaT淋巴细胞穿透肽（CPP，也称为蛋白质转导空间）修饰纳米颗粒时，较小的圆形纳米微球比较大的圆形中空纳米微球进入中国仓鼠卵巢细胞的速度更快。纳米微球经过"伪装"后传递，细胞吞噬的速度依赖于纳米微球形状和表面结合CPP的测量。

巨噬细胞能有效地吞噬不熟悉的颗粒，这已成为靶向巨噬细胞技术的关键。有研究揭示了人体对泊洛沙姆表面修饰（Pluronic F68和F108）AZT堆积纳米微球的M/M吸收，探索了巨噬细胞对不同条件的纳米微球（大小、排列、固定和表面）吞噬作用的影响。由聚氰基丙烯酸酯（PHCA）或人血清蛋白（HSA）制成的纳米微球直径约为200 nm，这有助于其被输送到巨噬细胞。从HIV感染患者中分离出的巨噬细胞也表现出很强的纳米微球结合能力。添加外部分子负载纳米微球，可提高将药物递送到巨噬细胞的效率。两次试验分别使用甘露聚糖和甘露糖作为目标修饰剂（Kaur et al.，2008；Jain et al.，2008）。有人研究了甘露聚糖包被的纳米微球对巨噬细胞去羟肌苷（DDI）的影响。体外细胞摄取研究的结果表明，巨噬细胞吸收的甘露聚糖包裹的纳米微球DDI与游离药物相比增加了5倍。定量生物分布研究的后续效应显示，与注入DDI缓冲液相比，甘露聚糖包裹纳米微球组织后，DDI在脾脏、淋巴结和大脑中的限制分别提高了1.7倍、12.6倍和12.4倍。按这种方式，甘露糖包裹的纳米微球可能通过大量甘露糖受体影响的内吞作用，有效地将DDI靶向巨噬细胞（Kaur et al.，2008）。还有报道将甘露酰化明胶纳米微球（MN-G-NPs）用于DDI靶向巨噬细胞组织的特异性转运。MN-G-NPs的细胞吸收比非靶向G-NPs高2.7倍。静脉组织的游离药物循环造成了较高的血清药物浓度，而G-NPs的血清药物浓度要低得多，建议局部释放和靶向给药。DDI与甘露糖的结合完全改善了肝脏、肺和淋巴结对药物的吸收。与非耦合G-NPs或游离药物相比，给予MN-G-NPs后，这些器官的药物得到了更高水平的恢复。

6.6.3 树状聚合物

树状大分子属于单分散聚合物，可以通过内核重复分支结构进行区分。树突分子在抗HIV药物递送中非常有效，其优势是尺寸小（小于100 nm），分子量分布窄，而且易于结合和靶向。构建的第五代表面修饰的聚丙胺（PPI）纳米载体树状大分子，分别聚焦拉米夫定（3TC）和依非韦伦（EFV）对MT-2细胞和M/M细胞的靶向，其中，甘露糖被作为表面靶向改性剂。配体凝集的后续效应表明，即使在PPI形成后，甘露糖对Con A［一种熟知的凝集素，已知可与糖（如甘露糖）明确结合］仍显示出限制性。当使用甘露糖基化PPI（MPPI）时，MT-2细胞对3TC的摄取在48小时内大幅增加，分别是游离药物（$P< 0.001$）和PPI（$P< 0.001$）的21倍和8.3倍。总的来说，PPI和MPPI抗HIV的作用更有效，这是因为与游离药物相比，细胞计划中对3TC的摄取升级了（Dutta and Jain，2007）。研究发现，EFV的细胞摄取与时间和浓度有关。一方面，在甘露糖形成的树突分子中，M/M细胞对EFV的摄取大幅增加，比游离药物高数倍（具体为12倍），比t-叔丁氧羰基甘氨酸形成的PPI树突状分子高5.5倍。另一方面，甘露糖形成的树突分子被细胞中存在的各种凝集素受体所吸收，而摄取增强的原因是由t-叔丁氧羰基甘氨酸形成的树突分子的吞噬作用。奇怪的是，当这些树状大分子用叔丁氧羰基甘氨酸或甘露糖进行表面修饰时，PPI的细胞毒性不明显。这表明，基于树突分子的纳米载体具有治疗的可行性和减少抗逆转录病毒治疗有害影响的前景（Dutta et al.，2007）。

6.6.4 聚合生物偶联物

聚合生物偶联物也被用于艾滋病的治疗和药物递送。针对巨噬细胞的常见表面靶向修饰剂包括趋化肽、FMLP和甘露糖。在这类纳米载体系统中，靶细胞的生物降解是研究的重点。Tat肽可穿透细胞，并作为表面修饰剂递送内体逃逸（Gunaseelan et al.，2004）。

6.6.5 固体脂质纳米颗粒（SLNs）

SLNs是具有固体脂质核心的纳米载体，其大小以微米到纳米不等。这些载体能控制药物释放，物理特性稳定，且能够保护所负载的药物不被降解。它们在室温和体温下都是固体，是首选的脂质颗粒递送系统。SLNs可以根据需要与各种聚合物一起对抗相关的缺陷，如药物装载能力可以增加，药物溶解度可以增强，药物释放谱可以预测。在一项研究中，阿扎那韦负载SLNs的尺寸为167 nm，可以增强药物在大脑中的递送。内皮细胞单层的细胞活力及其摄取效率均高于阿扎那韦，这是通过使用[^{3}H]-阿扎那韦（Joshy et al.，2017）得出的结论。

6.6.6 醇质体

醇质体是一类具有脂质囊泡的纳米载体。脂质囊泡由磷脂和醇组成，其密度高于水。它们能有效地包封各种亲脂性或亲水性药物，甚至两亲性药物也可以被纳入醇质体。其大小从纳米到微米不等。在一项研究中，制作并表征了拉米夫定乙醇体，并对其进行了体外、体内和离体研究。这些纳米载体的细胞毒性研究和细胞摄取是通过MT-2细胞测定的。结果表明，与拉米夫定溶液相比，纳米载体对大鼠皮肤的通透量高了25倍。拉米夫定乙醇体的细胞摄取比拉米夫定溶液高3倍。与上述递送系统类似，尽管对酒精小体的潜在靶向淋巴系统和巨噬细胞的评估仍有不足，但这些纳米载体的确提高了细胞的摄取量。由于在这些囊泡的内芯中存在较高的乙醇含量，因此它们具有更高的抗逆转录病毒（antiretroviral，ARV）药物诱捕效力，并可以进行临时药物递送。这是一种新型方法，且非常有效，可以用作巨噬细胞靶向ARV治疗的可行载体系统（Chu and Murad，2017）。表4-12和表4-13描述了各种类型的纳米系统及其在HIV中的特性和治疗效果。

表4-12　纳米系统的类型及其在HIV中的特性和治疗效果

纳米系统型	药物载体	治疗结果	使用疾病模型/细胞系	药物释放和包埋的大小（理化性质）	参考资料
树状聚合物	以凝乳素或甘露糖修饰的PPI	用靶向配体将PPI树状大分子功能化后毒性降低	MT-2细胞系	包封效率为（43.27 ± 0.13）%	Dutta and Jain（2007）
聚合物纳米颗粒	被包裹在聚乳酸-聚乙醇酸（PLGA）纳米颗粒中的PSC-RANTES	将含有PLGA NPs的囊泡装入抑制肽	HEC-1A细胞系	其zeta电位为（-0.5 ± 0.3）mV，包封效率为69%	Sánchez-López et al.（2020）
量子棒	在TF共轭量子棒（QRs）中加入沙奎那韦	在HIV-1感染的PBMCs中，p24的产生和*LTR*/*RU5*基因的表达显著降低	PBMCs	它们的水动力直径在130 ~ 140 nm	Mahajan et al.（2010）
磁性纳米颗粒	奈非那韦+σ受体拮抗剂	抑制HIV-1感染	RAG-hu人化小鼠模型	这些是直径为100 nm的球形粒子	Zhou et al.（2011）
脂质体	苷地那韦加入醇小体中	在醇体通透系统中发现能实现更多的释放	人体模型	单层球的直径为189 nm。它有89%的捕集效率	Dubey et al.（2010）
银纳米颗粒（AgNPs）	单抗HIV-1的gp120	AgNPs在1 mg/mL浓度下对无细胞HIV-1（ⅢB）病毒感染有40%的抑制作用	U373MAGI-CXCR4（CEM）细胞	AgNPs大小为30 ~ 50 nm	Lara et al.（2011）
金纳米颗粒（AuNPs）	合成了对巯基苯甲酸包被的AuNPs	AuNPs与抗病毒药物雷替格拉韦的4个分子结合，抑制HIV-1的复制	原代PBMCs从$CD8^+$ T淋巴细胞中耗尽	平均直径为（1.8 ± 0.32）nm，3小时内细胞摄取达54%	Garrido et al.（2015）
固体脂质纳米颗粒（SLNs）	采用双乳化法制备ACV负载SLNs（ACV-SLNs）	ACV-SLN积累量是ACV霜的15.17倍	使用的是斯普拉格-道利鼠皮	SLNs直径为262 nm，多分散性指数为0.280 ± 0.01，包封效率为（40.08 ± 4.39）%	Jain et al.（2011）
醇质体	铸膜法制备的醇质体由大豆PC、乙醇和苷地那韦组成	苷地那韦经皮给药改善了给药效果	人尸皮	囊泡直径为147 nm，包封效率为（96.71 ± 1.4）%	Dubey et al.（2010）

续表

纳米系统型	药物载体	治疗结果	使用疾病模型/细胞系	药物释放和包埋的大小（理化性质）	参考资料
纳米乳剂	SQV纳米乳剂含有1 mL亚麻籽油	相对于水悬浮液，其相对生物利用度为108.1%	雄性Balb/c小鼠	纳米乳剂的粒径为（218.0 ± 13.9）nm，zeta电位为（−43.28 ± 3.79）mV	Chakravarty and Vora（2020）

表4-13 近期针对HIV的各种智能纳米颗粒的研究

智能纳米颗粒的类型	特征	最近的研究	参考资料
精液触发纳米颗粒	它是一种pH触发的药物传递形式，也可用于预防HIV感染	Zhang等用PLGA和甲基丙烯酸共聚物共混制备了负载TDF的NPs，在人类精液模拟物的存在下，抗HIV杀菌剂发生pH响应性释放	Zhang et al.（2011）
酶响应纳米颗粒	聚合物被透明质酸酶和PSA降解，发生类感应器效应	Asai等制备了一种与含有HIV-Tat肽的阳离子肽嫁接的聚合基因调节剂。用蛋白酶裂解肽，可导致转基因释放，并在HIV感染细胞中发挥作用	Asai et al.（2010）
温度响应纳米颗粒	由于溶剂性质的改变而发生相变，药物发生持续释放，这里使用了热敏聚合物	Date等合成了一种含有雷替格拉韦和依非韦伦纳米颗粒的热敏性阴道凝胶，它们对异性恋HIV-1的阴道长期暴露前起到有效预防的作用	Date et al.（2012）
磁场响应的纳米颗粒	可以在高温下杀死HIV感染的T淋巴细胞。它们含有嵌入聚合物中的顺磁性或超顺磁性材料	Saiyed等将三磷酸齐多夫定与磁性纳米颗粒（MP-AZTTP）结合并包裹在脂质体中，评估了针对大脑的特定药物。在血脑屏障中观察到渗透量增加了3倍	Saiyed et al.（2010）
仿病毒纳米颗粒	无复制性，无感染性，遗传物质缺失，在身体中表现为病原体	Xu等证明富勒烯醇可以组装成病毒样颗粒。细胞向淋巴结迁移，通过激活T淋巴细胞产生免疫反应	Xu et al.（2013）

7 HIV-1与中枢神经系统细胞（即髓系细胞）

抗逆转录病毒疗法已经降低了HIV-1所致的死亡率。尽管接受抗逆转录病毒治疗的患者人数众多，但它会导致与HIV相关的中枢神经系统疾病（Clifford，2008）。抗逆转录病毒治疗可减少SIV感染猕猴中枢神经系统中的病毒。尽管他们注意到脑脊液中存在SIV DNA，但HIV-1在中枢神经系统中有主要的储存库，特别是在由小胶质细胞、血管周围细胞和脑膜巨噬细胞等多种细胞组成的髓细胞中。因此，HIV-1和这些细胞之间的相互作用是至关重要的。在最近的体内和体外研究中，HIV的Tat被证明会破坏突触结构（Kim et al.，2008）。在最近的另一项研究中，分泌蛋白的作用已经被发现，即组织蛋白酶B，它由HIV-1感染的巨噬细胞分泌。HIV-1感染者和HAD患者死后脑细胞中组织蛋白酶B水平较低，但在健康正常人和认知正常HIV患者中无此表现。本研究提示组织蛋白酶B与HAD有一定的相关性。综上所述，所有这些发现为我们提供了足够的数据来形成针对和调控HAD的新药物或疗法。

8 冲洗疗法

虽然ART疗法已经很好地降低了HIV-1感染者的病毒水平，但治疗中断会导致病毒血症迅速增加。众所周知，HIV会导致T淋巴细胞、$CD4^+$和$CD8^+$ T淋巴细胞的快速消耗。与此同时，某些病毒细胞与宿主染色质结合，并试图在激活状态下形成病毒复制，但在静息状态下则保持沉默（Chun et al.，1995）。这形成了一个感染池，也是患者摆脱HIV-1感染的主要障碍。除$CD4^+$ T淋巴细胞外，巨噬细胞、单核细胞、造血干细胞和树突状细胞等其他各种细胞也可通过HIV潜伏感染。很多实验都得到了相同的结论（McElrath et al.，1991）。

巨噬细胞是独特的病毒储存库，因为它们对HIV的细胞病变作用有抵抗力，而且它们的寿命很长，尽管到目前为止HIV潜伏期与巨噬细胞的关系还不清楚。但值得注意的是，接受ART疗法的HIV-1感染者很少出现巨噬细胞感染的淋巴结，尽管在某些机会性感染病例中，它们可以重新被激活（Caselli et al.，2005）。令人惊讶的是，美国食品药品监督管理局已经批准了一种抗真菌药物，即两性霉素B，在它诱导THP89GFP时，与被感染的T淋巴细胞J89GFP共同培养后发现，它可以在巨噬细胞中而不是在T淋巴细胞中重新激活艾滋病病毒的模型细胞系，即THP89GFP。最近的体外研究表明，多菌群在激活HIV单核细胞谱系中发挥了作用（Gonzalez et al.，2010）。这些研究表明，巨噬细胞可能是HIV-1型病毒感染的潜在位点。

与先前的靶细胞（即$CD4^+$ T淋巴细胞）不同，整合前的潜伏期巨噬细胞参与了下一级病毒库的形成，而整合后的机制尚不清楚。然而，宿主抗HIV微RNA转录抑制因子的存在以及Tat的缺乏可以在巨噬细胞中发挥活跃的作用，以构建整合后潜伏期。例如，C/EBPb是一种众所周知的宿主因子，可抑制吞噬细胞中的HIV-1转录，导致HIV潜伏期。此外，人类的小胶质细胞（CTIP2）是一种强烈表达的大脑转录抑制因子，以抑制HIV介导的染色质改变复合物（包括甲基化酶SUV39H1、HDAC1和HDAC2）的复制而闻名，而CT1P2在小胶质细胞整合后潜伏期中的作用已有讨论（Marban et al.，2005）。

由于我们知道ART疗法不能完全清除宿主细胞中的HIV病毒，因此，近年来人们致力于使潜伏库中的HIV病毒重新活化，并试图通过ART疗法彻底清除HIV病毒。根据假设，具有重新激活潜伏期的细胞应该会发生凋亡，这可能是由于细胞毒性T淋巴细胞的识别或病毒细胞的病变效应（Siliciano and Greene，2011）。与此同时，由受感染的裂解细胞释放的病毒子代引起的新感染将被

ART疗法阻止。

新的研究方向包括用组蛋白去乙酰化酶抑制剂（HDACi）重新激活HIV，还可以用丙戊酸（VPA）、丁酸钠、曲古霉素、亚磺酰苯胺羟肟酸等，以及一些甲基化抑制剂，如柴叶催产素、BIX-01294、NFKB、5-aza-2'脱氧胞苷（Aza-CdR）、苔藓虫素和C调节剂，也可以用各种免疫调节剂，如IL-7和IL-5（Abbas and Herbein，2012；Kumar et al.，2013）。上述化合物对HIV的再激活和$CD4^+$ T淋巴细胞（这些细胞处于不同的发育阶段）潜伏期均有显著影响。尽管上述实验在其他变异实验中没有得到证实，但其是第一个成功的临床试验案例（是用VPA和HDACi记录的）（Siliciano et al.，2007）。

关于这些新开发的化合物对于重新激活潜伏期的有效性，没有相关的报道。虽然一些研究已经证实HDACi对ACH2以及U1细胞系同样有效，但对ITF2357（givinostat）、ACH2和U1细胞系进行的各种测试表明，VPA的潜伏期效力比ITF2357的要小一些。特别是，givinostat被发现在正常健康人群中比在临床试验的第一阶段更安全。综合体外研究的所有数据显示，可以有效激活$CD4^+$ T淋巴细胞潜伏期的化合物也可以有效激活巨噬细胞和单核细胞谱系。然而，在临床试验中发现，病毒载量主要存在于T淋巴细胞中。最重要的是，T淋巴细胞的分离过程比单核细胞的更短，后者随后产生单核细胞衍生的巨噬细胞（Shikuma et al.，2012）。

此外，巨噬细胞是大脑和其他解剖结构中的永久“居民”，在这些组织中，药物的穿透相当困难，而且药物有效性的确定也是一个艰巨的环节（Shikuma et al.，2012）。血脑屏障中各种代谢酶阵列和外排泵的持久性，使得检查药物渗透成为一个艰难的过程。HAD是一种严重的HIV-1感染疾病，脑内巨噬细胞在HAD中起着至关重要的作用。艾滋病的治疗必须是全面的，其中巨噬细胞和单核细胞谱系都应该被考虑到，而不仅仅是考虑T淋巴细胞。任何病毒库都不应该被遗漏，否则就不会有可行的结果。

9 结论

在理解了本文之后，我们知道，巨噬细胞是HIV-1的选择位点，它是最适合的潜在的慢性病毒库。在HIV介导的中枢神经系统疾病中，这些细胞也是一种炎症介质。然而，像ART疗法这样的组合疗法已被证明可以有效地抑制一些感染患者的病毒血症。虽然从潜在的病毒库中完全清除HIV病毒是不可能的，但研究人员正在测试几种新的治疗方法来实现这一目标，尽管在体内实施这些新方法仍然是一项艰巨的任务。

在这里，我们讨论了生理学，以及HIV如何进入人体、在巨噬细胞中攻击$CD4^+$和$CD8^+$ T淋巴细胞并形成一个储库，然后我们讨论了各种常规疗法，包括各种ART和酶抑制剂疗法（涉及RTIs、NNRTIs、NRTIs、蛋白酶抑制剂和融合抑制剂），以及各种其他阻断剂疗法，但当我们得出这些常规疗法不足以根除HIV的结论时，就需要寻找新的方法，我们主要关注的是巨噬细胞是如何成为HIV的潜伏位点的，以及我们如何针对它进行工作，这样我们就可以根除HIV。

各种新颖的治疗方法包括CBAs治疗，主要针对HIV gp120中的聚糖；讨论的第二种疗法是PI3K/Akt干扰剂疗法，其中信号级联被广泛认为是最受欢迎的靶点。其他策略包括siRNA疗法。siRNA是能够降解病毒基因组的有效分子，shRNA的工作原理也是类似的。其他新方法包括纳米载体疗法，纳米载体被发现在靶向递送方面是最有效的，其在克服许多生理和解剖障碍方面都表现突出，并可在所需的位点上递送药物，从而改善了艾滋病的治疗。然后是免疫疗法，它通过各种技术促进并增强免疫系统，通过这些技术，身体可以对抗艾滋病造成的损害。最后是冲洗疗法，这是最近用来治疗艾滋病的方法。虽然正在采取措施，但是目前还没有一种疗法可以根除HIV。科学家们正在进行研究，我们可以得出这样的结论，即如果使用精确的工具、组合疗法和设备，并且重点关注潜在感染源，那么未来我们将可能创造出完全根除HIV-1型病毒的疗法。到目前为止，我们只能实施满足于延长生命的疗法。

（何敏聪　译）

（魏秋实　审校）

第五部分

靶向巨噬细胞递送的特异性治疗和临床试验

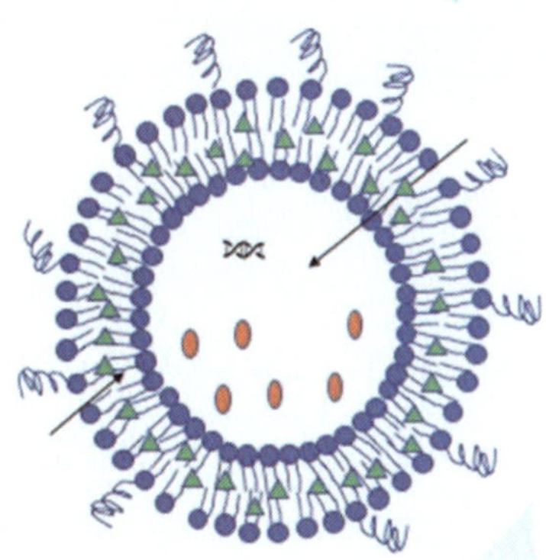

靶向巨噬细胞递送siRNA的挑战和机遇

Divya Kaushal, Swati Gupta, and Yashwant V. Pathak

【摘要】1998年发现的RNA干扰（RNAi）途径和2001年发现的干扰小RNA（small interfering RNA，siRNA）掀起了基因靶向和靶向药物发展的浪潮。siRNA能用于沉默基因和靶向特定基因。纳米技术可用于检测各种细胞，而使用siRNA的疗法具有靶向基因的作用。目前靶向巨噬细胞的试验是成功的，因为它们分泌的促炎症介质（如细胞因子）可以激活其他细胞。此外，靶向巨噬细胞能减轻由抗原引发的促炎反应和吞噬作用。目前使用siRNA靶向巨噬细胞在沉默巨噬细胞的基因以及治疗眼部疾病等方面已取得成功。基于纳米技术和siRNA的靶向药物递送有利于缓慢地控制药物的释放。了解siRNA递送机制和巨噬细胞的生物学特性将有助于进一步发现靶向治疗的挑战和机遇。目前siRNA递送主要被应用于靶向肿瘤相关巨噬细胞和眼部疾病。

【关键词】纳米递送；药物递送；纳米载体；纳米颗粒；纳米材料；巨噬细胞；靶向递送系统；siRNA

1 前言

纳米技术，即纳米科学的技术，是指基于原子和分子水平的科学发展和科学研究（Abiodun Solanke et al.，2014）。随着纳米技术不断地被应用于靶向药物递送，挑战和机遇也随之而来。任何新技术都必须进行彻底的研究才能了解其效果。自从发现利用原子和分子进行药物靶向递送对疾病的治疗是有利的，纳米医学就应运而生。纳米技术已被应用于许多医学领域，如眼科、牙科、药理学研究、组织工程、癌症治疗、磁共振成像、对比增强、免疫系统补充等（Abiodun Solanke et al.，2014；Song et al.，2019）。纳米技术可以在原子层面上对原子、化学键和分子进行操纵，从而控制靶向药物递送（表5-1）。

纳米技术的迅猛发展为靶向治疗的应用开启了新篇章。就像人们用不同的途径来治疗疾病一样，目前已有多种形式的纳米载体用于靶向药物治疗。纳米载体是小于500 nm的胶体药物载体系统。纳米载体的表面积与体积较大，能够改变药物的基本特性和生物活性。纳米载体的理化性质

（如成分、尺寸、形状和表面特性）都能被修饰（Din et al.，2017），修饰后有助于药物递送，从而有效地治疗疾病并减少药物的副作用（Din et al.，2017）。纳米载体包括胶束、立方体、外泌体、脂质体、脂质纳米颗粒、纳米乳剂、基于聚合物的自组装和大循环自组装（Attia et al.，2019）。目前，一些研究正在测试某些纳米载体与纳米技术（如siRNA）结合时的有效性，以使治疗效果达到最大化（Zhao and Feng，2015）。纳米技术仍然是一项新技术，未来会有更多的研究来探讨其复杂性。然而，将各种形式的纳米技术用于靶向药物治疗已有成功案例。纳米技术在药物递送方面也有广泛的工业应用。

纳米技术可用于检测癌细胞、肾脏损伤，且能以更高的浓度向特定区域递送药物，因此造成的副作用比普通给药的方法小（Kang et al.，2018）。siRNA是目前人们感兴趣的一种纳米技术形式。RNAi机制是由Andrew Fire和Craig Mello于1998年在哺乳动物细胞的双链RNA（double-stranded RNA，dsRNA）中发现的（Fire et al.，1998）。RNAi途径可以帮助我们更深入地了解siRNA的作用和干扰疗法。已有研究证明siRNA能以更有效的方式来治疗疾病（Kang et al.，2018）。事实上，siRNA技术能有效地递送药物到特定部位的组织和细胞，以保证治疗效果（Gupta et al.，2019）。基于siRNA的靶向治疗法已被用于治疗新生血管性眼病，如年龄相关性黄斑变性（AMD）和糖尿病性黄斑水肿。

siRNA能有效沉默体内外细胞的基因，这些细胞包括原代人单核细胞、树突状细胞和巨噬细胞（Troegeler et al.，2014）。巨噬细胞是先天性免疫系统中参与炎症反应的主要炎症细胞，所以siRNA在巨噬细胞中的递送作用一直是研究的重点。通过靶向巨噬细胞，有可能使巨噬细胞不再分泌促炎症和抗微生物介质。因此，靶向治疗的应用前景非常广阔。siRNA在基因沉默方面的效果是明显的，而纳米载体的使用有利于靶向药物的递送。各种siRNA递送系统都需要全方位的评估以明确其治疗优势和挑战。与其他疗法和治疗性应用相比，siRNA与纳米载体的结合在靶向巨噬细胞方面展现出了巨大的优势。目前靶向递送系统的研究取得了重大进展，如siRNA能够成功地对人体和眼睛的巨噬细胞进行递送。

表5-1　纳米技术递送系统

递送系统	应用	参考文献
纳米晶片	抗菌性烧伤伤口敷料	Mohebali et al.（2020）
水凝胶	治疗真菌性角膜炎的隐形眼镜材料，组织工程细胞支架，原位给药递送系统	Huang et al.（2016） Vijayavenkataraman et al.（2020） Wei et al.（2020）
高分子水凝胶	用于对生物分子具有高渗透性、生物相容性和电子传输特性的生物传感器	Schwall and Banerjee（2009）
纳米悬浮液	用于不溶于水和有机溶剂的药物，可提高整体溶解度和生物利用度	Jacob et al.（2020）

续表

递送系统	应用	参考文献
脂质体	用于减少药代动力学不佳、生物利用度有限和高毒性的问题。与单独药物制剂相比，在治疗急性和慢性疾病时更有效	Kelly et al.（2011）
聚合物胶束	生物相容性低，毒性小，形态适应性强，纳米级大小，稳定性高。可用于癌症治疗	Jhaveri and Torchilin（2014）
树枝状聚合物	能够使不同分子量的产品分散开来。它具有多价性、自组装性、静电相互作用、稳定性、低细胞毒性和可溶性，是含有较多官能团的人工合成大分子的组合	Madaan et al.（2014）
壳聚糖	能与DNA结合并阻止活性氮（RNS）的合成。表面为正电荷，具有黏附性。天然多糖，具有生物降解性，其生物分布对体外给药至关重要。当与金属纳米颗粒结合时，抗菌活性高	Rasul et al.（2020）
藻酸盐	为阴离子多糖，具有多样的理化特性。能对特定部位进行化学修饰，使其具有生物相容性和生物降解性	Abasalizadeh et al.（2020）
黄原胶	为多用途的生物聚合物，其温度和离子强度可以改变，以便与药物和蛋白质的载体一起发挥作用	Cortes et al.（2020）
纤维素	是主要的含有半结晶结构的天然高分子。可生物降解，机械强度/重量性能高，属于低成本的聚合物	Sheikhi et al.（2019）
无机纳米颗粒（银、金、氧化铁、硅石）	可以提高药物递送和基因治疗效果。可作为对比度增强剂，用于磁共振成像。其形状和尺寸多样，可实现等离子体特性	Anselmo and Mitragotri（2015）
蛋白质和多糖纳米颗粒	这些大分子具有潜在的生物可降解性、生物相容性和优越的结构灵活性。具有较大的表面积和体积比，表面功能性强	Hu et al.（2019）

每种纳米技术递送系统的使用都是基于其在尺寸、安全性、抗菌性和对特定用途上的兼容性。

2 背景

当前，纳米技术领域取得了蓬勃的发展。基于其特点，纳米技术已从材料科学转变成为生物医学的一个强有力的工具。纳米技术的主要研究领域是疾病的诊断、治疗和预防（Mir et al.，2017）。纳米技术在医学中的应用已经影响了纳米医学领域。基于纳米颗粒的药物递送方式突显出传统药物递送相关的药代动力学的弊端（Mir et al.，2017）。许多纳米技术的应用在体内外的研究中都取得了成功。纳米颗粒和siRNA是纳米技术的分支，已被应用于靶向巨噬细胞对抗炎症的临床治疗（Troegeler et al.，2014）。纳米技术的发展、纳米颗粒的制造和siRNA的修饰，增加了人们对巨噬细胞作为药物靶点的了解（Hu et al.，2019）。与传统的治疗方法相比，siRNA具有很强的效力和较少的副作用，且可以靶向任何感兴趣的基因并可作用于“不可成药”的靶点（Lam et al.，2015；Daka and Peer，2012）。

肿瘤坏死因子-α（TNF-α）与许多神经系统和年龄相关的疾病有关。TNF-α是一种与免疫系统的细胞信号相关的细胞因子，由激活的巨噬细胞、单核细胞和小胶质细胞在急性和持续的炎症中产生（Idriss and Naismith，2000）。TNF-α在细胞内各种信号事件中起着关键作用，可导致细胞坏死或凋亡（Idriss and Naismith，2000）。了解身体炎症反应和激活的巨噬细胞所带来的影响对于研究抑制炎症的新方法至关重要。研究发现，使用纳米技术和siRNA靶向巨噬细胞，可以抑制TNF-α的产生从而减少体外脂多糖（LPS）诱导的神经炎症并实现有效的基因沉默（Kim et al.，2010）。

2.1 巨噬细胞

巨噬细胞是免疫系统中体积较大、具有多种功能的白细胞，在炎症反应或死亡/损坏的细胞堆积时聚集。巨噬细胞这个词源自希腊语中的“makros”和“phagein”，意思分别是“大”和“吃”。巨噬细胞来源于单核细胞，可以吞噬微生物。巨噬细胞的生理作用是异质性的，这意味着它们可以有不同的细胞起源、组织微环境，并为适应机体的生理要求而分化（Gordon and Martinez-Pomares，2017）。科学家们对巨噬细胞的运动能力及对宿主、外来抗原的识别和反应能力进行了广泛的研究，同时它们的功能也在体内试验中得到了验证（Gordon and Martinez-Pomares，2017）。此外，它们可以感知细胞质中的微生物成分（如DNA和RNA），并作出反应，以激活炎症体和释放白细胞介素（IL）蛋白（Guo et al.，2015）。巨噬细胞的“传感器系统”包含了影响组织环境、细胞来源或适应生物体的生理要求等的多种系统，具体包括模式识别受体、凋亡细胞受体、细胞因子受体、神经递质受体、抑制性受体和整合素（Gordon and Martinez-Pomares，2017）（图5-1）。

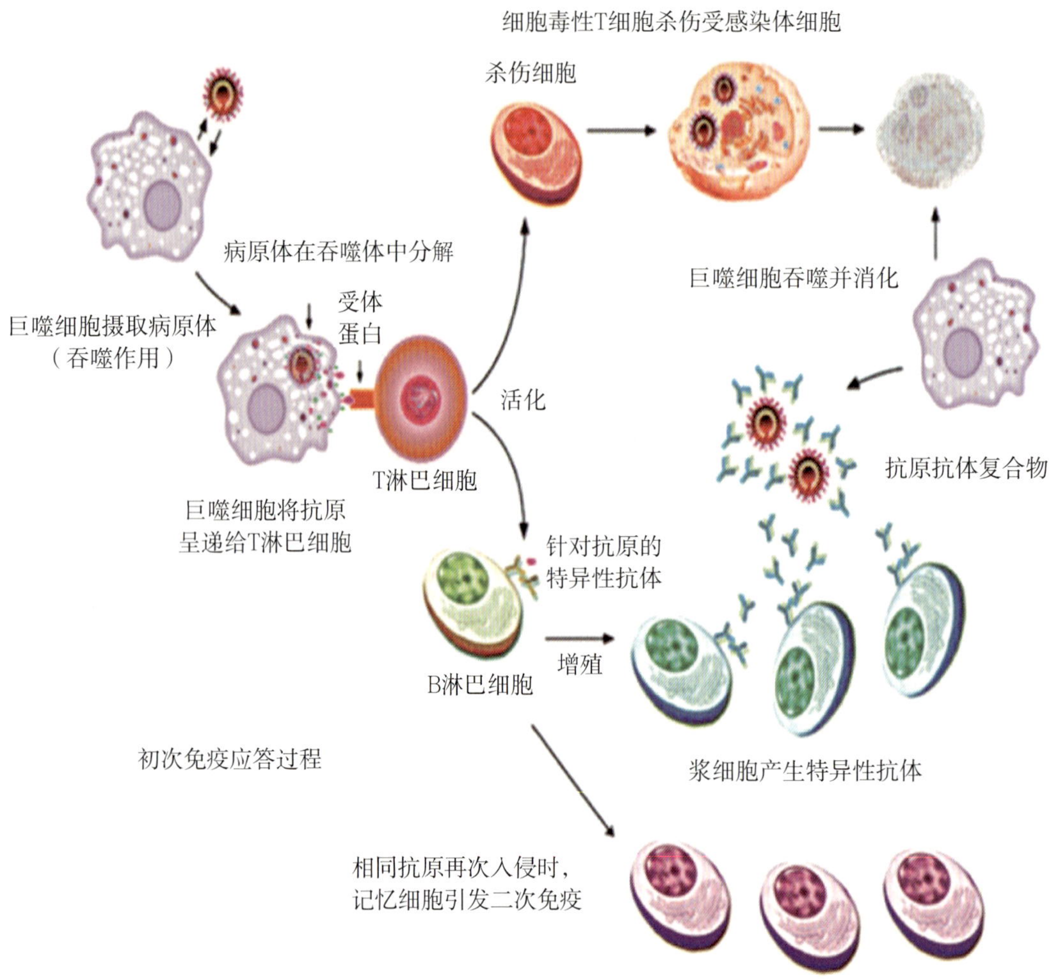

图5-1 巨噬细胞的作用

注：病原体或抗原引起的初次免疫应答中，巨噬细胞激活、吞噬和分解病原体，并随后将抗原呈递给T淋巴细胞。巨噬细胞与T淋巴细胞相互作用，作为炎症信使参与到免疫反应中。T淋巴细胞的作用是直接杀死受感染的宿主细胞，并激活其他免疫细胞，如细胞毒性T细胞（细胞因子）或B淋巴细胞（帮助分泌抗体），以全面调节免疫反应。

由于巨噬细胞与疾病密切相关，在过去的几十年里，科学家们一直热衷于研究巨噬细胞。巨噬细胞在慢性疾病和炎症中扮演了至关重要的角色。巨噬细胞的炎症反应包括抗原呈递、吞噬和通过分泌细胞因子和生长因子进行免疫调节（Fujiwara and Kobayashi，2005）。在炎症的早期阶段，中性粒细胞会迁移到炎症部位，发挥功能后死亡，随之被巨噬细胞吞噬。在这个过程中，当巨噬细胞摄取病原体时，病原体会包裹在吞噬体中。

研究巨噬细胞是为了了解它们在细胞炎症过程中所起的作用。巨噬细胞能分泌促炎因子和抗微生物介质，这意味着它们在先天性免疫和免疫反应中起着至关重要的作用。作为强有力的吞噬细胞，巨噬细胞的主要作用是保护身体免受外来抗原、死亡/垂死细胞和细菌的侵害。它们在炎症过程中有3个突出的作用，即启动、维持和清除（Fujiwara and Kobayashi，2005）。这些作用在炎症的激活和失活中扮演着很重要的角色。它们可以激活细胞因子、细菌LPS、细胞外基质蛋白和其他化学介质的信号（Fujiwara and Kobayashi，2005）。由于其不断变化的作用，巨噬细胞参与了炎症过程的自动调节循环。

巨噬细胞是重要的治疗靶标，它们会因为不同的环境刺激获得不同的表型并对此作出反应。因为缺乏明确的标志物来对病态巨噬细胞和正常的细胞进行识别（Ahsan et al.，2002），靶向巨噬细胞疗法的设计一直具有挑战性。人们一直在追求通过对巨噬细胞的再教育、重编程和清除来改造巨噬细胞，即直接杀死巨噬细胞的策略和疗法（Piaggio et al.，2016）。目前可以通过一种直接的方法来靶向巨噬细胞，即使用纳米技术修饰巨噬细胞。研究表明，纳米颗粒和纳米技术（如siRNA）可直接作用于巨噬细胞，使某些信号通路恢复；或诱导细胞毒性和免疫刺激性的肿瘤相关巨噬细胞（TAMs）分化；或激活抗肿瘤活性，降低巨噬细胞迁移抑制因子的表达等（Ortega et al.，2015；Zanganeh et al.，2016；Huang et al.，2012；Zhang et al.，2015）。

2.2 siRNA

siRNA是一种含有20～25个核苷酸的非编码dsRNA，可以调节基因表达。每条链各含一个5'磷酸基末端和一个3'羟基末端。siRNA由dsRNA在细胞内被RNaseⅢ家族的Dicer酶切割成19～27 bp大小的dsRNA（Zhao and Feng，2015）。这些碱基对的中间区域完全互补，两个3'端上有2个茎环（Levanova and Poranen，2018）。siRNA诱导的转录后基因沉默始于RNA诱导沉默复合物（RNA-induced silencing complex，RISC）的组装。该复合物通过切割编码靶基因的mRNA分子来沉默某些基因的表达，包括将siRNA与RISC复合物结合，再将其解开，使之与目标基因编码的mRNA结合。两条siRNA链中的一条（引导链）将被装载到RISC复合物中，导致双链解开形成单链。接着，siRNA扫描并指导RISC到mRNA分子上找到完全互补的序列。

siRNA与mRNA的配对导致了mRNA分子的酶切和降解，这也是重组信号通路或删除任何特定基因的方法之一。由于siRNA用途广泛，在基因沉默、防御病毒感染、基因表达和视网膜变性等自身免疫性疾病中都有不同的用途，因此siRNA的生物功能仍在不断地研究中（Tatiparti et al.，2017；Zhang et al.，2018）。siRNA是RNAi途径的中间产物，可通过靶向和中和mRNA分子来抑制基因表达。既往研究发现，RNAi干扰途径能抑制基因表达（Fire et al.，1998）。由于会干扰任何一条单链，RNAi可以调控许多基因组的功能，在调控RNA稳定性，染色体DNA解链、转录、翻译，染色质结构等方面具有重要的作用（Tatiparti et al.，2017）。

siRNA的主要递送方式有两种：一种是依靠病毒载体，另一种是利用不依赖病毒的生物聚合物。这些递送系统取决于靶点位置和siRNA的目标用途（Tatiparti et al.，2017）。聚合物介导的递送系统曾用于递送质粒DNA。由于可以保护内容物不被降解，其具有定向递送及精准控释的作用（Ray，2019），因此，聚合物介导的递送系统也被用于递送siRNA。这种聚合物的优势在于其灵活的化学性质和特性，因而能被修饰，从而改变其理化性质（Dana et al.，2017）。壳聚糖聚合物属于生物相容性材料，并具有多样的化学、物理和生物特性，是一种理想的载体。这种聚合物是一种天然多糖，与其他合成材料相比，具有更低的毒性，更利于进行体内外研究（Serrano-Sevilla et al.，2019）。

基于肽的基因递送系统因能有效地穿过细胞膜而被用于siRNA的递送。有证据表明，细胞穿透肽（cell penetrating peptides，CPPs）在纳米颗粒的寡核苷酸递送中具有很大的潜力（Konate et al.，2019）。CPPs是短肽，有助于通过内吞作用促进细胞内的共价和非共价相互作用。CPPs的主要优势在于其具有质膜转移的能力，并有助于将各种分子物质传递到细胞器或细胞质中（Kurrikoff et al.，2011）。由于其设计的通用性及序列和功能的多样性，这种聚合物更适合靶向递送（Konate et al.，2019）。基于脂质的递送系统是专门为体内应用开发的。与其他递送系统类似，特别是在口服递送系统中，基于脂质的系统有利于靶向递送（Beloqui et al.，2017）。由于其亲水和亲油的特性，这些递送系统可被应用于药物、蛋白质和核酸的靶向递送（Dolatabadi et al.，2015）。

非病毒递送系统分为化学和物理递送系统。这些系统可被单独或一起使用递送siRNA。非病毒递送系统可以减少免疫反应，且对转基因DNA没有大小限制（Nayerossadat et al.，2012）。非病毒递送系统主要是通过穿透细胞膜而应用于体内和体外递送。化学递送系统包括阳离子脂质、阳离子聚合物和脂质聚合物（Nayerossadat et al.，2012）。物理递送系统包含裸露DNA、基因枪、电穿孔、流体力学法、超声和磁感应（Nayerossadat et al.，2012）。聚乙烯亚胺化学系统递送siRNA已被应用于治疗急性骨髓性白血病细胞（Landry et al.，2012）。

2.3 siRNA靶向疗法

自1998年Craig C. Mello和Andrew Fire发现RNAi以来，人们对RNA分子抑制基因表达的生物学过程有了深刻的见解（Fire et al.，1998）。对RNAi途径的研究为靶向治疗的发展奠定了基础。在发现RNAi之后，Elbashir等发现siRNA可以靶向和沉默特定的序列，而非整个基因（Elbashir et al.，2001a）。RNAi和siRNA的发现对于基于基因内沉默特定序列开发治疗性应用至关重要。在纳米医学领域，siRNA的应用已经得到证实，涉及病毒感染、癌症和癌症治疗、眼科疾病、神经科疾病、生物技术以及免疫系统的两个分支。

2001年，siRNA被首次应用于靶向治疗，引起了人们对这类新型治疗方法的关注。siRNA具有沉默基因的作用，能用于靶向慢性疾病，如老年黄斑变性、糖尿病视网膜病变、青光眼和癌症。自从发现siRNA后，人们就在不断尝试利用它来进行疾病治疗。2021年1月，使用siRNA递送系统靶向实体瘤和眼部疾病中与脉络膜新生血管有关的抗血管内皮生长因子（anti-VEGF）进入了临床试验（Davis et al.，2010；Feng et al.，2015）。

在过去的十年里，siRNA被普遍应用于靶向药物治疗，成为疾病治疗的新型方法。通过靶向和沉默特定的基因，我们可以进一步了解各种信号通路并确定它们是如何在特定疾病中发挥作用的。使用siRNA或任何形式的靶向药物递送给巨噬细胞，以提高药物输送的整体疗效的方法备受关注（Jain et al.，2013）。如果要实现体内外可控的靶向药物递送，可以将纳米医学和细胞操纵结合起来（Visser et al.，2019）。Visser等讨论了将“货物装载到巨噬细胞”的方法（Visser et al.，2019）。巨噬细胞在先天性免疫系统内循环，当识别到外来抗原和微生物时，巨噬细胞便会伸出伪足，吞噬/内吞外来物质（Visser et al.，2019）。既往研究揭示了巨噬细胞的吞噬过程，发现它们可以很容易地通过内吞摄取抗原（Muthana et al.，2011；Fan et al.，2018）。

作为一种靶向药物递送形式，siRNA可用于沉默基因表达，也可靶向巨噬细胞等细胞以减轻炎症并防止某些疾病继续发展（Kim et al.，2010）。研究发现，siRNA能沉默TNF-α的表达以减轻LPS诱导的神经炎症（Kim et al.，2010），siRNA联合药物能通过靶向特定的细胞，如巨噬细胞、特定的糖蛋白（如CD98）、抗原呈递细胞（如树突状细胞），抑制神经元凋亡（Xiao et al.，2016；Yang et al.，2006）。

siRNA靶向疗法的使用范围、有效性和安全性仍在研究中。为了最大程度地提高治疗效果和减少不良反应，研究人员对siRNA递送系统的化学修饰进行了大量研究（Hu et al.，2020）。在过去的几十年里，siRNA陆续被应用于各种临床疾病的治疗（Beloqui et al.，2017）。siRNA能通过RNAi途径抑制特定基因的表达来实现对靶基因的修饰。自从发现了siRNA的作用机制以后，siRNA就被应用于靶向调控特定的基因表达，特别是应用于眼科领域的药物递送（Thakur et al.，2012）。siRNA的优点是允许更特异的靶向递送，以防止基因组DNA修饰。

将药物递送到特定的组织（如眼睛）是一种挑战也是机遇。siRNA可以沉默基因表达并靶向特定疾病如AMD相关基因（Raja et al.，2019）。在特定的组织和细胞内，无需使用更多药物就可以保证局部药物浓度。目前，已经研发出了一种基于siRNA的抗血管生成药物贝瓦西瑞尼，将其递送到眼部组织可用于治疗湿性AMD（Garba and Mousa，2010）。贝瓦西瑞尼的使用有助于避免反复进行玻璃体内注射而导致的并发症，如视网膜撕裂、玻璃体内出血或晶状体损伤。使用siRNA靶向基因能减少并发症的发生，并避免血管爆裂和反复注射（Garba and Mousa，2010）。通过研究不同的递送材料（如载体）可以提升基于siRNA的靶向疗法的靶向作用。

3 siRNA靶向递送

在过去的几十年里，开发靶向递送系统治疗疾病的情况日益增多。从RNAi到siRNA的发现，纳米技术已经和医学密切结合，以开发出新的或改进的靶向递送系统。如前所述，siRNA等靶向递送系统是研究和了解体内外基因功能的有力工具。利用靶向递送系统，研究人员也可以研发出靶向细胞（如巨噬细胞）和疑难疾病的新疗法（Dana et al.，2017）。

随着公众对疾病认知水平的提高，我们也必须与时俱进地用更新的方法去治疗。与标准疗法相比，siRNA疗法正成为治疗疾病的新形式。通过沉默基因表达，化学合成的siRNA递送可以产生天然RNAi途径，使其成为可预测的和确切的治疗方法（De Fougerolles et al.，2007）。研究表明，靶向巨噬细胞的合成siRNA有助于通过沉默TNF-α减轻炎症（Kim et al.，2010）。像任何治疗手段或药物一样，siRNA也有利有弊，因此我们对siRNA必须有全方位的认识。

3.1 靶向递送系统的重要性

随着靶向递送领域的发展，递送系统的形式也在不断升级。靶向递送系统有利于延缓疾病进程。通过使用这些递送系统，可以实现更高的药物浓度或治疗浓度，因此靶向递送系统在治疗疾病方面更具优势。

靶向递送系统有多种递送载体，如脂质体、基于脂蛋白的药物载体、纳米颗粒药物载体、胶束、水凝胶和树枝状大分子（Singh et al.，2019）。这些不同的载体结合纳米颗粒可以开发纳米颗粒介导的药物递送。通过使用纳米技术和纳米颗粒，可以避免传统药物递送的不利影响（Muller and Keck，2004）。纳米颗粒与药物一起使用能靶向特定部位，从而避免脱靶效应。本文中讨论的siRNA是目前应用于临床的重要纳米颗粒靶向递送系统之一。使用siRNA与递送载体可以沉默和靶向特定的基因序列（Kowal et al.，2019）。靶向和递送更高浓度药物的能力有助于改变药物的管理。对于无法用常规药物治疗的疾病，可以使用纳米技术靶向递送的方式进行治疗。

靶向递送系统有各种形态和不同的大小。多种载体也需要改进，以提高递送到靶点区域的效率和安全性。所有的载体都有其独特之处，但它们都能确保药物具有高效的、长效的生物利用度，同时产生最小的不良反应（Singh et al.，2019；Moghimi et al.，2005）。另外，这些载体可以提高疗效或降低特定制剂/药物的毒性（Tiwari et al.，2012）。目前，许多载体正在进入治疗各种疾病的临床前和临床研究阶段。不同系统和载体的使用对于靶向递送系统的效果至关重要。

纳米载体和纳米颗粒靶向递送系统日趋重要，得益于它们能延长药物对靶点区域的作用时间。靶向系统的创建是为了以可控的方式释放药物，其疗效高于传统疗法。通过将分子封装在外壳这一保护屏障内，活性化合物的生物利用度得到提高，非特异性分布减少。因此，靶向递送系统能减少对长期频繁治疗的需求（Felice et al.，2014；Choudhury et al.，2017）。靶向递送系统的主要优点是能通过主动或被动靶向的方式在时间上控制药物释放。这两种类型的靶向方式可以凸显目标组织的病理生理特征，或者是能识别并与目标细胞的受体相互作用的表面活性配体进行组装（Vega-Vásquez et al.，2020）。

3.2 siRNA的瓶颈

siRNA疗法仍然是一个新领域，还需要开展更多的研究以确定巨噬细胞和疾病靶向药物治疗的效果。目前，需要进一步探讨许多生物学问题，以了解其递送药物到预定位置并进行基因沉默的具体机制。将siRNA直接递送到局部位置（不管是细胞外还是细胞间）仍具有挑战性。

siRNA疗法的递送机制取决于靶向器官和给药途径。限制siRNA使用的主要因素之一是“脱靶”，它会限制或阻碍目标效果的实现。从前面所述的目标部位（如癌症部位）可以看出，仍然存在给药障碍。许多靶点部位有两种形式的给药途径：口服和皮下注射。如前所述，由于口服药无法保持肠道的稳定性和跨肠道上皮的渗透性，因此口服途径并不那么有效（Haussecker，2014）。相比之下，皮下注射在维持肠道上皮细胞和进入循环系统方面更有效（Haussecker，2014）。然而，即使在这种给药途径中，由于亲脂性和基因载体大小的影响，如何避免被吞噬仍是个难题。其他常用的给药途径是静脉注射或输液。这两种方式在临床上适用于快速给药（Malamed，2010）。

确定给药途径对于确定siRNA如何穿过血管屏障到达靶目标部位/系统至关重要。siRNA作用的高特异性会对非靶点区域产生较大的毒性（Chernikov et al.，2019）。由于siRNA序列的原因，siRNA脱靶可以激活先天性免疫系统。所有的递送系统都应该是无免疫原性，不会引起副作用的，但siRNA引发的免疫反应是限制其应用的一个主要原因。递送系统应该避免脱靶效应，保证递送时不会沉默错误的基因序列（Jackson，2006）。在递送过程中，免疫系统不会将递送系统识别为外来抗原，这样可以防止它们在到达靶向区域前被先天性免疫系统攻击和破坏（Judge et al.，2005）。到达靶点区域后，为了防止这种情况发生，递送系统必须有适当的方法来激活免疫反应。比如，当与膜表面发生相互作用时，递送系统可以产生干扰素和炎症细胞因子来激活免疫反应（Mansoori et al.，2015）。

免疫反应是siRNA递送到预定位置的主要障碍之一。siRNA能诱导炎症细胞因子、干扰素、TNF-α和IL-6，因此siRNA在体内的应用受到了限制（Mansoori et al.，2015）。siRNA引发的脱靶递送可能与序列依赖性或者内体Toll样受体（TLRs）介导的信号途径有关，进而可导致IL-6和TNF-α的产生（Jackson and Linsley，2010；Qiu et al.，2006）。随着siRNA的引入，未成熟的树突状细胞可以触发产生IL-12，并刺激CD83（活化标志物）的表达。siRNA的模式序列依赖性识别位点是TLR7和TLR8（de Marcken et al.，2019）。这些是抗病毒防御反应的一部分，是细胞因子和Ⅰ型干扰素驱动的继发反应（de Marcken et al.，2019）。对这些免疫反应的研究可能是确定siRNA对先天性免疫系统影响的最重要途径之一。

4 治疗应用

在过去的几十年里，一系列严重的慢性病发病率稳步上升，治疗性应用已经变得非常重要。根据世界卫生组织2010年的数据，慢性疾病（全球范围内的心血管疾病、癌症、慢性阻塞性肺病以及2型糖尿病）发病率普遍较高，由此引发了巨大的医疗服务需求。随着慢性病的出现，人们已采取越来越多有针对性且符合成本效益的措施来预防和治疗这类疾病。随着慢性病发病率的升高，研究人员已经开始将纳米技术作为一种补充或主要的治疗形式来治疗疾病。

在过去的几十年里，随着纳米技术的使用，治疗性应用得到了发展。纳米技术运用于生物医药领域，为许多疾病治疗的瓶颈提供了新的解决方法。随着纳米医学的迅猛发展，将其应用于药物靶向疗法能减少不良反应，从而在治疗疾病方面占据显著优势（Mankamna Kumari et al.，2020）。研究和了解治疗性应用将推进疾病的治疗。与传统的治疗方法相比，治疗性应用可以通过策划一种新的治疗形式来帮助治疗和管理疾病。对治疗性应用的研究和认知的进步将催生新的方法来治疗疾病，也就是说，纳米技术能创造一种新的药物递送形式。

4.1 当前的治疗性应用

治疗性应用已经成为预防和治疗疾病的重要手段。随着纳米医学领域的发展，治疗性应用的需求也在急剧增加。随着科学技术的进步，治疗疾病的方式也在不断改进。纳米材料和纳米技术可实现长效药物的可控释放机制，从而更好地治疗疾病（Deng et al.，2020）。治疗性应用能更好地将药物递送到目标部位，将为患有急性病和慢性病的患者提供更好的临床效益（Tilley et al.，2011）。

治疗性应用的适用范围非常广泛，因为它们可以被调整并用于任何条件，以允许靶向药物沉默一个基因或一个细胞亚群。研究纳米颗粒的作用可以更好地提高纳米颗粒的溶解度和治疗指数，并从整体上减少免疫原性（Davis et al.，2008；Zhang et al.，2007）。此外，了解纳米颗粒在细胞和组织中的分子相互作用机制有助于更有效地进行药物包载、激活和保证药物的可控释放（Petros and DeSimone，2010）（图5-2）。

Tilley等回顾了哮喘吸烟患者、慢性阻塞性肺病及囊性纤维化患者的不同治疗方法。这些疾病的共同特征是能引起慢性炎症（Tilley et al.，2011）。他们探讨了腺苷脱氨酶（adenosine deaminase，ADA）相关的严重联合免疫缺陷病新的治疗方法。目前的治疗方法是接受异体骨髓移植，但如果没有组织相容性的骨髓捐赠，患者将不得不接受辐照以纯化红细胞，这会引起各种并发症。未来这种疾病的治疗方向包括使用逆转录病毒载体靶向淋巴细胞和造血祖细胞，从而进行ADA功能的基因替换。这种突破性的治疗方法是非侵入性的，可改善免疫功能，延长生存期和恢复ADA活性。

Riglar和Silver回顾了工程细菌作为治疗性应用靶向糖尿病、炎症性肠病、艾滋病病毒感染和癌症等疾病的治疗效果（Riglar and Silver，2018）。细菌疗法的好处是用细菌来提供药物，这样可以避免这些药物在人体屏障（如血液或上消化道）中被降解。此外，细菌的使用是有益的，因为它们可以到达口服或肠外给药无法到达的部位。细菌的天然和合成途径有助于细菌的感知和信号传递。他们研究了单组分和双组分细菌感应系统之间的区别。单组分信号转导系统使用转录因子，该转录因子与调控DNA序列和感兴趣的配体结合后可激活或抑制基因表达。双组分信号转导系统包括组氨酸激酶和反应调节蛋白。在与配体结合后，它们可以在磷酸化状态下激活基因表达。这种工程化的细菌疗法有望得到长期应用，因为它们有一个复杂的合成系统，能将治疗剂的表达与微环境联系起来。

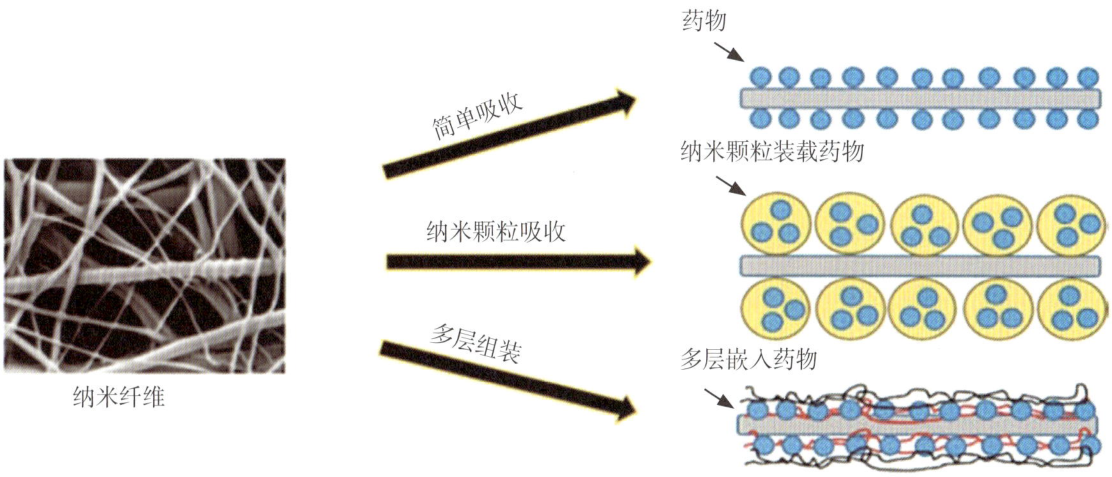

图5-2　药物递送的不同应用

4.2　巨噬细胞靶向递送系统的使用

纳米技术作为靶向递送系统的一种形式，已被用于治疗眼部疾病、心血管疾病、某些类型的癌症等慢性疾病。使用siRNA的好处是它能靶向和抑制特定基因的表达。将siRNA作为纳米载体应用于靶向递送系统能减少疾病的影响。使用siRNA靶向巨噬细胞可以抑制先天性免疫系统中由抗原和外来颗粒引发的炎症反应。基于纳米技术的递送系统（如siRNA）能直接靶向巨噬细胞或提供靶向治疗（Ponzoni et al.，2018）。

巨噬细胞是研究人员感兴趣的潜在治疗靶标，但目前尚缺乏特异性标志物，因此科学家们也在积极地探索治疗策略。能够直接靶向巨噬细胞，就意味着可以对巨噬细胞进行“再教育”或敲除（Ponzoni et al.，2018）。递送系统靶向巨噬细胞有助于提高装载药物的疗效，纳米载体的使用能使递送系统克服不同的膜屏障（Jain et al.，2013）。

Forbes和Peppas对siRNA递送系统靶向小鼠巨噬细胞进行了研究（Forbes and Peppas，2014）。在此项研究中，他们使用了结合siRNA的聚阳离子纳米载体，并观察了RAW 264.7小鼠巨噬细胞的内化情况。结果显示，siRNA能与纳米载体结合。他们成功地使用siRNA进行了敲除实验。研究表明，较高浓度的纳米颗粒和siRNA能够减少小鼠巨噬细胞的数量，但未来还需开展更多的研究以全面了解siRNA的作用。

Kaps等回顾了阳离子纳米水凝胶颗粒递送siRNA对体内免疫抑制性肝脏巨噬细胞的影响（Kaps et al.，2020）。研究表明，巨噬细胞具有免疫抑制功能，M2巨噬细胞高表达巨噬细胞甘露糖受体

（CD206）。M2巨噬细胞在慢性疾病，如自身免疫性肝病或任何持续的炎症性疾病中起着关键作用。巨噬细胞的特定表型在吞噬前具有可塑性，因而可以通过siRNA对M2巨噬细胞进行重塑。M2巨噬细胞能有效地摄取α-甘露糖纳米水凝胶递送的siRNA，普通siRNA则非特异性地分布在肝脏的其他细胞中。事实证明，由于CD206在体内的高表达，siRNA能有效地防止不良反应并增强M2巨噬细胞对siRNA的摄取。

Yong等研究了非病毒siRNA递送系统靶向人源CD64的效果，以探讨其对血液单核细胞基因的调控作用（Yong et al.，2017）。siRNA在进行翻译前具有靶向基因的能力，因而在靶向疗法中被用于沉默基因表达。单核吞噬细胞是免疫系统的主要组成部分，参与机体平衡并发挥免疫效应。吞噬细胞往往会削弱药物的疗效，因此这些细胞被认为是药物递送系统的主要障碍。在此项研究中，非病毒性siRNA递送系统将人类血液单核细胞作为递送目标。该实验证明血液单核细胞具有特异性摄取能力和沉默基因表达的作用，基于CD64的siRNA递送系统能有效靶向血液单核细胞，展现了治疗人类炎症性疾病的巨大潜力。

综上所述，使用纳米载体递送siRNA靶向巨噬细胞的研究是成功的，且药物副作用很小。

5 当前投入临床应用的siRNA靶向传递方式

如上所述，1998年发现RNAi机制后，21世纪初又发现了siRNA并明确了其作用。了解siRNA在转录后沉默基因表达中的作用，意味着可以使用合成的siRNA来沉默特定的基因（Elbashir et al.，2001b）。这些关于siRNA的研究为基于纳米颗粒的靶向药物疗法翻开了新篇章。siRNA疗法结合纳米颗粒能有效地增强药物递送。

基于siRNA的靶向递送系统在治疗如AMD或癌症等疾病方面展现出了广阔的应用前景。与传统的药物递送相比，siRNA疗法能有效地靶向和沉默特定的基因和细胞。研究siRNA的作用可以改变治疗体系，并且该治疗体系可能成为疾病治疗的主要形式。从21世纪初到2021年，siRNA递送已经在纳米医学中占据了突出的地位，但未来仍需有更多的体内外研究来探讨siRNA疗法，以进一步明确siRNA可能造成的积极和消极影响，使人们更好地了解如何使用siRNA疗法治疗疾病。

5.1 siRNA递送治疗眼部疾病

siRNA常被用于治疗眼部疾病。siRNA的疗效最早在眼部新生血管和瘢痕动物模型中得到证实（Reich et al.，2003）。

随着siRNA的发展及其引发的问题，siRNA在AMD中的作用引起了专家的关注。最近的研究表明，VEGF与AMD的脉络膜新生血管（choroidal neovascularization，CNV）有关，这可能导致老年人群的视力下降（Feng et al.，2015）。Ets1（红细胞转化特异性转录因子1）能通过各种发育因子、黏附分子和趋化因子来调控血管相关基因的表达。在这项研究中，研究人员首先利用激光光凝技术建立CNV小鼠模型，随后在玻璃体内注射Ets1，并在7天内追踪其表达。结果显示，玻璃体内的Ets1 siRNA只出现在小鼠CNV激光区的巨噬细胞和小胶质细胞中。与空白对照组相比，视网膜色素上皮（RPE）细胞、脉络膜和视网膜中的Ets1蛋白水平明显下降。将Ets1 siRNA注入CNV区，能改善渗出并抑制RPE的破裂和巨噬细胞/小胶质细胞被激活。眼底荧光素血管造影和吲哚菁绿血管造影的结果显示，CNV区域的溢出量减少。这项研究表明，Ets1 siRNA具有减少脉络膜的作用，可作为治疗CNV的重点药物。

糖尿病视网膜病变（diabetic retinopathy，DR）可能是最广为人知的糖尿病并发症，也是全球视觉障碍的主要原因之一。尽管两种类型的糖尿病没有直接关系，但玻璃体内给药可以减少静脉发生病变。近年一份研究报告人类抗原R（human antigen R，HuR）治疗DR有效（Green et al.，2019）。HuR是一种RNA结合蛋白，由*Elavl1*基因编码，能与mRNA的3'非翻译区中富含AU的区域结合，通过调节其稳定性和/或翻译直接调控靶mRNA的表达（Kataki et al.，2015）。研究显示，HuR蛋白可以与VEGF编码的mRNA结合，从而促进VEGF的翻译。因此，HuR能提高糖尿病啮齿动物视网膜中VEGF的表达。使用包含强效的固体脂质纳米颗粒（SLNs）和小单层脂质体（small unilamellar vesicles，SUVs）的纳米系统嵌入siRNA可沉默HuR的表达。SLNs和脂质体将siRNA递送到啮齿动物的视网膜后，当HuR被沉默时，VEGF的表达水平会下降。将siRNA递送到眼内后，HuR的表达会被抑制，这是一种可探索的治疗DR的策略。在这项研究中，siRNA纳米载体能明显改善视网膜，而裸露的siRNA无法到达视网膜层，因而没有改善视网膜的作用。考虑到脂质晶格的均一表面融合性，限制SUV（基于SLN的脂质晶格L4与具有L1和L3相似N/P比例的脂质体）能产生正电荷。这表明，多余的电荷能促进SUV L4与聚集的细胞连接，以使递送系统起到监管视网膜疾病的作用。

靶向递送药物到特定组织（如眼睛）仍是一个挑战，但递送成功可以带来极大的好处。siRNA能沉默基因表达，并能靶向特定的疾病（如AMD）的相关基因（Raja et al.，2019）。在特定的组织和细胞内，靶向递送药物可以在不提高药物剂量的情况下提供更高的局部浓度。一种基于siRNA的抗血管生成剂药物贝瓦西瑞尼已被用于治疗湿性AMD（Garba and Mousa，2010）。贝瓦西瑞尼的使用有助于消除由反复的玻璃体内注射而引起的视网膜撕裂、玻璃体内出血或晶状体损伤等并发症。使用siRNA靶向基因可以减少并发症、血管破裂和重复注射（Garba and Mousa，2010）。

6 结论

综上所述，使用纳米技术靶向巨噬细胞能够预防/减少与急性和慢性疾病相关的炎症过程。未来还需要开展更多的研究，以了解基于siRNA的靶向巨噬细胞和眼睛的纳米递送的治疗效果和副作用。研究表明，使用siRNA递送anti-VEGF能减少眼睛的新生血管、减轻水肿，且靶向巨噬细胞能减轻先天性免疫系统中由抗原引起的炎症进程。

阻止巨噬细胞的吞噬作用，可抑制B淋巴细胞和T淋巴细胞的激活，以减轻炎症反应。从以上所述的例子可以看出，siRNA和纳米载体是一种靶向慢性疾病中巨噬细胞的免疫疗法。在巨噬细胞靶向递送系统中使用siRNA的好处是能抑制特定的基因、基因表达或翻译序列。使用siRNA和纳米载体靶向巨噬细胞已被证实可以减弱巨噬细胞的促炎反应，并减缓慢性病的整体炎症进程。

VEGF是新生血管性AMD和糖尿病黄斑水肿中调控血管生成的重要媒介，抗VEGF药物能中和VEGF，以减少眼内血管形成。siRNA加载药物靶向巨噬细胞进行递送和信号传递，可使人们对药物治疗有更多的了解。因此，向巨噬细胞递送更高浓度的药物能提高疗效、减少对额外治疗频次的需求、降低药物副作用。如果siRNA纳米载体可以用来递送抗VEGF药物以沉默视网膜VEGF，那么这将是一种用于治疗湿性AMD和糖尿病黄斑水肿的新型疗法。纳米载体的使用能将更高浓度的抗VEGF药物输送到视网膜，这会减轻对抗VEGF药物的耐药性，从而缩短新生血管性AMD的治疗周期。

siRNA递送系统的广泛应用还需要对纳米载体的种类及其大小带来的效应进行研究。理想状态下，siRNA与装载药物的作用将在精准控释的情况下长期维持药物在靶点区域的浓度。由于siRNA功能多样并能靶向特定的作用部位，因此延迟释放将是未来研究的一个潜在领域。此外，更多可扩展的和临床适用的siRNA递送方法是目前研究的热点。研究和了解siRNA与纳米载体预防和管理慢性病的长期效果是应用siRNA靶向巨噬细胞的未来趋势。

（李雅薇　李建萍　译）

（曹佳会　张还添　审校）

巨噬细胞与免疫治疗在伤口愈合中的作用

Ashley Oake, Swati Gupta, and Yashwant V. Pathak

【摘要】当伤口暴露时，身体会经历4个愈合阶段，分别是止血、炎症、增殖和重编程/重塑。止血是血液凝固的过程，可防止血液在伤口流动。然后机体通过细胞因子和其他免疫因子招募巨噬细胞启动炎症期。巨噬细胞负责清除细胞、释放细胞因子、促进细胞增殖、促进组织重塑和细胞外基质生长。巨噬细胞可能向M1（促炎细胞）或M2（抗炎细胞）极化。细胞增殖阶段包括细胞外基质的产生和在微成纤维细胞的帮助下收缩伤口。最后，通过胶原蛋白的交联和去除多余的细胞外基质来重塑皮肤。慢性愈合类型的伤口是指伤口无法愈合或愈合严重延迟。这些伤口的治疗重点是减少M1巨噬细胞和增加M2巨噬细胞。影响伤口愈合的因素有很多，可分为局部因素（氧气、感染和异物）和系统性因素（年龄、性别和激素、压力、体重和营养、酗酒和吸烟以及其他健康问题）。

【关键词】巨噬细胞；创面愈合；吞噬作用；免疫系统；组织形成

1 引言

人体出现伤口或其他创伤后，会采取一些方法来促进伤口愈合，防止血液大量流失，并抵御细菌的感染（Gale，2011）。愈合的4个阶段分别是止血、炎症、增殖和重编程/重塑（Gale，2011）。止血是指通过收缩血管和伤口处的凝血来阻止血液的持续流动（Gale，2011）。最初，机体经历由内皮细胞外基质（extracellular matrix，ECM）所引起的初步止血，血小板被招募以形成血凝块（Gale，2011）。血小板是指在受伤时结合在一起堵塞受损血管的小细胞碎片，平均存活时间约为10天（Varga-Szabo et al.，2008）。在正常的血液流动过程中，抗凝表面可以防止血小板聚集和粘连（Varga-Szabo et al.，2008）。糖蛋白受体（glycoprotein，GP）Ib-Ⅴ-Ⅸ复合物可与ECM中发现的血管性血友病因子（vWF）发生结合，胶原蛋白可与GPⅥ受体发生结合（Varga-Szabo et al.，2008），这些反应的亲和度非常低，无法自行启动和控制血小板的黏附，但会导致血小板停留在血管表面附近，并触发二级信使的释放（Varga-Szabo et al.，2008）。

血小板的激活是通过高亲和力的整合素β1和主要的血小板整合素αⅡbβ3，与胶原蛋白、纤维连接蛋白、层粘连蛋白、纤维蛋白原和vWF结合而启动的（Gale，2011）。vWF具有多个结合位点，其中含有胶原蛋白和血小板受体，有助于血小板的黏附（Varga-Szabo et al.，2008）。GP Ib-Ⅴ-Ⅸ复合物和Ⅵ胶原蛋白在A1结构域中与vWF结合，从而启动血小板的招募过程，形成开放性伤口上的血栓（Varga-Szabo et al.，2008）。A1结构域与胶原蛋白的结合使其固定，同时增加了由富含亮氨酸重复蛋白超家族的4个基因组成的GP Ib-Ⅴ-Ⅸ复合物与其结合的亲和力（Varga-Szabo et al.，2008）。G蛋白介导的血小板活化由二磷酸腺苷和血栓素A2启动，前者与P2Y1和P2Y12结合，后者与血栓素受体结合（Varga-Szabo et al.，2008）。

一旦血小板被招募并相互黏附，纤维蛋白原就会通过凝血酶与纤维蛋白裂解，形成覆盖开放性伤口的网状结构（Gale，2011）。组织因子（tissue factor，TF）与丝氨酸蛋白酶因子Ⅶa结合，通过激活因子Ⅹ和Ⅸ启动凝血（Gale，2011）。随后，凝血酶原被因子Ⅹ激活，通过外部通路产生凝血酶（Gale，2011）。内在通路或正反馈回路可能由凝血酶（末端蛋白酶）裂解PAR1和PAR4启动（Gale，2011）。外部通路由辅因子TF启动并产生少量凝血酶，然后通过内在通路放大该过程并形成凝血复合物（Gale，2011）。纤溶、活化蛋白C和血清蛋白均是抗凝系统，用于防止血液过度凝血（Gale，2011）。然后，通过趋化作用招募炎症细胞和巨噬细胞来启动炎症过程（Guo and DiPietro，2010）。巨噬细胞负责清除凋亡细胞，释放细胞因子促进炎症反应，并通过生长因子促进细胞增殖、组织重塑和细胞外基质生长（Guo and DiPietro，2010）。当巨噬细胞对细胞因子和其他免疫因子产生反应时，它们可能极化为M1或M2活化状态（Wu et al.，2016）。γ干扰素（IFN-γ）与巨噬细胞的M1经典激活相关，可引发炎症反应（Wu et al.，2016）。这些巨噬细胞被核因子kappa B（NF-κB）极化，释放大量活性氧（ROS），并具有抗菌活性（Wu et al.，2016）。IL-4和IL-13促使巨噬细胞分化为M2活化状态，并与伤口愈合相关（Ferrante and Leibovich，2012）。它们抑制T细胞功能并诱导T细胞凋亡以抑制免疫反应（Ferrante and Leibovich，2012）。M1巨噬细胞存在于伤口愈合的炎症阶段，但当身体过渡到增殖和重编程阶段时，巨噬细胞主要向M2激活状态极化（Ferrante and Leibovich，2012）。

当细胞被清除时，组织再生由成纤维细胞和其他白细胞启动，因为它们进入了伤口愈合的下一个阶段——增殖（Guo and DiPietro，2010）。通过电子转移反应形成的ROS被释放，并引起细胞信号通路的激活和巨噬细胞的迁移，以启动吞噬活性（Wu et al.，2016）。增殖阶段包括血管生长、肉芽组织形成及胶原蛋白、糖胺聚糖和蛋白聚糖的产生，以形成ECM（Guo and DiPietro，2010）。在角质形成细胞的帮助下，新的上皮细胞在伤口上形成，由微成纤维细胞将边缘拉拢在一起，从而导致伤口收缩（Guo and DiPietro，2010）。在这一阶段的愈合过程中，皮肤可能会变得更浅，呈粉红色或颜色分布不均匀（Guo and DiPietro，2010）。生长因子、细胞因子和脂质介质被释放以重组构细胞骨架并增加细胞膜的渗透性（Guo and DiPietro，2010）。随后，生长因子与受体结合，激活内皮细胞并促使其分泌蛋白水解酶（Reinke and Sorg，2012）。基底层被去除后，新的上皮细胞及血管分化形成肉芽组织，从而完成这一阶段（Reinke and Sorg，2012）。

伤口愈合的最后阶段是重编程/重塑阶段，这个过程可能需要长达一年的时间才能完成（Reinke and Sorg，2012）。在早期阶段产生的胶原蛋白现在重组为Ⅰ型并交联，同时用于形成新组织的额外细胞通过凋亡被移除（Reinke and Sorg，2012）。这将减少皮肤瘢痕的形成，增强上皮组织的力量，并减缓代谢活动（Reinke and Sorg，2012）。在无法正常愈合的伤口中，无序的胶原蛋白会导致胶原蛋白隆起或堆积，形成瘢痕疙瘩（Reinke and Sorg，2012）。在伤口愈合的最后阶段，毛囊和汗腺永远不会在受损区域再生（Reinke and Sorg，2012）。

2 皮肤的功能

皮肤是人体最大的器官，由3层不同的组织组成：表皮、真皮和皮下组织（Yousef et al.，2020）。皮肤是人体最外层的保护屏障，可以抵御来自外部环境的侵害；同时，真皮层内的血管可调节身体温度，并在细胞和脂质包膜的作用下充当水的屏障（Yousef et al.，2020）。皮肤内的角质形成细胞通过合成维生素D发挥内分泌功能，并通过汗腺发挥外分泌功能（Yousef et al.，2020）。身体的特定部位，如手掌和脚底，由于负责承受较大压力，因此在这些区域皮肤明显更厚，并含有一层额外的表皮，称为“角质化层”（Yousef et al.，2020）。人体表皮来源于外胚层，可进一步分为5个层次，分别是基底层、棘层、颗粒层、透明层和角质层（Yousef et al.，2020）（表5-2）。

表5-2　人体表皮的分层

层次	从里往外排序	专门的细胞/功能	细胞形状
基底层	1（最深）	默克尔细胞、黑色素细胞、角质形成细胞	从立方体到柱状都有
棘层	2	树突状细胞	8~10层细胞，不规则和多面体细胞
颗粒层	3	透明角质、层状颗粒、糖脂	3~5层细胞，菱形细胞
透明层	4	角母蛋白	2~3层细胞，薄透明层
角质层	5（最表浅）	角质形成细胞和防御素	20~30层细胞，无核鳞状细胞

表皮的每一层都含有特化细胞，这些细胞有助于维持身体的整体功能（Yousef et al.，2020）。基底层含有角质形成细胞，可调节钙离子平衡以协助合成维生素D，产生角蛋白，并分泌脂质以形成水屏障（Yousef et al.，2020）。角质细胞还能生成颗粒层，此层中含有糖鞘脂、磷脂和神经酰胺（Yousef et al.，2020）。基底层中还存在黑色素细胞，有助于皮肤色素的形成，产生的黑色素可保护皮肤免受紫外线的伤害（Yousef et al.，2020）。默克尔细胞与角质形成细胞结合，在手、脚、口和生殖器区域会形成含有光感觉功能的机械感受器（Yousef et al.，2020）。基底层之后是棘层，

其中含有朗格汉斯细胞，它们可维持体内平衡并抵御外来入侵者（Clayton et al.，2017）。朗格汉斯细胞是单核吞噬细胞系统的一部分，并与MHC Ⅰ和MHC Ⅱ分子的抗原呈递有关（Clayton et al.，2017）。角质形成细胞产生的细胞因子可调节朗格汉斯细胞提供的免疫反应，引发T细胞的激活（Clayton et al.，2017）。

在表皮和皮下组织之间是真皮，真皮来源于胚胎的中胚层组织，由胶原蛋白和弹性组织组成，分为乳头层和网状层（Brown and Krishnamurthy，2022）。乳头层比网状层更薄并且富含血管，而网状层位于乳头层之下，包含密集的结缔组织（Brown and Krishnamurthy，2022）。网状层包含Ⅰ型和Ⅲ型胶原纤维束，这些纤维具有一定的弹性和抗拉强度（Brown and Krishnamurthy，2022）。朗格汉斯细胞是表皮中的主要吞噬细胞，且真皮层含有真皮巨噬细胞用以维持稳态（Brown and Krishnamurthy，2022）。真皮中也有水平排列和垂直排列的两种弹性纤维作为结构支持（Brown and Krishnamurthy，2022）。真皮层还包含许多支撑细胞，包括成纤维细胞、施万细胞、组织细胞、脂肪细胞、肥大细胞和干细胞，以及脉管系统、神经末梢、毛囊和腺体（Brown and Krishnamurthy，2022）。

皮肤的最深层为皮下皮层或浅筋膜（Driskell et al.，2014）。它同样来源于中胚层组织，包括脂肪组织、毛囊、感觉神经元和血管，是皮肤中最厚的部分（Driskell et al.，2014）。脂肪组织有助于调节体温，并可作为体内的绝缘体（Driskell et al.，2014）。它会释放一种名为“瘦素”的激素，提醒身体应该停止进食（Driskell et al.，2014）。身体周围区域的皮下皮层厚度因性别而异，男性上半身的皮下皮层较厚，女性下半身的皮下皮层较厚（Driskell et al.，2014）。由于皮下注射吸收药物的速度比静脉注射慢，因此皮试、疫苗接种和胰岛素药物注射会选择这一途径（Driskell et al.，2014）。

皮肤的三层组织都包含自主神经系统和躯体神经系统的神经纤维（Roosterman et al.，2006）。真皮层中存在专门的受体，可通过躯体感觉系统帮助身体感知疼痛、触觉和温度变化（Roosterman et al.，2006）。默克尔盘可以感知全身的精细触觉，而鲁菲尼小体末梢可以感知温暖、皮肤拉伸和关节内的形变（Roosterman et al.，2006）。迈斯纳小体和帕奇尼小体非常相似，它们都能感知触觉和振动刺激。然而，帕奇尼小体能感知深层压力和高频振动，而迈斯纳小体能感知轻触和低频振动（Roosterman et al.，2006）。皮肤中的痛觉感受器负责感知疼痛（Roosterman et al.，2006）。出汗、竖毛肌运动和血管系统都属于自主感觉系统，因为它们是不受意识控制的（Roosterman et al.，2006）。毛发运动由与毛囊相连的竖毛肌控制（Roosterman et al.，2006）。当受到刺激时，竖毛肌会拉动毛囊，使毛发竖起（Roosterman et al.，2006）。

3 伤口巨噬细胞

伤口愈合需经历4个不同的阶段，以预防出血并修复组织，即止血期、炎症期、增殖期和重编程/重塑期（Minutti et al.，2017）。巨噬细胞在炎症期和增殖期被招募，以清除凋亡细胞碎片，从而允许新细胞增殖以重建伤口（Minutti et al.，2017）。在伤口的初始阶段，伤口会产生钙和过氧化氢，这些物质会向免疫细胞发出信号，将其招募到特定位置（Minutti et al.，2017）。炎症是由过氧化氢释放的高迁移基Box-1蛋白（HMGB-1）引发的，因此HMGB-1与ATP一起被认为是与危险相关的分子模式（Minutti et al.，2017）。G蛋白偶联受体P2Y和配体门控离子通道P2X都能够识别ATP以启动炎症反应（Minutti et al.，2017）。在启动阶段，巨噬细胞也会通过释放细胞因子IL-1α和IL-33而被激活（Minutti et al.，2017）。止血是伤口愈合过程的第一个阶段，它包括在血小板的帮助下形成血凝块，以阻止该部位的血液流动（Minutti et al.，2017）。随着血凝块的形成，巨噬细胞将招募更多的白细胞和单核细胞，从而进入伤口愈合的炎症阶段（Minutti et al.，2017）。这些单核细胞会分化为巨噬细胞，从而增加常驻巨噬细胞的数量（Minutti et al.，2017）。

募集的单核细胞会表达两种类型的趋化因子受体（CCR2和CX3CR1），其中CCR-2主要在募集的第一波中表达，而CX3CR1主要在募集的第二波中表达（Minutti et al.，2017）。已有学者对CCR2单核细胞表型在伤口愈合中的作用及其影响的具体机制进行了深入研究（Willenborg et al.，2012）。该研究使用了缺乏骨髓细胞限制性CCR2信号的小鼠单核细胞，并将这些细胞与表达CCR2的CCR2/GFP报告基因小鼠进行了对比（Willenborg et al.，2012）。结果显示，缺乏CCR2的小鼠在伤口愈合的初始阶段巨噬细胞明显减少，血管形成也减少（Willenborg et al.，2012）。这表明CCR2单核细胞可能对血管生成和抵御外来病原体具有重要作用（Willenborg et al.，2012）。伤口愈合后期招募的第二波单核细胞主要包括CX3CR1单核细胞（Minutti et al.，2017）。CX3CR1在这些单核细胞中的表达不足可能导致伤口愈合和瘢痕形成问题，但可能对血管的形成没有影响（Willenborg et al.，2012）。

在伤口愈合的初始阶段，中性粒细胞和肥大细胞会被招募到伤口，中性粒细胞是这些细胞中最丰富的，也是最早出现的细胞（Koh and DiPietro，2011）。当巨噬细胞在炎症的初始阶段释放活性氧和蛋白酶时，正常组织和细胞外基质成分会被破坏，从而导致瘢痕和正常功能丧失（Koh and DiPietro，2011；Ruytinx et al.，2018）。M2巨噬细胞不仅负责调节纤维化和伤口愈合的增殖/重塑阶段，还与M1巨噬细胞一起分泌趋化因子（Ruytinx et al.，2018）。趋化因子是一类在细胞迁移中起作用的蛋白质，它们可分为与受体结合的四组：C、CC、CXC和CX3C（Ruytinx et al.，2018）。单核细胞上的CCL2与CCR2结合，为它们的迁移产生信号级联。此外，CCR4在吸引自然杀伤细胞和其他免疫细胞方面发挥了作用（Ruytinx et al.，2018）。

4 巨噬细胞在炎症和组织形成中的作用

当血凝块形成后，白细胞会被招募到伤口处，同时形成新的细胞外基质，从而启动伤口愈合的增殖阶段（Minutti et al.，2017）。细胞上的招募被抑制后，巨噬细胞开始生产和释放生长因子（Minutti et al.，2017）。血小板源性生长因子在伤口愈合过程中产生，它可以促进伤口的增殖并刺激成纤维细胞的形成（Pierce et al.，1991）。这些生长因子可以加速伤口的闭合并提高其整体强度，从而降低再次断裂的风险（Pierce et al.，1991）。转化生长因子（TGF）-β1参与了炎症的启动以及血管生成的促进过程（Penn et al.，2012）。此外，还有两种TGF-β异构体与TGF-β1结合，形成一个调节成纤维细胞的产生和活性的信号通路（Penn et al.，2012）。胰岛素样生长因子-1在组织修复过程中能够促进蛋白质的合成和细胞的增殖（Talebpour et al.，2014）。巨噬细胞是血管内皮生长因子（VEGF）的主要来源之一，它在伤口修复中起着非常重要的作用（Bao et al.，2009）。在血管生成的过程中，毛细血管会从现有的血管分支中被发现，并为新组织提供氧气和营养物质（Bao et al.，2009）。VEGF具有多种生物学功能，包括促进血管扩张、增加血管通透性、介导血小板黏附等（Bao et al.，2009）。当血小板黏附发生时，VEGF还可以诱导凝血酶和纤维蛋白的产生（Bao et al.，2009）。

上述生长因子能够促进细胞增殖，并受到含硫酸肝素的细胞外基质的调控（Minutti et al.，2017）。硫酸肝素是一种具有葡聚糖残基的线性多糖链，它被认为是一种能够与许多生长因子和细胞因子结合的糖胺聚糖（Olczyk et al.，2015）。它还可以与其他大分子结合，以协助其他细胞与细胞外基质相互作用（Olczyk et al.，2015）。在伤口愈合的初始阶段，它可以作为促凝血剂，并协助完成炎症细胞的招募（Olczyk et al.，2015）。它还可以作为促炎反应的损伤传感器，从而调节巨噬细胞的细胞因子释放（Olczyk et al.，2015）。当身体过渡到重编程/重塑阶段时，它与肝素结合生长因子结合，从而启动细胞增殖、分化和血管生成，以修复受损组织（Olczyk et al.，2015）。

巨噬细胞具有特殊的吞噬功能，能够中和和消化凋亡的中性粒细胞，从而为新组织的形成创造条件（Minutti et al.，2017）。这一过程可导致生长因子和TGF-β的释放，作为抗炎和细胞增殖介质（Minutti et al.，2017）。通过结合IL-1受体拮抗剂（IL-1Ra），可以抑制伤口愈合过程中的炎症反应。在伤口愈合的初始阶段，IL-1α和IL-1β的促炎作用会被启动（Minutti et al.，2017）。IL-1Ra的释放会抑制趋化因子和其他参与中性粒细胞招募的因子的表达（Minutti et al.，2017）。这个过程会激活RELMα蛋白，从而启动赖氨酸羟化酶2（LH2）的产生。LH2可以对胶原蛋白组织进行交联，以保持其稳定（Minutti et al.，2017）。双调节蛋白是一种生长因子，它不仅可抑制炎症反应，还有助于细胞分化和激活T细胞的功能（Minutti et al.，2017）。精氨酸酶会对鸟氨酸的产生进行调控。鸟氨酸是许多途径的前体物质，这些途径会导致胶原蛋白和聚酰胺生成，同时还可激活T

细胞（Minutti et al.，2017）。巨噬细胞主要调控新生组织和胶原蛋白的形成，而成纤维细胞则主要调控细胞的生成（Minutti et al.，2017）。

M（IL-4）巨噬细胞在这个阶段被激活，主要出现在伤口愈合后期新组织形成的过程中（Caley et al.，2015）。它们在这个阶段发挥着重要的作用，包括增殖、交联、建立抗炎环境和促进胶原蛋白产生（Caley et al.，2015）。间充质干细胞具有将M（IL-4）巨噬细胞从促炎状态极化为抗炎状态的能力，这为细胞增殖和组织修复创造了更适宜的环境（Caley et al.，2015）。这种反馈回路有助于调节伤口愈合过程中的组织再生（Caley et al.，2015）。

巨噬细胞能够转化为肌成纤维细胞，从而启动伤口的闭合并形成细胞外基质（Wynn and Vannella，2016）。在组织修复阶段，抗炎巨噬细胞为主要的免疫细胞，它们通过释放生长因子和细胞因子以减轻全身炎症反应，促进细胞增殖（Wynn and Vannella，2016）。研究表明，胚胎来源的巨噬细胞是组织常驻巨噬细胞，它们在细胞增殖和血管生成中发挥重要的作用（Wynn and Vannella，2016）。当骨髓巨噬细胞被招募到伤口位置时，它们会导致组织被破坏，而常驻巨噬细胞则会促进组织修复（Wynn and Vannella，2016）。招募的单核细胞也可能具有通过特定介质促进修复或炎症的作用，与第二波招募的单核细胞在特定反应下进行分化形成鲜明对比（Wynn and Vannella，2016）。在中枢神经系统的髓鞘形成和脱髓鞘过程中，小胶质细胞可以作为M1表型促进炎症反应；随后，它们与其他炎症巨噬细胞一起转化为M2表型，从而开始组织修复过程（Wynn and Vannella，2016）。这表明，常驻巨噬细胞和招募巨噬细胞可在体内多个区域的内部和外部伤口修复中发挥多种作用（Wynn and Vannella，2016）。

从M1巨噬细胞活化到M2巨噬细胞是炎症期向增殖期转换的信号因子（Kotwal and Chien，2017）。释放的抗炎细胞因子包括IL-4、IL-13、糖皮质激素和前列腺素，这些物质能够促使巨噬细胞向替代激活方向极化（Kotwal and Chien，2017）。引入ATP纳米脂质体和生长因子可以提高反应速率（Kotwal and Chien，2017）。使用ATP纳米脂质体进行治疗会导致趋化因子的增加和IL-10的显著降低，从而促使巨噬细胞从M1向M2转变（Kotwal and Chien，2017）。组蛋白翻译后的修饰能够调节M1和M2巨噬细胞之间的极化，这是因为它调控了炎症相关蛋白质的整体表达（Kotwal and Chien，2017）。M2巨噬细胞逆转为M1巨噬细胞的过程受到线粒体的调控（Kloc et al.，2019）。研究表明，由于线粒体的位置问题，M1巨噬细胞比M2巨噬细胞更圆（Kloc et al.， 2019）。当巨噬细胞的活动受到干扰时，活性氧的种类和信号通路增加，这是因为线粒体被重新定位到需要更多能量的细胞区域（Kloc et al.，2019）。这一作用可能会导致M2巨噬细胞的极化逆转，从而过度产生氧自由基并增加炎症反应，最终导致M1极化的发生（Kloc et al.，2019）。

5 巨噬细胞在组织重组中的作用

组织再生结束后，身体会负责清除细胞外基质的多余成分并进行组织重组（Xue and Jackson，2015）。这一过程可能需要数周或数月才能完成，而且有些组织可能永远无法恢复到之前的强度（Xue and Jackson，2015）。成纤维细胞是能够产生结构蛋白、胶原蛋白的特定细胞，而胶原蛋白在组织修复中发挥着重要作用（Xue and Jackson，2015）。它们有28个不同的亚群，负责维持皮肤结构、细胞黏附和组织搭建，以及许多组织的修复功能（Xue and Jackson，2015）。它们的前体产生出来后，在翻译后因子的协助下进行链的组装和交联，从而形成胶原原纤维（Xue and Jackson，2015）。然后，这些胶原原纤维在纤维连接蛋白的帮助下与细胞连接起来（Xue and Jackson，2015）。在血栓形成的过程中，纤维连接蛋白还会与纤维蛋白一起发挥作用，帮助密封开放伤口并止血（Xue and Jackson，2015）。巨噬细胞可产生一种促纤维化细胞因子TGF-β1，从而促使纤维形成，这个过程可能是大量的生长因子环境导致的（Xue and Jackson，2015）。当伤口比上皮组织更深时，就会发生间充质修复；当特定的细胞被结缔组织所替代时，器官组织就会结疤/硬化（Xue and Jackson，2015）。这种情况可能会导致器官功能受损和炎症反应持续发生（Xue and Jackson，2015）。

巨噬细胞能够释放和招募其他因子（如前列腺素E2）清除多余的细胞外基质，从而减少这些组织中瘢痕的形成（Xue and Jackson，2015）。虽然TGF-β1可促进纤维的形成，但是TGF-β3具有促进纤维溶解的作用，并且能够抑制肌成纤维细胞产生，从而有助于伤口的愈合并减少瘢痕形成（Xue and Jackson，2015）。如果TGF-β1无法发挥作用，那么IL-13也可以通过降低金属蛋白酶的活性来促进发生纤维化（Xue and Jackson，2015）。如果M2巨噬细胞未被抑制，那么生长因子的过度产生和成纤维细胞的过度激活将导致严重的瘢痕形成和伤口修复不足的情况（Xue and Jackson，2015）。当伤口愈合过程中形成的组织数量不受控制时，就会形成瘢痕疙瘩。这种瘢痕虽然对整体健康无害，但会使得皮肤表面凸起（Russell et al.，2010）。目前还没有针对这种情况的根治方法，但如果瘢痕的大小增加，可以通过手术切除的方式进行治疗（Russell et al.，2010）。30岁以下的亚裔或拉丁裔可能更容易出现这种情况（Russell et al.，2010）。

基质金属蛋白酶（matrix metalloproteinases，MMPs）是由巨噬细胞和其他炎症细胞产生的一类酶，它们的主要功能是协助降解细胞外基质中多余的蛋白质（Caley et al.，2015）。MMPs可以被多种生长因子、细胞因子和干扰素激活，其主要的活性形式为潜在的前体MMPs（Caley et al.，2015）。当MMPs被丝氨酸蛋白酶激活时，锌离子和PRCGVPD前域之间的键会被破坏，并且其活性受到抑制剂和结合蛋白的调控（Caley et al.，2015）。基质金属蛋白酶在细胞中扮演着重要的角色，包括调节细胞信号、修饰受体和蛋白质以及释放细胞因子等功能（Caley et al.，2015）。根据基质金属蛋白酶在全身的位置和活动，它们被分为8个不同的组（Caley et al.，2015）。由MMP-2和MMP-9组成的明胶酶参与了许多生物学过程，如细胞迁移和角质形成细胞的过程（Caley et al.，2015）。MMP-2与层纤蛋白-332之间存在关联。当层纤蛋白被裂解时，层纤蛋白-332能够促进细胞迁移并在重塑过程中发挥配体的作用（Caley et al.，2015）。相较于其他类型的MMPs，MMP-9在角质形成细胞中的功能更为突出，主要涉及细胞信号传递以及通过伤口闭合促进愈合的过程（Caley et al.，2015）。MMPs还能够调节一些促血管生成的细胞因子和多肽分子，如VEGF和内皮抑素，从而进一步促进伤口愈合过程中的血管生成（Caley et al.，2015）。

巨噬细胞在伤口愈合过程中负责清除多余的细胞，同时还能够促进毛囊的重组和生长（Krzyszczyk et al.，2018）。胶原蛋白的去除清除了细胞外基质的空间，从而为激活调节头发生长的毛囊干细胞提供了条件（Krzyszczyk et al.，2018）。细胞凋亡信号调节激酶1（Ask1）在招募巨噬细胞到毛囊的过程中发挥着重要作用。如果缺乏这种酶，头发的整体生长可能会受到影响（Krzyszczyk et al.，2018）。受伤后，伤口处产生的组织通常不含毛囊，这意味着手掌和脚底这样的区域可能无法长出新的毛发（Krzyszczyk et al.，2018）。

6 慢性伤口和肿瘤

随着肥胖和糖尿病发病率的上升，美国慢性伤口的发病率在过去几年中增加了近10%（Krzyszczyk et al.，2018）。包括溃疡在内的特定情况属于慢性伤口类别，这些伤口通常在愈合的炎症阶段会停留较长一段时间（Krzyszczyk et al.，2018）。伤口周围区域的巨噬细胞主要处于M1极化状态，这有助于诱导炎症反应发生（Krzyszczyk et al.，2018）。由于伤口无法进入增殖和重塑阶段，因此无法完全愈合，可能导致危及生命的情况（Krzyszczyk et al.，2018）。伤口无法愈合的主要原因之一是缺乏血液供应和神经损伤或感染（Kotwal and Chien，2017）。细胞能量和氧气供应的不足会妨碍细胞增殖、胶原蛋白合成和细胞迁移（Kotwal and Chien，2017）。

当巨噬细胞处于炎症状态（M1状态）时，如果没有适当的调节，这些巨噬细胞的功能可能会变得不那么强大（Kotwal and Chien，2017）。凋亡细胞无法被有效地清除，这会导致无功能的免疫细胞在伤口部位积聚，从而增加炎症的程度（Kotwal and Chien，2017）。这种情况在糖尿病患者中很常见，因为他们通常患有高血糖症，这意味着他们的血液中葡萄糖水平非常高（Kotwal and Chien，2017）。研究表明，糖尿病患者溃疡周围的M1巨噬细胞数量明显高于非糖尿病患者的慢性伤口（Kotwal and Chien，2017）。其他类型的免疫细胞也可能受到影响，包括中性粒细胞、T细胞和B细胞（Kotwal and Chien，2017）。在这一阶段，可能会过度产生基质金属蛋白酶，导致生长因子和蛋白质减少，从而阻碍细胞增殖（Kotwal and Chien，2017）。通常在静脉瓣膜功能障碍引起的腿部溃疡中，由于M1巨噬细胞储存铁，而M2巨噬细胞释放铁，细胞内铁的储存水平显著升高

（Kotwal and Chien，2017）。

关于慢性伤口治疗方法的研究主要集中在减少和清除M1巨噬细胞，或将M2巨噬细胞引入伤口（Kotwal and Chien，2017）。Goren和同事利用糖尿病小鼠进行了一项研究，探讨了抗TNF-α 和抗F4/80抗体对延迟愈合伤口的影响（Goren et al.，2007）。抗体在伤口愈合的第7天注射，以模拟急性伤口后期炎症的时间轴（Goren et al.，2007）。与没有抗体的小鼠相比，抗体注射可导致巨噬细胞数量减少，从而促进伤口愈合（Goren et al.，2007）。与没有注射抗体的对照组相比，注射抗体小鼠的TNF-α 、IL-1β 和CCL2（MCP-1）蛋白水平也有所下降（Goren et al.，2007）。

Zuloff-Shani和同事进行的一项研究探讨了将低渗振荡处理的巨噬细胞注入溃疡的治疗效果（Zuloff-Shani et al.，2010）。这种方法显著增加了伤口愈合的数量，IL-1蛋白的合成量提高了123 ~ 175倍（Zuloff-Shani et al.，2010）。与未注射的对照组相比，整体愈合率提高了69%，而对照组的愈合率仅提高了13.3%（Zuloff-Shani et al.，2010）。该疗法不仅促进了伤口的愈合，而且使伤口愈合的速度更快了（Zuloff-Shani et al.，2010）。

其他已研究的治疗方法包括注射间充质基质细胞、生长因子和氧疗法（Kotwal and Chien，2017）。间充质基质细胞可以注射到血液中，当它们与巨噬细胞接触时，会促使巨噬细胞表现出M2活性（Kotwal and Chien，2017），巨噬细胞的招募会增加，并释放前列腺素E2以增加IL-10的分泌量（Kotwal and Chien，2017）。包括PDGF-BB和粒细胞-巨噬细胞集落刺激因子（GM-CSF）在内的生长因子可用于诱导巨噬细胞的M2样反应（Kotwal and Chien，2017）。PDGF-BB可将不在伤口表面的巨噬细胞/单核细胞招募到伤口位置，并促进胶原蛋白的合成（Kotwal and Chien，2017）。GM-CSF通常可以创造促炎环境，但在慢性伤口中，它们被证明可以增加VEGF的数量，促进血管生成并向其他细胞发出信号（Kotwal and Chien，2017）。在高压氧室的帮助下，持续暴露在氧气中可以促进伤口愈合（Kotwal and Chien，2017）。这种方法确实可以减少巨噬细胞的数量，但只能短期影响巨噬细胞数量（Kotwal and Chien，2017）。

肿瘤是细胞过度生长的结果，形成的肿块可能是恶性的，也可能是良性的（Hua and Bergers，2019）。尽管肿瘤造成的伤口不能愈合，但它们不被认为是慢性伤口（Hua and Bergers，2019）。与慢性伤口不同，肿瘤能跳过伤口愈合的炎症阶段，通过产生免疫抑制细胞直接进入增殖阶段（Hua and Bergers，2019）。肿瘤通过血管和结缔组织的发育经历了与慢性伤口类似的重塑阶段，但其产生的速度明显比分解的速度快（Hua and Bergers，2019）。肿瘤的治疗方法一直是抗血管生成，试图以此限制肿瘤的持续生长，但肿瘤在短时间内会以其他方法生长（Hua and Bergers，2019）。

7 影响伤口愈合的因素

无论是局部因素还是全身性因素，都会影响整个愈合过程（Guo and DiPietro，2010）。局部因素包括氧气、感染和异物，它们直接影响伤口的愈合（Guo and DiPietro，2010）。氧气有助于预防感染和促进胶原蛋白的合成（Guo and DiPietro，2010）。如果体内缺氧，就会形成缺氧伤口，从而影响伤口愈合（Guo and DiPietro，2010）。超氧化物和过氧化氢可促进细胞因子和血管生成，但过量则会导致组织损伤（Guo and DiPietro，2010）。外来微生物的感染会阻碍伤口愈合的过程，并导致更具侵袭性的并发症（Guo and DiPietro，2010）。炎症过程对于清除进入伤口导致细胞因子增加的外来病原体至关重要（Guo and DiPietro，2010）。如果炎症持续较长时间，蛋白酶可能会降解细胞外基质和生长因子（Guo and DiPietro，2010）。过量的细菌可能会形成生物膜，并产生对抗生素的耐药性（Guo and DiPietro，2010）。

全身性因素包括年龄、压力、体重和整体健康状况等（Guo and DiPietro，2010）。随着个体年龄的增长，由于生长因子减少和胶原蛋白的发育问题，伤口愈合可能会延迟（Guo and DiPietro，2010）。运动可以通过产生抗炎反应来降低伤口愈合延迟的风险（Guo and DiPietro，2010）。性激素也会影响伤口愈合，因为男性往往缺乏可以促进伤口愈合的雌激素，所以可能会导致伤口愈合延迟（Guo and DiPietro，2010）。当个人承受更大的压力时，交感神经系统可能无法得到适当的调节，从而导致全身出现许多疾病，包括伤口愈合延迟和心血管问题（Guo and DiPietro，2010）。在压力较大的情况下，糖皮质激素等激素在全身的释放量会增加，这可能导致促炎细胞因子的数量减少，从而影响伤口愈合的初始阶段（Guo and DiPietro，2010）。

患有糖尿病等疾病的人，其伤口愈合可能会出现延迟或出现并发症（Villines，2019）。当他们无法控制血糖时，血液中的葡萄糖含量可能会降低白细胞的功能（Villines，2019）。这也会导致血液循环变慢，从而在伤口愈合的过程中需要更多的时间输送营养物质到受损组织（Villines，2019）。长期血糖升高可能导致神经损伤、血管生成减少和胶原蛋白合成受损（Villines，2019）。伤口不能正常愈合会导致感染，并可能将细菌扩散到全身，导致骨髓炎、坏疽或败血症等并发症（Villines，2019）。适当的血糖控制、洗手和洗脚以及监测伤口，有助于预防或减少这些并发症的发生（Villines，2019）。

肥胖影响了超过三分之一的美国人口，并可能导致严重的伤口愈合并发症（Pence and Woods，2014）。由于脂肪组织的增加，循环系统必须增加其工作量以维持内稳态，这可能会导致血管供应不良（Pence and Woods，2014）。可能的血管并发症包括氧合降低、血管生成受损、炎症延迟和组织死亡，从而影响伤口在体内的愈合（Pence and Woods，2014）。脂肪组织可产生一种称为脂联素的细胞因子，它会刺激血管的生成和增殖，但当脂肪组织数量增加时，脂联素的产生就会显著减少（Pence and Woods，2014）。再上皮化将无法正常完成，血管的生成也将受到损害（Pence and Woods，2014）。毛细血管在这种压力下，就不能正常地将氧气输送到全身，而在低氧水平下，白细胞无法杀死细菌（Pence and Woods，2014）。成纤维细胞产生的胶原蛋白不足，伤口的抗拉强度不足以有效地愈合伤口（Pence and Woods，2014）。总体而言，营养确实会影响伤口愈合，因为任何维生素、营养素和脂肪酸的缺乏都会严重降低身体的愈合能力（Guo and DiPietro，2010）。

吸烟和饮酒等因素可能通过增加感染易感性和降低个体的免疫力来损害伤口愈合的过程（Guo and DiPietro，2010）。研究表明，在伤口愈合过程中，短期接触酒精会减少中性粒细胞和促炎细胞因子的产生（Guo and DiPietro，2010）。饮酒可使血管生成减少61%，从而导致伤口愈合后期出现并发症（Guo and DiPietro，2010）。这也会影响蛋白酶平衡和胶原蛋白的合成水平（Guo and DiPietro，2010）。吸烟会引起感染，增加伤口渗漏的风险，对口腔区域的影响最大（Guo and DiPietro，2010）。香烟烟雾中的物质超过4000种，尼古丁是其中的主要物质之一，它会通过减少血液流量、增加血液黏度、增加血管收缩、减少氧气供应等方式对身体产生负面影响（Guo and DiPietro，2010）。其他成分包括一氧化碳和氰化氢，它们会损害血液中氧气的结合和代谢（Guo and DiPietro，2010）（表5-3）。

表5-3 影响伤口愈合的因素

局部因素	全身性因素
氧气	年龄
感染	性别和激素
异物	压力
—	体重和营养
—	酗酒和吸烟
—	其他疾病

8 结论

当伤口暴露时，身体会经历4个愈合阶段，分别是止血、炎症、增殖和重编程/重塑。止血是通过血小板形成血凝块来阻止伤口出血的过程。然后，通过细胞因子和其他免疫因子招募巨噬细胞启动炎症反应。巨噬细胞负责清除细胞、释放细胞因子及促进细胞增殖、组织重塑和细胞外基质生长。巨噬细胞可能向M1（促炎细胞）或M2（抗炎细胞）极化。M1巨噬细胞出现在伤口愈合的初始阶段，而M2巨噬细胞出现在组织再生和重塑的后期阶段，此时ROS被释放，以促进巨噬细胞启动吞噬活性，纤维母细胞也被激活，以促进细胞增殖和胶原合成。增殖阶段包括血管的生长、肉芽组织的形成和细胞外基质的产生，同时伤口在微成纤维细胞的帮助下收缩，然后通过胶原蛋白的交联和去除多余的细胞外基质来重塑皮肤结构。

当伤口无法愈合或严重延迟愈合时，可以认为该伤口是慢性伤口。溃疡是慢性伤口最常见的形式之一，伤口在炎症阶段停止愈合，细胞无法继续增殖。巨噬细胞主要呈现M1极化状态，这可能导致组织被破坏或感染。这些伤口的治疗重点是去除M1巨噬细胞，并使用间充质基质细胞、生长因子和氧疗法来促进M2巨噬细胞的生成或分化。

影响伤口愈合的因素有很多，可分为局部因素和全身性因素两类。局部因素是指那些直接影响伤口愈合的因素，它们可能会迅速发挥作用，而全身性因素则与个体的整体生活方式相关。氧气、感染和异物都属于局部因素，如果这些因素不能得到适当调节，可能会对伤口愈合产生负面影响。全身性因素包括年龄、压力、体重和营养、性别和激素、酗酒和吸烟以及其他疾病。随着年龄的增长，生长因子和胶原蛋白减少，伤口愈合速度会减缓；此外，男性更容易出现愈合并发症。随着压力的增加，激素可能会被释放，从而延缓炎症的初始阶段。运动水平和体重可以显著影响个人的愈合能力，因为运动可以产生抗炎反应。脂肪组织的增加和血管数量的减少会使伤口在体内愈合得更慢。包括糖尿病在内的其他健康问题可能会降低白细胞的有效性和伤口的整体愈合速度。

9 未来趋势

最近的研究集中在伤口愈合早期的M2巨噬细胞，以及M1巨噬细胞在不同阶段向M2巨噬细胞极化的能力（Ferrante and Leibovich，2012）。这一认识有助于开发针对感染和疾病的新型药物（Ferrante and Leibovich，2012）。也有证据表明，促纤维化和促伤口愈合表型可能不仅仅局限于促炎或抗炎的一个子集（Caley et al.，2015）。目前正在进行关于表面标志物和活性比较的研究，以创建更简洁的描述，探讨其在未来临床试验中的潜在作用（Caley et al.，2015）。目前的研究主要集中在慢性伤口的治疗方面，重点是去除M1巨噬细胞，增加M2巨噬细胞的数量，以及注射生长因子以促进伤口愈合（Kotwal and Chien，2017）。

（徐贵升　林宇宁　译）

（许一迪　张还添　审校）

真菌毒素对巨噬细胞的影响及其可能的临床意义

David Cleary

【摘要】真菌及真菌毒素无处不在。真菌毒素被认为是一种粮食作物中含有的自然且难以避免的污染物，污染着我们每天呼吸的空气和食用的食物。预计因人为活动导致的气候变化会增加真菌毒素的污染。尽管真菌毒素很小，肉眼难以察觉，但不受控制的真菌毒素会导致坏疽、流产、癌症和死亡。少量真菌毒素即可刺激巨噬细胞产生免疫反应。而大量的真菌毒素会抑制免疫反应，从而削弱身体的防御能力。烟曲霉毒素C可降低Toll样受体4（TLR4）和肿瘤坏死因子α（TNF-α）的表达水平。黄曲霉毒素具有致癌性，与结肠、肾脏、肝脏和肺部的肿瘤形成有关。黄曲霉毒素B1是所有黄曲霉毒素中最强的致癌物。黄曲霉毒素B1可通过巨噬细胞自噬和胞外陷阱去除。赭曲霉毒素A被发现具有肾毒性、致畸性、致癌性和免疫毒性。赭曲霉毒素A是苯丙氨酸tRNA合成酶的竞争性抑制剂，有阻止蛋白质合成的作用。赭曲霉毒素A的作用可以被苯丙氨酸阻断。全丝猴毒素具有足够的杀伤力，可以用作生化毒剂，并且一直被广泛研究和利用。真菌毒素之间以及真菌毒素与细菌内毒素和病毒协同作用，所造成的不良影响大于其单独影响的总和。协同效应有助于解释潮湿居住环境相关疾病的观察结果。在受控量范围内的特定真菌毒素在临床上是有用的。麦角新碱已在临床上被用于刺激子宫收缩以诱导分娩。分娩后，麦角新碱可通过其血管收缩作用帮助控制出血。麦角胺已在临床上被用于减轻与偏头痛相关的疼痛。霉酚酸的免疫抑制活性来源于其可逆抑制肌苷5'-单磷酸脱氢酶的能力，这种抑制可阻断合成鸟嘌呤核苷酸的生化新合成途径。利用霉酚酸的免疫抑制作用可治疗类风湿关节炎和狼疮肾炎等自身免疫性疾病。霉酚酸还有助于防止接受肾脏、心脏和肝脏移植者的器官移植排斥反应。

【关键词】真菌毒素；巨噬细胞；麦角菌；黄曲霉毒素；毛霉烯；霉酚酸；赭曲霉毒素；潮湿的建筑

1 引言

真菌毒素通常是指由真菌产生的所有有毒物质。这是一个非常庞大且不断增长的物质群体。

“霉菌”和“真菌毒素”这两个术语经常被误用。尽管它们有相关性，但我们需要清楚地了解霉菌和真菌毒素之间的区别，以便更好地理解预防和逆转毒性作用的困难。霉菌是真菌的一种，以菌丝生长为特征。霉菌是一种生物，因此可以被杀死。真菌毒素是由真菌生物合成的化学物质，它们没有生命。一旦食物、建筑、空气、衣服等被真菌毒素合成的化学物质污染，就不能简单地通过杀死真菌来使这些物品无毒。霉菌通过产生孢子进行繁殖。孢子大小因霉菌类型而异，但其直径通常为1～2 μm。为了更好地理解这一点，我们可以注意到人类头发的平均直径约为50 μm。普通人眼无法看到任何小于40 μm的东西。霉菌产生的真菌毒素小于霉菌孢子。霉菌孢子很容易被风传播。室外的霉菌孢子会被风吹进农田，污染农田和粮食。通风的空气会将霉菌孢子带入谷物筒仓和建筑物中。住宅空间和阁楼通常使用室外空气进行通风。控制霉菌孢子的移动非常像控制风的方向。当然，空气流动并不是霉菌孢子传播的唯一方式。霉菌孢子可以通过衣物，也可以通过居住者的鞋子及被昆虫和啮齿动物携带等方式进入室内。

霉菌孢子的生长不仅仅需要接触。作为一个有生命的有机体，霉菌孢子需要食物、氧气和水。霉菌是腐生的，以死亡或腐烂的物质为食。在自然界中，霉菌作为生态系统的一部分，有助于回收和降解生物物质。它们在土壤中大量存在，并与细菌和其他生物争夺食物。霉菌不会区分森林中枯树的木材和地下室土壤上方房屋的木材。在争夺食物（初级代谢产物）的过程中，霉菌会产生有毒的化学物质，以消除竞争同一食物的对手。这些有毒代谢产物（次级代谢产物）一旦被释放到环境中，会杀死其他消耗霉菌食物的生物。

由人为活动导致的气候变化正在增加全球范围内的热量和湿度。一些关于极端热浪的例子包括：2003年的欧洲热浪、2010年的俄罗斯热浪、2012年和2013年的澳大利亚热浪、2013年的美国西南热浪、2015年和2016年的中东热浪以及2017年的欧洲热浪（Coffel et al.，2018）。气候变化不仅仅是变热，还带来了极端的天气条件，包括极端寒冷、极端降雨和极端飓风。极端天气让更多人选择进入室内，这增加了真菌生长的可能性。室内设计可能适合当前的天气条件，但增加湿度、热量、风和洪水会增加室内的水位，这利于霉菌生长。供霉菌生长的水有多种来源。洪水、屋顶漏水、水管漏水、窗户漏水和门漏水是最常见的水源。较少的霉菌水源可能以空气湿度凝结在较冷的物体表面上的形式出现，如窗户、瓷砖墙、空调盘管和地下室墙壁（见美国国家环境保护局霉菌课程第1章的霉菌介绍）。潮湿的建筑创造了一个支持霉菌、细菌、啮齿动物和昆虫生长的环境。美国国家环境保护局建议至少将室内湿度保持在60%以下，以限制霉菌的生长，最好将湿度保持在30%～50%（美国国家环境保护局《关于霉菌、水分和你的家的简要指南》）。因人为活动导致的气候变化产生的热量提高了空气保留水蒸气的能力。当室外空气进入建筑物并冷却时，其携带水分的能力就会下降。当达到饱和极限时，水蒸气会凝结，形成液态水，这反过来会利于霉菌的生长。

因人为活动导致的气候变化产生的热量，促进霉菌生长的另一种机制是通过农作物传播。大麦、咖啡、玉米、燕麦、花生、黑麦、小麦和其他主食通常生长在既会受天气因素影响，又容易被霉菌污染的开阔地带。在正常的生长条件下，作物必须抵御霉菌、细菌和昆虫。但即使在正常条件下也会发生感染。然而，在热应力下，感染发生的概率将大大增加。气候变化带来的极端热量使植物更容易受到霉菌感染。热应激会削弱植物的免疫系统（Desaint et al.，2021）。预计气候变化会增加粮食作物中的霉菌和真菌毒素污染。在目前的生长条件下，世界上所有收获的作物中，约25%会受到真菌毒素污染（Alshannaq and Yu，2017）。增加的真菌毒素污染将通过食物链传播给牲畜和人类。

真菌毒素对人类健康构成了一系列的威胁。迄今为止，已鉴定出300多种真菌毒素（Alshannaq and Yu，2017）。真菌毒素的化学结构非常多样，对健康的危害也是如此。真菌毒素已被证明具有致癌、胚胎毒性、催吐性、遗传毒性、出血性、肝毒性、免疫抑制性、免疫毒性、诱变性、神经毒性、致畸性和溃疡性等特征（Alshannaq and Yu，2017）。由于具有这些特征，真菌毒素与许多人类疾病有关，包括癌症、阿尔茨海默病、肾病、红斑狼疮、类风湿关节炎、麦角中毒、曲霉病和淀粉样毒素中毒。真菌毒素最常见的3种进入人体的途径是吸入、摄入和通过皮肤吸收。一类是处理粮食作物的农场工人有吸入空气中真菌毒素以及通过皮肤吸收真菌毒素的风险。另一类有吸入真菌毒素风险的是居住在潮湿的建筑物里的人。老化的内城建筑经常潮湿，并被真菌毒素污染（Barrett，2000）。真菌毒素被吸入后会连同咽部黏膜上的真菌毒素一同被吞食。因此，吸入可成为真菌毒素的摄入途径。直接食用受污染的作物和食用受污染饲料喂养的动物都能导致真菌毒素被摄入。鸡、牛和猪等可以将饲料中的真菌毒素堆积到肉和牛奶中。然后，这些产品最后会被传递给食用它们的人。

表5-4显示了几种最常见的真菌属及其产生的真菌毒素。

表5-4　几种最常见的真菌属及其产生的真菌毒素

种属	毒素
曲霉菌属	黄曲霉毒素B_1 黄曲霉毒素M_1 麦角毒素 胶质毒素 赭曲霉毒素A 赭曲霉毒素C
毛壳菌属	毛球蛋白A
麦角菌属	麦角毒素
镰刀菌属	脱氧雪腐镰刀菌素 埃尼丁B 伏马菌素B1 HT-2 T-2 A型单端孢霉烯类 B型单端孢霉烯类 玉米赤霉烯酮

续表

种属	毒素
青霉菌属	霉酚酸 赭曲霉毒素A 帕图林 孢子丝菌素
葡萄穗霉菌属	罗瑞丁-E-单端孢霉烯族化合物 黑葡萄穗霉毒素单端孢霉烯族化合物 马鞭草素-A-单端孢霉烯族化合物

2 麦角毒素

麦角是指一系列真菌毒素，包括麦角酸、麦角碱和麦角肽的生物衍生物。麦角毒素包括田麦角碱、麦角胺、麦角新碱、麦角生碱、麦角新酸、麦角隐亭碱、麦角可宁、麦角缬氨酸、麦角碱、烟曲霉素C、麦角酸酰胺（麦碱）等。麦角酸具有镇静作用，对自主神经系统也有影响，如可导致唾液分泌过多、呕吐、头晕和腹泻。麦角毒素可由多种真菌产生，如由紫色麦角菌、梭形麦角菌、烟曲霉、内生真菌等产生。在历史上不断有麦角中毒暴发的记载，如公元前6年的一块亚述石碑上提到了谷穗中的一种有毒脓疱（Haarmann et al.，2009）。公元857年，莱茵河谷暴发麦角菌。受感染的人四肢（手臂、手、腿和脚）有灼热感，据说这是“上帝的惩罚”，被称为“圣火”（Holstege and Traven，2014）。症状包括刺痛、灼热感、指骨和四肢坏疽、死亡。在中世纪，人们有时会通过向圣安东尼神殿朝圣来缓解“圣火”。于是，“圣火”被称为圣安东尼之火（Aronson，2014）。圣安东尼骑士团的僧侣们对朝圣者进行治疗并取得了一些成功。但人们对当时发生“圣安东尼之火”事件的真正原因还不清楚。可能碰巧圣安东尼神殿所在的地区并没有被产麦角的真菌感染，当朝圣者居住在该地区时，他们食用当地的无毒食品，同时停止持续摄入毒素，免疫系统就可以清除毒素以缓解症状。

1670年，一位法国医生提出，受麦角菌污染的谷物是发生“圣安东尼之火”事件的罪魁祸首（Holstege and Traven，2014）。在发现麦角是出现圣安东尼之火的真正原因后，这种疾病被称为麦角症，其发病率也变得越来越低。农民现在能够更加警惕粮食作物上的菌核。麦角毒素在谷物被磨成面粉和烘焙成面包等商品时仍然可以留存下来。麦角菌核是一簇深色的圆柱形真菌。每个菌核的直径约为0.2 in，长度约为0.6 in（Holstege and Traven，2014）。据说菌核的形状类似于公鸡的骨刺。麦角这个名字起源于法语，意思是“公鸡的刺”。

尽管少见，但世界各地仍有麦角中毒暴发的情况。1926—1927年，俄罗斯南部发生了严重的麦角中毒。在这次疫情防控期间，共有超过1万例关于痉挛性麦角症的报告。麦角毒素的来源可追溯到用于制作面包时所使用的受污染的黑麦（Belser-Ehrlich et al.，2013）。1927年，英国曼彻斯特也暴发了一次麦角症，报告了200多例坏疽性麦角症。其毒素的来源可追溯到南约克郡种植的黑麦。1951年，法国圣埃斯普里特桥发生的麦角菌病疫情影响了150人。1956—1958年，印度孟买南部发生的一次麦角菌疫情影响了23人。1976年，印度西部发生了第二次疫情，影响了78人。这两起印度疫情都可追溯到麦角菌污染的巴吉拉（珍珠小米）谷物。1977—1978年和2001—2002年，埃塞俄比亚分别在沃洛地区和阿尔西地区发生了两次大规模疫情。这两次疫情分别影响了140多人和20多人。在埃塞俄比亚的两次疫情中，麦角毒素的来源都可追溯到野生燕麦。来自埃塞俄比亚疫情的证据表明，麦角毒素可以随着时间的推移在人体内积累。低水平的毒素污染谷物通过反复食用可以缓慢地达到致病水平（Belser-Ehrlich et al.，2013）。

人类的麦角中毒分为两种主要的类型：坏疽性麦角中毒和痉挛性麦角中毒。一些麦角毒素会导致四肢血管极度收缩，导致流向手和脚的血液被阻断，这就是导致感觉异常和产生极度灼热感的原因。持续的血管收缩会导致坏疽。如果毒素达到一定水平，血管收缩和坏疽可以发展到整个肢体。坏疽性四肢可以自发脱落而不伴随任何出血（Bardal et al.，2011）。坏疽会导致死亡，血管收缩也会导致流经孕妇胎盘的血流量减少。除了血流量减少，麦角毒素还会导致子宫肌肉收缩。血流量减少和肌肉收缩会进一步导致流产。惊厥性麦角中毒是由麦角毒素引起的，麦角毒素可起到血清素激动剂的作用。血清素受体的过度激活会导致肌肉痉挛、震颤、痉挛性发作、妄想、幻觉、发烧和昏迷。麦角胺属于麦角生物碱，可作为血清素受体激动剂。每种麦角生物碱的数量都极为多变，取决于其各自的参数，如真菌的属和种、宿主类型、生长温度、生长湿度等。因此，它们所表现出的毒性效应也极为多变。产生麦角毒素的真菌偏好在严寒的冬季和凉爽潮湿的季节生长。

有几种麦角毒素已被临床应用。麦角新碱已在临床上被用于刺激子宫收缩以诱导分娩。麦角新碱的作用机制涉及α肾上腺素受体、血清素受体和多巴胺受体。分娩后，麦角新碱可通过其血管收缩作用控制出血。麦角胺已在临床上被用于减轻与偏头痛相关的疼痛，其作用机制虽尚不完全清楚，但已证实与麦角胺的血管收缩特性相关。麦角生物碱麦角酸酰胺可诱导幻觉，这种麦角毒素的全合成衍生物麦角酸二乙酰胺（lysergic acid diethylamide，LSD）为一种广泛使用的迷幻剂。

麦角霉菌毒素可抑制人和小鼠巨噬细胞的免疫反应（Du et al.， 2011）。Du等人做了一项关于麦角霉菌毒素烟曲霉毒素C的研究，探讨其对人巨噬细胞和RAW 264.7小鼠衍生巨噬细胞的影响（Du et al.，2011）。脂多糖形式的细菌内毒素通常会引起巨噬细胞的炎症反应，使TLR4的表达和激活增加，从而增强活化B细胞（NF-κB）的核因子κ轻链增强子对炎症性脂多糖的反应。TNF-α的转录通常也会受到脂多糖的调控而上调。Du等人使用实时定量聚合酶链反应来检测TLR4的mRNA表达，并使用Western blot分析TLR4实际的蛋白质水平，结果发现，当巨噬细胞被脂多糖激活时，TLR4如预期那样增加了；然而，当烟曲霉毒素C也存在时，TLR4的过表达就会减少（Du et al.，2011）。酶联免疫吸附试验（enzyme linked immunosorbent assay，ELISA）可用于追踪TNF-α的产生。以类似的方式，烟曲霉毒素C减少了脂多糖引发的巨噬细胞中TNF-α的产生。当存在烟曲霉毒素C时，即使存在炎症因子脂多糖，巨噬细胞也没有产生适当的免疫反应。

烟曲霉毒素C是一种麦角生物碱，可由克拉维氏菌和烟曲霉合成，可导致恶心、呕吐、谵妄和昏迷（Mitchell et al.，1997）。烟曲霉霉菌常见于空气中，能够感染人类肺部，形成曲霉病。在免疫力低下的个体中，曲霉病可能会引起全身性疾病（Paulussen et al.，2017）。烟曲霉能够合成许多菌丝真菌毒素，如胶质毒素、烟曲霉酸、烟曲霉素、烟曲霉毒素C和金曲霉毒素C。烟曲霉是侵袭性曲霉菌病（一种常见的致命肺部疾病）的最常见的致病原因。由于烟曲霉是可从孢子表面扩散的非菌丝毒素，因此比感染人类肺部的其他孢子更容易扩散（Mitchell et al.，1997）。这种可扩散的小于10 kDa的毒素可以抑制巨噬细胞向孢子的移动、趋化并抑制巨噬细胞的扩散（Robertson et al.，1987a）。这种抑制作用与非致病性真菌铬青霉菌的孢子的作用形成对比，铬青霉菌不抑制巨噬细胞的扩散和趋化。进一步的研究表明，这种可扩散的烟曲霉毒素可抑制吞噬细胞中超氧化物阴离子和过氧化氢反应性氧化物质的形成，从而阻止宿主的免疫系统防御真菌感染（Robertson et al.，1987b）。烟曲霉A可以与吞噬细胞表面结合而不被吞噬（Robertson et al，1987c）。烟曲霉A能够生物合成胶质毒素，其可以抑制吞噬作用，但烟曲霉A必须生长约3天才能达到胶质毒素产生所需的成熟度。在产生胶质毒素之前，保护烟曲霉A免受吞噬的机制被鉴定为来自孢子表面的可扩散毒素。正是这种可扩散的孢子表面毒素，使烟曲霉A比其他真菌物种具有致病优势。

3 黄曲霉毒素

黄曲霉毒素是由曲霉菌属的一些成员生物合成的一组真菌毒素（Barrett，2000；An et al.，2017）。黄曲霉毒素分布于全世界各地。它们是一种常见的粮食作物污染物，经常在玉米和花生中出现。黄曲霉毒素对肝脏和肾脏具有强烈的毒性。事实上，黄曲霉毒素B1是目前已知最强的天然致癌物，对肝脏有极高的致癌性风险（Squire，1981）。黄曲霉毒素与结肠、肾脏、肝脏和肺部的肿瘤形成有关。黄曲霉毒素会对人类健康构成严重的威胁，不仅美国食品药品监督管理局规定了食品中黄曲霉毒素的最大允许量，全球商业领域也对其最大允许量进行了规定。黄曲霉毒素B1是黄曲霉毒素中最具致癌性的物质。这种真菌毒素在被细胞色素p450激活之前不会表现出致癌特性。一旦被激活，黄曲霉毒素B1会与脱氧核糖核酸形成聚合物，从而导致突变发生（Barrett，2000）。这些突变解释了黄曲霉毒素B1的极高致癌性。黄曲霉毒素的影响与其他真菌毒素或病毒的存在有关。例如，黄曲霉毒素B1与致癌的乙型肝炎病毒可表现出协同致癌作用（Kew，2003）。

An等使用BALB/c小鼠源细胞系RAW 264.7和人源细胞系（THP-1）研究了黄曲霉毒素B1对巨噬细胞的影响（An et al.，2017）。轻链-3′（LC3）是一种与自噬体膜相关的蛋白质。红色荧光蛋白（red fluorescent protein，RFP）和绿色荧光蛋白（green fluorescent protein，GFP）可用于显示其在细胞内的位置。GFP对pH敏感，在溶酶体的酸性环境中会被淬灭。在研究中将含有串联自噬体报告器RFP-GFP-

LC3的质粒转染到RAW 264.7细胞中，经黄曲霉毒素B1处理的细胞显示出自噬体形成增加和GFP猝灭的现象，这表明发生了溶酶体融合。

泛素化蛋白的自噬由衔接蛋白p62/螯合体（SQSTM1）介导。通过蛋白质印迹法监测SQSTM1的水平，可以将其作为自噬发生的标志。在RAW 264.7细胞和THP-1细胞中，经黄曲霉毒素B1处理的细胞，SQSTM1的剂量和时间依赖性反应均降低。该结果表明，黄曲霉毒素B1可通过自噬和溶酶体降解而被巨噬细胞清除。

除了吞噬作用外，巨噬细胞还可以利用胞外陷阱来清除有害物质。胞外陷阱由细胞外脱氧核糖核酸（DNA）、弹性蛋白酶、组蛋白和骨髓过氧化物酶等成分组成。当RAW 264.7细胞或THP-1细胞受到黄曲霉毒素B1处理后，会形成一个胞外陷阱结构。使用Hoechst 33342、SYTOX Orange、抗弹性蛋白酶抗体、抗组蛋白H3抗体和抗髓过氧化物酶抗体进行成像，用黄曲霉毒素B1处理后，可见胞外陷阱的各组分都集中在一起。胞外陷阱可以通过使用烟酰胺腺嘌呤二核苷酸磷酸（NADPH）氧化酶2途径或通过其他方式激活。加入NADPH氧化酶2抑制剂二苯基碘鎓盐（DPI）可以消除黄曲霉毒素B1诱导胞外陷阱的形成。这表明NADPH氧化酶2产生的活性氧物种是黄曲霉毒素B1诱导胞外陷阱所必需的（An et al.，2017）。

已在小白鼠的皮肤上用黄曲霉毒素B1进行了测试，发现其能促进乳头状瘤的生长。当黄曲霉毒素与金丝猴真菌毒素T-2组合时，黄曲霉毒素的作用被增强。黄曲霉毒素B1和金丝猴真菌毒素T-2的组合在小鼠急性毒性试验中表现出协同致死效应（Lindenfelser et al.，1974）。

4 单端孢霉烯族毒素

1943—1944年，苏联奥伦堡地区分别发生过食物中毒性白细胞缺乏症（ATA）事件，导致数千人死亡。整个奥伦堡地区30%的人口受到ATA的影响，其中10%的人口不幸死于此疾病。ATA的症状包括呕吐、严重出血性炎症、消化道坏死和溃疡、腹泻、白细胞减少、骨髓抑制以及免疫抑制。第二次世界大战期间，苏联的参战几乎耗尽了进行粮食收割所需的劳动力。因为缺乏足够的工人进行收割，许多作物被留在田间越冬。不幸的是，第二次世界大战期间也发生了粮食短缺，人们被迫依靠任何可以获得的食物来维持生计。超重谷物与ATA的发生有关。样本包括从奥伦堡田地和死者家中采集的小米、小麦、黑麦、燕麦、大麦和荞麦。这些奥伦堡谷物被发现含有镰孢真菌和镰孢真菌孢子。对这些镰刀菌属的物种进行了薄层色谱、气液色谱、质谱和兔皮肤试验等多种测试，分析结果表明，镰刀菌属产生了毒性的单端孢霉烯族化合物T-2，它导致了水肿、出血、表皮坏死、真皮坏死和兔子皮肤毛囊坏死（Yagen and Joffe，1976）。T-2毒素的化学实质为4β,15二乙酰氧基-8α-（3-甲基丁酰氧基）-12,13环氧三烯-9-en-3α-醇。

许多人类疾病（包括呼吸系统、免疫系统和神经系统疾病）都与潮湿建筑相关。潮湿的室内环境会促进真菌生长。在与潮湿建筑相关的疾病中，特别引人关注的致病菌是葡萄穗霉菌属，它通常被称为有毒黑霉菌。葡萄穗霉菌属首选生长在湿度较高的纤维素建筑材料上，如墙壁、天花板瓷砖和地板托梁。葡萄穗霉菌属能够合成单端孢霉烯族毒素。在来自葡萄穗霉菌属污染的建筑物的空气样本中检测到了可能被居民吸入呼吸道的单端孢霉烯族毒素（Pestka et al.，2008）。单端孢霉烯族毒素可以与核糖体结合，阻止蛋白质生物合成（Barrett，2000）。此外，单端孢霉烯还可以激活3种不同的丝裂原激活蛋白激酶（MAPKs）途径：c-Jun氨基端激酶（JNK）、胞外信号调节激酶（extracellular signal-regulated kinase，ERK）和p38。通过MAPK，单端孢霉烯族毒素可以激活促炎细胞因子和凋亡细胞因子。激活的途径多种多样，取决于单端孢霉烯族毒素的剂量、频率、暴露后的时间和其他因素。低浓度的单端孢霉烯族毒素可以引发免疫反应，而高浓度的单端孢霉烯族毒素可以导致免疫抑制反应（Haschek and Beasley，2009）。炎症途径的激活可以刺激免疫细胞，而持续暴露于单端孢霉烯族毒素则可能造成凋亡途径占据主导地位，从而破坏免疫细胞并抑制免疫反应。研究发现，单端孢霉烯族毒素对神经上皮细胞、嗅觉神经元、淋巴组织中的淋巴细胞、骨髓中的白细胞、巨噬细胞等具有细胞毒性。

观察到的与潮湿建筑相关疾病的影响部分，可以通过真菌毒素和内毒素之间的协同作用来解释。Wang和Yadav研究了丝兰提取物对小鼠肺泡巨噬细胞系MH-S的影响（Wang and Yadav，2006；Wang and Yadav，2007）。提取液处理的巨噬细胞在15分钟内显示DNA链断裂，这是在彗星凝胶电泳试验中得以证实的。巨噬细胞凋亡的激活通过形态学变化、DNA梯形形成、含半胱氨酸的天冬氨酸蛋白水解酶（caspase）3/7的激活来测量。在葡萄穗霉菌属提取物处理的3小时内可以检测到凋亡的发生。葡萄穗霉菌属提取物可导致乳酸脱氢酶的释放，同时抑制细胞增殖，而这并未伴随着可检测水平的一氧化氮或促炎细胞因子IL-1β、IL-6或TNF-α的产生。经过9小时的提取物处理，细胞内谷胱甘肽显著减少，这可能是由于氧化应激在测定条件下滞后于细胞凋亡导致。脂多糖是一种细菌内毒素，通常从革兰氏阴性菌的外膜释放。在试验中，脂多糖的测试水平可诱导炎症，但不会诱导凋亡。霉菌毒素葡萄穗霉菌属提取物和内毒素脂多糖的组合增加了巨噬细胞的细胞毒性。经毒素处理的肺泡巨噬细胞显示p53、JNK和p38通路被激活。同时，在一项与小鼠模型相关的研究中，Islam和Pestka研究了脂多糖和三烯霉毒素脱氧雪腐镰刀菌烯醇的相互作用（Islam and Pestka，2006）。8小时后，小鼠首先腹腔注射脂多糖，然后口服脱氧雪腐镰刀菌烯醇。结果显示，与仅接受携带剂的小鼠相比，脱氧雪腐镰刀菌烯醇在脂多糖刺激后引发了更强的细胞因子反应。脂多糖预处理使小鼠对脱氧雪腐镰刀菌烯醇更加敏感，不仅缩短了发病时间，还增加了IL-1α、IL-1β、IL-6、TNF-α和脾脏mRNA反应的幅度和持续时间。与仅接受脱氧雪腐镰刀菌素或仅接受脂多糖的小鼠相比，脂多糖引发的小鼠表现出更多的胸腺凋亡。这表明真菌毒素和内毒素之间的协同作用不仅适用于小鼠细胞，还适用于整体动物模型。Kankkunen等已经研究了单端孢霉烯族毒素和细菌内毒素对人巨噬细胞的影响（Kankkunen et al.，2009）。细菌内毒素可以激活先天性免疫系统。与此相关的事件序列可能包括来自革兰氏阴性菌外膜的脂多糖等内毒素，以及激活先天性免疫系统的模式识别受体和核苷酸结合寡聚化结构域（NOD）样受体（NLRs）。NOD1和NOD2受体可以激活B细胞（NF-κB）的核因子κ轻链增强子途径和MAPK途径。这些途径可激活一些基因的转录，包括IL-1β、IL-6和TNF-α。Kankkunen等制备了一种悬浮液，其中含有一株产单端孢霉毒素的葡萄穗霉菌（Kankkunen et al.，2009）。他们首先对黑葡萄穗霉毒素样品进行伽马辐射处理，然后与人巨噬细胞培养物结合。IL-1β经常在高炎症情况下产生，而在正常巨噬细胞中不表达。IL-18在巨噬细胞中具有基线表达，但需要炎症小体的激活才能释放。对受黑葡萄穗霉毒素刺激的巨噬细胞和受脂多糖刺激的巨噬细胞进行IL-1β和IL-18信使RNA的定量检测后发现，脂多糖刺激显著增加了IL-1β的水平。IL-18的基线mRNA水平受单独的脂多糖或黑葡萄穗霉毒素刺激的影响很小。然而，当脂多糖和黑葡萄穗霉毒素联合刺激人巨噬细胞时，效果明显不同。共刺激显著增加了IL-1β和IL-18的mRNA水平，这种增加远远超过了这两种刺激单独影响的总和。脂多糖和黑葡萄穗霉毒素的共同刺激表现出协同作用。ELISA被用于检测成熟的IL-1β和IL-18在细胞培养上清液中的分泌量。成熟的IL-1β和IL-18的测定结果与细胞内mRNA的结果相似。单独使用脂多糖或黑葡萄穗霉毒素刺激巨噬细胞，巨噬细胞几乎不分泌IL-1β或IL-18；然而，当进行共同刺激时，成熟的IL-1β和IL-18的分泌量显著增加。内源性热原IL-1β在生物合成时，首先形成非活性的31 kDa前体蛋白p31。caspase-1可以将IL-1β切割成其活性形式。IL-18则以无活性的24 kDa前体蛋白p24的形式合成。caspase-1可以将IL-18切割成其p18的活性形式。caspase-3酶可将IL-18切割成p15和p16的形式。caspase-1和caspase-3本身是非活性的酶原，需要切割才能激活。Kankkunen等使用蛋白质印迹法和特异性抗体检测了在单独使用脂多糖刺激、单独使用黑葡萄穗霉毒素刺激或两者刺激后IL-1β、IL-18、caspase-1和caspase-3的裂解产物。单独的脂质多糖能够诱导非活性IL-1β前体的表达，但不能单独诱导IL-1β的活化。事实上，脂多糖单独刺激可将caspase-1裂解成p22，这是一种无酶活性的非活性产物。因此，caspase-1不能激活其所诱导的IL-1β前体。第二个事件，如受真菌毒素黑葡萄穗霉毒素、罗瑞丁A、疣霉素A或T-2刺激，是将caspase-1转化为其活性亚基p20所必需的。真菌毒素本身能够激活caspase-1和caspase-3，从而产生炎症和凋亡反应。研究发现，脂多糖和真菌毒素可协同激活巨噬细胞炎症小体，产生比单独刺激时更大的反应（Kankkunen et al.，2009）。

5 霉酚酸毒素

早在1735年，西班牙就有记载描述了一种影响成千上万人的疾病。该病以皮炎、腹泻、痴呆和死亡为特征。这种疾病后来被称为“糙皮病”，主要影响全世界的农民，到1893年，人们意识到这种疾病与玉米有关。意大利医生兼科学家巴托洛梅奥·戈西奥（Bartolomeo Gosio）从变质的玉米样本中收集真菌，以寻找引发灰霉病的原因。戈西奥培养了各种真菌，并于1893年发现了一个新物种，他将其命名为青霉菌（Penicillium glaucum）。该物种后来被更名为短密青霉菌。戈西奥从短缩杆菌中分离出一种具有抗生素性质的次级代谢产物。经过3年的工作，戈西奥分离出纯抗生素，并证明其可抑制炭疽杆菌的生长。这个代谢产物被称为霉酚酸。尽管戈西奥还没有找到导致这种疾病的原因，但他还是有了这样一个重要的发现。糙皮病继续夺走无数人的生命。1912年，美国南卡罗来纳州报告了3万例糙皮病病例，死亡率为40%。直到1937年，人们才确定了糙皮病的真正原因。缺乏维生素B3（烟酸）是导致该疾病的原因（Morabia，2008）。

霉酚酸除了作为抗生素外，还具有一些有用的性质。霉酚酸被批准为处方药，品牌名称为myfortic。为了提高生物利用度，麦考酚酸与2-（吗啉-4-基）乙醇经缩合形成麦考酚酸酯。霉酚酸酯是以处方品牌cellcept出售的。霉酚酸酯是一种含有羧酸酯的前药。羧酸酯在肝脏中裂解，释放活性药物霉酚酸。已发现霉酚酸具有阻止病毒RNA合成和积累的抗病毒特性（Borroto-Esoda et al.，2004）。霉酚酸也被发现是一种有用的抗真菌、抗肿瘤和抗寄生虫病药物（Regueira et al.，2011）。在临床上，霉酚酸可用作免疫抑制剂。

麦考酚酸的免疫抑制活性源于其可逆地抑制肌苷5'-单磷酸脱氢酶（IMPDH）的能力（Jonsson and Carlsten，2002）。肌苷5'-单磷酸脱氢酶是合成鸟嘌呤核苷酸的生化途径的关键酶。细胞需要鸟嘌呤核苷酸来形成RNA链和DNA链。淋巴细胞严重依赖从头途径进行RNA和DNA的合成。因此，淋巴细胞对霉酚酸非常敏感。其他细胞则还可通过挽救途径提供鸟嘌呤核苷酸而免受霉酚酸水平的影响。免疫抑制在器官移植领域具有重要价值。进行肾脏、心脏或肝脏器官移植后，接受移植者的免疫系统通常会将新器官识别为外来组织，其免疫系统会攻击并试图清除外来入侵者，这被称为免疫排斥。霉酚酸可抑制淋巴细胞（自然杀伤细胞、T淋巴细胞和B淋巴细胞），从而减少器官移植免疫排斥反应（Behrend，2001）。此外，霉酚酸免疫抑制在临床上可用于治疗自身免疫性疾病，如类风湿关节炎和狼疮肾炎（Goldblum，1993；Chan et al.，2000）。

霉酚酸对单核细胞的影响也已被研究。研究发现，它可以降低三磷酸鸟苷水平并诱导单核细胞分化（Sokoloski et al.，1986）。Jonsson和Carlsten使用小鼠模型研究了霉酚酸对巨噬细胞的影响（Jonsson and Carlsten，2002）。将小鼠巨噬细胞放在微量滴定板中培养，通过加入放射性标记[^{3}H]胸苷，然后用β-计数器进行分析以测量细胞增殖的情况。结果显示，添加霉酚酸可抑制巨噬细胞的增殖。然而，当同时添加霉酚酸和鸟苷到培养基时，增殖受到的影响减轻了，这表明增殖减少是鸟苷供应不足所导致的。

作为对照组，我们在巨噬细胞培养物中添加了依托泊苷，并观察到细胞增殖减少的现象。依托泊苷是一种DNA拓扑异构酶Ⅱ抑制剂，可诱导细胞凋亡。当同时添加足叶乙苷和鸟苷到培养物中时，同样观察到了细胞增殖的减少，这表明增殖减少可能并不是由于鸟苷供应不足引起的。在加入脂多糖和重组IFN-γ来刺激巨噬细胞后，我们进行了重复的增殖试验。令人意外的是，刺激并没有改变增殖试验的结果。我们还测量了巨噬细胞胞内外亚硝酸盐的水平。亚硝酸盐可以作为生理性贮存，可以被还原为一氧化氮（Shiva，2013）。已发现一氧化氮的水平在自身免疫性疾病系统性红斑狼疮患者中增加（Belmont et al.，1997）。巨噬细胞可能是导致这种增加的潜在原因。我们在巨噬细胞的培养上清液中测量了细胞外一氧化氮的水平，结果显示，受刺激的巨噬细胞释放了更多的亚硝酸盐，从而增加了总体一氧化氮的水平。不过，加入霉酚酸可抑制亚硝酸盐的释放，而加入鸟苷则消除了霉酚酸的作用。我们通过裂解巨噬细胞来测定细胞内亚硝酸盐的含量，在所有测试条件下均未检测到可测量的细胞内亚硝酸盐。这一结果表明，受刺激的巨噬细胞确实会释放亚硝酸盐，从而增加总的一氧化氮水平。霉酚酸可抑制亚硝酸盐的释放，这有助于解释霉酚酸对狼疮患者的益处。通常情况下，巨噬细胞会在受到脂多糖刺激时生物合成促炎细胞因子、TNF-α和IL-1β（Hogquist et al.，1991）。我们使用ELISA来测量细胞因子在细胞上清液和细胞裂解物中的含量。与未经霉酚酸处理的受刺激巨噬细胞相比，用霉酚酸处理的受刺激巨噬细胞中总TNF-α和总IL-1β的含量都显著降低。然而，鸟苷的加入会消除霉酚酸的抑制作用。

霉酚酸已被证明是一种非常有效的免疫抑制剂，可以影响巨噬细胞、自然杀伤细胞、T淋巴细胞和B淋巴细胞的功能。然而，医生的处方并不是导致霉酚酸进入人体的唯一途径。受青霉菌污染的食物（如玉米）中含有霉酚酸，摄入后也可能会抑制个体的免疫系统，尤其是在不知情的情况下。青霉菌也常见于潮湿的建筑物中，这可能导致建筑物的居住者吸入或摄入霉酚酸，而不自知地降低了他们的免疫功能。

6 赭曲霉毒素

赭曲霉毒素A是由赭曲霉、青霉菌和其他霉菌产生的真菌毒素，常见于粮食作物，如谷物、水果和牲畜饲料（如玉米、大麦和葡萄）中。赭曲霉毒素A被发现具有肾毒性、致畸性、致癌性和免疫毒性（Boorman et al.，1984）。这种毒素可以通过多种途径进入人体，包括直接摄入受污染的食物，或者通过摄入受污染饲料的动物肉类而间接摄入。猪等动物在食用受污染的谷物后，会在其肾脏中积累赭曲霉毒素A。赭曲霉毒素A的污染问题已经在全球范围内得到了广泛的观察和报告，包括保加利亚、加拿大、丹麦、埃及、法国、德国、韩国、波兰、瑞典、英国等国家（Bui-Klimke and Wu，2015；Madsen et al.，1982）。在丹麦，肾脏中赭曲霉毒素A含量超过25 μg/kg的猪肉被禁止食用。一旦被摄入，赭曲霉毒素A就会通过胃和小肠被吸收，并与血液中的白蛋白结合。赭曲霉毒素A的积聚顺序为肾脏、肌肉、肝脏和脂肪组织。

赭曲霉毒素A的化学结构包含苯丙氨酸部分。在正常生物化学过程中，连接酶苯丙氨酸tRNA合成酶负责将苯丙氨酸与其相应的tRNA连接起来，然后带电的tRNA被用于蛋白质的合成。赭曲霉毒素A作为苯丙氨酸RNA合成酶的竞争性抑制剂，会阻止这一连接过程，从而导致蛋白质合成停止。赭曲霉毒素的主要作用是抑制蛋白质的合成。在研究中，研究人员通过将[^{3}H]亮氨酸添加到大鼠肝癌组织培养细胞中来监测蛋白质的合成情况（Creppy et al.，1979）。增加赭曲霉毒素的浓度首先表现为对细胞的抑制作用，然后在更高浓度下表现为细胞毒性作用，首先可观察到蛋白质合成停止，然后通过[^{3}H]尿苷添加实验进行测定，发现RNA合成也停止。当同时添加苯丙氨酸和赭曲霉毒素时，可以消除赭曲霉素的影响。

Haubeck等使用BALB/c小鼠进行了赭曲霉毒素的免疫抑制能力的研究（Haubeck et al.，1981）。他们通过腹腔注射将绵羊红细胞作为抗原来诱发免疫反应。研究发现，0.005 μg/kg的赭曲霉毒素A注射液可抑制50%的免疫应答。与之相比，瑞典样本中有16%的屠宰猪的血液中赭曲霉毒素A的含量在2～187 Hg/kg之间，远高于抑制免疫系统所需的水平。这意味着人们可能会通过食用这些受到赭曲霉毒素A污染的猪肉而受到影响。与赭曲霉毒素A同时注射的苯丙氨酸可以减轻免疫抑制。苯丙氨酸的用量大约是赭曲霉毒素用量的两倍，足以完全逆转免疫抑制。Creppy等也研究了赭曲霉毒素A对小鼠的致死剂量（Creppy et al.，1980）。腹腔注射0.8 mg赭曲霉毒素A可导致小鼠在24小时内死亡。在同时注射0.8 mg赭曲霉毒素A和1.0 mg苯丙氨酸的情况下，可完全阻止赭曲霉蛋白酶A的致死作用。当延迟注射苯丙氨酸，即注射赭曲霉毒素A后30分钟再注射苯丙氨酸时，需要更多的苯丙氨酸才能使小鼠存活，为了让92%的小鼠存活，总共需要25 mg的苯丙氨酸。使用BALB/c小鼠来源的J774A.1巨噬细胞系进行的赭曲霉毒素毒性研究发现（Ferrante et al.，2008），单独应用30 nM～100 μM的赭曲霉毒素A会引起兴奋反应，首先增加炎症反应，然后降低细胞存活率。单独施用100 ng/mL的脂多糖不会改变细胞活力。然而，当脂多糖和赭曲霉毒素共同刺激时，炎症反应减少，而细胞死亡增加。人源细胞系THP-1也被用来进一步验证赭曲霉毒素A的毒性（Müller et al.，2003）。THP-1是一种人单核细胞/巨噬细胞细胞系。当将含有赭曲霉毒素A和其他真菌污染物的真菌毒素提取物应用于THP-1细胞时，其细胞活性降低，这可通过抑制代谢活性、细胞增殖、细胞膜完整性、细胞分化和吞噬行为来解释。

7 总结

真菌毒素是一类极为多样化的化学物质。它们存在的历史远远超过人类的记载。但这些多样的毒素的使用潜力几乎没有被挖掘出来。一些真菌毒素已被证明可对人类和动物产生严重的负面影响，导致许多疾病甚至死亡。有时候，人类会无意中成为摄入真菌毒素的受害者。而在其他情况下，真菌毒素可能被用作化学武器以攻击人类。然而，也有一些真菌毒素在临床应用中发挥了积极作用，用于治疗器官移植、分娩和类风湿关节炎等，造福了社会。事实上，真菌正在进行一场潜在的生存竞争，而大多数人却对此并不知情。

（王杰　汪小琼　黄煜　译）

（邹斌华　程治平　黄兴耿　审校）

靶向巨噬细胞递送的临床研究进展

Ashim Malhotra

【摘要】在过去十年中，关于巨噬细胞多样性的研究已成为临床前和临床研究中的重要议题，这表明巨噬细胞在体内几乎每个器官系统的炎症调节中都发挥着重要作用。即使对于传统上认为不存在巨噬细胞的器官，如心脏等，最近的文献也证明了其在患病过程中存在由巨噬细胞介导的炎症反应，且巨噬细胞对于其维护起着一定的作用，包括肌肉修复和组织构建。将巨噬细胞细分为M1（促炎）和M2（抗炎）表型，有助于详细描述其在多种人类疾病中的功能，包括心血管疾病，如心肌炎、心肌梗死，以及自身免疫性疾病，如类风湿关节炎和肿瘤。实际上，肿瘤相关巨噬细胞（TAMs）的研究引发了关于M1/M2巨噬细胞极化轴调节的讨论，这一概念已在其他疾病中得到进一步验证。本文介绍了用于干预多种疾病中M1/M2极化轴的策略和药物输送系统的临床前测试的选择示例。同时，本文列举了相关的临床试验实例，以及目前在临床前数据领域的未来发展方向。专门用于巨噬细胞的药物输送系统已经从实验室研究过渡到了人类临床试验，并为治疗人类疾病提供了一个激动人心的新工具。

【关键词】巨噬细胞；药物递送；靶向；临床试验；M1；M2

1 引言：巨噬细胞在人类生物学中的中心作用

1882年，俄罗斯科学家Metchnikoff首次发现了巨噬细胞，它们被认为是人类免疫系统的重要防御机制。单核巨噬细胞系统起源于人类循环单核细胞，早期被称为单核吞噬细胞系统。巨噬细胞是一种大型的吞噬细胞，专门负责吞噬和清除病原体（如细菌），以及细胞碎片（如坏死、凋亡或T细胞靶向细胞死亡后产生的细胞成分）。此外，它们还作为抗原呈递细胞的一部分，在非特异性免疫反应的启动中发挥了重要作用，这一过程通过众所周知的外源性抗原呈递途径来进行。可以看出，巨噬细胞在各种分子、细胞和系统过程中都发挥着非常重要的作用，因此有必要深入了解和详细描述它们的功能。

在人体中，巨噬细胞分布在各种组织中，发挥着重要的生理作用，有助于维持组织内稳态。巨噬细胞来源于单核细胞，而单核细胞是一种缺乏粒细胞颗粒的白细胞，主要负责对抗病毒和细菌等病原体引发的免疫反应。例如，在炎症引发趋化性事件（如细菌入侵器官）后，单核细胞通过一种被称为滞留的过程从静脉渗出到器官组织中，随后分化为巨噬细胞。在这个过程中，细胞体积会增大，并且它们在某些器官中的存活时间可以长达数周至数月，甚至更长。事实上，如表5-5所示，在人体各个器官中都有许多具有特定特征的组织常驻巨噬细胞。

表5-5　身体器官中组织常驻巨噬细胞的实例

身体器官或部位	组织常驻巨噬细胞名称
肝脏	库普弗细胞
大脑和脊髓	小胶质细胞
肺	尘细胞
脂肪组织	巨噬细胞
胎儿胎盘	霍夫鲍尔细胞

然而，除表5-5中所列的情况外，巨噬细胞有时会在疾病的病原学发作或进展期间被招募到特定部位，并可能在招募后常驻在该器官或其他解剖部位。这是一个重要的观察结果，因为一旦巨噬细胞在这些部位聚集，它们通常会对疾病的进展产生重要影响。

许多研究人员已记录了巨噬细胞在多种人类疾病中的协同作用，包括：①各种实体瘤和癌症的进展；②多种自身免疫性疾病，如类风湿关节炎（RA）、炎症性肠病（IBD）、多发性硬化症（MS）、系统性红斑狼疮（SLE）等；③1型糖尿病；④心血管疾病，如心肌炎、卒中、肺动脉高压等。由于巨噬细胞在人类疾病中的重要作用，它们成为药物治疗的核心候选目标。多年来，将靶向药物输送到巨噬细胞以改变其功能已经成为调节和在许多情况下改善疾病进展的重要策略，是分子研究的成功案例之一。在很多情况下，巨噬细胞调节靶向药物递送已经成功地从实验室研究过渡到人类临床试验。在讨论这些临床试验及其结果之前，我们需要详细研究巨噬细胞的生物学反应，包括受体表达和分布情况。这一点非常重要，因为在很多情况下，已经开发和应用了专门的传递系统，用于将药物有针对性地传递到特定微环境中的巨噬细胞。因此，在描述临床试验时，需要对所采用的药物传递系统进行详细说明。

2　巨噬细胞生物学的选择特性

2.1　巨噬细胞在吞噬细胞反应中的作用

作为专业的吞噬细胞，巨噬细胞在非特异性免疫反应中扮演着至关重要的角色，包括内吞和清除细胞外的病原体，如原核细菌、其他真核单细胞和多细胞病原体。它们还通过清除细胞碎片在维持组织健康中发挥着重要作用。

巨噬细胞可表达多种不同的细胞表面受体，这些受体在接触和吞噬待处理物体时起着重要的作用，第一步是附着和随后结合待吞噬物体。例如，在巨噬细胞清除因细胞凋亡而死亡的组织细胞时，它们具有复杂的受体系统，用于检测死亡细胞表面的外化磷脂酰丝氨酸。这是通过首先将磷脂酰丝氨酸与多种蛋白质结合，然后与巨噬细胞表面的整合素αvβ3结合来实现的。一方面，这一过程是人体内数十亿细胞每天进行的常规清除过程的一部分。另一方面，巨噬细胞还表达多种模式识别受体（PRR），它们可以识别入侵病原体表面的分子信号簇，这些信号簇被称为病原体相关分子模式（PAMP）。PRR是一种重要的信号机制，用于附着和启动吞噬细胞对多种细胞外病原体的吞噬作用。具体而言，巨噬细胞可表达多种不同的受体，包括：①甘露糖受体Dectin-1（CD206），用于识别真菌细胞表面的PAMP；②清道夫受体A（SR-A）和巨噬细胞受体系统，用于识别和附着革兰氏阴性和革兰氏阳性细菌；③Toll样受体（TLR），用于监测细菌PAMP不同亚型，如鞭毛蛋白（TLR2、TLR4和TLR5）和内体中最终处理病毒的TLR亚型（TLR3、TLR7和TLR9）。此外，还有多种其他受体（Hirayama et al.，2018）。

附着后，巨噬细胞开始内吞，通过网格蛋白和小窝蛋白介导的凹坑，使巨噬细胞表面膜内陷，包裹附着的配体，最终形成吞噬体囊泡。在随后的步骤中，吞噬体囊泡与溶酶体融合形成吞噬体，其中氧自由基（如过氧化物）会破坏抗原。在免疫系统反应中，随后一些其他的抗原呈递细胞可以在它们的表面呈现抗原的消化肽段，并通过巨噬细胞的招募来启动抗原识别反应。

然而，对于像巨噬细胞这样的专业吞噬细胞，掌握逐步吞噬的确切分子细节很重要。趋化后，巨噬细胞必须黏附在待吞噬的细胞上，伸出伪足，随后内化目标细胞，最后用吞噬体将其包裹。深入了解吞噬的分子机制将有助于识别并最终靶向巨噬细胞内，促进这一过程的特定细胞表面蛋白和信号转导通路。例如，与待吞噬细胞的结合通常发生在待吞噬细胞被抗体标记后，抗体有助于识别待吞噬细胞，从而保护周围的细胞。待吞噬细胞一旦被识别，巨噬细胞表面的Fcγ受体（Fcγ receptors，FcγRs）的表达就会发生变化，进而协调一系列分子过程，形成“吞噬突触”，这是吞噬的前期步骤。多种蛋白质，包括非肌肉肌球蛋白，都参与了吞噬突触引发的这种局部的收缩反应（Allen and Aderem，1996）。

然而，如果目标细胞向巨噬细胞发出“不要吃我”的分子信号，吞噬过程可能会停止。研究发现，在小鼠的敲除功能丧失模型中，CD47细胞表面蛋白可能由多种人类细胞表达。当CD47蛋白在细胞表面表达时，它会抑制巨噬细胞吞噬靶细胞的能力。这是因为CD47蛋白会与巨噬细胞表面的信号调节蛋白α（SIRPα）结合，而SIRPα是一种抑制分子（Fujioka et al.，1996），CD47与SIRPα的相互作用在同一物种中是保守的，这是一种重要的逃逸机制，可以通过这种方式避免由巨噬细胞介导的吞噬。某些肿瘤可以通过显示“不要吃我”的信号来逃避巨噬细胞引发的非特异性免疫反应，上述逃逸机制在其中发挥了重要作用。因此，了解这一分子通路（如CD47-SIRPα抑制信号的相互作用）可以开发靶向药物递送系统来干扰这一通路。正如后面将要讨论的那样，许多临床试验正在进行，旨在研究在肿瘤中阻断CD47-SIRPα相互作用的效果。

上述基本免疫原理阐述了许多对于理解巨噬细胞靶向药物递送和相关临床试验至关重要的特点。需要重点认识到，巨噬细胞表面存在着大量不同种类的受体和复杂的传感系统。因此，靶向治疗策略可以包括多种方法，如：①使用抗体或肽引导递送系统，以针对前述的受体特异性纳米颗粒系统；②通过调节某些前述巨噬细胞受体在细胞表面的表达水平，可以增加或减少受体；③创建通用或特定器官的受体调节递送系统。上述策略都可以用于研究和开发巨噬细胞靶向药物递送系统。

2.2 巨噬细胞反应的多样性和适应性

人类巨噬细胞系统的另一个经典特征是多样性。尽管最初认为巨噬细胞主要参与调节促炎反应，如对感染、肿瘤引起的促炎反应。然而，现在已有大量证据表明，巨噬细胞的一个子群具有抗炎表型，不仅对炎症信号作出反应，还主动分泌抗炎信号。巨噬细胞现在分为两类：①M1型为促炎表型，可分泌促炎因子如1β干扰素（IFN-1β）、白介素（IL）-12、IL-23和肿瘤坏死因子（TNF-α）（Arora et al，2018）；②M2型通过分泌抗炎细胞因子（如IL-10）来抑制炎症，减少促炎IL-12的分泌（Arora et al.，2018）（图5-3）。此外，M2巨噬细胞还可根据其在组织中的功能和作用进一步分为M2a、M2b和M2c巨噬细胞。M2b巨噬细胞可调节Th2细胞反应，而M2c巨噬细胞可协调组织重建，如肌肉修复等。

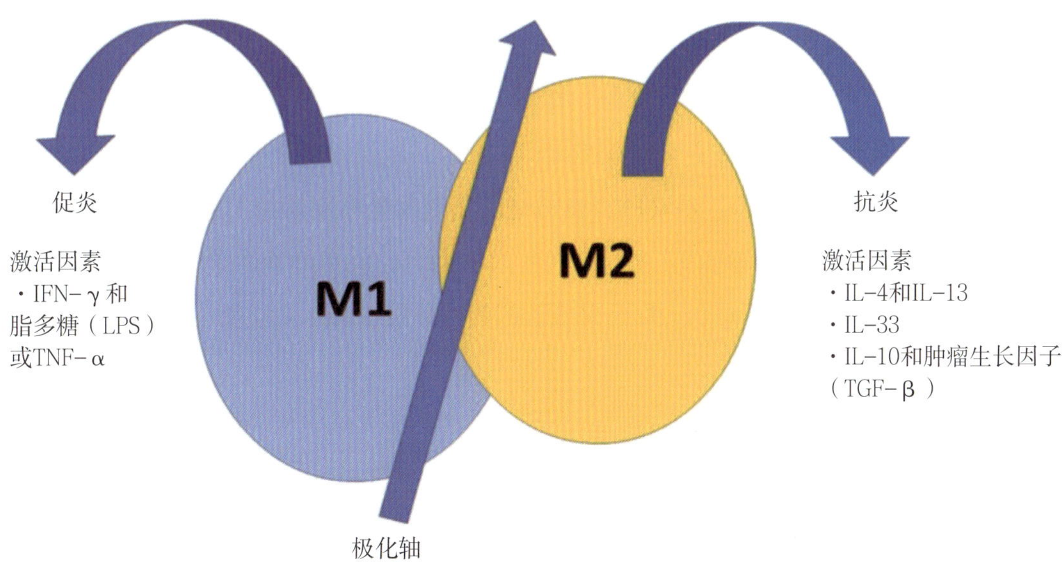

图5-3　M1/M2极化轴以及促炎和抗炎状态之间的平衡示意图

2.3 巨噬细胞多样性的临床意义

为了更好地理解上述情况，重要的是要从M1/M2极化轴的分化和应答的角度来考虑巨噬细胞的应答。该方法有助于阐明巨噬细胞在多种人类疾病中的作用，并为设计、实施和评估临床试验中测试的临床策略提供依据。描述M1/M2极化轴的方法可以通过实际示例来说明。在实体瘤中，巨噬细胞作为TAMs发挥着重要作用。一般来说，TAMs倾向于驱动抗炎表型，阻止单核细胞对肿瘤的生长反应，并稳定肿瘤，以防止其被破坏。一个在各种临床试验中测试并稍后将在本文中详细讨论的策略是干预，以促使M1/M2极化轴更倾向于M1表型，以推动促炎反应。该策略已经被证明可以用于抑制肿瘤生长和减弱肿瘤生存能力（Cassetta and Pollard，2018）。

类似的方法在其他疾病中也已经被证明是有效的，如自身免疫性疾病RA。RA的进展导致巨噬细胞在关节的滑膜组织中聚集并滞留，通过分泌IL-6和TNF-α来驱动关节组织中的炎症（Udalova et al.，2016），这是该疾病的特征之一。这表明M1/M2极化轴严重向M1表型倾斜，驱动RA进展，因此改变极化以诱导M2表型成为一种可行的干预策略。

这个基本前提也可以扩展到看似不同的器官相关疾病。例如，已经证明，抑制活跃的M1表型或增强M2表型的极化会产生对MS有利的治疗结果（Ma et al.，2019）。众所周知，M1巨噬细胞的增加会导致MS的恶化，这是募集B细胞和T细胞的结果，并可导致神经元脱髓鞘（Bramow et al.，2010；Nylander and Hafler，2012）。因此，在这个背景下，推动M1/M2极化轴向M2表型极化被认为是有利的。通过靶向递送调节剂分子进行这种干预的临床试验已经证明了这种方法的有效性。

从心血管疾病（CVD）的角度来看，巨噬细胞在几乎所有形式的血管疾病中都发挥作用，包括动脉粥样硬化、肺动脉高压、心肌炎和心肌纤维化。这无疑是因为CVD中普遍存在炎症的结果。例如，在动脉粥样硬化的进程中，单核细胞沉积和随后的胆固醇氧化可导致泡沫细胞的形成，泡沫细胞会在动脉壁中积累。随后，在动脉管腔通过反复纤维化和覆盖而发生的偶发性狭窄过程中，巨噬细胞在晚期斑块的破裂中发挥了重要作用。总体而言，促炎细胞因子［如IL-1β、IL-18和巨噬细胞炎症蛋白-1α（MIP-1α）］的巨噬细胞依赖性分泌在动脉粥样硬化中扮演着尚未明确的角色（Moore and Tabas，2011）。

大量噬菌体介导的肺部炎症环境改变的有害影响已在文献中从多种角度进行了报道。有研究报道，CD206阳性（MR阳性）巨噬细胞在肺中的积聚对肺动脉高压（pulmonary hypertension，PH）的发展产生了有害影响（Park et al.，2020）。其他研究表明，缺氧诱导的肺IL-6分泌导致了M1/M2轴的M2极化（Hashimoto-Kataoka et al.，2015）。因此，巨噬细胞介导的炎症反应似乎会影响PH患者的整体临床结果。目前正在进行各种抑制PH中巨噬细胞炎症表型反应的干预策略。其中一些策略包括：①通过临床使用IL-6抗体阻断IL-6介导的下游效应；②减少MR阳性巨噬细胞；③减少$CD68^+$细胞，CD68是巨噬细胞的表面标志物；④阻断巨噬细胞产生的细胞因子，如巨噬细胞衍生的白三烯B4（LTB4）。

3 肿瘤中靶向巨噬细胞的药物递送系统的临床试验

设计靶向巨噬细胞的药物输送系统的主要理念是根据疾病和器官的炎症环境理念来制订策略，旨在通过调节M1/M2极化轴的极化，实现抗炎和促炎信号之间的平衡。尽管已经开发了许多巨噬细胞靶向策略和药物递送系统，但通常最受欢迎的是脂质纳米递送载体，因为它们能够附加巨噬细胞受体、肽或抗体以促使细胞摄取。通常情况下，可以针对巨噬细胞所在器官中的细胞外基质进行干预，以改变巨噬细胞参与的趋化和募集信号，或者可以直接干预巨噬细胞，影响其分泌炎性细胞因子。

我们将讨论一些与癌症、自身免疫性疾病（如RA）以及肺部和其他器官疾病相关的临床试验。在某些情况下（例如癌症），巨噬细胞会直接参与，因为一些肿瘤中存在着TAMs，已知它们呈现M2表型。抗炎的M2表型通过对周围组织施加抗炎作用来帮助肿瘤生长和生存。因此，临床试验的目标是通过改善M2 TAMs表型来改变肿瘤微环境，如下所述。在其他情况下，使用药物递送系统的临床试验旨在测试抑制炎症表型以达到防止疾病恶化的效果。

3.1 针对癌症中巨噬细胞的临床试验

针对癌症中巨噬细胞的临床试验通常旨在实现以下3个目标之一：①减少巨噬细胞向肿瘤的募集；②阻断抗炎M2表型；③促进促炎M1表型。

3.1.1 CD47-SIRPα通路

如前所述，靶细胞和巨噬细胞表面之间的CD47-SIRPα相互作用向巨噬细胞提供了一种抑制性的信号，即“不要吃我”。已知肿瘤利用这一机制逃避了巨噬细胞介导的非特异性免疫应答。肿瘤上过表达CD47蛋白，阻止了巨噬细胞吞噬和清除肿瘤细胞。因此，下调或阻断CD47蛋白的治疗策略对肿瘤治疗可能是有利的。一种阻断肿瘤细胞上CD47分子的方法是设计和递送CD47抗体，用于与目标细胞上的CD47结合。最近，用两种这样的抗体在人体临床试验中进行了测试，它们分别是Hu5F9-G4（5F9）和CC-90002。

Hu5F9-G4（5F9）是一种人源化抗体，专门靶向CD47分子，能够促进巨噬细胞的吞噬作用。Gholamin等使用患者来源的原位异种移植肿瘤模型，在体外和体内测试了Hu5F9-G4（5F9）抗体的疗效。他们研究了5种侵袭性和致病原因不同的脑肿瘤：髓母细胞瘤（原发性和转移性）、非典型畸胎样/横纹样肌瘤、原始神经外胚层肿瘤、儿童胶质母细胞瘤和弥漫性固有脑桥脑胶质瘤。该抗体通过直接脑室内注射给药，在治疗组中显示有效。研究人员指出，在他们的研究中，该抗体能够避免对正常神经组织产生影响，而仅对过表达CD47的肿瘤细胞产生影响，因此可以安全使用（Gholamin et al.，2017）。

随后，于2019年，吉利德科学公司的Sikic等进行了关于Hu5F9-G4（5F9）抗体的首个人体临床试验，该试验是一项开放标签的介入性临床试验，主要目的是描述该抗体的药代动力学和药效学。这项临床试验纳入了62名患者，其中11名患者固定初始剂量，14名患者予每周维持剂量，22名患者在队列中接受了第2周的固定负荷剂量，最后15名患者纳入肿瘤活检组。观察到的毒副作用包括短暂性贫血（57%的患者）、外周血涂片血凝（36%）、疲劳（64%）、头痛（50%）、发烧（45%）、寒战（45%）、高胆红素血症（34%）、淋巴细胞减少（34%）、输液相关反应（34%）和关节痛（18%）（Sikic et al.，2019）。

CC-90002是一种人源化抗CD47单克隆抗体，它能够促使TAMs表型向高M2/M1比率倾斜。Zeidan等在复发和/或难治性（R/R）急性髓系白血病（acute myeloid leukemia，AML）和高危骨髓增生异常综合征（myelodysplastic syndrome，MDS）患者中进行了CC-90002的第一阶段多中心临床试验（Zeidan et al.，2019）。该试验前4个周期每个周期42天，每周静脉注射1次，每个周期持续4周，然后在28天的维持期内注射1次。患者的纳入采用改良的“3+3”设计，按剂量递增队列入组。该试验的主要目标是确定初步的安全性和耐受性、非耐受剂量、最大耐受剂量和/或第二阶段的建议剂量。次要目标包括评估初步的治疗效果、药代动力学特性以及抗药性抗体是否存在及其存在频率。然而，研究人员报告称，这些患者的抗体没有显示出“客观反应”。

3.1.2 CD40通路

CD40蛋白位于抗原呈递细胞表面，而CD40L配体位于$CD4^+$ T细胞上，它们之间的结合可导致免疫应答的激活。在2007年的一项临床试验中，抗人CD40抗体（激动剂CP-870893）已被证明对晚期实体瘤患者有效，并且表现出具有选择性毒性的生物学活性（Vonderheide et al.，2007）。

然而，后续的研究发现，CD40和CD40L之间的相互作用导致M1/M2极化轴向M1促炎表型倾斜，正如前文所述，这在TAMs肿瘤中是有利的（Khalil and Vonderheide，2007）。在临床试验中，CP-870893抗体有时单独使用，有时与FOLFIRNOX等其他药物联合使用。

3.1.3 药物递送策略

有趣的是，临床试验中使用了多种药物递送系统来改变TAMs的M1/M2巨噬细胞轴。例如，Weigel等研究了分子852a（也称为S-32865，N-[4-（4-氨基-2-乙基-1Himidazo[4,5-c]喹啉-1-基）丁基]甲磺酰胺）的静脉内给药。S-32865是一种向TAMs输送药物的新型免疫应答调节剂，为TLR7激动剂，并与咪唑喹啉分子咪喹莫特相关。研究人员使用了延长的给药计划来进行皮下（subcutaneous，SC）递送TLR7激动剂（852A）的首次人类恶性血液肿瘤Ⅱ期临床试验，并报告了对恶性血液肿瘤的持续耐受性和临床活性的证据（Weigel et al.，2012）。

另一种向TAMs输送药物的策略是利用TAMs表达高水平CD206的事实。因此，甘露糖基化纳米颗粒可以用来将核酸、siRNA、微小RNA和其他试剂直接输送到TAMs中。这些试剂可以通过改变炎症表型以及炎症和抑制性细胞因子的分泌来直接影响治疗效果。例如，可以注射甘露糖修饰的

PLGA基纳米颗粒，用于递送体外转录的mRNA，编码有利于TAMs中M1表型的转录因子。

Zhang等研究了阳离子聚β-氨基酯（PbAE）聚合物和阴离子mRNA之间的静电相互作用，他们创建了稳定的纳米颗粒，将干扰素调节因子5（IRF5）和一种可磷酸化并激活IRF5的激酶（IKKβ）的mRNA包裹其中，然后通过将其封装在涂有CD206的纳米颗粒中，实现了对TAMs的针对性递送（Zhang et al.，2017）。

4 巨噬细胞在驱动心血管疾病中的作用：心肌梗死、心肌炎、心律失常和动脉粥样硬化

目前已发现，巨噬细胞在心脏中可协调各种不良事件，如心肌梗死（MI）的发展。抑制炎症在大多数心血管疾病的早期阶段已被证明具有显著的效果，而在某些疾病中，巨噬细胞在其发病机制和疾病进展早期扮演着明显的角色。接下来，我们首先总结炎症和巨噬细胞在心脏疾病中的作用，主要依据实验动物模型数据，并提及一些有限的人体临床试验。随后，我们将讨论向巨噬细胞输送药物的策略，并通过一个临床试验案例进行说明。在动脉粥样硬化的发展和病理进展中，巨噬细胞发挥着重要作用。动脉粥样硬化是一种血管疾病，其根本原因是多年的血管壁损伤，导致血管壁变窄。这一疾病是动脉内皮受损引起的，单核细胞和巨噬细胞会在受损区域聚集、积累并氧化胆固醇，最终形成泡沫细胞并堆积在血管壁中。巨噬细胞可分泌多种促炎信号，如IL-1β，这些信号可能会促进动脉粥样硬化的进展。类似地，在MI发生后，巨噬细胞被招募到心脏组织中。MI后发生的大量巨噬细胞浸润与心脏中不良的炎症微环境形成有关，这一微环境被认为有助于炎症相关的纤维化和损伤。然而，有趣的是，据报道，在健康的心脏组织中也存在巨噬细胞。巨噬细胞在健康心脏中的作用和来源尚不清楚，虽然小鼠模型实验表明，这些巨噬细胞可能直接与心肌细胞和内皮细胞接触（Pinto et al.，2012）。

在心脏、其他器官和实体瘤中，M1/M2巨噬细胞轴扮演着重要的角色，这有助于区分健康心脏和患病心脏中巨噬细胞的功能。例如，在健康心脏中，巨噬细胞表达与抗炎M2表型相关的22个基因，而不表达一种叫作Ly6C的细胞表面标志物（Pinto et al.，2012；Frantz and Nahrendorf，2014）。Ly6C在高度炎症的情况下出现在单核细胞表面，它们是从骨髓中被招募出来，以应对组织损伤的。相反，在发生不良心血管事件（如MI）后的短时间内，小鼠中$Ly6C^{high}$单核细胞和$CD14^{+}CD16^{-}$巨噬细胞的数量在被招募到心脏梗死区域后增加了（Jung et al.，2013），这表明在加剧炎症中，巨噬细胞发挥了重要作用，可导致MI后心脏组织的永久或持续受损。

上述动脉粥样硬化和MI疾病过程的共同点可能是$CD14^{+}CD16^{-}$单核细胞或巨噬细胞的直接募集。同样，心肌炎是一种常见的心脏炎症，可能表现为急性或慢性的，是另一种重要的心脏病，巨噬细胞和单核细胞在该疾病的进展中被认为起重要作用。巨噬细胞在心肌炎中的作用现在已经

足够确定，可以认为是该疾病的临床诊断标志。具体而言，对于人类心肌炎的细胞学金标准是对患病心脏进行活检，结果显示$CD68^+$组织细胞染色阳性，这些细胞是典型的巨噬细胞（Sagar et al.，2012）。据报道，在心肌炎发作期间，$CD11b^+$单核细胞/巨噬细胞的数量往往会增加，而其他白细胞则没有类似的增加，这表明单核细胞或巨噬细胞在心肌损伤或损伤后被首先募集到受影响区域（Afanasyeva et al.，2004）。这一观察结果与上文讨论的动脉粥样硬化和MI等其他心血管疾病的情况一致。

Leuschner等于2015年发表的一项重要研究中，报道了趋化因子（C-C基序）受体2（CCR2）在小鼠实验性心肌炎模型中对巨噬细胞的募集和随后在心脏中的作用。已知CCR2也能促进单核细胞从骨髓中迁移出来（Leuschner et al.，2015）。CCR2的耗竭与心肌炎的改善有关（Chen et al.，2019）。在他们的研究中，有两点非常引人注目：①使用了一种独特的药物递送系统，该系统由脂质纳米颗粒组成，包裹了CCR2的siRNA（siCCR2），并由二硬脂酰磷脂酰胆碱、胆固醇和聚乙二醇-二甲基甘油酯（PEG-DMG）制备；②评估了人类心肌炎患者的$CCR2^+$水平，并对患者的活检样本进行了免疫组织化学染色，结果显示$CCR2^+$细胞在人类心肌炎患者的心脏中会随着时间的推移而积累。因此，他们的研究在人类心脏病背景下探索了巨噬细胞的生物学领域，成功提供了与人类相关的和可操纵的心脏巨噬细胞药物输送载体。

因此，M1/M2巨噬细胞轴的募集和极化似乎是针对心血管领域中巨噬细胞的可行性策略，尽管关于人类心脏中巨噬细胞的确切功能和机制仍有许多未知问题有待揭示。虽然巨噬细胞的生物学和临床靶向研究充满前景，但这仍然是一个新兴领域，充满挑战，这或许可以解释为什么这方面的临床试验相对较少。

4.1 卡那单抗的临床试验：靶向心血管炎症环境

在研究探讨心血管疾病中炎症的作用，特别是巨噬细胞产生IL-1β细胞因子的结果的临床试验中，重要的历史事件是抗人IL-1β抗体卡那单抗的临床开发和使用（Alten et al.，2008）。卡那单抗是一种人源IgG1/κ抗体，表现出与人IL-1β的高亲和力，具有40 pM的平衡结合常数（Alten et al.，2008）。此外，它显示了对IL-1β的体外生物活性抑制，其IC50约为43 pM（Rondeau et al.，2015）。

如前文所述，IL-1β是动脉粥样硬化的重要调节因子，因为它可调节晚期斑块的稳定性。关于IL-1β在影响巨噬细胞依赖性晚期斑块生物学中的作用的第一个证据来自Gomez等的研究。研究表明，在动脉粥样硬化的临床前小鼠模型中，长期使用抗IL-1β抗体可导致M1/M2巨噬细胞轴向抗炎M2表型复极，从而促使晚期动脉粥样硬化斑块出现相对消融（Gomez et al.，2018）。这项重要的临床前研究为在著名的卡那单抗抗炎症性血栓形成结果研究（CANTOS）（Gram，2020）中使用抗人IL-1β抗体（卡那单抗）的临床探索奠定了基础。

CANTOS试验是一项非常重要的人体临床试验，它提出了一个重要的生物学问题：整体炎症在介导心脏病方面的作用是什么？这项临床试验的设计包括了一个巧妙的方法，即通过测量全身炎症水平的生物标志物——C反应蛋白来评估抗炎效果。研究者通过直接测定循环C反应蛋白在血液中的水平，来评估卡那单抗消除IL-1β反应的效果。在CANTOS试验中，他们对10 061名过去曾发生MI并持续患有炎症的患者进行了研究，这些患者被分成了3组，分别接受了不同剂量的卡那单抗，即50 mg、150 mg和300 mg，以维持血清中C反应蛋白浓度高于2 mg/L。研究人员分析了循环IL-1β减少对非致死性卒中、非致死性MI和心血管死亡的影响，并将这些结果应用于心血管疾病的背景下。有趣的是，在服用150 mg剂量的卡那单抗组中，心血管不良事件减少了15%，危险比为0.85，95%置信区间为［0.74，0.98］；调整后的P=0.021，这表明这一发现具有统计学意义。这为巨噬细胞介导的炎性细胞因子与心血管疾病进展之间的直接关联提供了首个人体和临床证据。

5 结论

巨噬细胞的M1/M2极化已被认定为人类整体健康和疾病的关键调节因素。本文中包含的各种临床试验旨在强调巨噬细胞生物学与多种人类疾病的临床相关性。在某些情况下，如肿瘤发生时，由于炎症途径的直接参与，制药公司和研究小组已经加强了对M1/M2巨噬细胞轴调节的探索，试验了许多不同的药物递送系统；在心肌炎、动脉粥样硬化和MI等其他疾病发生时，有关巨噬细胞作用的临床研究结果为未来的临床试验奠定了坚实的基础。

（王杰　汪小琼　黄煜　译）

（邹斌华　程治平　黄兴耿　审校）

参考文献

A:

ABASALIZADEH F, MOGHADDAM S V, ALIZADEH E, et al. Alginate-based hydrogels as drug delivery vehicles in cancer treatment and their applications in wound dressing and 3D bioprinting[J]. J Biol Eng, 2020, 14:8.

ABBAS A K, LICHTMAN A H, PILLAI S. Cellular and molecular immunology[M]. 6th ed. Philadelphia: Saunders, 2007.

ABBAS W, HERBEIN G. Molecular understanding of HIV-1 latency[J]. Adv Virol, 2012, 2012(74):574967.

ABBOUD R T, VIMALANATHAN S. Pathogenesis of COPD. Part I. The role of protease-antiprotease imbalance in emphysema[J]. Int J Tuberc Lung Dis, 2008, 4:361-367.

ABDELBARY G, EL-GENDY N. Niosome-encapsulated gentamicin for ophthalmic controlled delivery[J]. AAPS Pharm Sci Tech, 2008, 9(3):740-747.

ABDELKADER H, ALANY R G. Controlled and continuous release ocular drug delivery systems: pros and cons[J]. Curr Drug Deliv, 2012, 9(4):421-430.

ABDOLMALEKI F, HAYAT S M G, BIANCONI V, et al. Atherosclerosis and immunity: a perspective[J]. Trends Cardiovasc Med, 2019, 29(6):363-371.

ABIODUN SOLANKE I M F, AJAYI D M, ARIGBEDE A O. Nanotechnology and its application in dentistry[J]. Ann Med Health Sci Res, 2014, 4(9):171.

ABRAMSON S L, GALLIN J I. IL-4 inhibits superoxide production by human mononuclear phagocytes[J]. J Immunol, 1990, 144:625-630.

ACKERMAN A L, CRESSWELL P. Cellular mechanisms governing cross-presentation of exogenous antigens[J]. Nat Immunol, 2004, 5(7):678-684.

ADVANI R, FLINN I, POPPLEWELL L, et al. CD47 blockade by Hu5F9-G4 and rituximab in non-Hodgkin's lymphoma[J]. N Engl J Med, 2018, 379(18):1711-1721.

AFANASYEVA M, GEORGAKOPOULOS D, BELARDI D F, et al. Quantitative analysis of myocardial inflammation by flow cytometry in murine autoimmune myocarditis: correlation with cardiac function[J]. Am J Pathol, 2004, 164:807–815.

AFFARA N I, RUFFELL B, MEDLER T R, et al. B cells regulate macrophage phenotype and response to chemotherapy in squamous carcinomas[J]. Cancer Cell, 2014, 25(6):809–821.

AFRATIS N A, KLEPFISH M, KARAMANOS N K, et al. The apparent competitive action of ECM proteases and cross-linking enzymes during fbrosis: applications to drug discovery[J]. Adv Drug Deliv Rev, 2018, 129: 4–15.

AGGARWAL P, HALL J B, MCLELAND C B, et al . Nanoparticle interaction with plasma proteins as it relates to particle biodistribution, biocompatibility and therapeutic efficacy[J]. Adv Drug Deliv Rev, 2009, 61(6):428–437.

AGRAHARI V, MANDAL A, AGRAHARI V, et al. A comprehensive insight on ocular pharmacokinetics[J]. Drug Deliv Transl Res, 2016, 6(6):735–754.

AHSAN F, RIVAS I P, KHAN M A, et al. Targeting to macrophages: role of physicochemical properties of particulate carriers—liposomes and microspheres—on the phagocytosis by macrophages[J]. J Control Release, 2002, 79(1–3):29–40.

AIGNER A. Perspectives, issues and solutions in RNAi therapy: the expected and the less expected[J]. Nano medicine (Lond), 2019, 14(21):2777–2782.

AKBABA H, AKBABA G E, KANTARCI A G. Development and evaluation of antisense shRNA–encoding plasmid loaded solid lipid nanoparticles against 5–α reductase activity[J]. J Drug Deliver Sci Tech, 2018, 44:270–277.

AKBARI V, ABEDI D, PARDAKHTY A, et al. Ciprofloxacin nano–niosomes for targeting intracellular infections: an in vitro evaluation[J]. J Nanopart Res, 2013, 15(4):1556.

AKBARZADEH A, REZAEI–SADABABY R, DAVARAN S , et al. Liposome:classification, preparation, and applications[J]. Nanoscale Res Lett, 2013, 8(1):102.

AKINRINMADE O A, CHETTY S, DARAMOLA A K, et al. CD64: an attractive immunotherapeutic target for M1–type macrophage mediated chronic inflammatory diseases[J]. Biomedicines, 2017, 5(3):56.

ALBIERO M, PONCINA N, CICILIOT S, et al. Bone marrow macrophages contribute to diabetic stem cell mobilopathy by producing oncostatin M[J]. Diabetes, 2015, 64(8): 2957–2968.

ALBUQUERQUE R J, HAYASHI T, CHO W G, et al. Alternatively spliced vascular endothelial growth factor receptor–2 is an essential endogenous inhibitor of lymphatic vessel growth[J]. Nat Med, 2009, 15(9):1023–1030.

AL–DARRAJI A, HAYDAR D, CHELVARAJAN L, et al. Azithromycin therapy reduces cardiac inflammation and mitigates adverse cardiac remodeling after myocardial infarction:potential therapeutic targets in ischemic heart disease[J]. PLoS One, 2018, 13(7):e0200474.

AL–DARRAJI A, DONAHUE R R, TRIPATHI H, et al. Liposomal delivery of azithromycin enhances its immunotherapeutic efficacy and reduces toxicity in myocardial infarction[J].Sci Rep, 2020, 10(1):16596.

ALDER J K, GEORGANTAS R W 3RD, HILDRETH R L, et al. Kruppel–like factor 4 is essential for inflammatory monocyte differentiation in vivo[J]. J Immunol, 2008, 180(8):5645–5652.

ALDAWSARI H M, DHALIWAL H K, ALJAEID B M, et al. Optimization of the conditions for plasmid DNA delivery and transfection with self–assembled hyaluronic acid–based nanoparticles[J]. Mol Pharm, 2019, 16(1):128–140.

ALEKSANDRA Z, FILIPA C, ANA M O, et al. Polymeric nanoparticles: production, characterization, toxicology and ecotoxicology[J]. Molecules, 2020, 25(16):3731.

ALHUDAITHI S S, ALMUQBIL R M, ZHANG H, et al. Local targeting of lung–tumorassociated macrophages with pulmonary delivery of a CSF–1R inhibitor for the treatment of breast cancer lung metastases[J]. Mol Pharm, 2020, 17(12):4691–4703.

ALIABADI H M, ELHASI S, MAHMUD A, et al. Encapsulation of hydrophobic drugs in polymeric micelles through co–solvent evaporation: the effect of solvent composition on micellar properties and drug loading[J]. Int J Pharm, 2007, 329(1–2):158–165.

ALLAVENA P, GERMANO G, BELGIOVINE C, et al. Trabectedin: a drug from the sea that strikes tumor–associated macrophages[J]. Onco Immunology, 2013, 2(6):e24614.

ALLAVENA P, SICA A, GARLANDA C, et al. The Yin–Yang of tumor–associated macrophages in neoplastic progression and immune surveillance[J]. Immunol Rev, 2008, 222:155–161.

ALLAVENA P, SIGNORELLI M, CHIEPPA M, et al. Anti–inflammatory properties of the novel antitumor agent yondelis(trabectedin): inhibition of macrophage differentiation and cytokine production[J]. Cancer Res, 2005, 65(7): 2964–2971.

ALLEN L A, ADEREM A. Molecular definition of distinct cytoskeletal structures involved in complement– and Fc receptor–mediated phagocytosis in macrophages[J]. J Exp Med, 1996,184(2):627–637.

ALLEN E, JABOUILLE A, RIVERA L B, et al. Combined antiangiogenic and anti–PD–L1 therapy stimulates tumor immunity through HEV formation[J]. Sci Transl Med, 2017, 9(385): eaak9679. https://doi.org/10.1126/scitranslmed.aak9679.

ALLEN T M, AUSTIN G A, CHONN A,et al. Uptake of liposomes by cultured mouse bone marrow macrophages: infuence of liposome composition and size[J]. Biochim Biophys Acta, 1991, 1061(1):56–64.

ALLIJN I E, CZARNY B M S, WANG X, et al. Liposome encapsulated berberine treatment attenuates cardiac dysfunction after myocardial infarction[J]. J Control Release, 2017, 247: 127–133.

ALLOUCH A, DAVID A, AMIE S M, et al. P21–mediated RNR2 repression restricts HIV–1 replication in macrophages by inhibiting dNTP biosynthesis pathway[J]. Proc Natl Acad Sci U S A, 2013, 110(42):E3997–E4006.

ALSHANNAQ A, YU J H. Occurrence, toxicity, and analysis of major mycotoxins in food[J]. Int J Environ Res Pub Health, 2017, 14(6):632.

ALTEN R, GRAM H, JOOSTEN L A, et al. The human anti–IL–1 beta monoclonal antibody ACZ885 is effective in joint inflammation models in mice and in a proof–of–concept study in patients with rheumatoid arthritis[J]. Arthritis Res Ther, 2008, 10(3):R67.

ALUPEI M C, LICARETE E, PATRAS L, et al. Liposomal simvastatin inhibits tumor growth via targeting tumor–associated macrophages–mediated oxidative stress[J].Cancer Lett, 2015, 356(2 Pt B):946–952.

ALVARADO–VAZQUEZ P A, BERNAL L, PAIGE C A, et al. Macrophage–specific nanotechnology–driven CD163 overexpression in human macrophages results in an M2 phenotype under inflammatory conditions[J]. Immunobiology, 2017, 222(8–9):900–912.

AMANTEA D, CERTO M, PETRELLI F, et al. Azithromycin protects mice against ischemic stroke injury by promoting macrophage transition towards M2 phenotype[J]. Exp Neurol, 2016, 275(Pt 1):116–125.

AMASH A, WANG L, WANG Y, et al. CD44 antibody inhibition of macrophage phagocytosis targets Fc γ receptor–and complement receptor 3–dependent mechanisms[J]. J Immunol, 2016, 196:3331–3340.

AMBATI B K, NOZAKI M, SINGH N, et al. Corneal avascularity is due to soluble VEGF receptor–1[J]. Nature, 2006, 443(7114):993–997.

AMIJI M M, KALARIYA M, JAIN S, et al. Multi–compartmental macrophage delivery: EP11760255[P]. 2011–03–24.

AMIT I, WINTER D R, JUNG S. The role of the local environment and epigenetics in shaping macrophage identity and their effect on tissue homeostasis[J].Nat Immunol, 2016, 17(1):18–25.

AMOLD C E, WHYTE C S, GORDON P, et al. A critical role for suppressor of cytokine signalling 3 in promoting M1 macrophage activation and function in vitro and in vivo[J]. Immunology, 2014, 141(1):96–110.

AN Y N, SHI X C, TANG X D, et al. Aflatoxin B1 induces reactive oxygen species–mediated autophagy and extracellular trap formation in macrophages[J]. Front Cell Infect Microbiol, 2017, 7:53.

ANAND P K, TAIT S W, LAMKANFI M, et al. TLR2 and RIP2 pathways mediate autophagy of Listeria monocyto-genes via extracellular signal-regulated kinase (ERK) activation[J]. J Biol Chem, 2011, 286(50):42981-42991.

ANASTASSOPOULOU C G, KETAS T J, KLASSE P J. Resistance to CCR5 inhibitors caused by sequence changes in the fusion peptide of HIV-1 gp41[J]. Proc Natl Acad Sci U S A, 2009, 106(13):5318-5323.

ANCUTA P, RAO R, MOSES A, et al. Fractalkine preferentially mediates arrest and migration of $CD16^+$ monocytes[J]. J Exp Med, 2003, 197(12):1701-1707.

ANDERSON C F, MOSSER D M. A novel phenotype for an activated macrophage: the type 2 activated macrophage[J]. J Leukoc Biol, 2002, 72(1):101-106.

ANDÓN F T, DIGIFCO E, MAEDA A, et al. Targeting tumor associated macrophages: the new challenge for nanomedicine[J]. Semin Immunol, 2017, 34: 103-113.

ANDRADE R G D, REIS B, COSTAS B, et al. Modulation of macrophages M1/M2 polarization using carbohydrate-functionalized polymeric nanoparticles[J]. Polymers (Basel), 2020, 13(1):88.

ANDRADE L M, ROCHA K A D, DE SÁ F A P, et al. Voriconazole-loaded nanostructured lipid carriers for ocular drug delivery[J]. Cornea, 2016, 35(6):866-871.

ANFRAY C, UMMARINO A, ANDON F T, et al. Current strategies to target tumor-associated-macrophages to improve anti-tumor immune responses[J]. Cells, 2019, 9(1):46.

ANGELILLO-SCHERRER A, BURNIER L, LAMBRECHTS D, et al. Role of Gas6 in erythropoiesis and anemia in mice[J]. J Clin Invest, 2008, 118(2):583-596.

ANSELMO A C, MITRAGOTRI S. A review of clinical translation of inorganic nanoparticles[J]. AAPS J, 2015, 17:1041-1054.

ANSTEE Q M, REEVES H L, KOTSILITI E, et al. From NASH to HCC: current concepts and future challenges[J]. Nat Rev Gastroenterol Hepatol, 2019, 16(7):411-428.

ANTONIADES C G, BERRY P A, WENDON J A, et al. The importance of immune dysfunction in determining outcome in acute liver failure[J]. J Hepatol, 2008, 49(5):845-861.

AOKI A, AKABOSHI H, OGURA T, et al. Preparation of pH-sensitive anionic liposomes designed for drug delivery system (DDS) application[J]. J Oleo Sci, 2015, 64(2):233-242.

AOUADI M, TENCEROVA M, VANGALA P, et al. Gene silencing in adipose tissue macrophages regulates whole-body metabolism in obese mice[J]. Proc Natl Acad Sci U S A, 2013, 110:8278-8283.

APAOLAZA P S, DELGADO D, DEL POZO-RODRÍGUEZ A, et al. A novel gene therapy vector based on hyaluronic acid and solid lipid nanoparticles for ocular diseases[J]. Int J Pharm, 2014, 465(1-

2):413–426.

AQUARO S, CALIO R, BALESTRA E,et al. Clinical implications of HIV dynamics and drug resistance in macrophages[J]. J Biol Regul Homeost Agents, 1998, 12:23–27.

AQUARO S, SVICHER V, CECCHERINI–SILBERSTEIN F, et al. Limited development and progression of resistance of HIV–1 to the nucleoside analogue reverse transcriptase inhibitor lamivudine in human primary macrophages[J]. J Antimicrob Chemother, 2005, 55(6):872–878.

AQUARO S, SVICHER V, SCHOLS D, et al. Mechanisms underlying activity of antiretroviral drugs in HIV–1–infected macrophages: new therapeutic strategies[J]. J Leukoc Biol, 2006, 80:1103–1110.

ARAKAKI A K S, PAN W–A, TREJO J. GPCRs in cancer: protease–activated receptors, endocytic adaptors and signaling[J]. Int J Mol Sci, 2018, 19(7):1886.

ARANGO DUQUE G, DESCOTEAUX A. Macrophage cytokines: involvement in immunity and infectious diseases[J]. Frontiers in Immunology, 2014, 5:491.

ARAÚJO J, NIKOLIC S, EGEA M A, et al. Nanostructured lipid carriers for triamcinolone acetonide delivery to the posterior segment of the eye[J]. Colloids Surf B: Biointerfaces, 2011, 88(1):150–157.

ARESCHOUG T, GORDON S. Pattern recognition receptors and their role in innate immunity: focus on microbial protein ligands[J]. Contrib Microbiol, 2008, 15:45–60.

ARGYLE D, KITAMURA T. Targeting macrophage–recruiting chemokines as a novel therapeutic strategy to prevent the progression of solid tumors[J]. Front Immunol, 2018, 9: 2629.

ARIIZUMI K, SHEN G L, SHIKANO S, et al. Identification of a novel, dendritic cell–associated molecule, dectin–1, by subtractive cDNA cloning[J]. The Journal of biological chemistry, 2000, 275(26):20157–20167.

ARIFIN S A, FALASCA M. Lysophosphatidylinositol signalling and metabolic diseases[J]. Metabolites, 2016, 6(1):6.

ARKAN M C, HEVENER A, GRETEN, F R, et al. IKK–beta links inflammation to obesity–induced insulin resistance[J]. Nat Med, 2005, 11(2):191–198.

ARMOCIDA E, MARTINI M. Tuberculosis: a timeless challenge for medicine[J]. J Prev Med Hyg, 2020, 61(2):E143.

ARNOLD C E, WHYTE C S, GORDON P, et al. A critical role for suppressor of cytokine signalling 3 in promoting M1 macrophage activation and function in vitro and in vivo[J]. Immunology, 2014, 141(1): 96–110.

ARONSON J K. Plant poisons and traditional medicines[M]. // FARRAR J, HOTEZ P J, JUNGHANSS T, et al. Manson's tropical infectious diseases. 23rd ed. W.B. Saunders:Elsevier, 2014:1128–1150.

ARORA S, DEV K, AGARWAL B, et al. Macrophages: their role, activation and polarization in pulmonary diseases[J]. Immunobiology, 2018, 223(4–5):383–396.

ARUFFO A, STAMENKOVIC I, MELNICK M, et al. CD44 is the principal cell surface receptor for hyaluronate[J]. Cell, 1990, 61:1303–1313.

ASAI D, KURAMOTO M, SHOJI Y, et al. Specifc transgene expression in HIV–infected cells using protease–cleavable transcription regulator[J]. J Control Release, 2010, 141(1):52–61.

ASTHANA S, GUPTA P K, JAISWAL A K, et al. Targeted chemotherapy of visceral leishmaniasis by lactoferrin–appended amphotericin B–loaded nanoreservoir: in vitro and in vivo studies[J]. Nanomedicine(Lond), 2015, 10(7):1093–1109.

ATRI C, GUERFALI FZ, LAOUINI D. Role of human macrophage polarization in inflammation during infectious diseases[J]. Int J Mol Sci, 2018, 19(6):1801.

ATTAMA A A, LOVELYN C, ONUIGBO E B. Nanotechnology for ocular and otic drug delivery and targeting[M]//ARIAS J L. Nanotechnology and drug delivery: nano–engineering strategies and nanomedicines against severe diseases. Coral Gables: CRC Press, 2016:165–190.

ATTAMA A A, MOMOH M A, BUILDERS P F. Lipid nanoparticulate drug delivery systems: a revolution in dosage form design and development[J]. Recent Adv Novel Drug Carrier Syst, 2012, 5:107–140.

ATTARWALA H, AMIJI M. Multi–compartmental nanoparticles–in–emulsion formulation for macrophage–specific anti–inflammatory gene delivery[J]. Pharm Res, 2012, 29(6):1637–1649.

ATTIA M F, ANTON N, WALLYN J, et al. An overview of active and passive targeting strategies to improve the nanocarriers effciency to tumour sites[J]. J Pharm Pharmacol, 2019, 71(8):1185–1198.

AURORA A B, PORRELLO E R, TAN W, et al. Macrophages are required for neonatal heart regeneration[J]. J Clin Invest, 2014, 124(3):1382–1392.

Avantilipids.com[EB/OL].[2020–02–10]. https://avantilipids.com/product–category/phospholipids.

AZAD A K, RAJARAM M V S, SCHLESINGER L S. Exploitation of the macrophage mannose receptor (CD206) in infectious disease diagnostics and therapeutics[J]. J Cytol Mol Biol, 2014, 1(1):1000003.

AZZI J, TANG L, MOORE R, et al. Polylactide–cyclosporin A nanoparticles for targeted immunosuppression[J]. FASEB J, 2010, 24(10):3927–3938.

AZZOPARDI E A, FERGUSON E L, THOMAS D W. The enhanced permeability retention effect: a new paradigm for drug targeting in infection[J]. J Antimicrob Chemother, 2013, 68(2):257–274.

B：

BACCI M, CAPOBIANCO A, MONNO A, et al. Macrophages are alternatively activated in patients with endometriosis and required for growth and vascularization of lesions in a mouse model of disease[J]. Am J Pathol, 2009, 175(2):547–556.

BACHILLER S, JIMÉNEZ–FERRERI, PAULUS A, et al. Microglia in neurological diseases: a road map to brain–disease dependent–inflammatory response[J]. Front Cell Neurosci, 2018, 12:488.

BACHU R D, CHOWDHURY P, AL–SAEDI Z H, et al. Ocular drug delivery barriers—role of nanocarnanocarriers in the treatment of anterior segment ocular diseases[J]. Pharmaceutics, 2018, 10(1):28.

BADIEE A, JAAFARI M R, KHAMESIPOUR A, et al. The role of liposome charge on immune response generated in BALB/c mice immunized with recombinant major surface glycoprotein of Leishmania (rgp63)[J]. Exp Parasitol, 2009, 121(4):362–369.

BADLEY A D, DOCKRELL D, SIMPSON M, et al. Macrophage–dependent apoptosis of $CD4^+$ T lymphocytes from HIV–infected individuals is mediated by FasL and tumor necrosis factor[J]. J Exp Med, 1997, 185(1):55–64.

BADLEY A D, PILON A A, LANDAY A, et al. Mechanisms of HIV–associated lymphocyte apoptosis[J]. Blood, 2000, 96:2951–2964.

BAECK C, WEHR A, KARLMARK K R, et al. Pharmacological inhibition of the chemokine CCL2 (MCP–1) diminishes liver macrophage infiltration and steatohepatitis in chronic hepatic injury[J]. Gut, 2012, 61(3):416–426.

BAER C, SQUADRITO M L, LAOUI D, et al. Suppression of microRNA activity amplifes IFN–γ–induced macrophage activation and promotes anti–tumour immunity[J]. Nat Cell Biol, 2016, 18(7): 790–802.

BAGALKOT V, BADGELEY M A, KAMPFRATH T, et al. Hybrid nanoparticles improve targeting to inflammatory macrophages through phagocytic signals[J]. J Control Release, 2015, 217:243–255.

BAI S–B, LIU D–Z,CHENG Y, et al. Osteoclasts and tumor cells dual targeting nanoparticle to treat bonemetastases of lung cancer[J]. Nanomed Nanotechnol Biol Med, 2019, 21:102054.

BAILEY J R, BLAND P W, TARLTON J F, et al. IL–13 promotes collagen accumulation in Crohn's disease fbrosis by down–regulation of fbroblast MMP synthesis: a role for innate lymphoid cells? [J]. PLoS One, 2012, 7(12): e52332. https://doi.org/10.1371/journal.pone.0052332.

BAJPAI G, BREDEMEYER A, LI W, et al. Tissue resident $CCR2^-$ and $CCR2^+$ cardiac macrophages differentially orchestrate monocyte recruitment and fate specification following myocardial injury[J]. Circ Res, 2019, 124(2):263–278.

BAJPAI G, SCHNEIDER C, WONG N, et al. The human heart contains distinct macrophage subsets with divergent origins and functions[J]. Nature Medicine, 2018, 24(8):1234–1245.

BALGURI S P, ADELLI G R, MAJUMDAR S. Topical ophthalmic lipid nanoparticle formulations (SLN, NLC) of indomethacin for delivery to the posterior segment ocular tissues[J]. Eur J Pharm Biopharm, 2016, 109:224–235.

BALKWILL F R, MANTOVANI A. Cancer–related inflammation: common themes and therapeutic opportunities[J]. Semin Cancer Biol, 2012, 22(1): 33–40.

BALLAND O, PINTO–ALPHANDARY H, VIRON A, et al. Intracellular distribution of ampicillin in murine macrophages infected with Salmonella typhimurium and treated with (^{3}H) ampicillin–loaded nanoparticles[J]. J Antimicrob Chemother, 1996, 37:105–115.

BALWANI M, SARDH E, VENTURA P, et al. Phase 3 trial of RNAi therapeutic givosiran for acute intermittent porphyria[J]. N Engl J Med, 2020, 382(24):2289–2301.

BALZARINI J. Carbohydrate–binding agents: a potential future cornerstone for the chemotherapy of enveloped viruses?[J]. Antivir Chem Chemother, 2007, 18:1–11.

BALZARINI J, VAN H Y, VERMEIRE K, et al. Carbohydrate–binding agents effciently prevent dendritic cell–specifc intercellular adhesion molecule–3–grabbing nonintegrin (DC–SIGN)–directed HIV–1 transmission to T lymphocytes[J]. Mol Pharmacol, 2007, 71:3–11.

BAN Y, MAI J, LI X, et al. Targeting autocrine CCL5–CCR5 axis reprograms immunosuppressive myeloid cells and reinvigorates antitumor immunity[J]. Cancer Res, 2017, 77(11):2857–2868.

BANCIU M, METSELAAR J M, SCHIFFELERS R M, et al. Antitumor activity of liposomal prednisolone phosphate depends on the presence of functional tumor–associated macrophages in tumor tissue[J]. Neoplasia, 2008, 10(2):108–117.

BANDA N K, MEHTA G, CHAO Y, et al. Mechanisms of complement activation by dextran–coated superparamagnetic iron oxide (SPIO) nanoworms in mouse versus human serum[J]. Part Fibre Toxicol, 2014, 11:64.

BANERJEE A, WANG J, BODHANKAR S, et al. Phenotypic changes in immune cell subsets refect increased infarct volume in male vs female mice[J]. Transl Stroke Res, 2013, 4(5): 554–563.

BANERJEE P, ZHANG R, IVAN C, et al. Trabectedin reveals a strategy of immunomodulation in chronic lymphocytic leukemia[J]. Cancer Immunol Res, 2019, 7(12):2036–2051.

BANGHAM A D, STANDISH M M, WATKINS J C. Diffusion of univalent ions across the lamellae of swollen phospholipids[J]. J Mol Biol, 1965, 13(1):238–252.

BANISOR I, LEIST T P, KALMAN B, et al. Involvement of β–chemokines in the development of inflammatory demyelination[J]. J Neuroinflammation, 2005, 2(1): 1–4.

BANNON P, WOOD S, RESTIVO T, et al. Diabetes induces stable intrinsic changes to myeloid cells that contribute to chronic inflammation during wound healing in mice[J]. Dis Model Mech, 2013, 6(6): 1434–1447.

BANWELL B, BAR–OR A, ARNOLD D L, et al. Clinical, environmental, and genetic determinants of multiple sclerosis in children with acute demyelination: a prospective national cohort study[J]. The Lancet Neurology, 2011, 10(5):436–445.

BAO P, KODRA A, TOMIC–CANIC M, et al.The role of vascular endothelial growth factor in wound healing[J]. J Surg Res, 2009, 153(2):347–358.

BARANYAI Z, SORIA–CARRERA H, ALLEVA M, et al. Nanotechnology–based targeted drug delivery: an emerging tool to overcome tuberculosis[J]. Adv Therap, 2020, 4(1):2000113.

BARBA A A, BOCHICCHIO S, DALMORO A, et al. Lipid delivery systems for nucleic–acid–based–drugs: from production to clinical applications[J]. Pharmaceutics, 2019, 11(8):360.

BARCLAY A N, BROWN M H. The SIRP family of receptors and immune regulation[J]. Nat Rev Immunol, 2006, 6(6):457–464.

BARCLAY A N, VAN DEN BERG T K. The interaction between signal regulatory protein alpha (SIRPα) and CD47: structure, function, and therapeutic target[J]. Annu Rev Immunol, 2014, 32:25–50.

BARDAL S K, WAECHTER J E, MARTIN D S. Applied pharmacology[M]. St. Louis: Elsevier Saunders, 2011:325–365.

BARGINEAR M F, JOHN V, BUDMAN D R. Trastuzumab–DM1:a clinical update of the novel antibody–drug conjugate for HER2–overexpressing breast cancer[J]. Mol Med, 2012, 18(1):1473–1479.

BARKAL A A, BREWER R E, MARKOVIC M, et al. CD24 signalling through macrophage Siglec–10 is a target for cancer immunotherapy[J]. Nature, 2019, 572(7769):392–396.

BARKAL A A, WEISKOPF K, KAO K S, et al. Engagement of MHC class I by the inhibitory receptor LILRB1 suppresses macrophages and is a target of cancer immunotherapy[J]. Nat Immunol, 2018, 19(1):76–84.

BARKER H E, PAGET J T E, KHAN A A, et al. The tumour microenvironment after radiotherapy: mechanisms of resistance and recurrence[J]. Nat Rev Cancer, 2015, 15(7): 409–425.

BARNES P, BURNEY P, SILVERMAN E, et al. Chronic obstructive pulmonary disease[J]. Nat Rev Dis Primers, 2015, 1:15076.

BARONE A, SENGUPTA R, WARRINGTON N M, et al. Combined VEGF and CXCR4 antagonism targets the GBM stem cell population and synergistically improves survival in an intracranial mouse model of glioblastoma[J]. Oncotarget, 2014, 5(20):9811–9822.

BARRAGAN A, SIBLEY L D. Transepithelial migration of *Toxoplasma gondii* is linked to parasite motility and virulence[J]. J Exp Med, 2002, 195(12):1625–1633.

BARREDA D R, NEELY H R, FLAJNIK M F. Evolution of myeloid cells[J]. Microbiol Spectr, 2016, 4(3):10.

BARRETT J R. Mycotoxins: of molds and maladies[J]. Environ Health Perspect, 2000, 108(1):A20–A23.

BARRETT T J. Macrophages in atherosclerosis regression[J]. Arterioscler Thromb Vasc Biol, 2020, 40(1):20–33.

BARTNECK M, SCHEYDA K M, WARZECHA K T, et al. Fluorescent cell–traceable dexamethasone–loaded liposomes for the treatment of inflammatory liver diseases[J]. Biomaterials, 2015, 37:367–382.

BARTNECK M, SCHRAMMEN P L, MOCKEL D, et al. The $CCR2^+$ macrophage subset promotes pathogenic angiogenesis for tumor vascularization in fibrotic livers[J]. Cell Mol Gastroenterol Hepatol, 2019, 7(2):371–390.

BASHA R Y, SAMPATH KUMAR T S, DOBLE M. Dual delivery of tuberculosis drugs via cyclodextrin conjugated curdlan nanoparticles to infected macrophages[J]. Carbohydr Polym, 2019, 218:53–62.

BASHIR S, SHARMA Y, ELAHI A, et al. Macrophage polarization: the link between inflammation and related diseases[J]. Inflamm Res, 2016, 65(1):1–11.

BASLUND B, TVEDE N, DANNESKIOLD–SAMSOE B, et al. Targeting interleukin–15 in patients with rheumatoid arthritis: a proof–of–concept study[J]. Arthritis Rheum, 2005, 52(9):2686–2692.

BASZLER T V, LONG M T, MCELWAIN T F, et al. Interferon–gamma and interleukin–12 mediate protection to acute Neospora caninum infection in BALB/c mice[J]. Int J Parasitol, 1999, 29(10):1635–1646.

BAUMANN I, KOLOWOS W, VOLL R E, et al. Impaired uptake of apoptotic cells into tingible body macrophages in germinal centers of patients with systemic lupus erythematosus[J]. Arthritis Rheum, 2002, 46(1): 191–201.

BAYIK D, GURSEL I, KLINMAN D M. Structure, mechanism and therapeutic utility of immunosuppressive oligonucleotides[J]. Pharmacol Res, 2016, 105:216–225.

BEATTY G L, CHIOREAN E G, FISHMAN M P, et al. CD40 agonists alter tumor stroma and show efficacy against pancreatic carcinoma in mice and humans[J]. Science, 2011, 331(6024):1612–1616.

BECK A H, ESPINOSA I, EDRIS B, et al. The macrophage colony–stimulating factor 1 response signature in breast carcinoma[J]. Clin Cancer Res, 2009, 15(3):778–787.

BECK–BROICHSITTER M, RUPPERT C, SCHMEHL T, et al. Biophysical investigation of pulmonary surfactant surface properties upon contact with polymeric nanoparticles in vitro[J]. Nanomedicine, 2011, 7(3):341–350.

BECKETT E L, STEVENS R L, JARNICKI A G, et al. A new short–term mouse model of chronic obstructive pulmonary disease identifies a role for mast cell tryptase in pathogenesis[J]. J Allergy Clin Immunol, 2013, 131:752–762.

BEE J S, CHIU D, SAWICKI S, et al. Monoclonal antibody interactions with micro– and nanoparticles: adsorption, aggregation, and accelerated stress studies[J]. J Pharm Sci, 2009, 98(9):3218–3238.

BEER A J, SCHWAIGER M. Imaging of integrin αvβ3 expression[J]. Cancer Metastasis Rev, 2008, 27:631–644.

BEHREND M. Mycophenolate mofetil: suggested guidelines for use in kidney transplantation[J]. BioDrugs, 2001, 15(1):37–53.

BEHZADI S, SERPOOSHAN V, TAO W, et al. Cellular uptake of nanoparticles: journey inside the cell[J]. Chem Soc Rev, 2017,46(14):4218–4244.

BEJERANO T, ETZION S, ELYAGON S, et al. Nanoparticle delivery of miRNA–21 mimic to cardiac macrophages improves myocardial remodeling after myocardial infarction[J]. Nano Lett, 2018, 18(9): 5885–5891.

BELMONT H M, LEVARTOVSKY D, GOEL A, et al. Increased nitric oxide production accompanied by the upregulation of inducible nitric oxide synthase in vascular endothelium from patients with systemic lupus erythematosus[J]. Arthritis Rheum, 1997, 40(10):1810–1816.

BELOQUI A, DEL POZO–RODRÍGUEZ A, ISLA A, et al. Nanostructured lipid carriers as oral delivery systems for poorly soluble drugs[J]. J Drug Deliv Sci & Technol, 2017, 42:144–154.

BELSER–EHRLICH S, HARPER A, HUSSEY J, et al. Human and cattle ergotism since 1900: symptoms, outbreaks, and regulations[J]. Toxicol Ind Health, 2013,29(4):307–316.

BEN–NUN Y, MERQUIOL E, BRANDIS A, et al. Photodynamic quenched cathepsin activity based probes for cancer detection and macrophage targeted therapy[J]. Theranostics, 2015, 5(8):847–862.

BENDER A R, VON BRIESEN H, KREUTER J, et al. Efficiency of nanoparticles as a carrier system for antiviral agents in human immunodeficiency virus–infected human monocytes/macrophages in vitro[J]. Antimicrob Agents Chemother, 1996, 40(6):1467–1471.

BERMEJO-JAMBRINA M, EDER J, HELGERS L C, et al. C-type lectin receptors in antiviral immunity and viral escape[J]. Front Immunol, 2018, 9:590.

BERWIN B, DELNESTE Y, LOVINGOOD R V, et al. SREC-I, a type F scavenger receptor, is an endocytic receptor for calreticulin[J]. The Journal of Biological Chemistry, 2004, 279(49):51250-51257.

BESSIS M. Erythroblastic island, functional unity of bone marrow[J]. Rev Hematol, 1958, 13(1):8-11.

BETAGERI G V, BLACK C D, SZEBENI J, et al. Fc-receptor-mediated targeting of antibody-bearing liposomes containing dideoxycytidine triphosphate to human monocyte/ macrophages[J]. J Pharm Pharmacol, 1993a, 45(1):48-53.

BETAGERI G V, JENKINS S A, RAVIS W R. Drug delivery using antibody-liposome conjugates[J]. Drug Dev Ind Pharm, 1993b, 19:2109-2116.

BHATTACHARYA J, WESTPHALEN K. Macrophage-epithelial interactions in pulmonary alveoli[J]. Semin Immunopathol, 2016, 38(4):461-469.

BHATTACHARYA R, YE X C, WANG R, et al. Intracrine VEGF signaling mediates the activity of prosurvival pathways in human colorectal cancer cells[J]. Cancer Res, 2016, 76(10):3014-3024.

BHAVSAR M D, AMIJI M M. Oral IL-10 gene delivery in a microsphere-based formulation for local transfection and therapeutic efficacy in inflammatory bowel disease[J]. Gene Ther, 2008, 15:1200-1209.

BHUMKAR D R, JOSHI H M, SASTRY M, et al. Chitosan reduced gold nanoparticles as novel carriers for transmucosal delivery of insulin[J]. Pharm Res, 2007, 24:1415-1426.

BIESEN R, DEMIR C, BARKHUDAROVA F, et al. Sialic acid-binding Ig-like lectin 1 expression in inflammatory and resident monocytes is a potential biomarker for monitoring disease activity and success of therapy in systemic lupus erythematosus[J]. Arthritis Rheum, 2008, 58(4): 1136-1145.

BILTHARIYA U, JAIN N, RAJORIYA V, et al. Folate-conjugated albumin nanoparticles for rheumatoid arthritis-targeted delivery of etoricoxib[J]. Drug Development and Industrial Pharmacy, 2015, 41(1):95-104.

BINBIN L, TAO D, JINPING L, et al. Biomimetic theranostic strategy for anti-metastasis therapy of breast cancer via the macrophage membrane camouflaged superparticles[J]. Materials Science and Engineering:C, 2020, 115:111097. https://doi.org/10.1016/j.msec.2020.111097.

BINENBAUM Y, FRIDMAN E, YAARI Z, et al. Transfer of miRNA in macrophage-derived exosomes induces drug resistance in pancreatic adenocarcinoma[J]. Cancer Res, 2018, 78(18):5287-5299.

BINGLE L, BROWN N J, LEWIS C E. The role of tumour-associated macrophages in tumour progression: implications for new anticancer therapies[J]. J Pathol, 2002, 196(3):254-265.

BINNEMARS-POSTMA K, STORM G, PRAKASH J. Nanomedicine strategies to target tumor-associated macrophages[J]. Int J Mol Sci, 2017, 18(5):979.

BISWARO L S, GARCIA M P , DA SILVA J R, et al. Itraconazole encapsulated PLGA–nanoparticles covered with mannose as potential candidates against leishmaniasis[J]. J Biomed Mater Res B Appl Biomater, 2019, 107(3):680–687.

BISWAS S, DESHPANDE P P, NAVARRO G, et al. Lipid modified triblock PAMAM–based nanocarriers for siRNA drug co–delivery[J]. Biomaterials, 2013, 34(4):1289–1301.

BISWAS S K, MANTOVANI A. Macrophages: biology and role in the pathology of diseases[M]. New York: Springer, 2014.

BISWAS S K, MANTOVANI A. Macrophage plasticity and interaction with lymphocyte subsets: cancer as a paradigm[J]. Nat Immunol, 2010, 11(10):889–896.

BISWAS S K, MANTOVANI A. Orchestration of metabolism by macrophages[J]. Cell Metab, 2012, 15(4):432–437.

BITTENCOURT M G, SEPAH Y J, DO D V, et al. New treatment options for noninfectious uveitis[J]. Dev Ophthalmol, 2012, 51:134–161.

BLANCO P, PALUCKA A K, GILL M, et al. Induction of dendritic cell differentiation by IFN–α in systemic lupus erythematosus[J]. Science, 2001, 294(5546): 1540–1543.

BLASCHKE S, KOZIOLEK M, SCHWARZ A, et al. Proinflammatory role of fractalkine (CX3CL1) in rheumatoid arthritis[J]. J Rheumatol, 2003, 30(9):1918–1927.

BLASI F. Atypical pathogens and respiratory tract infections[J]. Eur Respir J, 2004, 24(1):171–181.

BLASI P, SCHOUBBEN A, TRAINA G, et al. Lipid nanoparticles for brain targeting III. Long–term stability and in vivo toxicity[J]. Int J Pharm, 2013, 454(1):316–323.

BOBRYSHEV Y V, IVANOVA E A, CHISTIAKOV D A, et al. Macrophages and their role in atherosclerosis: pathophysiology and transcriptome analysis[J]. Biomed Res Int, 2016:9582430. https://doi.org/10.1155/2016/9582430.

BOCANEGRA GONDAN A I, RUIZ–DE–ANGULO A, ZABALETA A, et al. Effective cancer immunotherapy in mice by polyIC–imiquimod complexes and engineered magnetic nanoparticles[J]. Biomaterials, 2018, 170:95–115.

BOCHOT A, FATTAL E, BOUTET V, et al. Intravitreal delivery of oligonucleotides by sterically stabilized liposomes[J]. Invest Ophthalmol Vis Sci, 2002, 43(1):253–259.

BOLHASSANI A, JAVANZAD S, SALEH T, et al, Polymeric nanoparticles[J]. Hum Vaccin Immunother, 2014, 10:321–332.

BOLKESTEIN M, DE BLOIS E, KOELEWIJN S J, et al. Investigation of factors determining the enhanced permeability and retention effect in subcutaneous xenografts[J]. J Nucl Med, 2016, 57:601–607.

BOLLER T, FELIX G. A renaissance of elicitors: perception of microbe–associated molecular patterns and danger signals by pattern–recognition receptors[J]. Annu Rev Plant Biol, 2009, 60:379–406.

BONAPACE L, COISSIEUX M M, WYCKOFF J, et al. Cessation of CCL2 inhibition accelerates breast cancer metastasis by promoting angiogenesis[J]. Nature, 2014, 515(7525):130–133.

BONDE A K, TISCHLER V, KUMAR S, et al. Intratumoral macrophages contribute to epithelial–mesenchymal transition in solid tumors[J]. BMC Cancer, 2012, 12:35.

BONDESON J, WAINWRIGHT S D, LAUDER S, et al. The role of synovial macrophages and macrophage–produced cytokines in driving aggrecanases, matrix metalloproteinases, and other destructive and inflammatory responses in osteoarthritis[J]. Arthritis Res Ther, 2006,8:R187.

BOORMAN G A, HONG H L, DIETER M P, et al. Myelotoxicity and macrophage alteration in mice exposed to ochratoxin A[J]. Toxicol Appl Pharmacol, 1984, 72:304–312.

BORDON Y. Kupffer cells: finding their niche[J]. Nat Rev Immunol, 2019, 19:660–661.

BORGONI S, IANNELLO A, CUTRUPI S, et al. Depletion of tumor–associated macrophages switches the epigenetic profile of pancreatic cancer infiltrating T cells and restores their anti–tumor phenotype[J]. Onco Targets Ther, 2018, 7(2):e1393596. https://doi.org/10.1080/2162402X.2017.1393596.

BORROTO–ESODA K, MYRICK F, FENG J, et al. In vitro combination of amdoxovir and the inosine monophosphate dehydrogenase inhibitors mycophenolic acid and ribavirin demonstrates potent activity against wild–type and drug–resistant variants of human immunodeficiency virus type 1[J]. Antimicrob Agents Chemother, 2004, 48(11):4387–4394.

BOSE S K, SHARMA K, CHHIBBER S, et al. Therapeutic potential of nanolipoidal α–terpineol in combating keratitis induced by Pseudomonas aeruginosa in the Murine Model[J]. Int J Pharm, 2020, 120175.

BOSMAN G J, WILLEKENS F L, WERRE J M. Erythrocyte aging: a more than superficial resemblance to apoptosis?[J]. Cell Physiol Biochem, 2005, 16(1–3):1–8.

BOUMA G, STROBER W. The immunological and genetic basis of inflammatory bowel disease[J]. Nat Rev Immunol, 2003, 3(7): 521–533.

BOUSSIOTIS V A, CHATTERJEE P, LI L. Biochemical signaling of PD–1 on T cells and its functional implications[J]. Cancer J, 2014, 20(4):265–271.

BOYLE J J, HARRINGTON H A, PIPER E, et al. Coronary intraplaque hemorrhage evokes a novel atheroprotective macrophage phenotype[J]. Am J Pathol, 2009, 174(3): 1097–1108.

BOZZUTO G, MOLINARI A. Liposomes as nanomedical devices[J]. Int J Nanomedicine, 2015,

10:975–999.

BRAMOW S, FRISCHER J M, LASSMANN H, et al. Demyelination versus remyelination in progressive multiple sclerosis[J]. Brain, 2010, 133(10): 2983–2998.

BRENNER C, GALLUZZI L, KEPP O, et al. Decoding cell death signals in liver inflammation[J]. J Hepatol, 2013, 59(3):583–594.

BRINGMANN A, SKATCHKOV S N, PANNICKE T, et al. Müller glial cells in anuran retina[J]. Microsc Res Tech, 2000, 50(5):384–393.

BRISSETTE–STORKUS C S, REYNOLDS S M, LEPISTO A J, et al. Identification of a novel macrophage population in the normal mouse corneal stroma[J]. Invest Ophthalmol Vis Sci, 2002, 43(7):2264–2271.

BROSNAN C F, BORNSTEIN M B, BLOOM B R. The effects of macrophage depletion on the clinical and pathologic expression of experimental allergic encephalomyelitis[J]. J Immunol, 1981, 126:614–620.

BROWN B N, VALENTIN J E, STEWART–AKERS A M, et al. Macrophage phenotype and remodeling outcomes in response to biologic scaffolds with and without a cellular component[J]. Biomaterials, 2009, 30(8): 1482–1491.

BROWN T M, KRISHNAMURTHY K. Histology, Dermis[M]. StatPearls, 2022.

BRUNO S, BUSSOLATI B, GRANGE C, et al. Isolation and characterization of resident mesenchymal stem cells in human glomeruli[J]. Stem Cells Dev, 2009, 18(6):867–880.

BRUNT E M, KLEINER D E, CARPENTER D H, et al. Nonalcoholic fatty liver disease: reporting histologic findings in clinical practice[J]. Hepatology, 2020.

BUCHBINDER E I, DESAI A. CTLA–4 and PD–1 pathways: similarities, differences, and implications of their inhibition[J]. Am J Clin Oncol, 2016, 39(1):98–106.

BUI–KLIMKE T R, WU F. Ochratoxin A and human health risk: a review of the evidence[J]. Crit Rev Food Sci Nutr, 2015, 55(13):1860–1869.

BUKONG T N, IRACHETA–VELLVE A, SAHA B, et al. Inhibition of spleen tyrosine kinase activation ameliorates inflammation, cell death, and steatosis in alcoholic liver disease[J]. Hepatology, 2016, 64(4):1057–1071.

BUNGGULAWA E J, WANG W, YIN T, et al. Recent advancements in the use of exosomes as drug delivery systems[J]. J Nanobiotechnology, 2018, 16(1):81.

BUONAGURO L, BARILLARI G, CHANG H K, et al. Effects of the human immunodeficiency virus type 1 Tat protein on the expression of inflammatory cytokines[J]. J Virol, 1992, 66: 7159–7167.

BURGER D, MOLNARF N, WEBER M S, et al. Glatiramer acetate increases IL–1 receptor antagonist but decreases T cell–induced IL–1beta in human monocytes and multiple sclerosis[J]. Proc Natl Acad Sci U S A, 2009, 106(11): 4355–4359.

BUSCA A, SAXENA M, KUMAR A. Critical role for antiapoptotic Bcl–xL and Mcl–1 in human macrophage survival and cellular IAP1/2 (cIAP1/2) in resistance to HIV–Vpr–induced apoptosis[J]. J Biol Chem, 2012, 287(18):15118–15133.

BUTCHER B A, KIM L, JOHNSON P F, et al. *Toxoplasma gondii* tachyzoites inhibit proinflammatory cytokine induction in infected macrophages by preventing nuclear translocation of the transcription factor NF–κB[J]. J Immunol, 2001, 167(4):2193–2201.

BUTLER T L, MCMENAMIN P G. Resident and infiltrating immune cells in the uveal tract in the early and late stages of experimental autoimmune uveoretinitis[J]. Invest Ophthalmol Vis Sci, 1996, 37(11):2195–2210.

BYRNE A J, MATHIE S A, GREGORY L G, et al. Pulmonary macrophages: key players in the innate defence of the airways[J]. Thorax, 2015, 70:1189–1196.

BYRNE J C, NÍ GABHANN J, LAZZARI E, et al. Genetics of SLE: functional relevance for monocytes/macrophages in disease[J]. Clin Dev Immunol, 2012, 2012: 582352. https://doi.org/10.1155/2012/582352.

BYRNE J D, BETANCOURT T, BRANNON–PEPPAS L. Active targeting schemes for nanoparticle systems in cancer therapeutics[J]. Adv Drug Deliv Rev, 2008, 60(15):1615–1626.

C:

CAI W B, CHEN X Y. Multimodality molecular imaging of tumour angiogenesis[J]. J Nucl Med, 2008, 49(Suppl 2):113S–128S.

CAI X, YIN Y, LI N, et al. Re–polarization of tumor–associated macrophages to pro–inflammatory M1 macrophages by microRNA–155[J]. J Mol Cell Biol, 2012, 4(5):341–343.

CALDER C J, NICHOLSON L B, DICK A D. A selective role for the TNF p55 receptor in autocrine signaling following IFN–gamma stimulation in experimental autoimmune uveoretinitis[J]. J Immunol, 2005, 175(10):6286–6293.

CALDERON B, SURI A, UNANUE E R. In $CD4^+$ T–cell–induced diabetes, macrophages are the final effector cells that mediate islet β–cell killing: studies from an acute model[J]. Am J Path, 2006, 169(6):2137–2147.

CALEY M P, MARTINS V L, O'TOOLE E A. Metalloproteinases and wound healing[J]. Adv Wound Care (New Rochelle), 2015, 4(4):225–234.

CAMELO S, LAJAVARDI L, BOCHOT A, et al. Ocular and systemic bio-distribution of rhodamine-conjugated liposomes loaded with VIP injected into the vitreous of Lewis rats[J]. Mol Vis, 2007, 13:2263.

CAMERON P, MCGACHY A, ANDERSON M, et al. Inhibition of lipopolysaccharide-induced macrophage IL-12 production by *Leishmania mexicana* amastigotes: the role of cysteine peptidases and the NF-κB signaling pathway[J]. J Immunol, 2004, 173(5):3297-3304.

CANDIELLO J, BALASUBRAMANI M, SCHREIBER E M, et al. Biomechanical properties of native basement membranes[J]. FEBS J, 2007, 274(11):2897-2908.

CANDUCCI F, CERESOLA E R, SAITA D, et al. In vitro phenotypes to elvitegravir and dolutegravir in primary macrophages and lymphocytes of clonal recombinant viral variants selected in patients failing raltegravir[J]. J Antimicrob Chemother, 2013, 68(11):2525-2532.

CANNARILE M A, WEISSER M, JACOB W, et al. Colony-stimulating factor 1 receptor (CSF1R) inhibitors in cancer therapy[J]. J Immunother Cancer, 2017, 5(1):53.

CANTON J, NECULAI D, GRINSTEIN S. Scavenger receptors in homeostasis and immunity[J]. Nat Rev Immunol, 2013, 13(9):621-634.

CAO H, DAN Z, HE X, et al. Liposomes coated with isolated macrophage membrane can target lung metastasis of breast cancer[J]. ACS Nano, 2016, 10(8):7738-7748.

CAO J, NAEEM M, NOH J-K, et al. Dexamethasone phosphate-loaded folate-conjugated polymeric nanoparticles for selective delivery to activated macrophages and suppression of inflammatory responses[J]. Macromol Res, 2015, 23:485-492.

CAO Q, WANG Y, HARRIS D C H. Pathogenic and protective role of macrophages in kidney disease[J]. Am J Physiol Renal Physiol, 2013, 305(1): F3-F11.

CAO X, SHEN D, PATEL M M, et al. Macrophage polarization in the maculae of age-related macular degeneration: a pilot study[J]. Pathol Int, 2011, 61(9):528-535.

CARIOU B, BYRNE C D, LOOMBA R, et al. Nonalcoholic fatty liver disease as a metabolic disease in humans: a literature review[J]. Diabetes Obes Metab, 2021, 23(5):1069-1083.

CARLINI A S, GAETANI R, BRADEN R L, et al. Enzyme-responsive progelator cyclic peptides for minimally invasive delivery to the heart post-myocardial infarction[J]. Nat Commun, 2019, 10(1): 1735.

CARMINATI L, PINESSI D, BORSOTTI P, et al. Antimetastatic and antiangiogenic activity of trabectedin in cutaneous melanoma[J]. Carcinogenesis, 2019, 40(2):303-312.

CARNEIRO S P, CARVALHO K V, SOARES R D, et al. Functionalized rifampicin-loaded nanostructured lipid carriers enhance macrophages uptake and antimycobacterial activity[J]. Colloids Surf B: Biointerfaces, 2019, 175:306-313.

CARON W P, LAY J C, FONG A M, et al. Translational studies of phenotypic probes for the mononuclear phagocyte system and liposomal pharmacology[J]. J Pharmacol Exp Ther, 2013, 347(3):599–606.

CARRERO J A, FERRIS S T, UNANUE E R. Macrophages and dendritic cells in islets of Langerhans in diabetic autoimmunity: a lesson on cell interactions in a mini–organ[J]. Curr Opin Immunol, 2016, 43: 54–59.

CARRERO J A, MCCARTHY D P, FERRIS S T, et al. Resident macrophages of pancreatic islets have a seminal role in the initiation of autoimmune diabetes of NOD mice[J]. Proc Natl Acad Sci U S A, 2017, 114(48): E10418–E10427.

CARROLL M C. The complement system in regulation of adaptive immunity[J]. Nature immunology, 2004, 5:981–986.

CARRILLO C, SÁNCHEZ–HERNÁNDEZ N, GARCÍA–MONTOYA E, et al. DNA delivery via cationic solid lipid nanoparticles (SLNs)[J]. Eur J Pharm Sci, 2013, 49(2):157–165.

CARTER C A, EHRLICH L S. Cell biology of HIV–1 infection of macrophages[J]. Annu Rev Microbiol, 2008, 62:425–443.

CASETTARI L, ILLUM L. Chitosan in nasal delivery systems for therapeutic drugs[J]. J Control Release, 2014, 190:189–200.

CASELLI E, GALVAN M, CASSAI E, et al. Human herpesvirus 8 enhances human immunodef iciency virus replication in acutely infected cells and induces reactivation in latently infected cells[J]. Blood, 2005, 106:2790–2797.

CASSETTA L, FRAGKOGIANNI S, SIMS A H, et al. Human tumor–associated macrophage and monocyte transcriptional landscapes reveal cancer–specific reprogramming, biomarkers, and therapeutic targets[J]. Cancer Cell, 2019, 35(4):588–602.

CASSETTA L, POLLARD J W. Targeting macrophages: the rapeutic approaches in cancer[J]. Nat Rev Drug Discov, 2018, 17(12):887–904.

CASSETTA L, POLLARD J W. Tumor–associated macrophages[J]. Curr Biol, 2020, 30(6):R246–R248.

CASSIER P A, ITALIANO A, GOMEZ–ROCA C A, et al. CSF1R inhibition with emactuzumab in locally advanced diffuse–type tenosynovial giant cell tumours of the soft tissue: a dose–escalation and dose–expansion phase 1 study[J]. Lancet Oncol, 2015, 16(8): 949–956.

CASSOL E, CASSETTA L, RIZZI C, et al. M1 and M2a polarization of human monocyte–derived macrophages inhibits HIV–1 replication by distinct mechanisms[J]. J Immunol, 2009, 182:6237–6246.

CASTEGNA A, GISSI R, MENGA A, et al. Pharmacological targets of metabolism in disease: opportunities from macrophages[J]. Pharmacol Ther, 2020, 210:107521.

CASTELLS M, THIBAULT B, DELORD J P, et al. Implication of tumor microenvironment in chemoresistance: tumor–associated stromal cells protect tumor cells from cell death[J]. Int J Mol Sci, 2012, 13(8):9545–9571.

CASTOLDI A, NAFFAH DE SOUZA C, CÂMARA N O S, et al. The macrophage switch in obesity development[J]. Front Immunol, 2016, 6:637.

CECI C, ATZORI M G, LACAL P M, et al. Role of VEGFs/VEGFR–1 signaling and its inhibition in modulating tumor invasion: experimental evidence in different metastatic cancer models[J]. Int J Mol Sci, 2020, 21(4):1388.

CHA J–Y , KIM D–H, CHUN K–H. The role of hepatic macrophages in nonalcoholic fatty liver disease and nonalcoholic steatohepatitis[J]. Lab Anim Res, 2018, 34(4):133–139.

CHAKRAVARTHY K V, DAVIDSON B A, HELINSKI J D, et al. Doxorubicin–conjugated quantum dots to target alveolar macrophages and inflammation[J]. Nanomedicine, 2011, 7(1):88–96.

CHAKRAVARTY M, VORA A. Nanotechnology–based antiviral therapeutics[J]. Drug Deliv Transl Res, 2020, 11:748–787.

CHALMERS S A, CHITU V, RAMANUJAM M, et al. Therapeutic targeting of macrophages in lupus nephritis[J]. Discovery medicine, 2015, 20:43–49.

CHAN C T, MOORE J P, BUDZYN K, et al. Reversal of vascular macrophage accumulation and hypertension by a CCR2 antagonist in deoxycorticosterone/salt–treated mice[J]. Hypertension, 2012, 60(5):1207–1212.

CHAN T M, LI F K, TANG C S O, et al. Efficacy of mycophenolate Mofetil in patients with diffuse proliferative lupus nephritis[J]. N Engl J Med, 2000, 343:1156–1162.

CHANDRASEKAR D, SISTLA R, AHMAD F J, et al. Folate coupled poly (ethyleneglycol) conjugates of anionic poly (amidoamine) dendrimer for infammatory tissue specifc drug delivery[J]. J Biomed Mater Res A, 2007, 82(1):92-103.

CHAO M P, WEISSMAN IL, MAJETI R. The CD47–SIRPα pathway in cancer immune evasion and potential therapeutic implications[J]. Curr Opin Immunol, 2012, 24(2):225–232.

CHAO Y, KARMALI P P, MUKTHAVARAM R, et al. Direct recognition of superparamagnetic nanocrystals by macrophage scavenger receptor SR–AI[J]. ACS Nano, 2013, 7(5):4289–4298.

CHARIOT P, MONNET I, GHERARDI R. Cytochrome c oxidase reaction improves histopathological assessment of zidovudine myopathy[J]. Ann Neurol, 1993, 34(4):561–565.

CHASIS J A, MOHANDAS N. Erythroblastic islands: niches for erythropoiesis[J]. Blood, 2008, 112(3): 470–478.

CHATTERJEE B, SAHA P, BOSE S, et al. MicroRNAs: as critical regulators of tumor–associated macrophages[J]. Int J Mol Sci, 2020, 21(19):7117. doi: https://doi.org/10.3390/ijms21197117.

CHAURASIYA S K. Tuberculosis: smart manipulation of a lethal host[J]. Microbiol Immunol, 2018, 62(6):361–379.

CHAVEZ–GALAN L, OLLEROS M L, VESIN D, et al. Much more than M1 and M2 macrophages, there are also $CD169^+$ and TCR^+ macrophages[J]. Front Immunol, 2015, 6:263.

CHAVEZ–SANTOSCOY A V, ROYCHOUDHURY R, POHL N L, et al. Tailoring the immune response by targeting C–type lectin receptors on alveolar macrophages using "pathogen–like" amphiphilic polyanhydride nanoparticles[J]. Biomaterials, 2012, 33(18):4762–4772.

CHAWLA A, NGUYEN K D, GOH Y P S. Macrophage–mediated inflammation in metabolic disease[J]. Nat Rev Immunol, 2011, 11:738–749.

CHECCHIN D, SENNLAUB F, LEVAVASSEUR E, et al. Potential role of microglia in retinal blood vessel formation[J]. Invest Ophthalmol Vis Sci, 2006, 47(8):3595–3602.

CHELLATA F, MERHIB Y, MOREAUC A, et al. Therapeutic potential of nanoparticulate systems for macrophage targeting[J]. Biomaterials, 2005, 26:7260–7275.

CHEN B, BRICKSHAWANA A, FRANGOGIANNIS N G. The functional heterogeneity of resident cardiac macrophages in myocardial injury $CCR2^+$ cells promote inflammation, whereas $CCR2^-$ cells protect[J]. Circ Res, 2019, 124(2):183–185.

CHEN J, DENG X, LIU Y, et al. Kupffer cells in non–alcoholic fatty liver disease: friend or foe?[J]. Int J Biol Sci, 2020, 16(13):2367–2378.

CHEN J, GUO Z, WANG H, et al. Multifunctional Fe_3O_4, Cu, Ag hybrid nanoparticles as dual modal imaging probes and near–infrared light–responsive drug delivery platform[J]. Biomaterials, 2013, 34(2):571–581.

CHEN L, LI J, WANG F, et al. Tie2 expression on macrophages is required for blood vessel reconstruction and tumor relapse after chemotherapy[J]. Cancer Res, 2016, 76(23):6828–6838.

CHEN M, AMERIGOS J C K, SU Z, et al. Folate receptor–targeting and reactive oxygen species–responsive liposomal formulation of methotrexate for treatment of rheumatoid arthritis[J]. Pharmaceutics, 2019, 11(11):582.

CHEN P, MAYNE M, POWER C, et al. The Tat protein of HIV–1 induces tumor necrosis factor–alpha production. Implications for HIV–1–associated neurological diseases[J]. J Biol Chem, 1997,

272(36):22385–22388.

CHEN Q, SWAMINATHAN S, YANG D, et al. Interleukin–27 is a potent inhibitor of cis HIV–1 replication in monocyte–derived dendritic cells via a type I interferon–independent pathway[J]. PLoS One, 2013, 8(3):e59194.

CHEN Q, XU L, LIANG C, et al. Photothermal therapy with immune–adjuvant nanoparticles together with checkpoint blockade for effective cancer immunotherapy[J]. Nat Commun, 2016, 7:13193. https://doi.org/10.1038/ncomms13193.

CHEN R, CHEN B. Siltuximab (CNTO 328): a promising option for human malignancies[J]. Drug Des Devel Ther, 2015, 9:3455–3458.

CHEN S, CHEN B, WEN Z, et al. IL–33/ST2–mediated inflammation in macrophages is directly abrogated by IL–10 during rheumatoid arthritis[J]. Oncotarget, 2017, 8:32407–32418.

CHEN Y, RAMJIAWAN R R, REIBERGER T, et al. CXCR4 inhibition in tumor microenvironment facilitates anti–programmed death receptor–1 immunotherapy in sorafenib–treated hepatocellular carcinoma in mice[J]. Hepatology, 2015, 61(5):1591–1602.

CHENG N, BAI X, SHU Y, et al. Targeting tumor–associated macrophages as an antitumor strategy[J]. Biochem Pharmacol, 2020, 183:114354. https://doi.org/10.1016/j.bcp.2020.114354.

CHEON H, YANG J, STARK G R. The functions of signal transducers and activators of transcriptions 1 and 3 as cytokine–inducible proteins[J]. J Interf Cytokine Res, 2011, 31(1):33–40.

CHEREPANOFF S, MCMENAMIN P, GILLIES M C, et al. Bruch's membrane and choroidal macro–phages in early and advanced age–related macular degeneration[J]. Br J Ophthalmol, 2010, 94(7):918–925.

CHERNIKOV I V, VLASSOV V V, CHERNOLOVSKAYA E L. Current development of siRNA bioconjugates: from research to the clinic[J]. Front Pharmacol, 2019, 10:444.

CHERNYKH E R, SHEVELA E Y, STAROSTINA N M, et al. Safety and therapeutic potential of M2 macrophages in stroke treatment[J].Cell Transplant, 2016, 25(8):1461–1471.

CHERRY J D, OLSCHOWKA J A, O'BANION M K. Neuro inflammation and M2 microglia: the good, the bad, and the inflamed[J]. J Neuroinflammation, 2014, 11:98.

CHEUNG L S, SRIKRISHNA G, BISHAI W R. Role of myeloid–derived suppressor cells and regulatory T–cells in the tuberculous granuloma[M]//CIRILLO J D, KONG Y. Tuberculosis host–pathogen interactions. Cham: Springer, 2019:63–93.

CHI H, LI C, ZHAO F S, et al. Anti–tumor activity of Toll–like receptor 7 agonists[J]. Front Pharmacol, 2017, 8:304.

CHIANG C F, CHAO T T, SU Y F, et al. Metformin–treated cancer cells modulate macrophage polarization through AMPK–NF–κB signaling[J]. Oncotarget, 2017, 8(13):20706–20718.

CHINETTI–GBAGUIDI G, COLIN S, STAELS B. Macrophage subsets in atherosclerosis[J]. Nat Rev Cardiol, 2015, 12(1):10–17.

CHINNERY H R, MCMENAMIN P G, DANDO S J. Macrophage physiology in the eye[J]. Pflügers Arch, 2017, 469(3–4): 501–515.

CHISTIAKOV D A, MYASOEDOVA V A, REVIN V V, et al. The impact of interferon–regulatory factors to macrophage differentiation and polarization into M1 and M2[J]. Immunobiology, 2018, 223(1): 101–111.

CHO H R, KUMARI N, THI VU H, et al. Increased antiangiogenic effect by blocking CCL2–dependent macrophages in a rodent glioblastoma model: correlation study with dynamic susceptibility contrast perfusion MRI[J]. Sci Rep, 2019, 9(1):11085.

CHO J H, FELDMAN M. Heterogeneity of autoimmune diseases: pathophysiologic insights from genetics and implications for new therapies[J]. Nature medicine, 2015, 21(7):730–738.

CHOI S H, JIN S–E, LEE M–K, et al. Novel cationic solid lipid nanoparticles enhanced p53 gene transfer to lung cancer cells[J]. Eur J Pharm Biopharm, 2008, 68(3):545–554.

CHOI S K, THOMAS T, LI M H, et al. Light–controlled release of caged doxorubicin from folate receptor–targeting PAMAM dendrimer nanoconjugate[J]. Chem Commun(Camb), 2010, 46(15):2632–2634.

CHONO S, TANINO T, SEKI T, et al. Uptake characteristics of liposomes by rat alveolar macrophages: influence of particle size and surface mannose modification[J]. J Pharm Pharmacol, 2007, 59(1):75–80.

CHONO S, TAUCHI Y, DEGUCHI Y, et al. Efficient drug delivery to atherosclerotic lesions and the antiatherosclerotic effect by dexamethasone incorporated into liposomes in atherogenic mice[J]. J Drug Target, 2005, 13(4):267–276.

CHOUDHURY S R, ORDAZ J, LO C–L, et al. From the cover: zinc oxide nanoparticles–induced reactive oxygen species promotes multimodal cyto–and epigenetic toxicity[J]. Toxicol Sci, 2017, 156(1):261–274.

CHOWDHURY N, CHAUDHRY S, HALL N, et al. Targeted delivery of doxorubicin liposomes for Her–2^+ breast cancer treatment[J]. AAPS PharmSciTech, 2020, 21(6):202.

CHU C J, DIJKSTRA J, LAI M Z, et al. Effciency of cytoplasmic delivery by pH–sensitive liposomes to cells in culture[J]. Pharm Res, 1990, 7(8): 824–834.

CHU F N, SHI M C, ZHENG C, et al. The roles of macrophages and microglia in multiple sclerosis and experimental autoimmune encephalomyelitis[J]. J Neuroimmunol, 2018, 318:1–7.

CHU G J, MURAD A. A case of ethanol–induced systemic allergic dermatitis[J]. Contact Dermatitis, 2017, 76(3):182–184.

CHU H X, BROUGHTON B R S, KIM H A, et al. Evidence that Ly6C(hi) monocytes are protective in acute is chemic stroke by promoting M2 macrophage polarization[J]. Stroke, 2015, 46(7):1929–1937.

CHUAN J, LI Y, YANG L, et al. Enhanced rifampicin delivery to alveolar macrophages by solid lipid nanoparticles[J]. J Nanopart Res, 2013, 15(5):1634.

CHUCAIR–ELLIOTT A J, GURUNG H R, CARR M M, et al. Colony stimulating factor–1 receptor expressing cells infiltrating the cornea control corneal nerve degeneration in response to HSV–1 infection[J]. Invest Ophthalmol Vis Sci, 2017, 58(11):4670–4682.

CHUGH P, BRADEL–TRETHEWAY B, MONTEIRO–FILHO C M, et al. Akt inhibitors as an HIV–1 infected macrophagespecifc anti–viral therapy[J]. Retrovirology, 2008, 5:11.

CHUN T W, DAVEY R T JR, ENGEL D, et al. Re–emergence of HIV after stopping therapy[J]. Nature, 1999, 401(6756):874–875.

CHUN T W, FINZI D, MARGOLICK J, et al. In vivo fate of HIV–1–infected T cells: quantitative analysis of the transition to stable latency[J]. Nat Med, 1995, 1(12):1284–1290.

CHYLIKOVA J, DVORACKOVA J, TAUBER Z, et al. M1/M2 macrophage polarization in human obese adipose tissue[J]. Biomed Pap Med Fac Univ Palacky Olomouc Czech Repub, 2018, 162(2): 79–82.

CLASSEN A, LLOBERAS J, CELADA A. Macrophage activation: classical vs alternative[J]. Methods Mol Biol, 2009, 531:29–43.

CLAYTON K, VALLEJO A F, DAVIES J, et al. Langerhans cells—programmed by the epidermis[J]. Front Immunol, 2017, 8:1676.

CLEMENS D L, LEE B–Y, XUE M, et al. Targeted intracellular delivery of antituberculosis drugs to Mycobacterium tuberculosis–infected macrophages via functionalized mesoporous silica nanoparticles[J]. Antimicrob Agents Chemother, 2012, 56(5):2535–2545.

CLEMMENTS A M, BOTELLA P, LANDRY C C. Spatial mapping of protein adsorption on mesoporous silica nanoparticles by stochastic optical reconstruction microscopy[J]. J Am Chem Soc, 2017, 139:3978–3981.

CLIFFORD D B. HIV–associated neurocognitive disease continues in the antiretroviral era[J]. Top HIV Med, 2008, 16:94–98.

COCHAIN C, VAFADARNEJAD E, ARAMPATZI P, et al. Single–cell RNA–Seq reveals the transcriptional landscape and heterogeneity of aortic macrophages in murine atherosclerosis[J]. Circ Res,

2018, 122(12):1661–1674.

COFFEL E D, HORTON R M, SHERBININ A. Temperature and humidity based projections of a rapid rise in global heat stress exposure during the 21st century[J]. Environ Res Lett, 2018, 13:014001.

COHEN H, LEVY R J, GAO J, et al. Sustained delivery and expression of DNA encapsulated in polymeric nanoparticles[J]. Gene Ther, 2000, 7(22):1896–1905.

COLLIER M A, GALLOVIC M D, PEINE K J, et al. Delivery of host cell–directed therapeutics for intracellular pathogen clearance[J]. Expert Rev Anti–Infect Ther, 2013, 11(11):1225–1235.

COLLINS H L, KAUFMANN S H. The many faces of host responses to tuberculosis[J]. Immunology, 2001, 103(1):1–9.

COLLINS K L, CHEN B K, KALAMS S A, et al. HIV–1 Nef protein protects infected primary cells against killing by cytotoxic T lymphocytes[J]. Nature, 1998, 391(6665):397–401.

CONDE J, BAO C, TAN Y, et al. Dual targeted immunotherapy via in vivo delivery of biohybrid RNAi–peptide nanoparticles to tumour–associated macrophages and cancer cells[J]. Adv Funct Mater, 2015, 25(27):4183–4194.

CONDREN A B, KUMAR A, METTU P, et al. Perivascular mural cells of the mouse choroid demonstrate morphological diversity that is correlated to vasoregulatory function[J]. PLoS One, 2013, 8(1):e53386.

CONNELLY M A, V ELEZ RIVERA J, GUYTON J R, et al. Review article: the impact of liver–directed therapies on the atherogenic risk profile in non–alcoholic steatohepatitis[J]. Aliment Pharmacol Ther, 2020, 52(4):619–636.

CORMODE D P, SKAJAA T, FAYAD Z A, et al. Nanotechnology in medical imaging: probe design and applications[J]. Arterioscler Thromb Vasc Biol, 2009, 29:992–1000.

CORMODE D P, SKAJAA T, VAN SCHOONEVELD M M, et al. Nanocrystal core high–density lipoproteins: a multimodality contrast agent platform[J]. Nano Lett, 2008, 8(11): 3715–3723.

COROT C, ROBERT P, IDÉE J–M, et al. Recent advances in iron oxide nanocrystal technology for medical imaging[J]. Adv Drug Deliv Rev, 2006, 58(14): 1471–1504.

CORREIA A L, BISSELL M J. The tumor microenvironment is a dominant force in multidrug resistance[J]. Drug Resist Updat, 2012, 15(1–2):39–49.

CORTES H, CABALLERO–FLORÁN I H, MENDOZA–MUÑOZ N, et al. Xanthan gum in drug release[J]. Cell Mol Biol (Noisy–le–Grand), 2020, 66(4):199–207.

CORTEZ–RETAMOZO V, ETZRODT M, NEWTON A, et al. Origins of tumor–associated macrophages and neutrophils[J]. Proc Natl Acad Sci U S A, 2012, 109(7): 2491–2496.

COSÍN–ROGER J, ORTIZ–MASIÁ D, CALATAYUD S, et al. M2 macrophages activate WNT signaling pathway in epithelial cells: relevance in ulcerative colitis[J]. PLoS One, 2013, 8(10): e78128. https://doi.org/10.1371/journal.pone.0078128.

COSTA A, SARMENTO B, SEABRA V. Targeted drug delivery systems for lung macrophages[J]. Curr Drug Targets, 2015, 16(14):1565–1581.

COSTA A, SARMENTO B, SEABRA V. Mannose–functionalized solid lipid nanoparticles are effective in targeting alveolar macrophages[J]. Eur J Pharm Sci, 2018, 114:103–113.

COSTA N L, VALADARES M C, SOUZA P P C, et al. Tumor–associated macrophages and the profle of inflammatory cytokines in oral squamous cell carcinoma[J]. Oral Oncol, 2013, 49(3): 216–223.

COSTAGLIOLA C, ROMANO M R, DELL'OMO R, et al. Effect of palmitoylethanolamide on visual field damage progression in normal tension glaucoma patients: results of an open–label six–month follow–up[J]. J Med Food, 2014, 17(9):949–954.

COUVREUR P, KANTE B, ROLAND M, et al. Adsorption of antineoplastic drugs to polyalkylcyanoacrylate nanoparticles and their release in calf serum[J]. J Pharm Sci, 1979, 68(12):1521–1524.

CRABB J W, MIYAGI M, GU X, et al. Drusen proteome analysis: an approach to the etiology of age–related macular degeneration[J]. Proc Natl Acad Sci, 2002, 99(23):14682–14687.

CRAIG K, ABRAMS M, AMIJI M. Recent preclinical and clinical advances in oligonucleotide conjugates[J]. Expert Opin Drug Deliv, 2018, 15(6):629–640.

CREPPY E E, LUGNIER A A J, BECK G, et al. Action of Ochratoxin A on cultured hepatoma cells reversion of inhibition by phenylalanine[J]. FEBS Lett, 1979, 104:287–290.

CREPPY E E, SCHLEGEL M, RÖSCHENTHALER R, et al. Phenylalanine prevents acute poisoning by ochratoxin A in mice[J]. Toxicol Lett, 1980, 6(2):77–80.

CROCKER P R, GORDON S. Properties and distribution of a lectin–like hemagglutinin differentially expressed by murine stromal tissue macrophages[J]. J Exp Med, 1986, 164(6):1862–1875.

CROFT S. In vitro screens in the experimental chemotherapy of leishmaniasis and trypanosomiasis[J]. Parasitol Today, 1986, 2(3):64–69.

CROOKE S T. Progress in antisense technology[J]. Annu Rev Med, 2004, 55:61–95.

CROSSMAN D, ROTHMAN A. The canakinumab antiinflammatory thrombosis outcome study trial: the starting gun has fired[J]. J Thorac Dis, 2017, 9(12): 4922–4925.

CROWE S M, MILLS J, ELBEIK T, et al. Human immunodeficiency virus–infected monocyte–derived macrophages express surface gp120 and fuse with CD4 lymphoid cells in vitro: a possible mechanism of T lymphocyte depletion in vivo[J]. Clin Immunol Immunopathol, 1992, 65(2): 143–151.

CROWE S M, MILLS J, KIRIHARA J, et al. Full–length recombinant CD4 and recombinant gp120 inhibit fusion between HIV infected macrophages and uninfected CD4–expressing T–lymphoblastoid cells[J]. AIDS Res Hum Retrovir, 1990, 6(8): 1031–1037.

CROWTHER M, BROWN N J, BISHOP E T, et al. Microenvironmental influence on macrophage regulation of angiogenesis in wounds and malignant tumors[J]. J Leukoc Biol, 2001, 70(4):478–490.

CRUYSBERG L P, NUIJTS R M, GEROSKI D H, et al. In vitro human scleral permeability of fluorescein, dexamethasone–fluorescein, methotrexate–fluorescein and rhodamine 6G and the use of a coated coil as a new drug delivery system[J]. J Ocul Pharmacol Ther, 2002, 18(6):559–569.

CUCCARESE M F, DUBACH J M, PFRSCHKE C, et al. Heterogeneity of macrophage infltration and therapeutic response in lung carcinoma revealed by 3D organ imaging[J]. Nat Commun, 2017, 8(1): 14293. https://doi.org/10.1038/ncomms14293.

CULEMANN S, GRÜNEBOOM A, NICOLÁS–ÁVILA J Á, et al. Locally renewing resident synovial macrophages provide a protective barrier for the joint[J]. Nature, 2019, 572(7771): 670–675.

CUNHA–VAZ J. The blood–ocular barriers[J]. Surv Ophthalmol, 1979, 23(5):279–296.

CURSIEFEN C. Immune privilege and angiogenic privilege of the cornea[J]. Chem Immunol Allergy, 2007, 92:50–57.

CURSIEFEN C, CHEN L, SAINT–GENIEZ M, et al. Nonvascular VEGF receptor 3 expression by corneal epithelium maintains avascularity and vision[J]. Proc Natl Acad Sci U S A, 2006, 103(30):11405–11410.

CURTIN B J. Physiopathologic aspects of scleral stress–strain[J]. Trans Am Ophthalmol Soc, 1969, 67:417–461.

CZAKO B, MARSZALEK J R, BURKE J P, et al. Discovery of IACS–9439, a potent, exquisitely selective, and orally bioavailable inhibitor of CSF1R[J]. J Med Chem, 2020, 63(17):9888–9911.

D：

DA SILVA C G, CAMPS M G M, LI T, et al. Co–delivery of immunomodulators in biodegradable nanoparticles improves therapeutic efficacy of cancer vaccines[J]. Biomaterials, 2019, 220:119417. https://doi.org/10.1016/j.biomaterials.2019.119417.

DAI L, LIDIE K B, CHEN Q, et al. IL–27 inhibits HIV–1 infection in human macrophages by down–regulating host factor SPTBN1 during monocyte to macrophage differentiation[J]. J Exp Med, 2013, 210:517–534.

DAKA A, PEER D. RNAi–based nanomedicines for targeted personalized therapy[J]. Adv Drug

DIJKSTRA J, VAN GALEN M, SCHERPHOF G. Influence of liposome charge on the association of liposomes with Kupffer cells in vitro. Effects of divalent cations and competition with latex particles[J]. Biochim Biophys Acta, 1985, 813(2):287–297.

DIN F, AMAN W, ULLAH I, et al. Effective use of nanocarriers as drug delivery systems for the treatment of selected tumors[J]. Int J Nanomedicine, 2017, 12:7291–7309.

DING L, LIANG G, YAO Z, et al. Metformin prevents cancer metastasis by inhibiting M2–like polarization of tumor associated macrophages[J]. Oncotarget, 2015, 6(34):36441–36455.

DING X Q, QUIAMBAO A B, FITZGERALD J B, et al. Ocular delivery of compacted DNA–nanoparticles does not elicit toxicity in the mouse retina[J]. PLoS One, 2009, 4(10):e7410.

DISTLER C, DREHER Z. Glia cells of the monkey retina—II. Müller cells[J]. Vision Res, 1996, 36(16):2381–2394.

DIXON L J, BARNES M, TANG H, et al. Kupffer cells in the liver[J]. Compr Physiol, 2013, 3(2):785–797.

DJEDOVIĆ N, STANISAVLJEVIC S, JEVTIĆ B, et al. Anti–encephalitogenic effects of ethyl pyruvate are refected in the central nervous system and the gut[J]. Biomed Pharmacother, 2017, 96: 78–85.

DOBROVOLSKAIA M A, MCNEIL S E. Immunological properties of engineered nanomaterials[J]. Nat Nanotechnol, 2007, 2(8):469–478.

DOBROVOLSKAIA M A, MCNEIL S E. Understanding the correlation between in vitro and in vivo immunotoxicity tests for nanomedicines[J]. J Control Release, 2013, 172:456–466.

DOLATABADI J E N, VALIZADEH H, HAMISHEHKAR H. Solid lipid nanoparticles as effcient drug and gene delivery systems: recent breakthroughs[J]. Adv Pharmaceutic Bullet, 2015, 5(2):151–159.

DORNAND J, GROSS A, LAFONT V, et al. The innate immune response against Brucella in humans[J]. Vet Microbiol, 2002, 90(1–4):383–394.

DORR P, WESTBY M, DOBBS S, et al. Maraviroc (UK–427,857), a potent, orally bioavailable, and selective small–molecule inhibitor of chemokine receptor CCR5 with broad–spectrum anti–human immunodeficiency virus type 1 activity[J]. Antimicrob Agents Chemother, 2005, 49:4721–4732.

DOS SANTOS S N, REZENDE DOS REIS S R, PIRES L P, et al. Avoiding the mononuclear phagocyte system using human albumin for mesoporous silica nanoparticle system[J]. Micropor Mesopor Mat, 2017, 251:181–189.

DOS SANTOS R ODRIGUES B, KANEKIYO T, SINGH J. In vitro and in vivo characterization of CPP and transferrin modified liposomes encapsulating pDNA[J]. Nano Med Nano Tech Biomed, 2020, 28:102225. https://doi.org/10.1016/j. nano.2020.102225.

DOSHI N, MITRAGOTRI S. Needle-shaped polymeric particles induce transient disruption of cell membranes[J]. J R Soc Interface, 2010, 7(Suppl 4):S403-S410.

DRAKE M T, CLARKE B L, KHOSLA S. Bisphosphonates: mechanism of action and role in clinical practice[J]. Mayo Clin Proc, 2008, 83(9):1032-1045.

DRANSFIELD I, ZAGÓRSKA A, LEW E D, et al. Mer receptor tyrosine kinase mediates both tethering and phagocytosis of apoptotic cells[J]. Cell Death Dis, 2015, 6(2):e1646.

DRESCHER H K, WEISKIRCHEN S, WEISKIRCHEN R. Current status in testing for nonalcoholic fatty liver disease (NAFLD) and nonalcoholic steatohepatitis (NASH)[J]. Cells, 2019, 8(8):845.

DRISKELL R R, JAHODA C A, CHUONG C M, et al. Defining dermal adipose tissue[J]. Exp Dermatol, 2014, 23(9):629-631.

DRUMMOND R A, SAIJO S, IWAKURA Y, et al. The role of Syk/CARD9 coupled C-type lectins in antifungal immunity[J]. European journal of immunology, 2011, 41:276-281.

DU R H, LI E G, CAO Y, et al. Fumigaclavine C inhibits tumor necrosis factor α production via suppression of Toll-like receptor 4 and nuclear factor κB activation in macrophages[J]. Life Sci, 2011, 89(7-8):235-240.

DUAN J L, DONG J L, ZHANG T T, et al. Polyethyleneimine-functionalized iron oxide nanoparticles for systemic siRNA delivery in experimental arthritis[J]. Nanomedicine (Lond), 2014, 9(6):789-801.

DUARTE N, COELHO I C, PATARRÃO R S, et al. How inflammation impinges on NAFLD: a role for Kupffer cells[J]. BioMed Res Int, 2015, 2015:984578.

DUBEY V, MISHRA D, NAHAR M, et al. Enhanced transdermal delivery of an anti-HIV agent via ethanolic liposomes[J]. Nanomedicine, 2010, 6(4):590-596.

DUDEK J. Role of cardiolipin in mitochondrial signaling pathways[J]. Front Cell Dev Biol, 2017, 5: 90.

DUIVENVOORDEN R, TANG J, CORMODE D P, et al. A statin-loaded reconstituted high-density lipoprotein nanoparticle inhibits atherosclerotic plaque inflammation[J]. Nat Commun, 2014, 5(1):3065.

DUNCAN S E, GAO S, SARHENE M, et al. Macrophage activities in myocardial infarction and heart failure[J]. Cardiol Res Pract, 2020, 2020: 4375127. https://doi.org/10.1155/2020/4375127.

DURUISSEAUX M, MARTINEZ-CARDUS A, CALLEJA-CERVANTES M E, et al. Epigenetic prediction of response to anti-PD-1 treatment in non-small-cell lung cancer: a multicentre, retrospective analysis[J]. Lancet Respir Med, 2018, 6(10):771-781.

DUSTIN M L. Complement receptors in myeloid cell adhesion and phagocytosis[J]. Microbiol Spectr, 2016, 4(6):22.

DUTTA T, AGASHE H B, GARG M, et al. Poly (propyleneimine) dendrimer based nanocontainers for targeting of efavirenz to human monocytes/macrophages in vitro[J]. J Drug Target, 2007, 15(1):89–98.

DUTTA T, JAIN N K. Targeting potential and anti–HIV activity of lamivudine loaded mannosylated poly (propyleneimine) dendrimer[J]. Biochim Biophys Acta, 2007, 1770(4):681–686.

DWYER A R, GREENLAND E L, PIXLEY F J. Promotion of tumor invasio by tumor–associated macrophages: the role of CSF–1–activated phosphatidylinositol 3 kinase and src family kinase motility signaling[J]. Cancers (Basel), 2017, 9(6):68.

E：

ECHARRI A, DEL POZO M A. Caveolae–mechanosensitive membrane invaginations linked to actin filaments[J]. J Cell Sci, 2015, 128(15):2747–2758.

ECKSTEIN D A, SHERMAN M P, PENN M L, et al. HIV–1 Vpr enhances viral burden by facilitating infection of tissue macrophages but not nondividing $CD4^+$ T cells[J]. J Exp Med, 2001, 194:1407–1419.

EDIN S, WIKBERG M L, DAHLIN A M, et al. The distribution of macrophages with a M1 or M2 phenotype in relation to prognosis and the molecular characteristics of colorectal cancer[J]. PLoS One, 2012, 7(10): e47045. https://doi.org/10.1371/journal.pone.0047045.

EDIN S, WIKBERG M L, OLDENBORG P–A, et al. Macrophages: good guys in colorectal cancer[J]. Onco Targets Ther, 2013, 2(2): e23038. https://doi. org/10.4161/onci.23038.

EDRIS B, WEISKOPF K, VOLKMER A K, et al. Antibody therapy targeting the CD47 protein is effective in a model of aggressive metastatic leiomyosarcoma[J]. Proc Natl Acad Sci U S A, 2012, 109(17): 6656–6661.

EDWARDS J P, ZHANG X, FRAUWIRTH K A, et al. Biochemical and functional characterization of three activated macrophage populations[J]. J Leukoc Biol, 2006, 80(6):1298–1307.

EGASHIRA K, KOYANAGI M, KITAMOTO S, et al. Anti–monocyte chemoattractant protein–1 gene therapy inhibits vascular remodeling in rats: blockade of MCP–1 activity after intramuscular transfer of a mutant gene inhibits vascular remodeling induced by chronic blockade of NO synthesis[J]. FASEB J, 2000, 14:1974–1978.

EGUCHI K, MANABE I, OISHI–TANAKA Y, et al. Saturated fatty acid and TLR signaling link beta cell dysfunction and islet inflammation[J]. Cell Metab, 2012, 15(4):518–533.

EHRLICH P R, HIMMELWEIT F, MARQUARDT M, et al. The collected papers of Paul Ehrlich[M]. London: Pergamon Press, 1960.

EHSES J A, PERREN A, EPPLER E, et al. Increased number of islet–associated macrophages in type 2 diabetes[J]. Diabetes, 2007, 56(9):2356–2370.

EICHLER W, KUHRT H, HOFFMANN S, et al. VEGF release by retinal glia depends on both oxygen and glucose supply[J]. Neuroreport, 2000, 11(16):3533–3537.

EKROOS K, EJSING C S, BAHR U, et al. Charting molecular composition of phosphatidylcholines by fatty acid scanning and ion trap MS3 fragmentation[J]. J Lipid Res, 2003, 44(11):2181–2192.

ELBASHIR S M, HARBORTH J, LENDECKEL W, et al. Duplexes of 21–nucleotide RNAs mediate RNA interference in cultured mammalian cells[J]. Nature, 2001a, 411(6836):494–498.

ELBASHIR S M MARTINEZ J, PATKANIOWSKA A, et al. Functional anatomy of siRNAs for mediating effcient RNAi in Drosophila melanogaster embryo lysate[J]. EMBO J, 2001b, 20(23):6877–6888.

ELSABAHY M, WOOLEY K L. Design of polymeric nanopar–ticles for biomedical delivery applications[J]. Chem Soc Rev, 2012, 41:2545–2561.

ELSANA H, OLUSANYA T O B, CARR–WILKINSON J, et al. Evaluation of novel cationic gene based liposomes with cyclodextrin prepared by thin film hydration and microfluidic systems[J]. Sci Rep, 2019, 9(1):15120.

EL–DEIRY W S. Akt takes centre stage in cell–cycle deregulation[J]. Nat Cell Biol, 2001, 3:E71–E73.

EL–NABARAWI M A, ABD EL REHEM R T, TEAIMA M, et al. Natamycin niosomes as a promising ocular nanosized delivery system with ketorolac tromethamine for dual effects for treatment of candida rabbit keratitis; in vitro/in vivo and histopathological studies[J]. Drug Dev Ind Pharm, 2019, 45(6):922–936.

EL–RIDY M S, YEHIA S A, KASSEM M A, et al. Niosomal encapsulation of ethambutol hydrochloride for increasing its efficacy and safety[J]. Drug Deliv, 2015, 22(1):21–36.

EL–SAYED A, HARASHIMA H. Endocytosis of gene delivery vectors: from clathrin–dependent to lipid raft–mediated endocytosis[J]. Mol Ther, 2013, 21(6):1118–1130.

ENSOLI B, BUONAGURO L, BARILLARI G, et al. Release, uptake, and effects of extracellular human immunodeficiency virus type 1 Tat protein on cell growth and viral transactivation[J]. J Virol, 1993, 67:277–287.

EPELMAN S, LAVINE K J, BEAUDIN A E, et al. Embryonic and adult–derived resident cardiac macrophages are maintained through distinct mechanisms at steady state and during inflammation[J]. Immunity, 2014a, 40(1):91–104.

EPELMAN S, LAVINE K J, RANDOLPH G J. Origin and functions of tissue macrophages[J]. Immunity, 2014b, 41(1):21–35.

ERBLICH B, ZHU L, ETGEN A M, et al. Absence of colony stimulation factor–1 receptor results in loss of microglia, disrupted brain development and olfactory deficits[J]. PLoS One, 2011, 6(10):e26317. https://doi.org/10.1371/journal.pone.0026317.

ESPUELAS M S, LEGRAND P, LOISEAU P M, et al. In vitro antileishmanial activity of amphotericin B loaded in poly(epsilon–caprolactone) nanospheres[J]. J Drug Target, 2002, 10(8):593–599.

ETZERODT A, MANIECKI M B, GRAVERSEN J H, et al. Efficientin tracellular drug–targeting of macrophages using stealth liposomes directed to the hemoglobin scavenger receptor CD163[J]. J Control Release, 2012, 160(1):72–80.

ETZERODT A, MOESTRUP S K. CD163 and inflammation: biological, diagnostic, and therapeutic aspects[J]. Antioxid Redox Signal, 2013, 18(17):2352–2363.

F：

FÀBREGAS A, SÁNCHEZ–HERNÁNDEZ N, TICÓ J R, et al. A new optimized formulation of cationic solid lipid nanoparticles intended for gene delivery: development, charactivation and DNA binding efficiency of TCERG1 expression plasmid[J]. Int J Pharm, 2014, 473(1–2):270–279.

FAHHAM D, WEISS I D, ABRAHAM M, et al. In vitro and in vivo therapeutic efficacy of CXCR4 antagonist BKT140 against human non–small cell lung cancer[J]. J Thorac Cardiovasc Surg, 2012, 144(5):1167–1175.

FAIBISH M, FRANCESCONE R, BENTLEY B, et al. A YKL–40–neutralizing antibody blocks tumor angiogenesis and progression: a potential therapeutic agent in cancers[J]. Mol Cancer Ther, 2011, 10(5):742–751.

FALKENBURGER B H, JENSEN J B, DICKSON E J, et al. Phosphoinositides: lipid regulators of membrane proteins[J]. J Physiol, 2010, 588(Pt 17):3179–3185.

FALKENHAM A, DE ANTUENO R, ROSIN N, et al. Nonclassical resident macrophages are important determinants in the development of myocardial fbrosis[J]. Am J Pathol, 2015, 185(4): 927–942.

FALZON D, SCHÜNEMANN H J, HARAUSZ E, et al. World Health Organization treatment guidelines for drug–resistant tuberculosis, 2016 update[J]. Eur Respir J, 2017, 49(3):1602308.

FAN C–H, LEE Y–H, HO Y–J, et al. Macrophages as drug delivery carriers for acoustic phase–change droplets[J]. Ultrasound Med Biol, 2018, 44(7):1468–1481.

FAN T T, CHEN C H, GUO H, et al. Design and evaluation of solid lipid nanoparticles modified with peptide ligand for oral delivery of protein drugs[J]. Eur J Pharm Biopharm, 2014, 88(2):518–528.

FANG R H, KROLL A V, GAO W W, et al. Cell membrane coating nanotechnology[J]. Adv Mater, 2018, 30(23):e1706759. https://doi.org/10.1002/adma.201706759.

FARINE L, NIEMANN M, SCHNEIDER A, et al. Phosphatidylethanolamine and phosphatidylcholine biosynthesis by the Kennedy pathway occurs at different sites in Trypanosoma brucei[J]. Sci Rep, 2015, 5:16787.

FARMOUDEH A, AKBARI J, SAEEDI M, et al. Methylene blue–loaded niosome: preparation, physicochemical characterization, and in vivo wound healing assessment[J]. Drug Deliv Transl Res, 2020, 10(5):1428–1441.

FARRELL K B, KARPEISKY A, THAMM D H, et al. Bisphosphonate conjugation for bone specific drug targeting[J]. Bone Rep, 2018, 9:47–60.

FEINER R, FLEISCHER S, SHAPIRA A, et al. Multifunctional degradable electronic scaffolds for cardiac tissue engineering[J]. J Control Release, 2018, 281: 189–195.

FELICE B, PRABHAKARAN M P, RODRÍGUEZ A P, et al. Drug delivery vehicles on a nano–engineering perspective[J]. Mater Sci Eng C, 2014, 41:178–195.

FENG W, CHUMLEY P, PRIETO M C, et al. Transcription factor avian erythroblastosis virus E26 Oncogen Homolog–1 is a novel mediator of renal injury in salt–sensitive hypertension[J]. Hypertension. 2015, 65(4):813–820.

FERNANDES A V, PYDI C R, VERMA R, et al. Design, preparation and in vitro characterizations of fluconazole loaded nanostructured lipid carriers[J]. Brazilian J Pharm Sci, 2020, 56:e18069. https://doi.org/10.1590/s2175–97902019000318069.

FERNANDES J C, QIU X P, WINNIK F M, et al. Low molecular weight chitosan conjugated with folate for siRNA delivery in vitro : eptimization studies[J]. Int J Nanomedicine, 2012, 7:5833–5845.

FERNÁNDEZ–RUIZ I. Macrophage mimetics to target atherosclerosis[J]. Nat Rev Cardiol, 2020, 17(8):454.

FERNANDO S, GUNASEKARA C, HOLTON J. Antimicrobial nanoparticles: applications and mechanisms of action[J]. Sri Lankan Journal of Infectious Diseases, 2018, 8(1):2.

FERRANTE C J, LEIBOVICH S J. Regulation of macrophage polarization and wound healing[J]. Adv Wound Care (New Rochelle), 2012, 1(1):10–16.

FERRANTE M C, MATTACERASO G, BILANCIONE M, et al. Differential modification of inflammatory enzymes in J774A.1 macrophages by ochratoxin A alone or in combination with lipopolysaccharide[J]. Toxicol Lett, 2008, 181(1):40–46.

FERRIS S T, ZAKHAROV P N, WAN X, et al. The islet–resident macrophage is in an inflammatory state and senses microbial products in blood[J]. J Exp Med, 2017, 214(8): 2369–2385.

FÉVRIER A, FERREIRA M E, FOURNET A, et al. Acetogenins and other compounds from Rollinia emarginata and their antiprotozoal activities[J]. Planta Med, 1999, 65(1):47-49.

FIANI M L, BARRECA V , SARGIACOMO M, et al. Exploiting manipulated small extracellular vesicles to subvert immunosuppression at the tumor microenvironment through mannose receptor/CD206 targeting[J]. Int J Mol Sci, 2020, 21(17):6318.

FIERER J, HATLEN L, LIN J P, et al. Successful treatment using gentamicin liposomes of Salmonella dublin infections in mice[J]. Antimicrob Agents Chemother, 1990, 34(2):343–348.

FIETE D J, BERANEK M C, BAENZIGER J U. A cysteine–rich domain of the"mannose"receptor mediates GalNAc–4–SO4 binding[J]. Proc Natl Acad Sci, 1998, 95(5): 2089–2093.

FINKEL T H, TUDOR–WILLIAMS G, BANDA N K, et al. Apoptosis occurs predominantly in bystander cells and not in productively infected cells of HIV–and SIV–infected lymph nodes[J]. Nat Med, 1995, 1(2):129–134.

FINUCANE O M, REYNOLDS C M, MCGILLICUDDY F C, et al. Insights into the role of macrophage migration inhibitory factor in obesity and insulin resistance[J]. Proc Nut Soc, 2012, 71(4):622–633.

FIRE A, XU S Q, MONTGOMERY M K, et al. Potent and specifc genetic interference by double–stranded RNA in Caenorhabditis elegans[J]. Nature, 1998, 391(6669):806–811.

FISCHER A J, ZELINKA C, MILANI–NEJAD N. Reactive retinal microglia, neuronal survival, and the formation of retinal folds and detachments[J]. Glia, 2015, 63(2):313–327.

FITZGERALD K, WHITE S, BORODOVSKY A, et al. A highly durable RNAi therapeutic inhibitor of PCSK9[J]. N Engl J Med, 2016, 376(1):41–51.

FLEETWOOD A J, LAWRENCE T, HAMILTON J A, et al. Granulocyte–macrophage colony–stimulating factor (CSF) and macrophage CSF–dependent macrophage phenotypes display differences in cytokine profiles and transcription factor activities: implications for CSF blockade in inflammation[J]. J Immunol, 2007, 178(8):5245–5252.

FLORES–TORO J A, LUO D, GOPINATH A, et al. CCR2 inhibition reduces tumor myeloid cells and unmasks a checkpoint inhibitor effect to slow progression of resistant murine gliomas[J]. Proc Natl Acad Sci U S A, 2020, 117(2):1129–1138.

FOGG D K, SIBON C, MILED C, et al. A clonogenic bone marrow progenitor specific for macrophages and dendritic cells[J]. Science, 2006, 311(5757):83–87.

FORBES D C, PEPPAS N A. Polymeric nanocarriers for siRNA delivery to murine macrophages[J]. Macromol Biosci, 2014, 14(8):1096–1105.

FOX R I, HOWELL F V, BONE R C, et al. Primary Sjögren's syndrome: proposed criteria for classifcation[J]. Arthritis Rheum, 1984, 14: 77–105.

FRANKLIN R A, LIAO W, SARKAR A, et al. The cellular and molecular origin of tumor–associated macrophages[J]. Science, 2014, 344(6186):921–925.

FRANTZ S, NAHRENDORF M. Cardiac macrophages and their role in ischaemic heart disease[J]. Cardiovasc Res, 2014, 102(2):240–248.

FRASCH S C, BRATTON D L. Emerging roles for lysophospha–tidylserine in resolution of inflammation[J]. Prog Lipid Res, 2012, 51(3):199–207.

FREDRIC G, MARKUS G M, MICHAEL H S, et al. Development of monocytes, macrophages and dendritic cells[J]. Science, 2010, 327(5966):656–661.

FRENZ T, GRABSKI E, DURÁN V, et al. Antigen presenting cell–selective drug delivery by glycan–decorated nanocarriers[J]. Eur J Pharm Biopharm, 2015, 95:13–71.

FREVERT U. Sneaking in through the back entrance: the biology of malaria liver stages[J]. Trends Parasitol, 2004, 20(9):417–424.

FRICKER M, GIBSON P G. Macrophage dysfunction in the pathogenesis and treatment of asthma[J]. Eur Respir J, 2017, 50(3):1700196.

FRIDKIN M, NAJJAR V A. Tuftsin: its chemistry, biology, and physiological function[J]. Crit Rev Biochem Mol Biol, 1989, 24(1):1–40.

FRIEDMAN S L, RATZIU V, HARRISON S A, et al. A randomized, placebo–controlled trial of cenicriviroc for treatment of nonalcoholic steatohepatitis with fibrosis[J]. Hepatology, 2018, 67(5):1754–1767.

FRIELER R A, MENG H, DUAN S Z, et al. Myeloid–specific deletion of the mineralocorticoid receptor reduces infarct volume and alters inflammation during cerebral ischemia[J]. Stroke, 2011, 42(1):179–185.

FRITZ J M, TENNIS M A, ORLICKY D J, et al. Depletion of tumor–associated macrophages slows the growth of chemically induced mouse lung adenocarcinomas[J]. Front Immunol, 2014, 5:587.

FRUMAN D A, CHIU H, HOPKINS B D, et al. The PI3K pathway in human disease[J]. Cell, 2017, 170(4):605–635.

FU J J, WANG D, MEI D, et al. Macrophage mediated biomimetic delivery system for the treatment of lung metastasis of breast cancer[J]. J Control Release, 2015, 204:11–19.

FUJIMOTO H, SANGAI T, ISHII G, et al. Stromal MCP–1 in mammary tumors induces tumor–associated macrophage infiltration and contributes to tumor progression[J]. Int J Cancer, 2009, 125(6):1276–1284.

FUJIOKA Y, MATOZAKI T, NOGUCHI T, et al. A novel membrane glycoprotein, SHPS–1, that binds the SH2–domain–containing protein tyrosine phosphatase SHP–2 in response to mitogens and cell adhesion[J]. Mol Cell Biol, 1996, 16(12):6887–6899.

FUJIWARA M, MATOBA T, KOGA J–I, et al. Nanoparticle incorporating Toll–like receptor 4 inhibitor attenuates myocardial ischaemia–reperfusion injury by inhibiting monocyte–mediated inflammation in mice[J]. Cardiovasc Res, 2019, 115(7):1244–1255.

FUJIWARA M, TAKIGUCHI M. HIV–1–specifc CTLs effectively suppress replication of HIV–1 in HIV–1–infected macrophages[J]. Blood, 2007, 109:4832–4838.

FUJIWARA N, KOBAYASHI K. Macrophages in inflammation[J]. Curr Drug Target Inflam Allergy, 2005, 4(3):281–286.

FUJIWARA Y. Cyclic phosphatidic acid a unique bioactive phospholipid[J]. Biochim Biophys Acta, 2008, 1781(9):519–524.

FUKUI S, IWAMOTO N, TAKATANI A, et al. M1 and M2 monocytes in rheumatoid arthritis: a contribution of imbalance of M1/M2 monocytes to osteoclastogenesis[J]. Front Immunol, 2017, 8:1958.

FUKUSHIMA A, OZAKI A, ISHIDA W, et al. Suppression of macrophage infiltration into the conjunctiva by clodronate liposomes in experimental immune–mediated blepharoconjunctivitis[J]. Cell Biol Int, 2005, 29(4):277–286.

FUKUSHIMA K, HEDRICK J L, NELSON A, et al. Surface modified nanoparticles, methods of their preparation, and uses thereof for gene and drug delivery:12/695991[P]. 2012–07–24.

FUNES S C, RIOS M, ESCOBAR–VERA J, et al. Implications of macrophage polarization in autoimmunity[J]. Immunology, 2018, 154(2):186–195.

FURGE L L, GUENGERICH F P. Analysis of nucleotide insertion and extension at 8–oxo–7,8–dihydroguanine by replicative T7 polymerase exo–and human immunodeficiency virus–1 reverse transcriptase using steadystate and pre–steady–state kinetics[J]. Biochemistry, 1997, 36(21):6475–6487.

G：

GAILLARD P J, APPELDOORN C C, RIP J, et al. Enhanced brain delivery of liposomal methylprednisolone improved therapeutic efficacy in a model of neuroinflammation[J]. Journal of controlled release, 2012, 164(3):364–369.

GAITANIS A, STAAL S. Liposomal doxorubicin and nab–paclitaxel: nanoparticle cancer chemotherapy in current clinical use[J]. Methods Mol Biol, 2010, 624:385–392.

GALASTRI S, ZAMARA E, MILANI S, et al. Lack of CC chemokine ligand 2 differentially affects inflammation and fibrosis according to the genetic background in a murine model of steatohepatitis[J]. Clin Sci (Lond), 2012, 123(7):459–471.

GALE A J. Continuing education course #2: current understanding of hemostasis[J]. Toxicol Pathol,

2011, 39(1):273–280.

GALLAGHER K A, JOSHI A, CARSON W F, et al. Epigenetic changes in bone marrow progenitor cells infuence the inflammatory phenotype and alter wound healing in type 2 diabetes[J]. Diabetes, 2015, 64(4):1420–1430.

GALLAY P, STITT V, MUNDY C, et al. Role of the karyopherin pathway in human immunodeficiency virus type 1 nuclear import[J]. J Virol, 1996, 70:1027–1032.

GALLAY P, HOPE T, CHIN D, et al. HIV–1 infection of nondividing cells through the recognition of integrase by the importin/karyopherin pathway[J]. Proc Natl Acad Sci U S A, 1997, 94:9825–9830.

GALLI S, ZLOBEC I, SCHURCH C, et al. CD47 protein expression in acute myeloid leukemia: a tissue microarray–based analysis[J]. Leuk Res, 2015, 39(7):749–756.

GALMARINI S, HANUSCH U, GIRAUD M, et al. Beyond unpredictability: the importance of reproducibility in understanding the protein corona of nanoparticles [J]. Bioconjug Chem, 2018, 29(10):3385–3393.

GALON J, BRUNI D. Approaches to treat immune hot, altered and cold tumours with combination immunotherapies[J]. Nat Rev Drug Discov, 2019, 18(3):197–218.

GANBOLD T, BAIGUDE H. Design of mannose–functionalized curdlan nanoparticles for macrophage–targeted siRNA delivery[J]. ACS Appl Mater Interfaces, 2018, 10(17):14463–14474.

GANZ T. Macrophages and systemic iron homeostasis[J]. J Innate Immun, 2012, 4(5–6):446–453.

GAO S K, HU J W, WU X W, et al. PMA treated THP–1–derived–IL–6 promotes EMT of SW48 through STAT3/ERK–dependent activation of Wnt/beta–catenin signaling pathway[J]. Biomed Pharmacother, 2018, 108:618–624.

GARBA A O, MOUSA S A. Bevasiranib for the treatment of wet, age–related macular degeneration[J]. Ophthalmology and eye diseases, 2010, 2:75–83.

GARBAYO E, GAVIRA J J, DE YEBENES M G, et al. Catheter–based intramyocardial injection of FGF1 or NRG1–loaded MPs improves cardiac function in a preclinical model of ischemia–reperfusion[J]. Sci Rep, 2016, 6: 25932. https://doi.org/10.1038/srep25932.

GARBER K. Alnylam launches era of RNAi drugs[J]. Nat Biotechnol, 2018, 36(9):777–778.

GARDNER T W, LIETH E, KHIN S A, et al. Astrocytes increase barrier properties and ZO–1 expression in retinal vascular endothelial cells[J]. Invest Ophthalmol Vis Sci, 1997, 38(11):2423–2427.

GARRIDO C, SIMPSON C, DAHL N, et al. Gold nanoparticles to improve HIV drug delivery[J]. Future Med Chem, 2015, 7(9):1097–1107.

GASPAR D P, FARIA V, GONÇALVES L M, et al. Rifabutin–loaded solid lipid nanoparticles for inhaled antitubercular therapy: physicochemical and in vitro studies[J]. Int J Pharm, 2016, 497(1–2):199–209.

GASPAR N, ZAMBITO G, LÖWIK C M W G, et al. Active Nano–targeting of macrophages[J]. Curr Pharm Des, 2019, 25(17):1951–1961.

GASPAR R, OPPERDOES F R, PRÉAT V, et al. Drug targeting with polyalkylcyanoacrylate nanoparticles:in vitro activity of primaquine–loaded nanoparticles against intracellular Leishmania donovani[J]. Ann Trop Med Parasitol, 1992, 86:41–49.

GASPAR R, PRÉAT V, OPPERDOES F R, et al. Macrophage activation by polymeric nanoparticles of polyalkylcyanoacrylates: activity against intracellular Leishmania donovani associated with hydrogen peroxide production[J]. Pharm Res, 1992, 9(6):782–787.

GATTO M, ZEN M, IACCARINO L, et al. New therapeutic strategies in systemic lupus erythematosus management[J]. Nat Rev Rheumatol, 2019, 15(1):30–48.

GAUDANA R, ANANTHULA H K, PARENKY A, et al. Ocular drug delivery[J]. AAPS J, 2010, 12(3):348–360.

GAUTIER E L, SHAY T, MILLER J, et al. Gene–expression profiles and transcriptional regulatory pathways that underlie the identity and diversity of mouse tissue macrophages[J]. Nat Immunol, 2012, 13(11):1118–1128.

GAVEGNANO C, SCHINAZI R F. Antiretroviral therapy in macrophages: implication for HIV eradication[J]. Antivir Chem Chemother, 2009, 20(2):63–78.

GAZI U, MARTINEZ–POMARES L. Influence of the mannose receptor in host immune responses[J]. Immunobiology, 2009, 214:554–561.

GAZZINELLI R T, WYSOCKA M, HAYASHI S, et al. Parasite–induced IL–12 stimulates early IFN–gamma synthesis and resistance during acute infection with *Toxoplasma gondii*[J]. J Immunol, 1994, 153(6):2533–2543.

GEERAERTS X, BOLLI E, FENDT S M, et al. Macrophage metabolism as therapeutic target for cancer, atherosclerosis, and obesity[J]. Front Immunol, 2017, 8:289. https://doi.org/10.3389/fmmu.2017.00289.

GEISSMANN F, MANZ M G, JUNG S, et al. Development of monocytes, macrophages, and dendritic cells[J]. Science, 2010, 327:656–661.

GELDERMAN K A, HULTQVIST M, PIZZOLLA A, et al. Macrophages suppress T cell responses and arthritis development in mice by producing reactive oxygen species[J]. J Clin Invest, 2007, 117:3020–3028.

GELEZIUNAS R, XU W, TAKEDA K, et al. HIV–1 Nef inhibits ASK1–dependent death signalling providing a potential mechanism for protecting the infected host cell[J]. Nature, 2001, 410:834–838.

GENARD G, LUCAS S, MICHIELS C. Reprogramming of tumor–associated macrophages with anticancer therapies: radiotherapy versus chemo–and immunotherapies[J]. Front Immunol, 2017, 8:828. https://doi.org/10.3389/flmmu.2017.00828.

GENDELMAN H E, ORENSTEIN J M, MARTIN M A, et al. Effcient isolation and propagation of human immunodeficiency virus on recombinant colony–stimulating factor 1–treated monocytes[J]. J Exp Med, 1988, 167(4):1428–1441.

GEORGOUDAKI A–M, PROKOPEC K E, BOURA V F, et al. Reprogramming tumor–associated macrophages by antibody targeting inhibits cancer progression and metastasis[J]. Cell Rep, 2016, 15(9):2000–2011.

GERMANO G, FRAPOLLI R, BELGIOVINE C, et al. Role of macrophage targeting in the antitumor activity of Trabectedin[J]. Cancer Cell, 2013, 23:249–262.

GERMANO G, FRAPOLLI R, SIMONE M, et al. Antitumor and anti–inflammatory effects of trabectedin on human myxoid liposarcoma cells[J]. Cancer Res, 2010, 70(6):2235–2244.

GERMIC N, FRANGEZ Z, YOUSEFI S, et al. Regulation of the innate immune system by autophagy: monocytes, macrophages, dendritic cells and antigen presentation[J]. Cell Death Differ, 2019, 26:715–727.

GETTS D R, MARTIN A J, MCCARTHY D P, et al. Microparticles bearing encephalitogenic peptides induce T–cell tolerance and ameliorate experimental autoimmune encephalomyelitis[J]. Nat Biotechnol, 2012, 30(12):1217–1224.

GHINOI V, BRANDI M L. Clodronate: mechanisms of action on bone remodelling and clinical use in osteometabolic disorders[J]. Expert Opin Pharmacother, 2002, 3(11):1643–1656.

GHISLAT G, LAWRENCE T. Autophagy in dendritic cells[J]. Cell Mol Immunol, 2018, 15:944–952.

GHOLAMIN S, MITRA S S, FEROZE A H, et al. Disrupting the CD47–SIRPα anti–phagocytic axis by a humanized anti–CD47 antibody is an efficacious treatment for malignant pediatric brain tumors[J]. Sci Trans Med, 2017, 9(381): eaaf2968. https://doi.org/10.1126/scitranslmed.aaf2968.

GIACOMINI E, SEVERA M, RIZZO F, et al. IFN–β therapy modulates B–cell and monocyte crosstalk via TLR7 in multiple sclerosis patients[J]. Eur J Immunol, 2013, 43(7): 1963–1972.

GIANNAKIS N, SANSBURY B E, PATSALOS A, et al. Dynamic changes to lipid mediators support transitions among macrophage sub–types during muscle regeneration[J]. Nat Immunol, 2019, 20(5):626–636.

GIBBONS M A, MACKINNON A C, RAMACHANDRAN P, et al. Ly6C^{hi} monocytes direct alternatively activated profbrotic macrophag regulation of lung fibrosis[J]. Am J Respir Crit Care Med,

2011, 184(5):569–581.

GILBERT LA, HEMANN M T. DNA damage–mediated induction of a chemoresistant niche[J]. Cell, 2010, 143(3):355–366.

GIMÉNEZ C, DE LA TORRE C, GORBE M, et al. Gated mesoporous silica nanoparticles for the controlled delivery of drugs in cancer cells[J]. Langmuir, 2015, 31(12):3753–3762.

GINHOUX F, GRETER M, LEBOEUF M, et al. Fate mapping analysis reveals that adult microglia derive from primitive macrophages[J]. Science, 2010, 330(6005):841–845.

GINHOUX F, GUILLIAMS M. Tissue–resident macrophage ontogeny and homeostasis[J]. Immunity, 2016, 44(3):439–449.

GINHOUX F, JUNG S. Monocytes and macrophages: developmental pathways and tissue homeostasis[J]. Nat Rev Immunol, 2014, 14(6):392–404.

GINHOUX F, SCHULTZE J L, MURRAY P J, et al. New insights into the multidimensional concept of macrophage ontogeny, activation and function[J]. Nat Immunol, 2016, 17:34–40.

GISTERA A, HANSSON G K. The immunology of atherosclerosis[J]. Nat Rev Neph, 2017, 13(6):368.

GLUCKSAM–GALNOY Y, ZOR T, MARGALIT R. Hyaluronan–modified and regular multilamellar liposomes provide sub–cellular targeting to macrophages, without eliciting a pro–inflammatory response[J]. Journal of controlled release, 2012, 160(2):388–393.

GNANADHAS D P, THOMAS M B, ELANGO M, et al. Chitosan–dextran sulphate nanocapsule drug delivery system as an effective therapeutic against intraphagosomal pathogen Salmonella[J]. J Antimicrob Chemother, 2013, 68(11):2576–2586.

GOBBO O L, SJAASTAD K, RADOMSKI M W, et al. Magnetic nanoparticles in cancer theranostics[J]. Theranostics, 2015, 5:1249–1263.

GOCHEVA V, WANG H W, GADEA B B, et al. IL–4 induces cathepsin protease activity in tumor–associated macrophages to promote cancer growth and invasion[J]. Genes Dev, 2010, 24(3):241–255.

GODISKA R, CHANTRY D, DIETSCH G N, et al. Chemokine expression in murine experimental allergic encephalomyelitis[J]. J Neuroimmunol, 1995, 58(2):167–176.

GODSELL J, RUDLOFF I, KANDANE–RATHNAYAKE R, et al. Clinical associations of IL–10 and IL–37 in systemic lupus erythematosus[J]. Scientific reports, 2016, 6:34604.

GOEL S, ENGLAND C G, CHEN F, et al. Positron emission tomography and nanotechnology: a dynamic duo for cancer theranostics[J]. Adv Drug Deliv Rev, 2017, 113:157–176.

GOHARIAN I, SEHI M. Is there any role for the choroid in glaucoma?[J]. J Glaucoma, 2016,

25(5):452–458.

GOLANI L K, WALLACE–POVIRK A, DEIS S M, et al. Tumor targeting with novel 6–substituted pyrrolo [2, 3–d] pyrimidine antifolates with heteroatom bridge substitutions via cellular uptake by folate receptor α and the proton–coupled folate transporter and inhibition of de novo purine nucleotide biosynthesis[J]. J Med Chem, 2016, 59(17):7856–7876.

GOLDBLUM R. Therapy of rheumatoid arthritis with mycophenolate mofetil[J]. Clin Exp Rheumatol, 1993, 11(Suppl 8):S117–S119.

GOLDEN E B, FRANCES D, PELLICCIOTTA I, et al. Radiation fosters dose–dependent and chemotherapy–induced immunogenic cell death[J]. Onco Targets Ther, 2014, 3:e28518. https://doi.org/10.4161/onci.28518.

GOLDSTEIN J I, KOMINSKY D J, JACOBSON N, et al. Defective leukocyte GM–CSF receptor(CD116)expression and function in inflammatory bowel disease[J]. Gastroenterology, 2011, 141(1): 208–216.

GOLOMBEK S K, MAY J–N, THEEK B, et al. Tumor targeting via EPR: strategies to enhance patient responses[J]. Adv Drug Deliv Rev, 2018, 130:17–38.

GOMEZ D, BAYLIS R A, DURGIN B G, et al. Interleukin–1β has atheroprotective effects in advanced atherosclerotic lesions of mice[J]. Nat Med, 2018, 24:1418–1429.

GOMEZ PERDIGUERO E, KLAPPROTH K,SCHULZ C, et al. Tissue–resident macrophages originate from yolk–sac–derived erythro–myeloid progenitors[J]. Nature, 2015, 518(7540):547–551.

GONG C N, YU X Y, YOU B M, et al. Macrophage–cancer hybrid membrane–coated nanoparticles for targeting lung metastasis in breast cancer therapy[J]. J Nanobiotech, 2020, 18(1):92.

GONZÁLEZ O A, LI M, EBERSOLE J L, et al. HIV–1 reactivation induced by the periodontal pathogens Fusobacterium nucleatum and Porphyromonas gingivalis involves Toll–like receptor 2 [corrected] and 9 activation in monocytes/macrophages[J]. Clin Vaccine Immunol, 2010, 17(9):1417–1427.

GOPIDAS K R, LEHENY A R, CAMINATI G, et al. Photophysical investigation of similarities between starburst dendrimers and anionic micelles[J]. J Am Chem Soc, 1991, 113(19):7335–7342.

GORANTLA S, RAPALLI V K, WAGHULE T, et al. Nanocarriers for ocular drug delivery: current status and translational opportunity[J]. RSC Adv, 2020, 10(46):27835–27855.

GORANTLA S, SINGHVI G, RAPALLI V K, et al. Targeted drug–delivery systems in the treatment of rheumatoid arthritis: recent advancement and clinical status[J]. Therapeutic delivery, 2020, 11:269–284.

GORDON S. Alternative activation of macrophages[J]. Nat Rev Immunol, 2003, 3(1):23–35.

GORDON S. Phagocytosis: an immunobiologic process[J]. Immunity, 2016, 44:463–475.

GORDON S, MARTINEZ F O. Alternative activation of macrophages: mechanism and functions[J]. Immunity, 2010, 32(5):593–604.

GORDON S, MARTINEZ–POMARES L. Physiological roles of macrophages[J]. Pflugers Arch, 2017, 469(3–4):365–374.

GORDON S, PLÜDDEMANN A. Tissue macrophages: heterogeneity and functions[J]. BMC Biol, 2017, 15(1):53.

GORDON S, PLÜDDEMANN A. Macrophage clearance of apoptotic cells: a critical assessment[J]. Front Immunol, 2018, 9:127. https://doi.org/10.3389/fmmu.2018.00127.

GORDON S, PLÜDDEMANN A, MARTINEZ ESTRADA F. Macrophage heterogeneity in tissues: phenotypic diversity and functions[J]. Immunol Rev, 2014, 262(1):36–55.

GORDON S, TAYLOR P R. Monocyte and macrophage heterogeneity[J]. Nat Rev Immunol, 2005, 5(12):953–964.

GORDON S B, READ R C. Macrophage defences against respiratory tract infections[J]. Br Med Bull, 2002, 61:45–61.

GORDON S R, MAUTE R L, DULKEN B W, et al. PD–1 expression by tumour-associated macrophages inhibits phagocytosis and tumour immunity[J]. Nature, 2017, 545(7655):495–499.

GOREN I, MÜLLER E, SCHIEFELBEIN D, et al. Systemic anti–TNFalpha treatment restores diabetes–impaired skin repair in ob/ob mice by inactivation of macrophages[J]. J Investig Dermatol, 2007, 127(9):2259–2267.

GOUAZÉ–ANDERSSON V, DELMAS C, TAURAND M, et al. FGFR1 induces glioblastoma radioresistance through the PLCgamma/Hif1alpha pathway[J]. Cancer Res, 2016, 76(10):3036–3044.

GOUVEIA V M, RIZZELLO L, NUNES C, et al. Macrophage targeting pH responsive polymersomes for glucocorticoid therapy[J]. Pharmaceutics, 2019, 11(11):614.

GRAFF J W, DICKSON A M, CLAY G, et al. Identifying functional microRNAs in macrophages with polarized phenotypes[J]. J Biol Chem, 2012, 287(26):21816–21825.

GRAM H. The long and winding road in pharmaceutical development of canakinumab from rare genetic autoinflammatory syndromes to myocardial infarction and cancer[J]. Pharmacol Res, 2020, 154:104139.

GRAVINA G L, MANCINI A, MARAMPON F, et al. The brain–penetrating CXCR4 antagonist, PRX177561, increases the antitumor effects of bevacizumab and sunitinib in preclinical models of human glioblastoma[J]. J Hematol Oncol, 2017, 10(1):5.

GRAY G A,TOOR I S,CASTELLAN R, et al. Resident cells of the myocardium:more than spectators in cardiac injury, repair and regeneration[J]. Curr Opin Physiol, 2018, 1:46–51.

GREEN L C, ANTHONY S R, SLONE S, et al. Human antigen R as a therapeutic target in pathological cardiac hypertrophy[J]. JCI Insight, 2019, 4(4):e121541. https://doi.org/10.1172/ jci. insight.121541.

GREENHEAD P, HAYES P, WATTS P S, et al. Parameters of human immunodeficiency virus infection of human cervical tissue and inhibition by vaginal virucides[J]. J Virol, 2000, 74:5577–5586.

GREENWELL–WILD T, MOUTSOPOULOS N M, GLIOZZI M, et al. Chitinases in the salivary glands and circulation of patients with Sjögren's syndrome: macrophage harbingers of disease severity[J]. Arthritis Rheum, 2011, 63(10): 3103–3115.

GREGORC V, SANTORO A, BENNICELLI E, et al. Phase Ib study of NGR–hTNF, a selective vascular targeting agent, administered at low doses in combination with doxorubicin to patients with advanced solid tumours[J]. Br J Cancer, 2009, 101(2):219–224.

GREGORIADIS G. Drug delivery: old drugs in new clothing[J]. Nature, 1984, 310(5974):186–187.

GREISH K, THIAGARAJAN G, HERD H, et al. Size and surface charge significantly influence the toxicity of silica and dendritic nanoparticles[J]. Nanotoxicology, 2012, 6:713–723.

GRICIUC A, SERRANO–POZO A, PARRADO A R, et al. Alzheimer's disease risk gene *CD33* inhibits microglial uptake of amyloid beta[J]. Neuron, 2013, 78(4):631–643.

GRIMSHAW M J, BALKWILL F R. Inhibition of monocyte and macrophage chemotaxis by hypoxia and inflammation—a potential mechanism[J]. Eur J Immunol, 2001, 31(2):480–489.

GROHMANN U, BELLADONNA M L, VACCA C, et al. Positive regulatory role of IL–12 in macrophages and modulation by IFN–γ[J]. J Immunol, 2001, 167:221–227.

GROOT F, WELSCH S, SATTENTAU Q J. Effcient HIV–1 transmission from macrophages to T cells across transient virological synapses[J]. Blood, 2008, 111(9):4660–4663.

GROSSMAN J G, NYWENING T M, BELT B A, et al. Recruitment of $CCR2^+$ tumor associated macrophage to sites of liver metastasis confers a poor prognosis in human colorectal cancer[J]. Onco Targets Ther, 2018, 7(9):e1470729. https://doi.org/10.1080/2162402X.2018.1470729.

GROTZ E, TATEOSIAN N L, SALGUEIRO J, et al. Pulmonary delivery of rifampicin–loaded soluplus micelles against Mycobacterium tuberculosis[J]. J Drug Del Sci Technol, 2019, 53:101170.

GU H, BOTELHO R J, YU M, et al. Critical role for scaffolding adapter Gab2 in Fc gamma R–mediated phagocytosis[J]. J Cell Biol, 2003, 161(6):1151–1161.

GUERRA A D, YEUNG O W H, QI X, et al. The anti–tumor effects of M1 macrophage–loaded poly(ethylene glycol) and gelatin–based hydrogels on hepatocellular carcinoma[J]. Theranostics, 2017,

7(15):3732–3744.

GUERRIERO J L. Macrophages: the road less traveled[J]. Changing Anticancer Therapy Trends Mol Med, 2018, 24(5):472–489.

GUERRIERO J L. Macrophages: their untold story in T cell activation and function[J]. Int Rev Cell Mol Biol, 2019, 342:73–93.

GUERRIERO J L, SOTAYO A, PONICHTERA H E, et al. Class IIa HDAC inhibition reduces breast tumours and metastases through anti–tumour macrophages[J]. Nature, 2017, 543(7645):428–432.

GUILLIAMS M, GINHOUX F, JAKUBZICK C, et al. Dendritic cells, monocytes and macrophages: a unifed nomenclature based on ontogeny[J]. Nat Rev Immunol, 2014, 14(8):571–578.

GUILLOT A, TACKE F. Liver macrophages: old dogmas and new insights[J]. Hepatol Commun, 2019, 3:730–743.

GUNASEELAN S, DEBRAH O, WAN L, et al. Synthesis of poly (ethylene glycol)–based saquinavir prodrug conjugate and assessment of release and anti–HIV–1 bioactivity using a novel protease inhibition assay[J]. Bioconj Chem, 2004, 15:1322–1333.

GUO H, CALLAWAY J B, TING J P. Inflammasomes: mechanism of action, role in disease, and therapeutics[J]. Nat Med, 2015, 21(7):677–687.

GUO L, AKAHORI H, HARARI E, et al. $CD163^+$ macrophages promote an giogenesis and vascular permeability accompanied by inflammation in atherosclerosis[J]. J ClinInvest, 2018, 128(3):1106–1124.

GUO S, DIPIETRO L A. Factors affecting wound healing[J]. J Dent Res, 2010, 89(3):219–229.

GUPTA K, SALDANHA M, PARASNIS M, et al. Toll–like receptor–mediated endocytosis in infectious disease[M] //DEVARAJAN P V, DANDEKAR P, D'SOUZA A A. Targeted intracellular drug delivery by receptor mediated endocytosis. Cham:Springer Cham, 2019:323–349.

GUPTA M K, MEYER T A, NELSON C E, et al. Poly(PS–b–DMA) micelles for reactive oxygen species triggered drug release[J]. J Control Release, 2012, 162(3):591–598.

GUPTA N, RAI D B, JANGID A K, et al. Nanomaterials–based siRNA delivery: routes of administration, hurdles and role of nanocarriers[J]. Nanotechnol Modern Animal Biotechnol, 2019, 67–114.

GUPTA S, DUBE A, VYAS S P. Antileishmanial efficacy of amphotericin B bearing emulsomes against experimental visceral leishmaniasis[J]. J Drug Target, 2007, 15:437–444.

GUPTA S, DUBE A, VYAS S P. Development and characterization of amphotericin B loaded solid lipid nanoparticles against experimental visceral leishmaniasis[J]. Pharmac Nanotechnol, 2013, 1(1):54–67.

GUPTA S, GUPTA M. Possible role of nanocarriers in drug delivery against cervical cancer[J]. Nano Rev Exp, 2017, 8(1):1335567. https://doi.org/10.1080/20022727.2017.1335567

GUPTA S, KUMAR P. Drug delivery using nanocarriers: Indian perspective[J]. Proc Natl Acad Sci India Sect B Biol Sci, 2012, 82(S1):167–206.

GUPTA S, PAL A, VYAS S P. Drug delivery strategies for therapy of visceral leishmaniasis[J]. Expert Opin Drug Deliv, 2010, 7(3):371–402.

GUPTA A, PANT G, MITRA K, et al. Inhalable particles containing rapamycin for induction of autophagy in macrophages infected with Mycobacterium tuberculosis[J]. Mol Pharm, 2014, 11(4):1201–1207.

GUPTA S, PATHAK Y, GUPTA M K, et al. Nanoscale drug delivery strategies for therapy of ovarian cancer: conventional vs targeted[J]. Artif Cells Nanomed Biotech, 2019, 47(1):4066–4088.

GUPTA S, SHARMA P, GUPTA M K. Leishmaniasis–drugs, nanotechnology based delivery systems and recent patents survey[J]. Curr Nanomed, 2016, 6(1):21–42.

GUPTA S, VYAS S P. Development and characterization of amphotericin B bearing emulsomes for passive and active macrophage targeting[J]. J Drug Target, 2007, 15:206–217.

GUPTA Y, JAIN A, JAIN S K. Transferrin–conjugated solid lipid nanoparticles for enhanced delivery of quinine dihydrochloride to the brain[J]. J Pharm Pharmacol, 2007, 59(7):935–940.

GUSTAFSON H H, HOLT–CASPER D, GRAINGER D W, et al. Nanoparticle uptake: the phagocyte problem[J]. Nano Today, 2015, 10(4):487–510.

H：

HAABETH O A W, BLAKE T R, MCKINLAY C J, et al. Local delivery of Ox40l, Cd80, and Cd86 mRNA kindles global anticancer immunity[J]. Cancer Res, 2019, 79(7):1624–1634.

HAARMANN T, ROLKE Y, GIESBERT S, et al. Ergot: from witchcraft to biotechnology[J]. Mol Plant Pathol, 2009, 10(4):563–577.

HAGIO M, SAKURAI I, SATO S, et al. Phosphatidylglycerol is essential for the development of thylakoid membranes in Arabidopsis thaliana[J]. Plant Cell Physiol, 2002, 43(12):1456–1464.

HAGLUND E, SEALE–GOLDSMITH M M, LEARY J F. Design of multifunctional nanomedical systems[J]. Ann Biomed Eng, 2009, 37:2048–2063.

HAIDER M, ABDIN S M, KAMAL L, et al. Nanostructured lipid carriers for delivery of chemotherapeutics: a review[J]. Pharmaceutics, 2020, 12(3):288.

HALBROOK C J, PONTIOUS C, KOVALENKO I, et al. Macrophage–released pyrimidines inhibit gemcitabine therapy in pancreatic cancer[J]. Cell Metab, 2019, 29(6):1390–1399.

HALDAR M, MURPHY K M. Origin, development, and homeostasis of tissue–resident macrophages[J]. Immunol Rev, 2014, 262(1):25–36.

HAMBARDZUMYAN D, GUTMANN D H, KETTENMANN H. The role of microglia and macrophages in glioma maintenance and progression[J]. Nat Neurosci, 2016, 19(1):20–27.

HAMED A, OSVMAN R, AL–JAMAL K T, et al. Enhanced antitubercular activity, alveolar deposition and macrophages uptake of mannosylated stable nanoliposomes[J]. J Drug Del Sci Technol, 2019, 51:513–523.

HAMMER A, STEGBAUER J, LINKER R A, et al. Macrophages in neuroinflammation: role of the renin–angiotensin–system[J]. Pflugers Arch, 2017, 469(3–4):431–444.

HANIFFA M, BIGLEY V, COLLIN M. Human mononuclear phagocyte system reunited[J]. Semin Cell Dev Biol, 2015, 41:59–69.

HAO J F, WANG X D, BI Y P, et al. Fabrication of a composite system combining solid lipid nanoparticles and thermosensitive hydrogel for challenging ophthalmic drug delivery[J]. Colloids Surf B: Biointerfaces, 2014, 114:111–120.

HAO Q Y, VADGAMA J V, WANG P W. CCL2/CCR2 signaling in cancer pathogenesis[J]. Cell Commun Signal, 2020, 18(1):82.

HAPUARACHCHIGE S, ARTEMOV D. Theranostic pretargeting drug delivery and imaging platforms in cancer precision medicine[J]. Front Oncol, 2020, 10:1131. https://doi. org/10.3389/fonc.2020.01131.

HAQUE A S M R, MORIYAMA M, KUBOTA K, et al. $CD206^+$ tumor–associated macrophages promote proliferation and invasion in oral squamous cell carcinoma via EGF production[J]. Sci Rep, 2019, 9(1):14611.

HARASHIMA H, SAKATA K, FUNATO K, et al. Enhanced hepatic uptake of liposomes through complement activation depending on the size of liposomes[J]. Pharm Res, 1994, 11(3):402–406.

HAREL–ADAR T, BEN MORDECHAI T, AMSALEM Y, et al. Modulation of cardiac macrophages by phosphatidylserine–presenting liposomes improves infarct repair[J]. Proc Natl Acad Sci U S A, 2011, 108(5): 1827–1832.

HARISINGHANI M G, BARENTSZ J, HAHN P F, et al. Noninvasive detection of clinically occult lymph–node metastases in prostate cancer[J]. N Engl J Med, 2003, 348(25): 2491–2499.

HARMS A S, CAO S W, ROWSE A L, et al. MHCII is required for alpha–synucleininduced activation of microglia, CD4 T cell proliferation, and dopaminergic neurodegeneration[J]. J Neurosci, 2013, 33(23):9592–9600.

HARTMANN R, WEIDENBACH M, NEUBAUER M, et al. Stiffness–dependent in vitro uptake and lysosomal acidification of colloidal particles[J]. Angew Chem Int Ed, 2014, 54(4):1365–1368.

HASCHEK W M, BEASLEY V R. Trichothecene Mycotoxins[M]//Gupta R C. Handbook of toxicology of chemical warfare agents. New York: Academic Press, 2009, 353–369.

HASHAM M G, BAXAN N, STUCKEY D J, et al. Systemic autoimmunity induced by the TLR7/8 agonist Resiquimod causes myocarditis and dilated cardiomyopathy in a new mouse model of autoimmune heart disease[J]. Dis Model Mech, 2017, 10(3):259–270.

HASHIDA N, OHGURO N, YAMAZAKI N, et al. High–efficacy sitedirected drug delivery system using sialyl–Lewis X con–jugated liposome[J]. Exp Eye Res, 2008, 86(1):138–149.

HASHIMOTO–KATAOKA T, HOSEN N, SONOBE T, et al. Interleukin–6/interleukin–21 signaling axis is critical in the pathogenesis of pulmonary arterial hypertension[J]. Proc Natl Acad Sci U S A, 2015, 112(20):E2677–E2686.

HASNAIN S E, EHTESHAM N Z, GROVER S. Mycobacterium tuberculosis: molecular infection biology, pathogenesis, diagnostics and new interventions[M]. Berlin: Springer, 2019.

HATTORI Y, YAMASHITA J, SAKAIDA C, et al. Evaluation of antitumor effect of zoledronic acid entrapped in folate–linked liposome for targeting to tumor associated macrophages[J]. J Liposome Res, 2015, 25(2):131–140.

HAUBECK H D, LORKOWSKI G, KÖLSCH E, et al. Immunosuppression by Ochratoxin A and its prevention by phenylalanine[J]. Appl Environ Microbiol, 1981, 41(4):1040–1042.

HAUBNER R, WEBER W A, BEER A J, et al. Noninvasive visualization of the activated αvβ3 integrin in cancer patients by positron emission tomography and [18F] Galacto–RGD[J]. PLoS Med, 2005, 2(3):e70.

HAUSENLOY D J, YELLON D M. Survival kinases in ischemic preconditioning and postconditioning[J]. Cardiovasc Res, 2006, 70(2):240–253.

HAUSSECKER D. Current issues of RNAi therapeutics delivery and development[J]. J Control Release, 2014, 195:49–54.

HAWKINS M J, SOON–SHIONG P, DESAI N. Protein nanoparticles as drug carriers in clinical medicine[J]. Adv Drug Deliv Rev, 2008, 60:876–885.

HAYASHI N, KATAOKA H, YANO S, et al. A novel photodynamic therapy targeting cancer cells and tumor–associated macrophages[J]. Mol Cancer Ther, 2015, 14(2):452–460.

HAYDAR D, CORY T J, BIRKET S E, et al. Azithromycin polarizes macrophages to an M2 phenotype via inhibition of the STAT1 and NF–κB signaling pathways[J]. J Immunol, 2019, 203(4):1021–1030.

HAYDER M, POUPOT M, BARON M, et al. A phosphorus–based dendrimer targets inflammation and osteoclastogenesis in experimental arthritis[J]. Science translational medicine, 2011, 3(81):81ra35.

HE C, YIN L, TANG C, et al. Multifunctional polymeric nanoparticles for oral delivery of TNF–α siRNA to macrophages[J]. Biomaterials, 2013, 34(11):2843–2854.

HE H, GHOSH S, YANG H. Nanomedicines for dysfunctional macrophage–associated diseases[J]. J Control Release, 2017b, 247:106–126.

HE H, YE J, WANG Y, et al. Cell–penetrating peptides meditated encapsulation of protein therapeutics into intact red blood cells and its application[J]. J Control Release, 2014, 176: 123–132.

HE H, YUAN Q, BIE J, et al. Development of mannose functionalized dendrimeric nanoparticles for targeted delivery to macrophages: use of this platform to modulate athero sclerosis[J]. Transl Res, 2018, 193:13–30.

HE K–F, ZHANG L, HUANG C–F, et al. $CD163^+$ tumor–associated macrophages correlated with poor prognosis and cancer stem cells in oral squamous cell carcinoma[J]. Biomed Res Int, 2014(2):838632. https://doi.org/10.1155/2014/838632.

HE L, Fan D, Liang W, et al. Matrix metalloproteinase-responsive PEGylated lipid nanoparticles for controlled drug delivery in the treatment of rheumatoid arthritis[J]. ACS Appl Bio Mater, 2020, 3(5):3276-3284.

HE S, LIANG Y, SHAO F, et al. Toll–like receptors activate programmed necrosis in macrophages through a receptor–interacting kinase–3–mediated pathway[J]. Proceedings of the National Academy of Sciences of the United States of America, 2011, 108(50):20054–20059.

HE W, KAPATE N, SHIELDS C W, et al. Drug delivery to macrophages: a review of targeting drugs and drug carriers to macrophages for inflammatory diseases[J]. Adv Drug Deliv Rev, 2019, 165–166: 15–40.

HE X–Y, LIU B–Y, AI S–L, et al. Functional polymer/inorganic hybrid nanoparticles for macrophage targeting delivery of oligodeoxy–nucleotides in cancer immunotherapy[J]. Mater Today Chem, 2017a, 4:106–116.

HEE M R, PULIAFITO C A, DUKER J S, et al. Topography of diabetic macular edema with optical coherence tomography[J]. Ophthalmology, 1998, 105(2):360–370.

HEIDT T, COURTIES G, DUTTA P, et al. Differential contribution of monocytes to heart macrophages in steady–state and after myocardial infarction[J]. Circ Res, 2014, 115(2):284–295.

HEIDUSCHKA P, FIETZ H, HOFMEISTER S, et al. Penetration of bevacizumab through the retina after intravitreal injection in the monkey[J]. Invest Ophthalmol Vis Sci, 2007, 48(6):2814–2823.

HENDERSON A J, CALAME K L. CCAAT/enhancer binding protein (C/EBP) sites are required for HIV-1 replication in primary macrophages but not CD4+ T cells[J]. Proc Natl Acad Sci U S A, 1997, 94(16):8714–8719.

HENRY B, ROUSSEL C, CARUCCI M, et al. The human spleen in malaria: flter or shelter?[J]. Trends Parasitol, 2020, 36(5):435–446.

HERBEIN G, GRAS G, KHAN K A, et al. Macrophage signaling in HIV-1 infection[J]. Retrovirology, 2010, 7:34.

HERBEIN G, MAHLKNECHT U, BATLIWALLA F, et al. Apoptosis of CD8+ T cells is mediated by macrophages through interaction of HIV gp120 with chemokine receptor CXCR4[J]. Nature, 1998, 395(6698):189–194.

HERBEIN G, VARIN A. The macrophage in HIV-1 infection: from activation to deactivation?[J]. Retrovirology, 2010, 7:33. https://doi.org/10.1186/1742-4690-7-33.

HERNANDEZ C, GULATI S, FIORAVANTI G, et al. Cryo-EM visualization of lipid and polymer-stabilized perfluorocarbon gas nanobubbles-A step towards nanobubble mediated drug delivery[J]. Sci Rep, 2017, 7:13517.

HEYMANN F, TRAUTWEIN C, TACKE F. Monocytes and macrophages as cellular targets in liver fbrosis[J]. Infamm Allergy Drug Targets, 2009, 8(4): 307–318.

HEYMANS S, CORSTEN M F, VERHESEN W, et al. Macrophage microRNA-155 promotes cardiac hypertrophy and failure[J]. Circulation, 2013, 128(13): 1420–1432.

HIBBITTS A, O'LEARY C. Emerging nanomedicine therapies to counter the rise of methicillin-resistant Staphylococcus aureus[J]. Materials, 2018, 11(2):321.

HINDE E, THAMMASIRAPHOP K, DUONG H T T, et al. Pair correlation microscopy reveals the role of nanoparticle shape in intracellular transport and site of drug release[J]. Nat Nanotechnol, 2017, 12:81–89.

HINDERER S, SCHENKE-LAYLAND K. Cardiac fibrosis—a short review of causes and therapeutic strategies[J]. Adv Drug Deliv Rev, 2019, 146: 77–82.

HIRANO H, TANIOKA K, YOKOYAMA S, et al. Angiogenic effect of thymidine phosphorylase on macrophages in glioblastoma multiforme[J]. J Neurosurg, 2001, 95(1):89–95.

HIRAYAMA D, IIDA T, NAKASE H. The phagocytic fiunction of macrophage-enforcing innate immunity and tissue homeostasis[J]. Int J Mol Sci, 2018, 19(1):92.

HIRST S M, KARAKOTI A, SINGH S, et al. Bio-distribution and in-vivo antioxidant effects of cerium oxide nanoparticles in mice[J]. Environ Toxicol, 2013, 28(2):107–118.

HO V W H, SLY L M. Derivation and characterization of murine alternatively activated (M2) macrophages[J]. Methods Mol Biol, 2009, 531:173–185.

HOEFFEL G, CHEN J, LAVIN Y, et al. C–Myb^{+}erythro–myeloid progenitor–derived fetal monocytes give rise to adult tissue–resident macrophages[J]. Immunity, 2015, 42(4): 665–678.

HOFF B A, CHUGHTAI K, JEON Y H, et al. Multimodality imaging of tumor and bone response in a mouse model of bony metastasis[J]. Transl Oncol, 2012, 5(6):415–421.

HOFMANN M A, KORS C, AUDRING H, et al. Phase 1 evaluation of intralesionally injected TLR9–agonist PF–3512676 in patients with basal cell carcinoma or metastatic melanoma[J]. J Immunother, 2008, 31(5):520–527.

HOGQUIST K A, JAMESON S C. The self–obsession of T cells: how TCR signaling thresholds affect fate 'decisions' and effector function[J]. Nature immunology, 2014, 15(9):815–823.

HOGQUIST K A, UNANUE E R, CHAPLIN D D. Release of IL–1 from mononuclear phagocytes[J]. J Immunol, 1991, 147(7):2181–2186.

HOLEN I, COLEMAN R E. Anti–tumour activity of bisphosphonates in preclinical models of breast cancer[J]. Breast Cancer Res, 2010, 12(6):214.

HOLLMEN M, KARAMAN S, SCHWAGER S, et al. G–CSF regulates macrophage phenotype and associates with poor overall survival in human triple–negative breast cancer[J]. Onco Targets Ther, 2016, 5(3):e1115177. https://doi.org/10.1080/2162402X.2015.1115177.

HOLSTEGE C P, TRAVEN S A. Ergot[M]. //WEXLER P. Encyclopedia of toxicology. 3rd ed. New York: Academic Press, 2014: 444–447.

HOLT B D, SHORT P A, RAPE A D, et al. Carbon nanotubes reorganize actin structures in cells and ex vivo[J]. ACS Nano, 2010, 4(8):4872–4878.

HOLZ K, PRINZ M, BRENDECKE S M, et al. Differing outcome of experimental autoimmune encephalitis in macrophage/neutrophil– and T cell–specifc gp130–defcient mice[J]. Front Immunol, 2018, 9: 836.

HONARVAR H, WESTERLUND K, ALTAI M, et al. Feasibility of affibody molecule–based PNA–mediated radionuclide pretargeting of malignant tumors[J]. Theranostics, 2016, 6(1):93–103.

HOORELBEKE B, XUE J, LIWANG P J, et al. Role of the carbohydrate–binding sites of griffthsin in the prevention of DC–SIGN–mediated capture and transmission of HIV–1[J]. PLoS One, 2013, 8(5):e64132.

HOPPSTÄDTER J, DEMBEK A, LINNENBERGER R, et al.Toll–like receptor 2 release by macrophages: an anti–inflammatory program induced by glucocorticoids and lipopolysaccharide[J]. Front Immunol, 2019, 10:1634.

HORVÁTI K, BACSA B, KISS E, et al. Nanoparticle encapsulated lipopeptide conjugate of antitubercular drug isoniazid: in vitro intracellular activity and in vivo efficacy in a Guinea pig model of tuberculosis[J]. Bioconjug Chem, 2014, 25(12):2260–2268.

HORVÁTI K, GYULAI G, CSÁMPAI A, et al. Surface layer modification of Poly(d,l–lactic–co–glycolic acid) nanoparticles with targeting peptide:a convenient synthetic route for pluronic F127–Tuftsin conjugate[J]. Bioconjug Chem, 2018, 29(5):1495–1499.

HOU J, SHI J, CHEN L, et al. M2 macrophages promote myofibroblast differentiation of LR–MSCs and are associated with pulmonary fibrogenesis[J]. Cell Commun Signal, 2018, 16(1):89.

HOWARD K A, PALUDAN S R, BEHLKE M A, et al. Chitosan/siRNA nanoparticle–mediated TNF–alpha knockdown in peritoneal macrophages for anti–inflammatory treatment in a murine arthritis model[J]. Molecular therapy, 2009, 17(1):162–168.

HSU S–H, YU Y–H, YEH C–A, et al. Biocompatible nanogold carrier coated with hyaluronic acid for efficient delivery of plasmid or siRNA to mesenchymal stem cells[J]. ACS Appl Bio Material, 2019, 2(3):1017–1030.

HU B, ZHONG L, WENG Y, et al. Therapeutic siRNA: state of the art[J]. Sig Transduct Target Ther, 2020, 5:101.

HU C–M J, FANG R H, LUK B T, et al. 'Marker–of–self'functionalization of nanoscale particles through a top–down cellular membrane coating approach[J]. Nanoscale, 2013, 5(7):2664–2668.

HU G C, CHRISTMAN J W. Alveolar macrophages in lung inflammation and resolution[J]. Front Immunol, 2019, 10:2275.

HU G R, GUO M F, XU J J, et al. Nanoparticles targeting macrophages as potential clinical therapeutic agents against cancer and inflammation[J]. Front Immunol, 2019, 10:1998.

HU J, LIU H, WANG L. Enhanced delivery of AZT to macrophages via acetylated LDL[J]. J Control Release, 2000, 69:327–335.

HU J, HUANG C–X, RAO P–P, et al. Inhibition of microRNA–155 attenuates sympathetic neural remodeling following myocardial infarction via reducing M1 macrophage polarization and inflammatory responses in mice[J]. Eur J Pharmacol, 2019, 851: 122–132.

HU K, HARRIS D L, YAMAGUCHI T, et al. A dual role for corneal dendritic cells in herpes simplex keratitis: local suppression of corneal damage and promotion of systemic viral dissemination[J]. PLoS One, 2015, 10(9):e0137123.

HU X, LI P, GUO Y, et al. Microglia/macrophage polarization dynamics reveal novel mechanism of injury expansion after focal cerebral ischemia[J]. Stroke, 2012, 43(11):3063–3070.

HUA Y , BERGERS G. Tumors vs. Chronic wounds: an immune cell's perspective[J]. Front Immunol, 2019, 10: 2178.

HUANG H, LAI J Y, DO J, et al. Specifically targeting angiopoietin–2 inhibits angiogenesis, Tie2–expressing monocyte infiltration, and tumor growth[J]. Clin Cancer Res, 2011, 17(5):1001–1011.

HUANG J, YU X, ZHOU Y, et al. Directing the nanoparticle formation by the combination with small molecular assembly and polymeric assembly for topical suppression of ocular inflammation[J]. Int J Pharm, 2018, 551(1–2):223–231.

HUANG J–F, ZHONG J, CHEN G–P, et al. A hydrogel–based hybrid theranostic contact lens for fungal keratitis[J]. ACS Nano, 2016, 10(7):6464–6473.

HUANG L, BOSCH I, HOFMANN W, et al. Tat protein induces human immunodeficiency virus type 1 (HIV–1) coreceptors and promotes infection with both macrophage–tropic and T–lymphotropic HIV–1 strains[J]. J Virol, 1998, 72:8952–8960.

HUANG T, CUI J, LI L, et al. The role of microglia in the neurogenesis of zebrafish retina[J]. Biochem Biophys Res Commun, 2012, 421(2):214–220.

HUANG W, METLAKUNTA A. Depletion of liver Kupffer cells prevents the development of diet–induced hepatic steatosis and insulin resistance[J]. Diabetes, 2010, 59(2):347–357.

HUANG Y, MA Y, GAO P, et al. Targeting CD47: the achievements and concerns of current studies on cancer immunotherapy[J]. J Thorac Dis, 2017, 9(2):E168–E174.

HUANG Y J, SHIAU A L, CHEN S Y, et al. Multivalent structure of galectin–1–nanogold complex serves as potential therapeutics for rheumatoid arthritis by enhancing receptor clustering[J]. European cells & materials, 2012, 23:170–181.

HUANG Z, ZHANG Z, JIANG Y, et al. Targeted delivery of oligonucleotides into tumor–associated macrophages for cancer immune therapy[J]. J Control Release, 2012, 158(2):286–292.

HUBBELL J A, O'NEIL C P, REDDY S T, et al. Nanoparticles for immunotherapy:12/231310[P]. 2010-03-04.

HUGHES C E, BENSON R A, BEDAJ M, et al. Antigen presenting cells and antigen presentation in tertiary lymphoid organs[J]. Front Immunol, 2016, 7:481.https://doi.org/10.3389/fmmu.2016.00481.

HUGHES R, QIAN B Z, ROWAN C, et al. Perivascular M2 macrophages stimulate tumor relapse after chemotherapy[J]. Cancer Res, 2015, 75(17):3479-3491.

HULSMANS M, CLAUSS S, XIAO L, et al. Macrophages facilitate electrical conduction in the heart[J]. Cell, 2017, 169(3):510–522.

HULSMANS M, SAGER H B, ROH J D, et al. Cardiac macrophages promote diastolic dysfunction[J].

J Exp Med, 2018, 215(2):423–440.

HUNTER C A. New IL–12–family members: IL–23 and IL–27, cytokines with divergent functions[J]. Nat Rev Immunol, 2005, 5:521–531.

HUSSELL T, BELL T J. Alveolar macrophages: plasticity in a tissue–specific context[J]. Nat Rev Immunol, 2014, 14(2):81–93.

HÜHN D, KANTNER K, GEIDEL C, et al. Polymer–coated nanoparticles interacting with proteins and cells: focusing on the sign of the net charge[J]. ACS Nano, 2013, 7(4):3253–3263.

HWANG I, KIM JW, YLAYA K, et al. Tumor–associated macrophage, angiogenesis and lymphangiogenesis markers predict prognosis of non–small cell lung cancer patients[J]. J Transl Med, 2020, 18(1): 443.

I：

IAVARONE A, KING E R, DAI X–M, et al. Retinoblastoma promotes definitive erythropoiesis by repressing Id2 in fetal liver macrophages[J]. Nature, 2004, 432(7020):1040–1045.

IBARAKI H, TAKEDA A, ARIMA N, et al. In vivo fluorescence imaging of passive inflammation site accumulation of liposomes via intravenous administration focused on their surface charge and PEG modification[J]. Pharmaceutics, 2021, 13(1):104.

IDRISS H T, NAISMITH J H. TNF alpha and the TNF receptor superfamily: structure–function relationship(s)[J]. Microsc Res Tech, 2000, 50(3):184–195.

IEZZI R, GURU B R, GLYBINA I V, et al. Dendrimer–based targeted intravit–real therapy for sustained attenuation of neuroin–flammation in retinal degeneration[J]. Biomaterials, 2012, 33(3):979–988.

IKUNO Y, KAWAGUCHI K, NOUCHI T, et al. Choroidal thickness in healthy Japanese subjects[J]. Invest Ophthalmol Vis Sci, 2010, 51(4):2173–2176.

ILINSKAYA A N, DOBROVOLSKAIA M A. Nanoparticles and the blood coagulation system.Part II: safety concerns[J]. Nanomedicine (Lond), 2013, 8(6):969–981.

IM J H, BUZZELLI J N, JONES K, et al. FGF2 alters macrophage polarization, tumour immunity and growth and can be targeted during radiotherapy[J]. Nat Commun, 2020, 11(1):4064.

IMAMURA K, HISHIKAWA N, SAWADA M, et al. Distribution of major histocompatibility complex class II–positive microglia and cytokine profle of Parkinson's disease brains[J]. Acta Neuropathol, 2003, 106(6):518–526.

IMBULUZQUETA E, GAMAZO C, ARIZA J, et al. Drug delivery systems for potential treatment of intracellular bacterial infections[J]. Front Biosci (Landmark Ed), 2010, 15(2):397–417.

IMPERATORE F, MAURIZIO J, AGUILAR S V, et al. SIRT1 regulates macrophage self–renewal[J].

EMBO J, 2017, 36(16):2353–2372.

INOUE M, WILLIAMS K L, GUNN M D, et al. NLRP3 inflammasome induces chemotactic immune cell migration to the CNS in experimental autoimmune encephalomyelitis[J]. Proc Natl Acad Sci U S A, 2012, 109(26): 10480–10485.

IORDANSKIY S, SANTOS S, BUKRINSKY M. Nature, nurture and HIV: the effect of producer cell on viral physiology[J]. Virology, 2013, 443(2):208–213.

IRBY D, DU C, LI F. Lipid–drug conjugate for enhancing drug delivery[J]. Mol Pharm, 2017, 14(5):1325–1338.

ISHIDA J, KUROZUMI K, ICHIKAWA T, et al. Evaluation of extracellular matrix protein CCN1 as a prognostic factor for glioblastoma[J]. Brain Tumor Pathol, 2015, 32(4):245–252.

ISLAM Z, PESTKA J J. LPS priming potentiates and prolongs proinflammatory cytokine response to the trichothecene deoxynivalenol in the mouse[J]. Toxicol Appl Pharmacol, 2006, 211(1):53–63.

ITALIANI P, BORASCHI D. From monocytes to M1/M2 macrophages: phenotypical vs. functional differentiation[J]. Front Immunol, 2014, 5:514.

ITALIANI P, BORASCHI D. New insights into tissue macro phages: from their origin to the development of memory[J]. Immune Network, 2015, 15(4):167–176.

ITATANI Y, KAWADA K, YAMAMOTO T, et al. Resistance to anti–angiogenic therapy in cancer–alterations to anti–VEGF pathway[J]. Int J Mol Sci, 2018, 19(4):1232.

ITO T, IKEDA U. Inflammatory cytokines and cardiovascular disease[J]. Curr Drug Targets Inflamm Allergy, 2003, 2:257–265.

J：

JACKSON A L. Widespread siRNA "off–target" transcript silencing mediated by seed region sequence complementarity[J]. RNA, 2006, 12(7):1179–1187.

JACKSON A L, LINSLEY P S. Recognizing and avoiding siRNA off–target effects for target identifcation and therapeutic application[J]. Nat Rev Drug Discov, 2010, 9(1):57–67.

JACOB S, NAIR A B, SHAH J. Emerging role of nanosuspensions in drug delivery systems[J]. Biomaterial Res, 2020, 24:3.

JACOBSEN R N, PERKINS A C, LEVESQUE J–P. Macrophages and regulation of erythropoiesis[J]. Curr Opin Hematol, 2015, 22(3): 212–219.

JACOBSON M A, HARDY D, CONNICK E, et al. Phase 1 trial of a single dose of recombinant human interleukin–12 in human immunodeficiency virus–infected patients with 100–500 CD4 cells/microL[J]. J Infect Dis, 2000, 182(4):1070–1076.

JACQUE J M, STEVENSON M. The inner-nuclear-envelope protein emerin regulates HIV-1 infectivity[J]. Nature, 2006, 441:641-645.

JACQUOT G, LE R E, DAVID A, et al. Localization of HIV-1 Vpr to the nuclear envelope: impact on Vpr functions and virus replication in macrophages[J]. Retrovirology, 2007, 4:84.

JAHAGIRDAR P, LOKHANDE A S, DANDEKAR P, et al. Mannose receptor and targeting strategies[M]//DEVARAJAN P V, DANDEKAR P, D'SOUZA A A. Targeted intracellular drug delivery by receptor mediated endocytosis. Cham: Springer, 2019, 433-456.

JAHCHAN N S, MUJAL A M, POLLACK J L, et al. Tuning the tumor myeloid microenvironment to fight cancer[J]. Front Immunol, 2019, 10:1611.

JAIN A, AGARWAL A, MAJUMDER S, et al. Mannosylated solid lipid nanoparticles as vectors for site-specific delivery of an anti-cancer drug[J]. J Control Release, 2010, 148:359-367.

JAIN N K, MISHRA V, MEHRA N K. Targeted drug delivery to macrophages[J]. Exp Opin Drug Deliv, 2013, 10:353-367.

JAIN S, AMIJI M. Macrophage-targeted nanoparticle delivery systems[M]//SVENSON S, PRUD'HOMME R K. Multifunctional nanoparticles for drug delivery applications. Boston: Springer, 2012: 47-83.

JAIN S, AMIJI M. Tuftsin-modified alginate nanoparticles as a noncondensing macrophage-targeted DNA delivery system[J]. Biomacromolecules, 2012, 13:1074-1085.

JAIN S, MISTRY M A, SWARNAKAR N K. Enhanced dermal delivery of acyclovir using solid lipid nanoparticles[J]. Drug Deliv Transl Res, 2011, 1(5):395-406.

JAIN S, TRAN T-H, AMIJI M. Macrophage repolarization with targeted alginate nanoparticles containing IL-10 plasmid DNA for the treatment of experimental arthritis[J]. Biomaterials, 2015, 61:162-177.

JAIN S K, GUPTA Y, JAIN A, et al. Mannosylated gelatin nanoparticles bearing an anti-HIV drug didanosine for site-specific delivery[J]. Nanomed icine, 2008, 4(1):41-48.

JAISWAL S, JAMIESON C H M, PANG W W, et al. CD47 is upregulated on circulating hematopoietic stem cells and leukemia cells to avoid phagocytosis[J]. Cell, 2009, 138(2):271-285.

JAKUBZICK C V, RANDOLPH G J, HENSON P M. Monocyte differentiation and antigen-presenting functions[J]. Nat Rev Immunol, 2017, 17(6): 349-362.

JAMBO K C, BANDA D H, KANKWATIRA A M, et al. Small alveolar macrophages are infected preferentially by HIV and exhibit impaired phagocytic function[J]. Mucosal Immunol, 2014, 7:1116-1126.

JANIB S M, MOSES A S, MACKAY J A. Imaging and drug delivery using theranostic nanoparticles[J]. Adv Drug Deliv Rev, 2010, 62(11):1052–1063.

JANOSSY G, PANAYI G, DUKE O, et al. Rheumatoid arthritis: a disease of T–lymphocyte/macrophage immunoregulation[J]. Lancet, 1981, 2(8251):839–842.

JANSEN J F, MEIJER E W. Encapsulation of guest molecules into a dendritic box[J]. Science, 1994, 266(5188):1226–1229.

JANSEN J F G A, MEIJER E W, DE BRABANDER–VAN DEN BERG E M M. The dendritic box: shape–selective liberation of encapsulated guests[J]. J Am Chem Soc, 1995, 117(15):4417–4418.

JAWAHAR N, MEYYANATHAN S N. Polymeric nanoparticles for drug delivery and targeting: a comprehensive review[J]. Int J Health Allied Sci, 2012, 1:217.

JAWAHAR N, REDDY G. Nanoparticles: a novel pulmonary drug delivery system for tuberculosis[J]. J Pharm Sci Res, 2012, 4(8):1901-1906.

JAYASINGAM S D, CITARTAN M, THANG T H, et al. Evaluating the polarization of tumor–associated macrophages into M1 and M2 phenotypes in human cancer tissue: technicalities and challenges in routine clinical practice[J]. Front Oncol, 2019, 9:1512.

JAYNES J M, SABLE R, RONZETTI M, et al. Mannose receptor(CD206) activation in tumor–associated macrophages enhances adaptive and innate antitumor immune responses[J]. Sci Transl Med, 2020, 12(530):eaax6337.

JENKINS S J, RUCKERL D, COOK P C, et al. Local macrophage proliferation, rather than recruitment from the blood, is a signature of TH2 inflammation[J]. Science, 2011, 332(6035):1284–1288.

JENVEY C J, SHIRCLIFF A L, BANNANTINE J P, et al. Phenotypes of macrophages present in the intestine are impacted by stage of disease in cattle naturally infected with Mycobacterium avium subsp. paratuberculosis[J]. PLoS One, 2019, 14(5):e0217649. https://doi. org/10.1371/journal.pone.0217649.

JHAVERI A M, TORCHILIN V P. Multifunctional polymeric micelles for delivery of drugs and siRNA[J]. Front Pharmacol, 2014, 5:77.

JIANG H–R, MILOVANOVIĆ M, ALLAN D, et al. IL–33 attenuates EAE by suppressing IL–17 and IFN–gamma production and inducing alternatively activated macrophages[J]. European journal of immunology, 2012, 42(7):1804–1814.

JIANG K, WEAVER J D, LI Y, et al. Local release of dexamethasone from macroporous scaffolds accelerates islet transplant engraftment by promotion of anti–inflammatory M2 macrophages[J]. Biomaterials, 2017, 114: 71–81.

JIANG Z, JIANG J X, ZHANG G–X. Macrophages: a doubleedged sword in experimental autoimmune encephalomyelitis[J]. Immunol Lett, 2014, 160(1): 17–22.

JIN C, WANG K, OPPONG-GYEBI A, et al. Application of nanotechnology in cancer diagnosis and therapy: a mini-review[J]. Int J Med Sci, 2020, 17(18): 2964–2973.

JIN Y, HU G, GUO M, et al. Nanoparticles targeting macrophages as potential clinical therapeutic agents against cancer and inflammation[J]. Front Immun, 2019, 10:1998.

JINUSHI M, CHIBA S, YOSHIYAMA H, et al. Tumor-associated macrophages regulate tumorigenicity and anticancer drug responses of cancer stem/initiating cells[J]. Proc Natl Acad Sci U S A, 2011, 108(30):12425–12430.

JOHANSSON-PERCIVAL A, HE B, GANSS R. Immunomodulation of tumor vessels: it takes two to tango[J]. Trends Immunol, 2018, 39(10):801–814.

JOKERST J V, LOBOVKINA T, ZARE R, et al. Nanoparticle PEGylation for imaging and therapy[J]. Nanomedicine, 2011, 6(4):715–728.

JONES J D, SINDER B P, PAIGE D, et al. Trabectedin reduces skeletal prostate cancer tumor size in association with effects on M2 macrophages and efferocytosis[J]. Neoplasia, 2019, 21(2):172–184.

JONSSON C A, CARLSTEN H. Mycophenolic acid inhibits inosine 5′-monophosphate dehydrogenase and suppresses production of pro-inflammatory cytokines, nitric oxide, and LDH in macrophages[J]. Cell Immunol, 2002, 216(1–2):93–101.

JORNADA D H, DOS SANTOS FERNANDES G F, CHIBA D E, et al. The prodrug approach: a successful tool for improving drug solubility[J]. Molecules, 2016, 21(1):42.

JOSEPH R R, VENKATRAMAN S S. Drug delivery to the eye: what benefits do nanocarriers offer?[J]. Nanomedicine, 2017, 12(6):683–702.

JOSHY K S, SNIGDHA S, NANDAKUMAR K, et al. Gelatin modifed lipid nanoparticles for anti-viral drug delivery[J]. Chem Phys Lipids, 2017, 207(Pt A):24–37.

JOYCE J A, POLLARD J W. Microenvironmental regulation of metastasis[J]. Nat Rev Cancer, 2009, 9(4):239–252.

JUDGE A D, SOOD V, SHAW J R, et al. Sequence-dependent stimulation of the mammalian innate immune response by synthetic siRNA[J]. Nat Biotechnol, 2005, 23(4):457–462.

JUHAS U, RYBA-STANISłAWOWSKA M, SZARGIEJ P, et al. Different pathways of macrophage activation and polarization[J]. Postepy Hig Med Dosw(Online), 2015, 69: 496–502.

JULIANO R L, STAMP D. The effect of particle size and charge on the clearance rates of liposomes and liposome encapsulated drugs[J]. Biochem Biophys Res Commun, 1975, 63(3):651–658.

JUNG K, KIM P, LEUSCHNER F, et al. Endoscopic time-lapse imaging of immune cells in infarcted mouse hearts[J]. Circ Res, 2013, 112:891–899.

JUNG U, CHOI M S. Obesity and its metabolic complications: the role of adipokines and the relationship between obesity, inflammation, insulin resistance, dyslipidemia and nonalcoholic fatty liver disease[J]. Int J Mol Sci, 2014, 15(4):6184–6223.

K :

KADL A, MEHER A K, SHARMA P R, et al. Identification of a novel macrophage phenotype that develops in response to atherogenic phospholipids via Nrf2[J]. Circ Res, 2010, 107(6): 737–746.

KAGAN J M, SANCHEZ A M, LANDAY A, et al. A brief chronicle of CD4 as a biomarker for HIV/AIDS: atribute to the memory of John L. Fahey[J]. Forum onimmunopathological diseases and therapeutics, 2015, 6(1–2):55–64.

KALASHNIKOVA I, CHUNG S J, NAFIUJJAMAN M, et al. Ceria–based nanotheranostic agent for rheumatoid arthritis[J]. Theranostics, 2020, 10(26):11863–11880.

KALUZHNY Y, KINUTHIA M W, TRUONG T, et al. New human organotypic corneal tissue model for ophthalmic drug delivery studies[J]. Investig Ophthalmol Vis Sci, 2018, 59(7):2880–2898.

KALYANE D, RAVAL N, MAHESHWARI R, et al. Employment of enhanced permeability and retention effect (EPR): nanoparticlebased precision tools for targeting of therapeutic and diagnostic agent in cancer[J]. Mater Sci Eng C, 2019, 98:1252–1276.

KAMADA N, HISAMATSU T, HONDA H, et al. TL1A produced by lamina propria macrophages induces Th1 and Th17 immune responses in cooperation with IL–23 in patients with Crohn's disease[J]. Inflamm Bowel Dis, 2010, 16(4): 568–575.

KAMBHAMPATI S P. Dendrimer based nanotherapeutics for ocular drug delivery[D]. Detroit: Wayne State University, 2014.

KAMBHAMPATI S P, CLUNIES–ROSS A J, BHUTTO I, et al. Systemic and intravitreal delivery of dendrimers to activated microglia/macrophage in ischemia/ reperfusion mouse retina[J]. Invest Ophthalmol Vis Sci, 2015, 56(8):4413–4424.

KAMEKA A M, HADDADI S, JAMALDEEN F J, et al. Clodronate treatment significantly depletes macrophages in chickens[J]. Can J Vet Res, 2014, 78(4):274–282.

KAMINSKI W E, BEHAM A W, KZHYSHKOWSKA J, et al. On the horizon: fexible immune recognition outside lymphocytes[J]. Immunobiology, 2013, 218(3): 418–426.

KANG P B, AZAD A K, TORRELLES J B, et al. The human macrophage mannose receptor directs Mycobacterium tuberculosis lipoarabinomannan–mediated phagosome biogenesis[J]. J Exp Med, 2005, 202(7):987–999.

KANG Y J, CUTLER E G, CHO H. Therapeutic nanoplatforms and delivery strategies for neurological disorders[J]. Nano Convergence, 2018, 5:35.

KANKKUNEN P, RINTAHAKA J, AALTO A, et al. Trichothecene mycotoxins activate inflammatory response in human macrophages[J]. J Immunol, 2009, 182(10):6418–6425.

KANWAR R K, CHAUDHARY R, TSUZUKI T, et al. Emerging engineered magnetic nanoparticulateprobes for targeted MRI of atherosclerotic plaque macrophages[J]. Nanomedicine (Lond), 2012, 7(5):735–749.

KAPRALOV A A, FENG W H, AMOSCATO A A, et al.Adsorption of surfactant lipids by single–walled carbon nanotubes in mouse lung upon pharyngeal aspiration[J]. ACS Nano, 2012, 6(5):4147–4156.

KAPS L, LEBER N, KLEFENZ A, et al. In vivo siRNA delivery to immunosuppressive liver macrophages by α–Mannosyl–functionalized cationic nanohydrogel particles[J]. Cell, 2020, 9(8):1905.

KARAPETYAN L, LUKE J J, DAVAR D. Toll–like receptor 9 agonists in cancer[J]. Onco Targets Ther, 2020, 13:10039–10060.

KARATAŞ Ö F, SEZGIN E, AYDIN Ö, et al. Interaction of gold nanoparticles with mitochondria[J]. Colloids Surf B Biointerfaces, 2009, 71(2):315–318.

KARLMARK K R, WEISKIRCHEN R, ZIMMERMANN H W, et al. Hepatic recruitment of the inflammatory $Gr1^{+}$ monocyte subset upon liver injury promotes hepatic fibrosis[J]. Hepatology, 2009, 50(1):261–274.

KATAKI M S, KAKOTI B B, JAMESON M, et al. Nano platforms for delivery of siRNA to the eye[J]. Curr Pharm Des, 2015, 21(31):4587–4593.

KATRAGADDA A, BRIDGMAN R, BETAGERI G. Effect of liposome composition and cholesterol on the cellular uptake of stavudine by human monocyte/macrophages[J]. Cell Mol Biol Lett, 2000, 5:483–494.

KATSIARI C G, LIOSSIS S–N C, SOULIOTIS V L, et al. Aberrant expression of the costimulatory molecule CD40 ligand on monocytes from patients with systemic lupus erythematosus[J]. Clin Immunol, 2002, 103(1): 54–62.

KATSIFIS G E, MOUTSOPOULOS N M, WAHL S M. T lymphocytes in Sjögren's syndrome: contributors to and regulators of pathophysiology[J]. Clinical reviews in allergy & immunology, 2007, 32(3):252–264.

KATSUKI S, MATOBA T, NAKASHIRO S, et al. Nanoparticle–mediated delivery of pitavastatin inhibits atherosclerotic plaque destabilization/rupture in mice by regulating the recruitment of inflammatory monocytes[J]. Circulation, 2014, 129(8):896–906.

KATSUYA Y, HORINOUCHI H, ASAO T, et al. Expression of programmed death 1 (PD–1) and its ligand (PD–L1) in thymic epithelial tumors: impact on treatment efficacy and alteration in expression after chemotherapy[J]. Lung Cancer, 2016, 99:4–10.

KAUR A, JAIN S, TIWARY A K. Mannan–coated gelatin nanoparticles for sustained and targeted delivery of didanosine: in vitro and in vivo evaluation[J]. Acta Pharm, 2008, 58(1):61–74.

KAUR I P, SINGH H. Nanostructured drug delivery for better management of tuberculosis[J]. J Control Release, 2014, 184:36–50.

KAVAI M, SZEGEDI G. Immune complex clearance by monocytes and macrophages in systemic lupus erythematosus[J]. Autoimmun Rev, 2007, 6(7): 497–502.

KAWAKAMI S, SATO A, NISHIKAWA M, et al. Mannose receptor–mediated gene transfer into macrophages using novel mannosylated cationic liposomes[J]. Gene Ther, 2000, 7(4):292–299.

KAWANE K, FUKUYAMA H, KONDOH G, et al. Requirement of DNase II for definitive erythropoiesis in the mouse fetal liver[J]. Science, 2001, 292:1546–1549.

KAWANE K, OHTANI M, MIWA K, et al. Chronic polyarthritis caused by mammalian DNA that escapes from degradation in macrophages[J]. Nature, 2006, 443:998–1002.

KAZANKOV K, JØRGENSEN S M D, THOMSEN K L, et al. The role of macrophages in nonalcoholic fatty liver disease and nonalcoholic steatohepatitis[J]. Nat Rev Gastroenterol Hepatol, 2019, 16(3):145–159.

KAZI K M, MANDAL A S, BISWAS N, et al. Niosome: a future of targeted drug delivery systems[J]. J Adv Pharm Technol Res, 2010, 1(4):374.

KEINO H, HORIE S, SUGITA S. Immune privilege and eye–derived T–regulatory cells[J]. J Immunol Res, 2018, 2018:1679197.

KELIHER E J, YOO J, NAHRENDORF M, et al. 89Zr–labeled dextran nanoparticles allow in vivo macrophage imaging[J]. Bioconjug Chem, 2011, 22(12): 2383–2389.

KELLY C, JEFFERIES C, CRYAN S A. Targeted liposomal drug delivery to monocytes and macrophages[J]. J Drug Deliv, 2011, 2011:1–11.

KELLY C, LAWLOR C, BURKE C, et al. High–throughput methods for screening liposome–macrophage cell interaction[J]. J Liposome Res, 2015, 25(3):211–221.

KELLY J, BEDDALL M H, YU D, et al. Human macrophages support persistent transcription from unintegrated HIV–1 DNA[J]. Virology, 2008, 372(2):300–312.

KELSALL B L, LEON F. Involvement of intestinal dendritic cells in oral tolerance, immunity to pathogens, and inflammatory bowel disease[J]. Immunol Rev, 2005, 206: 132–148.

KEREN S, ZAVALETA C, CHENG Z, et al. Noninvasive molecular imaging of small living subjects using Raman spectroscopy[J]. Proc Natl Acad Sci U S A, 2008, 105(15):5844–5849.

KERRIGAN A M, BROWN G D. Syk–coupled C–type lectins in immunity[J]. Trends in immunology, 2011, 32(4):151–156.

KESHARWANI P. Nanotechnology based approaches for tuberculosis treatment[M]. New York: Academic Press, 2020.

KEW M C. Synergistic interaction between aflatoxin B1 and hepatitis B virus in hepatocarcinogenesis[J]. Liver Int, 2003, 23(6):405–409.

KEZIC J, XU H, CHINNERY HR, et al. Retinal microglia and uveal tract dendritic cells and macrophages are not CX3CR1 dependent in their recruitment and distribution in the young mouse eye[J]. Invest Ophthalmol Vis Sci, 2008, 49(4):1599–1608.

KHALIL M, VONDERHEIDE R H. Anti–CD40 agonist antibodies: preclinical and clinical experience[J]. Update Cancer Ther, 2007, 2:61–65.

KHARAJI M H, DOROUD D, TAHERI T, et al. Drug targeting to macrophages with solid lipid nanoparticles harboring paromomycin: an in vitro evaluation against L. major and L. tropica[J]. AAPS Pharm Sci Tech, 2016, 17(5):1110–1119.

KHATIK R, DWIVEDI P, KHARE P, et al. Development of targeted 1,2–diacyl–snglycero–3–phospho–l–serine–coated gelatin nanoparticles loaded with amphotericin B for improved in vitro and in vivo effect in leishmaniasis[J]. Expert Opin Drug Deliv, 2014, 11(5):633–646.

KIEFER R, JURISIC M, DAHLEM C, et al. Targeted delivery of functionalized PLGA nanoparticles to macrophages by complexation with the yeast Saccharomyces cerevisiae[J]. Biotechnol Bioeng, 2020, 117(3):776–788.

KIESEWETTER A, CURSIEFEN C, EMING S A, et al. Phase–specific functions of macrophages determine injury–mediated corneal hem–and lymphangiogenesis[J]. Sci Rep, 2019, 9(1):1–6.

KIGERL K A, GENSEL J C, ANKENY D P, et al. Identifcation of two distinct macrophage subsets with divergent effects causing either neurotoxicity or regeneration in the injured mouse spinal cord[J]. J Neurosci, 2009, 29(43): 13435–13444.

KILARESKI E M, SHAH S, NONNEMACHER M R, et al. Regulation of HIV–1 transcription in cells of the monocyte–macrophage lineage[J]. Retrovirology, 2009, 6:118.

KIM H, CSAKY K G. Nanoparticle–integrin antagonist C16Y peptide treatment of choroidal neovascularization in rats[J]. J Control Release, 2010, 142(2):286–293.

KIM H J, MARTEMYANOV K A, THAYER S A. Human immunodeficiency virus protein Tat induces synapse loss via a reversible process that is distinct from cell death[J]. J Neurosci, 2008, 28:12604–12613.

KIM H Y, HUANG B X, SPECTOR A A. Phosphatidylserine in the brain: metabolism and function[J]. Prog Lipid Res, 2014, 56:1–18.

KIM J, WILSON D R, ZAMBONI C G, et al. Targeted polymeric nanoparticles for cancer gene therapy[J]. J Drug Target, 2015, 23(7–8):627–641.

KIM J S, AN H, RIETER W J, et al. Multimodal optical and Gd–based nanoparticles for imaging in inflammatory arthritis[J]. Clinical and experimental rheumatology, 2009, 27(4):580–586.

KIM K H, Lee M–S. Pathogenesis of nonalcoholic steatohepatitis and hormone–based therapeutic approaches[J]. Front Endocrinol (Lausanne), 2018, 9:485.

KIM M, SAHU A, KIM G B, et al. Comparison of in vivo targeting ability between cRGD and collagen–targeting peptide conjugated nano–carriers for atherosclerosis[J]. J Control Release, 2018, 269:337–346.

KIM M J, PARK J–S, LEE S J, et al. Notch1 targeting siRNA delivery nanoparticles for rheumatoid arthritis therapy[J]. J Control Release, 2015, 216:140–148.

KIM M S, HANEY M J, ZHAO Y, et al. Development of exosome–encapsulated paclitaxel to overcome MDR in cancer cells[J]. Nanomedicine, 2016, 12(3):655–664.

KIM M S, LEE J S, KIM J E, et al. Enhancement of antitumor effect of radiotherapy via combination with Au@ SiO2 nanoparticles targeted to tumor–associated macrophages[J]. J Ind Eng Chem, 2020, 84:349–357.

KIM N, JIANG D, JACOBI A M, et al. Synthesis and characterization of mannosylated pegylated polyethylenimine as a carrier for siRNA[J]. Int J Pharm, 2012, 427(1):123–133.

KIM S–S, YE C, KUMAR P, et al.Targeted delivery of siRNA to macrophages for anti–inflammatory treatment[J]. Mol Ther, 2010, 18(5):993–1001.

KIM Y–K. RNA therapy: current status and future potential[J]. Chonnam Med J, 2020, 56(2):87–93.

KINNE R W, BRÄUER R, STUHLMÜLLER B, et al. Macrophages in rheumatoid arthritis[J]. Arthritis Res, 2000, 2(3):189–202.

KINNE R W, STUHLMULLER B, BURMESTER G R. Cells of the synovium in rheumatoid arthritis[J]. Macrophages Arthritis Res Ther, 2007, 9(6):224.

KINNEAR C, MOORE T L, RODRIGUEZ–LORENZO L, et al. Form follows function: nanoparticle shape and its implications for nanomedicine[J]. Chem Rev, 2017, 117(17):11476–11521.

KIRBY C, GREGORIADIS G. Plasma–induced release of solutes from small unilamellar liposomes is associated with pore formation in the bilayers[J]. Biochem J, 1981, 199(1):251–254.

KISS É, GYULAI G, PÉNZES C B, et al. Tuneable surface modification of PLGA nanoparticles carrying new antitubercular drug candidate[J]. Colloids Surf A Physicochem Eng Asp, 2014, 458:178–186.

KITAMURA T, DOUGHTY–SHENTON D, CASSETTA L, et al. Monocytes differentiate to immune suppressive precursors of metastasis associated macrophages in mouse models of metastatic breast cancer[J]. Front Immunol, 2018, 8:2004.

KITAMURA T, QIAN B Z, SOONG D, et al. CCL2–induced chemokine cascade promotes breast cancer metastasis by enhancing retention of metastasis–associated macrophages[J]. J Exp Med, 2015, 212(7):1043–1059.

KLANG V, VALENTA C, MATSKO N B. Electron microscopy of pharmaceutical systems[J]. Micron, 2013, 44:45–74.

KLIMPEL G R. Medical Microbiology[M]. 4th ed. Galveston, TX: University of Texas Medical Branch at Galveston, 1996.

KLOC M, GHOBRIAL R M, WOSIK J, et al. Macrophage functions in wound healing[J]. J Tissue Eng Regen Med, 2019, 13(1):99–109.

KLOEPPER J, RIEDEMANN L, AMOOZGAR Z, et al. ANG–2/VEGF bispecific antibody reprograms macrophages and resident microglia to antitumor phenotype and prolongs glioblastoma survival[J]. Proc Natl Acad Sci U S A, 2016, 113(16):4476–4481.

KLUG F, PRAKASH H, HUBER P E, et al. Low–dose irradiation programs macrophage differentiation to an $iNOS^{+}$/M1 phenotype that orchestrates effective T cell immunotherapy[J]. Cancer Cell, 2013, 24(5):589–602.

KNICKELBEIN J E, BUELA K–A, HENDRICKS R L. Antigen–presenting cells are stratified within normal human corneas and are rapidly mobilized during ex vivo viral infection[J]. Invest Ophthalmol Vis Sci, 2014, 55(2):1118–1123.

KOBILER O, DRAYMAN N, BUTIN–ISRAELI V, et al. Virus strategies for passing the nuclear envelope barrier[J]. Nucleus, 2012, 3:526–539.

KODUMUDI K N, WOAN K, GILVARY D L, et al. A novel chemoimmunomodulating property of docetaxel: suppression of myeloid–derived suppressor cells in tumor bearers[J]. Clin Cancer Res, 2010, 16(18):4583–4594.

KOH T J, DIPIETRO L A. Inflammation and wound healing: the role of the macrophage[J]. Expert Review, 2011, 13:e23.

KOH Y W, PARK C, YOON D H, et al. CSF–1R expression in tumor–associated macrophages is associated with worse prognosis in classical Hodgkin lymphoma[J]. Am J Clin Pathol, 2014, 141(4):573–583.

KOHYAMA M, ISE W, EDELSON B T, et al. Role for Spi–C in the development of red pulp macrophages and splenic iron homeostasis[J]. Nature, 2009, 457(7227):318–321.

KOKKONEN H. Up–regulation of cytokines and chemokines predates the onset of rheumatoid arthritis[J]. Arthritis Rheum, 2010, 62:383–391.

KOMOHARA Y, NIINO D, SAITO Y, et al. Clinical signifcance of CD163$^+$ tumor–associated macrophages in patients with adult T–cell leukemia/lymphoma[J]. Cancer Sci, 2013, 104(7):945–951.

KONATE K, DUSSOT M, ALDRIAN G, et al. Peptide–based nanoparticles to rapidly and effciently "wrap'n roll" siRNA into cells[J]. Bioconjug Chem, 2019, 30(3): 592–603.

KONDO A, MURANAKA Y, OHTA I, et al. Relationship between triglyceride concentrations and LDL size evaluated by malondialdehyde modifed LDL[J]. Clin Chem, 2001, 47:893–900.

KOOIJMAN E E, CARTER K M, VAN LAAR E G, et al. What makes the bioactive lipids phosphatidic acid and lysophosphatidic acid so special?[J]. Biochemistry, 2005, 44(51):17007–17015.

KOPAN R. Notch signaling[J]. Cold Spring Harb Perspect Biol, 2012, 4(10):a011213.

KOPPENSTEINER H, BRACK–WERNER R, SCHINDLER M. Macrophages and their relevance in human immunodeficiency virus type I infection[J]. Retrovirology, 2012, 9:82.

KOSOVRASTI V Y, NECHEV L V, AMIJI M M. Peritoneal macrophage–specific TNF–α gene silencing in LPS–induced acute inflammation model using CD44 targeting hyaluronic acid nanoparticles[J]. Mol Pharm, 2016, 13(10):3404–3416.

KOTTARATH S K, BHAT M, VERMA C, et al. Folate receptor–β targeted cholesterol–chitosan nanocarrier for treatment of rheumatoid arthritis: an animal study[J]. J Drug Deliv Sci Technol, 2020, 60:101946.

KOTWAL G J, CHIEN S. Macrophage differentiation in normal and accelerated wound healing[J]. Results Probl Cell Differ, 2017, 62:353–364.

KOURTIS I C, HIROSUE S, DE TITTA A, et al. Peripherally administered nanoparticles target monocytic myeloid cells, secondary lymphoid organs and tumors in mice[J]. PLoS One, 2013, 8(4):e61646. https://doi.org/10.1371/ journal.pone.0061646.

KOWAL J, KORNETE M, JOYCE J A. Re–education of macrophages as a therapeutic strategy in cancer[J]. Immunotherapy, 2019, 11(8):677–689.

KOZIARA J M, LOCKMAN P R, ALLEN D D, et al. Paclitaxel nanoparticles for the potential treatment of brain tumors[J]. J Control Release, 2004, 99(2):259–269.

KRAAL G, ROOIJEN N V. Reaching the macrophages: routes of delivery [M]//GORDON S The macrophage as therapeutic target. Berlin: Springer, 2003: 55–65.

KRAMER B, PELCHEN-MATTHEWS A, DENEKA M, et al. HIV interaction with endosomes in macrophages and dendritic cells[J]. Blood Cells Mol Dis, 2005, 35:136–142.

KRATZ M, COATS B R, HISERT K B, et al. Metabolic dysfunction drives a mechanistically distinct proinflammatory phenotype in adipose tissue macrophages[J]. Cell Metab, 2014, 20(4):614–625.

KRAUSE L, COUPLAND S E, HOFFMANN F. The behaviour of ED1-and ED2-positive cells in the rat iris and choroid following penetrating keratoplasty and cyclo-sporin A therapy[J]. Graefes Arch Clin Exp Ophthalmol, 1996, 234(Suppl1):S149–S158.

KRENKEL O, PUENGEL T, GOVAERE O, et al. Therapeutic inhibition of inflammatory monocyte recruitment reduces steatohepatitis and liver fibrosis[J]. Hepatology, 2018, 67(4):1270–1283.

KRENKEL O, TACKE F. Liver macrophages in tissue homeostasis and disease[J]. Nat Rev Immunol, 2017, 17(5):306–321.

KRUPKA T M, SOLORIO L, WILSON R E, et al. Formulation and characterization of echogenic lipid-pluronic nanobubbles[J]. Mol Pharm, 2010, 7:49–59.

KRZYSZCZYK P, SCHLOSS R, PALMER A, et al. The role of macrophages in acute and chronic wound healing and interventions to promote pro-wound healing phenotypes[J]. Front Physiol, 2018, 9:419.

KUANG D-M, ZHAO Q, PENG C, et al. Activated monocytes in peritumoral stroma of hepatocellular carcinoma foster immune privilege and disease progression through PD-L1[J]. J Exp Med, 2009, 206(6): 1327–1337.

KUBOTA Y, TAKUBO K, SHIMIZU T, et al. M-CSF inhibition selectively targets pathological angiogenesis and lymphangiogenesis[J]. J Exp Med, 2009, 206(5):1089–1102.

KUHN D A, VANHECKE D, MICHEN B, et al. Different endocytotic uptake mechanisms for nanoparticles in epithelial cells and macrophages[J]. J Nanotechnol, 2014, 5:1625–1636.

KUHNE M R, MULVEY T, BELANGER B, et al. BMS-936564/MDX-1338: a fully human anti-CXCR4 antibody induces apoptosis in vitro and shows antitumor activity in vivo in hematologic malignancies[J]. Clin Cancer Res, 2013, 19(2):357–366.

KULKARNI A, CHANDRASEKAR V, NATARAJAN S K, et al. A designer self-assembled supramolecule amplifies macrophage immune responses against aggressive cancer[J]. Nat Biomed Eng, 2018, 2(8):589–599.

KULKARNI J A, DARJUAN M M, MERCER J E, et al. On the formation and morphology of lipid nanoparticles containing ionizable cationic lipids and siRNA[J]. ACS Nano, 2018, 12:4787–4795.

KULKARNI S A, FENG S S. Effects of particle size and surface modification on cellular uptake and biodistribution of polymeric nanoparticles for drug delivery[J]. Pharm Res, 2013, 30:2512–2522.

KUMAGAI Y, AKIRA S. Identification and functions of pattern–recognition receptors[J]. J Allergy Clin Immunol, 2010, 125(5):985–992.

KUMAR A, ABBAS W, HERBEIN G. TNF and TNF receptor superfamily members in HIV infection: new cellular targets for therapy?[J]. Mediators Infamm, 2013, 2013:484378.

KUMAR A, HERBEIN G. The macrophage: a therapeutic target in HIV–1 infection[J]. Mol Cell Ther, 2014, 2:10.

KUMAR H. Metabolic pathways and metabolites shaping innate immunity[J]. Int Rev Immunol, 2020, 39(3):81–82.

KUMAR K H, VENKATESH N, BHOWMIK H, et al. Metallic nanoparticle: a review[J]. Biomed J Sci & Tech Res, 2018, 4(2):3765–3775.

KUMAR L, REDDY M S, VERMA R, et al. Selection of cryoprotective agent for freeze drying of valsartan solid lipid nanoparticles[J]. Latin Am J Pharm, 2016, 35(2):284–290.

KUMAR N, SHARMA P, JAISWAL A, et al. Development and evaluation of P–aminophenylmannopyranoside anchored emulsomes for treatment of experimental visceral leish–maniasis[J]. Ann Clin Cytol Pathol, 2016, 2(6):1042.

KUMAR SINGH P, GORAIN B, CHOUDHURY H, et al. Macrophage targeted amphotericin B nanodelivery systems against visceral leishmaniasis[J]. Material Sci & Eng: B, 2020, 258:114571.

KUMAR R, ROY I, OHULCHANSKKY T Y, et al. In vivo biodistribution and clearance studies using multimodal organically modified silica particles[J]. ACS Nano, 2010, 4:699–708.

KUMARAN SATYANARAYANAN S, EL KEBIR D, SOBOH S, et al. IFN–β is a macrophage–derived effector cytokine facilitating the resolution of bacterial inflammation[J]. Nat Commun, 2019, 10(1):3471.

KUMARI A, YADAV S K, YADAV S C. Biodegradable polymeric nanoparticles based drug delivery systems[J]. Colloids Surf B Biointerfaces, 2010, 75(1):1–18.

KUNJACHAN S, EHLING J, STORM G, et al. Noninvasive imaging of nanomedicines and nanotheranostics: principles, progress, and prospects[J]. Chem Rev, 2015, 115(19):10907–10937.

KUNJACHAN S, JAYAPAUL J, MERTENS M E, et al. Theranostic systems and strategies for monitoring nanomedicine–mediated drug targeting[J]. Curr Pharm Biotechnol, 2012, 13(4):609–622.

KUNJACHAN S, GUPTA S, DWIVEDI A K, et al. Chitosan–based macrophage–mediated drug targeting for the treatment of experimental visceral leishmaniasis[J]. J Microencapsul, 2011, 28(4):301–310.

KURNIAWAN D W, JAJORIYA A K, DHAWAN G, et al. Therapeutic inhibition of spleen tyrosine kinase in inflammatory macrophages using PLGA nanoparticles for the treatment of non-alcoholic steatohepatitis[J]. J Control Release, 2018, 288:227–238.

KURRIKOFF K, SUHORUT J, LANGEL Ü. Cell-penetrating peptides in cancer targeting[M]. Hoboken: John Wiley & Sons, Inc, 2011:1187–1217.

KURYLOWICZ M, PAULIN H, MOGYOROS J, et al. The effect of nanoscale surface curvature on the oligomerization of surface-bound proteins[J]. J R Soc Interf, 2014, 11(94):20130818. https://doi.org/10.1098/rsif.2013.0818.

KUSAKABE M, HASEGAWA K, HAMADA M, et al. C-Maf plays a crucial role for the definitive erythropoiesis that accompanies erythroblastic island formation in the fetal liver[J]. Blood, 2011, 118(5):1374–1385.

KZHYSHKOWSKA J, RIABOV V, GUDIMA A, et al. Role of tumor associated macrophages in tumor angiogenesis and lymphangiogenesis[J]. Front Physiol, 2014, 5:75.

L:

LA FLEUR L, BOTLING J, HE F, et al. Targeting MARCO and IL-37R on immunosuppressive macrophages in lung cancer blocks regulatory T cells and supports cytotoxic lymphocyte function[J]. Cancer Res, 2021, 81(4):956–967.

LACROIX-LAMANDÉ S, MANCASSOLA R, NACIRI M, et al. Role of gamma interferon in chemokine expression in the ileum of mice and in a murine intestinal epithelial cell line after *Cryptosporidium parvum* infection[J]. Infect Immun, 2002, 70(4):2090–2099.

LAGACE T A. Phosphatidylcholine: greasing the cholesterol transport machinery[J]. Lipid Insights, 2015, 8(Suppl 1):65–73.

LAHOUASSA H, DADDACHA W, HOFMANN H, et al. SAMHD1 restricts the replication of human immunodeficiency virus type 1 by depleting the intracellular pool of deoxynucleoside triphosphates[J]. Nat Immunol, 2012, 13(3):223–228.

LAINA A, GATSIOU A, GEORGIOPOULOS G, et al. RNA therapeutics in cardiovascular precision medicine[J]. Front Physiol, 2018, 9:953.

LAJAVARDI L, BOCHOT A, CAMELO S, et al. Downregulation of endotoxin-induced uveitis by intravitreal injection of vasoactive intestinal peptide encapsulated in liposomes[J]. Invest Ophthalmol Vis Sci, 2007, 48(7):3230–3238.

LALLANA E, DE LA ROSA J M R, TIRELLA A, et al. Chitosan/hyaluronic acid nanoparticles: rational design revisited for RNA delivery[J]. Mol Pharm, 2017, 14(7):2422–2436.

LAM J K W, CHOW M Y T, ZHANG Y, et al. siRNA versus miRNA as therapeutics for gene silencing[J]. Molecul Therapy Nucleic Acids, 2015, 4(9):e252. https:// doi.org/10.1038/mtna.2015.23.

LAMA J. The physiological relevance of CD4 receptor down–modulation during HIV infection[J]. Curr HIV Res, 2003, 1:167–184.

LAMA J, MANGASARIAN A, TRONO D. Cell–surface expression of CD4 reduces HIV–1 infectivity by blocking Env incorporation in a Nef–and Vpu–inhibitable manner[J]. Curr Biol, 1999, 9(12):622–631.

LAMMERS T. Improving the efficacy of combined modality anticancer therapy using HPMA copolymer–based nanomedicine formulations[J]. Adv Drug Deliv Rev, 2010, 62(2):203–230.

LAMMERS T, SUBR V, ULBRICH K, et al. Simultaneous delivery of doxorubicin and gemcitabine to tumors in vivo using prototypic polymeric drug carriers[J]. Biomaterials, 2009, 30:3466–3475.

LANDRY B, ALIABADI H M, SAMUEL A, et al. Effective non–viral delivery of siRNA to acute myeloid Leukemia cells with lipid–substituted polyethylenimines[J]. PLoS One, 2012, 7(8):e44197. https:// doi.org/10.1371/journal. pone.0044197.

LANGER R. Drugs on target[J]. Science, 2001, 293(5527):58–59.

LAOUI D, MOVAHEDI K, VAN OVERMEIRE E, et al. Tumor–associated macrophages in breast cancer: distinct subsets, distinct functions[J]. Int J Dev Biol, 2011, 55(7–9):861–867.

LAOUI D, VAN OVERMEIRE E, DE BAETSELIER P, et al. Functional relationship between tumor–associated macrophages and macrophage colony–stimulating factor as contributors to cancer progression[J]. Front Immunol, 2014, 5:489.

LAPEYRE–PROST A, TERME M, PERNOT S, et al. Immunomodulatory activity of VEGF in cancer[J]. Int Rev Cell Mol Biol, 2017, 330:295–342.

LARA H H, IXTEPAN–TURRENT L, GARZA TREVIÑO E N, et al. Use of silver nanoparticles increased inhibition of cell–associated HIV–1 infection by neutralizing antibodies developed against HIV–1 envelope proteins[J]. J Nanobiotechnol, 2011, 9:38.

LARIA A, LURATI A, MARRAZZA M, et al. The macrophages in rheumatic diseases[J]. J Inflamm Res, 2016, 9:1–11.

LARIONOVA I, CHERDYNTSEVA N, LIU T, et al. Interaction of tumor–associated macrophages and cancer chemotherapy[J]. Onco Targets Ther, 2019, 8(7):1596004. https://doi.org/10.1080/2162402X.2019.1596004.

LAROUI H, VIENNOIS E, XIAO B, et al. Fab'–bearing siRNA TNFα–loaded nanoparticles targeted to colonic macrophages offer an effective therapy for experimental colitis[J]. J Control Release, 2014, 186:41–53.

LASIC D D, PAPAHADJOPOULOS D. Liposomes revisited[J]. Science, 1995, 267(5202):1275–1276.

LATTIN J E, SCHRODER K, SU A I, et al. Expression analysis of G protein–coupled receptors in mouse macrophages[J]. Immunome Res, 2008, 4:5.

LAVIN Y, WINTER D, BLECHER–GONEN R, et al. Tissue–resident macrophage enhancer landscapes are shaped by the local microenvironment[J]. Cell, 2014, 159(6): 1312–1326.

LAVINE K J, EPELMAN S, UCHIDA K, et al. Distinct macrophage lineages contribute to disparate patterns of cardiac recovery and remodeling in the neonatal and adult heart[J]. Proc Natl Acad Sci U S A, 2014, 111(45):16029–16034.

LAW S–H, CHAN M–L, MARATHE G K, et al. An updated review of lysophosphatidylcholine metabolism in human diseases[J]. Int J Mol Sci, 2019, 20(5):1149.

LAW S K. C3 receptors on macrophages[J]. J Cell Sci Suppl, 1988, 9:67–97.

LAWRENCE T, NATOLI G. Transcriptional regulation of macrophage polarization: enabling diversity with identity[J]. Nat Rev Immunol, 2011, 11(11):750–761.

LE L V, MOHINDRA P, FANG Q, et al. Injectable hyaluronic acid based microrods provide local micromechanical and biochemical cues to attenuate cardiac fibrosis after myocardial infarction[J]. Biomaterials, 2018, 169: 11–21.

LEBER N, KAPS L, YANG A, et al. α–mannosyl–functionalized cationic nanohydrogel particles for targeted gene knockdown in immunosuppressive macrophages[J]. Macromol Biosci, 2019, 19(7):e1900162.

LEDERMANN J A, CANEVARI S, THIGPEN T. Targeting thefolate receptor: diagnostic and therapeutic approachesto personalize cancer treatments[J]. Ann Oncol: OfficialJ Eu Soc Med Oncol, 2015, 26(10):2034–2043.

LEE A, DE MEI C, FEREIRA M, et al. Dexamethasone–loaded polymeric nanoconstructs for monitoring and treating inflammatory bowel disease[J]. Theranostics, 2017, 7(15):3653–3666.

LEE C C, MACKAY J A, FRECHET J M, et al. Designing dendrimers for biological applications[J]. Nat Biotechnol, 2005, 23:1517–1526.

LEE D H, GHIASI H. Roles of M1 and M2 macrophages in herpes simplex virus 1 infectivity[J]. J Virol, 2017, 91(15):e00578.

LEE D S W, ROJAS O L, GOMMERMAN J L. B cell depletion therapies in autoimmune disease: advances and mechanistic insights[J]. Nat Rev Drug Discov, 2020a(2021): 179–199.

LEE G Y , KIM J H, CHOI K Y, et al. Hyaluronic acid nanoparticles for active targeting atherosclerosis[J]. Biomaterials, 2015, 53:341–348.

LEE H, LEE K, KIM I K, et al. Synthesis, characterization, and in vivo diagnostic applications of hyaluronic acid immobilized gold nanoprobes[J]. Biomaterials, 2008, 29:4709–4718.

LEE H–J, WOO Y, HAHN T–W, et al. Formation and maturation of the phagosome: a key mechanism in innate immunity against intracellular bacterial infection[J]. Microorganisms, 2020, 8(9):1298.

LEE H Y, LEE M, BAE Y S. Formyl peptide receptors in cellular differentiation and inflammatory diseases[J]. J Cell Biochem, 2017, 118(6):1300–1307.

LEE J E, LIANG K J, FARISS R N, et al. Ex vivo dynamic imaging of retinal microglia using time–lapse confocal microscopy[J]. Invest Ophthalmol Vis Sci, 2008, 49(9):4169–4176.

LEE J S, HWANG S Y, LEE E K. Imaging–based analysis of liposome internalization to macrophage cells: effects of liposome size and surface modification with PEG moiety[J]. Colloids Surf B Biointerfaces, 2015, 136:786–790.

LEE S, KIVIMÄE S, DOLOR A, et al. Macrophage–based cell therapies: the long and winding road[J]. J Control Release, 2016, 240:527–540.

LEE S H, JEONG D, HAN Y–S, et al. Pivotal role of vascular endothelial growth factor pathway in tumor angiogenesis[J]. Ann Surg Treat Res, 2015, 89(1):1–8.

LEE S J, PARK S Y, JUNG M Y, et al. Mechanism for phosphatidylserine–dependent erythrophagocytosis in mouse liver[J]. Blood, 2011, 117(19):5215–5223.

LEE Y, SUGIHARA K, GILLILLAND M G 3RD, et al. Hyaluronic acid–bilirubin nanomedicine for targeted modulation of dysregulated intestinal barrier, microbiome and immune responses in colitis[J]. Nat Mater, 2020b, 19(1): 118–126.

LEEK R D, LANDERS R J, HARRIS A L, et al. Necrosis correlates with high vascular density and focal macrophage infiltration in invasive carcinoma of the breast[J]. Br J Cancer, 1999, 79(5–6):991–995.

LEEK R D, LEWIS C E, WHITEHOUSE R, et al. Association of macrophage infiltration with angiogenesis and prognosis in invasive breast carcinoma[J]. Cancer Res, 1996, 56(20):4625–4629.

LEEMANS J C, FLORQUIN S, HEIKENS M, et al. CD44 is a macrophage binding site for Mycobacterium tuberculosis that mediates macrophage recruitment and protective immunity against tuberculosis[J]. J Clin Invest, 2003, 111(5):681–689.

LEEMANS J C, JUFFERMANS N P, FLORQUIN S, et al. Depletion of alveolar macrophages exerts protective effects in pulmonary tuberculosis in mice[J]. J Immunol, 2001, 166(7):4604–4611.

LEE–SAYER S S, DONG Y, ARIF A A, et al. The where, when, how, and why of hyaluronan binding by immune cells[J]. Front Immunol, 2015, 6:150.

LEFEBVRE E, MOYLE G, RESHEF R, et al. Antifibrotic effects of the dual CCR2/CCR5 antagonist cenicriviroc in animal models of liver and kidney fibrosis[J]. PLoS One, 2016, 11(6):e0158156.

LEFERE S, TACKE F. Macrophages in obesity and non–alcoholic fatty liver disease: crosstalk with metabolism[J]. JHEP Rep, 2019, 1(1):30–43.

LEHENKARI P P, KELLINSALMI M, NÄPÄNKANGAS J P, et al. Further insight into mechanism of action of clodronate: inhibition of mitochondrial ADP/ATP translocase by a nonhydrolyzable, adenine–containing metabolite[J]. Mol Pharmacol, 2002, 61(5):1255–1262.

LEID J, CARRELHA J, BOUKARABILA H, et al. Primitive embryonic macrophages are required for coronary development and maturation[J]. Circ Res, 2016, 118(10):1498–1511.

LEIMBERG M J, PRUS E, KONIJN A M, et al. Macrophages function as a ferritin iron source for cultured human erythroid precursors[J]. J Cell Biochem, 2008, 103(4):1211–1218.

LEIMGRUBER A, BERGER C, CORTEZ–RETAMOZO V, et al. Behavior of endogenous tumor–associated macrophages assessed in vivo using a functionalized nanoparticle[J]. Neoplasia, 2009, 11(5): 459–468, 2 p following 468.

LEITINGER N, SCHULMAN I G. Phenotypic polarization of macrophages in atherosclerosis[J]. Arterioscler Thromb Vasc Biol, 2013, 33(6):1120–1126.

LEONARD J N, SCHAFFER D V. Antiviral RNAi therapy: emerging approaches for hitting a moving target[J]. Gene Ther, 2006, 13:532–540.

LEUSCHNER F, COURTIES G, DUTTA P, et al. Silencing of CCR2 in myocarditis[J]. Eur Heart J, 2015, 36(23):1478–1488.

LEUSCHNER F, DUTTA P, GORBATOV R, et al. Therapeutic siRNA silencing in inflammatory monocytes in mice[J]. Nat Biotechnol, 2011, 29(11):1005–1010.

LEVANOVA A, PORANEN M M. RNA interference as a prospective tool for the control of human viral infections[J]. Front Microbiol, 2018, 9:2151. https://doi.org/10.3389/ fmicb.2018.02151.

LEVINE D H, GHOROGHCHIAN P P, FREUDENBERG J,et al. Polymersomes: a new multi–functional tool for cancer diagnosis and therapy[J]. Methods, 2008, 46:25–32.

LEWIS C E, POLLARD J W. District role of macrophages in different tumor microenvironments[J]. Cancer Res, 2006, 66(2):605–612.

LEWIS D R, PETERSEN L K, YORK A W, et al. Sugar–based amphiphilic nanoparticles arrest atherosclerosis in vivo[J]. Proc Natl Acad Sci U S A, 2015, 112(9):2693–2698.

LEWIS J S, LANDERS R J, UNDERWOOD J C, et al. Expression of vascular endothelial growth factor by macrophages is up–regulated in poorly vascularized areas of breast carcinomas[J]. J Pathol, 2000, 192(2):150–158.

LI F, SETHI G. Targeting transcription factor NF–κB to overcome chemoresistance and radioresistance in cancer therapy[J]. Biochim Biophys Acta, 2010, 1805(2):167–180.

LI F, YANG Y, ZHU X, et al. Macrophage polarization modulates development of systemic lupus erythematosus[J]. Cell Physiol Biochem Int J Exp Cell Physiol Biochem Pharmacol, 2015, 37(4): 1279–1288.

LI H, ADAMOPOULOS I E, MOULTON V R, et al. Systemic lupus erythematosus favors the generation of IL–17 producing double negative T cells[J]. Nature communications, 2020, 11:2859.

LI J, HSU H C, MOUNTZ J D. Managing macrophages in rheumatoid arthritis by reform or removal[J]. Curr Rheumatol Rep, 2012, 14:445–454.

LI M, SUN J, ZHANG W, et al. Drug delivery systems based on CD44–targeted glycosaminoglycans for cancer therapy[J]. Carbohydr Polym, 2021, 251:117103. https:// doi.org/10.1016/j.carbpol.2020.117103.

LI N, HUA J. Interactions between mesenchymal stem cells and the immune system[J]. Cellular and molecular life sciences : CMLS, 2017, 74(13):2345–2360.

LI Q, BARRES B A. Microglia and macrophages in brain homeostasis and disease[J]. Nat Rev Immunol, 2018, 18(4):225–242.

LI W, HSIAO H–M, HIGASHIKUBO R, et al. Heart–resident $CCR2^+$ macrophages promote neutrophil extravasation through TLR9/MyD88/CXCL5 signaling[J]. JCI Insight, 2016, 1(12):e87315.

LI X, BU W, MENG L, et al. CXCL12/CXCR4 pathway orchestrates CSC–like properties by CAF recruited tumor associated macrophage in OSCC[J]. Exp Cell Res, 2019b, 378(2):131–138.

LI X, LIU R, SU X, et al. Harnessing tumor–associated macrophages as aids for cancer immunotherapy[J]. Mol Cancer, 2019a, 18(1):177.

LI X, YAO W, YUAN Y, et al. Targeting of tumour–infiltrating macrophages via CCL2/CCR2 signalling as a therapeutic strategy against hepatocellular carcinoma[J]. Gut, 2017, 66(1):157–167.

LI Y, WU H, JI B, et al. Targeted imaging of CD206 expressing tumor–associated M2–like macrophages using mannose–conjugated antibiofouling magnetic iron oxide nanoparticles[J]. ACS Appl Bio Material, 2020, 3(7):4335–4347.

LIANG B, DENG T, LI J, et al. Biomimetic theranostic strategy for anti–metastasis therapy of breast cancer via the macrophage membrane camouflaged superparticles[J]. Mater Sci Eng C, 2020, 115:111097. https://doi.org/10.1016/j. msec.2020.111097.

LIANG J, JIANG D, NOBLE P W. Hyaluronan as a therapeutic target in human diseases[J]. Adv Drug Deliv Rev, 2016, 97:186–203.

LIANG S, ZHENG J, WU W, et al. A robust nanoparticle platform for RNA interference in macrophages to suppress tumor cell migration[J]. Front Pharmacol, 2018, 9:1465. https://doi.org/10.3389/

fphar.2018.01465.

LIANG Y, WANG Y, WANG L, et al. Self-crosslinkable chitosan-hyaluronic acid dialdehyde nanoparticles for CD44-targeted siRNA delivery to treat bladder cancer[J]. Bioact Material, 2021, 6(2):433–446.

LIAO D, LIU Z, WRASIDLO W J, et al. Targeted therapeutic remodeling of the tumor microenvironment improves an HER-2 DNA vaccine and prevents recurrence in a murine breast cancer model[J]. Cancer Res, 2011, 71(17):5688–5696.

LIAO X, SHARMA N, KAPADIA F, et al. Krüppel-like factor 4 regulates macrophage polarization[J]. J Clin Invest, 2011, 121(7):2736–2749.

LIAO X, SHEN Y, ZHANG R, et al. Distinct roles of resident and nonresident macrophages innonischemic cardiomyopathy[J]. Proc Natl Acad Sci U S A, 2018, 115(20):E4661–E4669.

LIEHN E A, PICCININI A M, KOENEN R R, et al. A new monocyte chemotactic protein-1/ chemokine CC motif ligand-2 competitor limiting neointima formation and myocardial ischemia/ reperfusion injury in mice[J]. J Am Coll Cardiol, 2010, 56(22):1847–1857.

LIEKENS S, SCHOLS D, HATSE S. CXCL12-CXCR4 axis in angiogenesis, metastasis and stem cell mobilization[J]. Curr Pharm Des, 2010, 16(35):3903–3920.

LIGUORI M, BURACCHI C, PASQUALINI F, et al. Functional TRAIL receptors in monocytes and tumor-associated macrophages: a possible targeting pathway in the tumor microenvironment[J]. Oncotarget, 2016, 7(27): 41662–41676.

LIM D H, JANG J, KIM S, et al. The effects of sub-lethal concentrations of silver nanoparticles on inflammatory and stress genes in human macrophages using cDNA microarray analysis[J]. Biomaterials, 2012, 33:4690–4699.

LIM S Y, YUZHALIN A E, GORDON-WEEKS A N, et al. Targeting the CCL2-CCR2 signaling axis in cancer metastasis[J]. Oncotarget, 2016, 7(19):28697–28710.

LIMERES M J, SUÑÉ-POU M, PRIETO-SÁNCHEZ S, et al. Development and characterization of an improved formulation of cholesteryl oleate-loaded cationic solid-lipid nanoparticles as an efficient non-viral gene delivery system[J]. Colloid Surfac B, 2019, 184:110533. https://doi.org/10.1016/j.colsurfb.2019.110533.

LIN E Y, NGUYEN A V, RUSSELL R G, et al. Colonystimulating factor 1 promotes progression of mammary tumors to malignancy[J]. J Exp Med, 2001, 193(6):727–740.

LIN E Y, POLLARD J W. Tumor-associated macrophages press the angiogenic switch in breast cancer[J]. Cancer Res, 2007, 67(11):5064–5066.

LIN N Y. OP0087 autophagy contributes to TNFα-mediated joint destruction[J]. Ann Rheum Dis, 2013, 71:82-83.

LIN P J C, TAM Y Y C, HAFEZ I, et al. Influence of cationic lipid composition on uptake and intracellular processing of lipid nanoparticle formulations of siRNA[J]. Nanomedicine, 2013, 9(2):233-246.

LIN R H, HWANG Y W, YANG B C, et al. TNF receptor-2-triggered apoptosis is associated with the down-regulation of Bcl-xL on activated T cells and can be prevented by CD28 costimulation[J]. J Immunol, 1997, 158(2):598-603.

LINDE N, LEDERLE W, DEPNER S, et al. Vascular endothelial growth factor-induced skin carcinogenesis depends on recruitment and alternative activation of macrophages[J]. J Pathol, 2012, 227(1):17-28.

LINDENFELSER L A, LILLEHOJ E B, BURMEISTER H R. Aflatoxin and trichothecene toxins: skin tumor induction and synergistic acute toxicity in white mice[J]. J Natl Cancer Inst, 1974, 52(1):113-116.

LIOTE F, BOVAL-BOIZARD B, WEILL D, et al. Blood monocyte activation in rheumatoid arthritis: increased monocyte adhesiveness, integrin expression, and cytokine release[J]. Clin Exp Immunol, 1996, 106(1):13-19.

LISTON A, GRAY D H. Homeostatic control of regulatory T cell diversity[J]. Nature reviews Immunology, 2014, 14(3):154-165.

LITTLEWOOD-EVANS A, SARRET S, APFEL V, et al. GPR91 senses extracellular succinate released from inflammatory macrophages and exacerbates rheumatoid arthritis[J]. The Journal of experimental medicine, 2016, 213(9):1655-1662.

LIU C, LI Y, YU J, et al. Targeting the shift from M1 to M2 macrophages in experimental autoimmune encephalomyelitis mice treated with fasudil[J]. PloS One, 2013, 8(2):e54841.

LIU C, XU J, SHI X, et al. M2-polarized tumor-associated macrophages promoted epithelial-mesenchymal transition in pancreatic cancer cells, partially through TLR4/IL-10 signaling pathway[J]. Lab Invest, 2013, 93(7):844-854.

LIU C, ZHANG L, ZHU W, et al. Barriers and strategies of cationic liposomes for cancer gene therapy[J]. Mol Ther Methods Clin Dev, 2020, 18:751-764.

LIU D, UZONNA J E. The early interaction of Leishmania with macrophages and dendritic cells and its influence on the host immune response[J]. Front Cell Infect Microbiol, 2012, 2:83.

LIU J, XUE Y, DONG D, et al. $CCR2^-$ and $CCR2^+$ corneal macrophages exhibit distinct characteristics and balance inflammatory responses after epithelial abrasion[J]. Mucosal Immunol, 2017, 10(5):1145-1159.

LIU L, HE H, LIANG R, et al. ROS–inducing micelles sensitize tumor–associated macrophages to TLR3 stimulation for potent immunotherapy[J]. Biomacromolecules, 2018, 19(6):2146–2155.

LIU L, HE H, ZHANG M, et al. Hyaluronic acid–decorated reconstituted high density lipoprotein targeting atherosclerotic lesions[J]. Biomaterials, 2014, 35(27):8002–8014.

LIU L, OLIVEIRA N M, CHENEY K M, et al. A whole genome screen for HIV restriction factors[J]. Retrovirology, 2011, 8:94.

LIU M, TONG Z, DING C, et al. Transcription factor c–Maf is a checkpoint that programs macrophages in lung cancer[J]. J Clin Invest, 2020, 130(4):2081–2096.

LIU X, LIU J, ZHAO S, et al. Interleukin–4 is essential for microglia/macrophage M2 polarization and long–term recovery after cerebral ischemia[J]. Stroke, 2016, 47(2):498–504.

LIU X–S, LI X–H, WANG Y, et al. Disruption of palladin leads to defects in defnitive erythropoiesis by interfering with erythroblastic island formation in mouse fetal liver[J]. Blood, 2007, 110(3):870–876.

LIU Y, MIYOSHI H, NAKAMURA M. Nanomedicine for drug delivery and imaging: a promising avenue for cancer therapy and diagnosis using targeted functional nanoparticles[J]. Int J Cancer, 2007, 120:2527–2537.

LIU Y, TONG Z, PRUD'HOMME R K. Stabilized polymeric nanoparticles for controlled and efficient release of bifenthrin[J]. Pest Manag Sci, 2008, 64:808–812.

LIU Y, YAN W, TOHME S, et al. Hypoxia induced HMGB1 and mitochondrial DNA interactions mediate tumor growth in hepatocellular carcinoma through Toll–like receptor 9[J]. J Hepatol, 2015, 63(1):114–121.

LIU Z, FAN A C, RAKHRA K, et al. Supramolecular stacking of doxorubicin on carbon nanotubes for in vivo cancer therapy[J]. Angew Chem Int Ed Engl, 2009, 48(41):7668–7672.

LIU Z, TABAKMAN S, WELSHER K, et al. Carbon nanotubes in biology and medicine: in vitro and in vivo detection, imaging and drug delivery[J]. Nano Res, 2009, 2(2):85–120.

LIU Y, WANG R. Immunotherapy targeting tumor–associated macrophages[J]. Front Med, 2020, 7: 583708. https://doi.org/10.3389/fmed.2020.583708.

LIU Z, XIONG M, GONG J, et al. Legumain protease–activated TAT–liposome cargo for targeting tumours and their microenvironment[J]. Nat Commun, 2014, 5(1):1–11.

LJUBIMOVA D. Biomechanics of the human eye and intraocular pressure measurements[J]. Stockholm:KTH, 2009.

LÖBENBERG R, ARAUJO L, VON BRIESEN H, et al. Body distribution of azidothymidine bound to hexyl–cyanoacrylate nanoparticles after i.v. injection to rats[J]. J Control Release, 1998, 50(1–3):21–30.

LOBERG R D, YING C, CRAIG M, et al. Targeting CCL2 with systemic delivery of neutralizing antibodies induces prostate cancer tumor regression in vivo[J]. Cancer Res, 2007a, 67(19): 9417–9424.

LOBERG R D, YING C, CRAIG M, et al. CCL2 as an important mediator of prostate cancer growth in vivo through the regulation of macrophage infiltration[J]. Neoplasia, 2007b, 9(7): 556–562.

LOBOVKINA T, JACOBSON G B, GONZALEZ–GONZALEZ E, et al. In vivo sustained release of siRNA from solid lipid nanoparticles[J]. ACS Nano, 2011, 5(12):9977–9983.

LOCATI M, DEUSCHLE U, MASSARDI M L, et al. Analysis of the gene expression profile activated by the CC chemokine ligand 5/RANTES and by lipopolysaccharide in human monocytes[J]. J Immunol, 2002, 168(7):3557–3562.

LOCKE L W, MAYO M W, YOO A D, et al. PET imaging of tumor associated macrophages using mannose coated ^{64}Cu liposomes[J]. Biomaterials, 2012, 33(31):7785–7793.

LODGE R, DESCOTEAUX A. Modulation of phagolysosome biogenesis by the lipophosphoglycan of Leishmania[J]. Clin Immunol, 2005, 114(3):256–265.

LOLMEDE K, CAMPANA L, VEZZOLI M, et al. Inflammatory and alternatively activated human macrophages attract vessel–associated stem cells, relying on separate HMGB1– and MMP–9–dependent pathways[J]. J Leukoc Biol, 2009, 85(5): 779–787.

LOOMBA R, LAWITZ E, MANTRY P S, et al. The ASK1 inhibitor selonsertib in patients with nonalcoholic steatohepatitis: a randomized, phase 2 trial[J]. Hepatology, 2018, 67(2):549–559.

LOPEZ–PEDRERA C, BARBARROJA N, PATIÑO–TRIVES A M, et al. Effects of biological therapies on molecular features of rheumatoid arthritis[J]. Int J Mol Sci, 2020, 21(23): 9067.

LOPEZ–RODRIGUEZ E, GAY–JORDI G, MUCCI A, et al. Lung surfactant metabolism: early in life, early in disease and target in cell therapy[J]. Cell Tissue Res, 2017, 367(3):721–735.

LOVE K T, MAHON K P, LEVINS C G, et al. Lipid–like materials for low–dose, in vivo gene silencing[J]. Proc Natl Acad Sci U S A, 2010, 107(5):1864–1869.

LOW P S, HENNE W A, DOORNEWEERD D D. Discovery and development of folic–acid–based receptor targeting for imaging and therapy of cancer and inflammatory diseases[J]. Acc Chem Res, 2008, 41:120–129.

LOWERY M M, GREENBERGER P A. Amphotericin–induced stridor: a review of stridor, amphotericin preparations, and their immunoregulatory effects[J]. Ann Allergy Asthma Immunol, 2003, 91(5):460–466.

LU J, CAO Q, ZHENG D, et al. Discrete functions of M2a and M2c macrophage subsets determine their relative effcacy in treating chronic kidney disease[J]. Kidney Int, 2013, 84(4): 745–755.

LU-EMERSON C, SNUDERL M, KIRKPATRICK N D, et al. Increase in tumor associated macrophages after antiangiogenic therapy is associated with poor survival among patients with recurrent glioblastoma[J]. Neuro-Oncology, 2013, 15(8):1079–1087.

LUI H, ZHANG J S, MAKINSON S R, et al. Progranulin deficiency promotes circuit-specific synaptic pruning by microglia via complement activation[J]. Cell, 2016, 165(4): 921–935.

LUMENG C N, BODZIN J L, SALTIEL A R. Obesity induces a phenotypic switch in adipose tissue macrophage polarization[J]. J Clin Invest, 2007, 117(1):175–184.

LUNDQVIST M, STIGLER J, ELIA G. Nanoparticle size and surface properties determine the protein corona with possible implications for biological impacts[J]. Proc Natl Acad Sci U S A, 2008, 105(38):14265–14270.

LUO Q, ZHAO J, ZHANG X, et al. Nanostructured lipid carrier (NLC) coated with Chitosan Oligosaccharides and its potential use in ocular drug delivery system[J]. Int J Pharm, 2011, 403(1–2):185–191.

LUO Y-L, XU C-F, LI H-J, et al. Macrophage-specific in vivo gene editing using cationic lipid-assisted polymeric nanoparticles[J]. ACS Nano, 2018, 12:994–1005.

LURIA-PÉREZ R, HELGUERA G, RODRÍGUEZ J A. Antibody-mediated targeting of the transferrin receptor in cancer cells[J]. Bol Med Hosp Infant Mex, 2016, 73(6):372–379.

LURIER E B, DALTON D, DAMPIER W, et al. Transcriptome analysis of IL-10-stimulated(M2c) macrophages by next-generation sequencing[J]. Immunobiology, 2017, 222(7): 847–856.

LV Y, CAO Y, LI P, et al. Ultrasound-triggered destruction of folate-functionalized mesoporous silica nanoparticle-loaded microbubble for targeted tumor therapy[J]. Adv Healthcare Mater, 2017, 6(18):1700354. https://doi.org/10.1002/adhm.201700354.

LV Y J, HAO L, HU W J, et al. Novel multifunctional pH sensitive nanoparticles loaded into microbubbles as drug delivery vehicles for enhanced tumor targeting[J]. Scientifc Report, 2016, 6:29321. https://doi. org/10.1038/srep29321.

M：

MA C, WU M J, Ye W F, et al. Inhalable solid lipid nanoparticles for intracellular tuberculosis infection therapy: macrophage-targeting and pH-sensitive properties[J]. Drug Deliv Transl Res, 2020, 12(11):1–18.

MA L, LIU T-W, WALLIG M A, et al. Efficient targeting of adipose tissue macrophages in obesity with polysaccharide nanocarriers[J]. ACS Nano, 2016, 10(7):6952–6962.

MA L L, FELDMAN M D, TAM J M, et al. Small multifunctional nanoclusters (nanoroses) for targeted cellular imaging and therapy[J]. ACS Nano, 2009, 3(9):2686–2696.

MA R, YI B, RIKER A I, et al. Metformin and cancer immunity[J]. Acta Pharmacol Sin, 2020, 41(11):1403–1409.

MA W–T, CHANG C, GERSHWIN M E, et al. Development of autoantibodies precedes clinical manifestations of autoimmune diseases: a comprehensive review[J]. Journal of autoimmunity, 2017, 83:95–112.

MA W–T, GAO F, GU K, et al. The role of monocytes and macrophages in autoimmune diseases: a comprehensive review[J]. Frontiers in immunology, 2019, 10:1140.

MA X, XU S. TNF inhibitor therapy for rheumatoid arthritis[J]. Biomed Rep, 2013, 1(2):177–184.

MACCARONE A T, DULDIG J, MITCHELL T W, et al. Characterization of acyl chain position in unsaturated phosphatidylcholines using differential mobility–mass spectrometry[J]. J Lipid Res, 2014, 55(8):1668–1677.

MACDONALD K P, PALMER J S, CRONAU S, et al. An antibody against the colony–stimulating factor 1 receptor depletes the resident subset of monocytes and tissue–and tumor associated macrophages but does not inhibit inflammation[J]. Blood, 2010, 116(19):3955–3963.

MACPARLAND S A, TSOI K M, OUYANG B, et al. Phenotype determines nanoparticle uptake by human macrophages from liver and blood[J]. ACS Nano, 2017, 11:2428–2443.

MADAAN K, KUMAR S, POONIA N, et al. Dendrimers in drug delivery and targeting: drug–dendrimer interactions and toxicity issues[J]. J Pharm Bioallied Sci, 2014, 6(3):139–150.

MADSEN A, MORTENSEN H P, HALD B. Feeding experiments with ochratoxin A contaminated barley for bacon pigs. I. influence on pig performance and residues[J]. Acta Agric Scand, 1982, 32:225–239.

MADSEN D H, JÜRGENSEN H J, SIERSBÆK M S, et al. Tumor–associated macrophages derived from circulating infammatory monocytes degrade collagen through cellular uptake[J]. Cell Rep, 2017, 21(13):3662–3671.

MAEDA N, NIGOU J, HERRMANN J–L, et al. The cell surface receptor DC–SIGN discriminates between *Mycobacterium* species through selective recognition of the mannose caps on lipoarabinomannan[J]. J Biol Chem, 2003, 278(8):5513–5516.

MAGNAN A, PEE D V, BONGRAND P, et al. Alveolar macrophage interleukin (IL)–10 and IL–12 production in atopic asthma[J]. Allergy, 1998, 53(11):1092–1095.

MAGNUSSON M K, BRYNJÓLFSSON S F, DIGE A, et al. Macrophage and dendritic cell subsets in IBD: ALDH^{+} cells are reduced in colon tissue of patients with ulcerative colitis regardless of inflammation[J]. Mucosal Immunol, 2016, 9(1): 171–182.

MAHAJAN K, ROJEKAR S, DESAI D, et al. Efavirenz loaded nanostructured lipid carriers for efficient and prolonged viral inhibition in HIV–infected macrophages[J]. Pharma Sci, 2021, 27:418–432.

MAHAJAN S D, ROY I, XU G, et al. Enhancing the delivery of anti–retroviral drug "Saquinavir" across the blood brain barrier using nanoparticles[J]. Curr HIV Res, 2010, 8(5):396–404.

MAHLKNECHT U, DENG C, LU M C, et al. Resistance to apoptosis in HIV–infected $CD4^+$ T lymphocytes is mediated by macrophages: role for Nef and immune activation in viral persistence[J]. J Immunol, 2000, 165(11):6437–6446.

MAHOR S, DASH B C, O'CONNOR S, et al. Mannosylate polyethyleneimine–hyaluronan nanohybrids for targeted gene delivery to macrophage–like cell lines[J]. Bioconjug Chem, 2012, 23(6):1138–1148.

MAINARDES R M, GREMIÃO M P D, BRUNETTI I L, et al. Zidovudine–loaded PLA and PLA–PEG blend nanoparticles: influence of polymer type on phagocytic uptake by polymorphonuclear cells[J]. J Pharm Sci, 2009, 98(1):257–267.

MAJMUDAR M D, YOO J, KELIHER E J, et al, Polymeric nanoparticle PET/MR imaging allows macrophage detection in atherosclerotic plaques[J]. Circ Res, 2013, 112:755–761.

MAKABI–PANZU B, GOURDE P, DÉSORMEAUX A, et al. Intracellular and serum stability of liposomal 2′, 3′–dideoxycytidine. Effect of lipid composition[J]. Cell Mol Biol, 1998, 44(2):277–284.

MAKADIA H K, SIEGEL S J. Poly lactic–co–glycolic acid(PLGA)as biodegradable controlled drug delivery carrier[J]. Polymers(Basel), 2011, 3(3): 1377–1397.

MAKALA L H, NISHIKAWA Y, SUZUKI N, et al. Immunology. Antigen–presenting cells in the gut[J]. J Biomed Sci, 2004, 11(2):130–141.

MAKLED S, NAFEE N, BORAIE N. Nebulized solid lipid nanoparticles for the potential treatment of pulmonary hypertension via targeted delivery of phosphodiesterase–5–inhibitor[J]. Int J Pharm, 2017, 517(1–2):312–321.

MALAM Y, LOIZIDOU M, SEIFALIAN A M. Liposomes and nanoparticles: nanosized vehicles for drug delivery in cancer[J]. Trends Pharmacol Sci, 2009, 30:592–599.

MALAMED S F. Sedation[M]. Fifth Ed. St. Louis: C. V. Mosby, 2010: 269–270.

MALAPONTE G, BEVELACQUA V, FATUZZO P, et al. IL–1beta, TNF–alpha and IL–6 release from monocytes in haemodialysis patients in relation to dialytic age[J]. Nephrol Dial Transplant, 2002, 17(11): 1964–1970.

MALDONADO R A, LAMOTHE R A, FERRARI J D, et al. Polymeric synthetic nanoparticles for the induction of antigen-specific immunological tolerance[J]. Proc Natl Acad Sci, 2015, 112(2):E156-165.

MALFTANO A M, PISANTI S, NAPOLITANO F, et al. Tumor-associated macrophage status in cancer treatment[J]. Cancers(Basel), 2020, 12(7): 1987.

MALKIEL S, BARLEV A N, ATISHA-FREGOSO Y, et al. Plasma cell differentiation pathways in systemic lupus erythematosus[J]. Frontiers in immunology, 2018, 9:427.

MALLUCCI G, PERUZZOTTI-JAMETTI L, BERNSTOCK J D, et al. The role of immune cells, glia and neurons in white and gray matter pathology in multiple sclerosis[J]. Prog Neurobiol, 2015, 127-128: 1-22.

MAMO T, MOSEMAN E A, KOLISHETTI N, et al. Emerging nanotechnology approaches for HIV/ AIDS treatment and prevention[J]. Nanomedicine, 2010, 5:269-285.

MAN W H, STEENHUIJSEN P W, BOGAERT D. The microbiota of the respiratory tract, gatekeeper to respiratory health[J]. Nat Rev Microbiol, 2017, 15(5):259-270.

MANEU V, YÁÑEZ A, MURCIANO C, et al. Dectin-1 mediates in vitro phagocytosis of Candida albicans yeast cells by retinal microglia[J]. FEMS Immunol Med Microbiol, 2011, 63(1): 148-150.

MANGINO G, PERCARIO Z A, FIORUCCI G, et al. In vitro treatment of human monocytes/ macrophages with myristoylated recombinant Nef of human immunodeficiency virus type 1 leads to the activation of mitogen-activated protein kinases, IkappaB kinases, and interferon regulatory factor 3 and to the release of beta interferon[J]. J Virol, 2007, 81:2777-2791.

MANGINO G, PERCARIO Z A, FIORUCCI G, et al. HIV-1 Nef induces proinflammatory state in macrophages through its acidic cluster domain: involvement of TNF alpha receptor associated factor 2[J]. PLoS One, 2011, 6:e22982.

MANKAMNA KUMARI R, GOSWAMI R, NIMESH S. Application of nanotechnology in diagnosis and therapeutics[M]//LEDWANI L, SANGWAI J S. Nanotechnol for Energy and Environmental Engineering, Cham: Springer Cham, 2020:413-440.

MANKERTZ J, MATTHES E, ROKOS K, et al. Selective endocytosis of fuorothymidine and azidothymidine coupled to LDL into HIV infected mononuclear cells[J]. Biochim Biophys Acta, 1996, 1317(3):233-237.

MANNUCCI S, BOSCHI F, CISTERNA B, et al. A correlative imaging study of in vivo and ex vivo biodistribution of solid lipid nanoparticles[J]. Int J Nanomedicine, 2020, 15:1745.

MANSOORI B, MOHAMMADI A, SHIR JANG S, et al. Mechanisms of immune system activation in mammalians by small interfering RNA (siRNA)[J]. Artifc Cell Nanomed & Biotechnol, 2015, 44(7):1589-1596.

MANTOVANI A. In vitro and in vivo cytotoxicity of adriamycin and daunomycin for murine macrophages[J]. Cancer Res, 1977, 37(3):815–820.

MANTOVANI A, ALLAVENA P. The interaction of anticancer therapies with tumor–associated macrophages[J]. J Exp Med, 2015, 212(4):435–445.

MANTOVANI A, BISWAS S K, GALDIERO M R, et al. Macrophage plasticity and polarization in tissue repair and remodelling[J]. J Pathol, 2013, 229(2): 176–185.

MANTOVANI A, MARCHESI F, MALESCI A, et al. Tumour–associated macrophages as treatment targets in oncology[J]. Nat Rev Clin Oncol, 2017, 14(7):399–416.

MANTOVANI A, POLENTARUTTI N , LUINI W, et al. Role of host defense mechanisms in the antitumor activity of adriamycin and daunomycin in mice[J]. J Natl Cancer Inst, 1979, 63(1):61–66.

MANTOVANI A, SICA A, SOZZANI S, et al. The chemokine system in diverse forms of macrophage activation and polarization[J]. Trends Immunol, 2004, 25(12):677–686.

MANTOVANI A, SOZZANI S, LOCATI M, et al. Macrophage polarization: tumor–associated macrophages as a paradigm for polarized M2 mononuclear phagocytes[J]. Trends Immunol, 2002, 23(11):549–555.

MAPHIS N, XU G, KOKIKO–COCHRAN O N, et al. Reactive microglia drive tau pathology and contribute to the spreading of pathological tau in the brain[J]. Brain, 2015, 138(Pt 6):1738–1755.

MARCIANES P, NEGRO S, BARCIA E, et al. Potential active targeting of gatifloxacinto macrophages by means of surface–modified PLGA microparticles destined to treat tuberculosis[J]. AAPS Pharm Sci Tech, 2019, 21(1):15.

MARBAN C, REDEL L, SUZANNE S, et al. COUP–TF interacting protein 2 represses the initial phase of HIV–1 gene transcription in human microglial cells[J]. Nucleic Acids Res, 2005, 33:2318–2331.

MARETTI E, COSTANTINO L, BUTTINI F, et al. Newly synthesized surfactants for surface mannosylation of respirable SLN assemblies to target macrophages in tuberculosis therapy[J]. Drug Deliver Trans Res, 2019, 9(1):298–310.

MARGOLIS R, SPAIDE R F. A pilot study of enhanced depth imaging optical coherence tomography of the choroid in normal eyes[J]. Am J Ophthalmol, 2009, 147(5): 811–815.

MARICHAL L, KLEIN G, ARMENGAUD J, et al. Protein corona composition of silica nanoparticles in complex media: nanoparticle size does not matter[J]. Nanomaterials(Basel), 2020, 10(2): 240.

MARKS D J B, HARBORD M W N, MACALLISTER R, et al. Defective acute inflammation in Crohn's disease: a clinical investigation[J]. Lancet, 2006, 367(9511): 668–678.

MARRO B S, LEGRAIN S, WARE B C, et al. Macrophage IFN–I signaling promotes autoreactive

T cell infiltration into islets in type 1 diabetes model[J]. JCI Insight, 2019, 4(2): e125067. https://doi.org/10.1172/jci.insight.125067.

MARTINEZ F O, HELMING L, MILDE R, et al. Genetic programs expressed in resting and IL-4 alternatively activated mouse and human macrophages: similarities and differences[J]. Blood, 2013, 121(9): e57-e69.

MARTINEZ F O, GORDON S. The M1 and M2 paradigm of macrophage activation: time for reassessment[J]. F1000Prime Rep, 2014, 6:13.

MARTINEZ-POMARES L, GORDON S. CD169$^+$ macrophages at the crossroads of antigen presentation[J]. Trends Immunol, 2012, 33(2):66-70.

MARTÍNEZ-POMARES L, KOSCO-VILBOIS M, DARLEY E, et al. Fc chimeric protein containing the cysteine-rich domain of the murine mannose receptor binds to macrophages from splenic marginal zone and lymph node subcapsular sinus and to germinal centers[J]. J Exp Med, 1996, 184(5):1927-1937.

MARTINS S, COSTA-LIMA S, CARNEIRO T, et al. Solid lipid nanoparticles as intracellular drug transporters: an investigation of the uptake mechanism and pathway[J]. Int J Pharm, 2012, 430(1-2):216-227.

MARTINS S M, SARMENTO B, NUNES C, et al. Brain targeting effect of camptothecin-loaded solid lipid nanoparticles in rat after intravenous administration[J]. Eur J Pharm Biopharm, 2013, 85(3):488-502.

MASSEY J, PLANT D, HYRICH K, et al. Genome-wide association study of response to tumour necrosis factor inhibitor therapy in rheumatoid arthritis[J]. Pharmacogenomics J, 2018, 18(5):657-664.

MASTRANDREA L, YU J, BEHRENS T, et al. Etanercept treatment in children with new-onset type 1 diabetes: pilot randomized, placebo-controlled, double-blind study[J]. Diabetes Care, 2009, 32(7): 1244-1249.

MATHEW V, WANG A K. Inotersen: new promise for the treatment of hereditary transthyretin amyloidosis[J]. Drug Des Dev Ther, 2019, 13:1515-1525.

MATSUZAKI T, HANAI S, KISHI H, et al. Regulation of endocytosis of activin type Ⅱ receptors by a novel PDZ protein through Ral/Ral-binding protein 1-dependent pathway[J]. J Biol Chem, 2002, 277(21):19008-19018.

MATTHEOLABAKIS G, MILANE L, SINGH A, et al. Hyaluronic acid targeting of CD44 for cancer therapy: from receptor biology to nanomedicine[J]. J Drug Target, 2015, 23(7-8):605-618.

MATUTE-BLANCH C, MONTALBAN X, COMABELLA M. Multiplesclerosis, and other demyelinating and autoimmune inflammatory diseases of the central nervous system[J]. Handbook of clinical neurology, 2017, 146:67–84.

MAURICE D M, POLGAR J. Diffusion across the sclera[J]. Exp Eye Res, 1977, 25(6): 577–582.

MAUS U A, KOAY M A, DELBECK T, et al. Role of resident alveolar macrophages in leukocyte traffc into the alveolar air space of intact mice[J]. Am J Physiol Lung Cell Mol Physiol, 2002, 282(6):L1245–L1252.

MAYNE M, HOLDEN C P, NATH A, et al. Release of calcium from inositol 1,4,5–trisphosphate receptor–regulated stores by HIV–1 Tat regulates TNF–alpha production in human macrophages[J]. J Immunol, 2000, 164:6538–6542.

MAYORGA L S, PITT A, STAHL P D. Receptor–mediated endocytosis and phagocytosis share common determinants for intracellular traficking[M]//FURTH R. Mononuclear Phagocytes. Dordrecht: Springer, 1992:214–223.

MAZUR M, KARCZEWSKI J, LODYGA M, et al. Inhibitors of phosphodiesterase 4 (PDE 4): a new therapeutic option in the treatment of psoriasis vulgaris and psoriatic arthritis[J]. J Dermatolog Treat, 2015, 26(4):326–328.

MAZZIERI R, PUCCI F, MOI D, et al. Targeting the ANG2/TIE2 axis inhibits tumor growth and metastasis by impairing angiogenesis and disabling rebounds of proangiogenic myeloid cells[J]. Cancer Cell, 2011, 19(4):512–526.

MAZZONE M, BERGERS G. Regulation of blood and lymphatic vessels by immune cells in tumors and metastasis[J]. Annu Rev Physiol, 2019, 81:535–560.

MCCARTHY J R, KORNGOLD E, WEISSLEDER R, et al. A light–activated theranostic nanoagent for targeted macrophage ablation in inflammatory atherosclerosis[J]. Small, 2010, 6(18):2041–2049.

MCCLELLAN J L, DAVIS J M, STEINER J L, et al. Linking tumor–associated macrophages, inflammation, and intestinal tumorigenesis: role of MCP–1[J]. Am J Physiol Gastrointest Liver Physiol, 2012, 303(10): G1087–G1095.

MCCOY C E, O'NEILL L A J. The role of toll–like receptors in macrophages[J]. Front Biosci, 2008, 13:62–70.

MCDONALD L T, ZILE M R, ZHANG Y, et al. Increased macrophage–derived SPARC precedes collagen deposition in myocardial fibrosis[J]. Am J Physiol Heart Circ Physiol, 2018, 315(1): H92–H100.

MCELRATH M J, STEINMAN R M, COHN Z A. Latent HIV–1 infection in enriched populations of blood monocytes and T cells from seropositive patients[J]. J Clin Invest, 1991, 87:27–30.

MCKAY T B, SEYED–RAZAVI Y, GHEZZI C E, et al. Corneal pain and experimental model development[J]. Prog Retin Eye Res, 2019, 71:88–113.

MCLEOD D S, BHUTTO I, EDWARDS M M, et al. Distribution and quantification of choroidal macrophages in human eyes with age-related macular degeneration[J]. Invest Ophthalmol Vis Sci, 2016, 57(14):5843-5855.

MCMENAMIN P G. Dendritic cells and macrophages in the uveal tract of the normal mouse eye[J]. Br J Ophthalmol, 1999, 83(5):598-604.

MCMENAMIN P G, DJANO J, WEALTHALL R, et al. Characterization of the macrophages associated with the tunica vasculosa lentis of the rat eye[J]. Invest Ophthalmol Vis Sci, 2002, 43(7):2076-2082.

MCMENAMIN P G, LEE W R. Ultrastructural pathology of melanomalytic glaucoma[J]. Br J Ophthalmol, 1986, 70(12):895-906.

MCINNES I B, O'DELL J R. State-of-the-art: rheumatoid arthritis[J]. Ann Rheum Dis, 2010, 69(11):1898-1906.

MCINNES I B, SCHETT G. Cytokines in the pathogenesis of rheumatoid arthritis[J]. Nature reviews Immunology, 2007, 7(6):429-442.

MCNELIS J C, OLEFSKY J M. Macrophages, immunity, and metabolic disease[J]. Immunity, 2014, 41(1):36-48.

MCWHORTER FY, WANG T, NGUYEN P, et al. Modulation of macrophage phenotype by cell shape[J]. Proc Natl Acad Sci U S A, 2013, 110(43):17253-17258.

MEBIUS R E, KRAAL G. Structure and function of the spleen[J]. Nat Rev Immunol, 2005, 5(8):606-616.

MEDLER T R, MURUGAN D, HORTON W, et al. Complement C5a fosters squamous carcinogenesis and limits T cell response to chemotherapy[J]. Cancer Cell, 2018, 34(4):561-578.

MEDZHITOV R. Recognition of microorganisms and activation of the immune response[J]. Nature, 2007, 449(7164):819-826.

MEHRAVARAN A, REZAEI NASAB M, MIRAHMADI H, et al. Immunogenicity and protection effects of cationic liposome containing imiquimod adjuvant on leishmaniasis in BALB/c mice[J]. Iran J Basic Med Sci, 2019, 22(8):922-931.

MEIKE L, SCHIPPER M L, CHENG Z, et al. Micropet-based biodistribution of quantum dots in living mice[J]. J Nucl Med, 2007, 48:1511-1518.

MEISTER G. Argonaute proteins: functional insights and emerging roles[J]. Nat Rev Genet, 2013, 14(7):447-459.

MELLOR-PITA S, CITORES M J, CASTEJON R, et al. Monocytes and T lymphocytes contribute to a predominance of interleukin 6 and interleukin 10 in systemic lupus erythematosus[J]. Cytometry Part B, Clinical cytometry, 2009, 76(4):261–70.

MENG F, SUN Y, LEE R J, et al. Folate receptor–targeted albumin nanoparticles based on microfluidic technology to deliver cabazitaxel[J]. Cancers, 2019, 11(10):1571.

MENG K, CHEN D, YANG F, et al. Intracellular delivery, accumulation, and discrepancy in antibacterial activity of four enrofloxacin–loaded fatty acid solid lipid nanoparticles[J]. Colloid Surfac B, 2020, 194:111196. https://doi.org/10.1016/j.colsurfb.2020.111196.

MENG Y, BECKETT M A, LIANG H, et al. Blockade of tumor necrosis factor alpha signaling in tumor–associated macrophages as a radiosensitizing strategy[J]. Cancer Res, 2010, 70(4):1534–1543.

MENJOGE A R, KANNAN R M, TOMALIA D A. Dendrimer–based drug and imaging conjugates: design considerations for nanomedical applications[J]. Drug Discov Today, 2010, 15(5–6):171–185.

MERAD M, MANZ M G, KARSUNKY H, et al. Langerhans cells renew in the skin throughout life under steady–state conditions[J]. Nat Immunol, 2002, 3(12):1135–1141.

MÉRIDA S, PALACIOS E, NAVEA A, et al. Macrophages and uveitis in experimental animal models[J]. Mediat Inflamm, 2015, 2015:671417.

MERONI E, STAKENBORG N, VIOLA M F, et al. Intestinal macrophages and their interaction with the enteric nervous system in health and inflammatory bowel disease[J]. Acta Physiol(Oxf), 2019, 225(3): e13163. https://doi.org/10.1111/apha.13163.

MEYERS J D, DOANE T, BURDA C, et al. Nanoparticles for imaging and treating brain cancer[J]. Nanomedicine (Lond), 2013, 8(1):123–143.

MILANE L, SINGH A, MATTHEOLABAKIS G, et al. Exosome mediated communication within the tumor microenvironment[J]. J Control Release, 2015, 219:278–294.

MILLER M A, MIKULA H, LUTHRIA G, et al. Modular nanoparticulate prodrug design enables efficient treatment of solid tumors using bioorthogonal activation[J]. ACS Nano, 2018, 12:12814–12826.

MILLER M A, ZHENG Y R, GADDE S, et al. Tumour–associated macrophages act as a slow–release reservoir of nanotherapeutic Pt(IV) prodrug[J]. Nat Commun, 2015, 6:8692.

MILLS C D. M1 and M2 macrophages: oracles of health and disease[J]. Crit Rev Immunol, 2012, 32(6):463–488.

MILLS C D, LENZ L L, HARRIS R A. A breakthrough: macrophage–directed cancer immunotherapy[J]. Cancer Res, 2016, 76(3):513–516.

MILLS C D, LEY K. M1 and M2 macrophages: the chicken and the egg of immunity[J]. J Innate Immun, 2014, 6(6):716–726.

MINUTTI C M, KNIPPER J A, ALLEN J E, et al. Tissue-specific contribution of macrophages to wound healing[J]. Semin Cell Dev Biol, 2017, 61:3–11.

MIR M, ISHTIAQ S, RABIA S, et al. Nanotechnology: from in vivo imaging system to controlled drug delivery[J]. Nanoscale Res Lett, 2017, 12(1):500.

MIR S A, SHARMA S. Immunotherapeutic potential of an N-formylated peptide of listeria monocytogenes in experimental tuberculosis[J]. Immunopharmacol Immunotoxicol, 2019, 41(2):292–298.

MIRON V E, BOYD A, ZHAO J-W, et al. M2 microglia and macrophages drive oligodendrocyte differentiation during CNS remyelination[J]. Nat Neurosci, 2013, 16(9):1211–1218.

MIRZADEGAN T, DIEHL F, EBI B, et al. Identification of the binding site for a novel class of CCR2b chemokine receptor antagonists: binding to a common chemokine receptor motif within the helical bundle[J]. J Biol Chem, 2000, 275(33):25562–25571.

MISHRA A, AKHTAR S, JAGANNATH C, et al. Pattern recognition receptors and coordinated cellular pathways involved in tuberculosis immunopathogenesis: emerging concepts and perspectives[J]. Mol Immunol, 2017, 87:240–248.

MISHRA G P, BAGUI M, TAMBOLI V, et al. Recent applications of liposomes in ophthalmic drug delivery[J]. J Drug Deliv, 2011, 2011:863734. https://doi.org/10.1155/2011/863734.

MISHARIN A V, CUDA C M, SABER R, et al. Nonclassical $Ly6C^-$ monocytes drive the development of inflammatory arthritis in mice[J]. Cell reports, 2014, 9:591–604.

MISHRA R, GUPTA S. Novel nano carriers for the treatment of progressive auto immune disease rheumatoid arthritis[J]. Curr Pharm Des, 2021, 27(21):2468–2481.

MITCHELL C G, SLIGHT J, DONALDSON K. Diffusible component from the spore surface of the fungus Aspergillus fumigatus which inhibits the macrophage oxidative burst is distinct from gliotoxin and other hyphal toxins[J]. Thorax, 1997, 52:796–801.

MITCHEM J B, BRENNAN D J, KNOLHOFF B L, et al. Targeting tumor-infiltrating macrophages decreases tumor-initiating cells, relieves immunosuppression, and improves chemotherapeutic responses[J]. Cancer Res, 2013, 73(3):1128–1141.

MITRA A K, KWATRA D, VADLAPUDI A D. Drug delivery[M]. Sudbury: Jones & Bartlett Publishers, 2014.

MIYASATO Y, SHIOTA T, OHNISHI K, et al. High density of CD 204-positive macrophages predicts worse clinical prognosis in patients with breast cancer[J]. Cancer Sci, 2017, 108(8):1693–1700.

MOESTRUP S, MØLLER H. CD163: a regulated hemoglobin scavenger receptor with a role in the anti-inflammatory response[J]. Ann Med, 2004, 36(5):347–354.

MOGHIMI S M, HUNTER A C, MURRAY J C. Nanomedicine: current status and future prospects[J]. FASEB J, 2005, 19(3):311–330.

MOHAMMADI S, SAGHAEIAN–JAZI M, SEDIGHI S, et al. Immunomodulation in systemic lupus erythematosus: induction of M2 population in monocyte–derived macrophages by pioglitazone[J]. Lupus, 2017, 26(12):1318–1327.

MOHAMMADI S, SAGHAEIAN–JAZI M, SEDIGHI S, et al. Sodium valproate modulates immune response by alternative activation of monocyte–derived macrophages in systemic lupus erythematosus[J]. Clin Rheumatol, 2018a, 37(3):719–727.

MOHAMMADI S, MEMARIAN A, SEDIGHI S, et al. Immunoregulatory effects of indole–3–carbinol on monocyte–derived macrophages in systemic lupus erythematosus: a crucial role for aryl hydrocarbon receptor[J]. Autoimmunity, 2018b, 51(5):199–209.

MOHEBALI A, ABDOUSS M, AFSHAR TAROMI F. Fabrication of biocompatible antibacterial nanowafers based on HNT/PVA nanocomposites loaded with minocycline for burn wound dressing[J]. Mater Sci Eng C, 2020, 110:110685. https://doi.org/10.1016/j. msec.2020.110685.

MOISAN F, FRANCISCO E B, BROZOVIC A, et al. Enhancement of paclitaxel and carboplatin therapies by CCL2 blockade in ovarian cancers[J]. Mol Oncol, 2014, 8(7):1231–1239.

MOLINARO R, CORBO C, MARTINEZ J O, et al. Biomimetic proteolipid vesicles for targeting infamed tissues[J]. Nat Mater, 2016, 15(9):1037–1046.

MOLL N M, RIETSCH A M, THOMAS S, et al. Multiple sclerosis normal–appearing white matter: pathology–imaging correlations[J]. Ann Neurol, 2011, 70(5):764–773.

MONACK D M, MUELLER A, FALKOW S. Persistent bacterial infections: the interface of the pathogen and the host immune system[J]. Nat Rev Microbiol, 2004, 2(9):747–765.

MONOPOLI M P, ÅBERG C, SALVATI A, et al. Biomolecular coronas provide the biological identity of nanosized materials[J]. Nat Nanotechnol, 2012, 7(12):779–786.

MONTANA G, BONDÌ M L, CARROTTA R, et al. Employment of cationic solid–lipid nanoparticles as RNA carriers[J]. Bioconjug Chem, 2007, 18(2):302–308.

MONTES–COBOS E, SCHWEINGRUBER N, LI X, et al. Deletion of the mineralocorticoid receptor in myeloid cells attenuates central nervous system autoimmunity[J]. Front Immunol, 2017a, 8:1319.

MONTES–COBOS E, RING S, FISCHER H J, et al. Targeted delivery of glucocorticoids to macrophages in a mouse model of multiple sclerosis using inorganic–organic hybrid nanoparticles[J]. J Control Release, 2017b, 245:157–169.

MONTET X, FUNOVICS M, MONTET–ABOU K, et al. Multivalent effects of RGD peptides obtained by nanoparticle display[J]. J Med Chem, 2006, 49:6087–6093.

MOORE K J, SHEEDY F J, FISHER E A. Macrophages in atherosclerosis: a dynamic balance[J]. Nat Rev Immunol, 2013, 13(10):709–721.

MOORE K J, TABAS I. Macrophages in the pathogenesis of atherosclerosis[J]. Cell, 2011, 145:341–355.

MORABIA A. Joseph Goldberger's research on the prevention of pellagra[J]. J R Soc Med, 2008, 101(11):566–568.

MORANDI F, PISTOIA V. Interactions between HLA–G and HLA–E in physiological and pathological conditions[J]. Front Immunol, 2014, 5:394.

MORENO M A, BURNS T, YAO P, et al. Therapeutic depletion of monocyte–derived cells protects from long–term axonal loss in experimental autoimmune encephalomyelitis[J]. J Neuroimmunol, 2016, 290: 36–46.

MORETTON M A, HOCHT C, TAIRA C, et al. Rifampicin–loaded 'flower–like'polymeric micelles for enhanced oral bioavailability in an extemporaneous liquid fixed–dose combination with isoniazid[J]. Nanomedicine(Lond), 2014, 9(11):1635–1650.

MORGENSZTERN D, MCLEOD H L. PI3K/Akt/mTOR pathway as a target for cancer therapy[J]. Anticancer Drugs, 2005, 16:797–803.

MORI T, MIYAMOTO T, YOSHIDA H, et al. IL–1beta and TNFalpha–initiated IL–6–STAT3 pathway is critical in mediating inflammatory cytokines and RANKL expression in inflammatory arthritis[J]. Int Immunol, 2011, 23(11):701–712.

MORISHITA R, GIBBONS G H, KANEDA Y, et al. Pharmacokinetics of antisense oligodeoxyribonucleotides (cyclinB1, and CDC2 kinase) in the vessel wall in vivo: enhanced therapeutic utility for restenosis by HVJ–liposome delivery[J]. Gene, 1994, 149(1):13–19.

MORIWAKI H, STEMPIEN–OTERO A, KREMEN M, et al. Overexpression of urokinase by macrophages or deficiency of plasminogen activator inhibitor type 1 causes cardiac fibrosis in mice[J]. Circ Res, 2004, 95(6):637–644.

MOSQUERA M J, KIM S, ZHOU H, et al. Immunomodulatory nanogels overcome restricted immunity in a murine model of gut microbiome–mediated metabolic syndrome[J]. Sci Adv, 2019, 5(3): eaav9788. https://doi. org/10.1126/sciadv.aav9788.

MOSSER D M, EDWARDS J P. Exploring the full spectrum of macrophage activation[J]. Nat Rev Immunol, 2008, 8(12):958–969.

MOUGEL M, HOUZET L, DARLIX J L. When is it time for reverse transcription to start and go?[J].

Retrovirology, 2009, 6:24.

MOUNTZ J M, ALAVI A, MOUNTZ J D. Emerging optical and nuclear medicine imaging methods in rheumatoid arthritis[J]. Nat Rev Rheumatol, 2012, 8:719–728.

MOVAHEDI K, LAOUI D, GYSEMANS C, et al. Different tumor microenvironments contain functionally distinct subsets of macrophages derived from Ly6C(high) monocytes[J]. Cancer Res, 2010, 70(14):5728–5739.

MOVAHEDI K, SCHOONOOGHE S, LAOUI D, et al. Nanobody–based targeting of the macrophage mannose receptor for effective in vivo imaging of tumor–associated macrophages[J]. Cancer Res, 2012, 72(16):4165–4177.

MUDGIL M, GUPTA N, NAGPAL M, et al. Nanotechnology: a new approach for ocular drug delivery system[J]. Int J Pharm Pharm Sci, 2012, 4(2):105–112.

MUELLER D L. Mechanisms maintaining peripheral tolerance[J]. Nature immunology, 2010, 11(1):21–27.

MUELLER Y M, DO D H, ALTORK S R, et al. IL–15 treatment during acute simian immunodeficiency virus (SIV) infection increases viral set point and accelerates disease progression despite the induction of stronger SIV–specifc $CD8^+$ T cell responses[J]. J Immunol, 2008, 180(1):350–360.

MUFAMADI M S, PILLAY V, CHOONARA Y E, et al. A review on composite liposomal technologies for specialized drug delivery[J]. J Drug Deliv, 2011, 2011:939851.

MUKHOPADHYAY S, CHEN Y, SANKALA M, et al. MARCO, an innate activation marker of macrophages, is a class A scavenger receptor for Neisseria meningitidis[J]. Eur J Immunol, 2006, 36(4):940–949.

MUKHTAR M, ALI H, AHMED N, et al. Drug delivery to macrophages: a review of nano–therapeutics targeted approach for inflammatory disorders and cancer[J]. Expert opinion on drug delivery, 2020, 17(9):1239–1257.

MULDER P, VAN DEN HOEK A M, KLEEMANN R. The CCR2 inhibitor propagermanium attenuates diet–induced insulin resistance, adipose tissue inflammation and non–alcoholic steatohepatitis. PLoS One, 2017, 12(1):e0169740. DOI:10.1317/journal.pone.0169740.

MULDER R, BANETE A, BASTA S. Spleen–derived macrophages are readily polarized into classically activated(M1)or alternatively activated(M2)states[J]. Immunobiology, 2014, 219(10): 737–745.

MURRAY P J. Macrophage polarization[J]. Annual Review of Physiology, 2017, 79(1):541–566.

MULHERIN D, FITZGERALD O, BRESNIHAN B. Synovial tissue macrophage populations and articular damage in rheumatoid arthritis[J]. Arthritis and Rheumatism, 1996, 39(1):115–124.

MULLER C, BUNKA M, HALLER S, et al. Promising prospects for 44Sc–/47Sc–based theragnostics: application of 47Sc for radionuclide tumour therapy in mice[J]. J Nucl Med, 2014, 55:1658–1664.

MÜLLER G, ROSNER H, ROHRMANN B, et al. Effects of the mycotoxin ochratoxin A and some of its metabolites on the human cell line THP–1[J]. Toxicology, 2003, 184(1):69–82.

MULLER R H, KECK C M. Challenges and solutions for the delivery of biotech drugs a review of drug nanocrystal technology and lipid nanoparticles[J]. J Biotechnol, 2004, 113(1–3):151–170.

MÜLLNER M, DODDS S, NGUYEN T, et al. Size and rigidity of cylindrical polymer brushes dictate long circulating properties in vivo[J]. ACS Nano, 2015, 9(2):1294–1304.

MUMMALANENI S, QIAN J, PHAN T H, et al. Effect of ENaC modulators on rat neural responses to NaCl[J]. PLoS One, 2014, 9(5):e98049. https://doi.org/10.1371/journal.pone.0098049.

MUPPIDI K, WANG J, BETAGERI G, et al. PEGylated liposome encapsulation increases thelung tissue concentration of vancomycin[J]. Antimicrob Agents Chemother, 2011, 55(10):4537–4542.

MURAKAMI T, FELINSKI E A, ANTONETTI D A. Occludin phosphorylation and ubiquitination regulate tight junction trafficking and vascular endothelial growth factor–induced permeability[J]. J Biol Chem, 2009, 284(31):21036–21046.

MURDOCH C, GIANNOUDIS A, LEWIS C E. Mechanisms regulating the recruitment of macrophages into hypoxic areas of tumors and other ischemic tissues[J]. Blood, 2004, 104(8):2224–2234.

MURRAY H W, BERMAN J D, DAVIES C R, et al. Advances in leishmaniasis[J]. Lancet, 2005, 366(9496):1561–1577.

MURRAY P J. Macrophage activation and polarization: nomenclature and experimental guidelines[J]. Immunity, 2014, 41(1):14–20.

MURRAY P J. Macrophage polarization[J]. Annual Review of Physiology, 2017, 79(1): 541–566.

MURRAY P J, ALLEN J E, BISWAS S K, et al. Macrophage activation and polarization: nomenclature and experimental guidelines[J]. Immunity, 2014, 41(1):14–20.

MURRAY P J, WYNN T A. Obstacles and opportunities for understanding macrophage polarization[J]. J Leukoc Biol, 2011, 89:557–563.

MUTHANA M, GIANNOUDIS A, SCOTT S D, et al. Use of macrophages to target therapeutic adenovirus to human prostate Tumors[J]. Cancer Res, 2011, 71(5):1805–1815.

MUTHIAH M D, SANYAL A J. Burden of disease due to nonalcoholic fatty liver disease[J]. Gastroenterol Clin North Am, 2020, 49(1):1–23.

MYLES M E, NEUMANN D M, HILL J M. Recent progress in ocular drug delivery for posterior segment disease: emphasis on transscleral iontophoresis[J]. Adv Drug Deliv Rev, 2005, 57(14):2063–2079.

N：

NA Y R, STAKENBORG M, SEOK S H, et al. Macrophages in intestinal inflammation and resolution: a potential therapeutic target in IBD[J]. Nat Rev Gastroenterol Hepatol, 2019, 16(9):531–543.

NAG O, FIELD L, CHEN Y, et al. Controlled actuation of therapeutic nanoparticles: an update on recent progress[J]. Ther Deliv, 2016, 7(5):335–352.

NAGAI T, TANAKA M, TSUNEYOSHI Y, et al. Targeting tumor–associated macrophages in an experimental glioma model with a recombinant immunotoxin to folate receptor β[J]. Cancer Immunol Immunother, 2009, 58(10):1577–1586.

NAGARSHETH N, WICHA M S, ZOU W. Chemokines in the cancer microenvironment and their relevance in cancer immunotherapy[J]. Nat Rev Immunol, 2017, 17(9):559–572.

NAGAYASU A, UCHIYAMA K, KIWADA H. The size of liposomes: a factor which affects their targeting efficiency to tumors and therapeutic activity of liposomal antitumor drugs[J]. Adv Drug Deliv Rev, 1999, 40(1–2):75–87.

NAHAR M, JAIN N K. Preparation, characterization and evaluation of targeting potential of amphotericin B–loaded engineered PLGA nanoparticles[J]. Pharmaceutical research, 2009, 26:2588–2598.

NAHRENDORF M, KELIHER E, MARINELLI B, et al. Detection of macrophages in aortic aneurysms by nanoparticle positron emission tomography–computed tomography[J]. Arterioscler Thromb Vasc Biol, 2011, 31(4):750–757.

NAHRENDORF M, ZHANG H, HEMBRADOR S, et al. Nanoparticle PET–CT imaging of macrophages in inflammatory atherosclerosis[J]. Circulation, 2008, 117:379–387.

NAKAMURA Y, MOCHIDA A, CHOYKE P L, et al. Nanodrug delivery: is the enhanced permeability and retention effect sufficient for curing cancer?[J]. Bioconjug Chem, 2016, 27(10):2225–2238.

NAKASHIMA T, TAKAYANAGI H. The dynamic interplay between osteoclasts and the immune system[J]. Arch Biochem Biophys, 2008, 473(2):166–171.

NALLY F K, DE SANTI C, MCCOY C E. Nanomodulation of macrophages in multiple sclerosis[J]. Cell, 2019, 8(6):543.

NAPOLETANO C, ZIZZARI I G, RUGHETTI A, et al. Targeting of macrophage galactose–type C–type lectin (MGL) induces DC signaling and activation[J]. Eur J Immunol, 2012, 42(4):936–945.

NASERI N, VALIZADEH H, ZAKERI–MILANI P. Solid lipid nanoparticles and nanostructured lipid carriers: structure, preparation and application[J]. Adv Pharm Bull, 2015, 5(3):305.

NASIRUDDIN M, NEYAZ M, DAS S. Nanotechnology–based approach in tuberculosis treatment[J]. Tuberc Res Treat, 2017, 22:2017.

NATHAN C. Metchnikoff's Legacy in 2008[J]. Nat Immunol, 2008, 9(7):695–698.

No Authors. Second RNAi drug approved[J]. Nat Biotechnol, 2020, 38(4):385.

National Center for Biotechnology Information. PubChem compound summary for CID 5281078, Mycophenolate mofetil[OL]. [2021–10–14]. https://pubchem.ncbi.nlm.nih.gov/compound/Mycophenolate–mofetil.

NAUMANN G O. Pathology of the eye[M]. New York: Springer, 2012.

NAVEGANTES K C, DE SOUZA G R, PEREIRA P A, et al. Immune modulation of some autoimmune diseases: the critical role of macrophages and neutrophils in the innate and adaptive immunity[J]. J Transl Med, 2017, 15(1):36.

NAYAK D, BOXI A, ASHE S, et al. Stavudine loaded gelatin liposomes for HIV therapy: preparation, characterization and in vitro cytotoxic evaluation[J]. Mater Sci Eng C Mater Biol Appl, 2017, 73:406–416.

NAYEROSSADAT N, MAEDEH T, ALI P A. Viral and nonviral delivery systems for gene delivery[J]. Adv Biomed Res, 2012, 1:27.

NEMETH J A, NAKADA M T, TRIKHA M, et al. Alpha–v integrins as therapeutic targets in oncology[J]. Cancer Invest, 2007, 25(7):632–646.

NEOPHYTOU C M, PIERIDES C, CHRISTODOULOU M I, et al. The role of tumor–associated myeloid cells in modulating cancer therapy[J]. Front Oncol, 2020, 10:899.

NEUN B W, DOBROVOLSKAIA M A. Qualitative analysis of total complement activation by nanoparticles[J]. Methods Mol Biol, 2011, 697:237–245.

NEVES L F, DUAN J, VOELKER A, et al. Preparation and optimisation of anionic liposomes for delivery of small peptides and cDNA to human corneal epithelial cells[J]. J Microencapsul, 2016, 33(4):391–399.

NEYEN C, PLUDDEMANN A, MUKHOPADHYAY S, et al. Macrophage scavenger receptor a promotes tumor progression in murine models of ovarian and pancreatic cancer[J]. J Immunol, 2013, 190(7):3798–3805.

NG P Q, LING L S C, CHELLIAN J, et al. Applications of nanocarriers as drug delivery vehicles for active phytoconstituents[J]. Curr Pharm Des, 2020, 26(36):4580–4590.

NGAMBENJAWONG C, CIESLEWICZ M, SCHELLINGER J G, et al. Synthesis and evaluation of multivalent M2pep peptides for targeting alternatively activated M2 macrophages[J]. J Control Release, 2016, 224:103–111.

NGAMBENJAWONG C, GUSTAFSON H H, PUN S H. Progress in tumor–associated macrophage (TAM)–targeted therapeutics[J]. Adv Drug Deliv Rev, 2017, 114:206–221.

NGUYEN M M, CARLINI A S, CHIEN M-P, et al. Enzyme-responsive nanoparticles for targeted accumulation and prolonged retention in heart tissue after myocardial infarction[J]. Adv Mater, 2015, 27(37):5547-5552.

NGUYEN V D, MIN H K, KIM D H, et al. Macrophage-mediated delivery of multifunctional nanotherapeutics for synergistic chemo photothermal therapy of solid tumors[J]. ACS Appl Mater Interface, 2020, 12(9):10130-10141.

NICKLA D L, WALLMAN J. The multifunctional choroid[J]. Prog Retin Eye Res, 2010, 29(2):144-168.

NIE S, XING Y, KIM G J, et al. Nanotechnology applications in cancer[J]. Annu Rev Biomed Eng, 2007, 9:257-288.

NIEBEL W, WALKENBACH K, BÉDUNEAU A, et al. Nanoparticle-based clodronate delivery mitigates murine experimental colitis[J]. J Control Release, 2012, 160(3):659-665.

NIELSEN S R, SCHMID M C. Macrophages as key drivers of cancer progression and metastasis[J]. Mediators Inflamm, 2017, 2017:1-11.

NIKITINA E, LARIONOVA I, CHOINZONOV E, et al. Monocytes and macrophages as viral targets and reservoirs[J]. Int J Mol Sci, 2018, 19(9):2821.

NILSON A N, ENGLISH K C, GERSON J E, et al. Tau oligomers associate with inflammation in the brain and retina of tauopathy mice and in neurodegenerative diseases[J]. J Alzheimers Dis, 2017, 55(3):1083-1099.

NIMMERJAHN F, RAVETCH J V. Fcgamma receptors as regulators of immune responses[J]. Nature reviews Immunology, 2008, 8(1):34-47.

NISHIDA N, YANO H, NISHIDA T, et al. Angiogenesis in cancer[J]. Vasc Health Risk Manag, 2006, 2(3):213-219.

NITAHARA-KASAHARA Y, KAMATA M, YAMAMOTO T, et al. Novel nuclear import of Vpr promoted by importin alpha is crucial for human immunodeficiency virus type 1 replication in macrophages[J]. J Virol, 2007, 81:5284-5293.

NIU M, NAGUIB Y W, ALDAYEL A M, et al. Biodistribution and in vivo activities of tumor-associated macrophage-targeting nanoparticles incorporated with doxorubicin[J]. Mol Pharm, 2014, 11(12):4425-4436.

NIU M, VALDES S, NAGUIB Y W, et al. Tumor-associated macrophage-mediated targeted therapy of triple-negative breast cancer[J]. Mol Pharm, 2016, 13(6):1833-1842.

NIU N K, YIN J J, YANG Y X, et al. Novel targeting of PEGylated liposomes for codelivery of

TGF-β1 siRNA and four antitubercular drugs to human macrophages for the treatment of mycobacterial infection: a quantitative proteomic study[J]. Drug Desig Dev Ther, 2015, 9:4441.

NO AUTHORS. LiverTox: clinical and research information on drug-induced liver injury[M]. Bethesda: National Institute of Diabetes and Digestive and Kidney Diseases, 2012.

NOGUEIRA E, LAGER F, LE ROUX D, et al. Enhancing methotrexate tolerance with folate tagged liposomes in arthritic mice[J]. Journal of biomedical nanotechnology, 2015, 11(12):2243–2252.

NOGUEIRA E, LOUREIRO A, NOGUEIRA P, et al. Liposome and protein based stealth nanoparticles[J]. Faraday Discuss, 2013, 166:417–429.

NOUREDDIN M, SANYAL A J. Pathogenesis of NASH: the impact of multiple pathways[J]. Curr Hepatol Rep, 2018, 17(4):350–360.

NOVOBRANTSEVA T I, BORODOVSKY A, WONG J, et al. Systemic RNAi–mediated gene silencing in nonhuman primate and rodent myeloid cells[J]. Mol Ther Nucleic Acids, 2012, 1(1):e4.

NOY R, POLLARD J W. Tumor–associated macrophages: from mechanisms to therapy[J]. Immunity, 2014, 41(1):49–61.

NOZAKI M, RAISLER B J, SAKURAI E, et al. Drusen complement components C3a and C5a promote choroidal neovascularization[J]. Proc Natl Acad Sci, 2006, 103(7):2328–2333.

NUHN L, BOLLI E, MASSA S, et al. Targeting protumoral tumor–associated macrophages with nanobody functionalized nanogels through strain promoted azide alkyne cycloaddition ligation[J]. Bioconjugate Chem, 2018, 29(7):2394–2405.

NYLANDER A, HAFLER D A. Multiple sclerosis[J]. J Clin Invest, 2012, 122:1180.

NYWENING T M, WANG–GILLAM A, SANFORD D E, et al. Targeting tumour–associated macrophages with CCR2 inhibition in combination with FOLFIRINOX in patients with borderline resectable and locally advanced pancreatic cancer: a single–Centre, open–label, dose–finding, non–randomised, phase 1b trial[J]. Lancet Oncol, 2016, 17(5):651–662.

O:

OBEID M A, AL QARAGHULI M M, ALSAADI M, et al. Delivering natural products and biotherapeutics to improve drug effcacy[J]. Ther Deliv, 2017, 8(11): 947–956.

ODEGAARD J I, RICARDO–GONZALEZ R R, GOFORTH M H, et al. Macrophage–specific PPARgamma controls alternative activation and improves insulin resistance[J].Nature, 2007, 447(7148):1116–1120.

OGAWA M, NAKAMURA S, SAITO Y, et al. What can be seen by 18F–FDG PET in athero–sclerosis imaging? The effect of foam cell forma–tion on ^{18}F–FDG uptake to macrophages in vitro[J]. J Nucl Med,

2012, 53(1):55–58.

OH J, RIEK A E, WENG S, et al. Endoplasmic reticulum stress controls M2 macrophage differentiation and foam cell formation[J]. J Biol Chem, 2012, 287(15):11629–11641.

OHTAKI Y, ISHII G, NAGAI K, et al. Stromal macrophage expressing CD204 is associated with tumor aggressive ness in lung adenocarcinoma[J]. J Thorac Oncol, 2010, 5(10):1507–1515.

OISHI Y, MANABE I. Macrophages in inflammation, repair and regeneration[J]. Int Immunol, 2018, 30:511–528.

OJHA S, KUMAR B. Preparation and statistical modeling of solid lipid nanoparticles of dimethyl fumarate for better management of multiple sclerosis[J]. Adv Pharm Bull, 2018, 8(2):225-233.

OKABE Y, MEDZHITOV R. Tissue biology perspective on macrophages[J]. Nat Immunol, 2016, 17(1):9–17.

OKAZAWA H, MOTEGI S, OHYAMA N, et al. Negative regulation of phagocytosis in macrophages by the CD47–SHPS–1 system[J]. J Immunol, 2005, 174(4):2004–2011.

OKUBO M, MIYAZAKI M, YUBA E, et al. Chondroitin sulfate–based pH–sensitive polymer–modified liposomes for intracellular antigen delivery and induction of cancer immunity[J]. Bioconjugate Chem, 2019, 30(5):1518–1529.

OKUDA K, FU H Y, MATSUZAKI T, et al. Targeted therapy for acute autoimmune myocarditis with nano–sized liposomal FK506 in rats[J]. PLoS One, 2016, 11(8): e0160944. https://doi.org/10.1371/journal.pone.0160944.

OKUNUKI Y, MUKAI R, NAKAO T, et al. Retinal microglia initiate neuroinflammation in ocular autoimmunity[J]. Proc Natl Acad Sci U S A, 2019, 116(20): 9989–9998.

OLBRICH C, BAKOWSKY U, LEHR C–M, et al. Cationic solid–lipid nanoparticles can efficiently bind and transfect plasmid DNA[J]. J Control Release, 2001, 77(3):345–355.

OLCZYK P, MENCNER L, KOMOSINSKA–VASSEV K. Diverse roles of heparan sulfate and heparin in wound repair[J]. Biomed Res Int, 2015, 2015:549417.

OLEFSKY J M, GLASS C K. Macrophages, inflammation, and insulin resistance[J]. Annu Rev Physiol, 2010, 72:219–246.

OLINGY C E, DINH H Q, HEDRICK C C. Monocyte heterogeneity and functions in cancer[J]. J Leukoc Biol, 2019, 106(2):309–322.

OLIVA N, CARCOLE M, BECKERMAN M, et al. Regulation of dendrimer/dextran material performance by altered tissue microenvironment in inflammation and neoplasia[J]. Sci Transl Med, 2015, 7(272):11.

OLIVEIRA I M, GONÇALVES C, REIS R L, et al. Engineering nanoparticles for targeting rheumatoid arthritis: past, present, and future trends[J]. Nano Res, 2018, 11:4489–4506.

OLIVIER M, ATAYDE V D, ISNARD A, et al. Leishmania virulence factors: focus on metalloprotease GP63[J]. Microbes Infect, 2012, 14(15):1377–1389.

OLSON O C, KIM H, QUAIL D F, et al. Tumor–associated macrophages suppress the cytotoxic activity of antimitotic agents[J]. Cell Rep, 2017, 19(1):101–113.

O'NEILL L A. How toll–like receptors signal: what we know and what we don't know[J]. Curr Opin Immunol, 2006, 18:3–9.

ONISHI H, ISODA Y, MATSUYAMA M. In vivo evaluation of chondroitin sulfate–glycyl–prednisolone for anti–arthritic effectiveness and pharmacokinetic characteristics[J]. Int J Pharm, 2013, 456:113–120.

OPANASOPIT P, NISHIKAWA M, HASHIDA M. Factors affecting drug and gene delivery: effects of interaction with blood components[J]. Crit Rev Ther Drug Carrier Syst, 2002, 19:191–233.

OPPERMAN K S, VANDYKE K, CLARK K C, et al. Clodronate–liposome mediated macrophage depletion abrogates multiple myeloma tumor establishment in vivo[J]. Neoplasia, 2019, 21(8):777–787.

ORECCHIONI M, GHOSHEH Y, PRAMOD A B, et al. Macrophage polarization: different gene signatures in M1(LPS+) vs. classically and M2(LPS–) vs. alternatively activated macrophages[J]. Front Immunol, 2019, 10:1084–1098.

ORME J, MOHAN C. Macrophages and neutrophils in SLE–An online molecular catalog[J]. Autoimmunity reviews, 2012, 11(5):365–372.

ORR G A, CHRISLER W B, CASSENS K J, et al. Cellular recognition and trafficking of amorphous silica nanoparticles by macrophage scavenger receptor A[J]. Nanotoxicology, 2011, 5(3):296–311.

ORTEGA R A, BARHAM W J, KUMAR B, et al. Biocompatible mannosylated endosomal–escape nanoparticles enhance selective delivery of short nucleotide sequences to tumor associated macrophages[J]. Nanoscale, 2015, 7(2):500–510.

ORTEGA R A, BARHAM W, SHARMAN K, et al. Manipulating the NF–κB pathway in macrophages using mannosylated, siRNA–delivering nanoparticles can induce immunostimulatory and tumor cytotoxic functions[J]. Int J Nanomedicine, 2016, 11:2163–2177.

OSTUNI R, KRATOCHVILL F, MURRAY P J, et al. Macrophages and cancer: from mechanisms to therapeutic implications[J]. Trends Immunol, 2015, 36(4):229–239.

OTANI Y, KIJIMA T, KOHMO S, et al. Suppression of metastases of small cell lung cancer cells in mice by a peptidic CXCR4 inhibitor TF14016[J]. FEBS Lett, 2012, 586(20):3639–3644.

OUSMAN S S, KUBES P. Immune surveillance in the central nervous system[J]. Nature neuroscience, 2012, 15(8):1096–1101.

OUSSOREN C, MAGNANI M, FRATERNALE A, et al. Liposomes as carriers of the antiretroviral agent dideoxycytidine–5'–triphosphate[J]. Int J Pharm, 1999, 180:261–270.

OVAIS M, GUO M, CHEN C. Tailoring nanomaterials for targeting tumor–associated macrophages[J]. Adv Mater, 2019, 31(19): e1808303. https://doi.org/10.1002/ adma.201808303.

OWEN J L, MOHAMADZADEH M. Macrophages and chemokines as mediators of angiogenesis[J]. Front Physiol, 2013, 4:159.

OWENS D E 3RD, PEPPAS N A. Opsonization, biodistribution, and pharmacokinetics of polymeric nanoparticles[J]. Int J Pharm, 2006, 307:93–102.

OYAIZU N, ADACHI Y, HASHIMOTO F, et al. Monocytes express fas ligand upon CD4 cross–linking and induce $CD4^+$ T cells apoptosis: a possible mechanism of bystander cell death in HIV infection[J]. J Immunol, 1997, 158(5):2456–2463.

OYSTER C W. The human eye[M]. Sunderland: Sinauer Associates, 1999.

P:

PAI M, BEHR M A, DOWDY D, et al. Tuberculosis[J]. Nat Rev Dis Primers, 2016a, 2:16076.

PAI R V, JAIN R R, BANNALIKAR A S, et al. Development and evaluation of chitosan microparticles based dry powder inhalation formulations of rifampicin and rifabutin[J]. J Aerosol Med Pulm Drug Deliv, 2016b, 29(2):179–195.

PAL A, GUPTA S, JAISWAL A, et al. Development and evaluation of tripalmitin emulsomes for the treatment of experimental visceral leishmaniasis[J]. J Liposome Res, 2012, 22(1):62–71.

PALLIKKUTH S, ROGERS K, VILLINGER F, et al. Interleukin–21 administration to rhesus macaques chronically infected with simian immunodeficiency virus increases cytotoxic effector molecules in T cells and NK cells and enhances B cell function without increasing immune activation or viral replication[J]. Vaccine, 2011, 29:9229–9238.

PALOMBA R, PARODI A, EVANGELOPOULOS M, et al. Biomimetic carriers mimicking leukocyte plasma membrane to increase tumor vasculature permeability[J]. Sci Rep, 2016, 6:34422.

PANDEY R, KHULLER G K. Polymer based drug delivery systems for mycobacterial infections[J]. Curr Drug Deliv, 2004, 1(3):195–201.

PANDEY S, MAHTAB A, RAI N, et al. Emerging role of CD44 receptor as a potential target in disease diagnosis: a patent review[J]. IAD, 2017, 11(2):77–91.

PANDIT S, ROY S, PILLAI J, et al. Formulation and intracellular trafficking of lipid–drug conjugate nanoparticles containing a hydrophilic antitubercular drug for improved intracellular delivery to human macrophages[J]. ACS Omega, 2020, 5(9):4433–4448.

PANG L, ZHU Y, QIN J, et al. Primary M1 macrophages as multifunctional carrier combined with PLGA nanoparticle delivering anticancer drug for efficient glioma therapy[J]. Drug Deliv, 2018, 25(1):1922–1931.

PANNIER A K, SEGURA T. Surface–and hydrogel–mediated delivery of nucleic acid nanoparticles[M]//OGRIS M, SAMI H. Nanotechnology for nucleic acid delivery. Totowa: Humana Press, 2013.

PANTALEO A, GIRIBALDI G, MANNU F, et al. Naturally occurring anti–band 3 antibodies and red blood cell removal under physiological and pathological conditions[J]. Autoimmun Rev, 2008, 7(6):457–462.

PANYAM J, LABHASETWAR V. Biodegradable nanoparticles for drug and gene delivery to cells and tissue[J]. Adv Drug Deliv Rev, 2003, 55(3):329–347.

PAOLETTI A, ROHMER J, LY B, et al. Monocyte/macrophage abnormalities specifc to rheumatoid arthritis are linked to miR–155 and are differentially modulated by different TNF inhibitors[J]. J Immunol, 2019, 203(7): 1766–1775.

PAOLICELLI R C, BOLASCO G, PAGANI F, et al. Synaptic pruning by microglia is necessary for normal brain development[J]. Science, 2011, 333(6048):1456–1458.

PAPA S, FERRARI R, DE PAOLA M, et al. Polymeric nanoparticle system to target activated microglia/macrophages in spinal cord injury[J]. J Control Release, 2014, 174:15–26.

PAPADOPOULOS K P, GLUCK L, MARTIN L P, et al. First–in–human study of AMG 820, a monoclonal anti–colony– stimulating factor 1 receptor antibody, in patients with advanced solid tumors[J]. Clin Cancer Res, 2017, 23(19):5703–5710.

PARASHAR P, RATHOR M, DWIVEDI M, et al. Hyaluronic acid decorated naringenin nanoparticles: appraisal of chemopreventive and curative potential for lung cancer[J]. Pharmaceutics, 2018, 10(1):33.

PARAYATH N N, AMIJI M M. Preparation of hyaluronic acid–based nanoparticles for macrophage–targeted MICRORNA delivery and transfection[M]//FERRARI E, SOLOVIEV M. Nanoparticles in biology and medicine: methods and protocols. New York: Springer, 2020:99–110.

PARAYATH N N, GANDHAM S K, LESLIE F, et al. Improved anti–tumor efficacy of paclitaxel in combination with MicroRNA–125b–based tumor–associated macrophage repolarization in epithelial ovarian cancer[J]. Cancer Lett, 2019, 461:1–9.

PARAYATH N N, PARIKH A, AMIJI M M. Repolarization of tumor–associated macrophages in a genetically engineered nonsmall cell lung cancer model by intraperitoneal administration of hyaluronic acid–based nanoparticles encapsulating microRNA–125b[J]. Nano Lett, 2018, 18(6):3571–3579.

PARDAKHTY A, MOAZENI E, VARSHOSAZ J, et al. Pharmacokinetic study of niosome–loaded insulin in diabetic rats[J]. DARU J Pharm Sci, 2011, 19(6):404.

PARK J, CHOI Y, CHANG H, et al. Alliance with EPR effect: combined strategies to improve the EPR effect in the tumor microenvironment[J]. Theranostics, 2019, 9:8073–8090.

PARK J, WRZESINSKI S H, STERN E, et al. Combination delivery of TGF–β inhibitor and IL–2 by nanoscale liposomal polymeric gels enhances tumour immunotherapy[J]. Nat Mater, 2012, 11(10):895–905.

PARK K. Nanotechnology: what it can do for drug delivery[J]. J Control Release, 2007, 120(1–2):1–3.

PARK J–B, SUH M, PARK J Y, et al. Assessment of inflammation in pulmonary artery hypertension by ^{68}Ga–mannosylated human serum albumin[J]. Am J Respir Crit Care Med, 2020, 201(1):95–106.

PARK J–H, GU L, VON MALTZAHN G, et al. Biodegradable luminescent porous silicon nanoparticles for in vivo applications[J]. Nat Mater, 2009b, 8:331–336.

PARK J–H, JIN H E, KIM D–D, et al. Chitosan microspheres as an alveolar macrophage delivery system of ofloxacin via pulmonary inhalation[J]. Int J Pharm, 2013, 441(1–2):562–569.

PARK J–H, VON MALTZAHN G, RUOSLAHTI E, et al. Micellar hybrid nanoparticles for simultaneous magnetofluorescent imaging and drug delivery[J]. Angew Chem Int Ed Engl, 2008, 47(38):7284–7288.

PARK K, LEE S, KANG E, et al. New generation of multifunctional nanoparticles for cancer imaging and therapy[J]. Adv Funct Mater, 2009a, 19:1553–1566.

PARK S Y, LEE S W, KIM H Y, et al. SIRT1 inhibits differentiation of monocytes to macrophages: amelioration of synovial inflammation in rheumatoid arthritis[J]. J Mol Med (Berl), 2016, 94(8):921–931.

PARK Y M. CD36, a scavenger receptor implicated in atherosclerosis[J]. Exp Mol Med, 2014, 46:e99.

PARMAR R, MISRA R, MOHANTY S. In vitro controlled release of rifampicin through liquid–crystalline folate nanoparticles[J]. Colloids Surf B: Biointerfaces, 2015, 129:198–205.

PARSA R, ANDRESEN P, GILLETT A, et al. Adoptive transfer of immunomodulatory M2 macrophages prevents type 1 diabetes in NOD mice[J]. Diabetes, 2012, 61(11): 2881–2892.

PARTHASARATHY G, REVELO X, MALHI H. Pathogenesis of nonalcoholic steatohepatitis: an overview[J]. Hepatol Commun, 2020, 4(4):478–492.

PARVEEN S, MISRA R, SAHOO S K. Nanoparticles: a boon to drug delivery, therapeutics, diagnostics and imaging[J]. Nanomedicine, 2012, 8:147–166.

PARVEZ S, YADAGIRI G, GEDDA M R, et al. Modified solid lipid nanoparticles encapsulated with

Amphotericin B and Paromomycin: an effective oral combination against experimental murine visceral leishmaniasis[J]. Sci Report, 2020, 10(1):1–14.

PASCUAL–GARCÍA M, BONFLL–TEIXIDOR E, PLANAS–RIGOL E, et al. LIF regulates CXCL9 in tumor–associated macrophages and prevents CD8^{+} T cell tumor–infiltration impairing anti–PD1 therapy[J]. Nat Commun, 2019, 10(1): 2416.

PASCUAL–GIL S, ABIZANDA G, IGLESIAS E, et al. NRG1 PLGA MP locally induce macrophage polarisation toward a regenerative phenotype in the heart after acute myocardial infarction[J]. J Drug Target, 2019, 27(5–6): 573–581.

PATEL A, CHOLKAR K, AGRAHARI V, et al. Ocular drug delivery systems: an overview[J]. World J Pharmacol, 2013, 2(2):47.

PATEL B, BANSAL S S, ISMAHIL M A, et al. CCR2^{+} monocyte–derived infiltrating macrophages are required for adverse cardiac remodeling during pressure overload[J]. JACC Basic Transl Sci, 2018, 3(2):230–244.

PATEL S, ASHWANIKUMAR N, ROBINSON E, et al. Boosting intracellular delivery of lipid nanoparticle–encapsulated mRNA[J]. Nano Lett, 2017, 17:5711–5718.

PATEL S, KIM J, HERRERA M, et al. Brief update on endocytosis of nanomedicines[J]. Adv Drug Deliv Rev, 2019, 144:90–111.

PATEL S K, JANJIC J M. Macrophage targeted theranostics as personalized nanomedicine strategies for inflammatory diseases[J]. Theranostics, 2015, 5(2):150–172.

PATHRIA P, LOUIS T L, VARNER J A. Targeting tumor–associated macrophages in cancer[J]. Trends Immunol, 2019, 40(4):310–327.

PATI R, SAHU R, PANDA J, et al. Encapsulation of zinc–rifampicin complex into transferrin–conjugated silver quantum–dots improves its antimycobacterial activity and stability and facilitates drug delivery into macrophages[J]. Sci Rep, 2016, 6:24184.

PATIL K D, BAGADE S B, BONDE S C. Biodistribution, pharmacokinetics and toxicity evaluation of mannosylated gelatin nanoparticles of linezolid for anti–tubercular therapy[J]. Mater Technol, 2020, 5:1–9.

PATRA J K, DAS G, FRACETO L F, et al. Nano based drug delivery systems: recent developments and future prospects[J]. J Nanobiotechnol, 2018, 16(1):1–33.

PAULUS P, STANLEY E R, SCHÄFER R, ct al. Colony–stimulating factor–1 antibody rcvcrscs chemoresistance in human MCF–7 breast cancer xenografts[J]. Cancer Res, 2006, 66(8):4349–4356.

PAULUSSEN C, HALLSWORTH J E, ALVAREZ–PEREZ S, et al. Ecology of aspergillosis: insights into the pathogenic potency of Aspergillus fumigatus and some other Aspergillus species[J]. Microbial

Biotechnol, 2017, 10(2):296–322.

PAUWELS A M, TROST M, BEYAERT R, et al. Patterns, receptors, and signals: regulation of phagosome maturation[J]. Trends Immunol, 2017, 38(6):407–422.

PEDERSON J E. Fluid physiology of the subretinal space[J]. Retina, 2006, 3:1909–1920.

PEFEROEN L A N, VOGEL D Y S, UMMENTHUM K, et al. Activation status of human microglia is dependent on lesion formation stage and remyelination in multiple sclerosis[J]. J Neuropathol Exp Neurol, 2015, 74(1): 48–63.

PEI Y, YEO Y. Drug delivery to macrophages: challenges and opportunities[J]. J Control Release, 2016, 240:202–211.

PEÑA C G, NAKADA Y, SAATCIOGLU H D, et al. LKB1 loss promotes endometrial cancer progression via CCL2–dependent macrophage recruitment[J]. J Clin Invest, 2015, 125(11): 4063–4076.

PEÑATE–MEDINA T, DAMOAH C, BENEZRA M, et al. Alpha–MSH targeted liposomal nanoparticle for imaging in inflammatory bowel disease (IBD)[J]. Curr Pharm Des, 2020, 26(31): 3840–3846.

PENCE B D, WOODS J A. Exercise, obesity, and cutaneous wound healing: evidence from rodent and human studies[J]. Adv Wound Care (New Rochelle), 2014, 3(1):71–79.

PENG R Y, JI H, JIN L B, et al. Macrophage–based therapies for atherosclerosis management[J]. J Immunol Res, 2020, 2020:8131754. https://onlinelibrary.wiley.com/doi/10.1155/2020/8131754.

PENN J W, GROBBELAAR A O, ROLFE K J. The role of the TGF–β family in wound healing, burns and scarring: a review[J]. Int J Burns & Trauma, 2012, 2(1):18–28.

PENNA G, VULCANO M, RONCARI A, et al. Cutting edge: differential chemokine production by myeloid and plasmacytoid dendritic cells[J]. J Immunol, 2002, 169(12):6673–6676.

PERDIGUERO E G, GEISSMANN F. The development and maintenance of resident macrophages[J]. Nat Immunol, 2016, 17(1): 2–8.

PERES C, MATOS A I, CONNIOT J, et al. Poly(lactic acid)–based particulate systems are promising tools for immune modulation[J]. Acta Biomater, 2017, 48:41–57.

PÉREZ–MARTÍNEZ L, PÉREZ–MATUTE P, AGUILERA–LIZARRAGA J, et al. Maraviroc, a CCR5 antagonist, ameliorates the development of hepatic steatosis in a mouse model of non–alcoholic fatty liver disease (NAFLD)[J]. J Antimicrob Chemothe, 2014, 69(7):1903–1910.

PÉREZ–MEDINA C, TANG J, ABDEL–ATTI D, et al. PET imaging of tumor–associated macrophages with 89Zr–labeled high–density lipoprotein nanoparticles[J]. J Nucl Med, 2015, 56(8): 1272–1277.

PERKINS H, KHODAI T, MECHICHE H, et al. Therapy with TLR7 agonists induces lymphopenia:

correlating pharmacology to mechanism in a mouse model[J]. J Clin Immunol, 2012, 32(5):1082–1092.

PERNO C F, AQUARO S, ROSENWIRTH B, et al. In vitro activity of inhibitors of late stages of the replication of HIV in chronically infected macrophages[J]. J Leukoc Biol, 1994, 56:381–386.

PERNO C F, NEWCOMB F M, DAVIS D A, et al. Relative potency of protease inhibitors in monocytes/macrophages acutely and chronically infected with human immunodeficiency virus[J]. J Infect Dis, 1998, 178:413–422.

PERNO C F, SVICHER V, SCHOLS D, et al. Therapeutic strategies towards HIV–1 infection in macrophages[J]. Antiviral Res, 2006, 71:293–300.

PERROTTA C, CERVIA D, DI RENZO I, et al. Nitric oxide generated by tumor–associated macrophages is responsible for cancer resistance to cisplatin and correlated with Syntaxin 4 and acid sphingomyelinase inhibition[J]. Front Immunol, 2018, 9:1186.

PERUZZOTTI–JAMETTI L, BERNSTOCK J D, VICARIO N, et al. Macrophage–derived extracellular succinate licenses neural stem cells to suppress chronic neuroinflammation[J]. Cell Stem Cell, 2018, 22(3): 355–368.

PESTKA J J, YIKE I, DEARBORN D G, et al. Stachybotrys chartarum, trichothecene mycotoxins, and damp building–related illness: new insights into a public health enigma[J]. Toxicol Sci, 2008, 104(1):4–26.

PETER J M, THOMAS A W. Protective and pathogenic function of macrophage subsets[J]. Nature reviews Immunology, 2011, 11(11):723–737.

PETROS R A, DESIMONE J M. Strategies in the design of nanoparticles for therapeutic applications[J]. Nat Rev Drug Discov, 2010, 9(8):615–627.

PETERSON K R, COTTAM M A, KENNEDY A J, et al. Macrophage–targeted therapeutics for metabolic disease[J]. Trends Pharmacol Sci, 2018, 39:536–546.

PETROSINO S, DI MARZO V. The pharmacology of palmitoylethanolamide and first data on the therapeutic efficacy of some of its new formulations[J]. Br J Pharmacol, 2017, 174(11):1349–1365.

PETROVA P S, VILLER N N, WONG M, et al. TTI–621 (SIRPαFc): a CD47–blocking innate immune checkpoint inhibitor with broad antitumor activity and minimal erythrocyte binding[J]. Clin Cancer Res, 2017, 23(4):1068–1079.

PEYMAN G A. Methods to regulate polarization of excitable cells: US8409263[P]. 2011–04–18.

PI J, SHEN L, SHEN H, et al. Mannosylated graphene oxide as macrophage–targeted delivery system for enhanced intracellular M. tuberculosis killing efficiency[J]. Mat Sci Engin C, 2019, 103:109777.

PIAGGIO F, KONDYLIS V, PASTORINO F, et al. A novel liposomal Clodronate depletes tumor–associated macrophages in primary and metastatic melanoma: anti–angiogenic and anti–tumor effects[J]. J

Control Release, 2016, 223:165–177.

PICCININI A M, KNEBL K, REK A, et al. Rationally evolving MCP–1/CCL2 into a decoy protein with potent anti–inflammatory activity in vivo[J]. J Biol Chem, 2010, 285(12):8782–8792.

PICCOLO V, CURINA A, GENUA M, et al. Opposing macrophage polarization programs show extensive epigenomic and transcriptional cross–talk[J]. Nature immunology, 2017, 18:530–540.

PIENTA K J, MACHIELS J–P, SCHRIJVERS D, et al. Phase 2 study of carlumab(CNTO 888), a human monoclonal antibody against CC–chemokine ligand 2(CCL2), in metastatic castration–resistant prostate cancer[J]. Investig New Drugs, 2013, 31(3): 760–768.

PIERCE G F, MUSTOE T A, ALTROCK B W, et al. Role of platelet–derived growth factor in wound healing[J]. J Cell Biochem, 1991, 45(4):319–326.

PIETERS J. Mycobacterium tuberculosis and the macrophage: maintaining a balance[J]. Cell Host Microbe, 2008, 3(6):399–407.

PILON A A, LUM J J, SANCHEZ–DARDON J, et al. Induction of apoptosis by a nonnucleoside human immunodeficiency virus type 1 reverse transcriptase inhibitor[J]. Antimicrob Agents Chemother, 2002, 46(8):2687–2691.

PINTO A R, ILINYKH A, IVEY M J, et al. Revisiting cardiac cellular composition[J]. Circ Res, 2016, 118(3):400–409.

PINTO A R, PAOLICELLI R, SALIMOVA E, et al. An abundant tissue macrophage population in the adult murine heart with a distinct alternatively–activated macrophage profile[J]. PLoS One, 2012, 7:e36814.

PIRES V C, MAGALHÃES C P, FERRANTE M, et al. Solid lipid nanoparticles as a novel formulation approach for tanespimycin (17–AAG) against leishmania infections: preparation, characterization and macrophage uptake[J]. Acta Trop, 2020, 211:105595. https://doi. org/10.1016/j.actatropica.2020.105595.

PLACHA D, JAMPILEK J. Chronic inflammatory diseases, anti–inflammatory agents and their delivery Nanosystems[J]. Pharmaceutics, 2021, 13(1):64.

PLANCHE V, PANATIER A, HIBA B, et al. Selective dentate gyrus disruption causes memory impairment at the early stage of experimental multiple sclerosis[J]. Brain Behav Immun, 2017, 60: 240–254.

PLATA F, GARCIA–PONS F, WIETZERBIN J. Immune resistance to Trypanosoma cruzi: synergy of specific antibodies and recombinant interferon gamma in vivo[J]. Ann Inst Pasteur Immunol, 1987, 138(3):397–415.

PLUDDEMANN A, NEYEN C, GORDON S. Macrophage scavenger receptors and host–derived ligands[J]. Methods, 2007, 43:207–217.

POCE G, COCOZZA M, CONSALVI S, et al. SAR analysis of new anti–TB drugs currently in pre–clinical and clinical development[J]. Eur J Med Chem, 2014, 86:335–351.

POH A R, ERNST M. Targeting macrophages in cancer : from bench to bedside[J]. Front Oncol, 2018, 8:49.

POH S, PUTT K S, LOW P S. Folate–targeted dendrimers selectively accumulate at sites of inflammation in mouse models of ulcerative colitis and atherosclerosis[J]. Biomacromolecules, 2017, 18(10):3082–3088.

POLLOCK S, DWEK R A, BURTON D R, et al. N–Butyldeoxynojirimycin is a broadly effective anti–HIV therapy signifcantly enhanced by targeted liposome delivery[J]. AIDS, 2008, 22(15):1961–1969.

POLTAVETS A S, VISHNYAKOVA P A, ELCHANINOV A V, et al. Macrophage modifcation strategies for effcient cell therapy[J]. Cells, 2020, 9(6): 1535.

POMERANTZ R J, HORN D L. Twenty years of therapy for HIV–1 infection[J]. Nat Med, 2003, 9:867–873.

PONZONI M, PASTORINO F, DI PAOLO D, et al. Targeting macrophages as a potential therapeutic intervention: impact on inflammatory diseases and cancer[J]. Int J Mol Sci, 2018, 19(7):1953.

POPE R M, SHAHRARA S. Possible roles of IL–12–family cytokines in rheumatoid arthritis[J]. Nat Rev Rheumatol, 2013, 9(4): 252–256.

PORRELLO E R, MAHMOUD A I, SIMPSON E, et al. Transient regenerative potential of the neonatal mouse heart[J]. Science, 2011, 331(6020):1078–1080.

PORRELLO E R, MAHMOUD A I, SIMPSON E, et al. Regulation of neonatal and adult mammalian heart regeneration by the miR–15 family[J]. Proc Natl A cad Sci U S A, 2013, 110(1):187–192.

POSTLETHWAIT E M. Scavenger receptors clear the air[J]. J Clin Invest, 2007, 117(3):601–604.

POUNIOTIS D S, PLEBANSKI M, APOSTOLOPOULOS V, et al. Alveolar macrophage function is altered in patients with lung cancer[J]. Clin Exp Immunol, 2006, 143:363–372.

POZZI L A, MACIASZEK J W, ROCK K L. Both dendritic cells and macrophages can stimulate naive CD8 T cells in vivo to proliferate, develop effector function, and differentiate into memory cells[J]. J Immunol, 2005, 175:2071–2081.

PRADO–GOTOR R, GRUESO E. A kinetic study of the interaction of DNA with gold nanoparticles: mechanistic aspects of the interaction[J]. Phys Chem Chem Phys, 2011, 13(4):1479–1489.

PRAKASH J, BELJAARS L, HARAPANAHALLI A K, et al. Tumor–targeted intracellular delivery of anticancer drugs through the mannose–6–phosphate/insulin–like growth factor Ⅱ receptor[J]. International journal of cancer, 2010, 126(8):1966–1981.

PRAKASH H, KLUG F, NADELLA V, et al. Low doses of gamma irradiation(LDR) potentially modifies immunosuppressive tumor microenvironment by retuning tumor–associated macrophages(TAM): lesson from insulinoma[J]. Carcinogenesis, 2016, 37(3):301–313.

PRASAD S R, ELANGO K, DAMAYANTHI D, et al. Formulation and evaluation of azathioprine loaded silver nanopartilces for the treatment of rheumatoid arthritis[J]. Asian J Biomed Pharm Sci, 2013, 3:28–32.

PRICE K M, RICHARD M J. The tearing patient: diagnosis and management[J/OL]. American Academy of Ophthalmology, 2009. https://www.aao.org/eyenet/article/treating–patient–diagnosis–management.

PRIOR S, GANDER B, BLARER N, et al. In vitro phagocytosis and monocyte–macrophage activation with poly(lactide) and poly(lactide–co–glycolide) microspheres[J]. Eur J Pharm Sci, 2002, 15(2):197–207.

PRUTHI J, MEHRA N K, JAIN N K. Macrophages targeting of amphotericin B through mannosylated multiwalled carbon nanotubes[J]. Journal of drug targeting, 2012, 20(7):593–604.

PUJADE–LAURAINE E, GUASTALLA J P, COLOMBO N, et al. Intraperitoneal recombinant interferon–gamma in ovarian cancer patients with residual disease at secondlook laparotomy[J]. J Clin Oncol, 1996, 14(2):343–350.

PURCELL B P, LOBB D, CHARATI M B, et al. Injectable and bioresponsive hydrogels for on–demand matrix metalloproteinase inhibition[J]. Nat Mater, 2014, 13(6): 653–661.

PURNAMA C, NG S L, TETLAK P, et al. Transient ablation of alveolar macrophages leads to massive pathology of infuenza infection without affecting cellular adaptive immunity[J]. Eur J Immunol, 2014, 44(7): 2003–2012.

PUSULURI A, WU D, MITRAGOTRI S. Immunological consequences of chemotherapy: single drugs, combination therapies and nanoparticle–based treatments[J]. J Control Release, 2019, 305: 130–154.

PUTTUR F, GREGORY L G, LLOYD C M, et al. Airway macrophages as the guardians of tissue repair in the lung[J]. Immunol Cell Biol, 2019, 97(3):246–257.

PYONTECK S M, AKKARI L, SCHUHMACHER A J, et al. CSF–1R inhibition alters macrophage polarization and blocks glioma progression[J]. Nat Med, 2013, 19(10):1264–1272.

Q :

QADRI M, ALMADANI S, JAY G D, et al. Role of CD44 in regulating TLR2 activation of human macrophages and downstream expression of proinflammatory cytokines[J]. J Immunol, 2018, 200:758–767.

QI J, LU Y, WU W. Absorption, disposition and pharmacokinetics of solid lipid nanoparticles[J]. Cur

Drug Met, 2012, 13(4):418–428.

QI R, MAJOROS I, MISRA A C, et al. Folate receptor–targeted dendrimer–methotrexate conjugate for inflammatory arthritis[J]. Journal of biomedical nanotechnology, 2015, 11(8):1431–1441.

QI X–F, KIM D–H, YOON Y–S, et al. Involvement of oxidative stress in simvastatin–induced apoptosis of murine CT26 colon carcinoma cells[J]. Toxicol Lett, 2010, 199(3):277–287.

QIAN B, DENG Y, IM J H, et al. A distinct macrophage population mediates metastatic breast cancer cell extravasation, establishment and growth[J]. PLoS One, 2009, 4:e6562. https://doi.org/10.1371/journal.pone.0006562.

QIAN B Z, LI J, ZHANG H, et al. CCL2 recruits inflammatory monocytes to facilitate breast–tumor metastasis[J]. Nature, 2011, 475(7355):222–225.

QIAN B Z, POLLARD J W. Macrophage diversity enhances tumor progression and metastasis[J]. Cell, 2010, 141(1):39–51.

QIAN J, OLBRECHT S, BOECKX B, et al. A pan–cancer blueprint of the heterogeneous tumor microenvironment revealed by single–cell profiling[J]. Cell Res, 2020, 30(9):745–762.

QIAN Y, QIAO S, DAI Y, et al. Molecular–targeted immunotherapeutic strategy for melanoma via dual–targeting nanoparticles delivering small interfering RNA to tumor–associated macrophages[J]. ACS Nano, 2017, 11(9):9536–9549.

QIAO H, HISATOMI T, SONODA K H, et al. The characterisation of hyalocytes: the origin, phenotype, and turnover[J]. Br J Ophthalmol, 2005, 89(4):513–517.

QIE Y, YUAN H, VON ROEMELING C A, et al. Surface modifcation of nanoparticles enables selective evasion of phagocytic clearance by distinct macrophage phenotypes[J]. Sci Rep, 2016, 6:26269.

QIN J, YANG X, ZHANG R X, et al. Monocyte mediated brain targeting delivery of macromolecular drug for the therapy of depression[J]. Nanomedicine, 2015, 11(2):391–400.

QIU S–Q, WAAIJER S J H, ZWAGER M C, et al. Tumor–associated macrophages in breast cancer: innocent bystander or important player?[J]. Cancer Treatment Reviews, 2018, 70:178–189.

QIU Z, KWON A-H, TSUJI K, et al. FIBRONECTIN PREVENTS D-galactosamine/lipopolysaccharide-induced lethal hepatic failure in mice[J]. Shock, 2006, 25(1):80-87.

QUAIL D F, JOYCE J A. Microenvironmental regulation of tumor progression and metastasis[J]. Nat Med, 2013, 19(11):1423–1437.

R：

RAES G, VAN DEN BERGH R, DE BAETSELIER P, et al. Arginase–1 and Ym1 are markers for murine, but not human, alternatively activated myeloid cells[J]. J Immunol, 2005, 174(11): 6561.

RAI P, MALLIDI S, ZHENG X, et al. Development and applications of photo–triggered theranostic agents[J]. Adv Drug Deliv Rev, 2010, 62:1094–1124.

RAJA M A G, KATAS H, AMJAD M W. Design, mechanism, delivery and therapeutics of canonical and dicer–substrate siRNA[J]. Asian J Pharmaceut Sci, 2019, 14(5):497–510.

RAJARAM M V, ARNETT E, AZAD A K, et al. Tuberculosis–initiated human mannose receptor signaling regulates macrophage recognition and vesicle trafficking by FcRγ–Chain, Grb2, and SHP–1[J]. Cell Rep, 2017, 21(1):126–140.

RAJARAM M V, NI B, DODD C E, et al. Macrophage immunoregulatory pathways in tuberculosis[J]. Semin Immunol, 2014, 26(6):471–485.

RAJEEV K G, NAIR J K, JAYARAMAN M, et al. Hepatocyte–specific delivery of siRNAs conjugated to novel non–nucleosidic trivalent N–acetylgalactosamine elicits robust gene silencing in vivo[J]. Chembiochem, 2015, 16(6):903–908.

RAMACHANDRAN P, PELLICORO A, VERNON M A, et al. Differential Ly–6C expression identifies the recruited macrophage phenotype, which orchestrates the regression of murine liver fibrosis[J]. Proc Natl Acad Sci U S A, 2012, 109(46):E3186–E3195.

RAMOS R N, RODRIGUEZ C, HUBERT M, et al. $CD163^+$ tumor–associated macrophage accumulation in breast cancer patients refects both local differentiation signals and systemic skewing of monocytes[J]. Clinic & Translation Immunol, 2020, 9(2):e1108.

RANGASAMI V K, SAMANTA S, PARIHAR V S, et al. Harnessing hyaluronic acid–based nanoparticles for combination therapy: a novel approach for suppressing systemic inflammation and to promote antitumor macrophage polarization[J]. Carbohydr Polym, 2021, 254:117291.

RAO L, MENG Q F, BU L–L, et al. Erythrocyte membrane–coated upconversion nanoparticles with minimal protein adsorption for enhanced tumor imaging[J]. ACS Appl Mater Interfaces, 2017, 9(3): 2159–2168.

RAO M, WASSEF N M, ALVING C R, et al. Intracellular processing of liposome–encapsulated antigens by macrophages depends upon the antigen[J]. Infect Immun, 1995, 63(7):2396–2402.

RAO N V, RHO J G, UM W, et al. Hyaluronic acid nanoparticles as nanomedicine for treatment of inflammatory diseases[J]. Pharmaceutics, 2020, 12:931.

RASHID K, AKHTAR–SCHAEFER I, LANGMANN T. Microglia in retinal degeneration[J]. Front Immunol, 2019, 10: 1975.

RASUL R M, TAMILARASI M M, ZAKARIA Z, et al. A review on chitosan and its development as pulmonary particulate anti–infective and anti–cancer drug carriers[J]. Carbohydr Polym, 2020, 250:116800.

RATH M, MÜLLER I, KROPF P, et al. Metabolism via arginase or nitric oxide synthase: two competing arginine pathways in macrophages[J]. Front Immunol, 2014, 5:532.

RATHNASAMY G, FOULDS W S, LING E–A, et al. Retinal microglia–A key player in healthy and diseased retina[J]. Prog Neurobiol, 2019, 173:18–40.

RAVAR F, SAADAT E, GHOLAMI M, et al. Hyaluronic acid–coated liposomes for targeted delivery of paclitaxel, in–vitro characterization and in–vivo evaluation[J]. J Control Release, 2016, 229:10–22.

RAVINDRA M, WALLACE–POVIRK A, KARIM M A, et al. Tumor targeting with novel Pyridyl 6–substituted Pyrrolo [2, 3–d] pyrimidine Antifolates via cellular uptake by folate receptor α and the proton–coupled folate transporter and inhibition of De novo purine nucleotide biosynthesis[J]. J Med Chem, 2018, 61(5):2027–2040.

RAVIOLA G. Conjunctival and episcleral blood vessels are permeable to blood–borne horseradish peroxidase[J]. Invest Ophthalmol Vis Sci, 1983, 24(6):725–736.

RAWAL T, BUTANI S. Combating tuberculosis infection: a forbidding challenge[J]. Indian J Pharm Sci, 2016, 78(1):8.

RAWAL T, PARMAR R, TYAGI R K, et al. Rifampicin loaded chitosan nanoparticle dry powder presents an improved therapeutic approach for alveolar tuberculosis[J]. Colloids Surf B: Biointerfaces, 2017, 154:321–330.

RAWAL T, PATEL S, BUTANI S. Chitosan nanoparticles as a promising approach for pulmonary delivery of beda–quiline[J]. Eur J Pharm Sci, 2018, 124:273–287.

RAWLINGS J S, ROSLER K M, HARRISON D A. The JAK/STAT signaling pathway[J]. J Cell Sci, 2004, 117:1281–1283.

RAY L. Polymeric nanoparticle–based drug/gene delivery for lung cancer[M]//KESHARWANI P. Nanotechnology–based targeted drug delivery systems for Lung Cancer. New York: Academic Press, 2019, 77–93.

RAYAMAJHI S, NGUYEN T D T, MARASINI R, et al. Macrophage–derived exosome–mimetic hybrid vesicles for tumor targeted drug delivery[J]. Acta Biomater, 2019, 94:482–494.

REGUEIRA T B, KILDEGAARD K R, HANSEN B G, et al. Molecular basis for mycophenolic acid biosynthesis in Penicillium brevicompactum[J]. Appl Environ Microbiol, 2011, 77(9):3035–3043.

REHLI M. Of mice and men: species variations of Toll–like receptor expression[J]. Trends Immunol, 2002, 23:375–378.

REHMAN K, AKASH M S H. Mechanisms of inflammatory responses and development of insulin resistance: how are they interlinked?[J]. J Biomed Sci, 2016, 23(1): 87.

REICH S J, FOSNOT J, KUROKI A, et al. Small interfering RNA (siRNA) targeting VEGF effectively inhibits ocular neovascularization in a mouse model[J]. Mol Vis, 2003, 9:210–216.

REICHEL D, TRIPATHI M, PEREZ J M. Biological effects of nanoparticles on macrophage polarization in the tumor microenvironment[J]. Nanotheranostics, 2019, 3(1):66–88.

REICHENBACH A, WURM A, PANNICKE T, et al. Müller cells as players in retinal degeneration and edema[J]. Graefes Arch Clin Exp Ophthalmol, 2007, 245(5):627–636.

REINKE J M, SORG H. Wound repair and regeneration[J]. Eur Surg Res, 2012, 49:35–43.

RELIZANI K, GOYENVALLE A. The use of antisense oligonucleotides for the treatment of duchenne muscular dystrophy[J]. Methods Mol Biol, 2018, 1687:171–183.

RHODES M M, KOPSOMBUT P, BONDURANT M C, et al. Adherence to macrophages in erythroblastic islands enhances erythroblast proliferation and increases erythrocyte production by a different mechanism than erythropoietin[J]. Blood, 2008, 111(3):1700–1708.

RIABOV V, GUDIMA A, WANG N, et al. Role of tumor associated macrophages in tumor angiogenesis and lymphangiogenesis[J]. Front Physiol, 2014, 5: 75.

RIAZ M K, ZHANG X, LIN C, et al. Surface functionalization and targeting strategies of liposomes in solid tumor therapy: a review[J]. International Journal of Molecular Sciences, 2018, 19(1):195.

RICHARD C, DE CHERMONT Q M, SCHERMAN D. Nanoparticles for imaging and tumour gene delivery[J]. Tumouri, 2008a, 94:264–270.

RICHARD C, DOAN B T, BELOEIL J C, et al. Noncovalent functionalization of carbon nanotubes with amphiphilic $Gd3^+$ chelates: toward powerful T1 and T2 MRI contrast agents[J]. Nano Lett, 2008b, 8:232–236.

RIES C H, CANNARILE M A, HOVES S, et al. Targeting tumor–associated macrophages with anti–CSF–1R antibody reveals a strategy for cancer therapy[J]. Cancer Cell, 2014, 25(6): 846–859.

RIGLAR D, SILVER P. Engineering bacteria for diagnostic and therapeutic applications[J]. Nat Rev Microbiol, 2018, 16:214–225.

RITTIG M, BOGDAN C. Leishmania–host–cell interaction: complexities and alternative views[J]. Parasitol Today, 2000, 16(7):292–297.

ROBBINS S L, CORTRAN R S. Pathological basis of disease[M]. Holt: Saunders Company, 1979:814–885.

ROBERTS T C, LANGER R, WOOD M J A. Advances in oligonucleotide drug delivery[J]. Nat Rev Drug Discov, 2020, 19(10):673–694.

ROBERTSON M D, SEATON A, MILNE L J, et al. Suppression of host defences by Aspergillus fumigatus[J]. Thorax, 1987b, 42(1):19–25.

ROBERTSON M D, SEATON A, MILNE L J R, et al. Resistance of spores of Aspergillus fumigatus to ingestion by phagocytic cells[J]. Thorax, 1987c, 42:466–472.

ROBERTSON M D, SEATON J A, RAEBURN A, et al. Inhibition of phagocyte migration and spreading by spore diffusates of Aspergillus fumigatus[J]. J Med Vet Mycol, 1987a, 25(6):389–396.

RODELL C B, ARLAUCKAS S P, CUCCARESE M F, et al. TLR7/8–agonist–loaded nanoparticles promote the polarization of tumour–associated macrophages to enhance cancer immunotherapy[J]. Nat Biomed Eng, 2018, 2(8):578–588.

ROESCH F. Scandium–44: benefits of a long–lived PET radionuclide available from the 44Ti/44Sc generator system[J]. Curr Radiopharm, 2012, 5:187–201.

ROGERS T L, HOLEN I. Tumour macrophages as potential targets of bisphosphonates[J]. J Transl Med, 2011, 9:177.

ROJAS J M, SANZ–ORTEGA L, MULENS–ARIAS V, et al. Superparamagnetic iron oxide nanoparticle uptake alters M2 macrophage phenotype, iron metabolism, migration and invasion[J]. Nanomedicine, 2016, 12(4):1127–1138.

ROLLETT A, REITER T, OHRADANOVA–REPIC A, et al. HSA nanocapsules functionalized with monoclonal antibodies for targeted drug delivery[J]. Int J Pharm, 2013, 458(1):1–8.

ROLNY C, MAZZONE M, TUGUES S, et al. HRG inhibits tumor growth and metastasis by inducing macrophage polarization and vessel normalization through downregulation of PlGF[J]. Cancer Cell, 2011, 19(1):31–44.

RONDEAU J–M, RAMAGE P, ZURINI M, et al. The molecular mode of action and species specificity of canakinumab, a human monoclonal antibody neutralizing IL–1β[J]. MAbs, 2015, 7:1151–1160.

ROOSTERMAN D, GOERGE T, SCHNEIDER S W, et al. Neuronal control of skin function: the skin as a neuroimmunoendocrine organ[J]. Physiol Rev, 2006, 86(4):1309–1379.

ROSEN H. The macrophage as a validated pharmaceutical target in the macrophage as therapeutic target[M]//GORDON S. Handbook of experimental pharmacology:Volume158. Berlin: Springer, 2012.

ROSENBLUM L T, KOSAKA N, MITSUNAGA M, et al. In vivo molecular imaging using nanomaterials: general in vivo characteristics of nano–sized reagents and applications for cancer diagnosis[J]. Mol Membr Biol, 2010, 27(7): 274–285.

ROSSI I, BUTTINI F, SONVICO F, et al. Sodium hyaluronate nanocomposite respirable microparticles to tackle antibiotic resistance with potential application in treatment of mycobacterial pulmonary infections[J]. Pharmaceutics, 2019, 11(5):203.

RÖSZER T. Understanding the biology of self–renewing macrophages[J]. Cell, 2018, 7(8): 103.

ROTH F, DE LA FUENTE A C, et al. Aptamer mediated blockade of IL4Rα triggers apoptosis of MDSCs and limits tumor progression[J]. Cancer Res, 2012, 72(6):1373–1383.

ROTHLIN C V, CARRERA–SILVA E A, BOSURGI L, et al. TAM receptor signaling in immune homeostasis[J]. Annu Rev Immunol, 2015, 33:355–391.

ROTMAN S G, THOMPSON K, GRIJPMA D W, et al. Development of bone seeker–functionalised microspheres as a targeted local antibiotic delivery system for bone infections[J]. J Orthop Translat, 2020, 21:136–145.

RUDOLPH C, SCHILLINGER U, ORTIZ A, et al. Application of novel solid lipid nanoparticle (SLN)–gene vector formulations based on a dimeric HIV–1 TAT–peptide in vitro and in vivo[J]. Pharm Res, 2004, 21(9):1662–1669.

RUFFELL B, CHANG–STRACHAN D, CHAN V, et al. Macrophage IL–10 blocks $CD8^+$ T cell–dependent responses to chemotherapy by suppressing IL–12 expression in intratumoral dendritic cells[J]. Cancer Cell, 2014, 26(5):623–637.

RUFFELL B, COUSSENS L M. Macrophages and therapeutic resistance in cancer[J]. Cancer Cell, 2015, 27(4):462–472.

RUFFELL D. A CREB–C/EBPbeta cascade induces M2 macrophage–specific gene expression and promotes muscle injury repair[J]. Proc Natl Acad Sci U S A, 2009, 106(41):17475–17480.

RUSSELL S B, RUSSELL J D, TRUPIN K M, et al. Epigenetically altered wound healing in keloid fibroblasts[J]. J Investig Dermatol, 2010, 130(10): 2489–2496.

RUYTINX P, PROOST P, VAN DAMME J, et al. Chemokine–induced macrophage polarization in inflammatory conditions[J]. Front Immunol, 2018, 9:1930.

S：

SABNIS S, KUMARASINGHE E S, SALERNO T, et al. A novel amino lipid series for mRNA delivery: improved endosomal escape and sustained pharmacology and safety in non–human primates[J]. Mol Ther, 2018, 26:1509–1519.

SACHAN A K, HARISHCHANDRA R K, BANTZ C, et al. High–resolution investigation of nanoparticle interaction with a model pulmonary surfactant monolayer[J]. ACS Nano, 2012, 6(2):1677–1687.

SACK U, STIEHL P, GEILER G. Distribution of macrophages in rheumatoid synovial membrane and its association with basic activity[J]. Rheumatol Int, 1994, 13(5):181–186.

SAGAR S, LIU P P, COOPER L T. Myocarditis[J]. Lancet, 2012, 379:738–747.

SAGER H B, HEIDT T, HULSMANS M, et al. Targeting interleukin–1β reduces leukocyte production after acute myocardial infarction[J]. Circulation, 2015, 132(20):1880–1890.

SAHU P K, MISHRA D K, JAIN N, et al. Mannosylated solid lipid nanoparticles for lung–targeted delivery of paclitaxel[J]. Drug Dev Ind Pharm, 2015, 41(4):640–649.

SAHU R, BETHUNAICKAN R, SINGH S, et al. Structure and function of renal macrophages and dendritic cells from lupus–prone mice[J]. Arthritis Rheumatol, 2014, 66(6):1596–1607.

SAITO Y, KOMOHARA Y, NIINO D, et al. Role of CD204–positive tumor–associated macrophages in adult T–cell leukemia/lymphoma[J]. J Clin Exp Hematop, 2014, 54(1):59–65.

SAIYED Z M, GANDHI N H, NAIR M P. Magnetic nanoformulation of azidothymidine 5′–triphosphate for targeted delivery across the blood–brain barrier[J]. Int J Nanomed, 2010, 5:157–166.

SAKAI T, KOHNO H, ISHIHARA T, et al. Treatment of experimental autoimmune uveoretinitis with poly (lactic acid) nanoparticles encapsulating betamethasone phosphate[J]. Exp Eye Res, 2006, 82(4):657–663.

SAKAI T, KUNO N, TAKAMATSU F, et al. Prolonged protective effect of basic fibroblast growth factor–impregnated nanoparticles in Royal College of Surgeons rats[J]. Invest Ophthalmol Vis Sci, 2007, 48(7):3381–3387.

SAKAI T, ISHIHARA T, HIGAKI M, et al. Therapeutic effect of stealth–type polymeric nanoparticles with encapsulated betamethasone phosphate on experimental autoimmune uveoretinitis[J]. Invest Ophthalmol Vis Sci, 2011, 52(3):1516–1521.

SAKURAI E, OZEKI H, KUNOU N, et al. Effect of particle size of polymeric nanospheres on intravitreal kinetics[J]. Ophthalmic Res, 2001, 33(1):31–36.

SALATA R A, PEARSON R D, RAVDIN J I. Interaction of human leukocytes and Entamoeba histolytica. Killing of virulent amebae by the activated macrophage[J]. J Clin Invest, 1985, 76(2):491–499.

SALLUSTO F, CELLA M, DANIELI C, et al. Dendritic cells use macropinocytosis and the mannose receptor to concentrate macromolecules in the major histocompatibility complex class Ⅱ compartment: downregulation by cytokines and bacterial products[J]. J Exp Med, 1995, 182(2):389–400.

SALVAGNO C, CIAMPRICOTTI M, TUIT S, et al. Therapeutic targeting of macrophages enhances chemotherapy efficacy by unleashing type I interferon response[J]. Nat Cell Biol, 2019, 21(4):511–521.

SAMOKHVALOV I M. Deconvoluting the ontogeny of hematopoietic stem cells[J]. Cell Mol Life Sci, 2014, 71(6):957–978.

SAMUEL V T, SHULMAN G I. Mechanisms for insulin resistance: common threads and missing links[J]. Cell, 2012, 148(5):852–871.

SÁNCHEZ–LÓPEZ E, PAÚS A, PÉREZ–POMEDA I, et al. Lipid vesicles loaded with an HIV–1 fusion inhibitor peptide as a potential microbicide[J]. Pharmaceutics, 2020, 12(6):502.

SANDBORN W J, SU C, SANDS B E, et al. Tofacitinib as induction and maintenance therapy for ulcerative colitis[J]. N Engl J Med, 2017, 376(18):1723–1736.

SANDEEP D, ALSAWAFTAH N M, HUSSEINI G A. Immunoliposomes: synthesis, structure, and their potential as drug delivery carriers[J]. Current Cancer Therapy Reviews, 2020, 16(4):306–319.

SANDHU S K, PAPADOPOULOS K, FONG P C, et al. A first–in–human, first–in–class, phase I study of carlumab (CNTO 888), a human monoclonal antibody against CC–chemokine ligand 2 in patients with solid tumors[J]. Cancer Chemother Pharmacol, 2013, 71(4):1041–1050.

SANFORD D E, BELT B A, PANNI R Z, et al. Inflammatory monocyte mobilization decreases patient survival in pancreatic cancer: a role for targeting the CCL2/CCR2 axis[J]. Clin Cancer Res, 2013, 19(13):3404–3415.

SANGALETTI S, DI CARLO E, GARIBOLDI S, et al. Macrophage–derived SPARC bridges tumor cell–extracellular matrix interactions toward metastasis[J]. Cancer Res, 2008, 68(21):9050–9059.

SANMAMED M F, PEREZ–GRACIA J L, SCHALPER K A, et al. Changes in serum interleukin–8 (IL–8) levels reflect and predict response to anti–PD–1 treatment in melanoma and non–small–cell lung cancer patients[J]. Ann Oncol, 2017, 28(8):1988–1995.

SANTARPIA M, KARACHALIOU N. Tumor immune microenvironment characterization and response to anti–PD–1 therapy[J]. Cancer Biol Med, 2015, 12(2):74–78.

SARKAR S, MANDAL S, SINHA J, et al. Quercetin: critical evaluation as an antileishmanial agent in vivo in hamsters using different vesicular delivery modes[J]. J Drug Target, 2002, 10:573–578.

SARMENTO B, MAZZAGLIA D, BONFERONI M C, et al. Effect of chitosan coating in overcoming the phagocytosis of insulin loaded solid lipid nanoparticles by mononuclear phagocyte system[J]. Carbohyd Polym, 2011, 84(5):919–925.

SARWAR H S, ASHRAF S, AKHTAR S, et al. Mannosylated thiolated polyethylenimine nanoparticles for the enhanced efficacy of antimonial drug against Leishmaniasis[J]. Nanomedicine (Lond), 2018, 13(1):25–41.

SATO T, TERAI M, TAMURA Y, et al. Nterleukin 10 in the tumor microenvironment: a target for anticancer immunotherapy[J]. Immunol Res, 2011, 51(2–3):170–182.

SATPATHY M, WANG L, ZIELINSKI R, et al. Active targeting using HER–2–affibody–conjugated nanoparticles enabled sensitive and specific imaging of orthotopic HER–2 positive ovarian tumors[J].

Small, 2014, 10(3):544–555.

SAWA–WEJKSZA K, KANDEFER–SZERSZEN M. Tumor–associated macrophages as target for antitumor therapy[J]. Arch Immunol Ther Exp, 2018, 66(2):97–111.

SCHAFER D P, LEHRMAN E K, KAUTZMAN A G, et al. Microglia sculpt postnatal neural circuits in an activity and complement–dependent manner[J]. Neuron, 2012, 74(4):691–705.

SCHEIB J L, HÖKE A. An attenuated immune response by Schwann cells and macrophages inhibits nerve regeneration in aged rats[J]. Neurobiol Aging, 2016, 45:1–9.

SCHEUER W, THOMAS M, HANKE P, et al. Anti–tumoral, anti–angiogenic and antimetastatic efficacy of a tetravalent bispecific antibody (TAvi6) targeting VEGF–A and angiopoietin–2[J]. MAbs, 2016, 8(3):562–573.

SCHLERETH S L, KREMERS S, SCHRÖDL F, et al. Characterization of antigen–presenting macro–phages and dendritic cells in the healthy human sclera[J]. Invest Ophthalmol Vis Sci, 2016, 57(11):4878–4885.

SCHMIDTMAYEROVA H, ALFANO M, NUOVO G, et al. Human immunodeficiency virus type 1 T–lymphotropic strains enter macrophages via a CD4–and CXCR4–mediated pathway: replication is restricted at a postentry level[J]. J Virol, 1998, 72:4633–4642.

SCHMITT F, LAGOPOULOS L, KÄUPER P, et al. Chitosan–based nanogels for selective delivery of photosensitizers to macrophages and improved retention in and therapy of articular joints[J]. Journal of controlled release, 2010, 144(2):242–250.

SCHNEPPLE D J, SHEPARD B, BREN G D, et al. Isolation of a TRAIL antagonist from the serum of HIV–infected patients[J]. J Biol Chem, 2011, 286:35742–35754.

SCHNITZER J E, LIU J, OH P. Endothelial caveolae have the molecular transport machinery for vesicle budding, docking, and fusion including VAMP, NSF, SNAP, annexins, and GTPases[J]. J Biol Chem, 1995, 270(24):14399–14404.

SCHOFIELD L, VILLAQUIRAN J, FERREIRA A, et al. Gamma interferon, $CD8^+$ T cells and antibodies required for immunity to malaria sporozoites[J]. Nature, 1987, 330(6149):664–666.

SCHONTHALER H B, GUINEA-VINIEGRA J, WAGNER E F. Targeting inflammation by modulating the Jun/AP-1 pathway[J]. Ann Rheum Dis, 2011, 70(1):109-112.

SCHOONOOGHE S, LAOUI D, VAN GINDERACHTER J A, et al. Novel applications of nanobodies for in vivo bio–imaging of infamed tissues in inflammatory diseases and cancer[J]. Immunobiology, 2012, 217(12):1266–1272.

SCHRAERMEYER M, SCHNICHELS S, JULIEN S, et al. Ultrastructural analysis of the pigment dispersion syndrome in DBA/2J mice[J]. Graefes Arch Clin Exp Ophthalmol, 2009, 247(11):1493–1504.

SCHRODER K, IRVINE K M, TAYLOR M S, et al. Conservation and divergence in Toll–like receptor 4–regulated gene expression in primary human versus mouse macrophages[J]. Proc Natl Acad Sci U S A, 2012, 109(16): E944–E953.

SCHULTZE J L. Reprogramming of macrophages: new opportunities for therapeutic targeting[J]. Curr Opin Pharmacol, 2016, 26:10–15.

SCHULTZE J L, SCHMIEDER A, GOERDT S. Macrophage activation in human diseases[J]. Semin Immunol, 2015, 27(4):249–256.

SCHULZ C, GOMEZ PERDIGUERO E, CHORRO L, et al. A lineage of myeloid cells independent of Myb and hematopoietic stem cells[J]. Science, 2012, 336(6077): 86–90.

SCHWALL C, BANERJEE I. Micro–and nanoscale hydrogel systems for drug delivery and tissue engineering[J]. Materials, 2009, 2(2):577–612.

SCIANIMANICO S, DESROSIERS M, DERMINE J F. Impaired recruitment of the small GTPase rab7 correlates with the inhibition of phagosome maturation by Leishmania donovani promastigotes[J]. Cell Microbiol, 1999, 1(1):19–32.

SCOTT D L, WOLFE F, HUIZINGA T W. Rheumatoid arthritis[J]. Lancet, 2010, 376(9746):1094–1108.

SEDER R A, GRABSTEIN K H, BERZOFSKY J A, et al. Cytokine interactions in human immunodeficiency virus–infected individuals: roles of interleukin (IL)–2, IL–12, and IL–15[J]. J Exp Med, 1995, 182:1067–1077.

SEHNERT B, BURKHARDT H, DÜBEL S, et al. Cell–type targeted NF–kappaB inhibition for the treatment of inflammatory diseases[J]. Cells, 2020, 9(7): 1627.

SEIF F, KHOSHMIRSAFA M, AAZAMI H, et al. The role of JAK–STAT signaling pathway and its regulators in the fate of T helper cells[J]. Cell Commun Signal, 2017, 15(1):23.

SELIGER B. Combinatorial approaches with checkpoint inhibitors to enhance anti–tumor immunity[J]. Front Immunol, 2019, 10:999.

SEMERANO L, THIOLAT A, MINICHIELLO E, et al. Targeting IL–6 for the treatment of rheumatoid arthritis: Phase II investigational drugs[J]. Exp Opin Investig Drugs, 2014, 23(7):979–999.

SEMPLE S C, AKINC A, CHEN J, et al. Rational design of cationic lipids for siRNA delivery[J]. Nat Biotechnol, 2010, 28(2):172–176.

SEOK J, WARREN H S, CUENCA A G, et al. Genomic responses in mouse models poorly mimic human infammatory diseases[J]. Proc Natl Acad Sci U S A, 2013, 110(9): 3507–3512.

SERRA P, SANTAMARIA P. Nanoparticle–based autoimmune disease therapy[J]. Clin Immunol, 2015, 160:3–13.

SERRANO–SEVILLA I, ARTIGA Á, MITCHELL S G, et al. Natural polysaccharides for siRNA delivery: nanocarriers based on chitosan, hyaluronic acid, and their derivatives[J]. Molecules, 2019, 24(14):2570.

SESTAK A L, FÜRNROHR B G, HARLEY J B, et al. The genetics of systemic lupus erythematosus and implications for targeted therapy[J]. Ann Rheum Dis, 2011, 70(Suppl 1): 37–43.

SETTEN R L, ROSSI J J, HAN S–P. The current state and future directions of RNAi–based therapeutics[J]. Nat Rev Drug Discov, 2019, 18(6):421–446.

SHAH K, CHAN L W, WONG T W. Critical physicochemical and biological attributes of nanoemulsions for pulmonary delivery of rifampicin by nebulization technique in tuberculosis treatment[J]. Drug Deliv, 2017, 24(1):1631–1647.

SHAH L K, AMIJI M M. Intracellular delivery of saquinavir in biodegradable polymeric nanoparticles for HIV/AIDS[J]. Pharm Res, 2006, 23: 2638–2645.

SHAH S, CRISTOPHER D, SHARMA S, et al. Inhalable linezolid loaded PLGA nanoparticles for treatment of tuberculosis: design, development and in vitro evaluation[J]. J Drug Del Sci Technol, 2020, 60:102013.

SHAHBAZI M A, HAMIDI M, MÄKILÄ E M, et al. The mechanisms of surface chemistry effects of mesoporous silicon nanoparticles on immunotoxicity and biocompatibility[J]. Biomaterials, 2013, 34(31):7776–7789.

SHAHBAZI M–A, SEDIGHI M, BAULETH–RAMOS T, et al. Targeted reinforcement of macrophage reprogramming toward M2 polarization by IL–4–loaded hyaluronic acid particles[J]. ACS Omega, 2018, 3(12):18444–18455.

SHAHNAZ G, EDAGWA B J, MCMILLAN J, et al. Development of mannoseanchored thiolated amphotericin B nanocarriers for treatment of visceral leishmaniasis[J]. Nanomedicine, 2017, 12(2):99–115.

SHAHNAZ G, SARWAR H S, YASINZAI M. Crossing biological barriers for leishmaniasis therapy: from nanomedicinal targeting perspective[J]. Leishmanias Re–emerg Diseas, 2018, 199.

SHAND F H W, UEHA S, OTSUJI M, et al. Tracking of intertissue migration reveals the origins of tumor–infiltrating monocytes[J]. Proc Natl Acad Sci U S A, 2014, 111(21):7771–7776.

SHAO J, MA J K H. Characterization of a mannosylphospholipid liposome system for drug targeting to alveolar macrophages[J]. Drug Deliv, 1997, 4(1):43–48.

SHAPOURI–MOGHADDAM A, MOHAMMADIAN S, VAZINI H, et al. Macrophage plasticity, polarization, and function in health and disease[J]. J Cell Physiol, 2018, 233(9): 6425–6440.

SHARIF M N, TASSIULAS I, HU Y, et al. IFN–alpha priming results in a gain of proinflammatory function by IL–10: implications for systemic lupus erythematosus pathogenesis[J]. J Immunol, 2004, 172(10):6476–6481.

SHARMA A, LIAW K, SHARMA R, et al. Targeting mitochondrial dysfunction and oxidative stress in activated microglia using dendrimer–based therapeutics[J]. Theranostics, 2018, 8(20):5529.

SHARMA A, LIAW K, SHARMA R, et al. Targeting mitochondria in tumor–associated macrophages using a dendrimer–conjugated TSPO ligand that stimulates antitumor signaling in glioblastoma[J]. Biomacromolecules, 2020, 21(9):3909–3922.

SHARMA P, GUPTA S. Development and evaluation of macrophage targeted multidrug therapy against visceral leishmaniasis[J]. Pharm Biomed Res, 2017a, 3(1):9–18.

SHARMA P, GUPTA S. A convergent synthetic platform for nanoparticle with combination against visceral leishmaniasis[J]. Int J Drug Dev Res, 2017b, 9(1):30–34.

SHARMA P, GUPTA S. PLGA–based macrophage–mediated drug targeting for the treatment of visceral leishmaniasis[J]. Pharm Biomed Res, 2017c,3(1):50–56.

SHARMA R, KIM S Y, SHARMA A, et al. Activated microglia targeting dendrimer–minocycline conjugate as therapeutics for neuroinflammation[J]. Bioconjug Chem, 2017, 28(11):2874-2886.

SHEEHY A M, GADDIS N C, CHOI J D, et al. Isolation of a human gene that inhibits HIV–1 infection and is suppressed by the viral Vif protein[J]. Nature, 2002, 418:646–650.

SHEIKHI A, HAYASHI J, EICHENBAUM J, et al. Recent advances in nanoengineering cellulose for cargo delivery[J]. J Control Release, 2019, 294:53–76.

SHEN T W, FROMEN C A, KAI M P, et al. Distribution and cellular uptake of PEGylated polymeric particles in the lung towards cell–specifc targeted delivery[J]. Pharm Res, 2015, 32(10):3248–3260.

SHERIDAN G K, MURPHY K J. Neuron–glia crosstalk in health and disease: fractalkine and CX3CR1 take Centre stage[J]. Open Biol, 2013, 3(12):130181.

SHERJE A P, JADHAV M, DRAVYAKAR B R, et al. Dendrimers: a versatile nanocarrier for drug delivery and targeting[J]. Int J Pharm, 2018, 548(1):707–720.

SHETTY A, SYN W–K. Health and economic burden of nonalcoholic fatty liver disease in the United States and its impact on veterans[J]. Fed Pract, 2019, 36(1):14–19.

SHI C, PAMER E G. Monocyte recruitment during infection and inflammation[J]. Nature reviews Immunology, 2011, 11(11):762–774.

SHI J, VOTRUBA A R, FAROKHZAD O C, et al. Nanotechnology in drug delivery and tissue engineering: from discovery to applications[J]. Nano Lett, 2010, 10:3223–3230.

SHIDHAYE S S, VAIDYA R, SUTAR S, et al. Solid lipid nanoparticles and nanostructured lipid carriers–innovative generations of solid lipid carriers[J]. Curr Drug Deliv, 2008, 5(4):324–331.

SHIGETA A, HUANG V, ZUO J, et al. Endocardially derived macrophages are essential for valvular remodeling[J]. Dev Cell, 2019, 48(5):617–630.

SHIKUMA C M, NAKAMOTO B, SHIRAMIZU B, et al. Antiretroviral monocyte effcacy score linked to cognitive impairment in HIV[J]. Antivir Ther, 2012, 17:1233–1242.

SHILAKARI A G, ASTHANA A, KOHLI D V, et al. Mannosylated chitosan nanoparticles for delivery of antisense oligonucleotides for macrophage targeting[J]. Bio Med Res Int, 2014, 2014:526391.

SHIM J W, JO S H, KIM S D, et al. Lysophosphatidylglycerol inhibits formyl peptide receptor like–1–stimulated chemotactic migration and IL–1beta production from human phagocytes[J]. Exp Mol Med, 2009, 41(8):584–591.

SHIMAOKA T, NAKAYAMA T, FUKUMOTO N, et al. Cell surface–anchored SR–PSOX/CXC chemokine ligand 16 mediates firm adhesion of CXC chemokine receptor 6–expressing cells[J]. Journal of leukocyte biology, 2004, 75(2):267–274.

SHIME H, MATSUMOTO M, OSHIUMI H, et al. Toll–like receptor 3 signaling converts tumor–supporting myeloid cells to tumoricidal effectors[J]. Proc Natl Acad Sci U S A, 2012, 109(6):2066–2071.

SHIN T–H, KIM H–S, KANG T–W, et al. Human umbilical cord blood–stem cells direct macrophage polarization and block inflammasome activation to alleviate rheumatoid arthritis[J]. Cell death & disease, 2016, 7(12):e2524.

SHIRAISHI M, SHINTANI Y, SHINTANI Y, et al. Alternatively activated macrophages determine repair of the infarcted adult murine heart[J]. J Clin Invest, 2016, 126(6):2151–2166.

SHIVA S. Nitrite: a physiological store of nitric oxide and modulator of mitochondrial function[J]. Redox Biol, 2013, 1(1):40–44.

SHREE T, OLSON O C, ELIE B T, et al. Macrophages and cathepsin proteases blunt chemotherapeutic response in breast cancer[J]. Genes Dev, 2011, 25(23):2465–2479.

SHRIVASTAVA P, GAUTAM L, JAIN A, et al. Lipid drug conjugates for improved therapeutic benefits[J]. Current pharmaceutical design, 2020, 26(27):3187–3202.

SHRIVASTAVA P, GAUTAM L, SHARMA R, et al.Dual antitubercular drug loaded liposomes for macrophage targeting: development, characterisation, ex vivo and in vivo assessment[J]. J Microencapsul, 2021, 38(2):108–123.

SIDDIQUI L, BAG J, SEETHA, et al. Assessing the potential of lignin nanoparticles as drug carrier:

synthesis, cytotoxicity and genotoxicity studies[J]. Int J Biol Macromol, 2020, 152:786–802.

SIEBERT A, GENSICKA–KOWALEWSKA M, CHOLEWINSKI G, et al. Tuftsin–properties and analogs[J]. Curr Med Chem, 2017, 24(34):3711–3727.

SIKIC B I, LAKHANI N, PATNAIK A, et al. First–in–human, first–in–class phase I trial of the anti–CD47 antibody Hu5F9–G4 in patients with advanced cancers[J]. J Clin Oncol, 2019, 37(12):946–953.

SILICIANO J D, LAI J, CALLENDER M, et al. Stability of the latent reservoir for HIV–1 in patients receiving valproic acid[J]. J Infect Dis, 2007, 195:833–836.

SILICIANO R F, GREENE W C. HIV latency[J]. Cold Spring Harb Perspect Med, 2011, 1:a007096. https://perspectivesinmedicine.cship.org/content/1/1/a007096.

SIMONS T, SHEPHERD D M, MOSER M, et al. Dendritic cells[M]//ASCHNER A, PHILBERT M A. Comprehensive toxicology: vol. 5. 2nd ed. Amsterdam: Elsevier, 2010, 155–170.

SINGH A, KUTSCHER H L, BULMAHN J C, et al. Laser ablation for pharmaceutical nano–formulations: Multi–drug nanoencapsulation and theranostics for HIV[J]. Nanomed icine, 2020, 25:102172. https://doi.org/10.1016/j. nano.2020.102172.

SINGH A P, BISWAS A, SHUKLA A, et al. Targeted therapy in chronic diseases using nanomaterial–based drug delivery vehicles[J]. Sig Transduct Target Ther, 2019, 4:33.

SINGH D, SINGH R S, SINGH K, et al. The conjunctival lymphatic system[J]. Ann Ophthalmol, 2003, 35(2):99–104.

SINGH G, DWIVEDI H, SARAF S K, et al. Niosomal delivery of isoniazid–development and characterization[J]. Tropic J Pharma Res, 2011, 10(2):203–210.

SINGH J, GARG T, RATH G, et al. Advances in nanotechnology–based carrier systems for targeted delivery of bioactive drug molecules with special emphasis on immunotherapy in drug resistant tuberculosis a critical review[J]. Drug Deliv, 2016, 23(5):1676–1698.

SINGH M, GUZMAN–ARANGUEZ A, HUSSAIN A, et al. Solid lipid nanoparticles for ocular delivery of isoniazid: evaluation, proof of concept and in vivo safety & kinetics[J]. Nanomedicine, 2019, 14(4):465–491.

SINGH N, PARASHAR P, TRIPATHI C B, et al. Oral delivery of allopurinol niosomes in treatment of gout in animal model[J]. J Liposome Res, 2017, 27(2):130–138.

SINGH P, GUPTA U, ASTHANA A, et al. Folate and folate–PEG–PAMAM dendrimers: synthesis, characterization, and targeted anticancer drug delivery potential in tumor bearing mice[J]. Bioconjug Chem, 2008, 19:2239–2252.

SINGH P K, GORAIN B, CHOUDHURY H, et al. Macrophage targeted amphotericin B nanodelivery systems against visceral leishmaniasis[J]. Mater Sci Eng B, 2020, 258:114571.

SINGH P K, SAH P, MEHER J G, et al. Macrophage–targeted chitosan anchored PLGA nanoparticles bearing doxorubicin and amphotericin B against visceral leishmaniasis[J]. RSC Adv, 2016, 6(75):71705–71718.

SINGH R, PANTAROTTO D, MCCARTHY D, et al. Binding and condensation of plasmid DNA onto functionalized carbon nanotubes: toward the construction of nanotube–based gene delivery vectors[J]. J Am Chem Soc, 2005, 127: 4388–4396.

SINGH Y, PAWAR V K, MEHER J G, et al. Targeting tumor associated macrophages (TAMs) via nanocarriers[J]. J Control Release, 2017, 254: 92–106.

SIOUTI E, ANDREAKOS E. The many facets of macrophages in rheumatoid arthritis[J]. Biochem Pharmacol, 2019, 165:152–169.

SKIDAN I N, GEL'PERINA S E, SEVERIN S E, et al. Enhanced activity of rifampicin loaded with polybutyl cyanoacrylate nanoparticles in relation to intracellularly localized bacteria[J]. Antibiot Khimioter, 2003, 48:23–26.

SKURATOVSKAIA D, VULF M, KHAZIAKHMATOVA O, et al. Tissue–specific role of macrophages in noninfectious inflammatory disorders[J]. Biomedicines, 2020, 8(10):400.

SKURKOVICH B, SKURKOVICH S. Inhibition of IFN–gamma as a method of treatment of various autoimmune diseases, including skin diseases[J]. Ernst Schering Res Found Workshop, 2006, 56:1–27.

SLADE SHANTZ J A, YU Y–Y, ANDRES W, et al. Modulation of macrophage activity during fracture repair has differential effects in young adult and elderly mice[J]. J Orthop Trauma, 2014, 28(Suppl 1): S10–S14.

SLOWING I I, WU C W, VIVERO–ESCOTO J L, et al. Mesoporous silica nanoparticles for reducing hemolytic activity towards mammalian red blood cells[J]. Small, 2009, 5(1):57–62.

SMITH A M, RAHMAN F Z, HAYEE B, et al. Disordered macrophage cytokine secretion underlies impaired acute inflammation and bacterial clearance in Crohn's disease[J]. J Exp Med, 2009, 206:1883–1897.

SMITH B R, GHOSN E E, RALLAPALLI H, et al. Selective uptake of single–walled carbon nanotubes by circulating monocytes for enhanced tumour delivery[J]. Nat Nanotechnol, 2014, 9(6):481–487.

SMITH D A, CONKLING P, RICHARDS D A, et al. Antitumor activity and safety of combination therapy with the Toll–like receptor 9 agonist IMO–2055, erlotinib, and bevacizumab in advanced or metastatic non–small cell lung cancer patients who have progressed following chemotherapy[J]. Cancer Immunol Immunother, 2014, 63(8):787–796.

SMITH M C, CRIST R M, CLOGSTON J D, et al. Zeta potential: a case study of cationic, anionic, and neutral liposomes[J]. Anal Bioanal Chem, 2017, 409(24):5779–5787.

SMITH M P, SANCHEZ–LAORDEN B, O'BRIEN K, et al. The immune microenvironment confers resistance to MAPK pathway inhibitors through macrophage–derived TNFalpha[J]. Cancer Discov, 2014, 4(10):1214–1229.

SMITH P D, OCHSENBAUER–JAMBOR C, SMYTHIES L E. Intestinal macrophages: unique effector cells of the innate immune system[J]. Immunol Rev, 2005, 206:149–159.

SMITH S A, SELBY L I, JOHNSTON A P R, et al. The endosomal escape of nanoparticles: toward more efficient cellular delivery[J]. Bioconjugate Chem, 2019, 30(2):263–272.

SMITH I. Mycobacterium tuberculosis pathogenesis and molecular determinants of virulence[J]. Clin Microbiol Rev, 2003, 16(3):463–496.

SMOLA M, VANDAMME T, SOKOLOWSKI A. Nanocarriers as pulmonary drug delivery systems to treat and to diagnose respiratory and non–respiratory diseases[J]. Int J Nanomedicine, 2008, 3(1):1–19.

SMYTHIES L E, SELLERS M, CLEMENTS R H, et al. Human intestinal macrophages display profound inflammatory anergy despite avid phagocytic and bacteriocidal activity[J]. J Clin Invest, 2005, 115(1):66–75.

SOIBERMAN U, KAMBHAMPATI S P, WU T, et al. Subconjunctival injectable dendrimer–dexamethasone gel for the treatment of corneal inflammation[J]. Biomaterials, 2017, 125:38–53.

SOKOLOSKI J A, BLAIR O C, SALTERELLI A C. Alterations in glycoprotein synthesis and guanosine triphosphate levels associated with the differentiation of HL–60 leukemia cells produced by inhibitors of inosine 5′–phosphate dehydrogenase[J]. Cancer Res, 1986, 46:2314–2319.

SOLANKI A, DESAI S, GROVER A, et al. Ocular drug delivery: impact of in vitro cell culture models[M]//PATHAK Y, SUTARIYA V, HIRANI A A. Nano–biomaterials for ophthalmic drug delivery. Cham: Springer, 2016:483–494.

SOLDANO S, TROMBETTA A C, CONTINI P, et al. Increase in circulating cells coexpressing M1 and M2 macrophage surface markers in patients with systemic sclerosis[J]. Ann Rheum Dis, 2018, 77:1842–1845.

SOLER PALACIOS B, ESTRADA–CAPETILLO L, IZQUIERDO E, et al. Macrophages from the synovium of active rheumatoid arthritis exhibit an activin A–dependent pro–inflammatory profile[J]. J Pathol, 2015, 235(3): 515–526.

SOLINAS G, GERMANO G, MANTOVANI A, et al. Tumor associated macrophages (TAM) as major players of the cancer–related inflammation[J]. J Leukoc Biol, 2009, 86(5):1065–1073.

SONG E, LEE S K, DYKXHOORN D M, et al. Sustained small interfering RNA–mediated human immunodeficiency virus type 1 inhibition in primary macrophages[J]. J Virol, 2003, 77:7174–7181.

SONG E–H, MANGANIELLO M J, CHOW Y–H, et al. In vivo targeting of alveolar macrophages via RAFT–based glycopolymers[J]. Biomaterials, 2012, 33:6889–6897.

SONG L, ASGHARZADEH S, SALO J, et al. Valpha24–invariant NKT cells mediate antitumor activity via killing of tumor–associated macrophages[J]. J Clin Invest, 2009, 119(6):1524–1536.

SONG M, LIU T, SHI C, et al. Bioconjugated manganese dioxide nanoparticles enhance chemotherapy response by priming tumor–associated macrophages toward M1–like phenotype and attenuating tumor hypoxia[J]. ACS Nano, 2016, 10(1):633–647.

SONG N, ZHAO L, ZHU M, et al. Recent progress in LyP–1–based strategies for targeted imaging and therapy[J]. Drug Deliv, 2019, 26(1):363–375.

SONG W, ANSELMO A C, HUANG L. Nanotechnology intervention of the microbiome for cancer therapy[J]. Nat Nanotechnol, 2019, 14(12):1093–1103.

SONG X, WAN Z, CHEN T, et al. Development of a multi–target peptide for potentiating chemotherapy by modulating tumor microenvironment[J]. Biomaterials, 2016, 108:44–56.

SONI M P, SHELKAR N, GAIKWAD R V, et al. Buparvaquone loaded solid lipid nanoparticles for targeted delivery in theleriosis[J]. J Pharm Bioallied Sci, 2014, 6(1):22–30.

SONODA K H, SASA Y, QIAO H, et al. Immunoregulatory role of ocular macrophages: the macrophages produce RANTES to suppress experimental autoimmune uveitis[J]. J Immunol, 2003, 171(5):2652–2659.

SOSNIK A, CARCABOSO Á M, GLISONI R J, et al. New old challenges in tuberculosis: potentially effective nanotechnologies in drug delivery[J]. Adv Drug Deliv Rev, 2010, 62(4–5):547–559.

SOSNOVÁ M, BRADL M, FORRESTER J V. $CD34^+$ corneal stromal cells are bone marrow–derived and express hemopoietic stem cell markers[J]. Stem Cells, 2005, 23(4):507–515.

SOTGIU G, CENTIS R, D'AMBROSIO L, et al. Tuberculosis treatment and drug regimens[J]. Cold Spring Harb Perspect Med, 2015, 5(5):a017822.

SOTO E R, CARAS A C, KUT L C, et al. Glucan particles for macrophage targeted delivery of nanoparticles[J]. J Drug Deliv, 2012, 2012:143524.

SOTO E R, O'CONNELL O, DIKENGIL F, et al.Targeted delivery of glucan particle encapsulated gallium nanoparticles inhibits HIV growth in human macrophages[J]. J Drug Deliv, 2016, 2016:8520629.

SOUSA S, AURIOLAS, MÖNKKÖNEN J, et al. Liposome encapsulated zoledronate favours M1–like behaviour in murine macrophages cultured with soluble factors from breast cancer cells[J]. BMC Cancer,

2015, 15:4.

SOUTO E B, DOKTOROVOVA S, GONZALEZ–MIRA E, et al. Feasibility of lipid nanoparticles for ocular delivery of anti–inflammatory drugs[J]. Curr Eye Res, 2010, 35(7):537–552.

SPAGNOU S, MILLER A D, KELLER M. Lipidic carriers of siRNA: differences in the formulation, cellular uptake, and delivery with plasmid DNA[J]. Biochemistry, 2004, 43(42):13348–13356.

SPILLER K L, KOH T J. Macrophage–based therapeutic strategies in regenerative medicine[J]. Adv Drug Deliv Rev, 2017, 122:74–83.

SPILLER K L, WRONA E A, ROMERO–TORRES S, et al. Differential gene expression in human, murine, and cell line–derived macrophages upon polarization[J]. Exp Cell Res, 2016, 347(1): 1–13.

SPRINGER A D, DOWDY S F. GalNAc–siRNA conjugates: leading the way for delivery of RNAi therapeutics[J]. Nucleic Acid Ther, 2018, 28(3):109–118.

SQUIRE R A. Ranking animal carcinogens: a proposed regulatory approach[J]. Science, 1981, 214(4523):877–880.

SRIDHAR M S. Anatomy of cornea and ocular surface[J]. Indian J Ophthalmol, 2018, 66(2):190–194.

SRIVASTAVA S, SINGH D, PATEL S, et al. Treatment of rheumatoid arthritis by targeting macrophages through folic acid tailored superoxide dismutase and serratiopeptidase[J]. J Drug Deliv Sci & Technol, 2017, 41:431–435.

STAFFORD J H, HIRAI T, DENG L, et al. Colony stimulating factor 1 receptor inhibition delays recurrence of glioblastoma after radiation by altering myeloid cell recruitment and polarization[J]. Neuro–Oncology, 2016, 18(6):797–806.

STEIDL C, LEE T, SHAH S P, et al. Tumor–associated macrophages and survivalin classic Hodgkin's lymphoma[J]. N Engl J Med, 2010, 362(10):875–885.

STEIN C A, CASTANOTTO D. FDA–approved oligonucleotide therapies in 2017[J]. Mol Ther, 2017, 25(5):1069–1075.

STEPHEN C, ANKIT B. Role of monocytes and macrophages in regulating immune response following lung transplantation[J]. Curr Opin Organ Transplant, 2016, 21:239–245.

STERN M E, SCHAUMBURG C S, DANA R, et al. Autoimmunity at the ocular surface: pathogenesis and regulation[J]. Mucosal Immunol, 2010, 3(5):425–442.

STERN S T, ADISESHAIAH P P, CRIST R M. Autophagy and lysosomal dysfunction as emerging mechanisms of nanomaterial toxicity[J]. Part Fibre Toxicol, 2012, 9:20.

STÖGER J L,GIJBELS M J J, VAN Der VANDER S, et al. Distribution of macrophage polarization markers in human atherosclerosis[J]. Atherosclerosis, 2012, 225(2):461–468.

STORM G, BELLIOT S O, DAEMEN T, et al. Surface modification of nanoparticles to oppose uptake by the mononuclear phagocyte system[J]. Adv Drug Deliv Rev, 1995, 17:31–48.

STRACHAN D C, RUFFELL B, OEI Y, et al. CSF1R inhibition delays cervical and mammary tumor growth in murine models by attenuating the turnover of tumor–associated macrophages and enhancing infiltration by $CD8^+$ T cells[J]. Onco Targets Ther, 2013, 2(12):e26968. https://doi. org/10.4161/onci.26968.

STRACK A, ASENSIO V C, CAMPBELL I L, et al. Chemokines are differentially expressed by astrocytes, microglia and inflammatory leukocytes in Toxoplasma encephalitis and critically regulated by interferon–γ[J]. Acta Neuropathol, 2002, 103(5):458–468.

STUTCHFIELD B M, ANTOINE D J, MACKINNON A C, et al. CSF1 restores innate immunity after liver injury in mice and serum levels indicate outcomes of patients with acute liver failure[J]. Gastroenterology, 2015, 149(7):1896–1909.

SU M–J, ALDAWSARI H, AMIJI M. Pancreatic cancer cell exosome–mediated macrophage reprogramming and the role of microRNAs 155 and 125b2 transfection using nanoparticle delivery systems[J]. Scientific Reports, 2016, 6(1):30110.

SU Y, XIE Z, KIM G B, et al. Design strategies and applications of circulating cell–mediated drug delivery systems[J]. ACS Biomater Sci Eng, 2015, 1(4):201–217.

SUBBRAMANIAN R A, KESSOUS–ELBAZ A, LODGE R, et al. Human immunodeficiency virus type 1 Vpr is a positive regulator of viral transcription and infectivity in primary human macrophages[J]. J Exp Med, 1998, 187:1103–1111.

SUBRAMANIAM B, SIDDIK Z H, NAGOOR N H. Optimization of nanostructured lipid carriers: understanding the types, designs, and parameters in the process of formulations[J]. J Nanopart Res, 2020, 22:1–29.

SUGAMA S, TAKENOUCHI T, KITANI H, et al. Activin as an anti–inflammatory cytokine produced by microglia[J]. J Neuroimmunol, 2007, 192:31–39.

SUMIDA Y, YONEDA M. Current and future pharmacological therapies for NAFLD/NASH[J]. J Gastroenterol, 2018, 53(3):362–376.

SUN P, ZHONG M, SHI X, et al. Anionic LPD complexes for gene delivery to macrophage: preparation, characterization and transfection in vitro[J]. J Drug Target, 2008, 16(9):668–678.

SUN W, ZHANG H, WANG H, et al. Targeting notch–activated M1 macrophages attenuates joint tissue damage in a mouse model of inflammatory arthritis[J]. J Bone Miner Res, 2017, 32(7):1469–1480.

SUN X, CHENG G, HAO M, et al. CXCL12/CXCR4/CXCR7 chemokine axis and cancer progression[J]. Cancer Metastasis Rev, 2010, 29(4):709–722.

SUN X, GAO D, GAO L, et al. Molecular imaging of tumor–infiltrating macrophages in a preclinical mouse model of breast cancer[J]. Theranostics, 2015, 5(6):597–608.

SUNAKAWA Y, STINTZING S, CAO S, et al. Variations in genes regulating tumor–associated macrophages (TAMs) to predict outcomes of bevacizumab–based treatment in patients with metastatic colorectal cancer: results from TRIBE and FIRE3 trials[J]. Ann Oncol, 2015, 26(12):2450–2456.

SUNDARARAJ S C, AL–SABBAGH M, RABEK C L, et al. Comparison of sequential drug release in vitro and in vivo[J]. J Biomed Mater Res B Appl Biomater, 2016, 104(7): 1302–1310.

SUÑÉ–POU M, PRIETO–SÁNCHEZ S, EL YOUSFI Y, et al. Cholesteryl oleate–loaded cationic solid lipid nanoparticles as carriers for efficient gene–silencing therapy[J]. Int J Nano Med, 2018, 13:3223–3233.

SUNG W W, WANG Y C, LIN P L, et al. IL–10 promotes tumor aggressiveness via upregulation of CIP2A transcription in lung adenocarcinoma[J]. Clin Cancer Res, 2013, 19(15):4092–4103.

SURENDIRAN A, SANDHIYA S, PRADHAN S C, et al. Novel applications of nanotechnology in medicine[J]. Indian J Med Res, 2009, 130:689–701.

SUZUKI Y, SHIRAI M, ASADA K, et al. Macrophage mannose receptor, CD206, predict prognosis in patients with pulmonary tuberculosis[J]. Scientific reports, 2018, 8(1):13129.

SWANSON J A, JOHNSON M T, BENINGO K, et al. A contractile activity that closes phago somes in macrophages[J]. J Cell Sci, 1999, 112:307–316.

SWART M, TROEBERG L. Effect of polarization and chronic inflammation on macrophage expression of heparan sulfate proteoglycans and biosynthesis enzymes[J]. J Histochem Cytochem, 2019, 67(1):9–27.

SWATI S, BATTA S, PANDALA S, et al. Formulation and in vitro characterisation of foating microspheres of glipizide[J]. J Pharm Sci Res, 2020, 12(5):684–690.

SWIERCZAK A, COOK A D, LENZO J C, et al. The promotion of breast cancer metastasis caused by inhibition of CSF–1R/CSF–1 signaling is blocked by targeting the G–CSF receptor[J]. Cancer Immunol Res, 2014, 2(8):765–776.

SWIFT M E, KLEINMAN H K, DIPIETRO L A. Impaired wound repair and delayed angiogenesis in aged mice[J]. Lab Investig, 1999, 79(12):1479–1487.

SWINGLER S, BRICHACEK B, JACQUE J–M, et al. HIV–1 Nef intersects the macrophage CD40L signalling pathway to promote resting–cell infection[J]. Nature, 2003, 424(6945):213–219.

SWINGLER S, MANN A M, ZHOU J, et al. Apoptotic killing of HIV–1–infected macrophages is subverted by the viral envelope glycoprotein[J]. PLoS Pathog, 2007, 3(9):1281–1290.

SYN N, WANG L, SETHI G, et al. Exosome mediated metastasis: from epithelial–mesenchymal transition to escape from immunosurveillance[J]. Trends Pharmacol Sci, 2016, 37(7):606–617.

SZEKANECZ Z, KOCH A E. Macrophages and their products in rheumatoid arthritis[J]. Curr Opin Rheumatol, 2007, 19(3):289–295.

SZULZEWSKY F, PELZ A, FENG X, et al. Glioma–associated microglia/macrophages display an expression profile different from M1 and M2 polarization and highly express Gpnmb and Spp1[J]. PLoS One, 2015, 10(2):e0116644. https://doi.org/10.1371/journal.pone.0116644.

T：

TABATA K, KUROSAKA S, WATANABE M, et al.Tumor growth and metastasis suppression by Glipr1 gene–modified macrophages in a metastatic prostate cancer model[J]. Gene Ther, 2011, 18(10):969–978.

TABATT K, SAMETI M, OLBRICH C, et al. Effect of cationic lipid and matrix lipid composition on solid lipid nanoparticle–mediated gene transfer[J]. Eur J Pharm Biopharm, 2004, 57(2):155–162.

TACK C J, KLEIJWEGT F S, VAN RIEL P L C M, et al. Development of type 1 diabetes in a patient treated with anti–TNF–alpha therapy for active rheumatoid arthritis[J]. Diabetologia, 2009, 52(7): 1442–1444.

TACKE F. Targeting hepatic macrophages to treat liver diseases[J]. J Hepatol, 2017, 66(6):1300–1312.

TACKE F, ZIMMERMANN H W. Macrophage heterogeneity in liver injury and fibrosis[J]. J Hepatol, 2014, 60(5):1090–1096.

TAGHIZADEH E, TAHERI F, RENANI P G, et al. Macrophage: a key therapeutic target in atherosclerosis?[J]. Curr Pharm Des, 2019, 25(29):3165–3174.

TAKAYANAGI H. Osteoimmunology: shared mechanisms and crosstalk between the immune and bone systems[J]. Nat Rev Immunol, 2007, 7(4):292–304.

TAKEUCHI O, AKIRA S. Pattern recognition receptors and inflammation[J]. Cell, 2010, 140(6):805–820.

TALEBPOUR A F, FADAEI F F, MAHMOUDI R M, et al. The effects of insulin–like growth factor–1 gene therapy and cell transplantation on rat acute wound model[J]. Iran Red Crescent Med J, 2014, 16(10):e16323.

TALKS K L, TURLEY H, GATTER K C, et al. The expression and distribution of the hypoxia–inducible factors HIF–1alpha and HIF–2alpha in normal human tissues, cancers, and tumor–associated macrophages[J]. Am J Pathol, 2000, 157(2):411–421.

TAM S P, ANCSIN J B, TAN R, et al. Peptides derived from serum amyloid A prevent, and reverse, aortic lipid lesions in apoE−/− mice[J]. J Lipid Res, 2005, 46(10):2091−2101.

TAMAMURA H, HORI A, KANZAKI N, et al. T140 analogs as CXCR4 antagonists identified as anti−metastatic agents in the treatment of breast cancer[J]. FEBS Lett, 2003, 550(1−3):79−83.

TAMBALO S, PERUZZOTTI−JAMETTI L, RIGOLIO R, et al. Functional magnetic resonance imaging of rats with experimental autoimmune encephalomyelitis reveals brain cortex remodeling[J]. J Neurosci, 2015, 35(27):10088−10100.

TAN J, SATTENTAU Q J. The HIV−1−containing macrophage compartment: a perfect cellular niche?[J]. Trends Microbiol, 2013, 21(8):405−412.

TAN X, HU L, SHU Z, et al. Role of CCR2 in the development of streptozotocin−treated diabetic cardiomyopathy[J]. Diabetes, 2019, 68(11):2063−2073.

TANAKA N, KIMURA T, FUJIMORI N, et al. Current status, problems, and perspectives of non−alcoholic fatty liver disease research[J]. World J Gastroenterol, 2019, 25(2):163−177.

TANAKA S, KITAGAWA K, SUGIURA S, et al. Infiltrating macrophages as in vivo targets for intravenous gene delivery in cerebral infarction[J]. Stroke, 2004, 35(8):1968−1973.

TANG J, LOBATTO M E, HASSING L, et al. Inhibiting macrophage proliferation suppresses atherosclerotic plaque inflammation[J]. Sci Adv, 2015, 1(3):e1400223.

TANG X, SUI D, LIU M, et al. Targeted delivery of zoledronic acid through the sialic acid−Siglec axis for killing and reversal of M2 phenotypic tumor−associated macrophages−A promising cancer immunotherapy[J]. Int J Pharm, 2020, 590:119929. https://doi.org/10.1016/j.ijpharm.2020.119929.

TANG Z W, GAN Y, LIU Q, et al. CX3CR1 deficiency suppresses activation and neurotoxicity of microglia/macrophage in experimental ischemic stroke[J]. J Neuroinflammation, 2014, 11:26.

TANIGUCHI K, KARIN M. IL−6 and related cytokines as the critical lynchpins between inflammation and cancer[J]. Semin Immunol, 2014, 26(1):54−74.

TANNAHILL G M, CURTIS A M, ADAMIK J, et al. Succinate is an inflammatory signal that induces IL−1β through HIF−1α[J]. Nature, 2013, 496(7444): 238−242.

TAO S, ZHAO Z, ZHANG X, et al. The role of macrophages during breast cancer development and response to chemotherapy[J]. Clin Transl Oncol, 2020, 22:1938−1951.

TAO W, YURDAGUL A, KONG N, et al. siRNA nanoparticles targeting CaMKIIγ in lesional macrophages improve atherosclerotic plaque stability in mice[J]. Sci Transl Med, 2020, 12(553):eaay1063.

TAO Y, NING M, DOU H. A novel therapeutic system for malignant glioma: nanoformulation, pharmacokinetic, and anticancer properties of cell−nano−drug delivery[J]. Nanomedicine, 2013, 9(2):222−232.

TAP W D, WAINBERG Z A, ANTHONY S P, et al. Structureguided blockade of CSF1R kinase in tenosynovial giant–cell tumor[J]. N Engl J Med, 2015, 373(5): 428–437.

TARANTOLA M, SCHNEIDER D, SUNNICK E, et al. Cytotoxicity of metal and semiconductor nanoparticles indicated by cellular micromotility[J]. ACS Nano, 2009, 3(1):213–222.

TATIPARTI K, SAU S, KASHAW S K, et al. siRNA delivery strategies: a comprehensive review of recent developments[J]. Nanomaterials, 2017, 7(4):77.

TAUBER A I. Metchnikoff and the phagocytosis theory[J]. Nat Rev Mol Cell Biol, 2003, 4:897–901.

TAYLOR A W, STREILEIN J W, COUSINS S W. Immunoreactive vasoactive intestinal peptide contributes to the immunosuppressive activity of normal aqueous humor[J]. J Immunol, 1994, 153(3):1080–1086.

TAYLOR M E. Structure and function of the macrophage mannose receptor[J]. Results Probl Cell Differ, 2001, 33:105–121.

TAYLOR P R, MARTINEZ–POMARES L, STACEY M, et al. Macrophage receptors and immune recognition[J]. Annu Rev Immunol, 2005, 23, 33:901–944.

TENG K–Y, HAN J, ZHANG X, et al. Blocking the CCL2–CCR2 axis using CCL2–neutralizing antibody is an effective therapy for hepatocellular cancer in a mouse model[J]. Mol Cancer Ther, 2017, 16(2):312–322.

TETI G, BIONDO C, BENINATI C. The phagocyte, metchnikoff, and the foundation of immunology[M]//GORDON S. Myeloid cells in health and disease: American Society of Microbiology, 2016, 4(2):12.

THAKARE V, NAYAK U V, LACCHIRAMKA P. Newer drugs for multi drug resistant tuberculosis and special emphasis on linezolid[J]. Biol Sci, 2012, 2:37–46.

THAKOR A, JOKERST J, GHANOUNI P, et al. Clinically approved nanoparticle imaging agents[J]. J Nucl Med, 2016, 57:1833–1837.

THAKUR A, FITZPATRICK S, ZAMAN A, et al. Strategies for ocular siRNA delivery: potential and limitations of non–viral nanocarriers[J]. J Biol Eng, 2012, 6(1):7.

THAUVIN C, WIDMER J, MOTTAS I, et al. Development of resiquimod–loaded modified PLA–based nanoparticles for cancer immunotherapy: a kinetic study[J]. Eur J Pharm Biopharm, 2019, 139:253–261.

THAYER T C, DELANO M, LIU C, et al. Superoxide production by macrophages and T cells is critical for the induction of autoreactivity and type 1 diabetes[J]. Diabetes, 2011, 60(8): 2144–2151.

THOMAS M, KLIBANOV A M. Conjugation to gold nanoparticles enhances polyethylenimine's transfer of plasmid DNA into mammalian cells[J]. Proc Natl Acad Sci U S A, 2003, 100(16):9138–9143.

THOMAS S N, VAN DER VLIES A J, O'NEIL C P, et al. Engineering complement activation on polypropylene sulfide vaccine nanoparticle[J]. Biomaterials, 2011, 32:2194–2203.

THOMAS T P, GOONEWARDENA S N, MAJOROS I J, et al. Folate–targeted nanoparticles show efficacy in the treatment of inflammatory arthritis[J]. Arthritis Rheum, 2011, 63:2671–2680.

TILLACK C, EHMANN L M, FRIEDRICH M, et al. Anti–TNF antibody–induced psoriasiform skin lesions in patients with inflammatory bowel disease are characterised by interferon–γ–expressing Th1 cells and IL–17A/IL–22–expressing Th17 cells and respond to amti–IL–12/IL–23 antibody treatment[J]. Gut, 2014, 63(4):567–577.

TILLEY S, VOLMER J, PICHER M. Therapeutic applications[J]. Subcell Biochem, 2011, 55:235–276.

TIWARI G, TIWARI R, SRIWASTAWA B, et al. Drug delivery systems: an updated review[J]. Int J Pharmaceutic Investigat, 2012, 2(1):2–11.

TONG L, LAN W, PETZNICK A. Definition of the ocular surface[M]//HERRANZ R M, HERRAN R M C. Ocular surface: anatomy and physiology, disorders and therapeutic care. Boca Raton: CRC Press, 2012:1.

TORCHILIN V P. Recent advances with liposomes as pharmaceutical carriers[J]. Nat Rev Drug Discov, 2005, 4(2):145–160.

TORCHILIN V P. Micellar nanocarriers: pharmaceutical perspectives[J]. Pharm Res, 2007, 24(1):1–16.

TORIGIAN D A, LOPEZ R F, ALAPATI S, et al. Feasibility and performance of novel software to quantify metabolically active volumes and 3D partial volume corrected SUV and metabolic volumetric products of spinal bone marrow metastases on 18F–FDG–PET/CT[J]. Hell J Nucl Med, 2011, 14(1):8–14.

TÖRÖCSIK D, BÁRDOS H, NAGY L, et al. Identifcation of factor XIII–A as a marker of alternative macrophage activation[J]. Cell Mol Life Sci, 2005, 62(18):2132–2139.

TORSTEINSDÓTTIR I, ARVIDSON N G, HÄLLGREN R, et al. Monocyte activation in rheumatoid arthritis (RA): increased integrin, Fc gamma and complement receptor expression and the effect of glucocorticoids[J]. Clin Exp Immunol, 1999, 115(3):554–560.

TOSATO G, JONES K D. Interleukin–1 induces interleukin–6 production in peripheral blood monocytes[J]. Blood, 1990, 75(6):1305–1310.

TOUBI E, KESSEL A, SLOBODIN G, et al. Changes in macrophage function after rituximab treatment in patients with rheumatoid arthritis[J]. Ann Rheum Dis, 2007, 66(6):818–820.

TOWN T, NIKOLIC V, TAN J. The microglial "activation" continuum: from innate to adaptive responses[J]. J Neuroinflammation, 2005, 2:24.

TRABER P G, ZOMER E. Therapy of experimental NASH and fibrosis with galectin inhibitors[J]. PLoS One, 2013, 8(12):e83481.

TRAINI D, YOUNG P M. Drug delivery for tuberculosis: is inhaled therapy the key to success?[J]. Therapeutic delivery, 2017, 8(10):819–821.

TRAN T–H, KRISHNAN S, AMIJI M M. MicroRNA–223 induced repolarization of peritoneal macrophages using CD44 targeting hyaluronic acid nanoparticles for anti–inflammatory effects[J]. PLoS One, 2016, 11(5):e0152024.

TRAN T–H, RASTOGI R, SHELKE J, et al. Modulation of macrophage functional polarity towards anti–inflammatory phenotype with plasmid DNA delivery in CD44 targeting hyaluronic acid nanoparticles[J]. Sci Rep, 2015, 5(1):16632.

TRETIACH M, MADIGAN M C, WEN L, et al. Effect of Müller cell co–culture on in vitro permeability of bovine retinal vascular endothelium in normoxic and hypoxic conditions[J]. Neurosci Lett, 2005, 378(3):160–165.

TRIANTAFYLLOU E, WOOLLARD K J, MCPHAIL M J W, et al. The role of monocytes and macrophages in acute and acute–on–chronic liver failure[J]. Front Immunol, 2018, 9:2948.

TROEGELER A, LASTRUCCI C, DUVAL C, et al. An effcient siRNA–mediated gene silencing in primary human monocytes, dendritic cells and macrophages[J]. Immunol Cell Biol, 2014, 92(8):699–708.

TRUONG N, WHITTAKER M R, MAK C W, et al. The importance of nanoparticle shape in cancer drug delivery[J]. Expert Opin Drug Deliv, 2014, 12(1):129–142.

TSAI R K, DISCHER D E. Inhibition of “self” engulfment through deactivation of myosin–Ⅱ at the phagocytic synapse between human cells[J]. J Cell Biol, 2008, 180(5):989–1003.

TSENG D, VOLKMER J P, WILLINGHAM S B, et al. Anti–CD47 antibody–mediated phagocytosis of cancer by macrophages primes an effective antitumor T–cell response[J]. Proc Natl Acad Sci U S A, 2013, 110(27):11103–11108.

TSUJIMURA K, IKEHARA Y, NAGATA T, et al. Induction of anti–tumor immune responses with oligomannose–coated liposomes targeting to peritoneal macrophages[J]. Procedia Vaccinol, 2009, 1(1):127–134.

TUCCI S T, KHEIROLOMOOM A, INGHAM E S, et al. Tumor–specific delivery of gemcitabine with activatable liposomes[J]. J Control Release, 2019, 309:277–288.

TURK M J, WATERS D J, LOW P S. Folate–conjugated liposomes preferentially target macrophages associated with ovarian carcinoma[J]. Cancer Lett, 2004, 213(2):165–172.

TYAGI A, AHMED F, THAKUR N, et al. HIVsirDB: a database of HIV inhibiting siRNAs[J]. PLoS One, 2011, 6(10):e25917.

U：

UDALOVA I A, MANTOVANI A, FELDMANN M. Macrophage heterogeneity in the context of rheumatoid arthritis[J]. Nat Rev Rheumatol, 2016, 12(8):472–485.

UENO H, TAMAI A, IYOTA K, et al. Electron microscopic observation of the cells floating in the anterior chamber in a case of phacolytic glaucoma[J]. Jpn J Ophthalmol, 1989, 33(1):103–113.

ULBRICH W, LAMPRECHT A. Targeted drug–delivery approaches by nanoparticulate carriers in the therapy of inflammatory diseases[J]. J Royal Soc Interface, 2010, 7(suppl 1):S55–S66.

UPADHYAY S, KHAN I, GOTHWAL A, et al. Conjugated and entrapped HPMA–PLA Nano–polymeric micelles based dual delivery of first line anti TB drugs: improved and safe drug delivery against sensitive and resistant Mycobacterium tuberculosis[J]. Pharm Res, 2017, 34(9):1944–1955.

UPADHYAY S, MITTAL E, PHILIPS J A. Tuberculosis and the art of macrophage manipulation[J]. Pathog Dis, 2018, 76(4):fty037.

UPCHURCH K, OH S, JOO H. Dectin–1 in the control of Th2–type T cell responses[J]. Receptors & clinical investigation, 2016, 3(1):e1094.

URIBE–QUEROL E, ROSALES C. Control of phagocytosis by microbial pathogens[J]. Front Immunol, 2017, 8:1368.

URIBE–QUEROL E, ROSALES C. Phagocytosis: our current understanding of a universal biological process[J]. Front Immunol, 2020, 11:1066. https://doi.org/10.3389/fmmu.2020.01066.

USHIO A, ARAKAKI R, YAMADA A, et al. Crucial roles of macrophages in the pathogenesis of autoimmune disease[J]. World J Immunol, 2017, 7:1–8.

UWATOKU T, SHIMOKAWA H, ABE K, et al. Application of nanoparticle technology for the prevention of restenosis after balloon injury in rats[J]. Circ Res, 2003, 92:62–69.

V：

VADLAPUDI A D, PATEL A, CHOLKAR K, et al. Recent patents on emerging therapeutics for the treatment of glaucoma, age related macular degeneration and uveitis[J]. Recent Pat Biomed Eng, 2012, 5(1):83–101.

VAGAJA N N, CHINNERY H R, BINZ N, et al. Changes in murine hyalocytes are valuable early indicators of ocular disease[J]. Invest Ophthalmol Vis Sci, 2012, 53(3):1445–1451.

VAGHASIYA H, KUMAR A, SAWANT K. Development of solid lipid nanoparticles based controlled release system for topical delivery of terbinafine hydrochloride[J]. Eur J Pharm Sci, 2013, 49(2):311–322.

VAIBHAV K, BRAUN M, KHAN M B, et al. Remote ischemicpost-conditioning promotes hematoma resolution via AMPK-dependent immune regulation[J]. J Exp Med, 2018, 215(10):2636-2654.

VALETA-MAGARA A, GADI A, VOLTA V, et al. Inflammatory breast cancer promotes development of M2 tumor-associated macrophages and cancer mesenchymal cells through a complex chemokine network[J]. Cancer Res, 2019, 79(13):3360-3371.

VAN ACKER H H, ANGUILLE S, WILLEMEN Y, et al. Bisphosphonates for cancer treatment: mechanisms of action and lessons from clinical trials[J]. Pharmacol Ther, 2016, 158:24-40.

VAN BEEK E M, COCHRANE F, BARCLAY A N, et al. Signal regulatory proteins in the immune system[J]. J Immunol, 2005, 175(12):7781-7787.

VAN DAM G M, THEMELIS G, CRANE L M, et al. Intraoperative tumor-specific fluorescence imaging in ovarian cancer byfolate receptor-α targeting: first in-human results[J]. Nat Med, 2011, 17(10):1315-1319.

VAN DE LAAR L, SAELENS W, DE PRIJCK S, et al. Yolk sac macrophages, fetal liver, and adult monocytes can colonize an empty niche and develop into functional tissue-resident macrophages[J]. Immunity, 2016, 44(4):755-768.

VAN DER HEIDE D, WEISKIRCHEN R, BANSAL R. Therapeutic targeting of hepatic macrophages for the treatment of liver diseases[J]. Front Immunol, 2019, 10:2852.

VAN DER VALK P, DE GROOT C J. Staging of multiple sclerosis(MS)lesions: pathology of the time frame of MS[J]. Neuropathol Appl Neurobiol, 2000, 26(1): 2-10.

VAN DER VORST E P C, THEODOROU K, WU Y, et al. Highdensity lipoproteins exert pro-inflammatory effects on macrophages via passive cholesterol depletion and PKC-NF-κB/STAT1-IRF1 signaling[J]. Cell Metab, 2017, 25(1): 197-207.

VAN DER ZWAAG D, VANPARIJS N, WIJNANDS S, et al. Super resolution imaging of nanoparticles cellular uptake and trafficking[J]. ACS Appl Mater Interfaces, 2016, 8:6391-6399.

VAN DIE I, CUMMINGS R D. The mannose receptor in regulation of helminth-mediated host immunity[J]. Front Immunol, 2017, 8:1677. https://doi.org/10.3389/ fimmu.2017.01677

VAN GINDERACHTER J A, MOVAHEDI K, HASSANZADEH G G, et al. Classical and alternative activation of mononuclear phagocytes: picking the best of both worlds for tumor promotion[J]. Immunobiology, 2006, 211:487-501.

VAN LANGELAAR J, RIJVERS L, SMOLDERS J, et al. B and T cells driving multiple sclerosis: identity[J]. Front Immunol, 2020, 11:760.

VAN LENT P, HOLTHUYSEN A, VAN ROOIJEN N, et al. Local removal of phagocytic synovial lining cells by clodronate–liposomes decreases cartilage destruction during collagen type Ⅱ arthritis[J]. Ann Rheum Dis, 1998, 57(7):408–413.

VAN ROON J A, VAN VUUREN A J, WIJNGAARDEN S, et al. Selective elimination of synovial inflammatory macrophages in rheumatoidarthritis by an Fcgamma receptor I–directed immunotoxin[J]. Arthritis Rheum, 2003, 48(5):1229–1238.

VAN ROOIJEN N, HENDRIKX E. Liposomes for specific depletion of macrophages from organs and tissues[J]. Methods Mol Biol, 2010, 605:189–203.

VAN ROOIJEN N, SANDERS A. Liposome mediated depletion of macrophages: mechanism of action, preparation of liposomes and applications[J]. J Immunol Methods, 1994, 174(1–2):83–93.

VAN ROOIJEN N, VAN KESTEREN–HENDRIKX E. Clodronate liposomes: perspectives in research and therapeutics[J]. J Liposome Res, 2002, 12(1–2): 81–94.

VAN SCHOUWENBURG P A, RISPENS T, WOLBINK G J. Immunogenicity of anti–TNF biologic therapies for rheumatoid arthritis[J]. Nat Rev Rheumatol, 2013, 9(3):164–172.

VAN TITS L J, STIENSTRA R, VAN LENT P L, et al. Oxidized LDL enhances proinflammatory responses of alternatively activated M2 macrophages: a crucial role for Krüppel–like factor 2[J]. Atherosclerosis, 2011, 214(2):345–349.

VAN VUUREN A J, VAN ROON J A G, WALRAVEN V, et al. CD64–directed immunotoxin inhibits arthritis in a novel CD64 transgenic rat model[J]. J Immunol, 2006, 176(10): 5833–5838.

VANNELLA K M, WYNN T A. Mechanisms of organ injury and repair by macrophages[J]. Annu Rev Physiol, 2017, 79:593–617.

VARASTEH Z, MOHANTA S, LI Y, et al. Targeting mannose receptor expression on macrophages in atherosclerotic plaques of apolipoprotein E–knockout mice using ^{68}Ga–NOTA–anti–MMR nanobody: non–invasive imaging of atherosclerotic plaques[J]. EJNMMI Res, 2019, 9(1):5.

VARGA T, MOUNIER R, GOGOLAK P, et al. Tissue LyC6–macrophages are generated in the absence of circulating LyC6–monocytes and Nur77 in a model of muscle regeneration[J]. J Immunol, 2013, 191:5695–5701.

VARGA–SZABO D, PLEINES I, NIESWANDT B. Cell adhesion mechanisms in platelets[J]. Arterioscler Thromb V asc Biol, 2008, 28:403–412.

VARIN A, DECRION A Z, SABBAH E, et al. Synthetic Vpr protein activates activator protein–1, c–Jun N–terminal kinase, and NF–κB and stimulates HIV–1 transcription in promonocytic cells and primary macrophages[J]. J Biol Chem, 2005, 280:42557–42567.

VAROL C, MILDNER A, JUNG S. Macrophages: development and tissue specialization[J]. Annu Rev

Immunol, 2015, 33:643–675.

VAUTHIER C, BOUCHEMAL K. Methods for the preparation and manufacture of polymeric nanoparticles[J]. Pharm Res, 2009, 26:1025–1058.

VAZQUEZ N, GREENWELL–WILD T, MARINOS N J, et al. Human immunodeficiency virus type 1–induced macrophage gene expression includes the p21 gene, a target for viral regulation[J]. J Virol, 2005, 79(7):4479–4491.

VEACESLAV B, VALERIU C, NATALIA S, et al. Molecular concepts of macrophage targeting[J]. Chem J Mold, 2013, 8(2):21–31.

VEGA–VÁSQUEZ P, MOSIER N S, IRUDAYARAJ J. Nanoscale drug delivery systems: from medicine to agriculture[J]. Front Bioeng Biotechnol, 2020, 8:79.

VELA M, ARIS M, LLORENTE M, et al. Chemokine receptor–specific antibodies in cancer immunotherapy: achievements and challenges[J]. Front Immunol, 2015, 6:12.

VERDEGUER F, AOUADI M. Macrophage heterogeneity and energy metabolism[J]. Exp Cell Res, 2017, 360(1):35–40.

VEREMEYKO T, YUNG A W, DUKHINOVA M, et al. Cyclic AMP pathway suppress autoimmune neuroinflammation by inhibiting functions of encephalitogenic CD4 T cells and enhancing M2 macrophage polarization at the site of inflammation[J]. Front Immun, 2018, 9:50.

VERGADI E, IERONYMAKI E, LYRONI K, et al. Akt Signaling pathway in macrophage activation and M1/M2 polarization[J]. J Immunol, 2017, 198(3): 1006–1014.

VERTEGEL A A, SIEGEL R W, DORDICK J S. Silica nanoparticle size influences the structure and enzymatic activity of adsorbed lysozyme[J]. Langmuir, 2004, 20(16):6800–6807.

VIEIRA A C, CHAVES L L, PINHEIRO M, et al. Mannosylated solid lipid nanoparticles for the selective delivery of rifampicin to macrophages[J]. Art Cells Nano Med Biotech, 2018, 46(Supl1):653–663.

VIGHI E, MONTANARI M, RUOZI B, et al. Nuclear localization of cationic solid lipid nanoparticles containing protamine as transfection promoter[J]. Eur J Pharm Biopharm, 2010, 76(3):384–393.

VIJAYAVENKATARAMAN S, GARCIA–SABATE A, TEO J C. Specialized multimaterial print heads for 3D hydrogel printing: tissue–engineering applications[J]. IEEE Nanotechnol Mag, 2020, 14(3):42–52.

VILELLA A, RUOZI B, BELLETTI D, et al. Endocytosis of nanomedicines: the case of glycopeptide engineered PLGA nanoparticles[J]. Pharmaceutics, 2015, 7(2):74–89.

VILLINES Z. How does diabetes affect wound healing?[Z]. Medical News Today, 2019.

VIORA M, DI G G, RIVABENE R, et al. Interference with cell cycle progression and induction of apoptosis by dideoxynucleoside analogs[J]. Int J Immunopharmacol, 1997, 19(6):311–321.

VIRANI S S, ALONSO A, BENJAMIN E J, et al. American Heart Association Council on epidemiology and prevention statistics committee and stroke statistics subcommittee. Heart disease and stroke Statistics–2020 update: a report from the American Heart Association[J]. Circulation, 2020, 141(9):e139–e596.

VISSER J G, VAN STADEN A D P, SMITH C. Harnessing macrophages for controlled–release drug delivery: lessons from microbes[J]. Front Pharmacol, 2019, 10:22.

VITALE I, MANIC G, COUSSENS L M, et al. Macrophages and metabolism in the tumor microenvironment[J]. Cell Metab, 2019, 30(1):36–50.

VOGEL D Y, VEREYKEN E J, GLIM J E, et al. Macrophages in inflammatory multiple sclerosis lesions have an intermediate activation status[J]. Journal of neuroinflammation, 2013, 10:35.

VOMUND A N, ZINSELMEYER B H, HUGHES J, et al. Beta cells transfer vesicles containing insulin to phagocytes for presentation to T cells[J]. Proc Natl Acad Sci U S A, 2015, 112(40): E5496–E5502.

VON STEBUT E, TENZER S. Cutaneous leishmaniasis: distinct functions of dendritic cells and macrophages in the interaction of the host immune system with Leishmania major[J]. Int J Med Microbiol, 2018, 308(1):206–214.

VONDERHEIDE R H. CD40 agonist antibodies in cancer immunotherapy[J]. Annu Rev Med, 2020, 71:47–58.

VONDERHEIDE R H, GLENNIE M J. Agonistic CD40 antibodies and cancer therapy[J]. Clin Cancer Res, 2013, 19(5):1035–1043.

VONDERHEIDE R H, FLAHERTY K T, KHALIL M, et al. Clinical activity and immune modulation in cancer patients treated with CP–870,893, a novel CD40 agonist monoclonal antibody[J]. J Clin Oncol, 2007, 25(7):876–883.

VONNEMANN J, BEZIERE N, BÖTTCHER C, et al. Polyglycerolsulfate functionalized gold nanorods as optoacoustic signal nanoamplifiers for in vivo bioimaging of rheumatoid arthritis[J]. Semantic Scholar, 2014, 4(6):629–641.

VYAS S P, KANNAN M E, JAIN S, et al. Design of liposomal aerosols for improved delivery of rifampicin to alveolar macrophages[J]. Int J Pharm, 2004, 269(1):37–49.

VYAS S P, KATARE Y K, MISHRA V, et al. Ligand directed macrophage targeting of amphotericin B loaded liposomes[J]. Int J Pharm, 2000, 210:1–14.

VYAS S P, QURAISHI S, GUPTA S, et al. Aerosolized liposomebased delivery of ampho-tericin B to alveolar macrophages[J]. Int J Pharm, 2005, 296(1-2):12-25.

VYAS S P, SUBHEDAR R, JAIN S. Development and characterization of emulsomes for sustained and targeted delivery of an antiviral agent to liver[J]. Int J Clin Pharmacol Biopharm, 2006, 58:321-326.

W：

WADHWA S, PALIWAL R, PALIWAL S R, et al. Nanocarriers in ocular drug delivery: an update review[J]. Curr Pharm Des, 2009, 15(23):2724-2750.

WALDMANN H. Tolerance: an overview and perspectives[J]. Nature reviews Nephrology, 2010, 6(10):569-576.

WALKEY C D, CHAN W C. Understanding and controlling the interaction of nanomaterials with proteins in a physiological environment[J]. Chem Soc Rev, 2012, 41(7):2780-2799.

WALLIS R S, HAFNER R. Advancing host-directed therapy for tuberculosis[J]. Nat Rev Immunol, 2015, 15(4):255-263.

WAN L, POOYAN S, HU P, et al. Peritoneal macrophage uptake, pharmacokinetics and biodistribution of macrophage-targeted PEGfMLF (N-formyl-methionyl-leucyl-phenylalanine) nanocarriers for improving HIV drug delivery[J]. Pharm Res, 2007, 24:2110-2119.

WAN S, CHENG Y, JIN H, et al. Microglia activation and polarization after intracerebral hemorrhage in mice: the role of protease-activated Receptor-1[J]. Transl Stroke Res, 2016, 7(6):478-487.

WANG D-Y, VAN DER MEI H C, REN Y, et al. Lipid-based antimicrobial delivery-systems for the treatment of bacterial infections[J]. Front Chem, 2020a, 7:872.

WANG D, WANG X, SI M, et al. Exosome-encapsulated miRNAs contribute to CXCL12/CXCR4-induced liver metastasis of colorectal cancer by enhancing M2 polarization of macrophages[J]. Cancer Lett, 2020b, 474:36-52.

WANG H, YADAV J S. DNA damage, redox changes, and associated stress-inducible signaling events underlying the apoptosis and cytotoxicity in murine alveolar macrophage cell line MH-S by methanol-extracted Stachybotrys chartarum toxins[J]. Toxicol Appl Pharmacol, 2006, 214(3):297-308.

WANG H, YADAV J S. Global gene expression changes underlying Stachybotrys chartarum toxin-induced apoptosis in murine alveolar macrophages: evidence of multiple signal transduction pathways[J]. Apoptosis, 2007, 12:535-548.

WANG H, ZUO Z, DU J, et al. Surface charge critically affects tumor penetration and therapeutic efficacy of cancer nanomedicines[J]. Nano Today, 2016, 11(2):133-144.

WANG J, KUBES P. A reservoir of mature cavity macrophages that can rapidly invade visceral organs to affect tissue repair[J]. Cell, 2016, 165(3):668–678.

WANG J, ZHU R, SUN D, et al. Intracellular uptake of curcumin-loaded solid lipid nanoparticles exhibit anti-inflammatory activities superior to those of curcumin through the NF-κB signaling pathway[J]. J Biomed Nan Tech, 2015, 11(3):403–415.

WANG J Y, WANG J J, WANG J C, et al. Targeting microglia and macrophages: a potential treatment strategy for multiple sclerosis[J]. Front Pharmacol, 2019a, 10:286.

WANG L-X, ZHANG S-X, WU H-J, et al. M2b macrophage polarization and its roles in diseases[J]. J Leukoc Biol, 2019c, 106(2): 345–358.

WANG L-M, ZHANG Y, LI X, et al. Nr4a1 plays a crucial modulatory role in Th1/Th17 cell responses and CNS autoimmunity[J]. Brain Behav Immun, 2018, 68:44–55.

WANG M, WANG X, ZHAO L, et al. Macroglia-microglia interactions via TSPO signaling regulates microglial activation in the mouse retina[J]. J Neurosci, 2014, 34(10):3793–3806.

WANG N, LIANG H, ZEN K. Molecular mechanisms that influence the macrophage ml-m2 polarization balance[J]. Front Immunol, 2014, 5:614.

WANG N, LIU C, WANG X, et al. Hyaluronic acid oligosaccharides improve myocardial function reconstruction and angiogenesis against myocardial infarction by regulation of macrophages[J]. Theranostics, 2019b, 9(7): 1980–1992.

WANG P, WANG H, HUANG Q, et al. Exosomes from M1-polarized macrophages enhance paclitaxel antitumor activity by activating macrophages-mediated inflammation[J]. Theranostics, 2019, 9(6):1714–1727.

WANG P, YANG R, LIU S, et al. Thermosensitive nanoparticle of mPEG-PTMC for oligopeptide delivery into osteoclast precursors[J]. J Bioact Compat Polym, 2020, 35(4–5):426–434.

WANG P, YIGIT M V, RAN C, et al. A theranostic small interfering RNA nanoprobe protects pancreatic islet grafts from adoptively transferred immune rejection[J]. Diabetes, 2012, 61:3247–3254.

WANG Q, NI H, LAN L, et al. Fra-1 protooncogene regulates IL-6 expression in macrophages and promotes the generation of M2d macrophages[J]. Cell Res, 2010, 20(6):701–712.

WANG T, ZHANG J, HOU T, et al. Selective targeting of tumor cells and tumor associated macrophages separately by twin-like core-shell nanoparticles for enhanced tumor-localized chemoimmunotherapy[J]. Nanoscale, 2019, 11(29):13934–13946.

WANG W Y, YAO C, SHAO Y F, et al. Determination of puerarin in rabbit aqueous humor by liquid chromatography tandem mass spectrometry using microdialysis sampling after topical administration of puerarin PAMAM dendrimer complex[J]. J Pharm Biomed Anal, 2011, 56(4):825–829.

WANG X, DONG A, HU Y, et al. A review of recent work on using metal-organic frameworks to grow carbon nanotubes[J]. Chem Commun, 2020c, 56(74):10809-10823.

WANG X, IYER A, LYONS A B, et al. Emerging roles for G-protein coupled receptors in development and activation of macrophages[J]. Front Immunol, 2019, 10:2031.

WANG X, ZHAO L, ZHANG J, et al. Requirement for microglia for the maintenance of synaptic function and integrity in the mature retina[J]. J Neurosci, 2016, 36(9):2827-2842.

WANG Y, LIN Y-X, QIAO S-L, et al. Polymeric nanoparticles promote macrophage reversal from M2 to M1 phenotypes in the tumor microenvironment[J]. Biomaterials, 2017, 112: 153-163.

WANG Y, MIAO L, SATTERLEE A, et al. Delivery of oligonucleotides with lipid nanoparticles[J]. Adv Drug Deliv Rev, 2015, 87:68-80.

WATANABE T, RAFF M C. Retinal astrocytes are immigrants from the optic nerve[J]. Nature, 1988, 332(6167):834-837.

WEBER M S, PROD'HOMME T, YOUSSEF S, et al. Type Ⅱ monocytes modulate T cell-mediated central nervous system autoimmune disease[J]. Nat Med, 2007, 13(8):935-943.

WEI W, LI H, YIN C, et al. Research progress in the application of in situ hydrogel system in tumor treatment[J]. Drug Deliv, 2020, 27(1):460-468.

WEIGEL B J, COOLEY S, DEFOR T, et al. Prolonged subcutaneous administration of 852A, a novel systemic toll-like receptor 7 agonist, to activate innate immune responses in patients with advanced hematologic malignancies[J]. Am J Hematol, 2012, 87(10):953-956.

WEISBERG S P, HUNTER D, HUBER R, et al. CCR2 modulates inflammatory and metabolic effects of high-fat feeding[J]. J Clin Invest, 2006, 116(1):115-124.

WEISKOPF K, JAHCHAN N S, SCHNORR P J, et al. CD47-blocking immunotherapies stimulate macrophage-mediated destruction of smallcell lung cancer[J]. J Clin Invest, 2016, 126(7):2610-2620.

WEISS G, SCHAIBLE U E. Macrophage defense mechanisms against intracellular bacteria[J]. Immunol Rev, 2015, 264(1):182-203.

WEISSLEDER R, NAHRENDORF M, PITTET M J. Imaging macrophages with nanoparticles[J]. Nat Mater, 2014, 13(2):125-138.

WEISSLEDER R, NTZIACHRISTOS V. Shedding light onto live molecular targets[J]. Nat Med, 2003, 9(1):123-128.

WEISSLEDER R, PITTET M J. The expanding landscape of inflammatory cells affecting cancer therapy[J]. Nat Biomed Eng, 2020, 4(5):489-498.

WELM A L, SNEDDON J B, TAYLOR C, et al. The macrophage stimulating protein pathway promotes metastasis in a mouse model for breast cancer and predicts poor prognosis in humans[J]. Proc Natl Acad Sci U S A, 2007, 104(18):7570–7575.

WELSCH S, GROOT F, KRAUSSLICH H G, et al. Architecture and regulation of the HIV–1 assembly and holding compartment in macrophages[J]. J Virol, 2011, 85:7922–7927.

WELSHER K, YANG H. Multi–resolution 3D visualization of the early stages of cellular uptake of peptide–coated nanoparticles[J]. Nat Nanotechnol, 2014, 9:198–203.

WEST A J, TSUI V, STYLLI S S, et al. The role of interleukin6–STAT3 signalling in glioblastoma[J]. Oncol Lett, 2018, 16(4):4095–4104.

WHITE G F, RACHER K I, LIPSKI A, et al. Physical properties of liposomes and proteoliposomes prepared from Escherichia coli polar lipids[J]. Biochim Biophys Acta, 2000, 1468(1–2):175–186.

WIBROE P, ANSELMO A, NILSSON P, et al. Bypassing adverse injection reactions to nanoparticles through shape modification and attachment to erythrocytes[J]. Nat Nanotechnol, 2017, 12:589–594.

WIEHAGEN K R, GIRGIS N M, YAMADA D H, et al. Combination of CD40 agonism and CSF–1R blockade reconditions tumor–associated macrophages and drives potent antitumor immunity[J]. Cancer Immunol Res, 2017, 5(12):1109–1121.

WIJAGKANALAN W, HIGUCHI Y, KAWAKAMI S, et al. Enhanced anti–inflammation of inhaled dexamethasone palmitate using mannosylated liposomes in an endotoxin–induced lung inflammation model[J]. Mol Pharmacol, 2008, 74(5):1183–1192.

WILDENBERG M E, WELZEN–COPPENS J M, VAN HELDEN–MEEUWSEN C G, et al. Increased frequency of $CD16^+$ monocytes and the presence of activated dendritic cells in salivary glands in primary SjÖgren syndrome[J]. Ann Rheum Dis, 2009, 68(3):420–426.

WILLENBORG S, LUCAS T, VAN LOO G, et al. CCR2 recruits an inflammatory macrophage subpopulation critical for angiogenesis in tissue repair[J]. Blood, 2012, 120(3): 613–625.

WILLIAMS A S, CAMILLERI J P, WILLIAMS B D. Suppression of adjuvant–induced arthritis by liposomally conjugated methotrexate in the rat[J]. British journal of rheumatology, 1994, 33(6):530–533.

WILLIAMS C B, YEH E S, SOLOFF A C. Tumor–associated macrophages: unwitting accomplices in breast cancer malignancy[J]. NPJ Breast Cancer, 2016, 2:15025.

WILLIAMS J, GIANNARELLI C, RAHMAN A, et al. Macrophage biology, classification, and phenotype in cardiovascular disease[J]. J Am Coll Cardiol, 2018, 72(18):2166–2180.

WILSON R C, DOUDNA J A. Molecular mechanisms of RNA interference[J]. Annu Rev Biophys, 2013, 42(1):217–239.

WITTRUP A, LIEBERMAN J. Knocking down disease: a progress report on siRNA therapeutics[J].

Nat Rev Genet, 2015, 16(9):543–552.

WOBMANN P R, FINE B S. The clump cells of Koganei: a light and electron microscopic study[J]. Am J Ophthalmol, 1972, 73(1):90–101.

WOLF G L, SCHMIDT K F. Theranosis of macrophage–associated diseases with ultrasmall superparamagnetic iron oxide nanoparticles (uspio):us20140249413A1[P]. 2013–12–19.

WONG E B, COHEN K A, BISHAI W R. Rising to the challenge: new therapies for tuberculosis[J]. Trends Microbiol, 2013, 21(9):493–501.

WU Y–S, NAN F–H, CHEN S, et al. Polarization of macrophage and immunotherapy in the wound healing[J]. Wound Healing New insights into Ancient Challenge, 2016, 8:167–192.

WU D, MOLOFSKY A B, LIANG H–E, et al. Eosinophils sustain adipose alternatively activated macrophages associated with glucose homeostasis[J]. Science, 2011, 332(6026):243–247.

WU L P, FICKER M, CHRISTENSEN J B, et al. Dendrimers in medicine: therapeutic concepts and pharmaceutical challenges[J]. Bioconjugate chemistry, 2015, 26:1198–1211.

WU M, DOWNIE L E, GROVER L M, et al. The neuro–regenerative effects of topical decorin on the injured mouse cornea[J]. J Neuroinflammation, 2020, 17:1–4.

WU M–L, HUANG T–C, HUNG H–J, et al. Investigation of beta–glucans binding to human/mouse dectin–1 and associated immunomodulatory effects on two monocyte/macrophage cell lines[J]. Biotechnol Prog, 2010, 26(5):1391–1399.

WU Q, ALLOUCH A, MARTINS I, et al. Macrophage biology plays a central role during ionizing radiation–elicited tumor response[J]. Biom J, 2017, 40(4):200–211.

WU Q, QI Y, WU N, et al. Expression and anti–inflammatory role of activin receptor–interacting protein 2 in lipopolysaccharide–activated macrophages[J]. Sci Rep, 2017, 7(1):10306.

WU Z, HAN M, CHEN T, et al. Acute liver failure: mechanisms of immune–mediated liver injury[J]. Liver Int, 2010, 30(6):782–794.

WYNN T A, CHAWLA A, POLLARD J W. Origins and hallmarks of macrophages: development, homeostasis, and disease[J]. Nature, 2013, 496(7446):445-455.

WYNN T A, VANNELLA K M. Macrophages in tissue repair, regeneration, and fibrosis[J]. Immunity, 2016, 44(3):450–462.

X：

XIA Y, RAO L, YAO H, et al. Engineering macrophages for cancer immunotherapy and drug delivery[J]. Adv Mater, 2020, 32(40):e2002054. https://doi.org/10.1002/adma.202002054.

XIAO B, LAROUI H, AYYADURAI S, et al. Mannosylated bioreducible nanoparticle–mediated macrophage–specifc TNF–α RNA interference for IBD therapy[J]. Biomaterials, 2013, 34(30):7471–7482.

XIAO B, MA P, VIENNOIS E, et al. Urocanic acid–modifed chitosan nanoparticles can confer anti–inflammatory effect by delivering CD98 siRNA to macrophages[J]. Colloids Surf B Biointerfaces, 2016, 143:186–193.

XIAO X, WU Z C, CHOU K C. A multi–label classifier for predicting the subcellular localization of gram–negative bacterial proteins with both single and multiple sites[J]. PLoS One, 2011, 6(6):e20592.

XIE J, LEE S, CHEN X. Nanoparticle–based theranostic agents[J]. Adv Drug Deliv Rev, 2010, 62:1064–1079.

XIE Y, TUGUNTAEV R G, MAO C, et al. Stimuli–responsive polymeric nanomaterials for rheumatoid arthritis therapy[J]. Biophys Rep, 2020, 6(5):193–210.

XIE Z, ZHANG Y, LIU L, et al. Development of intrinsically photoluminescent and photostable polylactones[J]. Adv Mat, 2014, 26(26):4491–4496.

XIN H, ZHANG C, HERRMANN A, et al. Sunitinib inhibition of Stat3 induces renal cell carcinoma tumor cell apoptosis and reduces immunosuppressive cells[J]. Cancer Res, 2009, 69(6):2506–2513.

XIONG X, BARRETO G E, XU L, et al. Increased brain injury and worsened neurological outcome in interleukin–4 knockout mice after transient focal cerebral ischemia[J]. Stroke, 2011, 42(7):2026–2032.

XU H, CHEN M, REID D M, et al. LYVE–1–positive macrophages are present in normal murine eyes[J]. Invest Ophthalmol Vis Sci, 2007, 48(5):2162–2171.

XU J, ESCAMILLA J, MOK S, et al. CSF1R signaling blockade stanches tumor infiltrating myeloid cells and improves the efficacy of radiotherapy in prostate cancer[J]. Cancer Res, 2013, 73(9):2782–2794.

XU L, LIU Y, CHEN Z, et al. Morphologically virus–like fullerenol nanoparticles act as the dual–functional nanoadjuvant for HIV–1 vaccine[J]. Adv Mater, 2013, 25(41):5928–5936.

XU N, LI J, GAO Y J, et al. Apoptotic cell-mimicking gold nanocages loaded with LXR agonist for attenuating the progression of murine systemic lupus erythematosus[J]. Biomaterials, 2019, 197:380–392.

XUAN M, SHAO J, DAI L, et al. Macrophage cell membrane camouflaged mesoporous silica nanocapsules for in vivo cancer therapy[J]. Adv Healthc Mater, 2015, 4(11):1645–1652.

XUE M, JACKSON C J. Extracellular matrix reorganization during wound healing and its impact on abnormal scarring[J]. Adv Wound Care (New Rochelle), 2015, 4(3):119–136.

Y:

YADAV S, GUPTA S. Development and in vitro characterization of docetaxel–loaded ligand appended solid fat nanoemulsions for potential use in breast cancer therapy[J]. Artif Cells Nanomed Biotechnol, 2015, 43(2):93–102.

YADAV A, KUMAR B, DATTA J, et al. IL-6 promotes head and neck tumor metastasis by inducing epithelial-mesenchymal transition via the JAKSTAT3-SNAIL signaling pathway[J]. Mol Cancer Res, 2011, 9(12):1658-1667.

YAGEN B, JOFFE A Z. Screening of toxic isolates of Fusarium poae and Fusarium sporotrichioides involved in causing alimentary toxic aleukia[J]. Appl Environ Microbiol, 1976, 32(3):423-427.

YAMAMOTO M, SATO S, HEMMI H, et al. Role of adaptor TRIF in the MyD88-independent toll-like receptor signaling pathway[J]. Science, 2003, 301(5633):640-643.

YAMANAKA H. TNF as a target of inflammation in rheumatoid arthritis[J]. Endocr Metab Immune Disord Drug Targets, 2015, 15(2):129-134.

YAN D, KOWAL J, AKKARI L, et al. Inhibition of colony stimulating factor-1 receptor abrogates microenvironment-mediated therapeutic resistance in gliomas[J]. Oncogene, 2017, 36(43):6049-6058.

YAN M, COLLINS R F, GRINSTEIN S, et al. Coronin-1 function is required for phagosome formation[J]. Mol Biol Cell, 2005, 16(7):3077-3087.

YAN Z, WANG F, WEN Z, et al. LyP-1-conjugated PEGylated liposomes: a carrier system for targeted therapy of lymphatic metastatic tumor[J]. J Control Release, 2012, 157(1):118-125.

YANG C-A, HUANG S-T, CHIANG B-L. Sex-dependent differential activation of NLRP3 and AIM2 inflammasomes in SLE macrophages[J]. Rheumatology(Oxford), 2015, 54(2):324-331.

YANG H, ZHANG Q, XU M, et al. CCL2-CCR2 axis recruits tumor associated macrophages to induce immune evasion through PD-1 signaling in esophageal carcinogenesis[J]. Mol Cancer, 2020, 19(1):41.

YANG J, YAN J, LIU B. Targeting VEGF/VEGFR to modulate antitumor immunity[J]. Front Immunol, 2018, 9:978.

YANG M, DING J, ZHANG Y, et al. Activated macrophage-targeted dextran-methotrexate/folate conjugate prevents deterioration of collagen-induced arthritis in mice[J]. Journal of materials chemistry B, 2016, 4(12):2102-1213.

YANG X Z, CHANG Y, WEI W. Emerging role of targeting macrophages in rheumatoid arthritis: focus on polarization, metabolism and apoptosis[J]. Cell prolif, 2020b, 53(7):e12854.

YANG R, YANG X, ZHANG Z, et al. Single-walled carbon nanotubes-mediated in vivo and in vitro delivery of siRNA into antigen-presenting cells[J]. Gene Ther, 2006, 13:1714-1723.

YANG Y H, GUO L N, WANG Z, et al. Targeted silver nanoparticles for rheumatoid arthritis therapy via macrophage apoptosis and repolarization[J]. Biomaterials, 2021, 264:120390. doi:10.1016/j.biomaterials.2020.120390.

YARILINA A, XU K, CHAN C, et al. Regulation of inflammatory responses in tumor necrosis factor–activated and rheumatoid arthritis synovial macrophages by JAK inhibitors[J]. Arth Rheum, 2012, 64(12):3856–3866.

YASHODHARA B M, HUAT C B, NAIK L N, et al.Multidrug and extensively drug–resistant tuberculosis from a general practice perspective[J]. Inf Drug Res, 2010, 3:115.

YE J, WANG A, LIU C, et al. Anionic solid lipid nanoparticles supported on protamine/DNA complexes[J]. Nano Tech, 2008, 19(28):285708. https:// doi.org/10.1088/0957–4484/19/28/285708.

YE L, WEN Z, LI Y, et al. Interleukin–10 attenuation of collagen–induced arthritis is associated with suppression of interleukin–17 and retinoid–related orphan receptor γ^t production in macrophages and repression of classically activated macrophages[J]. Arthritis research & therapy, 2014, 16(2):R96.

YEO E J, CASSETTA L, QIAN B Z, et al. Myeloid WNT7b mediates the angiogenic switch and metastasis in breast cancer[J]. Cancer Res, 2014, 74(11):2962–2973.

YEO P L, LIM C L, CHYE S M, et al. Niosomes: a review of their structure, properties, methods of preparation, and medical applications[J]. Asian Biomed, 2018, 11(4):301–314.

YESTE A, NADEAU M, BURNS E J, et al. Nanoparticle–mediated codelivery of myelin antigen and a tolerogenic small molecule suppresses experimental autoimmune encephalomyelitis[J]. Proc Natl Acad Sci USA, 2012, 109(28):11270-11275.

YI Y S. Folate receptor–targeted diagnostics and therapeutics for inflammatory diseases[J]. Immun Net, 2016, 16(6):337–343.

YILMAZ B, SPALINGER M R, BIEDERMANN L, et al. The presence of genetic risk variants within PTPN2 and PTPN22 is associated with intestinal microbiota alterations in Swiss IBD cohort patients[J]. PloS One, 2018, 13:e0199664.

YIN J, VALIN K L, DIXON M L, et al. The role of microglia and macrophages in CNS homeostasis, autoimmunity, and cancer[J]. J Immunol Res, 2017, 2017:5150678.

YING B, CAMPBELL R B. Delivery of kinesin spindle protein targeting siRNA in solid lipid nanoparticles to cellular models of tumor vasculature[J]. Biochem Biophys Res Comm, 2014, 446(2):441–447.

YONA S, GORDON S. From the reticuloendothelial to mononuclear phagocyte system–the unaccounted years[J]. Front Immunol, 2015, 6:328.

YONG S B, KIM H, KIM J, et al. Human CD64–targeted non–viral siRNA delivery system for blood monocyte gene modulation[J]. Sci Rep, 2017, 7:42171. https://doi. org/10.1038/srep42171.

YONGTAO D, ABHISHEK D, CHETAN P, et al. A brief review on solid lipid nanoparticles: part and parcel of contemporary drug delivery systems[J]. RSC Adv, 2020, 10:26777.

YOO J, PARK C, YI G, et al. Active targeting strategies using biological ligands for nanoparticle drug delivery systems[J]. Cancers, 2019, 11:640.

YOO J W, IRVINE D J, DISCHER D E, et al. Bioinspired, bioengineered and biomimetic drug delivery carriers[J]. Nat Rev Drug Discov, 2011, 10(7):521–535.

YOSHIDA M, TAKEUCHI M, STREILEIN W. Participation of pigment epithelium of iris and ciliary body in ocular immune privilege. 1. Inhibition of T–cell activation in vitro by direct cell–to–cell contact[J]. Invest Ophthalmol Vis Sci, 2000, 41(3):811–821.

YOSHITOMI H, SAKAGUCHI N, KOBAYASHI K, et al. A role for fungal β–glucans and their receptor Dectin–1 in the induction of autoimmune arthritis in genetically susceptible mice[J]. The Journal of experimental medicine, 2005, 201(6):949–960.

YOU Q, HOLT M, YIN H, et al. Role of hepatic resident and infiltrating macrophages in liver repair after acute injury[J]. Biochem Pharmacol, 2013, 86(6):836–843.

YOU S, YOO S A, CHOI S, et al. Identifcation of key regulators for the migration and invasion of rheumatoid synoviocytes through a systems approach[J]. Proc Natl Acad Sci U S A, 2014, 111(1):550–555.

YOUNOSSI Z M, TAMPI R, PRIYADARSHINI M, et al. Burden of illness and economic model for patients with nonalcoholic steatohepatitis in the United States[J]. Hepatology, 2019, 69(2):564–572.

YOUSEF H, ALHAJJ M, SHARMA S. Anatomy, skin (integument), epidermis[M]. Treasure Island: StatPearls, 2020.

YU C, LI X, HOU Y, et al. Hyaluronic acid coated acid–sensitive nanoparticles for targeted therapy of adjuvant–induced arthritis in rats[J]. Molecules, 2019, 24(1):146.

YU G T, BU L L, HUANG C F, et al. PD–1 blockade attenuates immunosuppressive myeloid cells due to inhibition of CD47/SIRPalpha axis in HPV negative head and neck squamous cell carcinoma[J]. Oncotarget, 2015, 6(39):42067–42080.

YU H, LEE H, HERRMANN A, et al. Revisiting STAT3 signalling in cancer: new and unexpected biological functions[J]. Nat Rev Cancer, 2014, 14(11):736–746.

YU M, JIE X, XU L, et al. Recent advances in dendrimer research for cardiovascular diseases[J]. Biomacromolecules, 2015, 16:2588–2598.

YU S S, LAU C M, BARHAM W J, et al. Macrophage–specific RNA interference targeting via "click", mannosylated polymeric micelles[J]. Mol Pharm, 2013, 10(3):975–987.

YU W, LIU C, LIU Y, et al. Mannanmodifed solid lipid nanoparticles for targeted gene delivery to alveolar macrophages[J]. Pharm Res, 2010, 27(8):1584–1596.

YU W, LIU C, YE J, et al. Novel cationic SLN containing a synthesized single-tailed lipid as a modifier for gene delivery[J]. Nano Tech, 2009, 20(21):215102. https://doi. org/10.1088/0957-4484/20/21/215102.

YU Y, CHEN D, LI Y, et al. Improving the topical ocular pharmacokinetics of lyophilized cyclosporine A-loaded micelles: formulation, in vitro and in vivo studies[J]. Drug Deliv, 2018, 25(1):888-899.

YUAN A, HSIAO Y J, CHEN H Y, et al. Opposite effects of M1 and M2 macrophage subtypes on lung cancer progression[J]. Sci Rep, 2015, 5:14273. https://doi.org/10.1038/srep14273.

YUAN J, GUO W, YANG X, et al.Anticancer drug-DNA interactions measured using a photoinduced electron-transfer mechanism based on luminescent quantum dots[J]. Anal Chem, 2009, 81(1):362-368.

YUAN P, CONDELLO C, KEENE C D, et al. TREM2 haplodeficiency in mice and humans impairs the microglia barrier function leading to decreased amyloid compaction and severe axonal dystrophy[J]. Neuron, 2016, 92(1):252-264.

YUAN T F, LIANG Y X, Peng B, et al. Local proliferation is the main source of rod microglia after optic nerve transection[J]. Sci Rep, 2015, 5(1):1-8.

YUAN Y C, LONG L, LIU J X, et al. The double-edged sword effect of macrophage targeting delivery system in different macrophage subsets related diseases[J]. Journal of nanobiotechnology, 2020, 18(1):168.

YUE S, YE X, ZHOU T, et al. PGRN(-/-) TAMs-derived exosomes inhibit breast cancer cell invasion and migration and its mechanism exploration[J]. Life Sci, 2021, 264:118687. https://doi.org/10.1016/j.lfs.2020.118687.

YUMIMOTO K, SUGIYAMA S, MIMORI K, et al. Potentials of C-C motif chemokine 2-C-C chemokine receptor type 2 blockers including propagermanium as anticancer agents[J]. Cancer Sci, 2019, 110(7):2090-2099.

YUN P L, DECARLO A A, COLLYER C, et al. Hydrolysis of interleukin-12 by *Porphyromonas gingivalis* major cysteine proteinases may affect local gamma interferon accumulation and the Th1 or Th2 T-cell phenotype in periodontitis[J]. Infect Immun, 2001, 69(9):5650-5660.

YUNNA C, MENGRU H, LEI W, et al. Macrophage M1/M2 polarization[J]. Eur J Pharmacol, 2020, 877:173090. https://doi.org/10.1016/j.ejphar.2020.173090.

Z：

ZABUAWALA T, TAFFANY D A, SHARMA S M, et al. An ets2-driven transcriptional program in tumor-associated macrophages promotes tumor metastasis[J]. Cancer Res, 2010, 70(4):1323-1333.

ZACEK P, BUKOWSKI M, ROSENBERGER T A, et al. Quantitation of isobaric phosphatidylcholine species in human plasma using a hybrid quadrupole linear ion–trap mass spectrometer[J]. J Lipid Res, 2016, 57(12):2225–2234.

ZAHID M U, MA L, LIM S J, et al. Single quantum dot tracking reveals the impact of nanoparticle surface on intracellular state[J]. Nat Commun, 2018, 9:1830.

ZAKERI A, KOUHBANANI M A J, BEHESHTKHOO N, et al. Polyethylenimine–based nanocarriers in co–delivery of drug and gene: a developing horizon[J]. Nano Rev Exp, 2018, 9(1):1488497.

ZAKIROV F H, ZHANG D, GRECHKO A V, et al. Lipid–based gene delivery to macrophage mitochondria for atherosclerosis therapy[J]. Pharmacol Res Perspect, 2020, 8(2):e00584. https:// doi.org/10.1002/prp2.584.

ZALUTSKY M R, REARDON D A, POZZI O R, et al. Targeted alpha–particle radiotherapy with ^{211}At–labeled monoclonal antibodies[J]. Nucl Med Biol, 2007, 34:779–785.

ZANGANEH S, HUTTER G, SPITLER R, et al. Iron oxide nanoparticles inhibit tumour growth by inducing pro–inflammatory macrophage polarization in tumour tissues[J]. Nat Nano, 2016, 11(11): 986–994.

ZANI I A, STEPHEN S L, MUGHAL N A, et al. Scavenger receptor structure and function in health and disease[J]. Cells, 2015, 4:178–201.

ZARITSKY L A, DERY A, LEONG W Y, et al. Tissue–specifc interferon alpha subtype response to SIV infection in brain, spleen, and lung[J]. J Interferon Cytokine Res, 2013, 33:24–33.

ZARU M, SINICO C, DE LOGU A, et al. Rifampicin–loaded liposomes for the passive targeting to alveolar macrophages: in vitro and in vivo evaluation[J]. J Liposome Res, 2009, 19(1):68–76.

ZASLONA Z, PRZYBRANOWSKI S, WILKE C, et al. Resident alveolar macrophages suppress, whereas recruited monocytes promote, allergic lung inflammation in murine models of asthma[J]. J Immunol, 2014, 193:4245–4253.

ZAZO H, COLINO C I, WARZECHA K T, et al. Gold nanocarriers for macrophagetargeted therapy of human immunodeficiency virus[J]. Macromol Biosci, 2017, 17(3) .

ZBINDEN G, WUNDERLI–ALLENSPACH H, GRIMM L. Assessment of thrombogenic potential of liposomes[J]. Toxicology, 1989, 54(3):273–280.

ZEIDAN A M, DEANGELO D J, PALMER J M, et al. A phase I study of CC–90002, a monoclonal antibody targeting CD47, in patients with relapsed and/or refractory (R/R) acute myeloid leukemia (AML) and high–risk myelodysplastic syndromes (MDS): final results[J]. Blood, 2019, 134(Suppl 1):1320.

ZEISBERGER S M, ODERMATT B, MARTY C, et al. Clodronate–liposome–mediated depletion of tumour–associated macrophages: a new and highly effective antiangiogenic therapy approach[J]. Br J

Cancer, 2006, 95(3):272–281.

ZENG X X, NG Y K, LING E A. Labelling of retinal microglial cells following an intravenous injection of a fluorescent dye into rats of different ages[J]. J Anat, 2000, 196(2):173–179.

ZERMATI Y, FICHELSON S, VALENSI F, et al. Transforming growth factor inhibits erythropoiesis by blocking proliferation and accelerating differentiation of erythroid progenitors[J]. Exp Hematol, 2000, 28(8):885–894.

ZHA H R, HAN X, ZHU Y, et al. Blocking C5aR signaling promotes the anti–tumor effcacy of PD–1/PD–L1 blockade[J]. Onco Targets Ther, 2017, 6(10):e1349587. https://doi.org/10.1080/2162402X.2017.1349587.

ZHAI D S, FU Z G, JIA J F, et al. Cyclophilin A aggravates collagen–induced arthritis via promoting classically activated macrophages[J]. Inflammation, 2017, 40(5):1761–1772.

ZHAN X, JIA L, NIU Y, et al. Targeted depletion of tumour–associated macrophages by an alendronate glucomannan conjugate for cancer immunotherapy[J]. Biomaterials, 2014, 35(38):10046–10057.

ZHANG C, GAO L, CAI Y, et al. Inhibition of tumor growth and metastasis by photoimmunotherapy targeting tumor–associated macrophage in a sorafenib–resistant tumor model[J]. Biomaterials, 2016, 84:1–12.

ZHANG F, PARAYATH N N, ENE C I, et al. Genetic programming of macrophages to perform anti–tumor functions using targeted mRNA nanocarriers[J]. Nat Commun, 2019, 10(1):3974.

ZHANG H, BI J, YI H, et al. Silencing c–Rel in macrophages dampens Th1 and Th17 immune responses and alleviates experimental autoimmune encephalomyelitis in mice[J]. Immunol Cell Biol, 2017, 92:593–600.

ZHANG H M, CHEN J B. Current status and future directions of cancer immunotherapy[J]. J Cancer, 2018, 9(10):1773–1781.

ZHANG J, ZHOU T, WANG L, et al. Nanoemulsion as a vehicle to enhance the ocular absorption after topically applied cyclosporine A in the rabbit eye[J]. Invest Ophthalmol Vis Sci, 2012, 53(14):488.

ZHANG J Q, ZENG S, VITIELLO G A, et al. Macrophages and $CD8^{+}$T cells mediate the antitumor effcacy of combined CD40 ligation and Imatinib therapy in gastrointestinal stromal tumors[J]. Cancer Immunol Res, 2018b, 6(4): 434–447.

ZHANG L, GU F X, CHAN J M, et al. Nanoparticles in medicine: therapeutic applications and developments[J]. Clinic Pharmacol & Therapeutic, 2007, 83(5):761–769.

ZHANG L, LI Y, ZHANG C, et al. Pharmacokinetics and tolerance study of intravitreal injection of dexamethasone–loaded nanoparticles in rabbits[J]. Int J Nanomed, 2009, 4:175.

ZHANG L, WANG Y, WU G R, et al. Macrophages: friend or foe in idiopathic pulmonary fibrosis?[J].

Respir Res, 2018, 19(1):170.

ZHANG M, GAO Y, CAJA K, et al. Non–viral nanoparticle delivers small interfering RNA to macrophages in vitro and in vivo[J]. PLoS One, 2015, 10(3):e0118472. https://doi.org/10.1371/journal.pone.0118472.

ZHANG M, HE Y, SUN X, et al. A high M1/M2 ratio of tumor–associated macrophages is associated with extended survival in ovarian cancer patients[J]. J Ovarian Res, 2014, 7(1):19.

ZHANG M, KIM J A. Effect of molecular size and modifcation pattern on the internalization of water soluble β–(1→ 3)–(1→ 4)–glucan by primary murine macrophages[J]. Int J Biochem Cell Biol, 2012, 44(6):914–927.

ZHANG Q, LIAO G T, WEI D P, et al. Increase of gentamicin uptake in cultured mouse peritoneal macrophage and rat hepatocytes when used in the form of nanoparticles[J]. Yao Xue Bao, 1996, 31:375–380.

ZHANG R, JING Y, ZHANG H, et al. Comprehensive evolutionary analysis of the major RNA–induced silencing complex members[J]. Sci Rep, 2018c, 8:14189.

ZHANG T, STURGIS T, YOUAN B. pH–responsive nanoparticles releasing tenofovir intended for the prevention of HIV transmission[J]. Eur J Pharm Biopharm, 2011, 79(3):526–536.

ZHANG W, HUANG Q, XIAO W, et al. Advances in anti–tumor treatments targeting the CD47/SIRPalpha axis[J]. Front Immunol, 2020, 11:18.

ZHANG X, MOSSER D M. Macrophage activation by endogenous danger signals[J]. J Pathol, 2008, 214(2):161–178.

ZHANG X, TIAN W, CAI X, et al. Hydrazinocurcumin Encapsuled nanoparticles “reeducate” tumor–associated macrophages and exhibit anti–tumor effects on breast cancer following STAT3 suppression[J]. PLoS One, 2013, 8(6):e65896. https:// doi.org/10.1371/journal.pone.0065896.

ZHANG X Y, CHEN W, FAN J J, et al. Disrupting CD47–SIRPalpha axis alone or combined with autophagy depletion for the therapy of glioblastoma[J]. Carcinogenesis, 2018a, 39(5):689–699.

ZHANG X Y, FAN J J, WANG S F, et al. Targeting CD47 and autophagy elicited enhanced antitumor effects in non–small cell lung cancer[J]. Cancer Immunol Res, 2017, 5(5):363–375.

ZHANG X–Y, ZHANG P–Y. Polymersomes in nanomedicine: a review[J]. Curr Nanosci, 2017, 13(2):124–129.

ZHANG Y, STONE J. Role of astrocytes in the control of developing retinal vessels[J]. Invest Ophthalmol Vis Sci, 1997, 38(9):1653–1666.

ZHANG Y, YE J, HOSSEINI–NASSAB N, et al. Macrophagetargeted single walled carbon nanotubes stimulate phagocytosis via pH–dependent drug release[J]. Nano Res, 2021, 14(3):762–769.

ZHAO H J, LI L, ZHANG J L, et al. C–C chemokine ligand 2(CCL2)recruits macrophage–membrane–camoufaged hollow bismuth selenide nanoparticles to facilitate photothermal sensitivity and inhibit lung metastasis of breast cancer[J]. ACS Appl Mater Interfaces, 2018b, 10(37):31124–31135.

ZHAO J, FENG S–S. Nanocarriers for delivery of siRNA and co–delivery of siRNA and other therapeutic agents[J]. Nanomedicine, 2015, 10(14):2199–2228.

ZHAO J, ZHANG X, SUN X, et al. Dual–functional lipid polymeric hybrid pH–responsive nanoparticles decorated with cell penetrating peptide and folate for therapy against rheumatoid arthritis[J]. European journal of pharmaceutics and biopharmaceutics, 2018c, 130:39–47.

ZHAO J, ZHAO M, YU C, et al. Multifunctional folate receptor–targeting and pH responsive nanocarriers loaded with methotrexate for treatment of rheumatoid arthritis[J]. Int J Nanomed, 2017, 12:6735–6746.

ZHAO J J, ZHANG Z K, XUE Y X, et al. Anti–tumor macrophages activated by ferumoxytol combined or surface–functionalized with the TLR3 agonist poly(I:C)promote melanoma regression[J]. Theranostics, 2018a, 8(22):6307–6321.

ZHAO Y, HANEY M J, MAHAJAN V, et al. Active targeted macrophage–mediated delivery of catalase to affected brain regions in models of Parkinson’s disease[J]. J Nanomed Nanotechnol, 2011, S4:003.

ZHAO Y, HE Z, GAO H, et al. Fine tuning of core–shell structure of hyaluronic acid/cell–penetrating peptides/siRNA nanoparticles for enhanced gene delivery to macrophages in antiatherosclerotic therapy[J]. Biomacromolecules, 2018, 19(7):2944–2956.

ZHAO Y, HE G, GUO W, et al. Self–assembled micelles prepared from amphiphilic copolymers bearing cell outer membrane phosphorylcholine zwitterions for a potential antiphagocytic clearance carrier[J]. Polym Chem, 2016, 7(36):5698–5708.

ZHENG P, LUO Q, WANG W, et al. Tumor–associated macrophages–derived exosomes promote the migration of gastric cancer cells by transfer of functional apolipoprotein E[J]. Cell Death Dis., 2018, 9(4):434.

ZHOU J, CAI W, JIN M, et al. 18β–glycyrrhetinic acid suppresses experimental autoimmune encephalomyelitis through inhibition of microglia activation and promotion of remyelination[J]. Sci Rep, 2015, 5:13713. https://doi.org/10.1038/srep13713.

ZHOU J, NEFF C P, LIU X, et al. Systemic administration of combinatorial dsiRNAs via nanoparticles effciently suppresses HIV–1 infection in humanized mice[J]. Mol Ther, 2011, 19(12):2228–2238.

ZHOU J, TANG Z, GAO S, et al. Tumor–associated macrophages: recent insights and therapies[J].

Front Oncol, 2020, 10:188.

ZHOU M, HOU J, ZHONG Z, et al. Targeted delivery of hyaluronic acid–coated solid lipid nanoparticles for rheumatoid arthritis therapy[J]. Drug delivery, 2018, 25:716–722.

ZHU C, KROS J M, CHENG C, et al. The contribution of tumor–associated macrophages in glioma neo–angiogenesis and implications for anti–angiogenic strategies[J]. Neuro–Oncology, 2017a, 19(11): 1435–1446.

ZHU L, ZHAO Q, YANG T, et al. Cellular metabolism and macrophage functional polarization[J]. Int Rev Immunol, 2015, 34(1):82–100.

ZHU M, NIE G, MENG H, et al. Physiochemical properties determine nanomaterial cellular uptake, transport and fate[J]. Acc Chem Res, 2013, 46:622–631.

ZHU S, NIU M, O'MARY H, et al. Targeting of tumor–associated macrophages made possible by PEG–sheddable, mannose–modifed nanoparticles[J]. Mol Pharm, 2013, 10(9):3525–3530.

ZHU W, ZHANG E, ZHAO M, et al. Regenerative potential of neonatal porcine hearts[J]. Ci rculation, 2018, 138(24):2809–2816.

ZHU Y, LYAPICHEV K, LEE D H, et al. Macrophage transcriptional profle identifes lipid catabolic pathways that can be therapeutically targeted after spinal cord injury[J]. J Neurosci, 2017b, 37(9):2362–2376.

ZHUKOVA O V, KOVALEVA T F, ARKHIPOVA E V, et al. Tumor–associated macrophages: role in the pathological process of tumorigenesis and prospective therapeutic use (review)[J]. Biomed Rep, 2020, 13(5):47.

ZIELIŃSKA A, CARREIRÓ F, OLIVEIRA A M, et al. Polymeric nanoparticles: production, characterization, toxicology and ecotoxicology[J]. Molecules, 2020, 25(16):3731.

ZIMMERMANN T S, KARSTEN V, CHAN A, et al. Clinical proof of concept for a novel hepatocyte–targeting GalNAc–siRNA conjugate[J]. Mol Ther, 2017, 25(1):71.

ZIPPELIUS A, SCHREINER J, HERZIG P, Muller P. Induced PD–L1 expression mediates acquired resistance to agonistic anti–CD40 treatment[J]. Cancer Immunol Res, 2015, 3(3): 236–244.

ZRZAVY T, HAMETNER S, WIMMER I, et al. Loss of "homeostatic" microglia and patterns of their activation in active multiple sclerosis[J]. Brain, 2017, 140(7): 1900–1913.

ZULOFF–SHANI A, ADUNSKY A, EVEN–ZAHAV A, et al. Hard to heal pressure ulcers (stage Ⅲ–Ⅳ): efficacy of injected activated macrophage suspension (AMS) as compared with standard of care (SOC) treatment controlled trial[J]. Arch Gerontol Geriatr, 2010, 51(3):268–272.